国家卫生健康委员会"十三五"规划教材

专科医师核心能力提升导引丛书

供专业学位研究生及专科医师用

# 放射诊断学

## Diagnostic Radiology

### 第 2 版

主　审　郭启勇

主　编　金征宇　王振常

副主编　王晓明　刘士远　卢光明　宋　彬　李宏军　梁长虹

人民卫生出版社

·北 京·

**图书在版编目（CIP）数据**

放射诊断学 / 金征宇，王振常主编 . —2 版 . —北京：人民卫生出版社，2021.3

ISBN 978-7-117-30992-9

I.①放… Ⅱ.①金… ②王… Ⅲ.①放射诊断-教材 Ⅳ.①R814

中国版本图书馆 CIP 数据核字（2021）第 000931 号

| 人卫智网 | www.ipmph.com | 医学教育、学术、考试、健康，购书智慧智能综合服务平台 |
| 人卫官网 | www.pmph.com | 人卫官方资讯发布平台 |

**放射诊断学**

Fangshe Zhenduanxue

第 2 版

主　　编：金征宇　王振常

出版发行：人民卫生出版社（中继线 010-59780011）

地　　址：北京市朝阳区潘家园南里 19 号

邮　　编：100021

E - mail：pmph @ pmph.com

购书热线：010-59787592　010-59787584　010-65264830

印　　刷：三河市潮河印业有限公司

经　　销：新华书店

开　　本：850×1168　1/16　印张：55

字　　数：1552 千字

版　　次：2014 年 7 月第 1 版　2021 年 3 月第 2 版

印　　次：2021 年 3 月第 1 次印刷

标准书号：ISBN 978-7-117-30992-9

定　　价：210.00 元

打击盗版举报电话：010-59787491　E-mail：WQ @ pmph.com

质量问题联系电话：010-59787234　E-mail：zhiliang @ pmph.com

# 编　者（按姓氏笔画排序）

马　林　中国人民解放军总医院

王　维　中南大学湘雅三医院

王　滨　滨州医学院

王怡宁　中国医学科学院北京协和医院

王绍武　大连医科大学附属第二医院

王振常　首都医科大学附属北京友谊医院

王晓明　中国医科大学附属盛京医院

卢光明　东部战区总医院

冯　逢　中国医学科学院北京协和医院

吕　滨　中国医学科学院阜外医院

朱文珍　华中科技大学同济医学院附属同济医院

刘士远　上海长征医院

刘爱莲　大连医科大学附属第一医院

孙应实　北京大学肿瘤医院

严福华　上海交通大学医学院附属瑞金医院

李　欣　天津市儿童医院

李小明　华中科技大学同济医学院附属同济医院

李宏军　首都医科大学附属北京佑安医院

李松柏　中国医科大学附属第一医院

李晓光　北京医院

杨　帆　华中科技大学同济医学院附属协和医院

宋　伟　中国医学科学院北京协和医院

宋　彬　四川大学华西医院

张　冰　南京鼓楼医院

张惠茅　吉林大学白求恩第一医院

陆普选　深圳市第三人民医院

陈　敏　北京医院

金征宇　中国医学科学院北京协和医院

周纯武　中国医学科学院肿瘤医院

郑传胜　华中科技大学同济医学院附属协和医院

居胜红　东南大学附属中大医院

赵心明　中国医学科学院肿瘤医院

洪　楠　北京大学人民医院

袁新宇　首都儿科研究所

袁慧书　北京大学第三医院

徐文坚　青岛大学附属医院

郭佑民　西安交通大学第一附属医院

梁长虹　广东省人民医院

彭卫军　复旦大学附属肿瘤医院

程英升　上海市第六人民医院

程敬亮　郑州大学第一附属医院

鲜军舫　首都医科大学附属北京同仁医院

黎海亮　河南省肿瘤医院

薛华丹　中国医学科学院北京协和医院

# 主 审 简 介

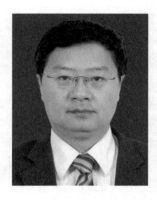

    **郭启勇**　教授,博士研究生导师。原中国医科大学副校长、附属盛京医院院长、放射科主任,中华医学会放射学分会第十二届委员会主任委员,中国医师协会放射医师分会第一、三届委员会会长,中国医院协会副会长、医学影像中心管理分会主任委员,辽宁省医学会放射学分会主任委员,辽宁省医学影像学会会长;第十二届全国人大代表。现任中国医师协会住院医师规范化培训放射科专业委员会主任委员,中国非公立医疗机构协会放射专业委员会主任委员,公立医院院长职业化能力建设专家委员会副主任委员,中国医学装备协会副理事长,中国健康管理协会健康服务机构质量管理分会副会长,辽宁省医师协会副会长、医学影像医师分会会长,辽宁省医院协会理事会会长,辽宁省医学影像质量控制中心主任,国家临床重点专科负责人。

    主要研究方向为腹部影像诊断、介入治疗、医院信息网络管理及生物医学工程等。从事医学影像教学工作 30 余年。先后荣获教育部教书育人楷模、全国卫生系统先进工作者、卫生部有突出贡献的中青年专家、中国医院“先声杯”优秀院长、全国五一劳动奖章、全国优秀科技工作者、中国医师奖、医院管理突出贡献奖、亚太腹部放射学会金奖等光荣称号。

# 主编简介

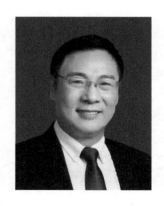

**金征宇** 主任医师、博士研究生导师，中国医学科学院北京协和医院放射科主任、影像医学与核医学系主任。现任中华医学会放射学分会主任委员，中国医师协会放射医师分会候任会长，中国医学装备协会副理事长，中国医学装备协会磁共振应用专业委员会主任委员，中国医疗保健国际交流促进会放射学分会主任委员，《中华放射学杂志》总编辑、*Chinese Journal of Academic Radiology* 主编，北美放射学会荣誉会员，欧洲放射学会名誉会员，日本放射学会荣誉会员，法国放射学会荣誉会员，德国放射学会荣誉会员，美国伦琴放射学会荣誉会员等。

教学工作方面，多年来承担北京协和医学院不同层次的教学工作，曾多次被评为院校级优秀教师，先后主编了三版全国高等学校教材《医学影像学》[供 8 年制及 7 年制（"5+3"一体化）临床医学等专业用]，获得北京市优秀高等教育精品教材奖和北京协和医学院精品教材奖，2018 年获得全国高校黄大年式教师团队奖。科研工作方面，在国内率先开展多项临床新技术研究、指南及行业标准制定、医师培训。先后承担国家科技支撑计划等科研课题 20 余项，累计科研经费四千余万元。国内外发表论文近 500 篇，参与编写专业著作 19 部，获得国家发明专利 5 项。因在医、教、研方面突出表现，曾被授予中央保健工作先进个人、有突出贡献中青年专家、中国医师奖等荣誉称号，2018 年荣获吴阶平 – 保罗·杨森医学药学奖。

**王振常** 主任医师（二级）、教授，博士研究生导师，现任首都医科大学附属北京友谊医院副院长、医学影像中心主任，首都医科大学耳鸣临床诊疗与研究中心主任、医学影像学系主任，北京市医学影像质量控制和改进中心主任。兼任中国医师协会放射医师分会会长、中华医学会放射学分会常务委员、北京医学会放射学分会主任委员、中国影像技术研究会副会长等。任《中华医学杂志》《中华放射学杂志》等核心期刊副主编。

获北京学者、北京市领军人才、国家百千万人才、北京市劳模等，享受国务院政府特殊津贴。作为第一完成人，获国家科学技术进步奖二等奖 1 项、教育部科学技术进步奖一等奖 2 项、专利 5 项。

# 副主编简介

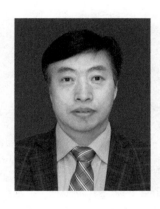

**王晓明** 教授,博士研究生导师。中国医科大学医学影像技术专业负责人,中国医科大学附属盛京医院放射科副主任,《中国临床医学影像杂志》编辑部主任。中华医学会放射学分会第十二、十三届神经学组副组长,中国医师协会住院医师规范化培训放射科专业委员会委员,中国医学影像技术研究会常务理事,中国心胸血管麻醉学会放射影像与影像工程分会副主任委员,中国卒中学会医学影像学分会常务委员,辽宁省医学会分子影像学分会主任委员,辽宁省医学影像学会理事长。

承担国家自然科学基金面上项目 5 项及省部级课题 9 项,副主编、参编教材及专著 16 部,获国家、省部级科研奖励 10 余项。培养博、硕士研究生 60 余人。主要研究领域为神经放射学,尤其擅长小儿神经系统疾病的影像诊断。

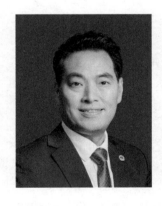

**刘士远** 主任医师、教授,博士研究生导师。海军军医大学附属长征医院影像医学与核医学科主任。亚洲胸部放射学会主席,中华医学会放射学分会候任主任委员,中国医师协会放射医师分会副会长,中国医学影像 AI 产学研用创新联盟理事长等。

从事医学影像临床及教学工作 30 余年,培养博士研究生 19 人,硕士研究生 36 人,曾获中国人民解放军总后勤部育才银奖。擅长胸部疾病特别是早期肺癌筛查和影像学诊断。作为第一负责人获国家级、省部级及军队级课题共 37 项;在国内外专业杂志以第一或通信作者发表学术论著 330 余篇,SCI 收录论文 60 余篇;获省部级二等以上科技奖 5 项;获批国家发明、实用新型专利授权 7 项;主译、主编专著及教材 14 部。入选上海市领军人才计划、上海市优秀学科带头人计划等。

# 副主编简介

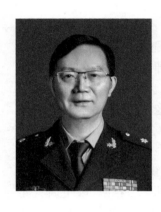

**卢光明**　东部战区总医院医学影像科主任医师、主任，南京大学医学院临床综合教研室主任。擅长应用 CT 和 MRI 诊断技术，在肿瘤、心血管系统和神经系统疾病的影像诊断上造诣较深。中华医学会放射学分会副主任委员，白求恩公益基金会影像诊断专业委员会主任委员，江苏省医师协会放射学分会会长；国家重大科研仪器设备研制专项专家委员会第一、二届委员，国家科技部"变革性技术关键科学问题"重点专项总体专家组成员，国家重点基础研究发展计划（973 计划）首席科学家。

以第一或通信（含共同）作者发表 SCI 论文 215 篇，11 篇影响因子大于 10。以第一完成人获国家科学技术进步奖二等奖 1 项、省部级一等奖 5 项。获全国优秀科技工作者、军队杰出专业技术人才奖、江苏省杰出人才和中华医学会放射学分会杰出学术科研奖等荣誉。团队 1 人获得国家杰出青年科学基金、2 人获得国家优秀青年科学基金；带领的学科为国家临床重点专科首批军队建设单位、全军医学影像中心、江苏省临床医学中心（医学影像）。

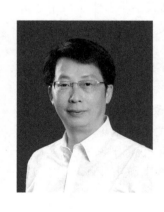

**宋　彬**　教授，主任医生，博士研究生导师。四川大学华西医院医学影像中心主任、放射科主任。四川省学术与技术带头人，中国医师协会放射医师分会副会长，中华医学会放射学分会常务委员兼副秘书长、国际交流工作委员会主任，中国医学影像技术研究会副会长，四川省放射医学质量控制中心业务主任，四川省医学会放射学专业委员会前任主任委员，四川省医师协会常务理事、放射医师分会名誉主任委员，四川省抗癌协会肿瘤影像专业委员会主任委员。

以腹部影像学为亚专业方向。近五年来，作为课题负责人，先后承担了包括科技部、国家自然科学基金、四川省科技厅计划等在内的 8 项科研课题。参与 10 余本学术专著及国家级教材的编写工作。作为第一作者或通信作者在国内外公开刊物上发表学术论文 200 余篇，其中 SCI 论文 70 余篇。数十次赴美国、奥地利、日本等国参加国际顶级放射学学术会议进行特邀讲座或担任会议主持人。

# 副主编简介

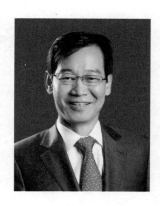

**李宏军** 教授,博士研究生导师。现任首都医科大学附属北京佑安医院影像中心主任,首都医科大学影像学系副主任,*Journal Radiology of Infectious Diseases* 主编。享受国务院政府特殊津贴。北京市首批十百千卫生人才,北京市首批215高层次卫生人才学科(骨干)带头人。中华医学会放射学分会传染病影像学组组长,中国医师协会放射医师分会感染影像专业委员会主任委员,中国研究型医院学会感染与炎症放射专业委员会主任委员。

主要从事传染病影像诊断。近年承担课题10余项,其中国家科技重大专项1项,国家自然科学基金面上项目2项、重点项目1项。主编教材2部,主编中英文专著28部,主译专著3部。*Radiology of Infectious Diseases 1-2*,*Radiology of HIV/AIDS* 获得输出优秀图书奖、国家新闻出版广电总局版权"普遍奖励"。获国家发明专利2项,知识产权登记16项。荣获中华医学科技奖等省部级奖项9项。

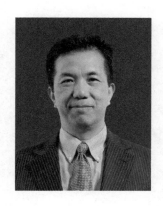

**梁长虹** 教授,博士研究生导师,华南理工大学医学院副院长、华南理工大学附属广东省人民医院影像医学部兼放射科主任,二级岗主任医师,享受国务院政府特殊津贴专家,国家重点基础研究发展计划(973计划)首席科学家,广东省医学领军人才。亚洲腹部放射学会主席,中华医学会放射学分会第十三届至第十五届委员会副主任委员、第十二届常务委员及腹部学组组长,中国医师协会放射医师分会第四届委员会副会长,广东省医学会放射学分会第九届及第十届主任委员,广东省医师协会放射科医师分会副主任委员,并担任多家核心期刊编委和审稿专家。

科研及创新能力强,主要研究方向包括腹部疾病和心血管疾病影像诊断、分子影像学研究及影像组学研究,获得国家重点研发计划项目等国家级、省厅级课题9项;以第一作者和通信作者在 *Journal of Clinical Oncology*(2016年影响因子=24.008)等杂志发表SCI论文50余篇;以第一完成人获得广东省科技进步奖二等奖和三等奖各1项、广州市科技进步奖二等奖1项。

# 全国高等学校医学研究生"国家级"规划教材
# 第三轮修订说明

进入新世纪,为了推动研究生教育的改革与发展,加强研究型创新人才培养,人民卫生出版社启动了医学研究生规划教材的组织编写工作,在多次大规模调研、论证的基础上,先后于2002年和2008年分两批完成了第一轮50余种医学研究生规划教材的编写与出版工作。

2014年,全国高等学校第二轮医学研究生规划教材评审委员会及编写委员会在全面、系统分析第一轮研究生教材的基础上,对这套教材进行了系统规划,进一步确立了以"解决研究生科研和临床中实际遇到的问题"为立足点,以"回顾、现状、展望"为线索,以"培养和启发读者创新思维"为中心的教材编写原则,并成功推出了第二轮(共70种)研究生规划教材。

本套教材第三轮修订是在党的十九大精神引领下,对《国家中长期教育改革和发展规划纲要(2010—2020年)》《国务院办公厅关于深化医教协同进一步推进医学教育改革与发展的意见》,以及《教育部办公厅关于进一步规范和加强研究生培养管理的通知》等文件精神的进一步贯彻与落实,也是在总结前两轮教材经验与教训的基础上,再次大规模调研、论证后的继承与发展。修订过程仍坚持以"培养和启发读者创新思维"为中心的编写原则,通过"整合"和"新增"对教材体系做了进一步完善,对编写思路的贯彻与落实采取了进一步的强化措施。

全国高等学校第三轮医学研究生"国家级"规划教材包括五个系列。①科研公共学科:主要围绕研究生科研中所需要的基本理论知识,以及从最初的科研设计到最终的论文发表的各个环节可能遇到的问题展开;②常用统计软件与技术:介绍了SAS统计软件、SPSS统计软件、分子生物学实验技术、免疫学实验技术等常用的统计软件以及实验技术;③基础前沿与进展:主要包括了基础学科中进展相对活跃的学科;④临床基础与辅助学科:包括了专业学位研究生所需要进一步加强的相关学科内容;⑤临床学科:通过对疾病诊疗历史变迁的点评、当前诊疗中困惑、局限与不足的剖析,以及研究热点与发展趋势探讨,启发和培养临床诊疗中的创新思维。

该套教材中的科研公共学科、常用统计软件与技术学科适用于医学院校各专业的研究生及相应的科研工作者;基础前沿与进展学科主要适用于基础医学和临床医学的研究生及相应的科研工作者;临床基础与辅助学科和临床学科主要适用于专业学位研究生及相应学科的专科医师。

# 全国高等学校第三轮医学研究生"国家级"规划教材目录

1　医学哲学（第2版）　　　　　　　　　　主　编　柯　杨　张大庆
　　　　　　　　　　　　　　　　　　　　副主编　赵明杰　段志光　边　林　唐文佩

2　医学科研方法学（第3版）　　　　　　　主　审　梁万年
　　　　　　　　　　　　　　　　　　　　主　编　刘　民　胡志斌
　　　　　　　　　　　　　　　　　　　　副主编　刘晓清　杨土保

3　医学统计学（第5版）　　　　　　　　　主　审　孙振球　徐勇勇
　　　　　　　　　　　　　　　　　　　　主　编　颜　艳　王　彤
　　　　　　　　　　　　　　　　　　　　副主编　刘红波　马　骏

4　医学实验动物学（第3版）　　　　　　　主　编　秦　川　谭　毅
　　　　　　　　　　　　　　　　　　　　副主编　孔　琪　郑志红　蔡卫斌　李洪涛
　　　　　　　　　　　　　　　　　　　　　　　　王靖宇

5　实验室生物安全（第3版）　　　　　　　主　编　叶冬青
　　　　　　　　　　　　　　　　　　　　副主编　孔　英　温旺荣

6　医学科研课题设计、申报与实施（第3版）　主　审　龚非力　李卓娅
　　　　　　　　　　　　　　　　　　　　主　编　李宗芳　郑　芳
　　　　　　　　　　　　　　　　　　　　副主编　吕志跃　李煌元　张爱华

7　医学实验技术原理与选择（第3版）　　　主　审　魏于全
　　　　　　　　　　　　　　　　　　　　主　编　向　荣
　　　　　　　　　　　　　　　　　　　　副主编　袁正宏　罗云萍

8　统计方法在医学科研中的应用（第2版）　主　编　李晓松
　　　　　　　　　　　　　　　　　　　　副主编　李　康　潘发明

9　医学科研论文撰写与发表（第3版）　　　主　审　张学军
　　　　　　　　　　　　　　　　　　　　主　编　吴忠均
　　　　　　　　　　　　　　　　　　　　副主编　马　伟　张晓明　杨家印

10　IBM SPSS 统计软件应用　　　　　　　主　编　陈平雁　安胜利
　　　　　　　　　　　　　　　　　　　　副主编　欧春泉　陈莉雅　王建明

| 11 | SAS 统计软件应用（第 4 版） | 主 编 | 贺 佳 | | | |
| | | 副主编 | 尹 平 | 石武祥 | | |
| 12 | 医学分子生物学实验技术（第 4 版） | 主 审 | 药立波 | | | |
| | | 主 编 | 韩 骅 | 高国全 | | |
| | | 副主编 | 李冬民 | 喻 红 | | |
| 13 | 医学免疫学实验技术（第 3 版） | 主 编 | 柳忠辉 | 吴雄文 | | |
| | | 副主编 | 王全兴 | 吴玉章 | 储以微 | 崔雪玲 |
| 14 | 组织病理技术（第 2 版） | 主 编 | 步 宏 | | | |
| | | 副主编 | 吴焕文 | | | |
| 15 | 组织和细胞培养技术（第 4 版） | 主 审 | 章静波 | | | |
| | | 主 编 | 刘玉琴 | | | |
| 16 | 组织化学与细胞化学技术（第 3 版） | 主 编 | 李 和 | 周德山 | | |
| | | 副主编 | 周国民 | 肖 岚 | 刘佳梅 | 孔 力 |
| 17 | 医学分子生物学（第 3 版） | 主 审 | 周春燕 | 冯作化 | | |
| | | 主 编 | 张晓伟 | 史岸冰 | | |
| | | 副主编 | 何凤田 | 刘 戟 | | |
| 18 | 医学免疫学（第 2 版） | 主 编 | 曹雪涛 | | | |
| | | 副主编 | 于益芝 | 熊思东 | | |
| 19 | 遗传和基因组医学 | 主 编 | 张 学 | | | |
| | | 副主编 | 管敏鑫 | | | |
| 20 | 基础与临床药理学（第 3 版） | 主 编 | 杨宝峰 | | | |
| | | 副主编 | 李 俊 | 董 志 | 杨宝学 | 郭秀丽 |
| 21 | 医学微生物学（第 2 版） | 主 编 | 徐志凯 | 郭晓奎 | | |
| | | 副主编 | 江丽芳 | 范雄林 | | |
| 22 | 病理学（第 2 版） | 主 编 | 来茂德 | 梁智勇 | | |
| | | 副主编 | 李一雷 | 田新霞 | 周 桥 | |
| 23 | 医学细胞生物学（第 4 版） | 主 审 | 杨 恬 | | | |
| | | 主 编 | 安 威 | 周天华 | | |
| | | 副主编 | 李 丰 | 吕 品 | 杨 霞 | 王杨淦 |
| 24 | 分子毒理学（第 2 版） | 主 编 | 蒋义国 | 尹立红 | | |
| | | 副主编 | 骆文静 | 张正东 | 夏大静 | 姚 平 |
| 25 | 医学微生态学（第 2 版） | 主 编 | 李兰娟 | | | |
| 26 | 临床流行病学（第 5 版） | 主 编 | 黄悦勤 | | | |
| | | 副主编 | 刘爱忠 | 孙业桓 | | |
| 27 | 循证医学（第 2 版） | 主 审 | 李幼平 | | | |
| | | 主 编 | 孙 鑫 | 杨克虎 | | |

| | | | | | | |
|---|---|---|---|---|---|---|
| 28 | 断层影像解剖学 | 主　编 | 刘树伟 | 张绍祥 | | |
| | | 副主编 | 赵　斌 | 徐　飞 | | |
| 29 | 临床应用解剖学（第2版） | 主　编 | 王海杰 | | | |
| | | 副主编 | 臧卫东 | 陈　尧 | | |
| 30 | 临床心理学（第2版） | 主　审 | 张亚林 | | | |
| | | 主　编 | 李占江 | | | |
| | | 副主编 | 王建平 | 仇剑崟 | 王　伟 | 章军建 |
| 31 | 心身医学 | 主　审 | Kurt Fritzsche | 吴文源 | | |
| | | 主　编 | 赵旭东 | | | |
| | | 副主编 | 孙新宇 | 林贤浩 | 魏　镜 | |
| 32 | 医患沟通（第2版） | 主　审 | 周　晋 | | | |
| | | 主　编 | 尹　梅 | 王锦帆 | | |
| 33 | 实验诊断学（第2版） | 主　审 | 王兰兰 | | | |
| | | 主　编 | 尚　红 | | | |
| | | 副主编 | 王传新 | 徐英春 | 王　琳 | 郭晓临 |
| 34 | 核医学（第3版） | 主　审 | 张永学 | | | |
| | | 主　编 | 李　方 | 兰晓莉 | | |
| | | 副主编 | 李亚明 | 石洪成 | 张　宏 | |
| 35 | 放射诊断学（第2版） | 主　审 | 郭启勇 | | | |
| | | 主　编 | 金征宇 | 王振常 | | |
| | | 副主编 | 王晓明 | 刘士远 | 卢光明 | 宋　彬 |
| | | | 李宏军 | 梁长虹 | | |
| 36 | 疾病学基础 | 主　编 | 陈国强 | 宋尔卫 | | |
| | | 副主编 | 董　晨 | 王　韵 | 易　静 | 赵世民 |
| | | | 周天华 | | | |
| 37 | 临床营养学 | 主　编 | 于健春 | | | |
| | | 副主编 | 李增宁 | 吴国豪 | 王新颖 | 陈　伟 |
| 38 | 临床药物治疗学 | 主　编 | 孙国平 | | | |
| | | 副主编 | 吴德沛 | 蔡广研 | 赵荣生 | 高　建 |
| | | | 孙秀兰 | | | |
| 39 | 医学3D打印原理与技术 | 主　编 | 戴尅戎 | 卢秉恒 | | |
| | | 副主编 | 王成焘 | 徐　弢 | 郝永强 | 范先群 |
| | | | 沈国芳 | 王金武 | | |
| 40 | 互联网＋医疗健康 | 主　审 | 张来武 | | | |
| | | 主　编 | 范先群 | | | |
| | | 副主编 | 李校堃 | 郑加麟 | 胡建中 | 颜　华 |
| 41 | 呼吸病学（第3版） | 主　编 | 王　辰 | 陈荣昌 | | |
| | | 副主编 | 代华平 | 陈宝元 | 宋元林 | |

| 42 | 消化内科学（第3版） | 主　审 | 樊代明 | 李兆申 | | |
| | | 主　编 | 钱家鸣 | 张澍田 | | |
| | | 副主编 | 田德安 | 房静远 | 李延青 | 杨　丽 |

| 43 | 心血管内科学（第3版） | 主　审 | 胡大一 | | | |
| | | 主　编 | 韩雅玲 | 马长生 | | |
| | | 副主编 | 王建安 | 方　全 | 华　伟 | 张抒扬 |

| 44 | 血液内科学（第3版） | 主　编 | 黄晓军 | 黄　河 | 胡　豫 | |
| | | 副主编 | 邵宗鸿 | 吴德沛 | 周道斌 | |

| 45 | 肾内科学（第3版） | 主　审 | 谌贻璞 | | | |
| | | 主　编 | 余学清 | 赵明辉 | | |
| | | 副主编 | 陈江华 | 李雪梅 | 蔡广研 | 刘章锁 |

| 46 | 内分泌内科学（第3版） | 主　编 | 宁　光 | 邢小平 | | |
| | | 副主编 | 王卫庆 | 童南伟 | 陈　刚 | |

| 47 | 风湿免疫内科学（第3版） | 主　审 | 陈顺乐 | | | |
| | | 主　编 | 曾小峰 | 邹和建 | | |
| | | 副主编 | 古洁若 | 黄慈波 | | |

| 48 | 急诊医学（第3版） | 主　审 | 黄子通 | | | |
| | | 主　编 | 于学忠 | 吕传柱 | | |
| | | 副主编 | 陈玉国 | 刘　志 | 曹　钰 | |

| 49 | 神经内科学（第3版） | 主　编 | 刘　鸣 | 崔丽英 | 谢　鹏 | |
| | | 副主编 | 王拥军 | 张杰文 | 王玉平 | 陈晓春 |
| | | | 吴　波 | | | |

| 50 | 精神病学（第3版） | 主　编 | 陆　林 | 马　辛 | | |
| | | 副主编 | 施慎逊 | 许　毅 | 李　涛 | |

| 51 | 感染病学（第3版） | 主　编 | 李兰娟 | 李　刚 | | |
| | | 副主编 | 王贵强 | 宁　琴 | 李用国 | |

| 52 | 肿瘤学（第5版） | 主　编 | 徐瑞华 | 陈国强 | | |
| | | 副主编 | 林东昕 | 吕有勇 | 龚建平 | |

| 53 | 老年医学（第3版） | 主　审 | 张　建 | 范　利 | 华　琦 | |
| | | 主　编 | 刘晓红 | 陈　彪 | | |
| | | 副主编 | 齐海梅 | 胡亦新 | 岳冀蓉 | |

| 54 | 临床变态反应学 | 主　编 | 尹　佳 | | | |
| | | 副主编 | 洪建国 | 何韶衡 | 李　楠 | |

| 55 | 危重症医学（第3版） | 主　审 | 王　辰 | 席修明 | | |
| | | 主　编 | 杜　斌 | 隆　云 | | |
| | | 副主编 | 陈德昌 | 于凯江 | 詹庆元 | 许　媛 |

| 56 | 普通外科学（第3版） | 主　编 | 赵玉沛 | | | |
| | | 副主编 | 吴文铭 | 陈规划 | 刘颖斌 | 胡三元 |
| 57 | 骨科学（第3版） | 主　审 | 陈安民 | | | |
| | | 主　编 | 田　伟 | | | |
| | | 副主编 | 翁习生 | 邵增务 | 郭　卫 | 贺西京 |
| 58 | 泌尿外科学（第3版） | 主　审 | 郭应禄 | | | |
| | | 主　编 | 金　杰 | 魏　强 | | |
| | | 副主编 | 王行环 | 刘继红 | 王　忠 | |
| 59 | 胸心外科学（第2版） | 主　编 | 胡盛寿 | | | |
| | | 副主编 | 王　俊 | 庄　建 | 刘伦旭 | 董念国 |
| 60 | 神经外科学（第4版） | 主　编 | 赵继宗 | | | |
| | | 副主编 | 王　硕 | 张建宁 | 毛　颖 | |
| 61 | 血管淋巴管外科学（第3版） | 主　编 | 汪忠镐 | | | |
| | | 副主编 | 王深明 | 陈　忠 | 谷涌泉 | 辛世杰 |
| 62 | 整形外科学 | 主　编 | 李青峰 | | | |
| 63 | 小儿外科学（第3版） | 主　审 | 王　果 | | | |
| | | 主　编 | 冯杰雄 | 郑　珊 | | |
| | | 副主编 | 张潍平 | 夏慧敏 | | |
| 64 | 器官移植学（第2版） | 主　审 | 陈　实 | | | |
| | | 主　编 | 刘永锋 | 郑树森 | | |
| | | 副主编 | 陈忠华 | 朱继业 | 郭文治 | |
| 65 | 临床肿瘤学（第2版） | 主　编 | 赫　捷 | | | |
| | | 副主编 | 毛友生 | 沈　铿 | 马　骏 | 于金明 |
| | | | 吴一龙 | | | |
| 66 | 麻醉学（第2版） | 主　编 | 刘　进 | 熊利泽 | | |
| | | 副主编 | 黄宇光 | 邓小明 | 李文志 | |
| 67 | 妇产科学（第3版） | 主　审 | 曹泽毅 | | | |
| | | 主　编 | 乔　杰 | 马　丁 | | |
| | | 副主编 | 朱　兰 | 王建六 | 杨慧霞 | 漆洪波 |
| | | | 曹云霞 | | | |
| 68 | 生殖医学 | 主　编 | 黄荷凤 | 陈子江 | | |
| | | 副主编 | 刘嘉茵 | 王雁玲 | 孙　斐 | 李　蓉 |
| 69 | 儿科学（第2版） | 主　编 | 桂永浩 | 申昆玲 | | |
| | | 副主编 | 杜立中 | 罗小平 | | |
| 70 | 耳鼻咽喉头颈外科学（第3版） | 主　审 | 韩德民 | | | |
| | | 主　编 | 孔维佳 | 吴　皓 | | |
| | | 副主编 | 韩东一 | 倪　鑫 | 龚树生 | 李华伟 |

| 71 | 眼科学（第 3 版） | 主　审 | 崔　浩 | 黎晓新 | | |
|---|---|---|---|---|---|---|
| | | 主　编 | 王宁利 | 杨培增 | | |
| | | 副主编 | 徐国兴 | 孙兴怀 | 王雨生 | 蒋　沁 |
| | | | 刘　平 | 马建民 | | |
| 72 | 灾难医学（第 2 版） | 主　审 | 王一镗 | | | |
| | | 主　编 | 刘中民 | | | |
| | | 副主编 | 田军章 | 周荣斌 | 王立祥 | |
| 73 | 康复医学（第 2 版） | 主　编 | 岳寿伟 | 黄晓琳 | | |
| | | 副主编 | 毕　胜 | 杜　青 | | |
| 74 | 皮肤性病学（第 2 版） | 主　编 | 张建中 | 晋红中 | | |
| | | 副主编 | 高兴华 | 陆前进 | 陶　娟 | |
| 75 | 创伤、烧伤与再生医学（第 2 版） | 主　审 | 王正国 | 盛志勇 | | |
| | | 主　编 | 付小兵 | | | |
| | | 副主编 | 黄跃生 | 蒋建新 | 程　飚 | 陈振兵 |
| 76 | 运动创伤学 | 主　编 | 敖英芳 | | | |
| | | 副主编 | 姜春岩 | 蒋　青 | 雷光华 | 唐康来 |
| 77 | 全科医学 | 主　审 | 祝墡珠 | | | |
| | | 主　编 | 王永晨 | 方力争 | | |
| | | 副主编 | 方宁远 | 王留义 | | |
| 78 | 罕见病学 | 主　编 | 张抒扬 | 赵玉沛 | | |
| | | 副主编 | 黄尚志 | 崔丽英 | 陈丽萌 | |
| 79 | 临床医学示范案例分析 | 主　编 | 胡翊群 | 李海潮 | | |
| | | 副主编 | 沈国芳 | 罗小平 | 余保平 | 吴国豪 |

# 全国高等学校第三轮医学研究生"国家级"规划教材评审委员会名单

**顾　问**

　　韩启德　桑国卫　陈　竺　曾益新　赵玉沛

**主任委员**（以姓氏笔画为序）

　　王　辰　刘德培　曹雪涛

**副主任委员**（以姓氏笔画为序）

　　于金明　马　丁　王正国　卢秉恒　付小兵　宁　光　乔　杰
　　李兰娟　李兆申　杨宝峰　汪忠镐　张　运　张伯礼　张英泽
　　陆　林　陈国强　郑树森　郎景和　赵继宗　胡盛寿　段树民
　　郭应禄　黄荷凤　盛志勇　韩雅玲　韩德民　赫　捷　樊代明
　　戴尅戎　魏于全

**常务委员**（以姓氏笔画为序）

　　文历阳　田勇泉　冯友梅　冯晓源　吕兆丰　闫剑群　李　和
　　李　虹　李玉林　李立明　来茂德　步　宏　余学清　汪建平
　　张　学　张学军　陈子江　陈安民　尚　红　周学东　赵　群
　　胡志斌　柯　杨　桂永浩　梁万年　瞿　佳

**委　员**（以姓氏笔画为序）

　　于学忠　于健春　马　辛　马长生　王　彤　王　果　王一镗
　　王兰兰　王宁利　王永晨　王振常　王海杰　王锦帆　方力争
　　尹　佳　尹　梅　尹立红　孔维佳　叶冬青　申昆玲　田　伟
　　史岸冰　冯作化　冯杰雄　兰晓莉　邢小平　吕传柱　华　琦
　　向　荣　刘　民　刘　进　刘　鸣　刘中民　刘玉琴　刘永锋
　　刘树伟　刘晓红　安　威　安胜利　孙　鑫　孙国平　孙振球
　　杜　斌　李　方　李　刚　李占江　李幼平　李青峰　李卓娅
　　李宗芳　李晓松　李海潮　杨　恬　杨克虎　杨培增　吴　皓

| | | | | | |
|---|---|---|---|---|---|
| 吴文源 | 吴忠均 | 吴雄文 | 邹和建 | 宋尔卫 | 张大庆 | 张永学 |
| 张亚林 | 张抒扬 | 张建中 | 张绍祥 | 张晓伟 | 张澍田 | 陈实 |
| 陈彪 | 陈平雁 | 陈荣昌 | 陈顺乐 | 范利 | 范先群 | 岳寿伟 |
| 金杰 | 金征宇 | 周晋 | 周天华 | 周春燕 | 周德山 | 郑芳 |
| 郑珊 | 赵旭东 | 赵明辉 | 胡豫 | 胡大一 | 胡翊群 | 药立波 |
| 柳忠辉 | 祝墡珠 | 贺佳 | 秦川 | 敖英芳 | 晋红中 | 钱家鸣 |
| 徐志凯 | 徐勇勇 | 徐瑞华 | 高国全 | 郭启勇 | 郭晓奎 | 席修明 |
| 黄河 | 黄子通 | 黄晓军 | 黄晓琳 | 黄悦勤 | 曹泽毅 | 龚非力 |
| 崔浩 | 崔丽英 | 章静波 | 梁智勇 | 谌贻璞 | 隆云 | 蒋义国 |
| 韩骅 | 曾小峰 | 谢鹏 | 谭毅 | 熊利泽 | 黎晓新 | 颜艳 |
| 魏强 | | | | | | |

# 前　言

1895 年德国的物理学家伦琴发现了 X 线，不久即被用于人体的疾病检查，并由此形成了放射诊断学。多年来，CT、MRI、超声和核素显像设备不断改进和完善，检查技术和方法不断创新，影像诊断已从单一依靠形态变化进行诊断，发展为集形态、功能、代谢改变为一体的综合诊断体系。与此同时，分子影像学等新的学科分支不断涌现，影像信息提取及人工智能等新兴技术也用于挖掘探索常规影像数据的更多潜在价值，影像诊断学的范畴及应用仍在不断扩展。

本教材主要针对放射诊断专业的临床型硕士研究生，以疾病相关的基础知识和影像诊断为主导，着眼于培养研究生的临床专业技能，注意理论与临床实践的紧密结合，并适当地拓展学生的科研思维，以期经过三年的研究生培养，使学生既掌握临床医学影像诊断的基本技能，达到一阶段住院医师的临床水平，又具有一定的科研能力。

物华荏苒，白驹过隙，距离 2014 年第一版放射诊断学的出版，业已六年。本教材延续了上一版的编写思想，实用性（临床实践中用得上）和思想性（启发学生批判性思维、创新性思维）并重，着眼于综合影像诊断。本次再版，延用了第一版的总体框架和特色，并对不符合编写思想的部分进行修改。编写内容中，侧重各种检查技术的临床应用价值、适应证与禁忌证，详细阐述了各种检查方法的优势与局限性，并强化了各种影像检查方法的比选。在保留疾病原有影像表现的基础上，适当增加了一些已达成共识的新技术的影像表现。在病种上，适当增加了新命名的及罕见疾病。在篇目修订上，介入放射学及分子影像学的内容并入第一篇影像技术中。原第十篇风湿免疫性疾病，拆开融入到其余各篇中，并新增了儿科影像篇。

临床医学是一门需要从业者终身学习、不断精进、提升自己"内力"的学科。医学影像学作为其中的新兴及平台学科，技术发展创新、知识更新迭代的速度尤为迅速。人生如逆旅，我亦是行人。编者希望，每一名医学影像学专业的医师及医学生，都具备逆水行舟、不进则退的意识，在工作学习中不断吸纳新的知识理念，不负韶华，只争朝夕。功力必不唐捐，学则必有所成。

本教材的编写团队来自全国各地，均为具有丰富临床实践经验的专家教授，其中既包括知名专家，也有中青年新生力量。本书的各位编者及其团队在成稿过程中倾注了大量心血。第一版主编郭启勇教授对本书进行了精心评审，提出了大量宝贵意见。宋伟教授作为编写秘书，进行了全书的文字修订、校审和编辑工作，在此一并致谢！

对于教材中的疏误及不足之处，诚恳祈望各位读者批评指正，以期再版时修正补充。

金征宇　王振常
2020 年 12 月

# 目　　录

## 第一篇　影像技术新进展

第一章　CT 技术及新进展概述 …………… 2
　第一节　CT 灌注成像 ………………… 2
　第二节　CT 能谱成像 ………………… 3
　第三节　CT 血管成像 ………………… 4
第二章　磁共振成像技术及新进展概述 ……… 8
　第一节　动脉自旋标记技术 …………… 8
　第二节　磁敏感加权成像 ………………11
　第三节　弥散成像 ………………………15
　第四节　功能磁共振成像 ………………17
　第五节　酰胺质子转移成像 ……………20
　第六节　磁共振弹性成像 ………………22
　第七节　压缩感知技术 …………………24
第三章　分子影像学技术及新进展概述 ……… 29
　第一节　PET/CT、PET/MRI 技术概述 ………29

　第二节　分子显像剂概述 ………………34
　第三节　分子成像的现状与未来 ………36
　第四节　功能成像的现状与未来 ………38
第四章　放射介入技术及新进展………………41
　第一节　放射介入器械进展 ……………41
　第二节　神经介入技术 …………………50
　第三节　主动脉介入技术 ………………53
　第四节　肿瘤介入技术 …………………56
　第五节　综合介入技术 …………………58
第五章　影像信息提取技术与人工智能………64
　第一节　医学图像分割与信息提取
　　　　　技术 ……………………………64
　第二节　基于机器学习的人工智能
　　　　　现状与未来 ……………………68

## 第二篇　颅脑和脊髓

第一章　颅脑外伤性疾病………………………78
　第一节　颅脑外伤检查方法的选择 ……78
　第二节　颅脑外伤的类型及影像诊断 ……78
　第三节　颅脑外伤预后的影像学评估 ……82
第二章　脑血管性疾病…………………………84
　第一节　脑血管性疾病检查方法选择 ……84
　第二节　脑梗死和脑出血综合影像
　　　　　诊断及预后评估 ………………84
　第三节　可逆性后循环脑病综合征 ………92

　第四节　动脉瘤及血管畸形 ……………95
　第五节　烟雾病 …………………………100
　第六节　脑小血管病 ……………………102
第三章　颅内肿瘤性病变………………………106
　第一节　脑肿瘤的分类 …………………107
　第二节　幕上常见脑实质内肿瘤 ………111
　第三节　幕下常见脑实质内肿瘤 ………125
　第四节　鞍区常见肿瘤 …………………132
　第五节　颅内脑实质外常见肿瘤及

　　　　肿瘤样病变 ················· 136
第四章　颅内感染性疾病 ················ 145
　第一节　病毒性脑炎 ················· 145
　第二节　细菌性脑炎 ················· 148
　第三节　脑寄生虫病 ················· 154
　第四节　其他炎症性疾病 ············· 159
第五章　累及中枢神经系统的风湿免疫病··· 162
　第一节　系统性红斑狼疮 ············· 162
　第二节　白塞综合征 ················· 164
　第三节　干燥综合征 ················· 166
　第四节　中枢神经系统血管炎 ········· 168
第六章　神经退行性疾病 ················ 173
　第一节　帕金森病 ··················· 173

第二节　痴呆 ······················· 176
第三节　克雅病 ····················· 179
第七章　多发性硬化和视神经脊髓炎 ······ 181
　第一节　多发性硬化 ················· 181
　第二节　视神经脊髓炎 ··············· 183
第八章　脊髓疾病 ······················ 187
　第一节　脊髓常见肿瘤 ··············· 187
　第二节　脊髓炎 ····················· 193
　第三节　脊髓空洞症 ················· 195
第九章　成人获得性代谢性脑病 ·········· 199
　第一节　韦尼克脑病 ················· 199
　第二节　非酮症性高渗性高血糖综合征··· 201
　第三节　肝性脑病 ··················· 203

# 第三篇　头　颈　部

第一章　眼部影像学 ···················· 208
　第一节　眼外伤 ····················· 208
　第二节　眼部炎性病变 ··············· 210
　第三节　眼部肿瘤和肿瘤样病变 ········ 212
　第四节　影像检查技术应用的拓展 ······ 217
第二章　鼻部影像学 ···················· 218
　第一节　鼻和鼻窦外伤 ··············· 220
　第二节　鼻和鼻窦炎性病变 ··········· 222
　第三节　鼻和鼻窦肿瘤及肿瘤样病变 ··· 224
　第四节　影像检查技术应用的拓展 ······ 232
第三章　耳部影像学 ···················· 234
　第一节　外中耳畸形 ················· 234
　第二节　内耳畸形 ··················· 235

第三节　耳部外伤 ··················· 237
第四节　炎性病变 ··················· 238
第五节　颞骨肿瘤及肿瘤样病变 ······· 240
第四章　咽、喉部影像学 ················ 248
　第一节　咽、喉部感染及炎性病变 ······· 248
　第二节　咽、喉部肿瘤及肿瘤样病变 ···· 250
第五章　颈部间隙及软组织常见疾病········ 260
　第一节　颈部间隙及软组织先天性
　　　　　病变 ······················· 260
　第二节　甲状腺常见病变 ············· 262
　第三节　颈部间隙及软组织肿瘤及
　　　　　肿瘤样病变 ················· 264
　第四节　颈部淋巴结病变 ············· 268

# 第四篇　心血管系统

第一章　心血管疾病影像学检查技术········ 274
　第一节　心血管疾病影像学检查技术
　　　　　的选择 ····················· 274
　第二节　常见心血管疾病影像学检查
　　　　　流程和优选应用 ············· 275

第二章　冠状动脉疾病 ·················· 277
　第一节　冠状动脉粥样硬化性
　　　　　心脏病 ····················· 277
　第二节　非动脉粥样硬化性冠状
　　　　　动脉疾病 ··················· 279

第三章 心脏瓣膜疾病·············· 285
第一节 二尖瓣病变 ·········· 285
第二节 主动脉瓣病变 ········ 286
第三节 联合瓣膜病 ·········· 288
第四章 心肌疾病·················· 290
第一节 遗传性心肌病 ········ 290
第二节 混合性心肌病 ········ 294
第三节 获得性心肌病 ········ 297
第四节 继发性心肌病 ········ 299
第五节 心肌炎 ·············· 301
第五章 心脏肿瘤和心包疾病········ 305
第一节 心脏肿瘤 ············ 305
第二节 心包疾病 ············ 306
第六章 先天性心脏病·············· 309
第一节 左向右分流先天性心脏病 ····· 309
第二节 左心系统发育异常

——主动脉缩窄 ·········· 311
第三节 右心系统发育异常
——法洛四联症 ········ 312
第四节 房室及大动脉连接异常 ······· 313
第七章 主动脉和外周血管疾病········ 316
第一节 急性主动脉综合征 ······ 316
第二节 累及主动脉的遗传综合征 ····· 319
第三节 累及主动脉的全身性疾病 ····· 322
第四节 外周血管疾病 ········· 325
第八章 肺血管疾病················ 330
第一节 肺动脉高压············ 330
第二节 肺动脉血栓栓塞 ········ 330
第三节 肺动脉血管炎 ·········· 333
第四节 肺动脉肿瘤 ············ 333
第五节 先天性肺动静脉瘘 ······· 334

# 第五篇 胸 部

第一章 先天性病变·············· 338
第二章 肺部感染性疾病············ 344
第一节 细菌性肺炎 ·········· 344
第二节 病毒性肺炎 ·········· 347
第三节 真菌性肺炎 ·········· 355
第四节 肺结核 ·············· 360
第三章 恶性肿瘤性疾病············ 368
第一节 周围型肺癌 ·········· 368
第二节 中央型肺癌 ·········· 372
第三节 肺癌筛查及处理策略 ···· 375
第四节 肺癌 TNM 分期 ········ 377
第五节 其他恶性肿瘤 ········ 379
第四章 肺良性肿瘤及类肿瘤性病变···· 385
第一节 肺硬化性肺泡细胞瘤 ···· 385
第二节 肺错构瘤 ············ 388
第三节 其他 ················ 390
第五章 肺间质性疾病·············· 395
第一节 特发性间质性肺炎 ······ 395

第二节 结缔组织相关间质性肺病
与肺血管炎 ·········· 408
第六章 胸膜、胸壁及膈肌病变········ 421
第一节 常见胸膜病变 ·········· 421
第二节 常见胸壁病变 ·········· 426
第三节 常见膈肌病变 ·········· 427
第七章 胸部创伤·················· 430
第一节 胸膜腔损伤 ············ 430
第二节 肺和气道损伤 ·········· 431
第三节 膈肌损伤 ·············· 433
第四节 胸壁损伤 ·············· 434
第八章 纵隔病变·················· 436
第一节 胸内甲状腺肿 ·········· 437
第二节 胸腺病变 ·············· 438
第三节 生殖细胞瘤 ············ 442
第四节 淋巴结病变 ············ 444
第五节 纵隔囊性病变 ·········· 448
第六节 神经源性肿瘤 ·········· 449

# 第六篇 乳 腺

第一章　概述 ················· 454
　第一节　乳腺癌的筛查 ········· 454
　第二节　乳腺影像报告和数据系统 ······ 456

第二章　乳腺肿瘤 ··············· 465
　第一节　乳腺纤维腺瘤 ········· 465
　第二节　乳腺癌 ·············· 469

# 第七篇 腹 部

第一章　肝脏常见疾病 ········· 476
　第一节　肝脏正常变异与先天畸形 476
　第二节　肝脏感染性疾病 ······· 479
　第三节　肝脏良性肿瘤与肿瘤样疾病 ······ 483
　第四节　肝脏恶性肿瘤 ········· 490
　第五节　肝脏弥漫性疾病 ······· 497
　第六节　肝脏结节的影像学诊断策略 ······ 501

第二章　胆系常见疾病 ········· 507
　第一节　胆系正常变异与先天畸形 507
　第二节　胆系炎性病变 ········· 511
　第三节　胆石症 ·············· 515
　第四节　胆系良性肿瘤与肿瘤样病变 ······ 518
　第五节　胆系恶性肿瘤 ········· 520
　第六节　胆系创伤 ············· 528
　第七节　胆系治疗相关性改变 ····· 529

第三章　胰腺常见疾病 ········· 534
　第一节　胰腺炎 ·············· 534
　第二节　胰腺囊性病变 ········· 539
　第三节　胰腺实性肿瘤 ········· 544

第四章　脾常见疾病 ··········· 552
　第一节　脾先天性异常 ········· 552
　第二节　脾占位性病变 ········· 553
　第三节　脾梗死 ·············· 556
　第四节　脾外伤 ·············· 558

第五章　胃肠道常见疾病 ······· 561
　第一节　胃肠道影像学检查特点 ··· 561
　第二节　食管－贲门疾病 ······· 561
　第三节　胃十二指肠溃疡 ······· 564

　第四节　胃癌 ················· 565
　第五节　炎症性肠病 ··········· 569
　第六节　胃肠间质瘤 ··········· 571
　第七节　阑尾炎 ··············· 573
　第八节　结、直肠癌 ··········· 575
　第九节　胃肠道良性肿瘤 ······· 579
　第十节　消化道出血 ··········· 581
　第十一节　肛周疾病 ··········· 583

第六章　泌尿系统疾病 ········· 587
　第一节　泌尿系统先天发育异常 ··· 587
　第二节　泌尿系结石 ··········· 589
　第三节　泌尿系结核 ··········· 590
　第四节　肾囊性疾病 ··········· 591
　第五节　肾血管平滑肌脂肪瘤 ····· 592
　第六节　肾细胞癌 ············· 593
　第七节　肾盂癌与输尿管癌、膀胱癌 ······ 595

第七章　生殖系统疾病 ········· 597
　第一节　男性盆腔影像技术特点 ··· 597
　第二节　良性前列腺增生及
　　　　　前列腺炎 ············· 597
　第三节　前列腺癌 ············· 598
　第四节　精囊疾病 ············· 599
　第五节　睾丸及阴囊疾病 ······· 601
　第六节　盆腔外伤 ············· 602
　第七节　女性盆腔影像技术特点 ··· 602
　第八节　女性生殖道畸形 ······· 603
　第九节　子宫病变 ············· 604
　第十节　宫颈病变 ············· 608

第十一节　卵巢病变 ·············609
第十二节　盆腔炎性疾病 ···········612
第十三节　妊娠相关病变 ···········614
第八章　肾上腺疾病·················618
第一节　肾上腺皮质增生 ···········618
第二节　肾上腺皮质腺瘤 ···········618
第三节　嗜铬细胞瘤 ··············619
第四节　肾上腺皮质癌 ·············619
第五节　肾上腺转移瘤 ·············620
第六节　肾上腺意外瘤 ·············620
第七节　肾上腺结核 ··············620
第九章　腹膜腔内及腹膜后常见病变········622

第一节　腹膜腔和腹膜后间隙的
　　　　放射解剖学概念 ··········622
第二节　腹膜腔疾病 ··············626
第三节　腹膜后间隙疾病 ···········628
第十章　急腹症·····················635
第一节　胃肠道穿孔 ··············635
第二节　肠梗阻 ·················637
第三节　急性肠套叠 ··············644
第四节　急性肠系膜缺血 ···········646
第五节　腹膜腔炎症 ··············650
第六节　妇科急腹症 ··············655
第七节　腹腔及盆腔外伤 ···········658

# 第八篇　骨骼、肌肉系统

第一章　骨（关节）外伤性疾病 ·········666
第一节　长骨骨折 ···············667
第二节　脊柱骨折 ···············669
第三节　关节创伤 ···············672
第二章　骨（关节）感染性疾病 ·········676
第一节　化脓性骨髓炎 ·············676
第二节　化脓性关节炎 ·············678
第三节　骨关节结核 ··············679
第三章　骨肿瘤·····················683
第一节　骨源性肿瘤 ··············683
第二节　软骨源性肿瘤 ·············691
第三节　纤维源性肿瘤 ·············700
第四节　造血系统肿瘤 ·············703
第五节　骨转移瘤 ···············705
第六节　其他类型骨肿瘤 ···········707
第七节　骨肿瘤影像诊断回顾与
　　　　展望 ···············721
第四章　软组织肿瘤·················723
第一节　脂肪组织肿瘤 ·············725

第二节　纤维母细胞/肌纤维
　　　　母细胞性肿瘤 ··········729
第三节　腱鞘巨细胞瘤 ·············734
第四节　血管瘤 ·················736
第五节　周围神经肿瘤 ·············739
第六节　滑膜肉瘤 ···············741
第五章　慢性关节病·················745
第一节　退行性骨关节病 ···········745
第二节　类风湿关节炎 ·············747
第三节　强直性脊柱炎 ·············751
第四节　系统性红斑狼疮 ···········754
第五节　银屑病关节炎 ·············756
第六章　内分泌与代谢性骨疾病·········759
第一节　骨质疏松 ···············759
第二节　甲状旁腺功能亢进 ··········761
第三节　巨人症与肢端肥大症 ········764
第四节　痛风 ··················764
第五节　佝偻病和骨软化症 ··········766
第七章　先天性骨与关节疾病概论·········770

# 第九篇 儿 科 影 像

第一章 儿科影像检查技术 …………………… 782
　第一节 检查前准备 …………………………782
　第二节 X 线检查 ……………………………782
　第三节 超声检查 ……………………………782
　第四节 CT 检查 ……………………………782
　第五节 MRI 检查 ……………………………783
第二章 神经系统 ……………………………… 784
　第一节 新生儿缺氧缺血性脑损伤 ………784
　第二节 新生儿胆红素脑病 ………………787
　第三节 新生儿低血糖脑病 ………………789
　第四节 先天性 TORCH 感染 ……………790
第三章 胸部 …………………………………… 792
　第一节 特发性呼吸困难综合征 …………792
　第二节 先天性气管支气管畸形 …………793
　第三节 气管支气管异物 …………………796

第四节 肺不发育-发育不良综合征 ……798
第四章 腹部 …………………………………… 801
　第一节 坏死性小肠结肠炎 ………………801
　第二节 先天性巨结肠症 …………………803
　第三节 胎粪性肠梗阻及胎粪性腹膜炎 …805
　第四节 儿童肠套叠 ………………………808
　第五节 肝母细胞瘤 ………………………809
　第六节 肾母细胞瘤 ………………………813
　第七节 神经母细胞瘤 ……………………816
第五章 肌肉和骨骼系统 ……………………… 820
　第一节 发育性髋关节发育不良 …………820
　第二节 儿童肌间血管畸形 ………………822
　第三节 幼年型特发性关节炎 ……………824
　第四节 朗格汉斯细胞组织细胞增生症 …827
中英文名词对照索引 …………………………… 832

# 第一篇　影像技术新进展

第一章　CT技术及新进展概述

第二章　磁共振成像技术及新进展概述

第三章　分子影像学技术及新进展概述

第四章　放射介入技术及新进展

第五章　影像信息提取技术与人工智能

# 第一章　CT 技术及新进展概述

## 第一节　CT 灌注成像

CT 灌注成像（CT perfusion imaging, CTPI）是在静脉快速团注对比剂的同时，对选定的感兴趣层面进行连续快速扫描，得到一组动态图像，然后利用 CT 后处理工作站 CTPI 软件分析每个像素对应的密度变化，从而获得像素内时间 - 密度曲线的成像方法，根据时间 - 密度曲线计算出反映组织血流灌注状态的参数（如血容量、血流量、峰值时间、平均通过时间等），最终得到以灰度或伪彩色显示的灌注图像。

### 一、基本原理

CTPI 是一种能无创真实反映活体内组织血管化程度和血流灌注状态的功能 CT 成像方法。常见的灌注参数值包括：①血容量（blood volume, BV），代表感兴趣区（region of interest, ROI）内单位体积组织的血管床容积（包括毛细血管和大血管在内），单位为 ml/100g。②血流量（blood flow, BF），指单位时间内流经一定组织血管结构（包括动脉、毛细血管、静脉和静脉窦）的血流量，单位为 ml/（100g·min）。③峰值时间（time to peak, TTP），指对比剂首次到达扫描层面内的供血动脉至对比剂在靶器官中达到团注峰值的时间间隔，正常值一般为几秒，单位为 s。④平均通过时间（mean transit time, MTT），指对比剂流经血管结构所需要的时间，反映对比剂通过感兴趣区毛细血管的平均时间，单位为 s。⑤毛细血管表面通透性（capillary surface permeability, PS），指由于血脑屏障开放或肿瘤原因导致对比剂单向从血管内渗透到组织间隙的速度，主要用于肿瘤评价，单位为 ml/（100g·min）。

### 二、临床应用

CTPI 最早应用于脑缺血的诊断和评价，目前仍然广泛用于该领域，另外，CTPI 参数能定量评估脑梗死后缺血半暗带范围及演变，评估脑缺血或梗死溶栓治疗后改变及缺血再灌注损伤。急性脑缺血时，CT 灌注最早 30 分钟就可以显示病灶，有助于提高发现病变的"时间窗"，早期诊断而改善患者预后。常规 CTPI 的局限性主要在于辐射剂量较高，在体部易受到呼吸运动伪影影响，随着 CT 硬件设备和软件的更新迭代，例如高端 CT 采用宽体探测器，能提供 z 轴方向 16cm 的扫描范围，可以实现一次 CT 灌注扫描覆盖整个器官；先进的螺旋或摇床式采集模式；匹配相应的运动校正算法，以及新的 CT 重建技术，如迭代算法等，极大地改善了 CTPI 在体部的应用。另外，低剂量 CT 灌注扫描技术降低了 CTPI 的辐射剂量。

灌注参数与血管生成的生物标志物如微血管密度（microvascular density, MVD）或血管内皮细胞生长因子（vascular endothelial cell growth factor, VEGF）密切相关，因此，CTPI 是一种无创能直接客观反映活体肿瘤微血管密度的 CT 成像方法，近年来，CTPI 在肿瘤领域的诊断、评估和治疗方面的作用不断提高，特别是在评估肿瘤血管生成、鉴别肿瘤良恶性、早期量化评估肿瘤治疗效果等方面均显示出较高的临床应用价值。随着恶性肿瘤分子靶向化疗的引入和开展，重新定义对治疗成功的新反应标准越来越有必要，CTPI 能无创评估肿瘤特性（图 1-1-1），早于常规 CT 肿瘤形态学改变反映肿瘤血管生成状态的改变，评估整个肿瘤早期治疗反应，并能动态监测治疗效果，已成为定量反映肿瘤治疗反应的影像生物学指标。例如鉴别胶质瘤放疗后复发和放射性损伤，早期评

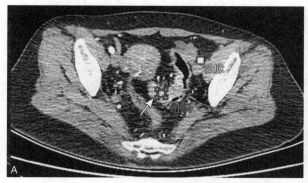
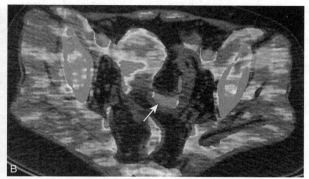
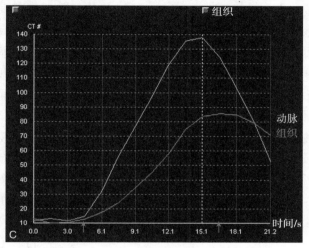

图 1-1-1 盆腔 CT 灌注成像

A. 盆腔增强 CT 动脉期,显示乙状直肠管壁显著增厚伴明显强化(箭头);B. 同层面血容量伪彩图(BV 图),显示该病灶处(箭头)血容量显著增加;C. 灌注曲线图,显示肿块灌注曲线呈流出型,峰值较高,符合恶性改变

估非小细胞肺癌靶向治疗后反应,监测食管癌、宫颈癌放化疗疗效,鉴别肺癌栓塞治疗后复发和瘢痕形成等。此外,CTPI 在鉴别恶性肿瘤淋巴结肿大性质方面也发挥重要作用。

CTPI 不仅在肿瘤诊断和治疗领域具有重要价值,在非肿瘤疾病的诊断与分级、疗效评估中也有重要用。例如,评估自身免疫性胰腺炎激素治疗反应;在肝硬化程度分级的辅助诊断作用;评价肺动脉高压前列腺素治疗效果。近年来,心肌 CTPI 不仅能完整显示整个心脏和冠状动脉的解剖学形态,还能定量评估心肌缺血范围和程度,已成为一种成熟的心脏解剖和功能 CT 评价方法,在临床实践中显示出巨大的优势和应用前景。CTPI 还可以联合或不联合其他评估方法,如冠状动脉 CT 血管成像和 / 或单光子发射计算机断层成像术( single-photon emission computed tomography,SPECT),极大地提高了冠心病和心肌缺血的诊断准确性。

# 第二节 CT 能谱成像

CT 能谱成像( spectral CT imaging )是利用物质在不同 X 线能量下产生的不同吸收效果来提供影像信息,获得时空上完全匹配的双能量数据,在原始数据空间实现能谱分析,可以提供双能量减影、物质分离、物质定量分析、单能量成像和能谱曲线分析等功能。

## 一、基本原理

目前,应用于临床的能谱 CT 主要有两种不同的设备和成像原理。一种为双能量( dual energy,DE )成像技术,即一台 CT 设备具有两个 X 线球管和探测器,一种为能谱成像技术,该能谱 CT 平台具有一套 X 线球管和探测器。能量成像的实现方式从技术层面上分为实验室类型和临床类型两大类。前者的代表即光电子计算系统,后者临床类型即为双 kVp 成像,包括瞬时双 kVp 技术和双球管技术。双源 CT 双能量成像采用双球管技术,其能量数据处理不依赖于投影数据,根据图像重建获得,并非真正意义的双能量图像。其主要问题在于:①能量时间分辨率不足导致较多的运动伪影,特别是呼吸循环系统的呼吸运动伪影和胃肠蠕动伪影,减影使这种运动伪影更加明显;②低管电压产生较多的硬化效应。

能谱 CT 双 kVp 技术获得能谱图像可进行最多 40~140keV 能量范围内每 1keV 为间隔、共 101 组的虚拟单能量成像,从而提供了物质在不同能量水平的特征。在低管电压(40~70keV)的低能级图像接近与剪影图像,主要反映器官的强化和血供特点,而高能级图像(100~140keV)则近似于单球管 CT 的平扫图像,主要反映器官的"去强化"特点。不同的物质对 X 线的吸收系数不同,利用该物理学特性,通过计算靶组织或器官的最佳对比噪声比,可获得与常规 CT 图像相比更好的图像质量、信噪比(signal to noise ratio, SNR)和对比噪声比。

## 二、临床应用

能谱 CT 问世以来,目前已经广泛应用于全身各部分肿瘤的医学影像诊断。能谱 CT 极大地拓展了常规 CT 的应用范畴和诊断潜能,不仅能反映常规形态学信息,还能反映组织定量生物学信息,对疾病进行全面的定性和定量诊断,相较于常规 CT,能谱 CT 具有以下 4 大优势:

(1)提供丰富的能谱信息,在病变的检出、周围血管情况的显示、肿瘤 T 分期方面具有较高的临床价值。

(2)物质分析技术,提供被扫描物质的原子序数,可鉴别物质成分,判断物质性质和来源,为疾病的诊断和鉴别诊断提供可靠信息(图 1-1-2)。

(3)能谱曲线:后处理平台可获得靶器官或病灶的不同能级下 CT 值变化曲线,即能谱曲线,根据能谱曲线的走行差异,可进行疾病的定性诊断和鉴别诊断,如胃癌的诊断,恶性肿瘤中淋巴结转移的判断等。

(4)定量参数:能谱 CT 能提供物质沉积图(material depositional map, MDM),从该图中可抽取反映不同元素成分的基物质对。由于 CT 对比

剂是非离子型或离子型碘对比剂,常采用碘 – 水基物质对反映物质的能谱 CT 成像定量参数特征。碘基值或碘浓度(iodine concentration, IC)值是最常用的能谱 CT 定量参数,其能定量、真实反映器官组织中真正的碘含量,能谱 CT 图像上测得的 IC 值与试管中真正的碘浓度之间存在高度一致性,误差小于 5%。目前 IC 值已广泛应用于肿瘤的分期、良恶性及组织学类型鉴别诊断、疗效评估和预后等。

此外,能谱 CT 还具有潜在减少患者辐射剂量和静脉注射对比剂用量的优势,能谱 CT 可进行剪影后处理而获得虚拟平扫图像,减少扫描期相,低能级图像较常规 CT 具有较高的 CNR 和 SNR,提高图像质量,而不增加额外的辐射剂量。能谱 CT 成像通过重建获得 40~140keV 能级图像可减少 50% 的静脉注射用量,即达到和常规 CT 增强扫描相同的病灶检出率。能谱 CT 后处理能提供彩色物质沉积图像,视觉体验更加舒适,病变的显示及与周围组织的对比更清晰。

## 第三节 CT 血管成像

CT 血管成像(CT angiography, CTA)是指静脉内注入对比剂后,在靶血管内的对比剂浓度快速达到峰值时,进行螺旋扫描,经工作站后处理,重组出靶血管的多维图像。如何确定靶血管内的对比剂达到峰值时间至关重要,通常经静脉内注射对比剂后,影响靶血管对比剂达到峰值时间的因素包括:对比剂循环时间、扫描延迟时间、对比剂注射速率、对比剂注射剂量、扫描时间,患者体重和年龄等。

## 一、基本原理

CTA 技术实施的关键环节是确定最佳扫描延迟时间。目前扫描延迟时间的确定方法有以下 3 种:

(1)经验延迟法:即根据对比剂在人体各脏器的循环时间来确定扫描的延迟时间,此方法受个体差异的影响,不能完全准确地判断延迟扫描时间。

(2)对比剂智能追踪技术:该技术通常在靶血管或该血管附近设定一个感兴趣区,并设定 CT

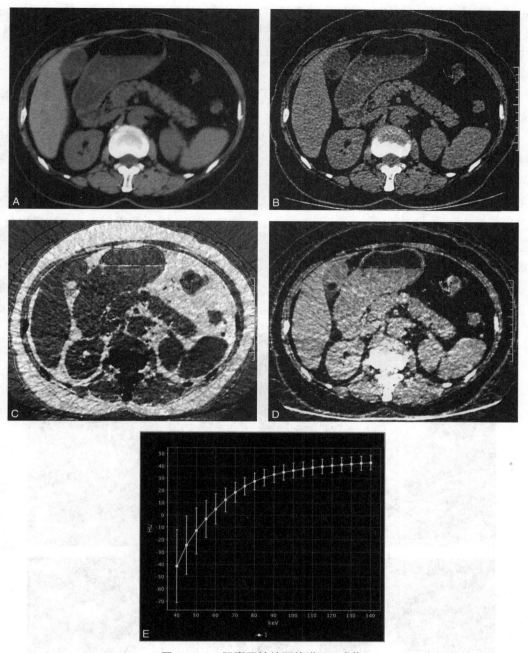

**图 1-1-2　胆囊阴性结石能谱 CT 成像**

A. 70keV 单能量平扫图，显示胆囊颈部密度减低；B. 40keV 单能量图，病变边缘明显清晰，与周围胆汁相比呈明显低密度；C. 脂（水）密度图，显示胆囊颈部相应结节为高密度；D. 水（脂）密度图，显示胆囊内结节为低密度；E. 70keV 胆囊内结节的能谱曲线，呈逐渐上升型

增强阈值，注射对比剂后一定时间开始扫描，当靶血管密度增高达到阈值时，软件自动启动将扫描床移动至扫描位置开始扫描。目前各 CT 平台都开发了专用的注射对比剂增强程度智能化跟踪软件，它们的共同点是：具有实时监控功能，一旦靶血管的 CT 值增加达到设定的阈值，即自动开始扫描。

（3）时间 - 密度曲线：又称小剂量对比剂团注测试达到时间法，是指采用团注方法，将小剂量对比剂以一定速度注射后扫描靶血管，获得对比剂到达靶血管的峰值时间，通常使用同一批号、相同浓度的对比剂 15~20ml。使用该方法能获得个体化靶血管达到峰值时间，能准确捕获正确的扫描延迟时间。实际操作中应注意测试所用对比剂注射速率应与正式扫描一致,团注时间分辨率只要能满足临床需求即可,可为 1~2 秒,从而减少患者接受不必要的辐射。另外,推荐采用低剂量扫描方法,每次扫描时间 2 秒。

## 二、临床应用

CTA 后处理技术是显示血管状况的重要一环。通过后处理软件,将多余的骨性结构、器官背景去除或淡化,将血管单独显示出来,并对血管病变部位进行多角度、多维度展示。目前 CTA 临床常用的图像后处理技术,主要包括:

（1）多层面重组技术:将扫描范围内所有的二维横断位图像叠加,再对某些标线标定的重组线进行冠状位、矢状位、任意角度斜位图像重组。这些图像与原始数据具有相同的 CT 密度信息,可以更好地显示血管壁增厚、软硬斑块形成、管腔内充盈缺损及附壁血栓等,如显示主动脉夹层的真假腔和破口位置。

（2）曲面重建技术:是多平面重组技术的延伸和拓展,通过自动追踪或人工描绘获得血管腔轨迹,将迂曲的血管结构和邻近组织在二维图上展示出来,特别适合展示走行迂曲的血管结构,如冠脉(图 1-1-3)、主动脉、颈动脉及椎动脉等,有助于观察血管解剖关系和轨迹。

（3）最大密度投影技术:能反映相应像素的 X 线衰减值,较小的密度变化也能得以显示,能很好地观察血管的狭窄、扩张、微小充盈缺损并区分血管壁钙化和血管腔内高密度对比剂,更加真实反映血管腔狭窄程度。缺点是不易显示血管壁非钙化斑块,对于重叠的血管和骨骼结构不能很好显示。

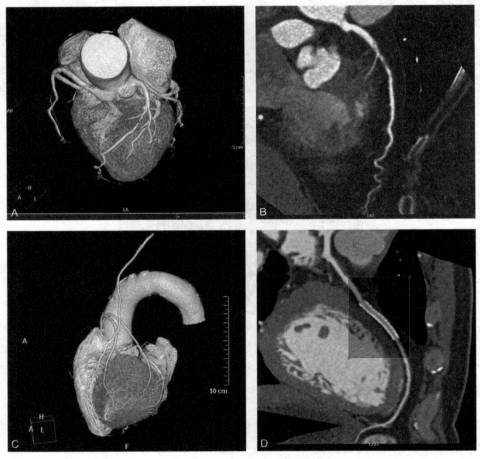

**图 1-1-3　冠状动脉 CTA 图像**

A、B. 同一病例,容积重建( volume reconstruction,VR )及 cMPR 重建显示左冠状动脉前降支中段非钙化斑块伴重度狭窄;C. 冠状动脉旁路移植术( coronary artery bypass graft,CABG )术后复查,VR 重建显示左乳内动脉及双侧大隐静脉桥走行正常,吻合口通畅;D. 冠状动脉介入治疗( percutaneous coronary intervention,PCI )术后复查,cMPR 重建显示前降支中段支架形态规整,管腔通畅

（4）容积再现技术：利用虚拟照明效应，用不同的灰阶或伪彩图显示三维立体图像，极大地拓展了CTA的临床应用范围，特别是复杂的解剖结构，如心脏和腹腔器官（肾、脾、肝），能清晰显示脏器形态和空间关系。

（5）仿真内径技术：原理是将观察点设置在血管腔内，通过一定视角范围，对腔内进行观察。优点是可以实现腔内任意角度的观察，并可设置路线以电影方式动态观察，可以多次重复观察，结合其他CTA图像重组技术，提高CTA对管腔内部情况的显示，可以作为腔内病变诊断的重要补充手段。

（黎海亮　李　靖）

# 参 考 文 献

［1］Yi Y, Jin ZY, Wang YN. Advances in myocardial CT perfusion imaging technology. Am J Transl Res, 2016, 8（11）: 4523-4531.

［2］Kim SH, Kamaya A, Willmann JK. CT perfusion of the liver: principles and applications in oncology. Radiology, 2014, 272（2）: 322-344.

［3］Roberts HC, Roberts TP, Smith WS, et al. Multi-section dynamic CT perfusion for acute cerebral ischemia: the "toggle-table" technique. AJNR Am J Neuroradiol, 2001, 22（6）: 1077-1080.

［4］Francoeur CL, Mayer SA. Management of delayed cerebral ischemia after subarachnoid hemorrhage. Crit Care, 2016, 20（1）: 277.

［5］邓东, 杨新官, 张小波, 等. 16层螺旋CT灌注成像强化指标和肿瘤微血管密度与肺癌淋巴结转移的关系. 中华放射学杂志, 2010, 44（1）: 24-28.

［6］Morgan DE. The Role of Dual-Energy Computed Tomography in Assessment of Abdominal Oncology and Beyond. Radiol Clin North Am, 2018, 56（4）: 565-585.

［7］Ogata T, Ueguchi T, Yagi M, et al. Feasibility and accuracy of relative electron density determined by virtual monochromatic CT value subtraction at two different energies using the gemstone spectral imaging. Radiat Oncol, 2013, 8: 83.

［8］林晓珠, 沈云, 陈克敏, 等. CT能谱成像的基本原理与临床应用研究进展. 中华放射学杂志, 2011, 45（8）: 798-800.

［9］Langan D. Gemstone spectral imaging: GE white paper. Waukesha, Wis: GE Healthcare, 2008.

［10］Yeh BM, Shepherd JA, Wang ZJ, et al. Dual-energy and low-kVp CT in the abdomen. AJR Am J Roentgenol, 2009, 193（1）: 47-54.

［11］Li T, Tang T, Yang L, et al. Coronary CT Angiography with Knowledge-Based Iterative Model Reconstruction for Assessing Coronary Arteries and Non-Calcified Predominant Plaques. Korean J Radiol, 2019, 20（5）: 729-738.

［12］Zhao L, Bao J, Guo Y, et al. Ultra-low dose one-step CT angiography for coronary, carotid and cerebral arteries using 128-slice dual-source CT: A feasibility study. Exp Ther Med, 2019, 17（5）: 4167-4175.

# 第二章　磁共振成像技术及新进展概述

## 第一节　动脉自旋标记技术

动脉自旋标记（arterial spin labeling, ASL）是一种以动脉血中的水分子作为内源性示踪剂获得组织灌注信息的非侵入式检查技术，其不依赖于对比剂，安全无创可重复性高，能够对组织的血流灌注信息进行定性及定量分析，准确反映组织的血流动力学改变。近年来随着磁场强度的增加及相关技术的成熟，ASL 技术已经成为研究组织生理病理灌注信息的重要手段。

### 一、基本原理

ASL 采用射频脉冲（radio frequency, RF）标记的动脉自旋质子作为内源性示踪剂进行灌注成像。首先在标记层面对流入血液中的氢质子施加射频脉冲进行标记，经过一定的标记延迟时间（post labeling delay, PLD）——又称反转时间（time of inversion, TI），被标记的氢质子随着血流流经成像平面后，引起局部组织纵向弛豫时间发生变化，该区域信号强度也随之改变，此时成像层面采集的图像为标记图（label imaging）。随后，在各项参数相同的条件下，在同一平面采集相同但是没有标记的血流图像作为参考图（control imaging）。在图像采集的过程中，为了提高信噪比（signal to noise ratio, SNR），通常交错重复采集标记图与参考图。将标记图与参考图进行减影，得到只含有血流灌注信息的图像，即灌注加权图像。ASL 灌注加权图像采用一定的算法得到脑血流量（cerebral blood flow, CBF）。

ASL 技术采用动脉血中水分子作为内源性示踪剂，将其磁化翻转进行标记，则半衰期需考虑该标记动脉血中水分子的 $T_1$ 弛豫时间。随时间延长，磁化标记强度会随着质子的 $T_1$ 弛豫而衰减，故

ASL 对于血液从标记位置到达成像组织的传输时间即动脉通过时间（arterial transit time, ATT）非常敏感。ATT 是影响灌注测量准确性的重要参数，其在健康组织和病变组织间的差异较大，且在不同脑区也存在着差异。使用较长的 PLD 保证了标记血液充分进入所灌注组织，但是 PLD 太长又会造成标记衰减以及 SNR 降低。近些年，多期相 ASL 技术的使用可以获得动脉通过时间的动态信息，更准确地反映实际的灌注水平并且可以获得更多的灌注信息，这是 ASL 方法上的一大进步。随着场强增高，血液的 $T_1$ 弛豫时间延长，在动脉通过时间内磁化标记的衰减幅度会降低，被标记的血液信号增加，因此高场磁共振在 ASL 的应用方面有很大优势。还有一些改进的技术如采用对某一速度的血流选择性地设定标记，从而降低动脉通过时间对结果的影响。目前有许多理论和实验研究致力于提高 CBF 定量的准确性，涉及许多参数，如动脉通过时间、磁化转移现象、$T_1$ 弛豫、标记效力、毛细血管通透性等。随着理论逐步成熟，技术逐步进展和高场强磁共振的广泛应用，ASL 的定量准确性、敏感性和可靠性将得到进一步提升。

### 二、分类

根据不同的标记及采集方式，ASL 技术可以分为以下几类：

连续式动脉自旋标记（continuous ASL, CASL）：应用长的 RF 序列，使动脉血在通过标记层面时被连续标记，对硬件要求较高。

脉冲式动脉自旋标记（pulsed ASL, PASL）：采用单个短脉冲或一定数量的短脉冲对一个较厚层块内的质子进行标记，SNR 较低。

伪连续动脉自旋标记（pseudo-continuous ASL, PCASL）：结合 CASL 和 PASL，使用多个脉冲模拟连续的标记方法，对硬件要求不高且敏感性较高。

空间选择式 ASL（spatially-selective ASL）：有选择性地采集部分血管的灌注血流信息。

速度选择式 ASL（velocity-selective ASL，VSASL）：使用流速选择脉冲，对血流速度小于特定阈值的血流进行标记，对延迟时间不敏感，显示慢速血流效果较好。

时间分辨 ASL（time-resolved ASL）：通过不同时间的标记图和参考图快速扫描获得颅内动态血流图，进而获得模拟数字减影血管造影的 4D-MRA（磁共振动脉造影）图像。

多期相 ASL（multi-TI ASL）：在一次成像过程中同时采集多期标记后延迟时间的灌注图像，并将数据拟合产生 ATT 值和更准确的 CBF 值。

任何成像序列均可采用 ASL 技术检测组织磁化率改变。由于 ASL 效应持续时间短，需要应用快速成像序列。以前常采用平面回波成像（echo planar imaging，EPI），成像速度快，降低了标记和参照扫描之间可能出现的运动伪影。然而，EPI 序列易受磁敏感干扰，单次激发模式信噪比低，无法支持三维模式，并不是最佳成像序列。在过去的数年间，基于快速自旋回波或梯度回波成像（gradient and spin echo，GRASE）的 3D 序列开始应用于 ASL 图像采集，3D 序列提高了 ASL 的层面分辨率，更有利于应用背景抑制脉冲，抑制静止脑组织的信号，增加灌注敏感性。

## 三、应用

随着 ASL 技术的发展，已有许多研究将其应用于肺和肾灌注分析，也应用于心脏、骨骼肌、卵巢和乳腺等。但目前应用于中枢神经系统疾病最为成熟，包括脑血管病、中枢神经系统肿瘤、癫痫、神经退行性病变以及精神疾病等。

### （一）ASL 在脑血管疾病的应用

ASL 可评价脑血管疾病中脑组织血流灌注状态、缺血半暗带、侧支循环及血流再灌注状态（图 1-2-1），同时还可以反映患者的预后信息，评估治疗效果。ASL 对早期缺血较为敏感，可为 TIA 的诊断和治疗提供重要依据。脑血管病特别

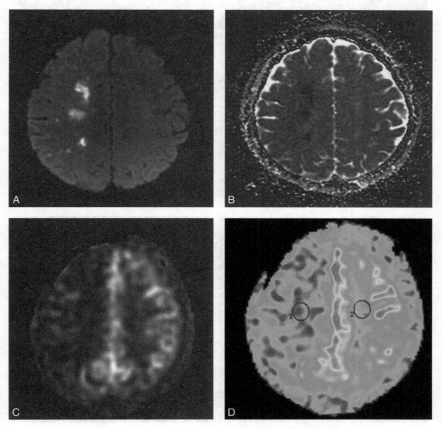

**图 1-2-1 右侧大脑中动脉供血区灌注异常**

患者，女性，66 岁，左侧肢体无力 6 天。A. 可见位于右侧额顶叶的亚急性期梗死病灶；B. 相应层面的 ADC 图；C、D. 显示右侧大脑中动脉供血区 CBF 下降（1. 右侧大脑中动脉，2. 左侧大脑中动脉）

是慢性脑血管病往往采用两个不同的 PLD，短的 PLD 更容易发现大血管狭窄所导致的灌注异常即灌注血管的粗细，血流路径的长短，同时反映快速侧支循环的代偿水平，而长的 PLD 则能更准确地评价实际灌注水平的改变，并且通过对比两个不同 PLD 的 CBF 图像可以评估灌注代偿能力，这对于卒中预防和预后评估有重要的临床意义。时间分辨 ASL 可以获得模拟 DSA 的 4D-MRA 图像，可应用于动脉瘤等疾病的诊断。

### （二）ASL 在肿瘤中的应用

肿瘤新生血管是评价和衡量肿瘤恶性程度和进行组织学分级的重要指标之一。ASL 技术不受血脑屏障影响，能更准确评价肿瘤的微循环灌注信息，反映肿瘤病变的新生血管增殖程度，目前多用于胶质瘤的分级（图 1-2-2），还可用于鉴别肿瘤复发或放射坏死、评价疗效等。基于 ASL 的特点，其同样有助于肿瘤与类肿瘤样病变的鉴别，如亚急性脑梗死、脓肿、其他感染性疾病或脱髓鞘假

瘤等。

### （三）ASL 在其他神经系统疾病中的应用

阿尔茨海默病（Alzheimer's disease, AD）病理表现常合并血管异常。基于 ASL 的研究发现在 AD 临床前无症状阶段，相关高危人群的内侧颞叶、海马及额顶叶 CBF 下降，且随着病情的进展，CBF 下降范围扩大，其下降程度与认知功能水平有关。癫痫引起的脑灌注异常不仅存在于脑内结构异常改变的患者中，也可出现在脑内无明显异常病灶的患者。脑血流的改变往往早于脑结构的改变，故 ASL 早期检测有助于早期诊断并可用于局灶性难治性癫痫的术前定位。即使临床发作已得到有效控制的患者，也可能出现脑局部灌注降低或升高，ASL 可为监测病情进展、疗效评估提供帮助。此外，在多发性硬化、精神性疾病如抑郁症、精神分裂症中，ASL 显示的灌注异常可能为揭示发病机制、监测病情进展、疗效评估等提供帮助。由于无创、无需外源性对比剂，ASL 在儿科方

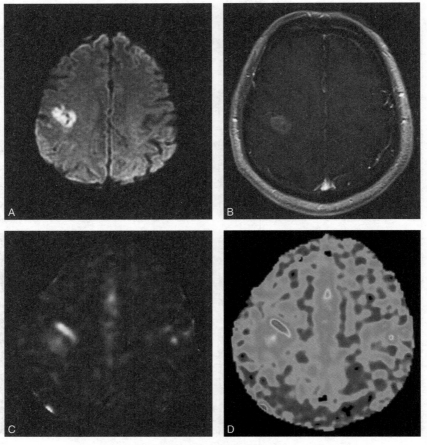

**图 1-2-2　右侧额叶间变型星形细胞瘤（WHO Ⅲ级）**

患者，男性，69 岁，阵发性左侧口角抽动 10 余天。A. DWI 示位于右侧额叶扩散受限；B. 增强后明显强化；C、D. 显示肿瘤 CBF 明显高于对侧正常白质

面得到很多应用。有研究将 ASL 用于评价缺氧缺血性脑病、镰状细胞病脑损伤、脑炎患者的脑组织灌注中。

在过去的 20 年中，ASL 技术逐渐成熟，已经从可行性研究进入到临床应用研究。ASL 评价生理和病理状态下的血流变化，可以提供绝对定量值，成为非常有意义的纵向和横向研究参数。随着 ASL 理论和技术的发展，定量准确性、敏感性和可靠性的提高，ASL 必将得到更广泛的临床和科研方面的应用。

（程敬亮　苗培芳）

# 第二节　磁敏感加权成像

磁敏感加权成像（susceptibility weighted imaging，SWI）是根据不同组织间的磁敏感差异来提供图像对比度的磁共振成像技术，具有高分辨率、高信噪比的特点。早期主要应用于脑内小静脉的显示，近年来随着磁场强度的增加及相关技术的成熟，其应用范围不断扩大，包括脑血管病、血管畸形、脑外伤、脑肿瘤、脑组织铁沉积等。

## 一、原理

磁敏感性反映了物质在外加磁场作用下的磁化程度，可以用磁化率来度量。物质的依磁性可分为：顺磁性物质、反磁性物质及铁磁性物质。顺磁性物质具有不成对的轨道电子，在外加磁场存在时自身产生的磁场与外加磁场方向相同，具有正的磁化率。反磁性物质又称抗磁性物质则没有不成对的轨道电子，自身产生磁场与外加磁场方向相反，具有负的磁化率。铁磁性物质可被磁场明显吸引，去除外磁场后仍可以被永久磁化，具有很大的磁化率。人体组织中绝大多数磁敏感改变与血液中铁的不同形式或出血相关。血红蛋白的 4 个蛋白亚基（珠蛋白）分别包含一个由卟啉环包绕的铁离子（$Fe^{2+}$），当血红蛋白中的 $Fe^{2+}$ 与氧结合时，无不成对电子，形成的氧合血红蛋白呈反磁性。当氧与 $Fe^{2+}$ 分离形成脱氧血红蛋白时，血红蛋白的构象改变，阻碍周围的水分子接近铁离子，形成的脱氧血红蛋白有 4 个不成对电子，呈顺磁性。当脱氧血红蛋白中的 $Fe^{2+}$ 被进一步氧化成 $Fe^{3+}$ 时，形成高铁血红蛋白。正常情况下，

红细胞内的这一过程被还原型辅酶所抑制，当这种机制失效（如出血）时，脱氧血红蛋白转变为高铁血红蛋白。高铁血红蛋白仅有很弱的磁敏感效应，稳定性差，易于解体，最终被巨噬细胞吞噬引起组织内含铁血黄素沉积，含铁血黄素为高顺磁性物质。组织内另一种磁敏感的物质是非血红素铁，它常以铁蛋白的形式存在，表现为反磁性。组织内的钙化通常也呈反磁性，虽然磁敏感效应比铁弱，但也能导致可测量到的敏感性的变化。无论是顺磁性还是反磁性物质，均可使局部磁场发生改变而引起质子失相位，使质子自旋频率产生差别，如果施加一个足够长的回波时间（echo time，TE），自旋频率不同的质子间将形成明显的相位差别。这样，磁敏感度不同的组织在 SWI 上可以被区别出来。

SWI 以 $T_2^*$ 梯度回波序列作为序列基础，采用高分辨率、三维完全流动补偿的梯度回波序列进行扫描，同时获得幅值图像（magnitude image）（图 1-2-3A）和相位图像（phase image）（图 1-2-3B）两组原始图像，经过一系列图像后处理将相位图与幅值图融合，得到 SWI 图像。

静脉成像依赖于其内脱氧血红蛋白引起磁场的不均匀性导致的 $T_2^*$ 时间缩短和血管与周围组织的相位差加大两种效应。第一个效应是由于静脉血内脱氧血红蛋白的增加使其 $T_2^*$ 时间缩短，从而使静脉血信号强度降低。第二种效应为静脉内容积磁化率引起血管内质子的频移，使静脉血与周围组织之间产生相位差，选择适当的 TE，可以使体素内静脉与周围组织相位差值正好为 $\pi$，即完全失相，失相将进一步削弱静脉的信号，增强图像的对比，从而减少部分容积效应的影响，可以清晰显示甚至小于一个体素的细小静脉。

为了去除背景磁场不均匀造成的低频相位干扰，进一步增强组织间的磁敏感对比度并更加清晰地显示解剖结构，需要对 SWI 的原始图像进行一系列复杂的后处理。首先对原始相位图像施加一个低通滤波器，然后在复数域中用原始图像除以低通滤波后的 k 空间数据，去除由于背景磁场不均匀造成的低频扰动，最终实际得到的将是高通滤过图像，即相位图通过滤波校正获得校正相位图（corrected phase imaging）（图 1-2-3C）。第二步需要将校正相位图中不同组织的相位值进行

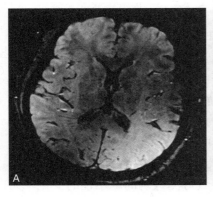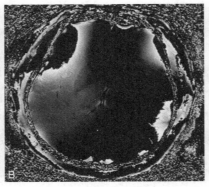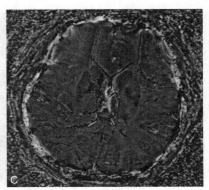

图 1-2-3　SWI 图像

A. 幅值图；B. 相位图；C. 校正相位图

标准化处理，建立相位蒙片，并将相位蒙片与幅值图像多次相乘进行加权。

经过相位蒙片与幅值图加权，静脉等顺磁性物质的负性相位信号得以最大限度地强调，在磁敏感加权图像上呈明显的低信号，所生成的图像在失相位区域与正常组织间便具有很好的对比。最后，运用最小信号强度投影（MinIP）使分散在各个层面的静脉信号连续化，显示连续的静脉血管结构，有助于区分不与主静脉相连的出血。在 SWI 图像中，与动脉血以及正常组织相比，静脉血管表现为显著的黑色。SWI 独特的数据采集和图像处理过程提高了幅值图像的对比，对静脉血、出血和铁沉积高度敏感，能够提供出血、动静脉畸形、铁沉积的确切信息，实现快速、准确的诊断，即使非常小的病变也可以明确显示。

SWI 的主要特点：①高分辨率的三维梯度回波成像；②在三个方向上的完全流动补偿；③薄层厚避免信号丢失；④相位图通过滤波减少不必要的场效应；⑤产生相位蒙片；⑥利用相位蒙片对幅值图进行增强处理；⑦相对邻近层面进行最小强度投影。

## 二、临床应用

1. **缺血性脑梗死**　基于 SWI 对血氧饱和度变化非常敏感的特点，可以早期发现急性动脉栓塞后的血栓位置，对溶栓进行精准定位（图 1-2-4），并能显示异常灌注脑组织，检测缺血半暗带，同时有助于显示梗死灶内的微出血，有利于指导临床及时进行治疗方案的调整。

2. **静脉窦血栓**　静脉窦血栓形成后静脉回流受阻引起静脉压力增大，静脉内脱氧血红蛋白水平增加，小静脉由塌陷变为充盈状态，SWI 表现

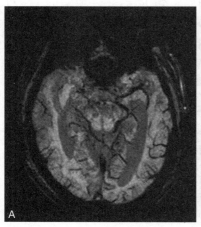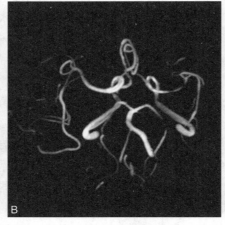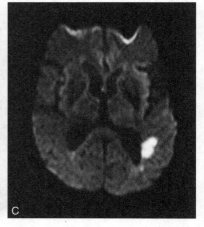

图 1-2-4　缺血性脑梗死

A~C 同一脑梗死患者，A. SWI 图像示左侧大脑中动脉及左侧大脑后动脉走行区低信号，提示血栓形成；B. 磁共振动脉造影（magnetic resonance angiography，MRA）显示左侧大脑中动脉 M1 段及左侧大脑后动脉 P2 段局限性狭窄；C. 弥散加权成像显示左侧侧脑室旁急性脑梗死

为引流区皮层静脉扩张（图1-2-5），溶栓治疗后静脉系统形态恢复正常，SWI有利于对静脉窦血栓明确诊断并进行疗效评估。

**3. 脑静脉血管畸形**　SWI显示病变血管呈蜘蛛样，髓静脉呈丛状，细如发丝，呈明显的低信号（图1-2-6），比MRI平扫及MRA能发现更多的髓静脉向粗大的引流静脉集中。

**4. 脑海绵状血管瘤**　海绵状血管瘤具有特征性的含铁血黄素沉着环，SWI表现为均匀"黑点"状低信号或"爆米花"样高信号以及周围含铁血黄素低信号环（图1-2-7），SWI并且能发现更多的血管瘤及微小出血灶。

**5. 脑动静脉畸形**　SWI较MRA可更好地显示动静脉畸形的供血动脉、畸形血管团及引流静脉，同时对伴发的出血非常敏感。供血动脉呈索条状高信号，畸形血管团和引流静脉及出血呈低信号。

**6. Sturge-Weber综合征**　SWI能显示大脑皮层的钙化及脑表面和深部异常血管。校正相位图上钙化呈高信号，MinIP图可见斑片状及烟雾状低信号，为异常血管网所致。

**7. 毛细血管扩张症**　病理表现为正常的神经组织结构中有异常扩张的毛细血管网，由于病变不易出血，并且周围脑组织无神经胶质增生及钙化，数字减影血管造影（digital subtraction angiography, DSA）、MRA均无异常，MRI平扫多表现无异常，少部分呈长$T_1$长$T_2$信号。SWI显示病变呈局灶性明显低信号，并能较常规序列发现更多病灶。

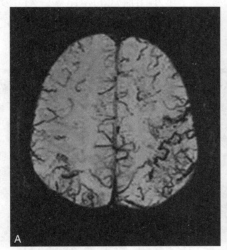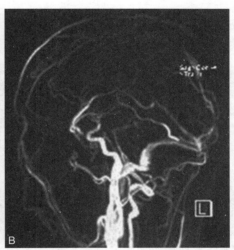

**图1-2-5　静脉窦血栓**

A~B 同一静脉窦血栓患者。A. SWI图像示双侧额顶叶大脑皮层静脉扩张；B. 磁共振静脉造影（magnetic resonance venogram, MRV）显示上矢状窦局部未见明确显示，提示静脉窦血栓形成

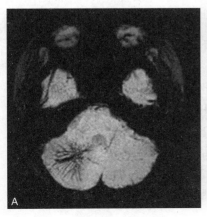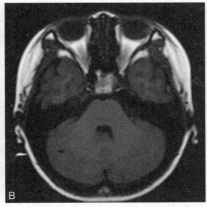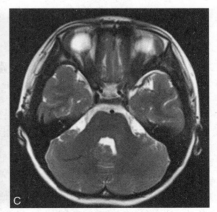

**图1-2-6　脑静脉血管畸形**

A~C 同一静脉血管畸形患者。SWI图像（A）可见右侧小脑半球蜘蛛样髓静脉扩张，提示静脉血管畸形，较$T_1WI$（B）和$T_2WI$（C）显示更多髓静脉向粗大的引流静脉集中

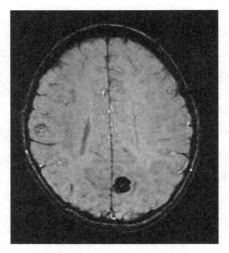

**图 1-2-7 脑海绵状血管瘤 SWI**

SWI 图像示左侧顶叶海绵状血管瘤,病变呈"爆米花"样改变,并且周围可见含铁血黄素低信号环

**8. 高血压脑部微血管病变** 高血压常引起脑部微血管病变,在基底节区及皮层下出现多发

微小出血灶,常规 CT、MRI 很难显示,SWI 可发现基底节区及皮层下多发低信号的微小出血灶,并能清楚地显示出血灶分布部位、形态、大小和数目。

**9. 新生儿缺血缺氧性脑病(hypoxic-ischaemic encephalopathy, HIE)** 患儿脑部供血不足,血氧水平较低,血液循环内去氧血红蛋白水平升高,同时微循环阻力增加,血液瘀滞,在 SWI 上表现为相应区域髓静脉明显增粗,信号明显降低。此外 SWI 较 MRI 平扫可以更好地显示大脑皮层下、侧脑室周围等局灶性出血灶,以及脑室内、蛛网膜下腔或硬膜下出血等。

**10. 脑外伤** 与 CT 和常规 MRI 相比,SWI 由于其组织间磁敏感差异明显的信号对比,显著提高了微小出血灶的检出率。对于弥漫性轴索损伤,SWI 可清晰显示灰白质交界处的多发微小出血灶(图 1-2-8)。

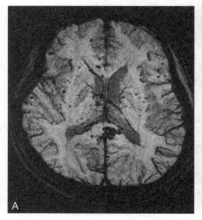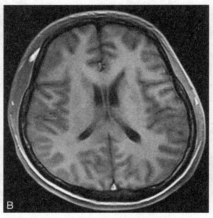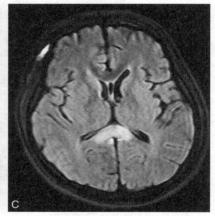

**图 1-2-8 脑外伤**

SWI 图像(A)显示双侧额颞叶灰白质交界区、胼胝体多发点片状低信号,提示弥漫性轴索损伤,较 $T_1WI$(B)和液体衰减翻转恢复序列(fluid attenuated inversion recovery, FLAIR)(C)显示更多微小出血灶

**11. 脑肿瘤** 胶质母细胞瘤、转移瘤、黑色素瘤等易出血坏死,脑胶质瘤级别越高,出血坏死就越重;而脑膜瘤、少突胶质瘤等易钙化,血管网状细胞瘤常有肿瘤血管出血、囊变等。SWI 能清晰显示肿瘤的内部静脉血管和出血、钙化等。

**12. 脑组织铁沉积** 脑组织铁的沉积以含铁血黄素和铁蛋白为主,均为超顺磁性物质,引起负向相位位移,在校正相位图呈显著低信号。脑组织铁沉积的异常增多是神经退行性疾病神经元

死亡的重要原因,主要见于阿尔茨海默病、帕金森病等。

**13. 钙化灶** 钙化无不成对电子,为反磁性物质,引起正向相位位移,在校正相位图呈显著高信号,借此可与出血、铁沉积等顺磁性物质区别。SWI 可为肿瘤、结节性硬化、特发性家族性脑血管亚铁钙沉着症(Fahr disease)、Sturge-Weber 综合征、感染性肉芽肿等多种可能含钙化病变提供重要诊断信息。

(程敬亮 孙梦恬)

## 第三节 弥 散 成 像

弥散成像是一类反映水分子弥散属性的磁共振成像技术,历经 20 多年的发展,已经在临床及科研中被广泛应用。弥散成像主要包括:弥散加权成像(diffusion weighted imaging, DWI)、弥散张量成像(diffusion tensor imaging, DTI)和弥散峰度成像(diffusion kurtosis imaging, DKI)。弥散梯度敏感因子 $b$ 值是弥散成像的重要参数,$b$ 值越大,弥散权重越大。弥散指标的计算一般需要采集一套 $b=0$ 的图像(即 $T_2WI$)和一套以上的高 $b$ 值图像。

### 一、弥散加权成像原理及临床应用

DWI 是通过在三个正交方向上施加弥散敏感编码梯度,进而获得水分子在这三个方向上的弥散幅度信息。该技术不仅可通过 DWI 图像直观显示弥散异常,还可通过测量表观弥散系数(apparent diffusion coefficient, ADC)定量评价弥散变化。该技术简便易行、扫描时间短、普及率高,已广泛用于全身多种疾病的早期诊断、鉴别诊断及疗效评估。例如,DWI 可在脑梗死后 1 小时左右即可显示梗死灶(图 1-2-9),已成为脑梗死患者最有价值的早期诊断技术。DWI 还可用于肿瘤性囊腔与脑脓肿的鉴别,在 DWI 上,肿瘤形成的囊腔呈低信号,而脑脓肿囊腔呈高信号。DWI 也可鉴别蛛网膜囊肿和表皮样囊肿,前者呈低信号,后者呈高信号。此外,体部 DWI 在识别恶性肿瘤和评估恶性肿瘤治疗效果方面也具有重要价值。

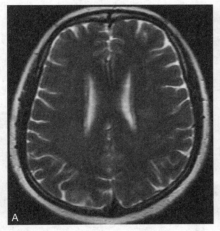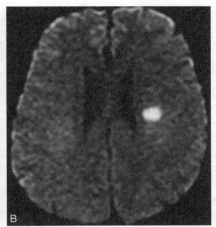

**图 1-2-9 DWI 早期诊断脑梗死**

患者,男性,65 岁,右侧肢体无力 2 小时。A. $T_2WI$,左侧放射冠区病变呈稍高信号,无法诊断脑梗死;B. DWI,病灶呈明显高信号,脑梗死诊断明确

MR 背景信号抑制全身 DWI(diffusion-weighted whole-body imaging with background body signal suppression, DWIBS)也称"类 PET"技术,在恶性肿瘤分期及治疗随访中具有较高的临床应用价值(图 1-2-10)。传统 DWI 技术假设组织内水分子弥散是均匀的,然而,人体组织内水分子弥散至少可以分为细胞内弥散和细胞外弥散。为了分别评价细胞内和细胞外水分子弥散,人们提出了多 $b$ 值 DWI 技术,可以更好地显示病变组织的弥散异常,目前应用较多的定量模型包括双指数模型和拉伸指数模型。双指数模型即体素内不相干运动(intravoxel incoherent motion magnetic resonance imaging, IVIM)成像,能够反映生物组织中单纯水分子弥散和灌注相关弥散。拉伸指数模型能够更加准确地描述生物组织结构的复杂性及导致弥散运动的不均质性。

### 二、弥散张量成像原理及临床应用

DWI 弥散梯度方向的选择会影响 ADC 值的定量,而 DTI 技术通过在六个及以上方向上施加弥散梯度,利用张量解算得到更为准确的弥散指标。弥散张量解算可以得到三个相互垂直方向上的本征值,λ1 是最大本征值,反映水分子在最大弥散方向上的弥散幅度。λ2 和 λ3 反映与

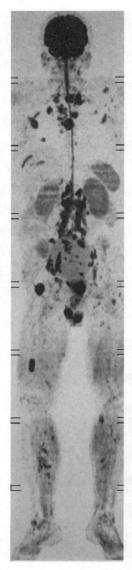

**图 1-2-10 DWIBS 用于肿瘤分期**
患者，男性，73 岁，DWIBS 显示前列腺癌并
全身骨质、淋巴结多处转移

λ1 方向垂直平面内的弥散幅度，λ3 是最小本征值；λ2 是中间本征值，反映水分子在与最大和最小本征值弥散方向的垂直方向上的弥散幅度。根据这三个本征值可以计算出两个最常用的 DTI 指标，即平均弥散率（mean diffusivity，MD）和分数各向异性（fractional anisotropy，FA）。MD 反映水分子在各个方向上弥散的平均幅度，FA 反映水分子弥散的各向异性程度。

DTI 技术主要应用于中枢神经系统，常用分析方法包括两大类，即假设驱动的分析和数据驱动的分析。假设驱动的分析需要研究者提出一个合理的假设，其中最具代表性的是感兴趣区分

析。数据驱动的分析方法不需要任何先验知识，主要是基于体素的弥散指标分析，如基于体素的 FA 分析。为了更好地解决配准不良问题，有学者提出了基于纤维束的空间统计（tract-based spatial statistics，TBSS）方法。

弥散张量纤维束成像（diffusion tensor tractography，DTT）是在 DTI 基础上发展起来的一种脑白质纤维束显示技术，是目前唯一能够活体显示脑白质纤维束的成像方法（图 1-2-11）。其原理是脑白质纤维束具有方向性，在平行于纤维束方向上水分子弥散幅度最大，通过连续追踪水分子弥散幅度最大的方向，即可显示脑白质纤维束。DTT 的常用方法包括确定性跟踪方法和概率跟踪方法。DTT 除了能够活体显示脑白质纤维束，还可对其进行定量分析，常用方法包括：基于纤维束的弥散指标分析、脑解剖网络分析等。常用 DTT 技术不能显示交叉纤维，为了克服该问题，有学者提出了高角度弥散张量成像、弥散谱成像等技术。DTT 技术最常见的临床应用是术前显示重要脑白质纤维束与脑肿瘤的位置关系，辅助制订手术计划。

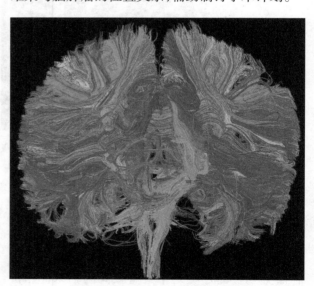

**图 1-2-11 弥散张量纤维束成像**
正常志愿者的脑白质纤维束图，颜色表示纤维束走行方向

## 三、弥散峰度成像原理及临床应用

DTI 定量分析中面临的一个重要问题是只能够估计弥散位移的高斯属性，然而，脑组织内细胞膜、细胞器、隔室等的存在使得脑组织内存在明显的非高斯弥散。作为 DTI 技术的扩展，DKI 是通

过估计弥散峰度来定量测量弥散的非高斯属性。DKI 的常用指标包括：平均峰度、径向峰度和轴向峰度。该指标最大的特点是可同时用于研究脑灰质和脑白质的弥散属性，在脑部主要应用于胶质瘤分级、脑梗死、脑外伤、癫痫、多发性硬化、帕金森病等疾病的研究。体部 DKI 目前多应用于恶性肿瘤的诊断、分级以及疗效监测。

### 四、弥散加权成像技术特征

MR 设备的性能可影响弥散成像，梯度场越强、切换率越快，成像速度越快、单位时间内信噪比越高。然而，梯度场与切换率的提升会增加对周围神经的刺激、增加涡电流和机械振动。单次激发回波平面成像是最常用的弥散成像方法，优点是成像速度快，可减少心跳、呼吸等生理搏动和患者运动的影响，可获得单位时间内相对高的信噪比；缺点为空间分辨率低，易产生鬼影和磁敏感伪影。快速自旋回波序列可降低磁敏感伪影，但单位时间内信噪比低，扫描时间过长。多通道相控阵线圈可改善总体信噪比，联合并行成像技术可减轻磁敏感所致的几何变形，但后者可降低信噪比。分段读出回波平面成像在读出方向上使用数个串联节段，使读出梯度脉冲的时间更短，能够减少由磁敏感导致的畸变，提高图像分辨率，在解剖结构复杂的颅底、颈部、乳腺等部位应用较多，该技术的缺点在于扫描时间长于常规单次激发回波平面成像。$b$ 值影响 DWI 图像质量，应根据组织的 ADC 值选择恰当的 $b$ 值。设备类型、生产厂家、使用序列、扫描参数、处理方法等多种因素会影响到弥散指标的定量，使得比较不同研究结果和进行多中心实验面临一定难度。此外，DTI 和 DTT 技术还受到弥散编码方向数目、弥散编码方向的几何形状、图像信噪比、纤维束重建方法与参数等因素的影响。

（程敬亮　李淑健）

## 第四节　功能磁共振成像

功能磁共振成像（functional magnetic resonance imaging, fMRI）是 20 世纪 90 年代随着 MRI 快速成像技术的发展而出现的一种把大脑活动与特定任务联系起来的成像技术，是一种研究脑功能活动非常重要的无创伤和非侵入性技术。目前，已被广泛应用于脑功能成像，成为研究脑组织病理生理活动的重要手段，加深了人们对大脑神经活动、认知功能及神经系统疾病的认识。广义上讲，功能磁共振成像包含很多技术，而经典的技术是指基于血氧水平依赖（blood-oxygen-level dependent, BOLD）效应的 fMRI 技术。

基于 BOLD 效应的 fMRI 是利用脑组织中血氧饱和度的变化来制造对比的 MRI 技术。当大脑某区域被激活时，可引起局部血管内血氧含量的变化：该区域脑组织的耗氧量增多，脱氧血红蛋白增多，为了满足神经元活动对能量代谢的需求，相应区域脑组织内的血流灌注同时增多，带来更多的氧合血红蛋白。神经细胞活动时耗氧量的增加与其所引发的脑血流的增加不成比例，即神经细胞活动所导致的脑血流的增加幅度大于耗氧量的增加幅度，这种差异使活动区静脉血氧浓度较周围组织明显升高，脱氧血红蛋白浓度减低。众所周知，脱氧血红蛋白具有顺磁性，可明显缩短 $T_2$ 或 $T_2^*$ 值，造成 BOLD 图像信号强度降低；氧合血红蛋白则具有轻度反磁性，可延长组织的 $T_2$ 或 $T_2^*$ 值。因此，当神经元活动时，激活脑组织内的氧合血红蛋白与脱氧血红蛋白比例增高，导致 $T_2WI$ 或 $T_2^*WI$ 上相应脑组织信号强度增高。一般认为脑组织被激活时其信号强度增高，而脑组织活动被抑制时其信号强度降低；通过比较执行某个刺激任务或任务前后脑组织信号强度的变化，从而获得 BOLD 对比。

基于任务的 fMRI 是使用最早、应用最多的神经功能成像技术。组块和事件相关设计是最常用的两种任务设计方法。组块设计简便易行，将每个实验分为若干个组块，通过交替进行任务态与静息态组块的 fMRI 数据采集，进而研究两种状态下的脑激活差异。该方法最典型的应用是脑激活区定位，如通过手运动任务定位运动区、通过语言任务定位语言区等。事件相关设计中，任务呈现是随机的，任务呈现的时间间隔不固定，主要用于认知功能研究。基于任务的 fMRI 为认识人脑功能做出了重要贡献。但是，任务设计是否合理、被试主观态度和配合程度都会对实验结果产生较大影响。

近年来，静息态 fMRI 得到了快速发展。静息态是指受试者闭上双眼、保持身体不动、尽量放松自己、不要系统地思考某一问题的状态。以往，静息状态常被作为任务 fMRI 的一种基线状态而被忽略。然而，脑能量代谢研究发现，人脑消耗人体 20% 左右的能量，其中不超过 5% 的能量用于完成各种任务，而绝大多数能量在静息状态下被消耗，使得人们不得不重视静息状态下的脑活动。静息态 fMRI 研究始于一系列重要发现，即静息状态下大脑存在着大量自发的神经元活动，且是一种同步的低频波动的 BOLD 信号（<0.1Hz），被认为和同步的神经活动有关，属于同一功能系统（如运动、视觉、听觉、语言等）的脑区其 BOLD 信号的低频波动具有高度同步性，提示静息状态下 BOLD 信号并非噪声，而具有一定的生理意义。由于静息态 fMRI 具有无需任务设计、简便易行、被试易配合、一致性较高、分析方法多样等特点，而且静息态 fMRI 可反映静息状态下脑功能的病理生理变化，有利于其结果的比较分析，对临床诊断和治疗评估更具有意义，因此，该技术在近年来取得了迅速发展。目前，静息态 fMRI 研究主要集中在两个方面：①研究空间上彼此独立的不同脑区之间低频振荡信号的时间相关性，即静息态功能连接（resting-state functional connectivity，rsFC）；②局部脑区 BOLD 信号的特征性分析，主要包括低频振幅（amplitude of low frequency fluctuation，ALFF）和局部一致性（ReHo）。

目前，分析 rsFC 的主要方法包括种子相关分析、等级聚类分析、独立成分分析（independent component analysis，ICA）、功能连接密度分析和脑功能网络分析。种子相关分析是最常用的一种假设驱动的 rsFC 分析方法。基于某种先验假设将某个脑区作为种子区，得到该区的 BOLD 信号平均时间序列，然后计算该区域与全脑其他体素的时间序列的相关性。最后，根据某一阈值确定具有显著统计关系的脑区，这些脑区被认为与种子区存在功能连接（图 1-2-12）。该方法的优点是简单、敏感、易于解释；缺点是定义种子区需要一个先验假设且不能同时研究多个系统。等级聚类分析不需要事先指定类别数和类中心的位置，只需要把感兴趣区内所有体素都看成是孤立的团块，通过计算两两团块间的相关性构建相关矩阵，然后根据相关性强弱对相关矩阵逐层聚类，最后

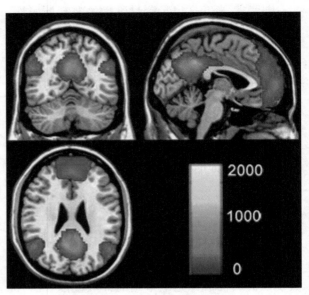

**图 1-2-12 静息态脑功能网络**
利用种子相关分析得到的典型默认网络

构成一个树状图。整个聚类过程不受团块空间位置的约束。但是，该方法无法提供可靠聚类标准。ICA 是一种数据驱动的信号处理方法，不需要预先定义种子区，而是用复杂的计算方法分析 BOLD 数据，最终获得若干个统计学上独立的组分。有些组分代表噪声，有些组分代表具体的神经解剖网络。该方法已用于全脑分析，并获得了多个脑功能子网络，如运动网络、注意网络、额顶网络等（图 1-2-13）。该方法的优点是可以充分利用数据自身的信息，同时可以去除呼吸、心跳等生理噪声的影响；该方法的不足是组分数目是人为确定的，结果解释复杂。功能连接密度分析也是一种数据驱动的功能连接分析方法，可分析脑内每个体素的功能连接密度。常用指标包括局部功能连接密度和长程功能连接密度。脑功能网络分析是从整体考察某个功能网络或全脑网络的拓扑特性的分析方法。人脑网络符合小世界网络特性，即具有较高的聚类系数和较小的全局路径长度，恰好对应大脑信息处理中的功能分化和功能整合，因此小世界网络模型非常适合于大脑网络的研究（图 1-2-14）。

低频振幅和局部一致性都是从局部脑区 BOLD 信号的特征性来研究静息态 fMRI 大脑自发性神经元 BOLD 信号的。低频振幅主要是从能量代谢的角度来反映静息态下自发神经活动的强度，被认为能够直接反映神经元的自发活

动。其是计算所有频率点上低频波段内波幅值的平均值,以代表每一个体素自发活动的强弱。缺点是实验中的强噪声对数据分析影响较大,而基于低频振幅的改良方法分数低频振幅(fractional ALFF, fALFF),能够有效抑制脑室的非特异性信号,从而减轻生理噪声干扰,使基于静息态 fMRI 的研究更具有说服力。ReHo 分析法是一种以计算肯德尔和谐系数为基础的数据分析方法,假设同一脑区的体素和相邻体素之间具有较高的时间相关性,根据统计值的高低来研究神经元活动的一致性。ReHo 反映的是局部神经元活动的同步

性,其值越低说明功能脑区内的神经元活动一致性就越低,提示相应脑区的功能存在异常。

BOLD-fMRI 技术除了被广泛应用于神经科学研究,还被应用于肾脏、肝脏、心脏等领域。其原理都是通过检测组织内血红蛋白含量来反映靶器官的缺血缺氧情况。肾脏血氧水平依赖的磁共振成像技术可以无创性的评价肾内氧代谢功能,可实现生理研究从解剖展示向代谢、功能和分子水平的迈进,可用于对肾病诊断、鉴别与疗效评估。BOLD-fMRI 通过评估肝脏血流动力学状态及其血氧含量变化,成功应用于评价肝内糖原代

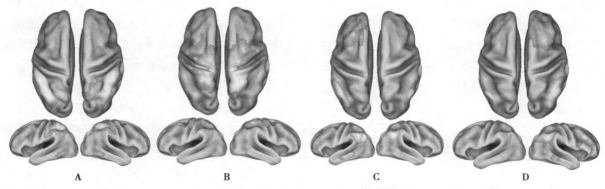

A      B      C      D

图 1-2-13 静息态脑功能网络示意图

利用独立成分分析方法获得的脑网络,A. 背侧注意网络;B. 感觉运动网络;C. 左额顶网络;D. 右额顶网络

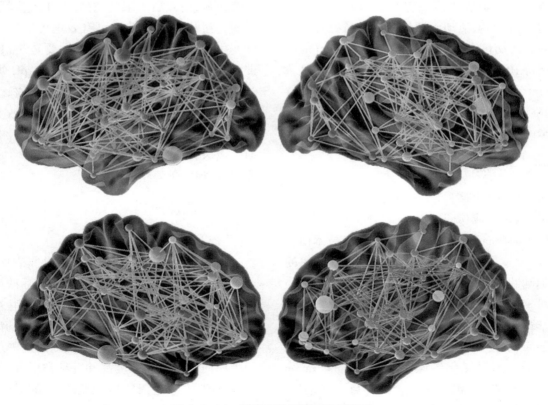

图 1-2-14 静息态脑功能网络示意图

谢、肝纤维化、肝硬化、肝癌及其经动脉化疗栓塞治疗效果等。当心肌缺血缺氧时，其去氧血红蛋白比例增加，$T_2$ 或 $T_2^*$ 值缩短，影像信号强度减低，以此定量评价心肌血氧含量的情况，可应用于冠心病和心肌缺血的研究。

静息态 fMRI 尽管被广泛应用于神经科学和临床疾病研究中，但是，该技术还存在一些问题有待进一步解决。呼吸、心跳、脑脊液搏动等生理噪声尚不能完全被去除，可干扰分析结果。尽管有些试验通过采集呼吸、心跳信息，利用回归的方法去除其效应，但该方法并未得到广泛应用。回归全脑均值后，会产生负的功能连接，其生理学意义尚不清楚。静息态 fMRI 数据的影响因素和处理方法多种多样，尚无一个标准化流程，妨碍了该技术的临床应用。目前，绝大多数静息态 fMRI 分析都忽略了人脑自发活动是一个动态过程，如何准确刻画脑自发活动的动态性也是一个尚未解决的问题。

（程敬亮　王彩鸿）

## 第五节　酰胺质子转移成像

蛋白质是组成人体细胞及组织的重要有机物，执行各种细胞活动而评估蛋白质情况有助于了解细胞活动状态。酰胺质子转移（amide proton transfer，APT）成像属于 MRI 分子成像范畴，可从细胞分子水平反映活体内游离蛋白质或多肽的特性，为临床疾病的诊断、治疗及预后评估提供一种新的影像检查方法，已成为国际研究热点之一。

### 一、基本原理

化学交换饱和转移（chemical exchange saturation transfer，CEST）成像是一种新的分子成像方法，由磁化传递（magnetization transfer，MT）技术衍生而来，通过施加一个偏离自由水中心进动频率的预饱和脉冲，选择性激发内源性或外源性特定物质的可交换质子，在温度和 pH 等条件适宜的情况下，被饱和的质子将饱和磁化状态传递给自由水质子，此效应不断累积，最终导致自由水信号的显著下降。通过磁化传递转移率（magnetization transfer rate，MTR；$MTR=1-S_{sat}/S_0$，$S_0$ 与 $S_{sat}$ 分别为施加饱和脉冲前、后的信号强度），定量分析自由水饱和前、后信号的变化，从而获得关于物质含量以及交换环境的信息。近年来 CEST 技术已经成功地应用于多种有机物质（糖原、肌酸、谷氨酸盐、蛋白质等）、酶活力及内环境 pH 值等的检测。

APT 成像技术是 CEST 技术的一种特殊类型，特指对内源性游离蛋白质或多态链中的酰胺质子进行 CEST 成像。Zhou 等通过采集不同偏共振饱和脉冲频率下水的信号描绘出 Z- 谱曲线，以 0ppm（ppm 表示 $10^{-6}$）处为水峰，距离水峰 +3.5ppm 处为酰胺质子峰，APT 效应是指在 +3.5ppm 处施加预饱和脉冲后，选择性标记酰胺质子，通过化学交换饱和转移进而使水信号下降的现象。活体组织内存在固态大分子与细胞水之间的磁化传递效应、血氧水平依赖效应以及水直接饱和效应，这些都会影响 APT 效应的显示。为了选择性评估 APT 效应，通常利用 Z- 谱中水中心频率两侧 ±3.5ppm 处 MTR 之差来计算非对称性磁化传递率参数 $MTR_{asym}$，而酰胺质子转移率（amide proton transfer rate，APTR）为 $MTR_{asym}$ 与内在固有 $MTR_{asym}$ 之差。研究证实 APTR 与细胞内游离蛋白质浓度、pH 值及温度有关。活体内温度保持相对不变，某些疾病时内环境酸碱度变化不甚明显，酰胺质子浓度越高，APT 效应越显著，因而通过检测 APT 效应可有效地评估蛋白质浓度变化。已知酰胺质子的交换主要是在 pH>5 的催化环境中进行，Zhou 等研究发现，pH 每降低 0.5 个单位，交换速率相应降低 50%~70%，表明酰胺质子的交换速率可以反映环境 pH 的改变。基于此，研究者们推出更加细致且更具有针对性的 APT 成像方式，包括蛋白质成像、酸碱度（pH）成像，并受到广泛关注。

### 二、临床应用

#### （一）脑肿瘤

APT 成像最先用于脑肿瘤，研究表明，APT 成像对肿瘤的鉴别、肿瘤的分级、治疗后改变及肿瘤复发的鉴别诊断具有重要价值。利用 APT 对蛋白质和多肽浓度的敏感性来显示肿瘤的活性核心，由于肿瘤核心内比正常组织以及周围水肿区的蛋白质和多肽的浓度高并且种类增多，肿瘤核心的 APT 效应比周围组织明显增高，在 APT 图像上呈现高信号，蛋白质浓度与 APT 效应呈正相关,高级别胶质瘤 APTw 值显著高于低级别胶质瘤。由于不同肿瘤周围水肿的性质不同,利用 APT 蛋白成像原理,鉴别胶质瘤、淋巴瘤、转移瘤等,胶质瘤由于瘤周水肿形成的原因是肿瘤浸润细胞及炎症细胞,含有更多的蛋白,因此 APT 图像上呈高信号。APT 成像还可运用到肿瘤的术后改变和复发的鉴别,利用 APT 成像对细胞内蛋白浓度改变的高度敏感性,可对肿瘤的复发做出早期诊断,为进一步治疗提供指导方向。

### (二)脑缺血

APT 成像目前已经应用到缺血半暗带与良性脑血量减少鉴别、出血性与缺血性脑梗死鉴别、脑梗死和脑出血分期方面。脑在缺血缺氧条件下,糖酵解增多,乳酸堆积,这些过量的乳酸可以破坏体液的缓冲能力,造成细胞内酸中毒发展很快且严重,pH 显著下降。在脑卒中早期,组织的酸化(pH 降低)使交换速率的减低呈现比正常组织为低的 APT 效应(图 1-2-15),因此,APT 成像可以用于显示早期梗死。由于和弥散、灌注等成像技术的机制不同,APT 技术有可能提供更早和新的信息,利用 APT 效应对 pH 的敏感性可以在未来发展为新的 pH 定量分析手段。

### (三)退行性疾病

帕金森病(Parkinson disease,PD)和阿尔茨海默病(Alzheimer's disease,AD)是中老年人常见的中枢神经系统退行性疾病,神经病理学研究显示,PD 和 AD 均伴有中枢神经系统异常蛋白的沉积。APT 成像应用于 PD 患者,PD 患者的 APT 信号强度在壳核和尾状核中均显著高于正常人,这可能是由于患者脑内游离蛋白如 α-突触核蛋白含量增加所致。另外,早期 PD 患者的 APT 信号强度在壳核和尾状核中均显著高于进展期 PD 患者,这可能是由于 PD 发展过程中造成神经元减少,或者接受治疗造成。AD 患者的脑内异常蛋白沉积包括一些位于细胞内的小分子游离蛋白和/或多肽,如 β 淀粉样蛋白、Tau 蛋白等。研究

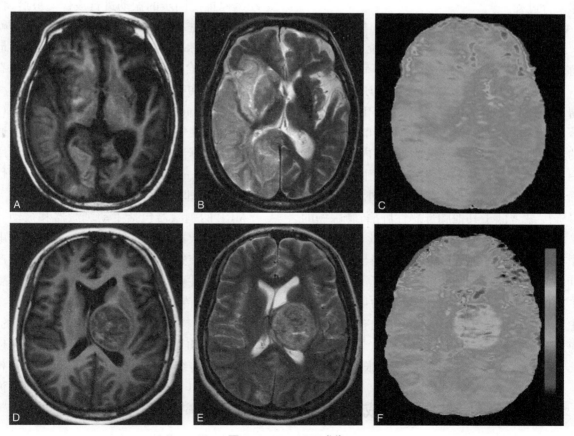

图 1-2-15 APT 成像

A~C. 右侧半球脑梗死病例;D~F. 肺癌左侧丘脑转移瘤病例。A、D. $T_1WI$;B、E. $T_2WI$;C、F. APT;APT 图像见右侧半球梗死区由于 pH 下降,在病变区显示低信号区;左侧丘脑肿瘤区由于 pH 上升,显示为高信号区(病例图片由赵旭娜博士提供)

发现健康人、轻度认知障碍患者以及 AD 患者,双侧海马的 APT 值依次呈增高的趋势,并且 AD 患者双侧海马的 APT 信号强度与简易精神状态量表评分呈显著负相关。可能的原因为海马区是 AD 首先累及且受累最重的部位,能否通过 APT 信号增加的程度来判定认知功能的受损情况,也值得期待。总之,APT 成像在神经退行性疾病的诊断方面还有很多工作要做,相信是未来研究热点之一。

### (四)脑发育

APT 成像技术在成人脑病中的应用已经相对成熟,而对于儿童中枢神经系统的应用较为局限,主要集中于儿童脑发育和新生儿脑损伤。应用 APT 成像技术研究儿童脑发育时发现,APT 信号强度随年龄增长有下降的趋势,在一岁时 APT 信号强度下降最明显,在成熟后,在脑白质区域 APT 信号明显减低,基于这些发现,APT 技术可以在分子水平对髓鞘发育进行评估,有利于评价小儿脑部发育过程。

### (五)其他系统应用

APT 成像也广泛应用于其他系统中,如前列腺、胸部及纵隔、乳腺、头颈部、肝脏等病变的研究中。前列腺癌是一种常见的男性泌尿系统恶性肿瘤,有研究发现前列腺癌组织的 APT 信号强度显著高于良性前列腺组织,可归因于前列腺癌组织的细胞密度和细胞增殖能力增高、内源性游离蛋白质含量增加的缘故。胸部恶性肿瘤 APT 信号强度显著高于胸部良性病变。另外,肺癌 APT 信号强度显著低于其他胸部恶性肿瘤,肺腺癌的 APT 信号强度显著低于肺鳞癌。因此,APT 成像可用在胸部良、恶性肿瘤的鉴别、肺癌与其他胸部恶性肿瘤的鉴别以及肺腺癌与肺鳞癌的鉴别中。APT 成像已运用到乳腺肿瘤及新辅助化疗疗效监测中。APT 成像在其他部位病变中仍有潜在的临床应用和研究价值。

(程敬亮 张晓楠)

## 第六节 磁共振弹性成像

磁共振弹性成像(magnetic resonance elastography,MRE)是一种通过机械波来定量测量组织弹性剪切力的动态弹性成像方法,通过检测组织的弹性或硬度特征,可以用来帮助某些疾病的诊断。MRE 作为一种新的、非创伤性的成像技术,是传统触诊机械化、定量化的一种手段,可作为传统 MRI 解剖学图像的有力补充。自 Muthupillai R 等人于 1995 年首次报道 MRE 以来,MRE 开始逐渐进入人们的视线,尤其是 Dr.Ehman 及其团队将 MRE 技术商业化,真正实现了 MRE 技术的临床应用。

### 一、基本原理

MRE 通常使用外部激发装置对组织表面施加外力,引起被检组织内部质点的位移,机械装置产生的剪切波从组织表面进入后,在组织内进行传播,质点会在垂直波的传播路径上产生周期位移,位移大小与质点的弹性或硬度相关,而后通过特殊的 MR 序列记录、成像。该技术的完成需要三步,首先通过施加外部振动将剪切波引入感兴趣区组织。接着,使用相位对比 MR 脉冲序列与运动编码梯度同步的振动进行成像。最后,将测量的位移图进行反演拟合算法计算出估算硬度图。MRE 的脉冲序列多种多样,以梯度序列最为常见,其他如自旋回波、平面回波以及平衡稳态自由进动序列均有尝试。MRE 序列需包含运动编码梯度(motion encoding gradient,MEG),MEG 将质点的周期性位移反映在磁共振相位图上,通过相位位移计算出每个体素的移位值,进而利用反演拟合算法(inversion algorithm)得出组织弹性系数的分布图,即弹性图(elastogram)。

MRE 的刺激器包括主动刺激器和被动刺激器。主动刺激器即外部激发装置,通常采用电磁装置或压电装置,大多数研究采用电磁装置产生低频率的弹性剪切波,由被动刺激器传递于受检物体,剪切波传播的应力引起体内周期性的微小位移,这种身体内的位移是非常轻微和安全的,绝大多数患者均可耐受。MRE 的硬件设施可以加载并兼容到传统的 MRI 设备上,软件部分可作为一个序列与其他传统 MRI 序列并存。剪切波的频率可调,通常人体应用范围为 50~200Hz。

### 二、研究现状

MRE 在肝脏疾病评价的临床实践最为成熟,其他部位的临床应用正在开发和探讨当中。MRE

的研究领域主要包括肝脏、乳腺、脑部、心脏、骨骼肌、甲状腺、椎间盘、肺脏等部位。

**（一）MRE 在肝脏疾病的应用**

目前，肝脏 MRE 主要用于肝纤维化的无创性定量诊断，肝纤维化所致的肝脏硬度增加，可通过 MRE 定量表现出来。60Hz 是目前国际公认的肝脏频率，Mayo Clinic（妙佑医疗国际）的 Dr.Ehman 教授及其团队已将肝脏 MRE 的关键技术商业化，其所得弹性图用直观的"蓝－绿－黄－红"的颜色变化来表示硬度的加重。与超声瞬时弹性成像（transient elastography，TE）相比，MRE 能反映肝脏的全貌，无需选择声窗，不依赖于操作员，且不受肥胖、单纯脂肪肝、腹水、肋间隙过窄及测量范围有限等因素的干扰。MRE 序列采集时间不到一分钟。研究显示，MRE 对各期肝纤维化分级的准确性均可达 90%，在志愿者和肝纤维化患者中具有高度可重复性，鉴于这一点，该技术特别适合作为用于抗纤维化药物临床试验的组织活检的替代方法。MRE 的技术失败率很低，MRE 的技术失败最常见的原因是肝脏铁超负荷，主要发生在梯度回波序列上，但可以使用短回波时间的自旋回波 EPI 来解决这一问题。尽管如此，MRE 仍是目前最有前景的无创性肝纤维化的定量方法。

正常肝脏与病变肝脏（肝纤维化、炎症等）的弹性值临界值约为 3.0kPa，正常男性肝脏 MRE 弹性值略高于女性（图 1-2-16）。纤维化 S0 到 S4 的各期平均弹性值分别约为 2.1kPa、3.7kPa、3.8kPa、4.5kPa 和 6.4kPa（图 1-2-17），总体上，肝弹性值在各期纤维化之间的弹性值差异大、重叠小。未来的研究需要更大样本、单一病因方面的深入研究，将使得 MRE 的肝脏临床应用更有效、更规范。

MRE 可能还有利于肝脏良性、恶性肿瘤的鉴别，文献认为肝良、恶性肿瘤的弹性值临界可设在 5.0kPa，原发性肝细胞癌、胆管细胞癌及直肠癌肝转移的弹性值均大于 5.0kPa，而良性病变如局灶结节增生、肝腺瘤的弹性值等同或略高于正常肝脏，但不超过 5.0kPa。然而由于目前 3D MRE 技术尚不成熟，对于肿瘤内传播波的算法、肿瘤的定

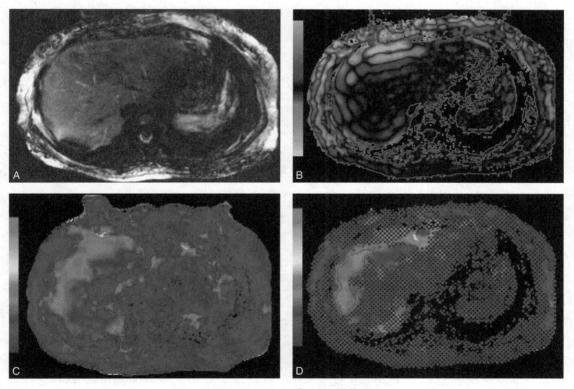

**图 1-2-16 肝脏 MRE 图像**

健康志愿者的 MRE 图像。A. 幅度图（magnitude image，M），类似解剖图像，此图对于寻找解剖位置至关重要；B. 波形图（wave image，W），显示肝内传播波；C. 弹性图（elastogram，E），从蓝到红的色阶代表了 0~8kPa 的肝脏硬度；D. 感兴趣区选择图，工作站计算出的弹性值有效区域，在有效区域内绘制不规则感兴趣区，一般大于 1 500mm²，该志愿者的弹性值为（2.12±0.14）kPa

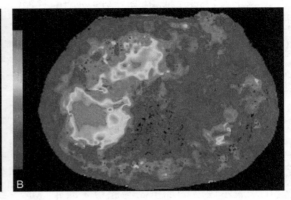

图 1-2-17 肝纤维化与肝硬化的 MRE 图像

A. 肝纤维化 S2 期患者,测量肝弹性值为(4.5±0.24)kPa;B. 肝硬化 S4 期患者,测量肝弹性值为(7.15±0.31)kPa

位显示等仍存在一定的技术问题,其在局灶病变的应用价值有待考证。

### (二)MRE 在乳腺疾病的应用

MRE 可能有利于良、恶性乳腺肿瘤的鉴别诊断。目前的研究结果较为一致,认为乳腺纤维组织的硬度值稍高于脂肪组织,乳腺癌则明显高于腺体组织,少数患者中良、恶性病变的弹性值可能存在一定的重叠。MRE 可作为乳腺癌的辅助诊断手段,加入到常规乳腺增强 MRI 当中,有利于乳腺癌的定性。

### (三)MRE 对骨骼肌疾病的功能评价

人体肌肉组织在功能正常时,其机械特性会发生一些主动或被动的变化。采用 MRE 对活体肌肉的这些特性进行评价,可能有利于检测肌肉对运动训练、物理治疗、疾病进展和对治疗反应等的特性。MRE 的肌肉研究多为观察肌肉收缩时的肌张力与弹性值之间的线性关系、不同肌肉的弹性值差异性以及各向异性、各向同性等。

### (四)MRE 对脑部疾病的研究

MRE 对脑组织机械性能的了解可帮助我们理解脑组织的损伤、发展和病理生理学机制。目前,在脑部研究中,MRE 已经证明其良好的测量可重复性,全脑测量误差为 1%,脑叶测量误差为 2%,皮层下灰质测量误差为 3%~7%。对于健康志愿者的多项研究证实,脑组织硬度随着年龄的增长而降低,而最近研究也表明黏弹性与行为表现之间存在密切关系。此外,一些研究证明大脑硬度对神经变性的敏感性,发现多发性硬化和痴呆患者中脑组织硬度减低。此外,在不同类型的痴呆症患者中硬度变化的空间模式也各不相同。

MRE 针对局灶性脑病的研究包括脑肿瘤和脑卒中,MRE 可用于无创性地显示肿瘤的硬度,在术前对肿瘤及其周围组织的硬度进行评价,与术中的硬度评价结果相符。MRE 亦可用于评价卒中脑组织,研究显示,在患者大脑中动脉梗死后第 4 天,储能和损耗模量均低于周围的正常脑组织。

综上所述,MRE 的新兴应用和蓬勃发展为我们打开了很多未知的大门。这些技术包括:①代替侵入性手术,如活检和心室压力测量;②提供关于组织属性的补充信息,以提高疾病的诊断;③从动力学的角度改变我们对既往某些疾病的理解。随着 MRE 在技术、算法等的深度以及临床应用的广度两方面的发展,MRE 必将发挥越来越重要的作用。

(程敬亮 刘静静)

## 第七节 压缩感知技术

压缩感知(compressive sensing, CS)是一种基于应用数学、新的信号获取与处理理论。其概念最初由 Donoho 和 Candès 等人在 21 世纪初期提出,很快由 Lustig 等人将其应用于 MRI 领域。依据传统 Nyquist 信号采样定理,信号采样频率要大于带宽两倍才能实现信号精确重构,然而满足这一标准通常既耗时且产生大量冗余数据;而 CS 理论则利用信号在特定变换域上的稀疏性及可压缩性在远小于 Nyquist 采样率条件下采集数据,再从少量稀疏测量数据中通过优质重构算法精确恢复出原始信号，既缩短信号采集时间、减少计算量，也保持了原始信号的重建质量要求，从而显著降低采集时间而不明显降低图像质量。

## 一、基本原理

传统 MRI 所采集的不是直接的图像像素，而是采集 k 空间信号后通过傅里叶变换获得图像，这需要采集 k 空间的信号数等于图像的像素数，因此需要花费大量的扫描及重建时间。而将 CS 理论应用于 MRI 时，其基本原理是在采样时对 k 空间信号进行随机欠采样，再将随机采样的信号变换而得到有不相干伪影的图像，最后通过非线性重建算法有效消除图像中的不相干伪影而精确恢复原有信号。

应用 CS 技术有 3 个条件：信号的稀疏性或稀疏变换、不相干欠采样和非线性重建。

**1. 信号的稀疏性或稀疏变换** 与总体像素数相比，当可以只通过少量非零系数来表征图像时，该图像被称为稀疏的，即原始图像矩阵中有效信息的数量远远大于非有效信息。典型的例子如MRA 图像，其中背景组织被抑制、只有血管显示信号，因此其在图像域中已经是稀疏的。大多数 MRI 图像可经过某种变换后在变换域是稀疏的。进行稀疏变换一方面可以将原始数据进行无损压缩，另一方面可以将原始图像中的有效信息变得更加稀疏，便于后续的不相干采样处理。常用的稀疏变换包括离散小波变换、离散余弦变换、快速傅里叶变换、有限差分变换等。不同组织的图像应用不同的稀疏变换方式，以获得最优的重建效果。

**2. 不相干欠采样** 成功应用压缩感知的另一个要求是欠采样伪影必须是不相干的，即它们必须在稀疏域中表现为类似噪声的模式。这就排除了通常用于并行采集的常规欠采样方案，因为其得到的伪影表现为原始信号的相干复制。笛卡尔采样是最常见的一种线性欠采样方法，其中某些相位编码步骤被随机跳过，从而导致不相干伪影；该方法所获得的采集数据相关性高于其他非线性采集，重建图像质量差，伪影多。相比之下，非笛卡尔采样（如螺旋式采集和径向采集）因其高度不相干性，被认为是一种更有吸引力的替代方案。

**3. 非线性重建** 非线性重建是利用合适的算法从欠采样数据中恢复原始稀疏信号的过程。这一过程要求在对图像的稀疏性进行约束的同时，保持重建与采集的 k 空间数据之间的一致性达到最大。具体的重建算法大致可以分为 3 类：贪婪算法、凸优化算法和组合算法。

## 二、临床应用及研究现状

CS 技术适用于笛卡尔、径向和螺旋轨迹采集，并且可以与其他类型的快速成像技术（例如并行成像）组合，可灵活实现多种成像，显著缩短扫描时间，同时又保持较高的空间分辨率，因此引发了广泛的临床应用研究。目前相关的应用及研究主要集中在以下几个方面：

**（一）心脏 MRI**

CS-MRI 在心脏 MR 电影成像时可做到每 2 次心跳即获得一层图像，如此快速的成像速度对于心律不齐及屏气功能受损的患者可减少图像伪影、增加检查成功率。和标准单次屏气多层 MRI 电影技术相比，CS 单次屏气多层 MRI 电影技术在几乎所有患者均可获得理想的图像质量，左室射血分数及左室容积也有较高的一致性。尽管有报道指出，欠采样的方式使自由呼吸 CS 心脏电影成像时心外膜与周围组织对比度降低从而使其边界描绘不准确，导致略微低估左室舒张末期质量，但其他心功能指标都与标准心脏电影具有较高的一致性，因此对于屏气不佳的患者，自由呼吸 CS 心脏电影成像可替代标准屏气电影成像。此外，CS 技术可以 6 倍于并行采集的速度实现亚毫米级全心冠脉 MRI，减少了呼吸和运动伪影，且所有冠脉分支均清晰可视。CS 技术还可用于评估心肌纤维化，在左心室和左心房纤维化的评估中图像均可获得很好的图像质量。结合 CS 及并行采集技术还可实现 8 倍加速、全心覆盖、高空间和时间分辨率的心肌首过灌注，该方法对呼吸运动伪影相对不敏感，并且相比较 2 倍加速的并行成像有着相似的时间保真度及图像质量。

**（二）体部 MRI**

由于存在呼吸运动，腹部对成像速度、患者屏气能力要求较高，CS 已应用于许多体部 MRI 技术，以提高成像速度和改善成像质量，主要包括加速三维（three-dimensional，3D）腹部 MRI，自由呼吸动态对比增强 MRI（dynamic contrast enhanced MRI，DCE-MRI）和四维血流（four-dimensional flow，4D flow）分析等，特别是 CS 与自由呼吸技术的结合已成为热门研究课题。

有学者提出了一种用于自由呼吸的小儿腹部 MR 检查的成像技术，连续数据采集、蝴蝶导航用于呼吸运动检测并通过软门控和局部自动聚焦的组合执行运动补偿，再应用 L1-ESPIRiT 算法来重建欠采样数据集，结果表明其在大幅缩短扫描时间的情况下较传统序列可保持相当的图像质量、满足诊断要求。此外，有多个研究显示 CS 加速的 3D MRCP 图像可在一次屏气或呼吸触发情况下获得（图 1-2-18），较传统序列均扫描时间明显缩短，图像质量相当甚至更好，尤其屏气序列比传统的呼吸触发序列采集速度提速可达 20 倍以上。

为了获得良好的图像，DCE-MRI 对扫描的时间、空间分辨率要求都很高。空间分辨率可提供病变的形态学信息，而准确的定量灌注指标则需要较高的时间分辨率。CS 技术因具有较快的成像速度，已经有研究将其有效地整合于 DCE-MRI：在注射对比剂之前扫描参考图像，动态数据帧行随机欠采样，从而可在每单位时间获取更多图像。最近有学者调查了一组肺癌患者高分辨率黄金角径向稀疏并行成像（golden-angle radial sparse parallel，GRASP）DCE-MRI（时间分辨率：3s）的灌注参数和微血管密度之间的相关性，证

明基于 CS 的自由呼吸 GRASP 技术可作为一种用于研究肿瘤血管生成、非侵入性的成像方法；也有将其用于加速腹部 DCE-MRI 数据采集的报道，其显著优势是可以连续采集 k 空间数据而无需预先定义时间分辨率，然后回顾性地重建不同增强阶段的图像来回答特定的临床问题。

4D flow 是一种评估腹腔血流动力学的非常有前景的技术，可用于肝硬化等肝脏病变的评估。CS 技术应用于 4D flow 后，可在一次屏气时间内完成扫描，与采用呼吸导航门控、自由呼吸、笛卡尔采集的 4D flow 的图像质量和血管显示度相当。

**（三）脑部 MRI**

最新的研究显示 CS 技术用于脑 MRI 常规扫描序列（$T_2$，FLAIR，TOF，3D-$T_1$ 及 3D-$T_2$ 等）可节省相当多的成像时间，同时增加了空间分辨率而不损失图像质量。

有报道指出 CS 技术整合于脑功能 MRI（functional MRI，fMRI）后，可获得高时间分辨率的功能成像，从而可以有效判断目标区域的信号是来自激活信号还是噪声信号；该技术还有望运用于观察连续动态 fMRI，以便更好地研究大脑功能重组与功能恢复之间的相关性。此外，还有将 CS 技术应用于脑磁共振波谱（magnetic resonance spectroscopy，MRS）、动脉自旋标记（arterial spin labeling，ASL）成像、弥散谱成像（diffusion spectrum imaging，DSI）、$T_1\rho/T_2$ mapping 等技术的报道，均证明 CS 具有良好的加速性能及抵抗运动伪影的能力。

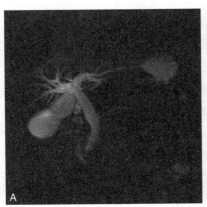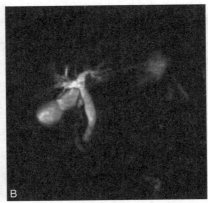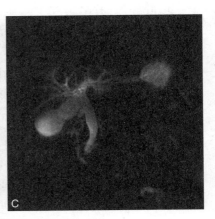

**图 1-2-18　CS 加速的 3D MRCP 与传统 3D 序列的对比**

患者，男性，80 岁，胆囊结石伴急性胆囊炎、胆总管末端泥沙样结石伴梗阻性黄疸。CS 加速的单次屏气 3D MRCP（A）MIP 图像较 CS 加速的导航触发 3D MRCP（B）和传统呼吸触发 MRCP（C）图像呼吸运动伪影更小、胰胆管显示更清晰，且扫描时间仅为 17s。导航触发 CS 序列较传统序列扫描时间也明显缩短（222s vs 472s），但两者图像质量相当

## （四）骨骼肌肉系统 MRI

骨骼肌肉系统 MRI 成像通常采集时间较长，而 CS 可显著减少扫描时间、降低 MRI 扫描成本和潜在伪影，提高患者检查舒适度。最近有研究将 CS 与膝关节的 3D-FSE 序列相结合，尽管图像模糊度有所增加，但扫描时间减少了 30% 且没有相应的 SNR 降低；也有报道指出相较于标准的 3D-TSE 序列，结合 CS 的 3D-TSE 序列可实现 6 倍加速。另外，使用稀疏 SENSE 方法的 CS 最近还被应用于层间编码金属伪影校正技术（sice encoding for metal artifact correction, SEMAC），称为"稀疏-SEMAC"，能够实现 8 倍的加速且图像质量可与传统的 SEMAC 相媲美。此外，还有学者评估了 CS 在儿科骨龄评估中的应用，证明了基于 CS 的手部骨骼 MRI 检查的可行性和可靠性；该技术可将扫描时间从 2 分 44 秒缩短到 55 秒，具有巨大的临床应用潜力。还有学者最近采用一种新的伪随机可变密度欠采样策略 - 圆形笛卡尔欠采样，将 CS、并行成像结合并运用到类风湿性关节炎患者的 3D-DCE 腕部 MRI 检查中，证明其能够显著提高时间分辨率的同时，又保证了较好的图像质量和定量灌注能力，从而准确评估病变部位新生血管形成及其对于治疗的反应。

总之，在过去的十年中，CS-MRI 技术发展迅速。虽然目前大多数还在临床研究阶段，仅部分厂家的扫描序列被 FDA 批准为商业产品，但其具有目前技术难以达到的快速成像性能并有望转化为常规临床应用，尤其是基于 CS 的 GRASP 技术，不仅实现了加速采集，还将日常临床工作流程从传统的耗时、量身定制的采集转化为快速、连续的容积采集，从而实现了回顾性、任意时间分辨率的重建以满足相应的临床需要。但目前在常规临床实践中应用 CS 技术也存在着一些挑战，如非线性迭代重建过程需要相对较长的计算时间、重建参数的优化、缺乏合适的图像质量定量指标等，需要进一步的研究及临床验证。

（程敬亮　赵香田）

# 参 考 文 献

［1］Detre JA, Leigh JS, Williams DS, et al. Perfusion Imaging. Magn Reson Med, 1992, 23（1）: 37-45.

［2］Alsop DC, Detre JA, Golay X, et al. Recommended implementation of arterial spin-labeled perfusion MRI for clinical applications: A consensus of the ISMRM perfusion study group and the European consortium for ASL in dementia. Magn Reson Med, 2015, 73（1）: 102-116.

［3］Okonkwo OC, Xu G, Oh JM, et al. Cerebral blood flow is diminished in asymptomatic middle—aged adults with maternal history of A1zheimer's disease. Cereb Cortex, 2014, 24（4）: 978-988.

［4］Binnewijzend MA, Benedictus MR, Kuijer JP, et al. Cerebral perfusion in the predementia stages of A1zheimer's disease. Eur Radiol, 2016, 26（2）: 506-514.

［5］Mukherjee P, Berman JI, Chung SW, et al. Diffusion tensor MR imaging and fiber tractography: theoretic underpinnings. AJNR Am J Neuroradiol, 2008, 29（4）: 632-641.

［6］Jensen JH, Helpern JA. MRI quantification of non-Gaussian water diffusion by kurtosis analysis. NMR Biomed, 2010, 23（7）: 698-710.

［7］武文奇, 牛金亮. 基于体素内不相干运动的扩散加权成像在肿瘤诊断中的研究进展. 中华放射学杂志, 2016, 50（7）: 553-555.

［8］闫坤, 胡莎莎, 杨品, 等. 磁共振扩散峰度成像在肿瘤中的研究进展. 磁共振成像, 2016, 7（8）: 635-640.

［9］许春苗, 袁军辉, 陈学军, 等. 比较 3.0 T MRI 读出方向上的分段扩散成像技术与平面回波扩散加权成像技术对鼻咽癌的诊断价值. 中华放射学杂志, 2016, 50（8）: 586-589.

［10］王亮, 于春水. 静息状态脑功能连接磁共振成像的分析方法及应用. 中国医学影像技术, 2008, 24（8）: 1277-1280.

［11］蒋田仔, 刘勇, 李永辉. 脑网络: 从脑结构到脑功能. 生命科学, 2009, 21（2）: 181-188.

［12］Wang QB, Zhu H, Liu HL, et al. Performance of magnetic resonance elastography and diffusion-weighted imaging for the staging of hepatic fibrosis: A meta-analysis. Hepatology, 2012, 56（1）: 239-247.

［13］Muthupillai R, Lomas DJ, Rossman PJ, et al. Magnetic resonance elastography by direct visualization of propagating acoustic strain waves. Science, 1995, 269

（5232）: 1854-1857.

[14] Siegmann KC, Xydeas T, Sinkus R, et al. Diagnostic value of MR elastography in addition to contrast-enhanced MR imaging of the breast-initial clinical results. Eur Radiol, 2010, 20: 318-325.

[15] Kruse SA, Rose GH, Glaser KJ, et al. Magnetic resonance elastography of the brain. Neuroimage, 2008, 39: 231-237.

[16] Sack I, Rump J, Elgeti T, et al. MR elastography of the human heart: noninvasive assessment of myocardial elasticity changes by shear wave amplitude variations. Magn Reson Med, 2009, 61: 668-677.

[17] Venkatesh SK, Yin M, Ehman RL. Magnetic resonance elastography of liver: technique, analysis, and clinical applications. J Magn Reson Imaging, 2013, 37（3）: 544-555.

[18] Murphy MC, Huston J 3rd, Ehman RL. MR elastography of the brain and its application in neurological diseases. Neuroimage, 2019, 15; 187: 176-183.

[19] Otazo R, Kim D, Axel L, et al. Combination of compressed sensing and parallel imaging for highly accelerated first-pass cardiac perfusion MRI. Magn Reson Med, 2010, 64（3）: 767-776.

[20] Akcakaya M, Basha TA, Chan RH, et al. Accelerated isotropic sub-millimeter whole-heart coronary MRI: compressed sensing versus parallel imaging. Magn Reson Med, 2014, 71（2）: 815-822.

[21] Vincenti G, Monney P, Chaptinel J, et al. Compressed sensing single-breath-hold CMR for fast quantification of LV function, volumes, and mass. Jacc Cardiovascular Imaging, 2014, 7（9）: 882-892.

[22] Kido T, Kido T, Nakamura M, et al. Assessment of left ventricular function and mass on free-breathing compressed sensing real-time cine imaging. Circulation Journal, 2017, 81（10）: 1463-1468.

[23] Lee SH, Lee YH, Song HT, et al. Rapid acquisition of magnetic resonance imaging of the shoulder using three-dimensional fast spin echo sequence with compressed sensing. Magn Reson Imaging, 2017, 42: 152-157.

[24] Kijowski R, Rosas H, Samsonov A, et al. Knee imaging: Rapid three-dimensional fast spin-echo using compressed sensing. J Magn Reson Imaging, 2017, 45: 1712-1722.

[25] Altahawi FF, Blount KJ, Morley NP, et al. Comparing an accelerated 3D fast spin-echo sequence（CS-SPACE）for knee 3-T magnetic resonance imaging with traditional 3D fast spin-echo（SPACE）and routine 2D sequences. Skeletal Radiol, 2017, 46: 7-15.

[26] Fritz J, Raithel E, Thawait GK, et al. Six-fold acceleration of high-spatial resolution 3D SPACE MRI of the knee through incoherent k-space under-sampling and iterative reconstruction-first experience. Invest Radiol, 2016, 51: 400-409.

[27] Terada Y, Tamada D, Kose K, et al. Acceleration of skeletal age MR examination using compressed sensing. J Magn Reson Imaging, 2016, 44: 204-211.

[28] Liu J, Pedoia V, Heilmeier U, et al. High-temporospatial resolution dynamic contrast-enhanced（DCE）wrist MRI with variable-density pseudo-random circular Cartesian under-sampling（CIRCUS）acquisition: evaluation of perfusion in rheumatoid arthritis patients. NMR Biomed, 2016, 29: 15-23.

[29] Geethanath S, Reddy R, Konar AS, et al. Compressed Sensing MRI: A Review. Critical Reviews in Biomedical Engineering, 2013, 41: 183-204.

[30] Feng L, Benkert T, Block KT, et al. Compressed sensing for body MRI. J Magn Reson Imaging, 2017, 45: 966-987.

# 第三章 分子影像学技术及新进展概述

## 第一节 PET/CT、PET/MRI 技术概述

正电子发射断层成像（positron emission tomography imaging, PET）是利用示踪原理和正电子复合探测技术，在细胞、亚细胞、分子水平显示人体组织器官的功能改变、细胞代谢、分子结合与信息传递等生物学特征和生化代谢过程的医学影像技术。

目前最常用的正电子核素是 $^{11}C$、$^{13}N$、$^{15}O$ 和 $^{18}F$，前三者是生物体内主要天然元素的放射性核素，除物理性质外，它们在体内的化学和生物学行为与相应天然元素完全相同；$^{18}F$ 是 $^1H$ 的同族元素，两者的化学和生物学性质十分相似。正电子核素标记的生命物质（如葡萄糖、蛋白质、酶、神经递质、基因等）能保持其生物学性能，应用 PET 显示其在体内的空间和 / 或随时间、浓度变化图像，因此 PET 是一种生命物质的示踪显像技术，可以提供组织的代谢或功能信息，PET 显像可谓是生化显像、分子显像、功能显像、生命显像。

正电子发射断层成像 - 计算机断层显像（PET/CT）与正电子发射断层成像 - 磁共振成像（PET/MRI）是指将高性能的 PET 与 CT 或 MRI 有机地结合在同一设备上，同时提供受检者在同一条件下的解剖结构与功能代谢相融合的图像的一种先进、新型的医学影像技术。PET 能在分子水平上反映人体组织的生理、病理、生化、代谢等功能性变化和体内受体的分布情况；CT 及 MRI 在显示机体解剖结构、形态与密度（或信号）等方面具有优势。PET 显像与 CT 或 MRI 组合，克服了两种技术单独应用的局限性，解决了 PET 图像空间分辨率低、定位困难、解剖信息缺乏等问题，形成了两种先进技术的优势互补，具有极高的诊断性能与临床应用价值（图 1-3-1、图 1-3-2）。尤其是为满足小动物分子成像研究而研制的

micro-PET，为分子成像的基础研究提供了更全面、准确的研究数据。

PET 与 CT 的结合，除了精准重叠显示病变信息外，CT 还可以提供 PET 的衰减校正，进而缩短检查时间、减少运动伪影及减轻急危重患者的痛苦，提高小病变检出率。传统 PET/CT 采用 2D 采集，电子准直技术的应用使得 3D 采集得以实现，并且显著提高灵敏度。早期的 PET 图像重建一般采用滤波反投影法（filtered back projection, FBP），飞行时间技术（flight of time, TOF）的发展提高了图像的对比度和系统灵敏度。随着快速采集晶体及 PET 探测器的发展，将进一步提升扫描速度、图像质量、实现真正意义上的完全同步采集。目前 PET/CT 临床应用广泛，最常用的显像剂为 [$^{18}F$] 氟代脱氧葡萄糖（$^{18}F$-fluorodeoxyglucose, $^{18}F$-FDG）。$^{18}F$-FDG 可准确反映体内器官 / 组织的葡萄糖代谢水平，恶性肿瘤细胞由于代谢旺盛，导致对葡萄糖的需求增加，因此静脉注射 $^{18}F$-FDG 后，大多数肿瘤病灶会表现为对 $^{18}F$-FDG 的高摄取。因此，该显像剂在肿瘤诊断、临床分期与分级（图 1-3-3）、疗效评价及复发监测（图 1-3-4）中发挥着重要的作用，$^{18}F$-FDG 肿瘤显像约占 PET/CT 应用的 80% 以上。此外，通过对心肌、脑组织的 $^{18}F$-FDG 糖代谢功能测定，可早期发现和诊断存活心肌和脑功能性病变，干预疾病的发生发展，达到早期防治目的。在科学研究领域，$^{18}F$-FDG 还可以无创的定量、重复性分析和提供生物信息。虽然 $^{18}F$-FDG 是临床最重要的显像剂，但是由于其仅反映组织的葡萄糖代谢水平而非肿瘤的特异性显像剂，在肿瘤诊断中仍存在一些缺点和不足。一些良性病变 $^{18}F$-FDG 代谢可以增高，如炎性病变、组织修复等；而一些恶性肿瘤，如高分化肝细胞癌、部分肺腺癌（磨玻璃密度结节）（图 1-3-5）、肾透明细胞癌（图 1-3-6）、胃肠道黏

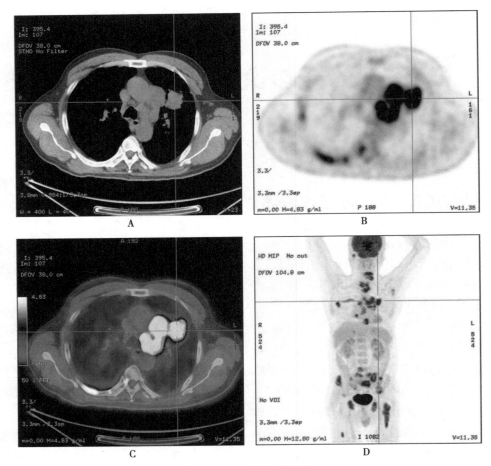

图 1-3-1　PET/CT 图像

A. CT 横断层；B. PET 同层面图像；C. PET 与 CT 融合图像；D. PET MIP 图像

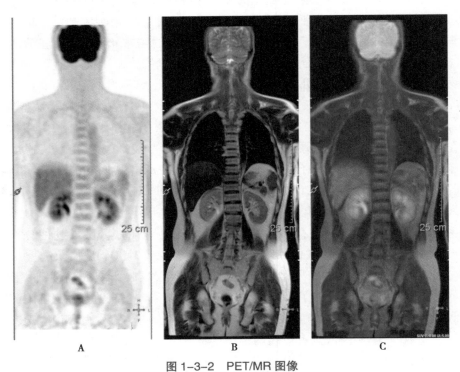

图 1-3-2　PET/MR 图像

A. PET 冠状断层图像；B. MR 同层面冠状断层图像；C. PET 与 MR 融合图像

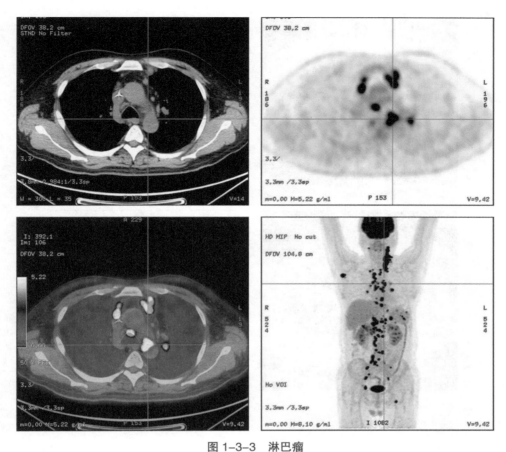

图 1-3-3　淋巴瘤

PET 及 CT 图像可见多发肿大淋巴结伴 FDG 代谢增高，PET/CT 可以对肿瘤临床分期提供依据

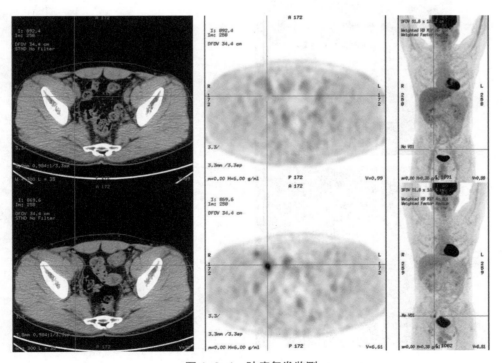

图 1-3-4　肿瘤复发监测

上排 PET/CT 图像为淋巴瘤化疗后肿瘤病灶消失，下排为化疗结束后 8 个月肿瘤复发

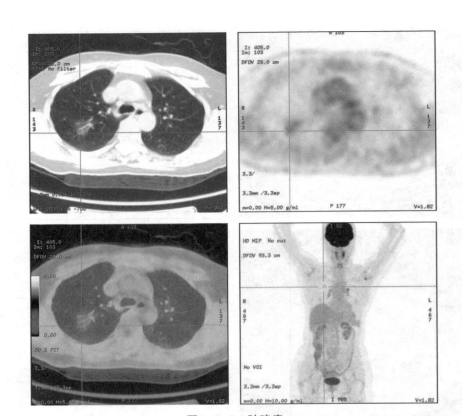

图 1-3-5 肺腺癌

右肺上叶磨玻璃密度结节，$^{18}$F-FDG 代谢不高（标准摄取值 =1.82），病理为肺腺癌

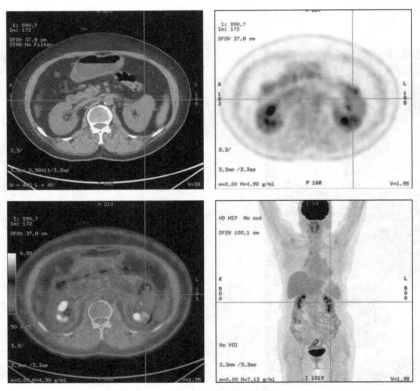

图 1-3-6 肾透明细胞癌（Ⅱ级）

左肾稍低密度结节，$^{18}$F-FDG 代谢不高（标准摄取值 =1.95）

液腺癌、前列腺癌、沿胆管壁薄层生长的胆管癌以及神经内分泌肿瘤等，由于不同的原因，$^{18}$F-FDG 摄取不高，临床上常采用多种正电子显像剂联合应用的方法来解决此类问题（详见本章第二节）。同时，CT 以组织密度差作为成像的基础，一些与相邻组织密度差不明显的肿瘤在 CT 平扫中很可能出现阴性结果，此时需要多种影像手段加以鉴别（如增强或 MR 检查）。

MRI 在多方面优于 CT：①避免 CT 检测带来的辐射；②改善了软组织图像质量，较好地显示组织器官的解剖结构；③有能力通过磁共振波谱技术、弥散和灌注成像等功能磁共振成像技术提供功能性信息（图 1-3-7）。MRI 对 PET 的衰减校正，可以提供高质量的解剖细节、精准解剖定位

PET 高放射性摄取区及病变测量。PET/MRI 通过同步采集方式使得 PET 的功能图像与 MRI 的解剖与功能图像准确匹配和融合，在实现高 PET 分辨率及各向同性成像的同时，结合 MRI 多参数成像更准确地发现病变。PET/MRI 现已在临床应用，在神经系统疾病（如帕金森病、老年痴呆症等神经退行性疾病、癫痫等）、肿瘤（如肝癌、胰腺癌、多发性骨髓瘤等）、心血管疾病（如心肌缺血、心肌梗死诊断及心肌存活评估等）等的早期诊断与精准诊断过程中，提高恶性肿瘤定性诊断、肿瘤分期与分级、疗效评估与预后预测等方面起到积极的作用。尽管 PET/MRI 目前存在很多问题，但相信随着现代科技的发展，PET/MRI 将为分子影像学的发展带来一场巨大的变革。

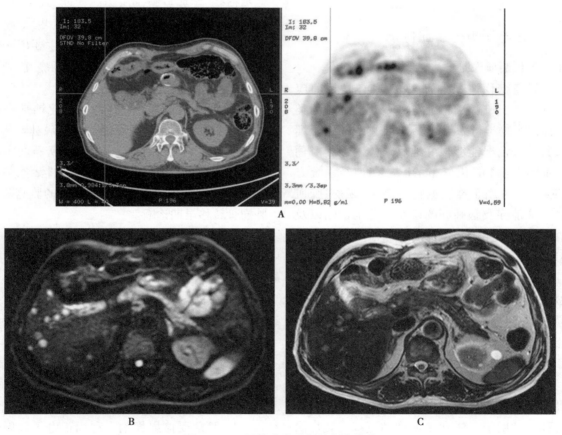

图 1-3-7 胆管癌术后肝脏多发转移

A. CT 和同层 PET 图像，肝右叶显示 FDG 高代谢灶，CT 密度改变不明显；B. DWI；C. $T_2WI$，显示肝脏多发转移病灶

（王 滨 王培源）

## 第二节 分子显像剂概述

分子显像剂又称为分子探针,是分子影像学发展的基础。分子探针(molecular probe)是一种能与其他分子或细胞结构结合、用于这些分子或细胞结构的定位、性质等分析的分子。通常经过标记(如放射性、荧光、抗原、酶标记等),以便追踪检测。目前常用的分子影像技术有核医学的单光子发射计算机断层显像–CT(single-photon emission computed tomography,SPECT-CT)和PET/CT(MR)、磁共振成像(MRI)技术、光学成像技术、光声成像技术以及超声成像技术等,本书重点介绍正电子类分子显像剂及MR相关的分子探针。

### 一、正电子类分子显像剂

#### (一)代谢显像剂

**1. 葡萄糖代谢显像剂**  $^{18}F-FDG$ 是目前应用最广的正电子显像剂。$^{18}F-FDG$ 是葡萄糖的类似物,体内生物学行为与其相似,注射后滞留于细胞内,其分布情况能够很好地反映体内细胞对葡萄糖的摄取与磷酸化分布情况。在神经系统方面,$^{18}F-FDG$ 可用于神经退行性疾病、癫痫、脑血管疾病、抑郁症及脑肿瘤的诊断与鉴别诊断以及脑功能研究;$^{18}F-FDG$ 心肌代谢显像可以用来检测心肌缺血及存活心肌。在肿瘤方面,$^{18}F-FDG$ 主要用于肿瘤良恶性鉴别、恶性肿瘤的分期、肿瘤原发灶的寻找、放射治疗后组织坏死与残余肿瘤灶鉴别、肿瘤复发的诊断以及肿瘤患者预后的评价、监控肿瘤疗效等。

**2. 氨基酸代谢显像剂**  氨基酸是人体必需的营养物质,体内蛋白质合成的异常与各种生理、生化反应异常(如各种肿瘤、神经精神疾病等)有关。目前,已用于人体PET显像的氨基酸类显像剂有 L-$^{11}C-$ 甲基蛋氨酸($^{11}C-MET$)、L-1-$^{11}C-$ 亮氨酸、L-$^{11}C-$ 苯丙氨酸等。$^{11}C-MET$ 合成简单,易于自动化标记并且显像效果好,应用最为广泛,主要用于多种恶性肿瘤的鉴别诊断及放化疗的监测。

**3. 脂肪酸代谢显像剂**  心肌的能量主要来自脂肪酸的氧化,心肌脂肪酸代谢正常与否与心肌功能密切相关。此类显像剂主要有 $^{11}C-$ 乙酸盐($^{11}C-cacetate$,$^{11}C-AC$)和 $^{11}C-$ 棕榈酸($^{11}C-palmitic$ $acid$,$^{11}C-PA$)。$^{11}C-AC$ 可用于测定冠状动脉血流量和局部心肌耗氧量,估测心肌组织细胞的活性和肿瘤的研究;长链脂肪酸 $^{11}C-PA$ 最接近体内天然代谢底物脂肪酸的化学结构,被认为是脂肪酸代谢的标准品。

**4. 核酸代谢显像剂**  核酸的合成与代谢可以反映细胞分裂繁殖的状况。$^{18}F-$ 胸腺嘧啶核苷($^{18}F-FLT$)是目前性能较好的核酸代谢显像剂。$^{18}F-FLT$ 参与核酸合成与代谢,反映细胞分裂与增殖状况,主要用于肿瘤增殖能力的评价、分期及疗效评价。

**5. 胆碱代谢显像剂**  胆碱代谢显像剂为胆碱类似物,主要反映细胞磷脂代谢。正电子核素标记的胆碱类似物有 $^{11}C-$ 甲基胆碱($^{11}C-choline$)、$^{18}F-$ 氟代甲基胆碱等。$^{11}C-choline$ 主要用于脑肿瘤显像,也可用于肺癌、食管癌、结肠癌、前列腺癌及膀胱癌等肿瘤的鉴别诊断。

**6. 骨盐代谢显像剂**  $^{18}F-$ 氟化钠是一种亲骨性代谢显像剂,$^{18}F$ 离子能与骨质羟基磷灰石晶体中的羟基离子交换,生成氟代磷灰石而沉积于骨质中,其骨骼中的摄取率反映成骨活性与骨血流量,可用于骨血流的测定、骨移植的监测及恶性肿瘤骨转移早期诊断。

#### (二)血流灌注显像剂

血流灌注显像剂有 $^{15}O-$ 水、$^{11}C-$ 一氧化碳、$^{11}C-$ 二氧化碳、$^{13}N-$ 氨、$^{18}F-$ 乙醇等。目前最常用的血流灌注显像剂为 $^{13}N-NH_3 \cdot H_2O$,该显像剂通过自由扩散的方式进入组织细胞,在组织细胞内的摄取和组织细胞的血流量呈正相关,广泛用于脏器血流量测定,主要用途为与 $^{18}F-FDG$ 结合诊断存活心肌。

#### (三)受体显像剂

**1. 肿瘤受体显像剂**  利用正电子放射性核素标记的相应配体与肿瘤中高表达的特异受体相结合,是一种反映肿瘤受体空间分布、密度与亲和力的显像技术。其中神经多肽显像剂应用广泛,$^{11}C$、$^{18}F$ 标记的奥曲肽(octreotide)进行肿瘤生长抑素受体显像和治疗,已用于甲状腺癌、嗜铬细胞瘤、小细胞肺癌以及胃、肠、胰腺神经内分泌肿瘤等的显像和治疗。雌激素受体特异性显像剂

$^{18}F-17\beta-$ 雌二醇（$^{18}F-FES$）主要用于乳癌原发灶与转移灶显像和疗效监测，对于抗雌激素药物（他莫昔芬）治疗的过程进行监控与疗效评价。

**2. 中枢神经系统受体显像剂** 主要包括多巴胺受体显像剂、5-羟色胺受体显像剂、苯二氮受体显像剂及乙酰胆碱能受体显像剂等。$^{11}C-$ 雷氯必利（$^{11}C-raclopride$）是一种最常用的多巴胺受体显像剂，它用于各种与 $D_2$ 受体有关的精神和神经疾病的研究，如精神分裂症、帕金森病等。$6-^{18}F-C-$ 多巴（$6-^{18}F-FDOPA$）属 L-多巴类似物，在神经元内脱羧后以多巴胺形式储存，反映体内局部多巴胺浓度变化，用于帕金森病的诊断。

**（四）乏氧显像剂**

此类显像剂能选择性滞留在乏氧组织或细胞中，与组织氧化活动成反比。肿瘤组织由于异常生长导致血液循环不良而使局部坏死或缺氧，后者对化学治疗或放射治疗会有较高的耐受性，因此放疗前评价肿瘤细胞的缺氧状态是评估放疗效果的有效手段。近来已经研发的乏氧显像剂有 $^{18}F-$ 氟硝基咪唑（$^{18}F-FMISO$）、$^{18}F-$ 赤型硝基咪唑（$^{18}F-FETNIM$），$^{18}F-1-\alpha-D-[5'-脱氧-5'-氟阿拉伯呋喃糖基]-2-硝基咪唑（^{18}F-FAZA$）。

**（五）基因表达类显像剂**

基因治疗主要用于恶性肿瘤、心血管疾病、遗传性疾病以及其他一些常规疗法无法治疗的疾病，但是基因治疗的难点是人体内基因表达缺乏有效的检测方法，PET 显像在这方面有巨大潜力。目前主要研究的 PET 报道基因是胞嘧啶脱氨酶和单纯疱疹病毒 I 型胸苷激酶（herpes simplex virus 1-thymidine kinase，HSV1-tk），其中 HSV1-tk 应用较多。

包括其突变衍生物 39 位丝氨酸突变为精氨酸（HSV-sr39tk），如 4-[$^{18}F$]氟-3-[羟甲基]丁基鸟嘌呤（4-$^{18}F$-fluoro-3-[hydroxymethyl]butyl guanine，$^{18}F-FHBG$）、2'-脱氧-2'-[$^{18}F$]氟-5-乙基-1-beta-D-阿拉伯呋喃糖尿嘧啶（2'-deoxy-2'-[$^{18}F$]fluoro-5-ethyl-1-beta-D-arabino-furanosyluracil，$^{18}F-FEAU$）和 2'-氟-2'-脱氧-5'-[$^{124}I$]碘 1-D-阿拉伯呋喃糖尿嘧啶（2'-fluoro-2'-deoxy-5'-[$^{124}I$]iodo-1-D-arabinofuranosyluracil，$^{124}I-FIAU$）等。水痘带状疱疹病毒胸苷激酶（varicella-zoster virus thymidine kinase，VZV-tk）和 β-半乳糖苷酶（LacZ）。与报告基因 *VZV-tk* 相对应的探针双环核苷类似物（bicyclic nucleoside analogues，BCNA）能通过血脑屏障，可应用于神经系统肿瘤的 PET 报告基因显像，而 LacZ 及其探针多应用于 MRI。

## 二、MR 分子探针

MR 分子探针必须具备与靶组织的高度亲和力，能与体内细胞和组织特异性地结合，并能与被 MRI 检查到的对比剂或标记物充分结合。探针的组成包括转运体和对比剂两部分，转运体包括微粒（脂质体、乳剂）、纳米高分子、病毒构建体、多聚体等。分子探针正确定位于靶目标是检测活体内特殊分子的关键环节，靶向性配体可直接耦联在转运体上，配体可以是小分子，如受体配体、补体或酶的底物，有些大分子量的分子如单克隆抗体、重组蛋白也是常用的配体。目前 MR 分子成像主要应用于临床前研究，少数试用于临床，包括凋亡显像、肿瘤血管生成、神经递质递送和干细胞移植检测等。

现在常用的 MR 分子探针有两类：一类是顺磁性分子探针，产生 $T_1$ 阳性信号对比，以钆离子的螯合物 $Gd^{3+}-DTPA$ 为代表。为了使 $Gd^{3+}-DTPA$ 具有不同组织细胞的亲和力，通常再连接一个蛋白质、抗体、多聚赖氨酸或多糖等。$Gd^{3+}-DTPA$ 颗粒与大分子抗体、蛋白质结合后不能有效地被肾脏滤过、排除，长期在体内潴留产生肾纤维化等毒副作用，加之 $Gd^{3+}$ 的低弛豫性，被细胞摄取内化后更不易观察，需相应增加使用浓度，这在一定程度限制了 $Gd^{3+}$ 螯合剂作为 MR 分子探针的研究。另一类是以氧化铁为基础的超顺磁性分子探针，能产生强烈的 $T_2$ 阴性信号对比。氧化铁颗粒弛豫率为同样条件下 $Gd^{3+}$ 的 7~10 倍，很低浓度即可在 MR 上形成对比，且具有生物可降解性的特点；同时铁是参与正常细胞代谢的必需物质，可参与细胞的正常代谢过程，降解后释放入正常血浆铁池。以上特点使氧化铁类对比剂更适合磁共振分子成像。氧化铁类对比剂的主要临床研究应用：标记干细胞及示踪，用于评价干细胞移植的效果；标记肿瘤细胞及检测肿瘤血管成像，用于检测肿瘤细胞、检测肿瘤新生血管形成及对抗癌治疗的疗效做出评价；标记基因评价靶细胞内基因表达水平、靶器官基因分布情况；标记抗体及受体，通过抗体与肿瘤内抗原特异性反应来诊断肿瘤；评价淋巴-巨噬细胞系统功能研究等。

（王滨 王言明 王旭）

# 第三节 分子成像的现状与未来

近年来，分子影像学取得了长足的发展。各种探针涵盖了小分子化合物、寡核苷酸、多肽、单抗及其片段，甚至纳米颗粒。正电子核素从医用加速器生产的 $^{11}C$、$^{18}F$、$^{13}N$ 到 $^{64}Cu$、$^{68}Ga$，以及半衰期可达数天的 $^{89}Zr$、$^{124}I$ 等的广泛应用；一体化的多模态大型影像设备如 PET/MRI、TOF PET/CT 等已进入多家临床医院；包括了光学、超声、CT、MRI、PET 等的影像服务中心的建立，都预示着分子影像学将迎来一个新的发展高潮。这里只对分子影像在新药研究开发和精准化个体医疗中的作用进行简述。

## 一、新药研发

动物影像检查设备的出现，特别是满足于小动物常规与分子影像的 Micro-PET、Micro-PET/CT 和 Micro-PET/MRI 应用，已成为目前新药研发中的重要技术方法。

**1. 药代动力学研究和药效学研究** 利用小动物 PET，可获得新药在整体动物（生理和病理状态下）定量和动态的体内分布、吸收、代谢、排泄和靶器官反应等一系列数据，获得剂量反应曲线，代替了过去给药后不同时间采血的方法，使数据的体内真实性大大提高，若用不同位置标记的药物，可判断新药的体内代谢途径，有否代谢活性产物或毒性产物？为阐明药物作用原理，指导临床合理用药以及寻找新药提供正确的导向。

**2. 药理作用研究** 小动物 PET 可在整体水平进行药理作用研究。如 $^{18}FDG$ 用于研究新药（如康维脑）对脑区能量代谢的变化，可能产生的组织损伤及毒性反应，$H_2^{15}O$ 用于研究新药对局部脑血流的影响，$^{11}C-RAL$ 用于研究药物对多巴胺受体的相互作用，$^{11}C-CGP$ 用于研究心血管药物对心脏肾上腺素能受体的调节等。Micro-PET的突出优点是在体内精确定量，动物可重复使用，

可在分子水平观察药物的长期毒性，动物本身可作为治疗前后的自身对照。

**3. 药物作用机制研究及疗效评价** 利用已有的正电子核素标记的示踪剂，观察药物对示踪剂的影响，推断药物的作用；或通过对药物与示踪剂竞争"靶"的能力的研究，测定药物在达到治疗剂量（或手术治疗）时，血浆药物浓度和疗效之间的关系，从而对受试药物做出给药剂量或给药间隔上的定量，并从分子水平对新药做出定量的疗效评价。如研究 PD 治疗药物时，$D_2$ 受体的阻断大于 70% 即达到治疗水平，大于 80% 则出现锥体束外副反应。$^{11}C-CFT$ 在 PD 模型大鼠显像研究表明，治疗药物必须达到 50% 的 DAT 占位才能发挥 50% 疗效。

**4. 新药筛选研究** 随着计算机辅助药物设计和组合化学技术的日益完善，小动物 PET 可对合成的新药从活体水平进行高通量筛选。如以往的神经系统新药的筛选，是通过体外放射受体结合分析法，不仅技术烦琐，而且容易出现假阳性和假阴性的结果。利用 Micro-PET 的示踪定量技术，只需一种受体显像剂就可对单一受体进行大量化合物筛选，从活体水平给出定量筛选指标如 $K_i$、$IC50$、$K_d$、$BP$ 和 $EC50$ 等。这为药物公司在药物开发过程的早期快速评估结果并做出决定，提供了可靠的依据。

美国 FDA 于 2005 年发布的探索性 IND 指南中已明确了"微剂量临床 0 期研究"这一阶段，这是一项新的临床试验分期类别，允许进行人体研究，主要从安全性进行考虑，在小范围受试者中进行以安全性为目的的人体研究，从而获得安全性信息，确定基于安全性问题后续研究是否继续。2011 年 8 月，美国药物评估和研究中心（CDER）颁布了《临床试验影像终点行业标准指南草案》（后称《指南草案》），并在 2015 年进一步对其进行了完善。这直接影响了 2011 年后，很多新药上市前的临床研究，尤其是这两年火热的 PD-1/PD-L1 和溶瘤病毒等肿瘤免疫抑制剂，几乎都使用了影像合同研究组织（contract research organizations，CRO）的独立影像评审。这些新药指南和规则，提高了分子影像学在新药研发中的地位，并带动了后续图像处理、数据分析等信息技术在药物研发中的应用。

## 二、精准化个体医疗

以免疫检查点显像和报告基因显像为代表。靶向免疫治疗已成为过去肿瘤传统治疗方法——手术、化/放疗后的又一种重要治疗方法。其中PD-1/PD-L1（程序性死亡分子1及其配体）和CTLA-4（T淋巴细胞相关抗原4）是目前临床常用的两个靶点，它能够特异性作用于T细胞，增强机体活化T细胞的免疫杀伤功能，在肿瘤治疗中取得了"突破性"的效果。但是，并不是所有的患者都对肿瘤免疫治疗有疗效响应，通过核素标记免疫治疗药物分子并利用分子影像学方式进行实时、在体的检测，能够为患者筛选、疗效检测、治疗方案优化、预后评估提供新方法。

免疫检查点显像方法与以往的FDG PET显像预测免疫治疗效果不同，以PD-1/PD-L1肿瘤免疫治疗为例，靶向PD-1/PD-L1通路的McAb在多种肿瘤治疗中是有效的，但就患者个体而言，有效率差异很大，从16%至100%，对PD-1/PD-L1阳性的患者有效率可高达90%。因而，筛选对此免疫治疗有疗效响应的阳性患者就具有重要的临床价值和经济效益。此外，病理活检也会受到组织收集错误的影响，也无法对远端转移

进行正确的判断。Bensch F等在Clinical Trials（编号NCT 02453984和NCT 02478099）中，通过$^{89}$Zr标记抗PD-L1单抗行PET/CT成像，了解其生物分布，预测PD-L1阻断反应的潜力。同时在Atezolizumab单抗治疗开始前，对三种肿瘤类型的22例患者进行了图像分析，在淋巴组织和炎症部位都有很高的摄取。在肿瘤中，摄取通常是高的，但不同的病变组织、不同的患者和不同的肿瘤类型之间是有差异的。所有患者的临床反应与PET显像的相关性要好于基于免疫组织化学或RNA测序的预测结果。

$^{68}$Ga的半衰期是67.6分钟，$^{64}$Cu是12.7小时，$^{89}$Zr是3.3天，它们可通过不同的双功能耦联剂NOTA、DOTA、DTPA、DFO、Sarcophagine、HYNIC等灵活地，对不同生物特性的单抗及片段、多肽、核酸等进行标记，既可行免疫检查点显像，同时也可观察这些靶向治疗药物的分布、代谢、疗效，并做出相应的修正。原则上说，已用于临床的单抗及片段、多肽、核酸药物都可用于免疫检查显像。而microPET-CT技术也加快了它们进入临床试用的进程。正因如此，这些生物大分子种类数目很多，表1-3-1仅列出了部分$^{89}$Zr标记的抗体（含单域抗体）和$^{68}$Ga标记的多肽。

表1-3-1　部分免疫检查点显像的靶点及应用列表

| 抗体 | 靶点 | 研究应用 |
| --- | --- | --- |
| Zevalin | CD20 | $^{89}$Zr-DFO-Zvalin和$^{88}$Y-DTPA-Zvalin在荷瘤小鼠中的生物分布相似，除肝脏和骨积累外，$^{89}$Zr的生物分布较高 |
| Bevacizumab | VEGF-A binding | $^{89}$Zr-DFO-贝伐单抗可作为VEGF特异性示踪剂，具有良好的体内定量检测效果，还可用于hsp 90抑制剂nvp-AUY 922治疗后的反应监测 |
| Trastuzumab | HER2 | $^{89}$Zr-dfo-trastuzumab可用于肿瘤HER 2/neu状态的成像，还可用于hsp 90抑制剂nvp-AUY 922和PU-h71下调HER 2的监测 |
| J591 | PSMA | $^{89}$Zr-dfo-j591可用于前列腺肿瘤中psma表达的成像和定量 |
| Ranibizumab | VEGF | $^{89}$Zr-dfo-ranibizum可评价Sunitinib治疗过程中VEGF表达的变化 |
| U36 | CD44v6 | $^{89}$Zr-DFO-U36可作为$^{90}$Y-DOTA-U36放射免疫治疗的靶点 |
| cG250 | MN/CA IX | 除脾脏、肾脏和肝脏外，$^{89}$Zr-cG 250和$^{111}$In-DTPA-cG 250在体内的相似行为。$^{89}$Zr-DFO-cG 250 PET显像在肿瘤定位方面略高于$^{111}$In-DTPA-cG 250 SPECT显像 |
| Cetuximab | EGFR | $^{89}$Zr摄取显著升高，且能预测$^{177}$Lu和$^{90}$Y标记的单抗残留 |

续表

| 抗体 | 靶点 | 研究应用 |
|---|---|---|
| DN30 | c-Met | $^{89}$Zr-dfo-dn 30 可用作特定的 c-met 示踪剂,性能优于 $^{124}$I-dn 30 |
| 多肽 | 靶 | 研究应用 |
| $^{68}$Ga-DOTA-TOC $^{68}$Ga-DOTA-ATE | SSTR | 由于生长抑素受体(Sst)在肿瘤中的频繁表达,为神经内分泌肿瘤(Nets)的体内诊断和治疗提供了有价值的工具 |
| $^{68}$Ga-BY025 | Affibody® molecule | 乳腺癌患者的临床研究 |
| $^{68}$Ga-DO3A-Exendin-4 | GLP-1R 阳性 | 胰岛素瘤患者的临床检查,也可用于正常胰腺中的 β 细胞中的 glp-1R 的表达 |
| $^{68}$Ga-NOTA/DOTA-RGD | 整合素 αvβ3;新生血管 | 动脉粥样硬化、易损斑块、心肌炎、心肌炎后脑梗死 |
| $^{68}$Ga-DOTA-PEG-FA | 巨噬细胞上的叶酸受体 | 器官移植术后炎症 |
| $^{68}$Ga-bis-DTPA-PA | Necrosis | 肿瘤坏死 |
| $^{68}$Ga-MPO Platelets/ streptokinase | 血小板 / 血纤维溶酶原 | 血栓 |
| $^{68}$Ga-OTA-Siglec-9 | 血管黏附蛋白 -1;唾液酸结合免疫球蛋白样凝集素 -9 | 滑膜炎 / 关节炎 |
| $^{68}$Ga-Anti-CD163 Ab | CD 163, Hb 清除受体单核细胞和巨噬细胞 | 炎症性疾病,如关节炎 |

(王　滨　王言明)

# 第四节　功能成像的现状与未来

基于前述的分子与临床影像中心大多包括了光学(PI)、超声、CT、MRI、SPECT、PET 等设备,因此多模态分子影像和诊断治疗学(theranostic)成为分子影像学的重要的关注点。

## 一、多模态分子影像

从某种意义上说,最重要的是多模态分子探针的构建。目前比较成功的还是肿瘤显像和一些心血管显像。

由于已有成熟的 PET/MRI 显像设备,相应的 PET/MRI 分子探针已逐步用于科研和临床,如 $^{124}$I 纳米材料、$^{64}$Cu- 纳米材料和 $^{111}$In- 超顺磁纳米的 PET/MRI 探针等。在肿瘤诊治中的价值已多见文献报道,在此不再详述。值得注意的是对粥样硬化斑块尤其是不稳定斑块,血管造影并不能鉴别稳定斑块和易损斑块,$^{64}$Cu-M-BSA(马来酰牛血清白蛋白),PET/MRI 显示出了巨大潜在优势。此外还可用于大动脉炎的诊断。

PET/ 光学成像以五甲川吲哚菁染料(Cy5)和 $^{18}$F 为始,向近红外波段发展。由于 $^{64}$Cu- 量子点具有较大的表面积,有利于对成像功能基团进行修饰。有利用氧化锌纳米粒子(ZnONPs)和 $^{64}$Cu 以及 IgG1 与 CD105 的嵌合型单抗(TRC105)结合,研制成功了肿瘤血管 PET/PI 功能的探针。

随着纳米科技的发展,越来越多的材料用于构建多模态分子探针,如荧光染料、功能性量子点、纳米金和稀土材料。有报道合成了结合有半导体聚合物量子点和光敏剂的脂质体微粒(Pdots/Ce6@lipid-Gd-DOTA)用于 MRI/PAI(光声成像),且同时具有光动力和光热的治疗作用。实验结果表明,该探针的细胞毒性非常低,并能显著增强 MRI 和 PAI 信号对比度,同时提供了肿瘤的解剖信息和形态信息。

以镧系为基础的具有高敏感性、生物相容性好、合成过程简单的多模态 MRI/CT 纳米探针已有报道。聚乙二醇(PEG)修饰稀土掺杂的 NaGdF4 纳米颗粒(PEGylated Dy-doped NaGdF4)探针实验结果表明,其能显著增强注射后 24h 肝脏、脾脏、肾脏的 MRI 对比度,并具有很强的 X 射线密度增强效应。

三模态探针也有报道,Kim 等利用荧光染料被刚性二氧化硅包裹时能促进辐射跃迁，增加荧光强度和量子产率，将荧光染料 NIR797 包裹于二氧化硅纳米粒子内，制成 MNP-SiO2（NIR797），再将 $^{68}$Ga 标记 MNP-SiO2（NIR797）表面，获得了 PET/MRI/FI 三模态探针，实现了活体内前哨淋巴结的监测。Qin 等与传统的将不同报告基因联合在一起实现多模态显像不同，利用带酪氨酸（tyrosinase，TYR）编码的质粒转染人乳腺癌细胞 MCF-7，因 TYR 是黑色素生成的限速酶，黑色素能吸收光实现光学成像，将黑色素与 $^{18}$F-FHBG 结合，从而实现 PET 成像，且因黑色素带有大量的阴离子，与铁结合后实现了 MRI 增强。在荷 MCF-7-TYR 肿瘤裸鼠上，得到了较好的光学、MRI 和 PET 显像结果，实现了单一报告基因探针的三模态成像。石墨烯四氧化三铁复合物探针、融合了 HSV1-tk、eGFP 和萤火虫荧光素酶的 Ad5-TGF 用于干细胞监测也见报道。

目前已批准用于临床的免疫检查点多模态显像探针有：靶向 PD-1 的 $^{64}$Cu 标记 Nivolumab pembrolizumab 的 PET/PAI 探针；靶向 PD-L1 的 $^{64}$Cu/$^{18}$F/$^{111}$In 标记的 Atezdizumab 的 PET/SPECT/MRI/PAI 探针；靶向 CTLA-4 的 $^{64}$Cu 标记 Tremelimumab Lpilimumabr PET/PA 探针和尚处于临床前的靶向 GranzymeB 的 PET/PAI 探针。

## 二、诊断治疗学

诊断治疗学（theranostics）立足于精准化个体医疗，其概念和外延还在探索和发展中。设想是利用特定的分子探针，获取诊断图像，并利用这些图像，采用一种或几种特定的靶向治疗方案（包括要使用的药物类型，给药时间表和监测患者对治疗的反应），同时限制对周围健康组织的损害。这个方法已在肿瘤的精准化个体治疗中产生了良好的医疗价值和经济利益。

通过不同核素标记分子探针进行诊断治疗，较早实现了规范化。在过去的 10 年中，以 $^{68}$Ga/$^{177}$Lu-DOTA-Octreoate 神经内分泌肿瘤治疗模式已在欧洲几个核医学部门和北美的五个医疗中心得到应用，即通过 $^{68}$Ga-DOTA-Octreoate PET/CT 成像或 $^{111}$In-Octreoate SPECT 成像（灵敏度稍差），来评估患者的疾病状态。患者若对成像做出响应，可以继续行 $^{177}$Lu-Octreatate 治疗。

此外有①$^{177}$Lu-EDTMP 用于癌症骨转移疼痛的治疗。普遍认为 $^{177}$Lu-EDTMP 是一个很有前途的缓解骨转移疼痛的放射性治疗药物。②$^{177}$Lu-DOTA-Octreotide 用于生长抑素受体阳性的肿瘤治疗。在 $^{111}$In-DTPA-Octreotide，$^{90}$Y-DOTA-Octreotide 和 $^{177}$Lu-DOTA-Octreotide 三种药物中，$^{177}$Lu-DOTA-Octreotide 在肿瘤组织中摄取最高，有较好的肿瘤/肾脏比值，肿瘤治疗有效率最高，约为 30%。目前 $^{177}$Lu-DOTA-Octreotide 已在多个国家如加拿大、美国、瑞典、荷兰和澳大利亚等国进行临床应用，包括肺癌、乳腺癌、胃肠胰神经内分泌癌、皮肤癌、内分泌嗜铬细胞瘤和甲状腺髓样癌等。2012 年 6 月，美国 FDA 批准了 $^{177}$Lu-DOTA-Octreotide 用于肝动脉内给药治疗神经内分泌肿瘤肝转移患者。③$^{177}$Lu-DOTA-TATE，鉴于 $^{68}$Ga-DOTA-TATE 已获 FDA 批准，采用 $^{177}$Lu 标记的 DOTA-TATE 和 DOTA-TOC 也已被 FDA 批准，用于胃肠胰腺神经内分泌肿瘤的治疗。同时采用 $^{213}$Bi 标记的药物也正开展类似的研究。相较于 $^{177}$Lu，$^{213}$Bi 因为发射 α 粒子，更适合于治疗，但半衰期只有 45 分钟。

$^{90}$Y-Zevalin 是另一个诊断治疗的代表。Zevalin 是通过稳定的硫脲共价键将单抗（Ibritumomab）和螯合物 Tiuxetan 连接而成。单抗 Rituximab 本身也已获 FDA 批准，它能够与跨膜抗原 CD20 结合，引起免疫反应，促使 B 细胞溶解。$^{90}$Y 半衰期为 64.2 小时，平均 β 射线能量为 0.936MeV，组织穿透力为 2.5mm。治疗方案分两步，首先单独静脉滴注 Rituximab（250mg/m$^2$，50mg/h），如果没有发生过敏及输液反应，滴注速度加快到 400mg/h。Rituximab 滴注后行 $^{111}$In-Zevalin 显像（5.0mCi），如生物分布没有发生改变，7~9 天后，再静脉滴注 Rituximab（250mg/m$^2$），如果没有发生过敏及输液反应，4 小时后静脉注射 $^{90}$Y-Zevalin（0.4mCi/kg，最大量为 32mCi）。如果血小板计数在（100~149）×10$^9$/L，$^{90}$Y-Zevalin 的剂量必须降至 0.3mCi/kg，静脉滴注速度必须延长至 10 分钟。

目前 FDA 已批准有 $^{64}$Cu/$^{177}$Lu-PMSA（prostate-specific membrane antigen）、$^{131}$I-Tositumomab，BEXXAR（$^{131}$I 标记的抗 CD20 单克隆抗体）、$^{123/131}$I MIBG（I-metaiodoenzylguanidine）、$^{153}$Sm-EDTMP（乙二胺四甲基撑膦酸，Quadramer）、$^{223}$Ra-氯化镭（Xofigo）、

[188]Re-HEDP（1- 羟基 - 亚乙基 -1，1- 二膦酸盐）、[117]mSn-DTPA、[90]Y- 微球（TheraSpheres，玻璃微球 20~30μm 和 SIR-Spheres，树脂微球 20~40μm）。

近年来，出现了钬（[166]Ho）或 [188]Re 标记聚乳酸微球。钬是镧系稀土元素，[166]Ho 主要发射 β 粒子，射线能量较高，也有少量 γ 射线，且有顺磁矩，因此在治疗时可同时行 SPECT 和 MRI 显像，确定放射吸收剂量。这种微球的优点是可生物降解性，在密度、生物分布以及生物降解方面，比前两种更有优势。但这种微球抗辐射能力较差，一旦在核素半衰期内出现突然降解，将导致放射性核素弥散到全身各处，对人体造成危害。[166]Ho-PLLA-MS（poly L-lactic acid microsphere）已经 FDA 批准进入临床试用。

此外，除 PET/CT 外，MRI、CT、超声、光学等也有诊断治疗的研究。但这些影像技术量化评估的质量控制与 PET 相比，还需要完善。PET 与这些影像技术的同时应用，更能发挥两者的各自优势。应该提出的是，这些影像技术没有核辐射和同位素半衰期的限制，通过纳米组装易于实现多模态分子的建立。因此，借助电磁、声控、温度、光照等条件的变化，或调节肿瘤微环境，或在体内"可视化地调控/组装/合成"目标探针，同时达到诊断治疗的目的，值得深入研究。

（王 滨 王言明）

# 参 考 文 献

［1］王荣福 . PET/CT 肿瘤诊断学 . 北京：北京大学医学出版社，2008.

［2］Boss A，Bisdas S，Kolb A，et al. Hybrid PET/MRI of intracranial masses：initial experiences and comparison to PET/CT. J Nucl Med，2010，51（8）：1198-1205.

［3］Judenhofer MS，Wehrl HF，Newport DF，et al. Simultaneous PET-MRI：a new approach for functional and morphological imaging. Nat Med，2008，14（4）：459-465.

［4］Lecchi M，Ottobrini L，Martelli C，et al. Instrumentation and probes for molecular and cellular imaging. Q J Nuc Med Mol Imaging，2007，51：111-126.

［5］Liu W，Dahnke H，Rahmer J，et al. Ultrashort $T_2$ relaxometry for quantitation of highly concentrated superparamagnetic iron ox-ide（SPIO）nanoparticle labeled cells. Magn Reson Med，2009，61：761-766.

［6］Zhang C，Jugold M，Woenne EC，et al. Specific targeting of tumor angiogenesis by RGD-conjugated ultrasmall superparamagnetic iron oxide particles using a clinical 1.5T magnetic resonance scanner. Cancer Res，2007，67：535-562.

［7］FDG PET/CT for assessing tumour response to immunotherapy：Report on the EANM symposium on immune modulation and recent review of the literature. Eur J Nucl Med Mol Imaging，2019，46（1）：238-250.

［8］Bensch F. [89]Zr-atezolizumab imaging as a non-invasive approach to assess clinical response to PD-L1 blockade in cancer. Nat Med，2018，24（12）：1852-1858.

［9］Michael Hettich. High-Resolution PET Imaging with Therapeutic Antibody-based PD-1/PD-L1 Checkpoint Tracers. Theranostics，2016，6（10）：1629-1640.

［10］Katrijn Broos. Noninvasive imaging of the PD-1：PD-L1 immune checkpoint：Embracing nuclear medicine for the benefit of personalized immunotherapy。Theranostics. 2018，8（13）：3559-3570.

［11］Kesch C. Intraindividual，comparison of [18]F-PSMA-1007 PET/CT，multiparametric MRI，and radical prostatectomy specimens in patients with primary prostate cancer：a retrospective proof-of-concept study. J Nucl Med. 2017，58：1805-1810.

［12］Jianhong Zhao. Recent developments in multimodality fluorescence imaging probes. Acta pharmaceutica Sinica B. 2018，8（3）：320-338.

［13］Fei-Fei An. Dual PET and Near-Infrared Fluorescence Imaging Probes as Tools for Imaging in Oncology. AJR. 2016，207：266-273.

［14］Chun Li. A targeted approach to cancer imaging and therapy. Nature Materials. 2014，13（2）：110-115.

［15］Hu. Evaluation of Novel [64]Cu-Labeled Theranostic Gadolinium-Based Nanoprobes in HepG2 Tumor-Bearing Nude Mice. Nanoscale Research Letters. 2017，12：523.

［16］K. L. Moek. Theranostics Using Antibodies and Antibody-Related Therapeutics. J Nucl Med. 2017，58：83S-90S.

# 第四章　放射介入技术及新进展

## 第一节　放射介入器械进展

近年来,介入器械进展主要集中在支架、肿瘤活检及治疗领域。支架主要有血管支架和非血管支架两类。本节重点介绍支架方向的最新进展。

### 一、可降解支架

食管良性狭窄为临床常见问题,进食困难是食管良性狭窄的主要症状,可伴有误吸、反流、体重下降等,严重影响患者生活质量。食管支架植入能够有效实现狭窄管腔通畅、梗阻管腔的再通,然而,由于长期及永久性支架植入会发生支架移位、食管穿孔、食管瘘甚至出血等副作用,不建议用于治疗食管良性狭窄。所以可降解食管支架成为研究热点和方向。

目前广泛研究和应用的体内可降解支架的材料主要有可降解高分子聚合物和可降解金属两大类。食管聚合物可降解支架面临的问题有①临床成功率不高和支架移位率高:因自膨能力差、径向支撑力不够所致;②组织增生:需抗炎、抗瘢痕治疗。研究方向包括:①材料技术发展;②增强径向支撑力;③药物洗脱支架:抗炎(地塞米松)、抗瘢痕药物(紫杉醇)的注入。镁合金作为一种新型可降解材料,具有优异的生物相容性和综合力学性能,及阻止植入后炎症反应和组织增殖的特性,已经被用于制备冠状动脉血管支架应用于临床。但是镁合金的高腐蚀速率、不能提供长久有效的支撑力限制了其医学应用,因此提高镁合金耐腐蚀至关重要,改进锻造工艺和表面处理可以提高其耐腐蚀能力:主要有微弧氧化、静电纺丝纤维、硅膜覆膜等技术。图 1-4-1 为镁合金可降解食管支架动物实验植入,图 1-4-2 为支架降解随访。

目前镁合金可降解食管支架处于动物实验阶段。实验结果表明:该支架于 2 周内提供足够的支撑力,有效地部分实现食管壁的重建,同时有最小的损伤和炎症反应;说明镁合金食管支架研制可行;缺点:时间短,最好是 4 周时间,能够完全满足食管壁重建,所以支撑力和支撑时间需要进一步研究:改进支架编织技术、降低镁合金的降解率。

### 二、放射性 $^{125}$I 粒子支架

气管、食管、胆道、门静脉阻塞最常见的病因分别是肺癌、食管癌、胆管癌和肝癌癌栓,支架植入可以快速缓解恶性阻塞症状,并可使其能够进行后续治疗;然而,先前的研究已经证明,由于肿瘤向内生

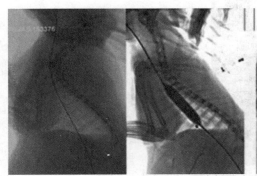
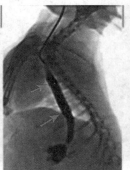
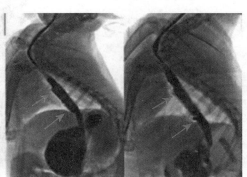

**图 1-4-1　兔食管植入镁合金支架全过程**

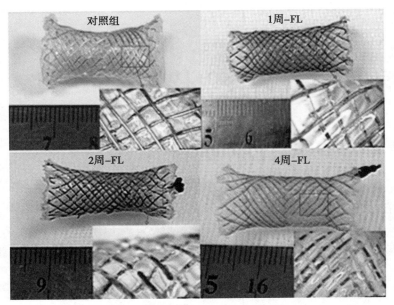

图 1-4-2 食管镁合金支架植入后的随访（支架大体观及镜下观）

长或过度生长，约半数病例会发生支架再狭窄，这大大降低了患者的生存期和生活质量。解决支架植入后再狭窄成为此类支架研究的方向之一。

我国滕皋军团队相继研制并临床应用放射性 $^{125}$I 粒子食管支架、胆管支架和气道支架。颜志平团队研制出门静脉放射性 $^{125}$I 粒子血管支架。此类支架可以局部放置行肿瘤放疗，解决肿瘤生长导致的再狭窄。目前放射性 $^{125}$I 粒子食管支架、胆管支架以及门静脉支架已经进入临床应用，气管支架尚处于动物实验阶段（图 1-4-3）。

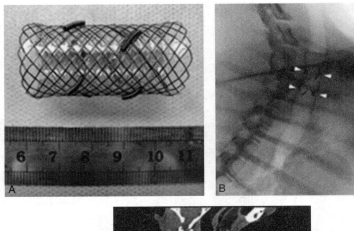

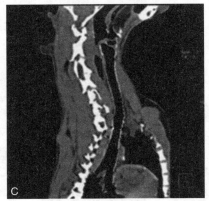

图 1-4-3 自膨、放射性气道镍钛合金覆膜支架

A. 气管粒子支架整体观；B. 犬气管支架植入图；C. CT 多平面重建图像

目前该支架参数为:镍钛合金支架,规格 14mm×40mm,直径 0.22mm,装载 $^{125}$I 粒子 8 枚。初步动物研究表明:该放射性支架植入后,观察到支架气管黏膜上皮有炎症反应和轻度损伤。即使在放射性粒子高剂量组中,粒子并没有增加支架相关并发症,使得支气管恶性肿瘤的治疗更加方便、有效。

## 三、嵌入电磁位置传感器的 RF 电极治疗实体肿瘤

射频消融(radio frequency ablation, RFA)是治疗实体肿瘤的常用方法之一;成功的 RFA 需要 RF 电极的精确放置和定位,以达到理想的消融范围。随着超声技术的发展,电磁(electromagnetic,EM)融合成像系统已经成为肝肿瘤经皮 RFA 的有用指导工具;这种技术增强了超声识别不敏感靶病变的能力和超声下经皮 RFA 的可行性。EM

跟踪引导系统已应用于超声引导的介入手术,其使用 EM 导引套管的同轴系统或在射频电极上安装可拆卸的 EM 位置传感器(EM position sensor,EMPS),使用该跟踪系统,操作员可以使用虚拟技术将实际涂药器放置在预期路径上。然而,同轴系统受 EM 引导套管针孔径大小的限制;或者因为电极尖端在肝硬化肝脏内或由于患者的呼吸运动而弯曲,从而导致具有位置传感器的 EM 追踪系统可能不准确。

肝肿瘤临界结构如血管、胆囊、结肠或肋软骨是电极定位需要避开和考虑的。该部分肿瘤需要能够在射频针尖处安装 EM 位置传感器,准确定位射频针尖位置及实时显示射频范围。一种新开发的尖端嵌入 EMPS 的 RF 电极已在动物研究中成功应用并取得满意结果(图 1-4-4、图 1-4-5)。该新型装置及技术拓宽了实体肿瘤 RFA 的临床应用范围,大大减少了并发症的发生。

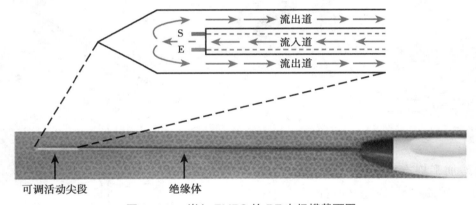

**图 1-4-4 嵌入 EMPS 的 RF 电极横截面图**
E: 在传统内部冷却的 RF 电极的远端尖端中嵌入具有六个自由度的 0.056cm 的 EMPS,
S: 表示另一个传感器用于检测探头的温度

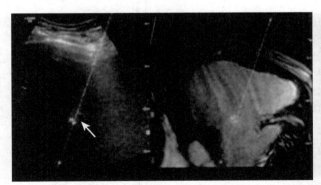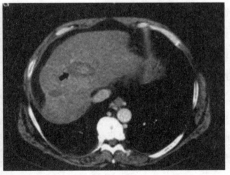

**图 1-4-5 临床研究表明,嵌入 EMPS 的 RF 电极显著提高了超声引导下难以放置电极的肿瘤 RFA 的技术可行性**

## 四、可转向微导管

经动脉栓塞（transarterial embolization, TAE）和经导管动脉栓塞化疗（transarterial chemoembolization, TACE）是临床常用血管栓塞和治疗方法,使用微导管选择性 TAE 和 TACE 治疗效果显著增加并广泛应用;微导管和微导丝的发展很大程度上影响着选择性 TAE 和 TACE 的治疗效果和预后。随着精准医学及精准治疗的要求和发展,血管介入领域微导丝和微导管的应用越来越广泛;当血管高度扭曲、分支陡峭或者分支较多时,微导丝和微导管的进入非常困难,不仅费时,而且患者接受 X 线量较多;必须通过改善微导管和微导丝的选择性和可操作性来解决这一问题。微导管和微导丝的可操控性成为技术研究的热点。2017 年一种具有改变顶端方向的可操纵微导管投入使用（图 1-4-6）,通过导管手柄上的拨号盘左右转动,可向两端旋转 180°,从而可以更容易和安全地选择进入目标动脉分支。

目前可转向微导管具有以下特点:①外径 2.4F/2.9F（远端 / 近端部分）;②内径 0.021in（1in= 2.54cm）;③有效长度 125cm;④在近端部分安装有用于移动尖端的刻度盘;⑤无需微导丝引导。

动物实验证明可转向微导管与传统微导丝微导管比较,进入肝动脉 / 髂动脉具有以下优点:①手术时间更短（减少 43.0%~75.2%）;②透视时间缩短（减少 5.1%~74.1%）;③对比剂使用量减少（减少 38.2%~52.3%）。

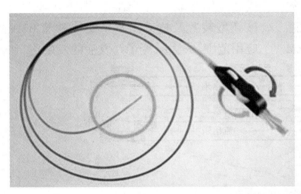
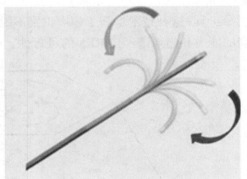

**图 1-4-6 可转向微导管的外观和可操作性**

该装置增加了现有微导管的操作行与可控性,不必使用导丝,减少导管超选择插管时间、降低了患者及手术医生 X 线辐射剂量。

## 五、CT 引导的新型弯曲活检装置

随着个性化及精准治疗的推广,准确的肿瘤病理诊断及病理分型成为必须,CT 引导下的经皮活组织检查被广泛用于有效的诊断和治疗辅助工具。由于穿刺路径常常受到周围结构的阻碍,深部腹部肿块的 CT 引导活检具有明显的挑战性,在许多情况下,直针道活检是非常困难的,甚至是不可能的。所以带角度或弯曲的活检装置的开发研究势在必行。最新一种弯曲活检装置研究已获成功,它由一个直的引导针和一个针尖的弯曲度为 90° 的活检系统组成（图 1-4-7）。将弯曲的活检系统插入引导针中,可以无限制调整,在 20mm 的半径范围内实现从 0° 到 90° 的不同角度弯曲。

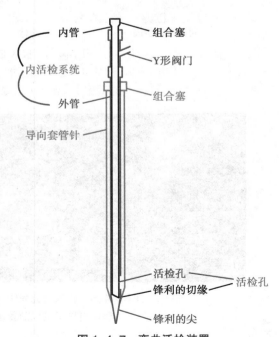

**图 1-4-7 弯曲活检装置**
弯曲活检装置及内部活检系统收回的设计

具体组成及操作如下(图1-4-8、图1-4-9):①引导针直径为13G。②活检系统由两个独立的镍钛合金管组成,两者均弯曲90°,半径为20mm。镍钛金属合金,具有形状记忆效应和更高的弹性。③活检系统外管直径为17G,远端由锥形切割尖端组成以促进组织穿透。活检槽位于无弯曲的内侧。④活检系统内管直径为19G,缩回内管打开活检槽,推入外管切割封闭的组织。

该装置将弯曲活检针与直鞘结合、使得临床穿刺活检范围更广、更加方便,更好地服务于临床。

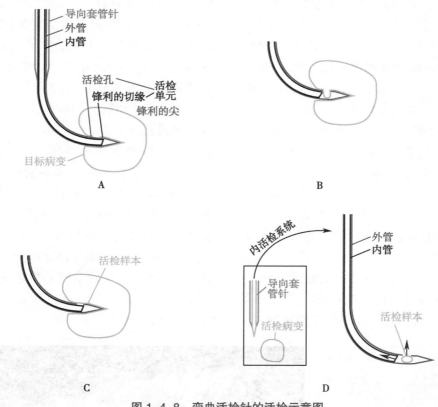

图1-4-8 弯曲活检针的活检示意图

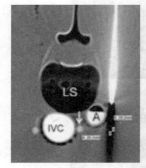 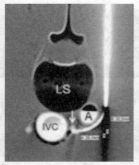 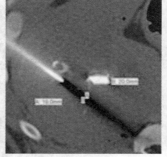 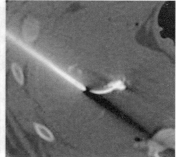

图1-4-9 模型试验
表明该装置切实可行
IVC:下腔静脉,A:主动脉,LS:椎体

### 六、双层微网孔支架

弓上主动脉瘤（supra-aortic aneurysms，SAA）和内脏动脉瘤（visceral artery aneurysms，VAA）通常无症状，往往都是偶然诊断。部分患者有局部压迫症状，远端栓塞或破裂是其有症状时的主要临床问题，特别是在SAA中，导致远端栓塞和随后的终末器官局部缺血/梗死。未经治疗的SAA患者的神经系统事件发生率可高达50%，VAA破裂具有20%~70%的高死亡率，所以一旦确诊后应及时治疗。虽然开放手术是常规治疗选择，但血管内介入治疗近来也作为一种替代方法，包括弹簧圈栓塞和支架植入。斑块通过支架网眼脱落是颈动脉支架术后脑栓塞的主要原因之一，因此足够密的网眼支架成为研究的目标。2017年日本开发了一种新型双层微网（double-layer micromesh，DLM）支架，其网孔密度增加，孔径减小。该支架主要用于治疗狭窄颈动脉病变，具有复杂的动脉粥样硬化斑块，以防止早期和晚期远端栓塞。支架具有高斑块覆盖率的独特性质，这种设计具有高度的灵活性以及适应性，除了流动分流能力之外，还可以适应曲折的血管解剖结构（图1-4-10）。该支架避免狭窄段斑块的脱落、避免远端血管栓塞，同时避免内瘘形成，使得动脉瘤的闭塞更加彻底。

### 七、新型菱形头慢性全闭塞钻孔装置

该装置又称主动脉夹层侧支开窗装置或慢性全闭塞钻孔装置。主动脉夹层的发生率约为3/10万每年，30%的患者会发生内脏侧支闭塞。开放性主动脉分支再通手术治疗复杂，手术死亡率高达26%。微创开窗治疗效果显著、特别是对于不适合开放性手术的患者。微创经皮开窗术：在闭塞主动脉壁假腔上开一个孔，使主动脉血经假腔进入真腔，主要应用于降主动脉及腹主动脉。2019年波士顿科技公司报道了一种名为TruePath的慢性完全闭塞装置（TruePath chronic total occlusion，CTO）在主动脉腔内开窗术中的新应用，用于处理腹腔分支血管灌注不良的主动脉夹层。该装置由隧道装置和电子控制器组成，规格为165cm×0.018in，其内包含一个灵活的驱动轴，该轴控制旋转金刚石尖端的活动尖端，微创通过闭塞血管（图1-4-11）。治疗示意图见图1-4-12。

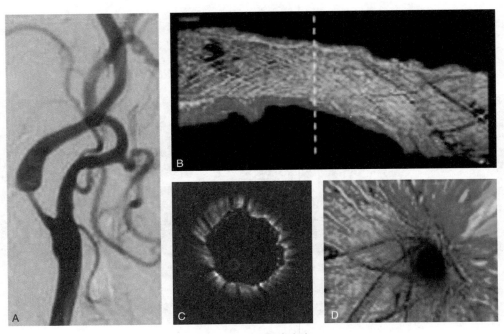

**图1-4-10 颈动脉瘤**

A. DSA造影；B~D. 支架植入后重建图像

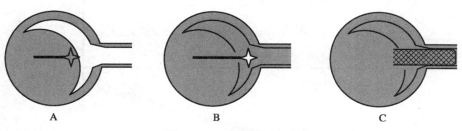

图 1-4-11　CTO 示意图

A. 横截面上的真管腔被假管腔压缩表明没有流向侧支（白色），TruePath CTO 设备（星号）通过假腔推进；B. 在闭塞侧支水平控制 CTO 通过内膜瓣向真腔穿通，使得血流恢复（灰色）；C. 支架植入，主动脉侧支保持通畅

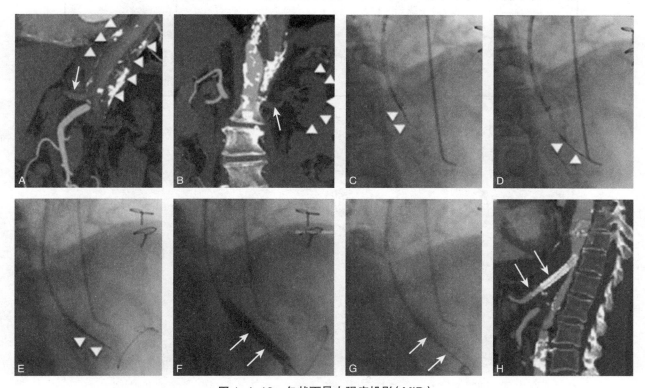

图 1-4-12　矢状面最大强度投影（MIP）

A. CTA 显示腹主动脉广泛附壁血栓形成导致腹腔分支未见对比剂、同时可见腹主动脉假腔形成；B. 左肾动脉（箭头）未显影和左肾未见灌注；C~G. CTO 通过真腔经过假腔钻隧进入腹腔干，球囊血管成形术（F）和中庭 V12 覆盖支架（7mm×59mm）置入（G），可重建从真腔流入腹腔干的血流；H. 随访 CTA 显示假腔持续闭塞，腹腔干明显显影

## 八、双导丝有孔主动脉支架

有孔胸主动脉血管内修复（fenestrated thoracic endovascular aortic repair，F-TEVAR）支架已经是一种治疗近端降主动脉病变的有效方法；但其术中定位和释放仍是难点；近来设计出一种双导丝改良型有孔主动脉支架及输送系统（图 1-4-13）：支架直径远端 38mm/ 近端 34mm，总长 160mm；前 30mm 为裸支架，支架其余部分覆膜，第一个标记位于覆膜开始处（1），第二个标记位于第一个标记近侧 1cm、距离支架边缘 1cm（2）。支架植入过程图见图 1-4-14 和图 1-4-15。

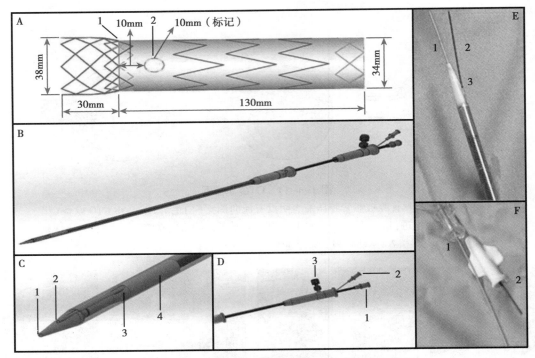

**图 1-4-13 双导丝有孔主动脉支架及输送系统示意图**

A. 有孔支架的设计示意图；B. 支架输送系统；C、E. 输送系统远端设计成双导丝通道，1. 中央导丝通道，2. 开窗导丝通道（进入左锁骨下动脉），3. 支架上的孔道，4. 支架主体；D、F. 输送系统近端的双导丝通道，1. 中央导丝，2. 开窗导丝，3. 支架释放系统

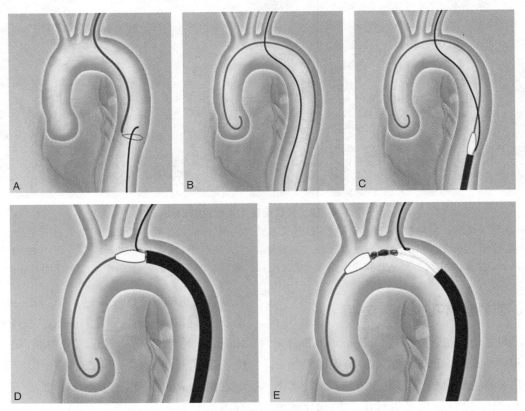

**图 1-4-14 双导丝有孔主动脉支架植入装置示意图**

A. 圈套器通过左肱动脉进入，将主动脉、圈套开窗导丝；B. 导引导丝和开窗导丝到位；C. 支架输送器远端显示；D. 支架输送器远端基本到位；E. 释放支架

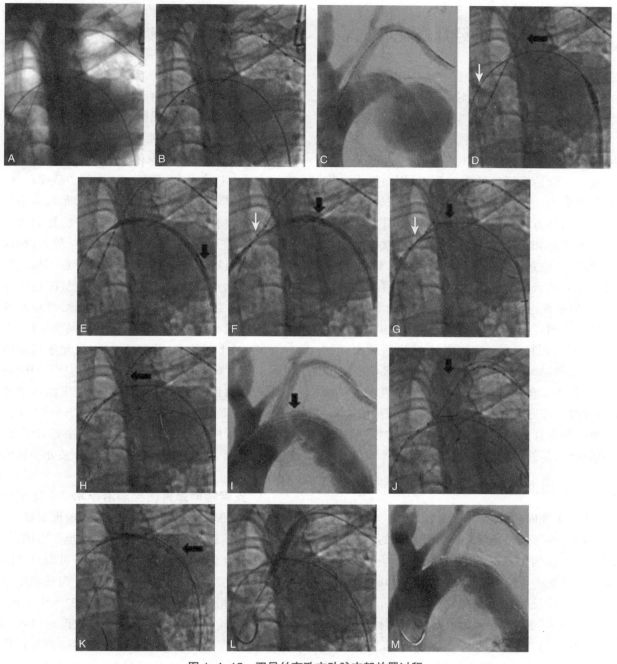

**图 1-4-15 双导丝有孔主动脉支架放置过程**

A. 经右侧股动脉植入 2 根导丝：1 根位于升主动脉，另一根进入左侧肱动脉内并被经左侧肱动脉所植鞘管抓捕；第 3 根导丝经左侧肱动脉进入、远端位于升主动脉，作为保护导丝和测量猪尾导管进入之用；B. 测量用猪尾导管从左肱动脉进入，导管尖端位于升主动脉；C. 主动脉造影示降主动脉近端巨大胸主动脉瘤（TAA），离左锁骨下动脉起源非常近；主动脉弓解剖变异：右头臂动脉和左颈动脉共同主干；D. 将 34mm×130mm 支架移植物输送系统通过两根导丝推进，一根位于升主动脉（箭），另一根位于左肱动脉（箭头）；E. 在输送系统（箭）中可以清楚地看到开窗孔标记；F. 支架置入时，使开窗孔标记物位于左侧锁骨下动脉口处（箭），采用延迟展开装置（箭头）捕获近端裸支架；G. 支架完全展开，开窗孔标记物准确定位于左侧锁骨下动脉口（箭头）；H. 通过牵拉展开线打开近端裸支架，支架置入期间及之后，侧支导丝可保持其位置准确（箭）；I. 血管造影示支架在位，主动瘤未显影，左锁骨下动脉显影良好（箭）；J. 开窗标记位于左侧锁骨下孔稍远的位置（箭）；锁骨下支架式植入物是从左肱动脉开始的；K. 释放完整支架、确保定位标记准确（箭）；L. 左锁骨下动脉支架桥行球囊扩张术；M. 最后血管造影显示动脉瘤闭塞和左锁骨下动脉通畅

（程英升 杨 凯）

# 第二节　神经介入技术

脑血管病已成为当今世界病残和病死率最高的疾病之一，在我国脑血管病发生率呈逐年上升趋势，已成为国家防控的重点疾病之一。神经介入治疗在脑血管病治疗中发展最为迅速，也是我国目前脑血管病治疗的重要手段之一；它是在数字减影血管造影系统的支持下，采用血管内导管操作技术，通过选择性造影、栓塞、扩张成形、机械清除等具体方法，对累及人体神经血管系统的病变进行诊断和治疗；它是一种新兴的微创临床技术，既可以独立解决许多脑血管疾病诊断与治疗，又可以和传统的开放手术、放射治疗等有机地结合，使原来无法或难以治疗的疾病得到满意疗效。神经介入治疗的常见病症可分为两大类：出血性疾病和缺血性疾病。出血性疾病包括颅内动脉瘤、脑动静脉畸形、颈动脉海绵窦瘘、硬脑膜动静脉瘘、各类型脊髓血管畸形、儿童先天性脑血管病（如大脑大静脉动脉瘤样扩张）、顽固性鼻出血等。缺血性脑血管病包括颈动脉、大脑中动脉、椎基底动脉狭窄、脑静脉窦血栓、急性脑梗死等。

## 一、出血性疾病

### （一）颅内动脉瘤

颅内动脉瘤是因脑动脉管壁局部的先天性缺陷和腔内压力增高而导致囊性膨出，是造成蛛网膜下腔出血的首位病因。自20世纪70年代开始运用介入疗法治疗脑动脉瘤以来，经历了最开始的球囊技术、20世纪80年代的弹簧圈栓塞技术，以及20世纪90年代的电解可脱卸弹簧圈栓塞技术，操作性和安全性逐步得到增强。目前该项技术已经成熟，成为治疗脑动脉瘤的经典技术。

1. **单纯弹簧圈栓塞治疗术**　适合于窄颈囊状动脉瘤。目前，弹簧圈工艺发展迅速，种类繁多，存在各种大小、形状、设计、硬度、生物活性材料涂层以及解脱系统的弹簧圈。弹簧圈根据其解脱方式可分为机械可脱式弹簧圈、电解可脱式弹簧圈、液压解脱式弹簧圈。根据弹簧圈在动脉瘤栓塞不同阶段的用途，弹簧圈可分为成篮圈、充填圈和修整圈。成篮圈主要是3D弹簧圈，用于动脉瘤腔成篮，塑造动脉瘤形态，使其呈椭圆形或球形。此外，成篮圈部分跨越瘤颈，使动脉瘤颈变窄，有助于弹簧圈稳定释放。充填圈，主要用于弹簧圈成篮后填塞篮内空隙，该类弹簧圈呈螺旋形状，硬度中等。修整圈，是最软的弹簧圈，主要在动脉瘤栓塞收尾阶段，用于栓塞残留的动脉瘤颈。

2. **球囊辅助弹簧圈栓塞技术**　对于一些相对宽颈囊状动脉瘤，单纯弹簧圈栓塞难以完成或影响载瘤动脉，可以考虑使用球囊辅助弹簧圈栓塞技术。此技术具有以下优点：①保护载瘤动脉；②有利于弹簧圈的成篮和致密栓塞，尤其是瘤颈部位；③维持微导管的稳定；④术中动脉瘤破裂时的救治，在破裂动脉瘤急性期更有优势；⑤相对于使用支架辅助弹簧圈栓塞技术，避免了长期使用抗聚药物。目前临床上常用的是MTI封堵球囊导管和系统的Hyper系列单腔球囊，特点是导丝物理封堵，充泄速度快、排气准备操作便捷，省时方便，对比剂腔大、术中显影性好，充泄稳定性更高，极大降低泄不掉的风险，操作安全。Hyper单腔球囊有两种类型：HyperGlide顺应性球囊和HyperForm超顺应性球囊。HyperGlide顺应性球囊多用于侧壁动脉瘤辅助弹簧圈栓塞治疗，而HyperForm超顺应性球囊多应用于分叉处动脉瘤辅助。

3. **支架辅助弹簧圈栓塞治疗术**　支架辅助是颅内动脉瘤介入栓塞手术中的一项重要技术。起到辅助弹簧圈栓塞的作用，增加栓塞比例，以达到致密栓塞动脉瘤的目的，同时还可以显著降低动脉瘤复发的概率，促进其愈合。而且对于以前无法获得致密栓塞甚至无法栓塞的颅内宽颈、巨大、梭形动脉瘤获得良好的治疗效果。1998年Lylyk等报告第一例支架辅助栓塞左椎动脉Ⅳ段破裂性动脉瘤。临床应用早期，钢材质冠状动脉支架顺应性较差，颅内动脉肌层较薄会增加载瘤动脉剥离、破裂的风险。2002年9月美国FDA批准第一个专业颅内Neuroform支架辅助栓塞动脉瘤。目前已有Enterprise、Solitaire、Leo、Lvis支架陆续应用于临床。支架植入策略也从早期的微导管穿越支架和支架稳定微导管技术，逐渐发展至Y形支架、冰激凌支架、单纯支架、挽救性支架置入和支架水平释放技术等。

4. **血流转向装置治疗术**　血流转向装置又称密网支架，是一种基于载瘤动脉的血管重建以及动脉瘤内血流改变理念的新技术。设计理念起源于支架辅助栓塞,网孔密度更小,金属覆盖率高达 30% 以上。目的在支撑弹簧圈保护载瘤动脉的同时减少动脉瘤腔内血流,加速血栓形成,促进动脉瘤愈合。目前,临床上使用的血流导向装置有 Pipeline、Surpass、FRED、Silk、p64 和 Tubridge 等。多项针对 Pipeline 的临床试验显示了较高的有效性、安全性和经济性,治疗后 6 个月的动脉瘤完全闭塞率高达 81.8%~93.3%,致残和致死率较低,仅为 0~6.5%。其他型血流导向装置也显示出类似特性。

**5. 覆膜支架治疗术** 虽然传统的动脉瘤腔内栓塞治疗颅内动脉瘤方法在临床应用广泛,但有其自身的缺陷。专为颅内血管设计的 Willis 覆膜支架技术是在病变母体动脉封堵动脉瘤口,使动脉瘤与体循环隔绝,直至动脉瘤内自愈性血栓形成。其原理是利用股动脉穿刺,在患者血管内植入一种带生物 - 物理屏障的支架,可以隔绝、闭塞颅内动脉瘤,并保留载瘤动脉通畅,恢复病变区域正常的血流动力学,实现载瘤动脉的解剖重构,达到完全治愈动脉瘤的目的。

**6. WEB 治疗术** 对于颅内动脉分叉处宽颈囊状动脉瘤,常规球囊辅助和支架辅助栓塞治疗并发症较高,仍是临床治疗难点之一。针对动脉瘤腔内填塞的编织型血流转向装置已经成为一个可靠的选择,该栓塞系统是一种瘤腔内自膨式栓塞装置,是由镍钛合金编织而成。目前有单层、单层球形和双层三种形状,单层和单层球形装置近端和远端各有一个不透 X 线铂金标志点,双层装置近端、中间和远端各有一个不透 X 线铂金标志点,装置连接于输送导丝上,经微导管到位后通过电解脱释放植入。

**7. Onyx 治疗术** 液体栓塞剂栓塞治疗的原理是进入瘤腔的液体栓塞剂与瘤腔的血液迅速凝集成固状物体从而栓塞动脉瘤。目前应用较多的是 Onyx,多数情况下需要球囊封堵辅助以减少载瘤动脉的栓塞。Onyx 是一种新型非黏附性液体血管内栓塞材料,是由次乙烯醇异分子聚合物、二甲基亚砜和钽粉组成。液体栓塞剂可以顺应动脉瘤形态固化,减少残留死腔,达到完全闭塞。但是液体栓塞进入动脉瘤腔后易向远端漂移栓塞,而且其溶剂二甲基亚砜存在毒性,液体固化后仍可有纺锤效应促使动脉瘤复发,目前临床应用较少。

**（二）脑动静脉畸形（瘘）**

脑动静脉畸形（brain arteriovenous malformation, bAVM）是毛细血管网先天发育不良导致的异常连接、扩张迂曲的动脉和静脉团,血液从一根或多根动脉直接流向一根或多根静脉。介入治疗在 bAVM 治疗中占有重要的地位,介入栓塞目前主要采用 Onyx 和正丁基 -2- 氰基丙烯酸酯（N-butyl-2-cyanoacrylate, NBCA）实现,也可使用弹簧圈、乙醇（浓度 60%~80%）等。

硬膜动静脉瘘的介入治疗:硬脑膜动静脉瘘（dural arteriovenous fistulas, DAVF）发生于硬膜内,为脑膜动脉和硬膜窦或皮层静脉病理性吻合、分流所致,约占全部脑血管病变的 7%~15%,较为少见。经皮血管腔内栓塞治疗的目的是闭塞供血动脉和引流静脉之间的瘘口区域,与脑动静脉畸形不同,这一过程可以通过单纯完全栓塞引流静脉实现,且治愈率和安全性良好。而部分栓塞往往只能暂时缓解症状,远期可出现病灶复发。部分闭塞引流静脉甚至还会造成新发的皮层静脉反流,使病情加重。对于瘘口较大,无法一次性治愈的病变,可选择分期治疗,或采用不同的技术和入路治疗复杂的病变。手术过程在全麻下进行,减少患者运动,以在术中取得最佳的影像和操作结果。腔内栓塞选择的材料包括颗粒、弹簧圈和液体栓塞剂如乙醇、氰基丙烯酸正丁酯（NBCA）及 Onyx,也有报道对乙状窦或横窦的病变植入支架治疗,同时起到恢复静脉流出道的效果。栓塞途径可选择动脉或静脉途径。

## 二、缺血性疾病

脑卒中是全球仅次于心血管疾病、恶性肿瘤的第三位导致人类死亡的疾病,更是导致成人残疾的第一位疾病,我国为此每年所花费的医药费用高达上百亿元。随着人民生活水平的不断提高,其发病率还在逐年上升。目前,对此病死亡率的控制、残疾后的康复以及再次卒中的控制仍不尽人意。基于脑卒中的高发病率、高致残率、高死亡率及高复发率,脑血管病的防治已经成为亟待解决的重大课题,并越来越受到政府及国内外医学界,特别是神经科学界的重视。脑供血动脉的狭窄是缺血性脑卒中最主要的原因之一,随着影响学技术及介入材料和技术的革新,颅、颈动脉狭窄的治疗成为可能,近十年来颅、颈动脉狭窄的介入治疗有了突飞猛进的发展。

**（一）颈动脉狭窄血管内成形术**

颈动脉狭窄是缺血性脑血管病的主要病因之一,20%~30%的缺血性脑血管病的直接发病原因是颈动脉狭窄。颈动脉狭窄的主要病因有动脉粥样硬化、大动脉炎及肌纤维发育不良等;其他病因如外伤、动脉扭转、先天性动脉闭锁、肿瘤、放疗后纤维化等较少见。在欧洲的一些国家和美国,约90%的颈动脉狭窄是由动脉粥样硬化所致;在我国中青年患者中,大动脉炎也是比较常见的病因。已有多项随机试验证实颈动脉内膜剥脱术（carotid artery endarterectomy, CEA）能够有效降低颈动脉狭窄患者卒中风险。近年来随着介入治疗器械和技术的进步,颈动脉支架成形术（carotid artery stenting, CAS）正在成为可能替代CEA的一种微创、安全和有效的颈内动脉狭窄血流重建手段。

**1. 不同类型脑保护装置系统** 远端球囊闭塞装置是将球囊通过狭窄后充盈并阻断颈内动脉血流,使后续操作中产生的碎片都流入颈外动脉或积聚在球囊近端的血管中,支架植入血管成形后,用导管抽吸碎片并冲洗,然后回收球囊恢复血流,这是一种狭窄远端的球囊保护技术,提高了治疗的安全性,但远端球囊阻断保护技术存在需要阻断血流、不能保证所有的碎片被清除及球囊可能造成的血管损伤等缺点。

近端球囊保护系统不需要将任何装置穿越狭窄处即可提供保护,其工作原理是通过充盈位于颈总动脉和颈外动脉起始部的球囊,从而引起颈内动脉内的血液逆流,或完全阻断血流。操作结束后,颈内动脉中停滞的血液,包括可能的脱落栓子,从保护装置导管吸出。近端保护系统尤其适合于极高度狭窄（假性闭塞）病变,狭窄远端颈内动脉高度迂曲等病变。6%~10%的患者不能耐受完全阻断血流,对于不能耐受的部分患者可以采用全麻操作。

**2. 支架的种类** 支架是颈动脉血管成形术的最重要的材料。理想的颈动脉支架应该符合以下几个特性:①具有良好的不透X射线能力,便于操作时观察支架的位置;②高度柔顺性以便能够通过迂曲的病变;③较强径向支撑力以增加释放后的贴壁性,另外防止支架塌陷;④较小的外径,便于输送,并且具备良好的快速交换（RX）系统;⑤制作材料具备磁共振相容性,以便支架术后接受磁共振扫描;⑥网孔面积小,减少膨胀过程中小栓子的脱落,传统上闭环支架的面积小于5mm²,而开环支架的面积要更大。目前,在国内采用的颈动脉专用支架产品主要为自膨式支架。按照构造的设计分为开环式支架、闭环式支架和杂交式支架。

**3. 球囊的选择** 球囊扩张是CAS的关键环节,包括重度狭窄的预扩张和残余狭窄的后扩张。预扩张分为两种情况:一种是狭窄特别严重,保护装置通过困难,预扩后可使保护装置通过;另一种是保护装置虽能够通过但支架通过困难或预计支架释放后撤出输送装置困难者。对于极高度狭窄,预计保护装置通过困难者,选择2~2.5mm冠状动脉扩张球囊预扩张。

**（二）颅内动脉狭窄的介入治疗**

颅内动脉粥样硬化性狭窄（intracranial atherosclerotic stenosis, ICAS）是导致缺血性卒中重要原因之一,不同人种之间差异明显,亚裔人群中颅内动脉粥样硬化性卒中患者占30%~50%,北美人群中仅有8%~10%。目前,ICAS血管内治疗方式主要有球囊血管成形术（percutaneous transluminal balloon angioplasty, PTBA）、球囊扩张式支架置入术、自膨式支架置入术。采取何种血管内治疗方式应根据患者的具体病变及路径特点。

**1. 球囊的选择** 目前市场上专用于颅内狭窄扩张的球囊只有Gateway球囊（BSC）。但是,目前使用的大部分柔软的冠状动脉扩张球囊均适合于颅内动脉狭窄。

**2. 支架的选择** 颅内血管的特性不同于其他部位血管。首先,颅内动脉周围没有很好的支撑,动脉的周围是脑脊液。其次,颅内较大动脉上都有穿支血管,这些穿支血管往往都供应重要的脑功能区,某些穿支血管的直径小于250μm,这些穿支血管的撕裂或堵塞都可能造成严重的神经功能障碍,再者,球囊或支架等器械都要通过更为弯曲的血管才能到达狭窄部位,特别是要通过颈内动脉虹吸段的弯曲。另外,颅内动脉的直径较小,多数血管的直径在 2~4mm,支架植入后有较高的再狭窄率。由于颅内血管的特性,适合颅内动脉狭窄治疗的理想支架应该具有以下一些特点:①柔顺好,容易通过弯曲的血管特别是颈内动脉的虹吸段;②良好的 X 线下可视性;③无致栓性;④更佳的贴壁性,适合弯曲血管及远近端不同管径的血管;⑤合理的径向支撑力;⑥可预防再狭窄。目前,用于颅内动脉狭窄的专用支架只有球囊扩张支架 Appolo 支架(Microport)和自膨式支架 Winspan(BSC)支架。近年来,不少学者使用专用于动脉瘤辅助栓塞的自膨式支架,如 Neuroform、Enterprise 支架治疗狭窄病变,这些支架较 Appolo 支架和 Winspan 支架更容易到位,对血管壁损伤更小,但存在再狭窄率高的潜在风险。

(程英升 朱悦琦 鲁海涛)

## 第三节 主动脉介入技术

主动脉疾病是指发生于主动脉大血管的各类血管性疾病,主要包括急性主动脉综合征(acute aortic syndrome, AAS)、主动脉瘤、主动脉缩窄以及主动脉硬化、感染、破裂等,其中最常见的为急性主动脉综合征和各种类型胸/腹主动脉瘤(thoracic/abdominal aortic aneurysm T/AAA)。 近年来,随着我国生活水平的提高和社会人口老龄化的加剧,该类疾病发病率呈持续上升趋势,严重威胁着患者的生命安全。由于现代医学的快速发展,USG、CT 及 MRI 等各种影像学检查方法逐步得到普及应用,主动脉疾病的检出率也大大提高。目前针对该类疾病主要有三种治疗方案:内科药物、外科手术与腔内治疗,腔内治疗的出现,标志着主动脉疾病进入微创治疗的新时代。

腔内治疗是通过血管腔内微创技术,应用各类介入器械治疗血管性疾病,其中最为常用的就是各种类型的覆膜支架。Volodos 于 1987 年首次使用主动脉支架治疗一例创伤性胸主动脉瘤患者;在 1991 年 Parodi 率先将直筒覆膜支架用于修复腹主动脉瘤;1994 年,Dake 报道通过置入覆膜支架治疗多例降主动脉疾病患者获得成功;目前使用覆膜支架的各种腔内修复术被全世界各大医疗中心的介入医师接受并推广,用以治疗多种主动脉疾病。腔内治疗虽在术后远期疗效及并发症等方面存在一些不足,但较之传统外科手术仍表现出巨大优势。少数血管解剖或病变较复杂的主动脉疾病患者,常规的覆膜支架腔内修复术无法满足其临床治疗的需求。鉴于此,一些新型的覆膜支架系统与腔内介入技术在各方的不懈努力下不断涌现,更多的患者亦因此得以治疗获益,但其临床远期疗效及适用范围仍有待长期观察和持续验证。

1999 年 Browne 首次报道将开窗覆膜支架用于犬的动物模型,随后越来越多的医师在主动脉疾病的临床治疗中开始使用。其常用于锚定区不足或病变累及重要分支的患者,开窗口用以确保在隔绝病变血管的同时保持目标重要分支血流通畅(图 1-4-16A)。覆膜支架释放过程中要将开窗口精确对准目标分支的开口,如有需要部分患

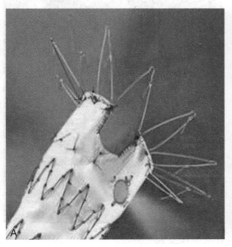
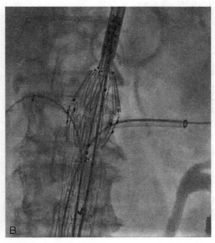

**图 1-4-16 开窗覆膜支架**
A. 开窗覆膜支架实物图;B. 术中通过开窗口植入分支血管支架

者还可通过开窗口在分支血管内另外放置支架（图1-4-16B）。目前全世界的多个医疗中心均已发布研究结果，证实开窗覆膜支架安全有效，但对于其存在的缺陷我们仍要有清楚的认识，例如术后内漏发生率较高（常发生于开窗口部位），受限于血管解剖条件只适用于少许患者，并且手术操作技术难度较大。由于目前开窗覆膜支架尚未完全实现产品化，需根据患者的个体解剖情况专门定制生产，因此很难用于危急重症患者。如未来3D打印技术能应用于此，可能会为更多患者提供合适的覆膜支架。

**1. 分支覆膜支架** 针对开窗覆膜支架容易发生内漏的缺陷，有厂家进一步设计研发了分支覆膜支架。相较于开窗覆膜支架而言，其为主体与分支多模块组成的一体式支架（图1-4-17A）。释放过程中需要先将覆膜支架主体与分支分别同时置于病变部位与目标分支血管内，才能将覆膜支架逐步完全释放开（图1-4-17B）。因其一体式的结构设计，术后内漏的发生概率明显降低，且支架的稳定性大大提高。分支覆膜支架同样需根据患者的个体解剖情况专门定制，但因其结构的复杂性使得支架释放步骤烦琐，手术操作难度加大，所需的学习时间也更长。初学者术中常因经验不足遭遇较多问题，如处理不慎将造成支架无法完全释放而导致严重后果。

**2. 开窗技术** 根据开窗覆膜支架的原理，有的医疗中心经验丰富的手术医师会根据术前与术中影像学检查资料所获取的患者血管解剖结构，术中在现有的常规覆膜支架上自行开窗并将其用于治疗主动脉疾病（图1-4-18），开窗的具体方法不同的医师会有不同的选择。开窗技术对于手术医师要求极高，其不仅需要详细了解患者的血管解剖结构，还需熟知各种覆膜支架的产品性能，才能确保手术的成功率。

**3. 烟囱技术** 为避免覆膜支架释放后封闭重要分支的开口，可在覆膜支架与血管壁之间至目标分支并行放置支架，就如同在覆膜支架隔绝病变血管后从旁建立一根"烟囱"通道，以维持目标重要分支的血流（图1-4-19）。该项技术最初由Greenberg在2003年应用于腹主动脉瘤的腔内治疗中，2008年Ohrlander明确提出定义并将之命名。与开窗技术类似，该技术无需专门为患者定制支架，可利用现有的常规覆膜支架与外周血管支架完成手术治疗，且手术操作难度较开窗技术明显降低，因此适用患者人群范围得以大大增加。国内外多项临床研究的结果均肯定了该项技术在主动脉病变治疗中的应用，但我们仍需警惕发生内漏及支架移位的风险。至于目标分支所选用的外周血管支架是金属裸支架还是覆膜支架，目前尚存有较多争议。

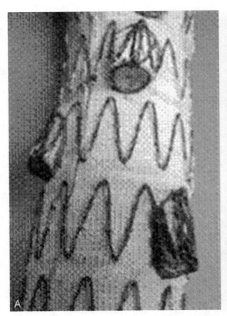
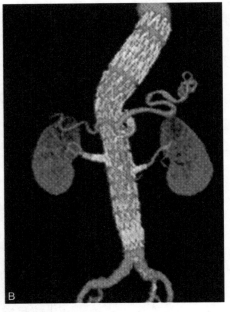

**图1-4-17 分支覆膜支架**

A. 分支覆膜支架实物图；B. 分支覆膜支架植入术后CTA图像

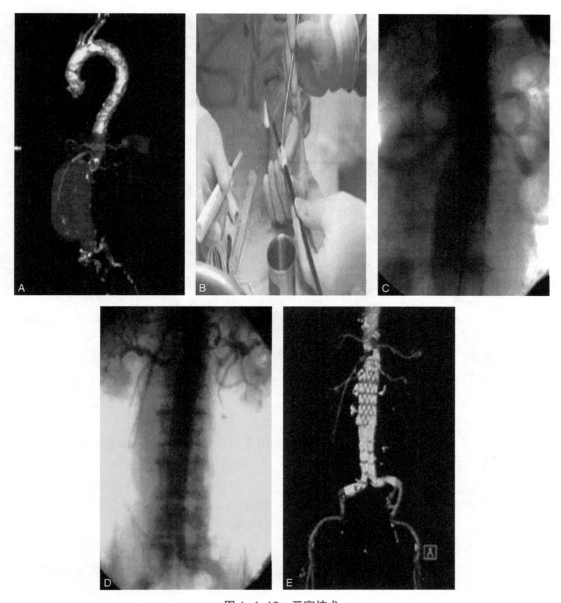

图 1-4-18　开窗技术

A. 术前 CTA 检查显示巨大腹主动脉瘤累及双侧肾动脉；B、C. 术中取出覆膜支架自行开窗并植入覆膜
支架；D、E. 术后 DSA 造影及两周后 CTA 检查显示腹主动脉瘤完全隔绝，双侧肾动脉血流正常

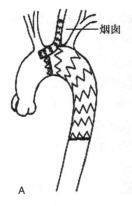
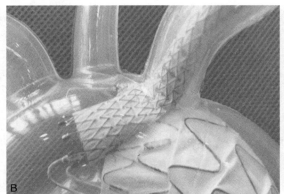
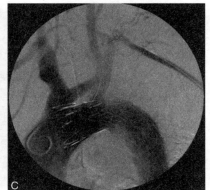

图 1-4-19　烟囱技术

A. 烟囱技术示意图；B. 烟囱技术实物图；C. 烟囱技术 DSA 造影图

**4. 杂交手术** 将腔内治疗与传统外科手术相结合,可扩大主动脉疾病的适用治疗范围,不仅可使得部分患者免于传统外科手术,还为一些有腔内治疗禁忌证又无法行外科手术的患者赢得了手术机会(图1-4-20)。虽其无法单用腔内技术完成微创治疗,但此类手术仅需较小的外科手术就可为腔内治疗创造实施条件,在主动脉疾病的临床中取得了令人瞩目的疗效。不过杂交手术需要多个相关科室的通力合作以及多名手术医师的密切配合,国内外仅有少数医疗中心有条件实施开展。

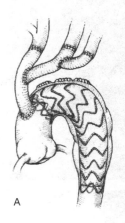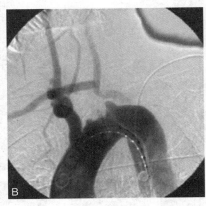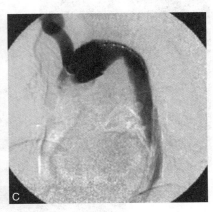

**图1-4-20 杂交手术**

A. 杂交手术示意图(左颈总动脉、左锁骨下动脉转流术 + 主动脉夹层腔内修复术);B、C. DSA造影图像显示左颈总动脉、左锁骨下动脉转流至头臂干动脉,主动脉夹层破口已完全封闭

(郑传胜 袁 锋)

## 第四节 肿瘤介入技术

依据是否对肿瘤的治疗起到直接的作用,即功能的不同,肿瘤介入技术可以分为:辅助治疗技术和主要治疗技术;依据是否是在血管内进行的治疗,可以分为血管内技术和非血管技术;本文重点对常用技术及进展进行介绍。

### 一、经动脉灌注术

经动脉灌注术(transcatheter arterial infusion,TAI)是通过导管插管至肿瘤的供养动脉,将化疗药物直接灌注入肿瘤内,对肿瘤进行治疗的介入技术。TAI治疗的优点包括:①TAI能提高抗癌药物首过效应;②TAI能增加游离状态药物浓度;③TAI能增加药物在肿瘤局部的药物量。

局部动脉灌注化疗有两种方法:

(1)一次性灌注化疗选择性动脉插管后,将2~3种抗癌药物联合经导管匀速缓慢注射。

(2)持续性灌注化疗选择性插管后,留置并固定导管于某靶血管内,经导管持续性将预定的2~3种化疗药物连续3~7天以微量注射泵持续注射于靶部位。对时间依赖性的细胞周期类抗癌药物,保留导管的持续性灌注,疗效更好。

目前临床上TAI所使用的药物多来自静脉用药,TAI是否一定较静脉给药有效尚缺少前瞻性高级别的证据,多是一些回顾性研究。同时,缺少专业研发的TAI用药,结合TAI可以考虑研发一些在药物进入体内能迅速大量透过血管壁进入组织细胞中并发挥作用的药物。

### 二、经动脉栓塞和经导管动脉栓塞化疗

经动脉栓塞(transcatheter arterial embolization,TAE)是通过将导管插管至肿瘤的供养动脉,应用栓塞剂将肿瘤的供养动脉阻断,使肿瘤发生缺血缺氧而坏死,对肿瘤起到治疗作用。将化疗药物先经导管灌注化疗,再栓塞肿瘤的供养动脉称之为经导管动脉栓塞化疗(transcatheter arterial chemoembolization,TACE)。既往TACE主要应用于肝脏,但随着载药微球在肺、贲门和宫颈癌等中的应用,TACE这一技术,也适用于这些器官。TAE或TACE的关键在于既要有效栓塞肿瘤的全部供养动脉,又要避免非肿瘤供养血管的栓塞,特别是要避免非靶器官的栓塞。

栓塞剂的合理选择对治疗的疗效至关重要。常用的栓塞剂有液体栓塞剂和固体栓塞剂。对这些栓塞剂的特点以及如何组合形成深刻的理解与认识,才能够让疗效更确切。

**1. 液体栓塞剂**

(1)碘化油:目前仍是肝癌治疗的主要栓塞剂,主要有超液态碘化油,具有黏度低、流动性更好等优点,更加适合应用于肝肿瘤栓塞治疗。碘化油能选择性沉积在肿瘤内,既能对肿瘤起到控制的作用,也能起到对肿瘤的标记作用。

(2)无水乙醇:更准确的说,它是一种硬化剂,乙醇注入血管后,引起血管内皮细胞变性坏死,内皮剥脱,激活血凝系统,血栓形成。

(3)组织胶:主要有 N– 丁基 – 氰丙烯酸酯、Onyx 和 Glubran2 胶等,临床上直接用于肿瘤的栓塞较少,但可能是肿瘤栓塞材料研究的有力方向。其常用于神经系统动脉瘤、动静脉畸形、肿瘤小动脉微小动脉破裂或淋巴(乳糜)瘘的栓塞等。

**2. 固体栓塞剂**

(1)聚乙烯醇微粒:聚乙烯醇微粒具有良好生物相容性,对机体无活性,无毒性作用,属于永久性的栓塞剂。

(2)海藻酸钠微球:该产品是从天然植物褐藻中提取的多糖钠盐,分子量大,水合力强,溶于水形成黏稠胶体。该微球具有良好的生物相容性,无毒,无抗原性,栓塞后不引起化学或免疫作用。

(3)栓塞微粒球:其形态与直径均匀一致,能够提供永久的有效栓塞。其微球独特的非吸收性、回弹特性和细胞黏附性可以使临床栓塞效果具有可预见性和一致性。

(4)明胶海绵颗粒:现在市场上已经有国产的不同大小的成品颗粒,利用现代科技方法生产,其直径大小较为一致。

(5)载药微球:是利用淀粉、壳聚糖、聚乳酸、明胶等高分子聚合物材料制作为海绵体或框架网格结构的载体,能将固体或液体药物包裹固化而形成的微小球状实体。其固体骨架携带一定的电荷,直径大小不一,属于基质型骨架微粒。

(6)$^{90}$Y 放射性微球:$^{90}$Y 微球由放射性 $^{90}$Y 和微球载体两部分组成,$^{90}$Y 属于高能量放射性核素,其能量高,并且在体内射程短,在有效杀伤肿瘤细胞的同时避免了对周围正常组织的损伤,不需要对患者进行放射隔离,特别适用于增殖较快的肿瘤。

目前尚缺少前瞻性高级别证据证明,哪一种颗粒性栓塞剂较另一种颗粒性栓塞剂在什么情况下效果更好。载药微球较碘化油在近期疾病的控制上有显著优势,但在生存期上没有显著差异。颗粒性栓塞剂的选择主要考虑的是粒径,在肝脏行 TACE 以碘化油为主时,应用明胶海绵或普通栓塞微球作为辅助栓塞材料,粒径稍大,如 500~700μm,效果较好。当单纯应用颗粒性栓塞剂时,一般认为小粒径较大粒径效果好,小粒径走得更远,血管栓塞的更牢靠。但小粒径的栓塞剂,更容易发生脓肿或胆管坏死等。是 100~300μm 更好,还是 300~500μm 更好,仍有争议;载药微球是否较非载药微球好,也有争议。让载药微球载上更有价值的药物是一个较好的研究方向。

## 三、肿瘤消融术

肿瘤消融术涉及多种类型,其特点是在影像引导下将消融针穿刺到靶部位,分别通过物理的、化学的或光学的等方式,使肿瘤发生坏死,达到治疗肿瘤的目的。随着消融技术的发展,特别是热消融技术的发展,使介入治疗由姑息治疗走向根治性治疗,由晚期治疗走向早期治疗,逐步影响了肿瘤治疗的格局。随着更多前瞻性临床研究的开展,将有更多指南将消融治疗作为根治性一线治疗。

(1)射频消融术:物理学上电流在 200~1 200kHz 范围发生高频振荡,高频振荡的消融电极插入体内可引起周围组织中的离子产生相同的高频振荡,振荡摩擦产热,至一定温度使组织发生凝固坏死。

(2)微波消融术:微波是一种频率在 300MHz~30GHz 的电磁波。波长短,能量集中,微波天线周围的水分子和其他带电离子在高频磁场作用下振动,摩擦产热,并向周围传导,在很短时间内即可达到 65~107℃ 的局部高温,使组织变性坏死。

(3)氩氦刀冷冻消融术:利用特殊的穿刺针与氩气连接可产生 –140℃ 的超低温,形成治疗性的冰球,促使冰球内的细胞快速变性坏死,而对冰球以外的组织影响极小,治疗过程中几乎没有疼痛,并可刺激机体产生免疫反应,提高免疫力。

(4)激光消融术:属于局部热消融技术。医学领域的激光技术包括汽化(不出血切除)、组织间激光治疗、组织焊接和光动力学治疗等。组织间激光治疗借助穿刺针或内腔镜将激光探头刺入组织中,激光传输到探头后由纵向传导变为径向散射,使周围组织升温、变性、凝固乃至坏死。主要用于体表或腔道肿瘤治疗。

(5)纳米刀消融术:纳米刀技术于2012年经美国FDA批准进入临床肿瘤治疗领域,我国于2015年开始将该技术应用于临床。该技术利用陡脉冲高压电场(100kV/cm级)对肿瘤进行电消融。其原理是陡脉冲电场作用在细胞周围时,细胞膜表面形成纳米级别的缺损或孔洞使细胞膜通透性增加,该现象称为"电穿孔";当陡脉冲电场增强时细胞膜通透性会发生持续增加,最终导致细胞裂解,该现象称为"不可逆电穿孔"。该技术的最大特点是高压电场破坏细胞的同时并不产生热量,并且对缺乏细胞成分的脉管组织基本无损伤,故近年来其作为一种新兴的肿瘤治疗手段被广泛研究。

肿瘤的消融治疗是肿瘤治疗的一个热点,微创、疗效确切,对肿瘤的治疗可以达到根治;同时研究发现,消融治疗可以明显提高自身肿瘤免疫,以后的研究热点也将是消融治疗与免疫治疗的联合治疗。

### 四、$^{125}$I放射性粒子植入术

影像学导向下将带有放射源的金属小体——$^{125}$I粒子,以局部穿刺方法通过穿刺针均匀地植入肿瘤内,在肿瘤内发挥持续的局部放射治疗作用,达到彻底杀灭肿瘤之目的。放射性$^{125}$I粒子由长4.5mm、外径0.8mm的钛合金外壳,和浸有放射性同位素$^{125}$I的银丝内芯组成。放射能量27~35keV,放射活度0.6~0.9mCi,半衰期59.6d,放射距离17mm。$^{125}$I粒子对全身各部位肿瘤均敏感,即便是放疗后的病灶仍有一定敏感性。

### 五、非血管生理腔道成形术

#### (一)球囊扩张成形术

该技术主要用于非血管生理性腔道。经体表生理开口(如食管、气管等)或经皮穿刺向生理腔道(如胆管、输尿管等)引入球囊导管,以一定压力向球囊内充盈对比剂,借助球囊的外膨胀力扩张狭窄的腔道。具体方法主要有:

(1)单纯球囊扩张成形术:主要应用于良性病变,如食管胃吻合口、食管空肠和胃空肠吻合口的瘢痕狭窄等。

(2)球囊扩张成形加内涵管支撑术:主要应用于细小腔道如胆管、输尿管、尿道等良性或瘢痕性狭窄扩张成形术后,为达到长期疗效,还需要置入内涵管或引流管支撑一段时间(一般3个月左右),以维持纤维结缔组织充分改建塑形,瘢痕塑形后的管腔不容易再狭窄。

(3)球囊扩张成形加内支架置入术:良性或瘢痕性狭窄,原则上不适合置入内支架,或至少不能置入永久性内支架。食管与气管瘢痕性狭窄扩张无效,需要置入内支架时,置入全覆膜可回收内支架,内支架置入1~3个月后再行取出。胆管和十二指肠瘢痕性狭窄,因胆汁具有抑制内皮细胞增生的作用,这些区域置入内支架一般不会发生内皮细胞过度增生而致的内支架内管腔再狭窄,所以胆管和十二指肠瘢痕性狭窄,也可以置入内支架。

#### (二)经腔内支架植入术

经腔内支架植入术是经体壁生理开口(如经口腔至食管)或经皮穿刺向生理腔道(如经皮穿刺至胆管)引入内支架递送装置,将具有外膨胀力的内支架释放于病变生理腔道内,依靠内支架的外膨胀力解除腔道狭窄,或依靠支架外膨胀力和支架覆膜封堵管壁瘘口重建管腔管壁完整性等。该技术主要用于非血管生理性腔道。

### 六、穿刺活检术

影像导向下穿刺活检术,是在影像设备监测下,利用特殊的活检穿刺针经皮直接穿刺靶器官内病变,抽吸碎裂的病变组织以获取细胞,或切割病变组织获得组织块进行病理学检查,从细胞学、组织学、免疫组化乃至基因水平诊断疾病。

(黎海亮 陈呈世)

## 第五节 综合介入技术

综合介入是介入放射学的重要分支,主要是

指除心血管介入、神经介入、外周血管介入、肿瘤介入以外的其他介入诊疗技术的总称。本节将重点介绍以下几种综合介入领域的前沿技术。

## 一、前列腺动脉栓塞术

良性前列腺增生（benign prostatic hyperplasia, BPH）是中老年男性的常见疾病，50 岁以上男性发生 BPH 的比例随年龄增加而上升。其特征是前列腺内平滑肌增生，临床症状主要为膀胱出口处梗阻、进行性排尿困难等下尿路综合征。治疗方式主要有药物治疗、前列腺摘除术、经尿道前列腺切除术。外科术后的并发症主要有尿失禁、膀胱颈挛缩、尿道狭窄、逆行射精和性功能障碍等。前列腺动脉栓塞术（prostatic arterial embolization, PAE）是一种微创手段，通过对前列腺供血动脉注射栓塞剂阻断前列腺血供，从而使前列腺组织部分缺血坏死，最终导致膀胱以下梗阻解除和症状缓解。2000 年，DeMeritt 等首次提出 PAE 可用于治疗 BPH，后来研究人员又通过猪、犬等 BHP 实验动物模型相继证实 PAE 能促使前列腺萎缩、无严重并发症，而且不影响动物的性行为；病理组织学检查显示，PAE 治疗后，前列腺动脉闭塞，周围正常腺体的组织结构消失，残存腺体组织萎缩，认为 PAE 治疗 BPH 安全有效。来自欧洲、美国、南美以及我国的多家医院临床研究结果通过国际前列腺症状评分（international prostate symptom score, IPSS）、生活质量评分（quality of life, QOL）、国际勃起功能评分（international index of erectile function, IIEF）、最大尿流量（Qmax）、残余尿量（residual urine volume, RUV）、前列腺体积（prostate volume, PV）以及不良事件等指标相继证实 PAE 的有效性和安全性，PAE 相关的主要不良事件有急性尿潴留、栓塞后综合征、误栓导致非靶器官缺血与治疗失败等。PAE 已成为治疗症状性 BPH 的方法之一，被视为近年泌尿外科和介入放射学的重要进展，已被列入治疗 BPH 的指南。PAE 的适应证为：年龄大于 40 岁的男性患者，前列腺体积大于 30cm³，诊断为 BPH 并合并 LUTS，药物治疗 6 个月效果不明显，IPSS>18 分，QOL>3 分，或有急性尿路梗阻症状，药物治疗无效者。PAE 的关键技术是术中辨别前列腺动脉，避免误栓其他正常血管而产生并发症。不同患者前列腺动脉的起源、走行、分布及与周围血管的吻合变异较大。供应前列腺的动脉分为前外侧支和后外侧支，前者是供应前列腺中央部分和 BPH 结节的血管，多为优势供血血管，是理想的栓塞动脉。而后外侧支主要供应前列腺周边部分，向后与直肠 - 精囊腺动脉交通。目前临床上使用的栓塞剂主要分为两类：一类是 PVA 颗粒、明胶海绵、微球等，另一类是中药制剂包括有鸦胆子油、莪术油、白芨粉等，目前尚无足够证据表明哪一种栓塞剂是最佳的。临床中使用的栓塞剂颗粒大小也各有不同，从直径 100μm 至 500μm 不等，究竟选用多大的栓塞颗粒仍然需要进一步的临床研究。临床治疗中发现即使 PAE 在技术上取得了成功，但仍有四分之一的患者无法获得 IPSS 评分、Qmax 等指标的改善，因此，如何筛选出最有可能从 PAE 治疗中获益的患者极为重要。此外，PAE 需在 DSA 透视下进行，且施术部位距男性性腺非常近，对精子的活性与变异尚无安全性方面的研究。总之，随着对 PAE 相关基础和临床研究的进一步完善，尤其是对前列腺动脉解剖学、最佳栓塞剂和栓塞颗粒直径、临床标准操作技能、长期疗效及安全性随访等方面的深入研究，PAE 有望作为一种高效、安全、微创的技术在治疗 BPH 中发挥更大的作用。

## 二、血透通路并发症的介入治疗

血液透析（hemodialysis, HD）是终末期肾衰竭患者的重要治疗方法，是维持血液透析患者的生命线，目前主要的通路构建方式包括中心静脉置管、自体动静脉内瘘和人工血管动静脉内瘘。血透通路并发狭窄、血栓、假性动脉瘤形成时会造成患者无法完成有效血透。腔内介入治疗因其微创、安全、可重复操作、并发症少的特点，能够保护血管的连续性和完整性，最大限度保存患者有限的血管资源，因此成为治疗血透通路并发症的重要方法。

**（一）血透通路狭窄**

**1. 中心静脉狭窄的介入治疗** 中心静脉狭窄（central vein stenosis, CVS）是血液透析患者较常见的并发症，病变多位于头臂干和锁骨下静脉，平滑肌细胞的增生是 CVS 的主要原因，经皮腔内血管成形术（percutaneous transluminal angioplasty, PTA）

或 PTA 联合支架植入术（percutaneous transluminal stenting, PTS）是治疗 CVS 的首选方法。1984 年，Glanz 等首次报道了应用 PTA 治疗透析通路病变，随后的其他临床研究也相继报道了良好的技术及临床成功率，但 PTA 治疗后 6~12 个月的通畅率并不高，往往需要反复多次进行 PTA 治疗，该治疗方法只能部分增加狭窄部位的血流量，减轻相关症状。PTA 后血管内膜增生会更加明显，因此，无症状的 CVS 不建议进行 PTA 治疗。PTA 治疗后存在明显狭窄的病变或 3 个月内再发狭窄的病变（管腔直径≤30%），应进行 PTS 治疗。自膨式支架在临床中使用较多，主要是由于自膨式支架具有易压缩性，当压力释放后，很容易会再次扩张并恢复为原始形态。但在静脉中放置支架也有许多局限性，如移位、断裂、支架内新生内膜增生等。虽然存在这些缺点，PTS 仍然是 CVS 不可或缺的治疗方法。近年来随着覆膜支架的诞生，PTS 的治疗有了更多的选择，由于覆膜支架能够提供相对稳定及不易变化的血管腔体来降低再狭窄的发生，对提高近期及远期的血管通畅率将发挥重要作用。

**2. 静脉流出道狭窄的介入治疗** 静脉流出道的范围是从动静脉内瘘到锁骨下静脉起始部，内膜增生致局部血栓形成是造成流出道狭窄的主要原因。PTA 是治疗静脉流出道狭窄的常规治疗手段，能够即刻开通狭窄病变，并保留可利用血管的长度。临床研究显示 PTA 治疗技术成功率极高，但 PTA 治疗后数月，在原 PTA 位置会出现血管回缩及新生内膜增生，常会导致狭窄重复发生。再狭窄后多次 PTA 治疗可以取得较好的血管开放率，但其远期疗效仍不理想，研究者开始尝试使用各种新型球囊（如高压球囊、切割球囊、药物洗脱球囊）来治疗顽固性或周期性静脉流出道狭窄，初步结果显示新型球囊在保持血管中远期通畅率方面效果更好。对于各种 PTA 后静脉流出道狭窄管腔直径仍≤30% 时，可以放置支架。早期治疗静脉流出道的支架是 Gianturco 自膨式 Z 型支架，各种支架治疗静脉流出道狭窄的文献结论不一，有的研究结果显示 PTS 后血管通畅率均没有明显提高，因此金属裸支架的使用仍存在争议。由于覆膜支架能降低中层内膜增生对支架的影响，较多的临床研究也显示与传统支架对比，覆膜支架能够显著地提高吻合口及静脉流出道狭窄的 6 个月的初始通畅率，同时降低了再介入治疗的次数并提高了局部血管通畅率。随着材料学的进步，将来使用新式覆膜支架有望为血管通路带来更长久的中长期通畅率。

**（二）血透通路急性血栓形成**

血透通路急性血栓形成的原因主要与低血压、高凝状态、过度压迫和潜在血管狭窄、血流在内瘘处产生剪切力、反复穿刺导致炎性反应及内膜损伤有关。针对血透通路急性血栓形成，在 DSA 下可经头皮针 / 普通导管 / 溶栓导管注射药物直接溶栓，也可以采用脉冲喷射药物机械溶栓。随着介入技术的进步，机械性血栓清除装置（如 AngioJet、Arrow-Trerotola、Straub）也逐渐应用于临床，具有即刻恢复内瘘血流、减少溶栓药剂量及溶栓相关并发症的优势，似乎是一有前景的治疗方案，一些研究显示机械性血栓清除装置治疗内瘘血栓的临床成功率极高，但比较药物溶栓及机械性血栓清除术的文献报道有限，需要更多随机对照研究进一步阐明机械性血栓清除术的优缺点。国外学者报道大部分透析通路血栓形成时存在静脉流出道的狭窄，单纯清除血栓而不对狭窄进行处理，不仅难以维持正常血透所需的血流量，而且大部分患者会很快地再次发生血栓形成，这就需要在清除血栓的同时，也要对狭窄病变进行治疗。

**（三）假性动脉瘤**

假性动脉瘤是血管或 AVG 的异常膨大，其发生的原因包括反复定点穿刺、过早的使用内瘘及内瘘近心端的狭窄。根据美国肾脏基金会透析预后及生存质量指导原则推荐，当穿刺部位有限、假性动脉瘤压迫到上层覆盖皮肤时、感染、假性动脉瘤迅速增大及超过人工血管直径 2 倍时，假性动脉瘤应该通过嵌入移植物或外科手术修复。如果是由于下游狭窄所致静脉的瘤样扩张，应该解除下游狭窄，不宜放置支架。当处理人工血管中形成的假性动脉瘤时，使用覆膜支架可以消除假性动脉瘤，这相当于一次原位移植物材料的置换，但对于通畅率的报道却是多样化且文献有限。使用覆膜支架治疗通路中假性动脉瘤发生感染的风险也不容忽视，主要是由于封闭的囊腔为细菌繁殖提供了有利条件。到目前为止外科移植手术仍旧是 AVG 假性动脉瘤的一线治疗方法。但放置覆膜支架也有其优势,它不但可以封闭假性动脉瘤,也可以为血管通路的紧急修复提供选择。在支架植入后,预防性使用抗生素及严格遵守无菌透析技术可以降低支架相关感染的发病率。

**(四)淋巴管漏**

创伤性淋巴管漏是一种少见但很可能危及生命的并发症。术后淋巴管漏是创伤性淋巴管漏的主要原因,并且可能出现在淋巴系统内的任何位置,创伤性淋巴管漏最常见的是乳糜胸,由胸导管或其分支损伤引起,可以导致营养物质丢失、代谢紊乱、免疫功能下降,其死亡率高达 25%~50%。内科保守治疗效果有限,而外科手术很难发现细小渗漏的淋巴管,成功率低、风险高,因此淋巴管漏的治疗较为棘手,经皮胸导管栓塞术(percutaneous thoracic duct embolization,PTDE)是近些年来发展起来的一种淋巴管介入治疗技术,但该技术目前应用病例不多,国内尚无相关报道。PTDE 的标准程序包括淋巴管造影和经腹部进入胸导管,然后进行栓塞,胸导管的解剖结构和渗漏点应在 PTDE 之前通过结内淋巴管造影

术显示从主动脉区域到胸导管的淋巴管成像来确定。使用 Chiba 针经腹直接穿刺胸导管/乳糜池是进入淋巴管首选途径,当淋巴管存在解剖学异常时,还可经皮经贵要静脉或头静脉逆行进入胸导管,将微导丝插入胸导管中,并沿导丝送入微导管,进行淋巴管造影,明确漏口位置,然后可以选用弹簧圈和/或 NBCA 胶栓塞漏口。如果插管困难,也可以通过穿刺针直接注射 NBCA 胶进行栓塞。当胸导管由于迂曲或其他原因不能插入导管时,也可通过细针中断技术进行治疗,即用细针反复原位穿刺切断淋巴管。在一些腹部淋巴漏的病例中,引流管无法准确放置在漏口部位,因为渗出的淋巴液会扩散到腹膜腔,此时可以在结节淋巴管造影术后通过穿刺针在 CT 引导下进行硬化治疗。胸导管栓塞和破坏后 14% 的患者会伴发长期并发症,如腹部和腿部肿胀、淋巴水肿、乳糜腹水和蛋白质丢失性肠病。除了栓塞或破坏胸导管,也可以考虑胸导管覆膜支架重建,以治疗乳糜胸,同时保留淋巴引流的正常生理途径。

(李晓光)

# 参 考 文 献

[1] Yue-qi Z, Kai Y, Laura E, et al. Silicone-covered biodegradable magnesium-stent insertion in the esophagus: a comparison with plastic stents, Therapeutic Advances in Gastroenterology, 2017, 10(1): 11-19.

[2] Yong Wang, Jin-He Guo, Guang-Yu Zhu, et al. A Novel Self-Expandable, Radioactive Airway Stent Loaded with 125I Seeds: A Feasibility and Safety Study in Healthy Beagle Dog. CardioVascular and Interventional Radiology, 2017, 40(7): 1086-1093.

[3] Tae Wook K, Min Woo L, Kyoung Doo S, et al. Ultrasound-Guided Radiofrequency Ablation Using a New Electrode with an Electromagnetic Position Sensor for Hepatic Tumors Difficult to Place an Electrode: A Preliminary Clinical Study. CardioVascular and Interventional Radiology, 2017, 40(12): 1891-1898.

[4] Yoshitaka I, Yasuaki A, Miyuki S, et al. Experiments for the Development of a Steerable Microcatheter. CardioVascular and Interventional Radiology, 2017, 40(12): 1921-1926.

[5] Maximilian F SH, Jochen P, Markus Z, et al. Development and Evaluation of a Novel Curved Biopsy Device for CT-Guided Biopsy of Lesions Unreachable Using Standard Straight Needle Trajectories. CardioVascular and Interventional Radiology, 2017, 40(6): 924-929.

[6] Christoph K, Christopher B, Thomas L, et al. The Dual Layer Casper Micromesh Stent: Taking Advantage of Flow-Diverting Capabilities for the Treatment of Extracranial Aneurysms and Pseudoaneurysms. CardioVascular and Interventional Radiology, 2016, (39): 472-476.

[7] Rim G, Julian M, Hong K, et al. Catheter-Directed Fenestration for Branch Vessel Reconnection in Aortic Dissection Using a Novel Diamond-Tipped Chronic Total Occlusion Drilling Device: A Technical Report. CardioVascular and Interventional Radiology, 2019, 42(4): 608-614.

[8] Suko A, Sung GK, Ismoyo S, et al. Two Wire System and Modified Olive Tip to Facilitate Implantation of Fenestrated TEVAR in Patient with Proximal Descending Aortic Pathology: First Two Cases. Cardiovascular and

intervention radiology, 2019, 42 ( 5 ): 763-769.

[ 9 ] Volodos NL, Karpovich IP, Shekhanin VE, et al. A case of distant transfemoral endoprosthesis of the thoracic artery using a self-fixing synthetic prosthesis in traumatic aneurysm. Grudn Khir, 1988,( 6 ): 84-86.

[ 10 ] Parodi JC, Palmaz JC, Barone HD. Transfemoral intraluminal graft implantation for abdominal aortic aneurysms. Ann Vasc Surg, 1991, 491-499.

[ 11 ] Dake MD, Miller DC, Semba CP, et al. Transluminal placement of endovascular stent-grafts for the treatment of descending thoracic aortic aneurysms. N Engl J Med, 1994, 331 ( 26 ): 1729-1734.

[ 12 ] Brewster DC, Jones JE, Chung TK, et al. Long-term outcomes after endovascular abdominal arotic aneurysm repair: the first decade. Ann Surg, 2006, 244 ( 3 ): 426-438.

[ 13 ] Blum U, Voshage G, Lammer J, et al. Endoluminal stent-grafts for infrarenal abdominal aortic aneurysms. N Engl J Med, 1997, 336 ( 1 ): 13-20.

[ 14 ] Laheij RJ, van Marrewijk CJ. Endovascular stenting of abdominal aortic aneurysm in patients unfit for elective open surgery. Eurostar group. EUROpean collaborators registry on Stent-graft Techniques for abdominal aortic Aneurysm Repair. Lancet, 2000, 356 ( 9232 ): 832.

[ 15 ] Prinssen M, Verhoeven EL, Buth J, et al. A randomized trial comparing conventional and endovascular repair of abdominal aortic aneurysms. N Engl J Med, 2004, 351 ( 16 ): 1607-1618.

[ 16 ] Blankensteijn JD, de Jong SE, Prinssen M, et al. Two-year outcomes after conventional or endovascular of abdominal aortic aneurysms. N Engl J Med, 2005, 352 ( 23 ): 2398-2405.

[ 17 ] EVAR trial participants. Endovascular aneurysm repair versus open repair in patient with abdominal aortic aneurysm ( EVAR trial 1 ): randomised controlled trial. Lancet, 2005, 365 ( 9478 ): 2179-2186.

[ 18 ] United Kingdom EVAR Trial Investigators, Greenhalgh RM, Brown LC, et al. Endovascular versus open repair of abdominal aortic aneurysm. N Engl J Med, 2010, 362 ( 20 ): 1863-1871.

[ 19 ] Browne TF, Hartley D, Purchas S, et al. A fenestrated covered suprarenal aortic stent. Eur J Vasc Endovasc Surg, 1999, 18 ( 5 ): 445-449.

[ 20 ] Anderson JL, Berce M, Hartley DE. Endoluminal aortic grafting with renal and superior mesenteric artery incorporation by graft fenestration. J Endovasc Ther, 2001, 8 ( 1 ): 3-15.

[ 21 ] Greenberg RK, Haulon S, Lyden SP, et al. Endovascular management of juxtarenal aneurysms with fenestrated

endovascular grafting. J Vasc Surg, 2004, 39 ( 2 ): 279-287.

[ 22 ] British Society for Endovascular Therapy and the Global Collaborators on Advanced Stent-Graft Techniques for Aneurysm Repair ( GLOBALSTAR ) Registry. Early results of fenestrated endovascular repair of juxtarenal aortic aneurysms in the United Kingdom. Circulation, 2012, 125 ( 22 ): 2707-2715.

[ 23 ] Donas KP, Eisenack M, Panuccio G, et al. The role of open and endovascular treatment with fenestrated and chimney endografts for patients with juxtarenal aortic aneurysms. J Vasc Surg, 2012, 56: 285-290.

[ 24 ] Ricco JB. Fenestrated stent grafting for aortic aneurysm in Europe. Eur J Vasc Endovasc Surg, 2010, 39 ( 5 ): 545-546.

[ 25 ] Maurel B, Bartoli MA, Jean-Baptiste E, et al. Perioperative evaluation of iliac ZBIS branch devices: a French multicenter study. Ann Vasc Surg, 2013, 27 ( 2 ): 131-138.

[ 26 ] Tse LW, Lindsay TF, Roche-Nagle G, et al. Radiofrequency in situ fenestration for aortic arch vessels during thoracic endovascular repair. J Endovasc Ther, 2015, 22 ( 1 ): 116-121.

[ 27 ] Greenberg RK, Clair D, Srivastava S, et al. Should patients with challenging anatomy be offered endovascular aneurysm repair?. J Vasc Surg, 2003, 38 ( 5 ): 990-996.

[ 28 ] Ohrlander T, Sonesson B, Ivancev K, et al. The chimney graft: a technique for preserving or rescuing aortic branch vessels in stent-graft sealing zones. J Endovasc Ther, 2008, 15 ( 4 ): 427-432.

[ 29 ] Hogendoom W, Schlösser FJ, Moll R, et al. Thoracic endovascular aortic repair with the chimney graft technique. J Vasc Surg, 2013, 58 ( 2 ): 502-511.

[ 30 ] 郭伟, 张宏鹏, 刘小平, 等. "烟囱"技术在主动脉弓病变腔内修复术中的应用. 中华普通外科杂志, 2010, 7: 536-539.

[ 31 ] Koullias GJ, Wheatley GR. State-of-the-art of hybrid procedures for the aortic arch: a meta-analysis. Ann Thorac Surg, 2010, 90: 689-697.

[ 32 ] Donas KP, Torsello G, Lazaridis K. Current status of hybrid procedures for thoracoabdominal and pararenal aortic aneurysm repair: techniques and considerations. J Endovasc Ther, 2010, 17 ( 5 ): 602-608.

[ 33 ] Paul SB, Sharma H. Role of Transcatheter Intra-arterial Therapies for Hepatocellular Carcinoma. J Clin Exp Hepatol. 2014, 4 ( Suppl 3 ): S112-121.

[ 34 ] Collins JM. Pharmacologic rationale for regional drug delivery. J Clin Oncol, 1984; 2 ( 5 ): 498-504.

[ 35 ] Nouri YM, Kim JH, Yoon HK, et al. Update on Transarterial Chemoembolization with Drug-Eluting Microspheres for

Hepatocellular Carcinoma. Korean J Radiol, 2019, 20 ( 1 ): 34-49.

[ 36 ] Villanueva A. Hepatocellular Carcinoma. N Engl J Med, 2019, 380 ( 15 ): 1450-1462.

[ 37 ] Aarts BM, Klompenhouwer EG, Rice SL, et al. Cryoablation and immunotherapy: an overview of evidence on its synergy. Insights Imaging, 2019, 10 ( 1 ): 53.

[ 38 ] Salagierski M, Wojciechowska A, Zając K, et al. Young Academic Urologists Kidney Cancer Working Group of the European Urological Association. The Role of Ablation and Minimally Invasive Techniques in the Management of Small Renal Masses. Eur Urol Oncol,

2018, 1 ( 5 ): 395-402.

[ 39 ] Chang X, Lu X, Guo J, et al. Interventional therapy combined with immune checkpoint inhibitors: Emerging opportunities for cancer treatment in the era of immunotherapy. Cancer Treat Rev, 2019, 74: 49-60.

[ 40 ] Greten TF, Mauda-Havakuk M, Heinrich B, et al. Combined locoregional-immunotherapy for liver cancer. J Hepatol, 2019, 70 ( 5 ): 999-1007.

[ 41 ] Wu LM, Zhang LL, Chen XH, et al. Is irreversible electroporation safe and effective in the treatment of hepatobiliary and pancreatic cancers?. Hepatobiliary Pancreat Dis Int, 2019, 18 ( 2 ): 117-124.

# 第五章 影像信息提取技术与人工智能

医学影像用于人体解剖结构、功能、代谢信息的可视化,在疾病诊疗方面发挥重要作用。常规将其作为图像,通过肉眼观察、主观分析获得相关信息,但肉眼观察获取信息有限。随着医学影像获取及分析技术的进步,医学影像图像被看作数据进行处理和分析,并从中提取人类肉眼不能辨识的海量信息用于疾病诊疗,包括计算机辅助决策、计算机辅助检测、影像组学、影像基因组学、手术规划、治疗方案规划、疗效评估等。该过程涉及图像获取、图像预处理、图像分割、三维构建、信息(特征)提取、数据分析/挖掘(包括统计分析、模型构建等)、临床应用等阶段。其中图像分割、信息(特征)提取是该过程的关键基础步骤;数据分析/挖掘是该过程的关键步骤,基于机器学习的人工智能模型是该步骤中常用、发展快、前景好的方法。在此分两节介绍相关内容,其中第一节介绍图像分割、信息(特征)提取,基于机器学习的人工智能的内容将在第二节进行介绍。

## 第一节 医学图像分割与信息提取技术

### 一、图像分割技术

图像分割是根据某种均匀性(或一致性)的原则将图像分成若干个有意义的部分,使得每一部分都符合某种一致性的要求,而任意两个相邻部分的合并都会破坏这种一致性。图像分割亦是图像像素点的分类问题。医学影像特征来源于图像分割获得的区域,准确的图像分割才能获取精准的感兴趣区域(如器官、病灶等)数据,才能提取准确的影像信息数据用于相关数据分析。因此是医学影像处理及分析的关键基础步骤。

目前,手动分割是医学图像分割的常用方法。但是这种方法非常耗时且易受到观察者间差异的影响,导致数据的可重复性低,手动分割方法在数据量大时的高通量特征提取分析并不适合。近年来研究者对自动或半自动分割方法进行了广泛研究,以尽量减少手动输入差异。多个研究结果已经表明,相对于手动分割,自动分割提高划分感兴趣区域一致性。具有更高的可重复性。自动分割比从手动分割提取的特征鲁棒性好。最常用的自动/半自动分割技术可分为如下两大类:①寻找满足给定同质性标准区域的区域分割技术;②基于边缘的分割技术,用于在具有不同特征的区域之间寻找边缘。

#### (一)区域分割

阈值处理是一种常见的区域分割方法。在该技术是选择阈值,并且将图像划分为具有小于阈值的像素集和具有大于或等于阈值的像素集。有如下几种常见阈值方法:

**1. 图像直方图** 其基于局部属性,例如局部平均值和标准偏差,或局部梯度。

**2. 聚类算法** 通过将图像划分为特征空间中具有强相似性的像素集或聚类来实现区域分割。

**3. 区域生长法** 区域增长(也称为区域合并)从属于感兴趣结构的像素或一组像素(称为种子)开始。种子可以由操作员选择,或通过自动种子程序提供。在下一步骤中,一次一个地检查相邻像素,并将其添加到生长区域,如果基于均匀性测试它们非常相似(也称为均匀性标准),程序继续,直到不再添加像素为止。然后,该对象由在生长过程期间已被接受的所有像素表示。

区域增长的优点是它能够正确地分割具有相同属性并在空间上分离的区域。另一个优点是它产生连接区域。区域增长的结果很大程度上取决于同质性标准的选择。如果未正确选择，则区域会泄漏到相邻区域或与不属于感兴趣对象的区域合并，如图1-5-1。区域增长的另一个问题是不同的起点可能不会生长成相同的区域。

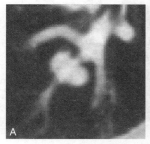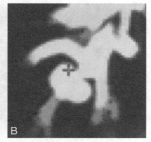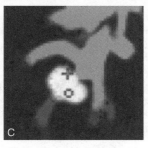

**图1-5-1 种子位置对附着在血管上的模块的影响**
A. 原始图像；B. 从初始种子（用十字标记）生长的模糊图；C. 从最佳种子生长的模糊图（以圆圈显示）。当使用最佳种子时，结节和血管之间的对比更明显

区域增长已经应用到许多医学实践中，例如心脏图像上的心室分离、血管造影数据上的血管提取、脑表面的提取，或肺结节的分割（图1-5-2）。

### （二）边缘分割

基于边缘的分割算法的策略是找到可识别对象边界和分割区域。该算法通常对由适合于图像的预期特征的边缘算子产生的边缘幅度和/或相位图像进行操作。

基于边缘的技术计算速度快，并且不需要图像的先验信息。其常见问题是边缘通常不能完全包含感兴趣区对象。为了形成围绕区域的闭合边界，对应于单个边界的，需要增加边缘链接的后处理步骤。边缘链接的最简单方法涉及检查边缘像素的小邻域中的像素并且链接具有相似边缘幅度和/或边缘方向的像素。

大多数图像分割技术使用同一种模态的图像（MR、CT、PET、SPECT、超声等）。然而，通过组合多模态图像或随时间积分动态图像，可以改善边缘分割技术的性能。例如研究婴儿受试者的海马体是非常具有挑战性的，因为脑尺寸明显较小，动态变化的图像对比度和较大的跨受试者变异。文献中，作者提出了一种新的有效海马分割方法，采用多模态方法，整合了纵向 $T_1$ 和 $T_2$ MR 图像的互补多模态信息（图1-5-3），获得了较好的分割效果。

总之，图像分割是影像特征获取的重要步骤，必须仔细定义细分分割目标并选择适当的方法。在很多情况下，可能需要几种技术组合来获得分割目标。通常，来自不同模态或随时间变换的动态图像信息的整合有助于分割在单个图像上无法检测到的精细结构。

## 二、高通量特征的提取技术

特征提取是影像组学的重点及难点环节。因为提取及筛选出真正有价值的特征，直接影响预测结果的好坏。影像组学的特征来源于分段结构

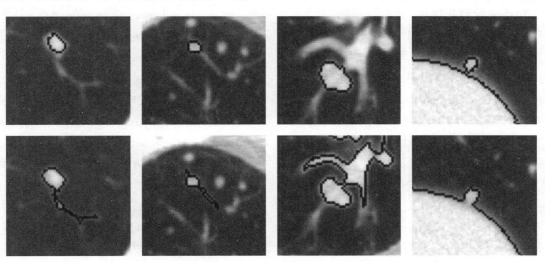

**图1-5-2 区域增长分割算法用于分割四种不同的肺结节**

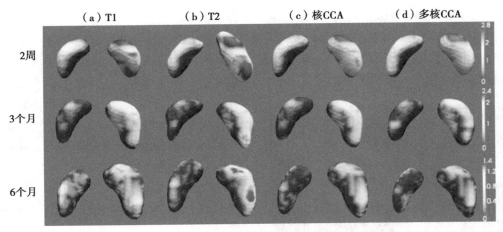

（a）T1　　　（b）T2　　　（c）核CCA　　　（d）多核CCA

2周

3个月

6个月

图1-5-3　结合 T₁ 及 T₂ 图像的婴儿海马结构分割

体素中包含的信息。这些特征可以分为不同的类别。特征提取的最终结果是把图像中的点分成不同的特征子集。比如大小、形状、血管生成、毛刺等语义特征，常用于病变定性的描述；不可知特征，如纹理、组织直方图等，则常用于病变异质性的描述。现阶段，特征提取的方法包括统计法、基于数学模型法、结构法和变换法，其中统计法是医学领域最常用的方法。目前常通过一阶、二阶或高阶的统计方法得出，下面重点介绍统计法。

一阶统计量：是从给定的感兴趣区域的像素强度直方图中评估灰度频率的分布，包括病灶密度的平均值、平均强度，阈值（指定范围内像素的百分比）、熵（不规则性）、标准差、方差、平均绝对偏差、一致性、偏度（不对称性）和峰度（像素直方图的峰度/平坦度）。其中标准差、方差和平均绝对偏差用于测量直方图密集程度；熵可反映图像中的平均信息量。一阶直方图分析不考虑像素的位置，并且缺少对灰度值之间的空间相互关系的任何参考。

二阶统计量：也称为纹理特征，描述了病灶空间分布的复杂性。可以基于空间灰度共生矩阵（gray level co-occurrence matrix，GLCM）描述体素的两两排列，基于 GLCM 的二阶统计包括二阶熵、能量、同质性、不相似性和相关性。其中熵反映矩阵的随机性；同质性反映共生矩阵的一致性；相关性为灰度线性依赖的测量。二阶统计量也可以使用灰度游程长度矩阵（gray level run length matrix，GLRLM）来描述，GLRLM 描述具有相同强度体素的排列，该矩阵可以分析特定方向的纹理。GLRLM 所定义参数其中短游程强调

（short run emphasis，SRE）测量图像中的短游程分布游程长度的不均匀性（run length nonuniformity，RLNU）测量游程步长相似性。

高阶统计量：常用的有分形分析、小波等。要测量三个或更多像素之间的位置和关系，可以使用邻域灰度差分矩阵来计算诸如对比度、粗糙度和繁忙度之类的高阶统计量，实际上相当于二维直方图。

### 三、功能影像信息提取

随着影像技术的进展，使得在活体实时观测结构和功能成为可能，丰富了大家对人体复杂结构的功能以及疾病的认识。其中发展较快的有脑功能影像技术。与结构成像不同，功能影像学技术使我们能够在活体实时监测脑的功能活动。功能影像学技术主要包括脑磁成像（magnetoencephalography，MEG）、近红外波谱成像（near infrared spectral imaging，NIRS）、脑电成像（electroencephalography，EEG）、光学相干层析成像（optical coherence tomography，OCT）、单光子发射断层成像（single photon emission tomography imaging，SPECT）、正电子发射断层成像（positron emission tomography imaging，PET）、功能磁共振成像（functional magnetic resonance imaging，fMRI）等。下面重点介绍功能磁共振成像信息提取。

20 世纪 90 年代，功能磁共振成像（fMRI）第一次作为非侵入式脑功能研究的方法而应用。这种方法是基于外部环境和内部刺激引起神经元激活区域的血流动力学和新陈代谢变化所导致的 MRI 信号改变。功能磁共振优点包括较高空

间分辨率、时间分辨率，无辐射损伤以及在活体上可以重复进行检测。目前，使用较为普遍的功能磁共振成像技术包括灌注加权成像技术（PWI）、弥散加权成像技术（DWI）、磁共振波谱成像技术（MRS）以及血氧水平依赖成像技术（BOLD）。其中最重要的技术是 Ogawa 等提出的血氧水平依赖功能磁共振成像（BOLD-fMRI），目前已经成为大脑功能研究的一种重要手段。

静息态 fMRI 研究获取数据的状态比较单一，无法得到与任务态研究中类似的脑区激活图，因此具有其特定的数据分析方法，其中绝大多数的分析方法是从数据出发，通过度量不同体素或不同区域之间信号的同步性来得到静息状态功能连接模式图。在近 20 年里，应用静息态功能磁共振的方法揭示了很多关于人类大脑的功能活动的信息，尤其是关于不同脑区的功能活动信息。静息态功能连接分析，用于度量和分析不同脑区间功能的相互作用。大脑是一个复杂的网络，不同脑区间存在着复杂的信息交流和相互作用。功能连接被定义为解剖位置不同的脑区间的神经元活动模式时间上的相互依赖性，研究也分析了不同脑区间功能连接，作为不同脑区共同激活程度的度量可行性。相对于相对独立地分析脑区的功能，功能连接能够从整合的角度来分析不同脑区之间的功能相互作用，因此能提供大脑神经元在大尺度范围内的交流情况。静息态功能连接的另一个重要贡献在于发现了许多功能网络，如默认网络、语言网络、额顶网络等。

功能连接分析还能为从全脑角度分析人类大脑提供基础，这催生了许多全脑分析方法，如一些研究采用网络拓扑特征分析大脑整体组织情况，这就是图论分析方法。随着感兴趣区域的增多，功能连接网络的规模越来越大，其复杂程度也成倍增加。因此分析时不可避免地需要减少模型中的信息量，采用简化的模型来研究大脑。图论是用于分析网络模型的拓扑特征数学工具。任何复杂的网络都可以描述为图，其包含两个重要的要素：节点和边。在图的基础之上，可以定义一系列描述网络拓扑特征的参数，来反映复杂网络各方面的组织情况。图论分析方法的适用性已经在大量复杂系统中得到证实，包括基因组学网络、代谢网络和交通网络等。当图论的方法应用于脑网络时，要素中的节点代表的是大脑中的功能单元或脑区；要素中的边代表的是节点间的连接。这种描述可以定义一些量化脑网络特征的参数，如全局效率、局部效率等。图论方法是将大脑被作为整体进行分析，而不是将大脑作为一系列独立的部分进行分析。另外，图论方法还能对各脑区在网络中所处的角色进行针对性分析。在图论的框架中，大脑呈现许多拓扑或是几何特征，如高效性、模块化结构、小世界特性和层级性等。这些特性的一个或多个出现改变常与大脑代谢性疾病有关，如阿尔茨海默病、2 型糖尿病。

种子相关分析是最简单也是最广泛使用的静息态 fMRI 数据分析方法。根据实验目的确定作为静息态研究种子区域的特定脑区，通过一系列的计算和处理，得到脑区各体素的信息，最后将其定位于解剖结构图，从而得到种子区域的静息态功能连接图。

等级聚类是一种模式分类的方法，同样需要预先定义种子点或区域，与种子相关分析方法不同的是，等级聚类选取多个种子区域作为感兴趣脑区。静息态 fMRI 数据分析另一种比较常用的方法是 ICA。通过数学运算将原始信号中的各种生理及系统噪声信号以及各功能网络系统信号分别提取出来，并定位于解剖结构进行各静息态网络的研究。

其他的分析方法还有很多，如互信息、自组织网络（SOM）以及局部一致性（ReHo）等。总之，新分析方法的发展或者将现有方法结合应用，充分发挥各种方法的优势，对静息态脑功能连接的研究具有重要的意义。

## 四、未来发展趋势

虽然目前的半自动分割方法在重复性方面已经胜过手动分割方法，但是分割方法的质量仍不能满足放射组学特征提取的需要。这可能影响与体积相关的特征如能量特征等，而且也影响诸如灰度共生矩阵等纹理特征。而且自动分割病灶法仅适用于周围正常组织边界容易检测的病变，例如肺结节，然而该方法并不适用于那些周围正常组织分界不清的病灶，例如病灶发生在空腔脏器（如胃肠道肿瘤），而这类肿瘤只能用手动分割病灶方式进行分割。与手动分割相比，自动或半自动容积分割将会减少操作者间的差异性,可重复性高。因此,高精度和高效率的自动分割技术将是发展的方向。随着放射组学研究的逐渐发展,自动、快速、精准且可重复性高的图像分割方法需要被开发。

# 第二节 基于机器学习的人工智能现状与未来

1956年人工智能(artificial intelligence,AI)术语在达特茅斯学院研讨会上首次提出,其通过模拟人脑的逻辑思维、学习记忆及推理过程,旨在制造一种辅以最简化人工操控就能以人脑类似的方式进行思考和反应的智能系统。人工智能以脑科学、认知科学作为理论基础,涵盖了机器感知、机器思维、机器行为、计算智能、机器学习、分布智能、智能系统、人工心理与情感、人工生命等研究。20世纪60年代有学者提出并开始尝试人工智能在医学影像领域的应用,但严谨及系统的研究始于20世纪80年代;有学者将其划为如下三个阶段:20世纪80年代至90年代,基于知识库/规则的专家系统阶段;20世纪90年代至今,基于统计/概率的模式识别阶段;21世纪至今,数据驱动的知识发现阶段。

机器学习是利用数据或以往的经验来优化/提升计算机程序性能标准的人工智能方法,是多学科交叉研究。近年来,随着计算能力和医学影像数据量的快速增长,机器学习成为了医学影像人工智能研究发展最快的分支之一,相关应用包括疾病检测、疾病特点分析、疾病监测,研究方向包括影像组学和影像基因组学、计算机辅助检测、计算机辅助诊断等,并随着深度学习的应用拓展到了医学影像处理的全流程,包括图像获取、图像重建、图像质量优化、疾病检测、图像分割、疾病分类、影像结构化报告等。根据用于学习/训练的样本是否进行标记,机器学习可以分为监督学习、非监督学习和半监督学习;根据机器学习输入数据类型,可分为基于影像特征的机器学习和基于像素/体素的机器学习(深度学习),其处理流程见图1-5-4。

在此基于输入数据类型的分类方法描述基于机器学习的医学影像人工智能发展现状及未来发展趋势。

## 一、基于影像特征的机器学习

基于影像特征的机器学习处理流程包括图像预处理、感兴趣区域分割、特征提取、特征筛选、模

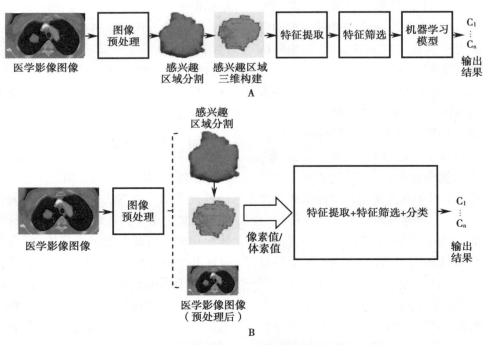

**图1-5-4 基于机器学习方法的医学影像分析处理流程**
A. 基于影像特征的机器学习算法;B. 基于像素/体素的机器学习算法

型构建及模型验证。在此重点介绍特征筛选、模型构建和模型验证。

## （一）特征筛选

随着高通量影像特征提取技术的发展，影像特征数量可以远远高于患者数量，并且部分影像特征具有不稳定、非相关或冗余性，即"维度灾难"问题，可导致构建的模型过拟合或欠拟合，降低模型效果及效率。可以通过特征筛选找出稳定、高相关、非冗余的适量特征用于模型构建。特征决定了模型效能上限，而机器学习算法尽可能逼近该上限，因此特征筛选成为了关键步骤之一。

特征筛选包括特征降维和特征选择，特征降维方法有主成分分析、独立成分分析、神经网络等方法。特征选择是利用某种评价标准从输入的原始特征空间中筛选出一个最优的特征子集。根据特征判别式是否使用模型及其与模型结合的方式，可将最基本的特征选择方法分为三类：①Filter 方法，特征选择评价准则由数据本身所具有的性质决定，与分类器无关；评价标准包括距离度量（欧氏距离、马氏距离和曼哈顿距离等）、信息度量（互信息和信息增益等）和相关性度量等；常用的单变量 Filter 方法有 $t$- 检验、Relief 系列算法、卡方检验和信息增益等，常用的多变量 Filter 方法有最小冗余最大相关方法、马尔科夫毯系列算法等；该类方法具有算法复杂度低、通用性强等特点。②Embedded 方法，将特征选择过程嵌入到模型的训练过程中，使得学习算法可以一边训练一边做特征选择；常用的有随机森林、SVM-RFE 和 lasso 方法等；选出的特征集比 Filter 方法更精确，但计算复杂度要高于 Filter 方法。③Wrapper 方法，根据学习算法的模型性能对特征子集进行评估，选择出准确率高的特征子集；常用的方法有随机 lasso、递归特征消除（RFE）等；有能力取得更高的模型效能的特征子集，但计算复杂度最高。

在高通量特征选择方面，使用一种特征选择方法有时不能或者需要耗费长时间、高计算量才能获得满足需求的特征子集，可将上述三种方法进行组合使用，如二阶组合式特征选择方法 Filter-Filter、Filter-Embedded 和 Filter-Wrapper 方法，以整合相关方法的优点，获得最优特征子集。

在影像特征选择方面常用的策略有：基于稳定性、相关性对特征进行打分并排序，排除排名差的特征；使用特征相关矩阵，筛选并移除高相关特征，保留非冗余特征集；基于 test/retest 分析选择稳定性最好的特征；从同类特征中选择效能最好的特征。常用的特征选择算法有 Lasso 算法、最小冗余最大相关法、Relief 方法、$t$ 检验、卡方检验、互信息方法、FAST 方法、有监督主成分分析算法等。

## （二）模型构建

进行机器学习模型构建及训练前，需要确定合适的算法模型。最佳方法是测试多种算法模型，然后通过交叉验证选择其中最优的。可以根据数据集大小、输入特征数据、输出数据类型（二分类、多分类、连续变量等）、输入特征和输出的关系（线性、非线性）来寻找合适的算法模型。

根据样本是否标记，可将算法模型分为有监督学习和无监督学习；根据标签值类型，可将有监督学习细分为分类问题和回归问题。根据机器学习算法的功能和形式的类似性可分为如下几类：①回归算法，如逻辑回归、线性回归、岭回归等；②基于实例的算法，如 K 近邻、局部加权回归、径向基函数等；③决策树算法，如随机森林、CART、ID3、C4.5 等；④贝叶斯分类算法，如朴素贝叶斯、正态贝叶斯等；⑤基于核的算法，如支持向量机、径向基函数、线性判别分析等；⑥人工神经网络算法，如感知器神经网络、反向传递网络、Hopfield 网络、自组织映射网络等；⑦聚类算法，如 K 均值、期望最大化算法等；⑧集成学习算法，如 Boosting、Bagging、AdaBoost、随机森林、GBDT 等。（表 1-5-1）

## （三）模型验证

为得到在新数据集上仍有良好效能的模型（良好泛化能力），除了模型选择正确外，需进行模型验证，即将数据集划分为训练数据集、验证数据集和测试数据集，其中训练数据集用于模型拟合 / 训练，验证数据集用于调整模型的超参数和对模型的能力进行初步评估，测试数据集用于评估最终模型的泛化能力，并保证其独立使用。三类数据集比例一般为 6∶2∶2，亦有学者将数据集分为训练数据集和测试数据集，其比例一般为 7∶3。

表1-5-1 常用机器学习算法及算法特点列表

| 序号 | 算法名称 | 输出 | 训练集数据量 | 特点 |
|------|----------|------|--------------|------|
| 1 | Logistic 回归分析 | 二分类 | 几十及以上 | 概率型非线性回归 |
| 2 | 人工神经网络 | 分类、回归 | 几十及以上 | 非线性模型 |
| 3 | 决策树 | 分类、回归 | 几十及以上 | 实现简单、计算量小;<br>具有很强的可解释性;<br>可以输出变量的重要性,可用于特征筛选 |
| 4 | 随机森林 | 分类、回归 | 近百及以上 | 基于树的非线性集成学习模型;<br>运算量小、实现简单;<br>结果对缺失数据和非平衡数据稳健;<br>可输出变量的重要性,可用于特征筛选 |
| 5 | K 近邻 | 分类、回归 | 几十及以上 | 简单易用、容易理解、计算精度高;<br>对异常值不敏感;<br>对样本不平衡敏感;<br>计算复杂度高 |
| 6 | 贝叶斯分类器 | 分类 | 几十及以上 | 实现简单,计算量小;<br>有稳定的分类效率;<br>对小规模数据表现很好;<br>能处理多分类任务,适合增量式训练;<br>对缺失数据不太敏感 |
| 7 | 支持向量机 | 二分类,亦可多分类、回归 | 几十及以上 | 用于线性/非线性分类、回归;<br>泛化性能好;<br>适合小样本和高维特征 |

经典模型验证方式有:①Holdout 验证,随机从初始样本中选出部分样本作为测试数据集,而剩余的成为训练数据集;②k 折交叉验证,将样本随机、均匀地分为 k 份,轮流使用其中 1 份用于测试模型(不重复),其余的 k-1 份训练模型,重复 k 次,用所得准确率均值作为最终准确率,10 折交叉验证是最常用的。

分类问题的模型评价指标多为准确率指标:①二分类的评价指标有精度和召回率、ROC 曲线、AUC 和 PR 曲线;②多分类的评价指标有混淆矩阵。对于回归问题,模型的评价指标有回归误差,如平均绝对误差、平均平方误差、均方根误差、解释变异和决定系数等。

**(四)研究及应用现状**

计算机辅助检测(computer-aided detection, CADe)、计算机辅助诊断(computer-aided diagnosis, CADx)研究始于 1966 年,但其在多个临床决策任务和多疾病类型的大规模进展及应用是伴随近几十年随着计算机计算能力、存储能力、图像电子化存储和访问取得的。CADe 一般包括如下流程,器官分割、病灶增强(可选)、潜在病灶检测、分割和特征分析、基于特征的分类、假阳性率降低(可选)、病灶检测结果。目前国内外针对乳腺、肺、颅脑、心脏、肝脏、前列腺、结直肠、骨骼等部位开展了各种成像技术的 CADe 和 CADx 研究,其中基于钼靶、MRI 的乳腺疾病,基于平片、CT 的肺部疾病的 CADe 已经有商业化软件并在临床得到了应用。

影像组学技术源自 CADe/CADx、纹理特征提取,是在组学方法日益深入、计算力显著提升背景下对这些技术的融合创新应用,被认为具有巨大的临床应用前景。2012 年 Lambin 等学者首次提出影像组学概念及研究框架并于 2014 年验证了其效果。目前影像组学在各类肿瘤疾病、阿尔茨海默病及其他疾病研究中得到了应用,相关机器学习方法包括支持向量机、人工神经网络、随机森林、logistics 回归、boosting、贝叶斯分类器、决策树、K 近邻等。此外 Parma、Wu 和 Ypsilantis 等学者分别在影像组学分析中进行多种特征选择及机器学习算法的对比研究。

## 二、基于像素/体素的机器学习

随着计算能力的极大提升，尤其是深度学习在医学影像领域的应用，基于像素/体素的机器学习在图像处理/分析领域得到应用，该方式无需进行人工特征提取甚至无需病灶分割，直接将二维/三维图像数据输入模型，模型自动从图像数据中提取、筛选更具有代表性的特征（相比于人工定义及提取的影像特征）进行学习和训练，被认为能取得比基于影像特征的机器学习更好的学习效果。

### （一）处理流程

一般包括图像预处理、感兴趣区域分割、自适应深度学习、模型验证等。其中图像预处理是其中重要一环，相关预处理方法包括去均值、数据归一化（简单缩放、逐样本减均值、标准化）、降维（多维 PCA、递增特征排除、多维奇异值分解、多维独立成分分析、张量分解等）、白化等。

### （二）模型类型

基于像素/体素的机器学习模型分为如下几类：①神经滤波器，基于多层人工神经网络的监督非线性滤波器。输入为目标像素值和局部区域内邻近像素值，输出为一个像素值，主要用于信号和图像处理，图像边缘增强等。②大规模训练人工神经网络（massive training artificial neural network, MTANN），是为适应各种模式识别任务而进行的 Neural Filters 模型的扩展，是由线性输出神经网络回归模型、支持向量回归模型等机器学习算法为核心的人工神经网络模型。输入为目标像素值和局部区域内邻近像素值，输出为连续标量值，主要用于分类（如 CADe 假阴性率降低、肿瘤良恶性区分）、模式增强等。③卷积神经网络，包括一个输入层、多个隐藏层和一个输出层，典型的卷积神经网络由输入层、卷积层、池化层、全连接层及输出层构成。输入为图像，输出为分类标签，主要用于图像分类、图像检测和特征识别等，如 CADe 假阴性率降低、肿瘤良恶性区分等。④无监督深度学习模型，如自动编码器、限制玻尔兹曼机（RBM）以及 RBM 堆叠后得到的深度信念网络。利用最小化实现误差的重构，对系统的重要特征加以提取，自动分类输入的相关数据，以逐层的预训练和多层的堆叠为依托，在后续监督学习的时候，能够帮助整个神经网络收敛到最小值点，并且更好、更快地完成分类任务。⑤全卷积神经网络，是将传统卷积神经网络中的全连接层转化成卷积层。输出为特征图/分割图，可用于图像语义分割。⑥循环神经网络，是一种具有反馈连接的循环神经网络，其本质属性是网络的状态会随时间演化，适用于提取数据的时序特征。由输入层、循环层和输出层构成，可能还包括全连接神经网络中的全连接层。⑦生成式对抗网络，由一个生成模型和一个判别模型组成。生成模型用于学习真实样本数据的概率分布，并直接生成符合这种分布的数据；判别模型的任务是指导生成模型的训练，判断一个输入样本数据是真实样本还是由生成模型生成的。两个模型不断竞争，从而分别提高它们的生成能力和判别能力。可用于医学图像降噪、图像重建、图像合成、图像检测、图像分割和图像分类等。

当前在医学影像人工智能领域常用的卷积神经网络有 AlexNet、GoogLeNet（Inception-v3、Inception-v4、Inception-ResNet-v2 等）、VGG-16、VGG-19、ResNet 等。深度学习模型训练需要千例至万例标记样本数据，可通过翻转、旋转、缩放等处理方式进一步增加样本量；可以通过迁移学习的方式，基于使用其他图像数据（自然图像等）预训练好的模型进行进一步微调使用，样本量可降至百例级。

### （三）模型验证

数据集划分、交叉验证方式及模型评价指标参见基于影像特征的机器学习。基于像素/体素的机器学习模型有超量参数需要在训练过程中进行调整，过拟合和欠拟合是有监督学习模型训练过程中需要重点关注的问题，尤其是过拟合。

过拟合也称为过学习，它的直观表现是在训练集上表现好，但在测试集上表现不好，推广泛化性能差。过拟合产生的根本原因是训练过程中模型将训练数据的抽样误差也进行了拟合。引起过拟合的可能原因如下：①模型本身过于复杂，拟合了训练样本集中的噪声，需要选用更简单的模型或者对模型进行裁剪，如决策树的剪枝、神经网络训练中的深度学习（Dropout）机制、参数正则化、参数绑定和共享等；②训练样本太少或者缺乏代表性，需要增加样本数，或者增加样本的多样性；③训练样本噪声的干扰，导致模型拟合了这些噪声,需要剔除噪声数据或者改用对噪声不敏感的模型。提前终止也是模型训练过程中减轻过拟合的手段,即训练时对测试集进行测试并统计准确率,如果精度开始下降,则提前停止迭代。

欠拟合也称为欠学习,其直观表现是训练得到的模型在训练集上表现差,没有学到数据的规律。引起欠拟合的原因有:模型本身过于简单,如数据本身是非线性的但使用了线性模型;特征数太少无法正确建立映射关系。可通过增加数据特征项、增加模型复杂度、去掉正则化项或者减小正则化参数、加深训练轮数等方式解决欠拟合问题。

### (四)研究及应用现状

目前基于像素/体素的机器学习在医学影像多个领域进行了应用:①图像采集、重建以及图像质量处理的优化方面,与传统医学图像处理方法相比,基于像素/体素的机器学习方法利用大量数据来优化求解相关问题,不再需要迭代计算,可快速准确得到图像处理结果。基于深度学习的图像重建与降噪算法是目前的研究前沿与趋势,将进一步推动医学影像成像效率与质量的提高。②图像区域(病变)识别方面,包括卷积神经网络、受限玻尔兹曼机、长短期记忆网络、递归神经网络等深度学习模型在阿尔兹海默病、轻度认知障碍、脑微出血、肿瘤、肺部结节、淋巴结、乳腺病变等疾病的识别、检测与定位方面进行了应用,取得一定经验性的研究成果,但仍处于起步阶段。③图像分割方面,包括全卷积神经网络、U-net、递归神经网络等深度学习模型在肺部图像分割、脑肿瘤及其他组织分割、肝脏分割、胫骨软骨分割和骨组织分割等方面进行了应用,已形成了一些针对特定分割任务的框架,并获得了较好的结果,但还需要进一步优化以提高分割准确率。④图像配准方面,深度学习模型被认为有望获取最佳的配准效果,目前该方面研究仍处于比较初级的阶段。有两种配准策略,一种是对两幅图像的相似性进行估计进而驱动迭代优化以完成配准,另一种为应用深度回归网络直接预测变换参数进行配准。⑤影像组学和医学基因组学研究方面,目前包括卷积神经网络(以及基于该模型的迁移学习)、深度信念网络等应用于影像组学/影像基因组学研究,亦有学者将深度学习模型作为特征提取工具用于深度影像特征提取,并与传统影像特征等数据融合用于影像组学分类研究,发现基于组合特征的模型优于传统医学影像特征模型、深度影像特征模型。

### 三、存在的问题和困难

(1)医学影像图像受成像设备、扫描参数、器官(运动)状态、患者体位及拍摄角度、图像预处理方法等影响,往往表现出极大的复杂性和多变性;影像特征除了受上述环节影响外,图像分割结果亦对影像特征值有较大影响;影像特征提取方法体系尚未标准化,存在多种特征定义、计算公式及提取算法。即处理过程缺乏标准规范,导致训练得到的模型不易重复和复用。

(2)模型训练需要大量数据,并且需要准确、专业的人工标注,此外一般需要多中心研究验证,以避免模型的过拟合或欠拟合、研究结果高假阳性率。即需要大量专业影像科医师进行数据标注、多单位多学科背景人才协作研究,工作量大、协作难度高。

(3)深度学习模型应用目前亦存在一些问题:黑箱问题,决策过程不透明,很难从临床角度进行解释;模型效能严重依赖于训练样本数量及质量,模型复杂、参数多,训练过程中需要关注过拟合问题;可复用性差,训练好的模型应用到新环境中需进行迁移学习以保证效能。

(4)目前已经涌现出多种大量优质机器学习模型用于满足自然图像数据各种分析需求,并且亦有更多效率更高、功能更强大、稳定性和扩展性更好的机器学习模型在不断被提出。但医学影像图像相比自然图像数据具有其特殊性:同部位医学影像图像的疾病状态和正常状态间差异不明显,同病异征和异病同征现象普遍存在;医学影像图像普遍亮度和对比度偏低,灰度变化不明显;由于医学研究和临床应用需求的差异和变化,适用于某项医学影像需求或者其他图像处理及分析的机器学习模型不一定适用于其他医学影像需求。需要根据医学影像的特殊场景进行算法模型的设计、调整和优化,相关研究仍处于初级阶段。

### 四、未来发展趋势

海量优质的标准数据是医学影像人工智能的重要基础资源,尤其是高质量的标记数据。基于规范化、标准化流程的多中心合作研究、原始图像数据共享是获得海量优质数据的重要途径。目前多个国际学术组织在推动原始图像标准化及共享工作，并开展了图像共享网络（尤其是关联了病理、临床和组学数据）、大样本参考病例数据库建设，此外有学者开展了分布式学习研究及验证，数据拥有机构无需共享影像图像，仅需运行程序计算并共享结果，成为另一种潜在的重要数据共享方式。由此跨学科背景的科研团队以及多中心数据共享机制将是医学影像人工智能的实现方式和建设模式。

针对特定医学研究和临床应用的实际需求，设计适合的机器学习模型仍将是医学影像人工智能研究及应用的重要内容，尤其是基于小样本医学影像数据的高效机器学习模型；非监督机器学习模型可显著降低影像标记工作的时间和人力成本，将受到重视及广泛应用；深度学习模型的可解释性研究是目前人工智能的研究热点，亦是医学影像领域机器学习模型设计、应用的重点关注内容之一。

（王　维　容鹏飞　姚山虎　刘华生）

# 参 考 文 献

［1］Eminowicz G, Mccormack M. Variability of clinical target volume delineation for definitive radiotherapy in cervix cancer. Radiother Oncol, 2015, 117（3）: 542–547.

［2］Velden F H P V, Kramer G M, Frings V, et al. Repeatability of radiomic features in non–small–cell lung cancer FDG–PET/CT studies: impact of reconstruction and delineation. Mol Imaging Biol, 2016, 18（5）: 788–795.

［3］Leijenaar R T, Carvalho S, Velazquez E R, et al. Stability of FDG–PET radiomics features: an integrated analysis of test–retest and inter–observer variability. Acta Oncol, 2013, 52（7）: 1391–1397.

［4］Echegaray S, Gevaert O, Shah R, et al. Core samples for radiomics features that are insensitive to tumor segmentation: method and pilot study using CT images of hepatocellular carcinoma. J Med Imaging（Bellingham）, 2015, 2（4）: 041011.

［5］Balagurunathan Y, Gu Y, Wang H, et al. Reproducibility and prognosis of quantitative features extracted from CT images. Transl Oncol, 2014, 7（1）: 72–87.

［6］Parmar C, Velazquez E R, Leijenaar R, et al. Robust radiomics feature quantification using semiautomatic volumetric segmentation. Medical Physics, 2014, 41（6）: 452–452.

［7］Gillies R J, Kinahan P E, Hricak H. Radiomics: image are more than pictures, they are data. Radiology, 2016, 278（2）: 563–577.

［8］Dehmeshki J, Amin H, Valdivieso M, et al. Segmentation of pulmonary nodules in thoracic CT scans: a region growing approach. IEEE transactions on medical imaging, 2008, 27（4）: 467–480.

［9］Singleton HR, Pohost GM. Automatic cardiac MR image segmentation using edge detection by tissue classification in pixel neighborhoods. Magn Reson Med, 1997, 37（3）: 418–424.

［10］Hu X, Alperin N, Levin DN, et al. Visualization of MR angiographic data with segmentation and volume–rendering techniques. J Magn Reson Imaging, 1991, 1（5）: 539–546.

［11］Cline HE, Dumoulin CL, Hart HR Jr, et al. 3D reconstruction of the brain from magnetic resonance images using a connectivity algorithm. Magn Reson Imaging, 1987, 5（5）: 345–352.

［12］Guo Y, Wu G, Yap P T, et al. Segmentation of infant hippocampus using common feature representations learned for multimodal longitudinal data［C］// International Conference on Medical Image Computing and Computer–Assisted Intervention. Berlin: Springer, 2015: 63–71.

［13］Ding C, Peng H. Minimum redundancy feature selection from microarray gene expression data. IEEE Computer Society Bioinformatics Conference, Los Alamitos, 2003: 523–528.

［14］Bharati M H, Liu J J, Macgregor J F. Image texture analysis: methods and comparisons. Chemometrics and Intelligent Laboratory Systems, 2004, 72（1）: 57–71.

［15］Loh H H, Leu J G, Luo R C. The analysis of natural textures using run length features. IEEE T Ind Electron, 1988, 35（2）: 323–328.

［16］Basu S, Hall L O, Goldgof D B, et al. Developing a classifier model for lung tumours in CT–scan images. IEEE Trans Syst Man Cyb, 2011: 1306–1312.

［17］Coroller T P, Grossmann P, Hou Y, et al. CT–based radiomic signature predicts distant metastasis in lung adenocarcinoma. Radiother Oncol, 2015, 114（3）:

345–350.

[18] Chang W C, Chung D, Li C H. Feature selection using principal component analysis. International Conference System Science, Engineering Design Manufacturing Informatization, IEEE Computer Society, 2010: 27–30.

[19] Ogawa S, Lee T M, Kay A R, et al. Brain magnetic resonance imaging with contrast dependent on blood oxygenation. Proceedings of the National Academy of Sciences, 1990, 87 (24): 9868–9872.

[20] Horwitz B. The elusive concept of brain connectivity. NeuroImage, 2003, 19 (2): 466–470.

[21] Fingelkurts A A, Fingelkurts A A, Kahkonen S. Functional connectivity in the brain—is it an elusive concept?. Neuroscience and biobehavioral reviews, 2005, 28 (8): 827–836.

[22] Lowe M J, Dzemidzic M, Lurito J T, et al. Correlations in low-frequency BOLD fluctuations reflect cortico-cortical connections. NeuroImage, 2000, 12 (5): 582–587.

[23] Greicius M D, Krasnow B, Reiss A L, et al. Functional connectivity in the resting brain: A network analysis of the default mode hypothesis. Proceedings of the National Academy of Sciences, 2002, 100 (1): 253–258.

[24] Fox M D, Snyder A Z, Vincent J L, et al. The human brain is intrinsically organized into dynamic, anticorrelated functional networks. Proceedings of the National Academy of Sciences of the United States of America, 2005, 102 (27): 9673–9678.

[25] Vincent J L, Kahn I, Snyder A Z, et al. Evidence for a frontoparietal control system revealed by intrinsic functional connectivity. Journal of neurophysiology, 2008, 100 (6): 3328–3342.

[26] Bullmore E T, Bassett D S. Brain graphs: graphical models of the human brain connectome. Annual review of clinical psychology, 2011, 7: 113–140.

[27] Jeong H, Tombor B, Albert R, et al. The large-scale organization of metabolic networks. Nature, 2000, 407 (6804): 651–654.

[28] Achard S, Bullmore E. Efficiency and cost of economical brain functional networks. PLoS Comput Biol, 2007, 3 (2): e17.

[29] Bassett D S, Bullmore E. Small-world brain networks. The Neuroscientist: a review journal bringing neurobiology. neurology and psychiatry, 2006, 12 (6): 512–523.

[30] Sporns O. The Non-Random Brain: Efficiency, Economy, and Complex Dynamics. Frontiers in Computational Neuroscience, 2011, 5 (5): 7. 1.

[31] He Y, Wang J, Wang L, et al. Uncovering intrinsic modular organization of spontaneous brain activity in humans. PloS one, 2009, 4 (4): e5226.

[32] Chen Z J, He Y, Rosa-Neto P, et al. Revealing modular architecture of human brain structural networks by using cortical thickness from MRI. Cerebral cortex, 2008, 18 (10): 2374–2381.

[33] Meunier D, Lambiotte R, Bullmore E T. Modular and hierarchically modular organization of brain networks. Frontiers in neuroscience, 2010, 4: 200.

[34] He Y, Chen Z, Evans A. Structural insights into aberrant topological patterns of large-scale cortical networks in Alzheimer's disease. The Journal of neuroscience: the official journal of the Society for Neuroscience, 2008, 28 (18): 4756–4766.

[35] He Y, Dagher A, Chen Z, et al. Impaired small-world efficiency in structural cortical networks in multiple sclerosis associated with white matter lesion load. Brain: a journal of neurology, 2009, 132 (Pt 12): 3366–3379.

[36] Reijmer Y D, Leemans A, Brundel M, et al. Disruption of the cerebral white matter network is related to slowing of information processing speed in patients with type 2 diabetes. Diabetes, 2013, 62 (6): 2112–2115.

[37] Cordes D, Haughton V M, Arfanakis K, et al. Frequencies contributing to functional connectivity in the cerebral cortex in "resting-state" data. AJNR American journal of neuroradiology, 2001, 22 (7): 1326–1333.

[38] Cordes D, Haughton V, Carew J D, et al. Hierarchical clustering to measure connectivity in fMRI resting-state data. Magnetic Resonance Imaging, 2002, 20 (4): 305–317.

[39] Calhoun V D, Adali T, Pearlson G D, et al. Spatial and temporal independent component analysis of functional MRI data containing a pair of task-related waveforms. Human brain mapping, 2001, 13 (1): 43–53.

[40] Salvador R, Martinez A, Pomarol-Clotet E, et al. Frequency based mutual information measures between clusters of brain regions in functional magnetic resonance imaging. NeuroImage, 2007, 35 (1): 83–88.

[41] Peltier S J, Polk T A, Noll D C. Detecting low-frequency functional connectivity in fMRI using a self-organizing map (SOM) algorithm. Human brain mapping, 2003, 20 (4): 220–226.

[42] Zang Y, Jiang T, Lu Y, et al. Regional homogeneity approach to fMRI data analysis. NeuroImage, 2004, 22 (1): 394–400.

[43] Moor J. The Dartmouth College Artificial Intelligence Conference: The Next Fifty Years. Ai Magazine, 2006, 27 (4): 87–91.

[44] 潘亚玲, 王晗琦, 陆勇. 人工智能在医学影像CAD中的应用. 国际医学放射学杂志, 2019, 42 (1): 3–7.

[45] 王万森. 人工智能原理及其应用. 第2版. 北京：电子工业出版社, 2009.

[46] Lodwick G S. Computer-aided diagnosis in radiology. A research plan. Invest Radiol, 1966, 1(1): 72-80.

[47] Doi K. Computer-aided diagnosis in medical imaging: Historical review, current status and future potential. Computerized Medical Imaging and Graphics, 2007, 31(4-5): 198-211.

[48] Giger M L. Machine Learning in Medical Imaging. J Am Coll Radiol, 2018, 15(3 Pt B): 512-520.

[49] Savadjiev P, Chong J, Dohan A, et al. Demystification of AI-driven medical image interpretation: past, present and future. European Radiology, 2019, 29(3): 1616-1624.

[50] Alpaydin E. Introduction to Machine Learning. Cambridge: The MIT Press, 2004.

[51] Bi W L, Hosny A, Schabath M B, et al. Artificial intelligence in cancer imaging: Clinical challenges and applications. CA Cancer J Clin, 2019, 69(2): 127-157.

[52] Suzuki K. Pixel-based machine learning in medical imaging. Int J Biomed Imaging, 2012, 2012: 792079.

[53] Lambin P, Rios-Velazquez E, Leijenaar R, et al. Radiomics: Extracting more information from medical images using advanced feature analysis. European Journal of Cancer, 2012, 48(4): 441-446.

[54] Kumar V, Gu Y H, Basu S, et al. Radiomics: the process and the challenges. MAGNETIC RESONANCE IMAGING, 2012, 30(9SI): 1234-1248.

[55] Aerts H, Velazquez E R, Leijenaar R, et al. Decoding tumour phenotype by noninvasive imaging using a quantitative radiomics approach. NATURE COMMUNICATIONS, 2014, 5: 4006.

[56] 罗爱静, 姚山虎, 冯智超, 等. 基于知识图谱的影像组学研究可视化分析. 中南大学学报（医学版）, 2019, 44(03): 233-243.

[57] Parmar C, Grossmann P, Bussink J, et al. Machine Learning methods for Quantitative Radiomic Biomarkers. Sci Rep, 2015, 5: 13087.

[58] Wu W, Parmar C, Grossmann P, et al. Exploratory Study to Identify Radiomics Classifiers for Lung Cancer Histology. Front Oncol, 2016, 6: 71.

[59] Ypsilantis P P, Siddique M, Sohn H M, et al. Predicting Response to Neoadjuvant Chemotherapy with PET Imaging Using Convolutional Neural Networks. PLoS One, 2015, 10(9): e137036.

[60] 窦瑞欣. 深度学习算法在医学影像学中的应用及研究进展. 中国医学计算机成像杂志, 2018, 24(05): 369-372.

[61] 李赞铎, 宫恩浩, 李睿, 等. 深度学习技术与医学影像——现状及未来. 中华放射学杂志, 2018(5): 321-326.

[62] 刘飞, 张俊然, 杨豪. 基于深度学习的医学图像识别研究进展. 中国生物医学工程学报, 2018, 37(1): 86-94.

[63] Vial A, Stirling D, Field M, et al. The role of deep learning and radiomic feature extraction in cancer-specific predictive modelling: a review. Translational Cancer Research, 2018, 7(3): 803-816.

[64] 夏黎明, 沈坚, 张荣国, 等. 深度学习技术在医学影像领域的应用. 协和医学杂志, 2018(1): 10-14.

[65] Chang K, Balachandar N, Lam C, et al. Distributed deep learning networks among institutions for medical imaging. Journal of the American Medical Informatics Association: JAMIA, 2018, 25(8): 945-954.

[66] Jochems A, Deist T M, van Soest J, et al. Distributed learning: Developing a predictive model based on data from multiple hospitals without data leaving the hospital-A real life proof of concept. Radiotherapy and Oncology, 2016, 121(3): 459-467.

[67] 吴飞, 廖彬兵, 韩亚洪. 深度学习的可解释性. 航空兵器, 2019, 26(01): 39-46.

# 第二篇　颅脑和脊髓

第一章　颅脑外伤性疾病

第二章　脑血管性疾病

第三章　颅内肿瘤性病变

第四章　颅内感染性疾病

第五章　累及中枢神经系统的风湿免疫病

第六章　神经退行性疾病

第七章　多发性硬化和视神经脊髓炎

第八章　脊髓疾病

第九章　成人获得性代谢性脑病

# 第一章　颅脑外伤性疾病

## 第一节　颅脑外伤检查方法的选择

颅脑外伤是外界暴力直接或间接作用于头部造成的损伤，临床诊断主要依据病史、症状、体征及影像学资料。颅脑外伤是一种严重的脑损害，急性颅脑外伤死亡率高，自 CT 和 MRI 应用以来，诊断水平不断提高，显著降低了患者的致残率和死亡率。

头颅平片简单易行，可以显示较明显的颅骨骨折，但不能显示颅内改变。随着现代影像学技术的迅速发展，CT 已取代了头颅平片检查，常规用于颅脑外伤的诊断。对于急性颅脑外伤，CT 检查能够敏感地发现有无损伤，准确判断损伤的类型、范围和严重程度，有利于临床治疗计划的制订。此外，CT 检查速度快，为及时有效的治疗争取了时间，已成为颅脑外伤的首选影像学检查方法。MRI 检查可准确检出 CT 上的等密度血肿及 CT 检查难以发现的单纯脑挫伤、弥漫性轴索损伤、脑干损伤、深部的脑实质损伤等，故可作为 CT 检查的重要补充。由于 MRI 检查时间较长、金属物品禁忌及患者制动等方面的限制，不能成为颅脑外伤的首选检查方法。

## 第二节　颅脑外伤的类型及影像诊断

颅脑外伤的分类复杂多样，由于受力部位不同和外力类型、大小、方向的差异，可造成不同类型及程度的损伤，包括颅骨骨折、颅内脑外出血、脑挫裂伤、脑内血肿和弥漫性轴索损伤等一系列病变，其中，颅内脑外出血又包括硬膜外血肿、硬膜下血肿和外伤性蛛网膜下腔出血。需要注意的是，上述病变在外伤后往往合并出现，如颅骨骨折常合并硬膜外血肿，脑挫裂伤常合并硬膜下血肿、蛛网膜下腔出血等。

### 一、颅骨骨折

**【概述】**

颅骨骨折（skull fracture）是颅脑外伤最常见的类型。确定颅骨骨折最有效的方法是头颅 X 线片和 CT，MRI 一般不用于骨折的诊断。颅骨骨折往往伴有头皮软组织的损伤、硬膜外血肿、颅内血肿或脑神经的损伤等，因此，头颅 X 线片检查在颅脑外伤中的应用价值不大，已经被颅脑 CT 平扫检查所取代。随着 CT 技术的发展，CT 可以进行高分辨、薄层扫描以及多平面重组等，能更清楚地显示颅底等复杂性骨折。颅骨骨折按形态分为线性骨折、颅缝分离、凹陷性骨折和粉碎性骨折，线性骨折是最常见的一种类型，按部位分为颅盖骨折和颅底骨折。

**【影像学表现】**

1. **线性骨折**　可出现在颞骨、顶骨、额骨和枕骨。X 线表现为比血管和闭合的颅缝密度低的线状透亮影。CT 更加敏感，但需与血管沟和颅缝区别，一般骨折线更加锐利且往往连续多个层面显示。

2. **颅缝分离**　正常冠状缝和人字缝不超过 2mm，如果超过 3mm 则认为有颅缝分离。颅缝分离常见于未闭合的颅缝。成人以人字缝分离最常见。

3. **凹陷性骨折**　受外力的部位颅骨断裂破碎，骨折块/骨折碎片向颅内方向凹陷形成凹陷性骨折，常合并有局部脑损伤和硬膜多发撕裂，最常见于额、顶部。X 线片可观察凹陷的部位、骨折陷入的深度。CT不但可以显示凹陷性骨折,对邻近脑实质的损伤也可清晰显示。

## 二、硬膜外血肿

### 【概述】

硬膜外血肿(epidural hematoma, EDH)多为急性,约占85%,亚急性占12%,慢性占3%。临床上主要表现为意识障碍,典型病例于头部外伤后有中间意识清醒期,严重者可出现脑疝。多由脑膜血管损伤所致,以脑膜中动脉常见;血液聚集在硬膜外间隙,由于硬膜与硬膜外层的颅骨内板附着紧密,故硬膜外血肿分布一般较局限,呈梭形。

### 【影像学表现】

1. CT 急性EDH平扫表现为颅骨内板下方梭形高密度影,边缘锐利、清楚;多伴有颅骨骨折且血肿多位于颅骨骨折附近,不跨越颅缝(图2-1-1)。中线附近的EDH可以跨越中线两侧连续分布。较明显的EDH会产生颅内的占位效应,通常表现为邻近的脑组织、脑沟脑室脑池受压及中线移位等。约2/3的急性EDH密度均匀;1/3的病例呈高、低混杂密度,提示存在活动性出血。慢性EDH往往呈等密度。若出现密度不均匀,则有再出血的可能。在慢性EDH时,CT增强扫描可见血肿内缘的包膜强化,有助于等密度EDH的诊断。

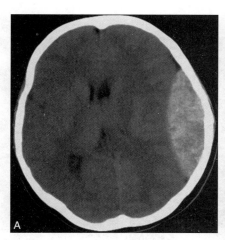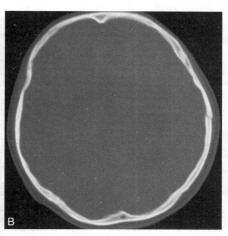

图2-1-1　硬膜外血肿
A. CT软组织窗,左侧颞顶部颅骨内板下方可见梭形高密度影;B. CT骨窗,左侧顶骨骨折

2. MRI EDH的形态与CT相仿,呈梭形、边界锐利、清楚。血肿的信号强度变化与血肿的期龄和所用MRI机的磁场强度有关。急性期,$T_1WI$上血肿信号强度与脑实质相仿,$T_2WI$上血肿则呈低信号;亚急性期,$T_1WI$和$T_2WI$上均呈高信号;慢性期,$T_1WI$上呈低信号,$T_2WI$上呈高信号。血肿内缘可见低信号的硬膜。

## 三、硬膜下血肿

### 【概述】

急性硬膜下血肿(subdural hematoma, SDH)占颅脑外伤的10%~20%。1/3的患者可伴有骨折。患者多有昏迷、单侧瞳孔散大和其他脑压迫症状,其中昏迷可逐渐加深或清醒后再昏迷。严重者可并发脑疝。慢性SDH的外伤史不明确,

易被忽略,颅内压增高及脑压迫症状出现较晚。SDH多为对冲伤所致,85%的血肿呈单侧性,15%的血肿呈双侧性。损伤后,着力点对侧在暴力冲击下引起皮层桥静脉撕裂、出血,形成SDH。由于硬膜内层的蛛网膜无张力,故血肿沿着硬膜下间隙分布范围较广,形状多呈新月形。在慢性SDH,由于蛋白质的分解,血肿内渗透压逐渐升高,使液体不断渗入,故血肿体积不断增大,可牵拉皮层静脉血管,再次引起血管破裂,慢性SDH可出现再出血。

### 【影像学表现】

1. CT 急性期SDH表现为颅骨内板下方新月形高密度区(图2-1-2A),密度较均匀,一般血肿分布范围较广,可超越颅缝。SHD虽然分布范围较广且可以双侧存在,但一般不跨越中线结构,

不在中线两侧连续分布；约40%的急性SDH呈高低混合密度，这主要由于有活动性出血、血清回缩、血凝块析出或蛛网膜撕裂，脑脊液与血液混合所致。亚急性期表现为新月形或过渡形（血肿内缘部分凹陷、平直或凸出）。血肿随时间延长密度逐渐减低，伤后1~2周血肿变为等密度。等密度血肿在CT上仅表现为占位效应，增强扫描通过显示脑表面的小血管将等密度血肿衬托得更加清楚。慢性期表现为低密度区，约5%可再出血，表现为颅骨内板下高低混合密度，部分可出现分层，上部为低密度区，下部为高密度区，其间可见液液平面。一侧的SDH可以产生明确的颅内占位效应，表现为一侧的脑组织、脑沟脑室脑池受压及中线移位等，通常CT表现比较明确，即使等密度

的SDH，也容易通过占位效应提示。双侧的SDH也产生占位效应，但双侧脑组织脑室脑池同时同等程度受压，遇到双侧等密度SDH时，通过占位效应提示等密度的作用较小，需警惕漏诊可能。SDH也可沿大脑镰及小脑幕分布，表现为大脑镰小脑幕密度增高且增厚。

2. MRI 有助于诊断等密度和较小的SDH。急性期血肿$T_2WI$呈低信号，$T_1WI$信号与脑实质的信号强度相仿（图2-1-2B、C）。亚急性血肿在$T_1WI$和$T_2WI$上均为高信号，而在CT上常为等密度。慢性期血肿的信号强度在$T_1WI$上低于亚急性期，但仍高于脑脊液，在$T_2WI$上呈高信号。再出血时，$T_2WI$上表现为高低混杂信号，亦可出现分层现象。

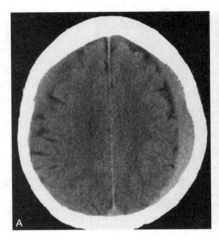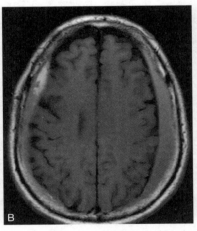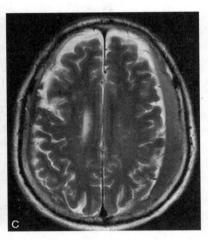

图 2-1-2 急性期硬膜下血肿

A. CT平扫，双侧额顶部颅骨内板下方可见新月形稍高密度影；B. $T_1WI$，血肿呈稍高信号；C. $T_2WI$，稍低信号

## 四、蛛网膜下腔出血

【概述】

蛛网膜下腔出血（subarachnoid hemorrhage，SAH）主要是由于外伤后颅内桥静脉及脑表面血管损伤造成，常与脑挫裂伤、脑内、硬膜下或硬膜外血肿合并存在。外伤性SAH在颅脑外伤患者中较常见，也是加重脑损伤和影响患者预后的重要因素。患者常有头痛、恶心、呕吐等高颅内压的临床表现。

【影像学表现】

1. CT 对外伤性急性SAH敏感，是早期SAH诊断的首选影像学检查方法。SAH表现为脑沟、脑裂、脑池内密度增高影（图2-1-3），可形

成铸型；大脑纵裂出血多见，表现为中线区窄带状高密度影并延伸至邻近脑沟；出血亦见于外侧裂池、鞍上池、环池、小脑上池内。SAH吸收较快，颅脑CT检出率随时间递减，2周后检出率几乎为0，所以CT检查最好在发病的3天内进行。

2. MRI 由于新鲜出血对脑脊液信号的影响很小，因此常规$T_1WI$和$T_2WI$不易显示急性SAH。液体衰减反转恢复（fluid attenuated inversion recovery，FLAIR）序列有助于显示SAH，表现为脑沟、脑池内高信号。磁敏感加权成像（SWI）对SAH显示更加敏感，表现为脑沟、脑裂、脑池内显著低信号。随着时间推移，SAH在CT上已经无法显示，而SWI则显示较好，这有利于对SAH病情演变的观察。

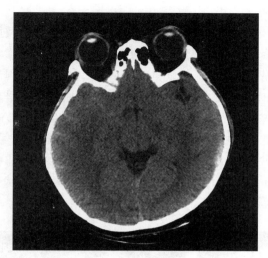

图 2-1-3 外伤性蛛网膜下腔出血

左侧颞部外伤，局部可见少许梭形的高密度硬膜外血肿，局部可见少量气体密度，对冲部位右侧颞叶脑沟内线状高密度影为蛛网膜下腔出血

## 五、脑挫裂伤

### 【概述】

脑挫伤（cerebral contusion）病理为脑内散在出血灶、静脉淤血和脑肿胀；如伴有脑膜、脑或血管撕裂，则为脑裂伤（cerebral laceration）。两者常合并存在，故统称为脑挫裂伤。脑挫裂伤很少出现原发性意识丧失，除非病变广泛或伴发剪切伤、继发性脑干损伤。脑挫裂伤主要表现为颅内压增高症状及损伤部位的神经系统定位体征，可伴有硬膜外血肿、硬膜下血肿和蛛网膜下腔出血，出现相应的症状。

### 【影像学表现】

1. CT 表现多样，与损伤时间有关。早期可无或仅有轻微异常发现，表现为额叶、颞叶斑片状、不规则低密度区，其内常混有点状高密度出血灶（图 2-1-4A）；伤后 24~48 小时可见斑点、斑片状高密度区，较早期病灶增多、增大，约 20% 的患者可出现迟发血肿；病灶周围可出现水肿，并可见占位效应。脑挫裂伤往往较广泛，部分病灶可融合形成脑内血肿，常伴有 SDH。

2. MRI 更适合显示位于脑干、靠近颅底、颅顶骨表面或轻微非出血性皮质挫伤。脑挫裂伤的 MRI 表现变化较大，常随脑水肿、出血和液化的程度而异。早期阶段病灶中含水量增加，在 $T_1WI$ 呈低信号，在 $T_2WI$ 上呈高信号。最初几天水肿区不断扩大，可出现占位效应，达到高峰以后水肿随时间推移逐渐减退。脑挫裂伤有明显出血时，其信号强度随出血期龄而异（图 2-1-4B、C）。

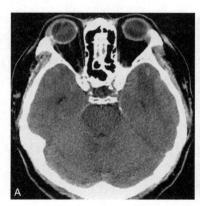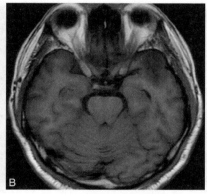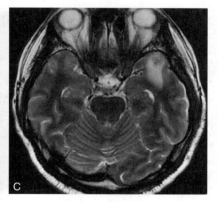

图 2-1-4 脑挫裂伤

A. CT 扫描，左侧颞叶可见片状低密度影，边界不清，其内点状高密度影，提示出血；B. $T_1WI$，病灶呈低信号；C. $T_2WI$，病灶呈高信号，其内小片状低信号，提示出血

## 六、弥漫性轴索损伤

### 【概述】

弥漫性轴索损伤（diffuse axonal injury，DAI）常发生在车祸所致较为严重的颅脑损伤，死亡率、致残率均较高。DAI 的损伤机制为：在外力特别是使颅脑产生旋转加速度和 / 或角加速度的外力作用下，由于灰、白质组织密度差异，使两者运动加速度不同，产生瞬间剪应力，使不同密度的脑组织发生相对位移，造成轴索破坏和小血管断裂。因此，损害主要发生在轴索聚集区的不同密度组织之间，如脑灰质与白质交界处、两侧

大脑半球之间的胼胝体、脑干上端背外侧、基底节区及小脑等部位。患者表现为持续性昏迷,可伴有去脑强直或去皮质强直发作,恢复慢。

**【影像学表现】**

1. CT ①首次检查多为阴性;②短期复查可见散在性出血灶或非出血灶,典型表现为灰、白质交界区及胼胝体点状、斑片状高密度影或低密度影,病灶常呈双侧性;伴或不伴SAH。CT扫描对脑内DAI病灶的显示不如MRI敏感,故CT平扫阴性而临床疑为DAI时,应行MRI检查。

2. MRI ①平扫表现为灰、白质交界区及胼胝体等处散在大小不等的斑点状、小片状、条索状异常信号,出血性病灶在$T_1WI$、$T_2WI$上信号因出血时间的变化而有所不同,而非出血性病灶呈现$T_1WI$低信号、$T_2WI$高信号影;②$T_2$-FLAIR、DWI对非出血性病灶更为敏感,表现为明显高信号;③SWI检查对DAI病灶中的微出血灶检出非常敏感,表现为边界清楚的不规则斑点状、线条状或团状低信号灶(图2-1-5)。

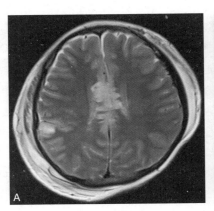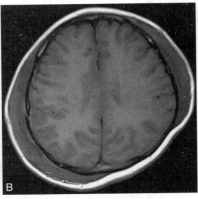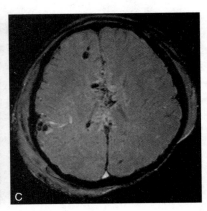

图2-1-5 弥漫性轴索损伤

A. $T_2WI$,胼胝体体部及右侧额顶皮层高信号;B. $T_1WI$,上述病灶呈稍低信号;C. SWI图像,病灶呈高低混杂信号

# 第三节 颅脑外伤预后的影像学评估

颅脑外伤是重要的致残与致死性疾病,因此,对患者的病情进行准确地预后评估对其康复治疗具有重要意义,也是外伤性颅脑损伤研究中备受关注的问题之一。CT与MRI是目前颅脑外伤最常用的检查技术,能从结构上对颅脑损伤程度进行直接评估,判断患者预后。常规影像学上主要从损伤的解剖位置、数量、大小和深度、脑池受压程度、中线移位程度和蛛网膜下腔出血等方面进行分析,中线移位程度被认为是影响预后最重要的指标。常规CT与MRI虽然处于颅脑损伤预后评价的中心地位,但是这两种检查技术都难以检出微结构损伤、弥漫性损伤及神经组织代谢异常,因此对于颅脑外伤的预后预测价值有一定限度。近年来,功能影像学在损伤脑组织的分子水平、代谢、脑功能、血流动力学等方面提供了崭新的信息。目前用于颅脑外伤预后评估研究的功能影像学方法主要包括弥散张量成像(DTI)、磁共振波谱(magnetic resonance spectrum,MRS)、MR灌注成像(perfusion-weighted imaging,PWI)、血氧水平依赖(BOLD)功能MRI技术。DTI技术可以敏感、定量评价脑白质损害的严重程度;MRS可以定量评价脑代谢变化;PWI可以定量评价脑血流灌注改变;功能MRI有助于评估脑功能可塑性重组。上述MRI新技术从不同侧面反映损伤局部的病理变化与功能改变,在昏迷的预测、运动及认知功能恢复、神经功能重组等方面发挥着越来越重要的作用。

(洪 楠)

# 参 考 文 献

［1］Hunter JV, Wilde EA, Tong KA, et al. Emerging imaging tools for use with traumatic brain injury research. J Neurotrauma, 2012, 29（4）: 654-671.

［2］吴恩惠, 戴建平, 张云亭. 中华影像医学-中枢神经系统卷. 第2版. 北京: 人民卫生出版社, 2004.

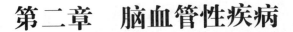

# 第二章　脑血管性疾病

## 第一节　脑血管性疾病检查方法选择

脑血管性疾病主要包括脑卒中、动脉瘤、血管畸形、烟雾病等。对临床疑诊急性缺血性脑卒中患者行 CT 检查可排除颅内出血。CT 平扫可发现 24 小时以后的梗死病灶，并明确梗死区有无出血。磁共振弥散加权成像（DWI）可发现起病 6 小时以内的超急性期梗死灶，是诊断急性缺血性脑梗死最敏感的方法。常规 MRI 平扫对起病 12 小时后的脑梗死不难诊断；MRA、CTA 可评估脑血管动脉硬化、局限性狭窄或闭塞程度。功能性磁共振成像逐渐应用于脑梗死，从而指导临床溶栓治疗，弥散张量成像（DTI）经白质纤维束重建后可观察重要白质纤维束如皮质脊髓束的受累情况，弥散峰度成像（DKI）能够反映脑梗死后非高斯弥散水分子弥散受限的高度不均质性。动态磁敏感对比增强成像（PWI）及动脉自旋标记（ASL）可获得全脑血流灌注信息，磁敏感成像（SWI）可早期发现脑梗死内出血转化。磁共振波谱分析（MRS）可反映脑缺血梗死后生化代谢和能量代谢改变。DSA 一般仅在需要做介入溶栓时使用。

脑出血首选 CT 检查，可明确出血部位和出血量。MRI 不但可以观察出血形态和出血量，而且可以对出血时期作出判断。CT 和 MRI 还可评估预后及再出血。CTA、MRA、DSA 均可诊断颅内动脉瘤及血管畸形，MRI 还可观察动脉瘤内血栓和脑实质内继发改变，MRI 增强扫描和 SWI 对于低流量血管畸形的诊断有重要价值。

## 第二节　脑梗死和脑出血综合影像诊断及预后评估

### 一、脑梗死

【概述】

脑血管病是神经系统常见病和多发病，目前已成为我国国民第一位的死因，也是中年人致残的重要原因，其中缺血性脑卒中约占 80%。50%~70% 的存活者遗留瘫痪、失语等严重残疾，给家庭和社会带来沉重的负担。

脑卒中（stroke）是急性脑循环障碍迅速导致局限性或弥漫性脑功能缺损的临床事件，急性缺血性脑卒中（acute ischemic stroke，AIS）是最常见的脑卒中类型，占全部脑卒中患者的 60%~80%，具有发病率高、病死率高、致残率高和复发率高等特点，严重危害人类健康和患者的生存质量。其最常见的原因是急性血栓形成造成局部脑血管闭塞，处理应强调早期诊断、早期治疗和早期预防再发。脑梗死的病因主要包括动脉粥样硬化、高血压性动脉硬化。其次为结核性、梅毒性及结缔组织病所致的动脉炎；颅脑手术、插入导管和穿刺导致的血管损伤，以及药物、毒物、恶性肿瘤所致的血管病损；风湿性或非风湿性心脏病、扩张性心肌病、心房颤动等心脏病可形成血栓，随血液循环阻塞脑血管引起脑梗死；其他诸如高黏血症、凝血机制异常、血液病等其他因素也可引起血栓形成并最终发展为脑梗死。

【病理生理】

脑血管狭窄或阻塞后，若无有效的侧支循环代偿，缺血区毛细血管血流灌注量迅速减少，脑组织缺血、缺氧的病理生理演变过程开始，这一过程分为急性坏死（以细胞急性死亡为主要病理特点）和迟发性神经元死亡（以神经细胞凋亡为主要病理特点）。目前，关于脑梗死分期标准不统一，参照 Steve H.Fung 的方法分为以下几期。

**1. 超急性期脑梗死**　发病 6 小时以内。此期大体病理改变不明显，细胞缺氧，$Na^+/K^+$ 泵的活性减弱，发生细胞毒性水肿，光镜下可见神经细胞核固缩、核仁消失，尼氏体（Nissl body）体消失。

**2. 急性期脑梗死**　发病 6~24 小时。此期仍主要发生细胞毒性水肿，梗死区脑组织开始肿胀变软、脑回变平、脑沟变窄，切面上灰白质的界限模糊。急性期其显微结构改变与超急性期基本相似。

**3. 亚急性早期脑梗死**　发病 1~7 天。梗死区发生细胞毒性水肿，并逐渐开始发生血管源性水肿。脑组织水肿进一步加剧，并逐渐达到高峰，神经细胞发生髓鞘脱失，细胞坏死；修复过程也同时开始，小胶质细胞向坏死区增生并吞噬坏死组织，此时星形胶质细胞增生活跃，内皮细胞增生形成新的毛细血管。

**4. 亚急性晚期脑梗死**　发病 8~14 天。此期细胞毒性水肿与血管源性水肿同时存在。脑组织水肿相对减轻，细胞的修复活动继续。梗死区域较大时，中央坏死脑组织通常不能完全清除，开始出现液化。

**5. 慢性期脑梗死**　自发病后 15 天开始进入此期，可持续数月到数年，主要为局限性脑萎缩和囊变。脑梗死引起的脑组织不可逆性损害，坏死脑组织逐渐液化和被清除，周围可见胶质增生形成的瘢痕，邻近脑室、脑沟扩大，皮质萎缩，最终梗死区域形成囊腔。小的梗死灶可没有囊腔，仅表现为胶质增生。较大范围的梗死灶中心凝固性坏死多难以完全清除，可长期存在。

**【临床表现】**

脑梗死患者依梗死部位不同，临床表现多种多样，主要表现为突发单侧肢体偏瘫、失语、口角歪斜或意识模糊。部分患者可在安静或睡眠中发病，可有 TIA 前驱症状如肢体发麻、无力等。海马发生梗死可出现记忆力下降，脑干及小脑梗死可出现眩晕、呕吐、四肢瘫痪、共济失调、站立不稳、肌张力降低、昏迷、高热等。发生于脑干梗死的一个最常见类型是延髓背外侧综合征，也称小脑后下动脉或椎动脉闭塞综合征，其往往梗死面积很小，临床症状却很重，主要表现为眩晕、呕吐、眼球震颤、交叉性感觉障碍、同侧霍纳综合征（Horner syndrome）、饮水呛咳、吞咽困难等。

**【影像学表现】**

**1. 缺血性脑梗死**

（1）超急性期脑梗死：常规 CT 和 MRI 常为阴性。少数病例 CT 平扫可观察到动脉致密征，即在大脑中动脉或颈内动脉的某一段由于血栓形成，密度升高，可见沿动脉走行的条形高密度影（图 2-2-1A）。其他间接征象有豆状核轮廓模糊、灰白质分界不清、受累部位局限性脑肿胀等征象。磁共振 DWI 呈高信号，与闭塞血管供血范围一致（图 2-2-1B）。DWI 对于发现超急性脑梗死非常敏感。CT、MR 灌注成像呈低灌注（图 2-2-1C~F）。

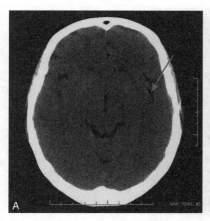
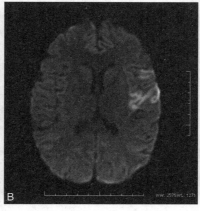
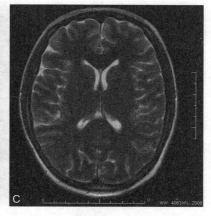

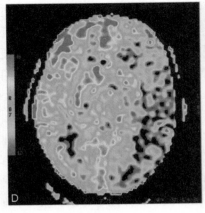
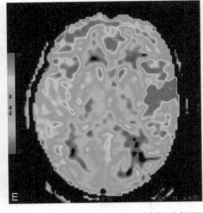
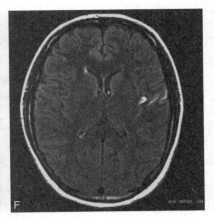

图 2-2-1 左侧颞叶超急性期脑梗死

A. CT 平扫可见左侧大脑中动脉外侧裂段呈高密度影（箭），即动脉致密征；B. DWI 可见左侧颞叶局限性皮层高信号；C. T₂WI 上未见明显异常信号；D. 3D-ASL 序列，可见左侧大脑中动脉供血区广泛 CBF 减低；E. 患者行 rt-PA 溶栓治疗后 1 天复查 3D-ASL，可见原大脑中动脉供血 CBF 减低区血流灌注基本恢复，且左侧颞叶梗死区呈高信号，提示梗死区再灌注；F. 1 周后复查，T₂FLAIR 序列可见最终梗死灶范围明显缩小

（2）急性期脑梗死：CT 平扫可表现为某一动脉供血区脑实质模糊、密度减低、动脉致密征、局部脑肿胀征。部分病例在大脑中动脉闭塞的早期可出现岛带区（脑岛、最外囊、屏状核）灰白质界限消失，即岛带征（insular ribbon sign，IRS）。磁共振 T₁WI 开始出现低信号，T₂WI 呈高信号，大面积的脑梗死水肿发生速度快，可早期表现出占位效应，并可发生脑疝（图 2-2-2）。

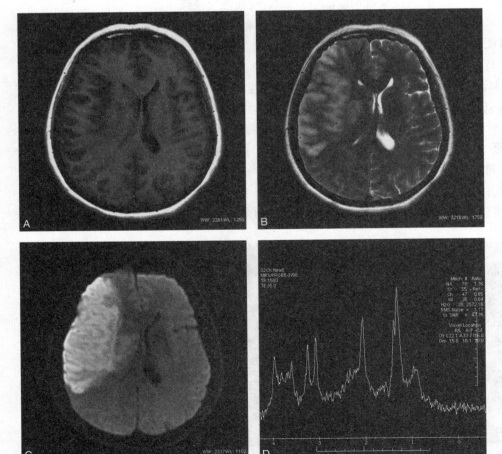

图 2-2-2 右侧额颞叶、基底节区大面积急性期脑梗死

A、B. T₁WI 和 T₂WI 示右侧额颞叶、基底节区呈长 T₁ 长 T₂ 信号；C. DWI 呈显著高信号，并见占位效应，右侧脑室受压；D. MRS 可见高耸乳酸（Lac）双峰，NAA 及 Cho 峰下降

（3）亚急性早期脑梗死：CT 平扫表现为脑实质密度明显减低，边缘模糊，MRI $T_1WI$ 呈低信号，$T_2WI$ 呈高信号，梗死周围可见水肿，脑组织肿胀明显。

（4）亚急性晚期脑梗死：常规 CT、MRI 表现同亚急性早期。梗死区 DWI 高信号开始减低，梗死边界清晰，周围水肿减轻，DWI 在此期可出现假性正常化（图 2-2-3）。

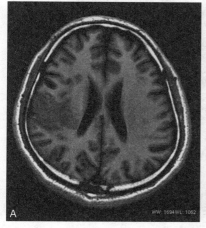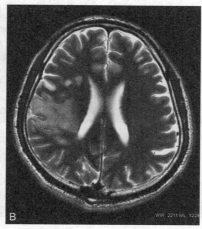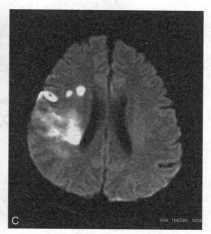

**图 2-2-3　右侧颞顶叶大片状脑梗死（亚急性晚期）**
A. $T_1WI$ 呈低信号；B. $T_2WI$ 呈高信号；C. DWI 上梗死周边开始出现假性正常化区

（5）慢性期脑梗死：随着梗死进一步演变至慢性期，梗死区逐渐形成软化灶，可伴囊腔形成，梗死灶边界更清晰。MRI 上呈显著长 $T_1$ 长 $T_2$ 信号，$T_2FLAIR$ 上囊腔呈明显低信号，周围胶质增生呈高信号改变。CT 上呈明显的低密度影。

脑梗死患者增强扫描可出现梗死区强化，多呈脑回样、斑片状、线样强化甚至均匀强化等多种强化方式，与梗死时期、血脑屏障破坏及侧支循环有关。

磁共振灌注成像可评价脑组织的血流灌注信息，包括 DSC-PWI 及 3D-ASL 技术。DSC-PWI 的定量观察指标有脑血流量（cerebral blood flow，CBF）、脑血容量（cerebral blood volume，CBV）、平均通过时间（mean transit time，MTT）和达峰时间（time to peak，TTP），其中 TTP 是发现早期脑缺血的最敏感指标，DSC-PWI 评估准确性依赖于血脑屏障是否完整，如有血脑屏障破坏，则会低估病变的灌注水平。3D-ASL 技术无需静脉注射对比剂即可在短时间内获得全脑 CBF 图，全面评价脑组织的血流灌注情况，且可反复多次扫描，评估梗死区的血流灌注恢复状况（图 2-2-1D、E），但 3D-ASL 技术有一定的扩大

效应。

弥散峰度成像（diffusion kurtosis imaging，DKI）近年来开始应用于急性脑梗死患者。DKI 能同时计算出弥散系数和峰度系数，或可提高磁共振探测神经组织结构变化的敏感性和特异性。DKI 的定量参数主要为平均弥散峰度（mean kurtosis，MK）、轴向峰度（axial kurtosis，k∥）和径向峰度（radial kurtosis，k⊥）。初步研究发现，梗死区域的 MK 值往往呈不均匀升高，反映了脑梗死急性期损伤区域非高斯分布水分子弥散受限的高度不均质变化。

磁共振波谱成像（magnetic resonance spectroscopy，MRS）在急性脑梗死区具有特异性的征象。$^1H$-MRS 反映超早期缺血比常规成像敏感，Lac 峰升高是早期缺血的敏感指标，NAA 峰降低的出现比 Lac 峰升高晚，标志着损伤程度加重，出现了神经元不可逆损伤（图 2-2-2D）。

静息态 BOLD-fMRI 可以从脑网络水平了解脑梗死后神经功能连接状态的改变。

**2. 腔隙性脑梗死**　腔隙性脑梗死（lacunar infarction）是由于脑穿支小动脉闭塞引起的较小面积的深部脑组织缺血坏死，主要好发于基底节区、丘脑、小脑、脑干等区域。（图 2-2-4）

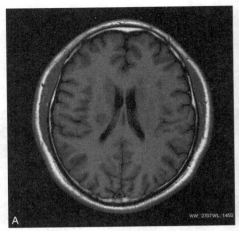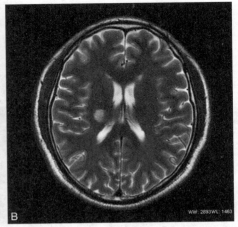

**图 2-2-4　右侧基底节区腔隙性脑梗死**
右侧基底节区类圆形病变。A. T₁WI 呈低信号；B. T₂WI 呈高信号

（1）CT：CT 平扫表现为基底节区、丘脑、侧脑室周围白质等部位的类圆形低密度影，边界清楚，直径 2~20mm，多数为 2~10mm，可多发。小于 2mm 的梗死灶，由于部分容积效应的影响不容易发现。位于小脑、脑干的腔隙性脑梗死由于颅底骨伪影的影响也较难辨认。

（2）MRI：腔隙性脑梗死主要表现为 T₁WI 低信号，T₂WI 高信号。病变的信号强度变化与病程密切相关。梗死灶的病理改变是由缺血水肿、细胞坏死向液化坏死逐渐演变。起病 6 小时内的病灶仅 DWI 可以发现，T₁WI、T₂WI 多无阳性发现。随着病程的延长，T₁WI 信号逐渐减低，T₂WI 信号升高，至慢性期梗死灶软化，形成囊腔，呈长 T₁ 长 T₂ 信号。

**3. 出血性脑梗死**　脑梗死最初多表现为缺血性脑梗死，部分患者由于血液再灌注，局部血管壁破坏，血液流出，进展为梗死内部出血，即出血性脑梗死（hemorrhagic infarction）。

（1）CT：CT 平扫表现为扇形或不规则形低密度影内或边缘出现高密度出血灶，常为不均匀、散在斑点状或片状高密度影，多数患者占位效应明显，主要是由于出血及脑水肿所致。

（2）MRI：出血性脑梗死的 MRI 表现与颅内出血相似，均经历由氧合血红蛋白到脱氧血红蛋白，再到正铁血红蛋白，最后演变为含铁血黄素的过程（图 2-2-5）。

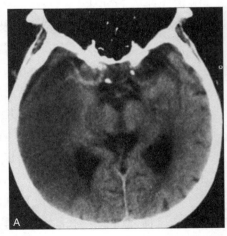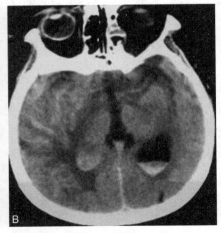

**图 2-2-5　右侧颞叶大面积脑梗死并出血转化**
A. 发病第 2 天 CT 平扫图，见大脑中动脉致密征及右侧颞叶大面积缺血性梗死灶；
B. 第 7 天复查 CT 图，见梗死灶内出血转化，其内见较多高密度出血并破入侧脑室

**4. 脑梗死的远隔效应**　脑梗死发生后可发生远隔部位的继发性损害，与运动功能及认知功能改变密切相关，主要位于同侧或对侧海马、黑质、红核等部位，为顺行性或逆行性神经元退变所致，病理机制主要包括轴突退行性改变、神经营养障碍、神经递质调节失衡、神经生长抑制因子、蛋白合成抑制、氧化损伤、炎症反应及血流动力学改变等，最终导致神经传导通路抑制，迟发性神经元死亡。沃勒变性（Wallerian degeneration）是一种常见的顺行性神经元退变，为脑梗死后继发同侧皮质脊髓束的损害。

**【诊断要点】**

MRI 对脑梗死的诊断特异性高，DWI 可发现发病 6 小时以内的超急性期脑梗死灶。发病 24 小时后，CT 上可呈明显低密度影，MRI 上出现明显的特征性征象，增强扫描呈脑回样、斑片状、线样强化。结合患者的临床表现，脑梗死的诊断不难。

**【鉴别诊断】**

脑梗死的 CT、MRI 影像表现典型，但有时脑梗死需要与脑炎、低级别胶质瘤、脱髓鞘性疾病、转移瘤、脑脓肿等鉴别。脑梗死的病变范围多与动脉的供血区一致，增强扫描可呈脑回样强化。胶质瘤多出现不规则强化；脱髓鞘性疾病多位于侧脑室周围，呈不均匀斑片状强化或无强化；转移瘤多呈均匀或环形强化，周围可有水肿；脑脓肿多为规则环形强化，与脑梗死鉴别不难。

**【介入治疗】**

作为超急性期脑梗死患者的紧急治疗，可在 DSA 直视下进行超选择介入动脉溶栓。行尿激酶动脉溶栓合用小剂量肝素静脉滴注，对出现症状 3~6 小时的大脑中动脉分布区卒中患者有益。

**【拓展】**

急性缺血性脑卒中的梗死核心周围往往存在缺血半暗带（ischemic penumbra, IP），该部分缺血脑组织的神经元电活动丧失，但细胞膜完整性仍然存在，一旦血流恢复可转变为正常脑组织，IP 一直是神经影像和溶栓治疗的靶点。传统观念认为 DWI 高信号代表梗死区，PWI 与 DWI 不匹配作为 IP 的界定标准，但该标准夸大了 IP 直接导致患者过度治疗可引起严重的出血转化。新的理念认为 PWI-DWI 不匹配区包含了 IP 及良性灌注不足区，并且 DWI 上的高信号并不完全代表梗死核心，IP 亦可以存在于 DWI 及 PWI 的异常区域，良性灌注不足区无需治疗可自动恢复（图 2-2-1）。基于化学交换饱和转移（CEST）的 pH 加权成像技术通过对病灶区 pH 的测定来帮助对缺血半暗带的判定。如何从影像学上建立有效、实用的缺血半暗带界定标准及出血转化预测标准从而指导临床个体化溶栓治疗一直是神经影像学领域的研究热点。

## 二、脑出血

**【概述】**

脑出血（cerebral hemorrhage）占所有住院脑卒中患者的 10%~30%，具有高致残率及高病死率，是一个严重危害人类健康的公共卫生问题。根据出血原因可分为创伤性和非创伤性，非创伤性又称为原发性或自发性脑出血，多由高血压、脑动脉瘤破裂、血管畸形、脉管炎、静脉血栓、出血性脑梗死或栓塞后再灌注、肿瘤以及凝血功能障碍等引起。

**【病理生理】**

原发性脑出血以高血压性脑出血最为常见，其病理基础为长期高血压引起小动脉玻璃样变和纤维素样坏死破裂以致出血，好发于基底节区、丘脑，其次为脑桥和小脑。基底节的供血动脉——豆纹动脉比较细小，且呈直角直接起自大脑中动脉水平段，当血管内压力突然增高时，细小的豆纹动脉难以承受而破裂出血。

脑出血的病理生理演变是动态发展的，主要经历以下发展过程：

**1. 超急性期**　出血后 12 小时以内，血肿内含有丰富的氧合血红蛋白。

**2. 急性期**　出血发生后 12 小时~2 天，血肿红细胞内的氧合血红蛋白逐步代谢为去氧血红蛋白，血肿周围水肿加重。

**3. 亚急性期**　亚急性早期为出血后 2~7 天，血肿红细胞内去氧血红蛋白自周边向中心逐渐氧化为高铁血红蛋白。亚急性晚期为出血后 8 天~4 周，变形的红细胞溶解，高铁血红蛋白被释放到细胞外间隙中。周围的水肿开始减退并发生炎性修复反应,出现新生毛细血管,但缺乏相应的血脑屏障。这可能是此期血肿周围环状强化的基础。

**4. 慢性期** 出血4周后进入慢性期,慢性早期血肿周围的水肿和炎性修复逐渐消失,胶质细胞增生明显,高铁血红蛋白均匀分布,含铁血黄素开始沉积。晚期血肿内坏死组织被吞噬、移除,形成囊腔。

**【临床表现】**

脑出血起病多突然,常因体力活动、情绪激动或过度劳累诱发,表现为突发头痛、呕吐,根据出血部位及出血量不同出现程度各异的意识障碍、偏瘫、失语等,病情进展迅速。当出血破入脑室系统或进入蛛网膜下腔时,腰椎穿刺可发现血性脑脊液。

**【影像学表现】**

**1. 脑血管造影** 高血压性脑出血常可见脑动脉走行僵直、粗细不均等动脉硬化表现,血肿较大时出现血管移位等占位征象。若因动脉瘤、动静脉畸形或脉管炎等引起的脑出血可呈现脑血管的相应改变。

**2. CT**

(1)平扫:可反映血肿形成、吸收及囊变的不同过程(图2-2-6)。

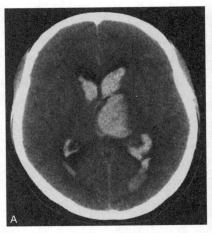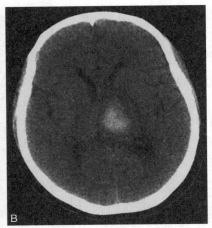

**图2-2-6 左侧丘脑出血,破入脑室**

A. 发病后12小时的CT平扫显示左侧丘脑出血,破入脑室系统并脑积水;B. 发病12天且行侧脑室引流术后的CT平扫图,显示血肿边缘模糊,周围低密度环范围扩大,高密度影向心性缩小的"融冰"现象

1)超急性及急性期:表现为脑内密度均匀一致的高密度灶,边界清楚,CT值50~80Hu。血肿周围常出现低密度环影,此与血肿压迫周围脑组织造成的缺血及水肿有关。出血量多时占位效应较重,甚至可引起脑疝。血肿常可破入相邻脑室及蛛网膜下腔,脑室内少量积血常沉积于侧脑室后角或三角区形成液液平面,大量积血时呈铸型改变。蛛网膜下腔出血表现为相应脑沟、脑池密度增高。

2)亚急性期:血肿密度从边缘向中心逐渐减低,出现"融冰征",表现为高密度血肿边缘模糊,高密度影向心性缩小,周围低密度环范围扩大。随后血肿被逐渐溶解吸收,转变为等、低或混杂密度灶。血肿周围环形低密度影一般于出血后3~7天到达高峰,此时为脑水肿的高峰期。

3)慢性期:血肿可完全吸收变成水样密度软化灶,出现相邻脑室、脑沟牵拉扩大等负效应。偶可见血肿内钙化,部分患者可无后遗改变。此期内发生再出血时则表现为低密度区中间的高密度灶。

(2)增强扫描:早期多不强化,出血后7~9天可见血肿周围环形强化,与血肿之间有低密度或等密度溶解带相隔。通常平扫即可明确诊断早期出血,但血肿呈等密度时,CT平扫仅表现为占位效应,增强扫描意义更大。

**3. MRI**

(1)血肿病理变化与信号强度的关系见表2-2-1。

表 2-2-1 血肿病理变化与信号强度的关系

| 血肿成分 | 存在时间 | $T_1WI$ | $T_2WI$ |
|---|---|---|---|
| 氧合血红蛋白 | <12 小时 | 等信号 | 高信号 |
| 去氧血红蛋白 | 12 小时~2 天 | 等信号 | 低信号 |
| 高铁血红蛋白 | 2 天~1 个月 | — | — |
| 细胞内 | 2~7 天 | 高信号 | 低信号 |
| 细胞外 | 8 天~1 个月 | 高信号 | 高信号 |
| 含铁血黄素及铁蛋白 | >1 个月 | 等、低信号 | 低信号 |

（2）脑出血时血液演化过程与 MR 征象（图 2-2-7）

1）超急性期（出血后~12 小时）：含丰富的氧合血红蛋白，$Fe^{2+}$ 缺乏不成对的电子，为非顺磁性物质，不影响 $T_1$、$T_2$ 弛豫时间，但此时血肿内蛋白含量低，质子密度高，主要延长 $T_2$ 弛豫时间，呈等 $T_1$ 长 $T_2$ 信号。

2）急性期（12 小时~2 天）：主要为去氧血红蛋白，此时的 $Fe^{2+}$ 含 4 个不成对电子，具有顺磁性，主要缩短 $T_2$，呈等 $T_1$ 短 $T_2$ 信号。

3）亚急性期（2 天~1 个月）：去氧血红蛋白逐渐变为高铁血红蛋白，具有明显顺磁性作用。①亚急性早期（2~7 天），高铁血红蛋白仍处于细胞内，缩短 $T_1$ 不影响 $T_2$，呈短 $T_1$ 短 $T_2$ 信号。这一现象从血肿周边出现，逐渐向中心发展，因此在 $T_1WI$ 上表现为血肿周边呈高信号，中心呈等信号的"豆沙包"样外观，而在 $T_2WI$ 上仍为低信号。周围水肿呈长 $T_1$ 长 $T_2$ 信号。②亚急性晚期（8 天~1 个月），高铁血红蛋白位于细胞外，缩短 $T_1$ 而延长 $T_2$，因此呈短 $T_1$ 长 $T_2$ 信号。红细胞溶解从血肿周边开始出现，向中心发展，最后达到均匀的高信号。

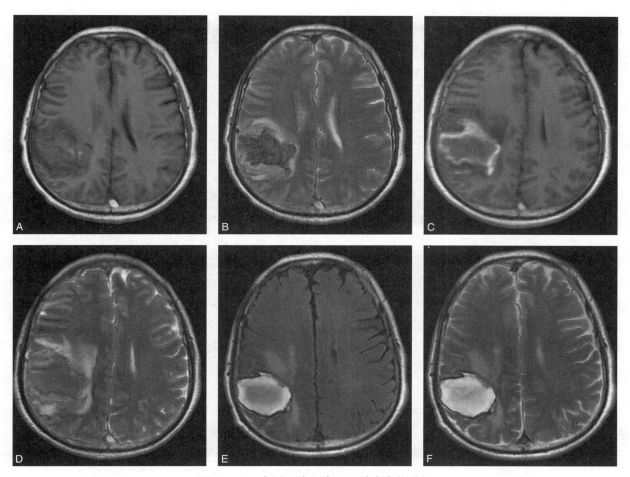

图 2-2-7 右侧顶叶血肿 MRI 动态变化过程

A、B. 起病后 2 天的 MRI 成像，血肿呈急性期等 $T_1$ 短 $T_2$ 信号改变；C、D. 起病后 7 天亚急性早期改变，$T_1WI$ 表现为血肿边缘高信号、中心等信号的"豆沙包"样外观，$T_2WI$ 呈稍低信号，周围水肿加重；E、F. 起病 1~2 个月后，含铁血黄素沉积，$T_2WI$ 上出现低信号环

4）慢性期（>1个月）：含铁血黄素中 $Fe^{3+}$ 具有顺磁性，使血肿在 $T_2WI$ 上出现低信号环。当血肿完全囊变时呈长 $T_1$ 长 $T_2$ 的水样信号。

【诊断要点及鉴别诊断】

根据临床突发卒中症状及 CT 与 MRI 表现，脑出血的诊断并不困难。要明确出血的真正原因，将高血压性脑出血与其他血管类疾病所致出血鉴别开来，常需要进一步的检查，动脉瘤或血管畸形、脉管炎造成的出血可以通过 DSA、CTA、MRA 对血管的显像做出直观地观察。

良性出血与肿瘤出血鉴别如下：①肿瘤成分更复杂，不均匀；②良性出血常有含铁血黄素环，而肿瘤没有；③肿瘤增强后常有非出血成分；④良性出血追踪观察有顺序演变，而肿瘤出血的演变顺序延迟，不规则；⑤良性出血的水肿及占位效应很快消退，而肿瘤出血则持久存在；⑥出血性血管畸形常多发，而肿瘤常为单发，转移瘤可多发。

【拓展】

血肿扩大是导致脑出血患者死亡率增加和不良预后的决定因素。有研究表明，CT 血管成像（CTA）及 CT 灌注成像（CTP）可以观察到脑出血患者血肿局部的活动性对比剂外渗情况，被命名为"点征"，此征象与血肿局部的活动性出血有关，可以有效地预测患者血肿的进展及预后。

试图证实出血周围的区域是否存在缺血半暗带也是近期深入研究的焦点，MR 灌注加权成像（PWI）及 CTP 检查可以观察到血肿周围存在低灌注区，并具有个体差异，对预后有一定的指导意义。

脑微出血泛指直径 <5mm 的小出血灶，见于高血压、脑淀粉样血管病（amyloid angiopathy，CAA）等疾病，它们体积小，无周围组织水肿，在 CT 及 MRI 常规序列中常呈阴性。磁敏感加权成像（SWI）可以通过出血灶中含铁血黄素等顺磁性物质的磁敏感效应高效地提高微出血灶的检出率（图2-2-8）。

DTI 所显示的纤维束移位或破坏对脑出血患者预后有一定的指导作用。

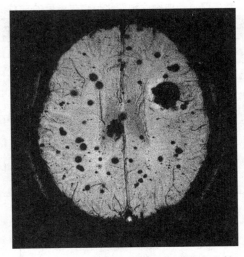

图 2-2-8　脑实质内多发大小不等出血灶

磁敏感加权成像序列（SWI）可显示脑实质内大小不等多发出血灶，对微出血灶检出特别敏感

# 第三节　可逆性后循环脑病综合征

【概述】

可逆性后循环脑病综合征（posterior reversible encephalopathy syndrome，PRES）是一种临床影像学疾病实体，主要表现为迅速进展的血压增高伴发中枢神经系统症状，如头痛、呕吐、意识障碍、痫性发作等。影像学显示双侧大脑半球对称性白质可逆性水肿，尤以大脑后部顶枕叶常见，通过及时有效的治疗，本病临床症状和神经影像学征象可完全消失，但如果治疗不及时，脑水肿和颅内压继续加重，势必导致不可逆性脑损伤。该病由 Judy Hinchey 等于 1996 年首次报道，近年来逐渐受到关注，常见病因有高血压脑病、先兆子痫或子痫、严重的肾脏疾病、恶性肿瘤化疗以及器官移植后接受免疫抑制治疗，也可见于结缔组织病，包括系统性红斑狼疮、白塞综合征（贝赫切特综合征）等。

【病理生理】

本病的确切机制尚未明确，现存在两种不同的假说。较早提出的脑血管过度调节或脑小动脉痉挛学说认为：动脉压骤然升高，脑小动脉痉挛，使流入毛细血管的血流量减少，导致脑缺血，毛细血管渗透压增高和破裂。而后提出的脑血管自动调节崩溃学说认为:血压的突然升高突破了脑血管自动调节极限,导致区域性血管扩张,即脑高灌注和脑水肿。目前后者获得较多的认同,增高的脑灌注压导致血脑屏障破坏,以致局灶性液体、大分子及血细胞外渗引起血管源性水肿和瘀点样出血,从病理生理学角度可看作为毛细血管渗漏综合征。脑水肿的部位在大脑后部顶枕叶常见,可能与大脑后部血管交感神经相对缺乏有关,大脑后部在解剖上的易损性,使其在血压急剧升高时更可能发生高灌注和血管痉挛。

【临床表现】

通常急性或亚急性起病,多发生在血压急剧升高时或使用某些药物(尤其是细胞毒性药物)治疗过程中。临床主要表现为头痛、视觉障碍、意识改变、癫痫发作等症状,而局灶性神经功能缺损少见。

【影像学表现】

1. CT 大脑半球后部白质内出现多灶性、对称性斑片状低密度灶(图2-2-9A、B),其内可见散在斑点状出血灶,增强扫描无强化或局部轻度斑片状强化。

2. MRI 大脑半球后部特别是双侧顶枕叶、颞叶后部皮层或皮层下出现对称性弥漫性斑片状长 $T_1$ 长 $T_2$ 信号病灶(图2-2-9C~E、H、I),无明显占位效应,增强扫描强化不明显,部分患者在双侧额叶后部、双侧基底节及小脑等区域亦可见类似表现,距状沟和枕叶中线旁结构通常不受累。DWI常显示病变为等或高信号改变,ADC图显示ADC值增高,表明主要为血管源性水肿(图2-2-9F、G)。

【诊断要点】

病变部位以后循环供血区常见,但也可累及前部循环、基底节、脑干,表现为多灶性对称性斑片状皮层或皮层下异常信号,DWI病变呈等或稍高信号,ADC图为高信号,提示血管源性水肿。患者常有明显的血压升高或某些可导致一过性血压升高的基础疾病,起病急。经及时有效治疗后病变可基本恢复,合并出血者恢复较慢且可遗留后遗症。

【鉴别诊断】

1. 静脉或静脉窦血栓形成 MRI表现为闭塞静脉引流区的长 $T_1$ 长 $T_2$ 水肿信号区,多呈双侧对称性,位于皮髓结合部,常合并出血;上矢状窦及邻近静脉好发,横窦次之,也可累及深部静脉系统,表现为局部静脉窦失去正常的流空信号,增强呈"空三角征",MRV及血管造影可提供相当的鉴别诊断价值。

2. 基底动脉尖综合征 由于各种病因所致的以基底动脉顶端为中心组成"干"字形结构的5条血管,即双侧小脑上动脉、大脑后动脉及基底动脉上端的血液循环障碍而引起的一组临床症候群,其临床表现以意识障碍、眼球运动障碍和瞳孔改变为主要特点,MR表现为双侧枕叶皮质、丘脑、颞叶内下、小脑以及中脑梗死,距状裂和枕叶中线旁结构受累。病变组织以细胞毒性脑水肿为主。

3. 线粒体脑肌病伴高乳酸血症和卒中样发作综合征(mitochondrial encephalomyopathy, lactic acidosis, and stroke-like episodes, MELAS综合征) 本病属于线粒体脑肌病最常见类型,其影像表现类似于PRES,但PRES患者常有一定基础性疾病,发病部位以对称性颞顶枕叶皮层下弓形纤维受累为主,DWI显示两侧病变常处于同一时期;而MELAS综合征患者多为年轻人,病变以颞顶枕叶皮层为主,缺乏对称性分布改变,DWI显示病变呈不同时期的高、等、低信号表现。

【拓展】

PRES早期为可逆性的血管源性脑水肿病理过程,多数患者可完全康复而不留神经系统症状体征,但是由于患者往往同时具有严重的基础疾病,早期正确的诊断较为困难,延误治疗有可能造成神经细胞进一步损害而发展为不可逆性的变性死亡。MRI首先能够早期全面发现病变并提供较为可靠明确的诊断,而且还能预测预后情况,特别是弥散加权成像。DWI显示为等或略高信号,ADC图呈高信号者,提示为血管源性水肿期,如果积极有效治疗,预后较好。因此早期MRI平扫及DWI可全面检查PRES。MRS能够进行定量分析并使影像诊断逐步深入到细胞生化代谢水平,有助于鉴别一些相关疾病,尤其是MELAS或Leigh综合征(亚急性坏死性脑病)。CT虽能早期快速发现病变,但对于疾病的进一步确诊及疾病预后评估,MRI优势明显,尤其是DWI能够早期提示血管源性水肿,有助于临床早期治疗。

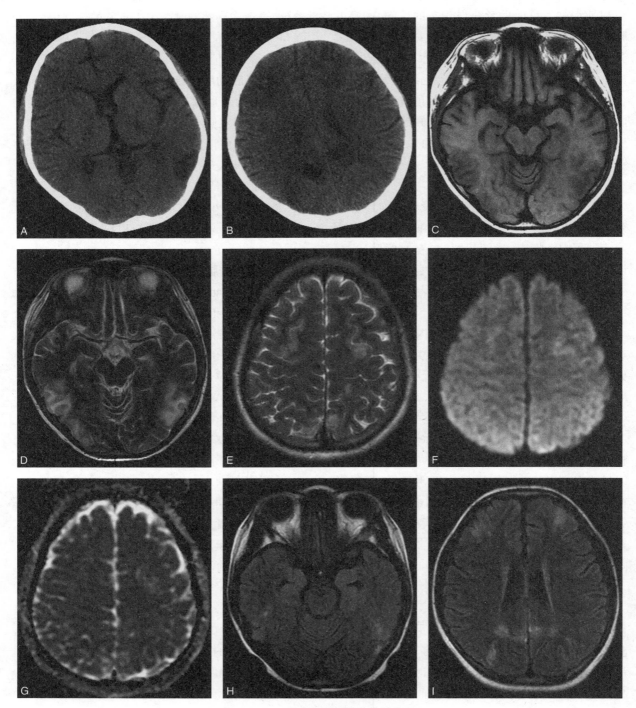

**图 2-2-9 可逆性后循环脑病综合征**

肾病综合征患者,女性,12 岁,反复输人血白蛋白及新鲜冰冻血浆等治疗,突发抽搐。A、B. CT 平扫,显示双侧顶枕叶及额叶多发斑片状低密度灶;C~G. 分别为 MRI T₁WI、T₂WI、DWI 和 ADC 图,显示双侧颞叶后部、顶枕叶、额叶皮层及皮层下斑片状长 T₁ 长 T₂ 信号,DWI 显示病变为高信号,ADC 图亦为高信号;H、I. 治疗一周后复查 MRI、FLAIR,显示病变范围明显减小

## 第四节　动脉瘤及血管畸形

### 一、颅内动脉瘤

【概述】

颅内动脉瘤（intracranial aneurysm）是指颅内动脉的局灶性异常扩大，发病率约为 0.9%。可发生于任何年龄，发病率随着年龄的增加而递增，半数以上于 40 岁以后发病，男女发病率约为 2：3。目前认为，动脉瘤发生的主要因素是血流动力学改变，动脉粥样硬化也是常见因素。

【病理生理】

颅内动脉瘤约 90% 起自颈内动脉系统。20%~25% 的病例为多发，且多见于女性。镜下见动脉瘤壁局部内弹力层破裂或缺失，肌层缺乏。

影像学常根据动脉瘤的形态将其分为五种类型：①粟粒状动脉瘤；②囊状动脉瘤；③梭形动脉瘤；④夹层动脉瘤；⑤假性动脉瘤。

【临床表现】

动脉瘤的常见临床表现为蛛网膜下腔出血（subarachnoid hemorrhage，SAH），非外伤性的 SAH 大多源于颅内动脉瘤破裂；其次为脑神经压迫症状、癫痫、偏头痛以及由于血栓形成引起的脑缺血或脑梗死症状。

【影像学表现】

1. 血管造影　数字减影血管造影（DSA）是动脉瘤诊断的"金标准"，正位、侧位以及多个角度的斜位可以显示完整的颅内血管和动脉瘤形态的细节特征。动脉瘤常起源于动脉壁的一侧，向外突出成囊状，形状多为圆形、卵圆形，亦可呈葫芦状或不规则形（图 2-2-10A、B）。

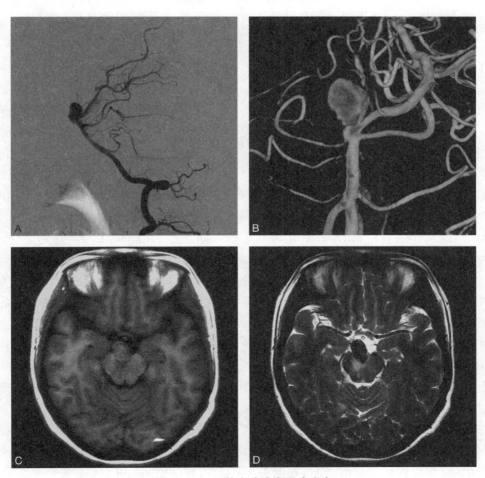

**图 2-2-10　基底动脉夹层动脉瘤**

A. 血管造影正位片；B. 血管造影三维图，动脉期可见基底动脉顶端囊状突起；C. T₁WI；D. T₂WI，脑干前方可见卵圆形等 T₁ 短 T₂ 信号，边界清楚

**2. CT** 动脉瘤CT表现与其瘤腔内血栓情况有关。平扫有血流的部分密度稍高,而血栓部分为等密度;增强扫描,前者强化,后者不强化。非外伤性SAH需要排除动脉瘤因素。

CTA可使用多种后处理技术,如多平面重建(MPR)、最大密度投影(MIP)及容积再现(VR)等技术,显示动脉瘤及其与载瘤动脉的关系(图2-2-11)。

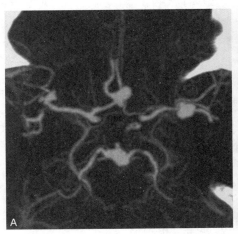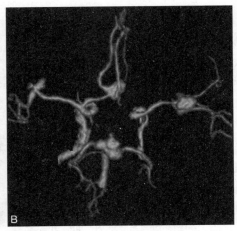

**图2-2-11 颅内多发动脉瘤**

A. CT三维重建MIP图;B. VR图。可见左侧大脑前动脉、双侧大脑中动脉及基底动脉顶端多发局限性血管扩张影

**3. MRI** 动脉瘤的MRI表现与其血流、血栓、钙化及含铁血黄素沉积有关。无血栓形成的动脉瘤$T_1WI$和$T_2WI$呈流空的低信号,周围可有搏动伪影;完全血栓形成的动脉瘤可见层状血栓,周边可有含铁血黄素黑环;部分血栓形成的动脉瘤兼具两者的表现。较大的动脉瘤由于动脉瘤内血流速度不一,血流快的部分出现流空效应,血流慢的部分在$T_1WI$上呈等或低信号,在$T_2WI$上呈高信号(图2-2-10C、D)。MRA采用时间飞跃法(time-of-flight, TOF)或相位对比法(phase contrast, PC)成像,可显示与载瘤动脉相连的囊状动脉瘤,其大小与血管造影显示相仿。

**【诊断要点】**

采用DSA、CTA、MRA单一或组合检查可显示大多数动脉瘤及其与载瘤动脉的关系,从而作出明确诊断。CT、MRI还可显示动脉瘤内的血栓及瘤壁钙化情况。

**【鉴别诊断】**

通过影像学检查,绝大多数动脉瘤可明确诊断。当巨大动脉瘤发生占位表现时,需与其他占位性病变鉴别;鞍区附近的动脉瘤有时需与鞍区肿瘤鉴别,根据病变的位置、CT及MRI表现,并结合临床常可鉴别。

**【介入治疗】**

颅内动脉瘤的有效治疗方法主要为开颅手术夹闭和血管内介入治疗。血管内治疗技术是在DSA的基础上,导管经血管内进入动脉瘤腔,再通过该导管送入栓塞材料以达到闭塞动脉瘤的目的。经临床实践证明,电解可脱性弹簧圈血管内栓塞术已成为一种安全可行的治疗方法,其适应证主要为:①窄颈的囊状动脉瘤(瘤颈宽度<4mm,瘤颈:瘤体<1:3),这是血管内栓塞术的最佳适应证;②动脉瘤破裂出血急性期,DSA确诊后即可行栓塞治疗;③开颅手术的危险性和并发症较多的动脉瘤,如椎-基底动脉系统动脉瘤、解剖关系复杂的动脉瘤等;④手术夹闭失败或不能耐受开颅手术的动脉瘤患者。近年来,随着科技的进步,一些新技术在介入治疗中得到了应用,如球囊辅助再塑形技术、支架-微弹簧圈联合栓塞术及双微导管技术等,扩展了介入治疗的适应证,并很大程度上提高了介入治疗的成功率。与动脉瘤夹闭术相比,介入治疗患者的并发症明显减少,住院期间的死亡率显著降低。

**【拓展】**

DSA是诊断动脉瘤的"金标准",CTA、MRA有助于显示动脉瘤的全貌及其与周围组织的关系。MRA 是无辐射、无创伤的检查方法,应作为临床筛查动脉瘤的首选方法,CTA 对于检出动脉瘤破裂所致的 SAH 效果最佳,当诊断有困难或需要介入治疗时应采用血管造影。

## 二、脑血管畸形

脑血管畸形(cerebral vascular malformation)主要为先天性血管发育异常,一般分为动静脉畸形、海绵状血管瘤、静脉畸形和毛细血管扩张症四种病理类型,其中动静脉畸形最多见。

### (一)动静脉畸形

**【概述】**

动静脉畸形(arteriovenous malformation,AVM)由供血动脉、引流静脉及畸形血管团组成,动脉与静脉直接交通,其间无毛细血管床。男女比例为(1.3~2):1,发病年龄最多见于 20~30 岁。AVM 是胎儿时期脑血管形成异常的先天性疾病,但无明显家族史。

**【病理生理】**

AVM 可发生于颅内任何部位,但 80%~93% 的颅内 AVM 发生于幕上,常见于大脑凸面的大脑中动脉分布区。AVM 的动脉壁变薄,内膜增生,内弹力层缺失,可有动脉瘤样扩张。静脉常有纤维样变或玻璃样变,管壁常增厚。病变内部可见出血灶,常有含铁血黄素沉积,且血管壁和邻近脑实质可见钙化。AVM 病变内部和邻近脑实质常发生轻度或广泛胶质增生及脱髓鞘等退行性改变。

**【临床表现】**

AVM 为先天性血管病变,但患者出生后通常没有临床症状,多数到 20 岁以后才出现症状。常见表现为脑出血、癫痫和头痛。此外还可见颅内血管杂音、头晕、耳鸣、视力减退及精神症状等。

**【影像学表现】**

1. **血管造影** DSA 是诊断 AVM 最可靠的方法。典型表现为动脉期见迂曲纠缠的畸形血管团,供血动脉增粗,引流静脉早期显影(图 2-2-12)。

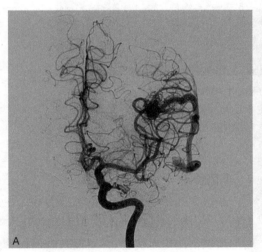
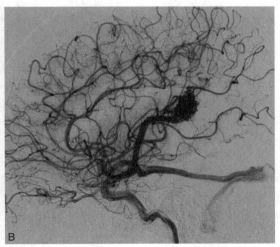

**图 2-2-12　左侧额叶 AVM 合并出血**

患者,男性,35 岁,突发言语功能障碍 1 周。A、B. 血管造影正、侧位图,动脉期可见供血动脉、畸形血管团和引流静脉

2. **CT** 平扫表现为边界不清的混杂密度灶,其中可见局限性胶质增生、钙化、出血、含铁血黄素沉着及血栓形成所致的高密度影。增强扫描表现为点、条状血管强化影,可显示粗大引流血管。CTA 可直接显示供血动脉、畸形血管团及引流静脉。

3. **MRI** AVM 的供血动脉和畸形血管团在 $T_1WI$、$T_2WI$ 均呈低信号,引流静脉由于血流缓慢,呈长 $T_1$ 长 $T_2$ 信号(图 2-2-13C、D),且 MRI 可清晰显示病变内的出血、退变及胶质增生的情况。MRA 可进一步显示 AVM 的供血动脉、畸形血管团及引流静脉(图 2-2-13A、B)。

**【诊断要点】**

AVM 的特征性表现在 CT 平扫为脑表面不规则混杂密度灶,无占位效应,增强扫描示点、条状血管影。MRI 表现为团状或蜂窝状血管流空影。CTA、MRA 可显示 AVM 的供血动脉、畸形血管团及引流静脉,DSA 为诊断的"金标准"。

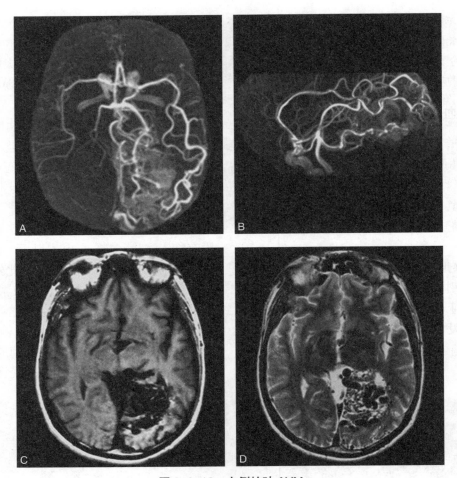

**图 2-2-13　左侧枕叶 AVM**

A、B. MRA，供血动脉左侧大脑中、后动脉主干及其分支增粗，可见迂曲的静脉引流
至直窦、窦汇处；C、D. T₁WI 和 T₂WI，左侧枕叶见团状迂曲的血管留空影，内见小片
状短长 T₂ 信号影

**【鉴别诊断】**

CT、MRI（包括 CTA 和 MRA）和 DSA 对大多数 AVM 可做出准确诊断，个别病例需与胶质瘤和海绵状血管瘤鉴别。前者占位效应明显，MRS 显示肿瘤性代谢；后者常见钙化，SWI 示含铁血黄素沉积，无增粗的供血动脉与引流静脉，不同程度强化。

**【介入治疗】**

AVM 患者行 DSA 检查，确定 AVM 的部位、大小、形态、供血动脉及引流静脉的情况，以及有无伴发动脉瘤、静脉瘤及动 - 静脉瘘等，并在 DSA 引导下，将导管送至畸形血管团内，根据病变情况，注射 α- 氰基丙烯正丁酯胶（N-butyl 2-cyanoacrylate，NBCA）填塞病灶。对于巨大、高流量、多分支供血的 AVM，采取分次、分期栓塞；对于合并有动脉瘤者，先行动脉瘤栓塞或者同时进行栓塞。通过介入治疗可改善临床症状并显著减少并发症。

**【拓展】**

DSA 是诊断 AVM 的"金标准"，并可在此基础上行介入治疗。MRI 和 CT 对显示病灶本身及其周围组织情况更有优势，并可反映畸形血管内的出血、钙化及血流情况。选择合适的检查方法，全面了解 AVM 病变情况，有助于制订最佳的诊疗方案。

**（二）海绵状血管瘤**

**【概述】**

海绵状血管瘤（cavernous hemangioma）是一种先天血管畸形，以往统计约占脑血管畸形的 7%。随着 MRI 设备的普及及 SWI 序列的应用，越来越多病灶被发现，所以实际发病率应高于上述比例。男女发病概率相等，多于 30~40 岁出现症状。

**【病理生理】**

海绵状血管瘤约 75% 位于幕上，以大脑半球多见，脑桥、小脑次之。海绵状血管瘤由扩张、衬有内皮的窦样间隙构成,窦样间隙排列紧密,无正常脑组织间隔,几乎所有病变均有瘤内出血。

【临床表现】

临床上可无任何症状或体征,或表现为癫痫、颅内出血、头痛及局部神经功能障碍等,症状主要取决于病变的部位。

【影像学表现】

1. 血管造影 DSA 常无异常发现,因此又称"隐匿性血管畸形",偶尔可在晚期出现少量对比剂染色。

2. CT 平扫表现为圆形或类圆形高密度病灶,无或轻度水肿及占位效应,可有不同形态的钙化。增强扫描呈轻度至明显强化,取决于瘤内血栓形成的程度。

3. MRI 常规自旋回波序列上显示为边界清楚的"爆米花"状混杂信号灶,边缘可见含铁血黄素沉积形成的环形低信号,称"铁环征"。病灶内的混杂信号是由不同阶段的瘤内出血所致。磁敏感加权成像(SWI)对显示病变出血有独特优势,常为多发低信号灶。

【诊断要点】

海绵状血管瘤的 MRI 表现具有特征性,表现为病灶中心混杂信号,边缘环形低信号,无占位效应或水肿。SWI 序列上呈低信号。

【鉴别诊断】

海绵状血管瘤具有特征性的 MRI 表现,可准确诊断绝大多数病例,有时需与转移瘤、脑膜瘤及 AVM 鉴别。

【拓展】

MRI 应作为海绵状血管瘤的首选检查方法,特别是 SWI 序列,具有特征性表现,有助于海绵状血管瘤的诊断及鉴别诊断。

(三)静脉畸形

【概述】

静脉畸形(venous malformation)主要包括大脑大静脉畸形(Galen 静脉畸形)和静脉性血管瘤。

【病理生理】

Galen 静脉畸形是由于动-静脉短路,大脑大静脉(Galen 静脉)的持续性引流导致 Galen 静脉瘤样扩张,病理上分为两型:一是动-静脉瘘型,即动脉与大脑大静脉系统的深静脉间直接交通;二是 AVM 型,即丘脑或中脑 AVM 经大脑大静脉引流。两型均导致大脑大静脉瘤样扩张,压迫第三脑室后部,导致梗阻性脑积水。

静脉性血管瘤可发生于大脑和小脑的任何部位,病灶由异常扩大的髓静脉构成,呈放射状排列,引流入中央静脉干,总干回流入脑内的深或浅静脉系统。

【临床表现】

Galen 静脉畸形可有头部血管杂音、癫痫和颅内出血等症状。

静脉性血管瘤通常无临床症状。

【影像学表现】

1. 血管造影

(1)Galen 静脉畸形 DSA 表现为大脑大静脉瘤样扩张,同时可见大脑大静脉与颈内动脉或椎-基底动脉的动-静脉瘘。

(2)静脉性血管瘤 DSA 表现为畸形的静脉血管贯穿脑实质流入静脉窦、浅静脉或深静脉,呈放射状排列,具有特征性。

2. CT

(1)Galen 静脉畸形 CT 平扫示第三脑室上部大脑大静脉池内高密度肿块影,其内可见等密度血栓形成,壁可见钙化。增强扫描呈边缘清楚的明显强化,可见明显增粗的供血动脉及引流静脉。

(2)静脉性血管瘤无特征性 CT 表现。

3. MRI

(1)Galen 静脉畸形 MRI 表现为大脑大静脉池内的团块状血管流空影,有时可见短 $T_1$ 长 $T_2$ 的血栓形成信号。MRA 可显示 Galen 静脉瘤的供血动脉、扩张的大脑大静脉及引流的静脉窦。

(2)静脉性血管瘤 MRI 可见扩张的、呈放射状排列的髓质静脉,增强扫描显示更佳。SWI 序列较具特征性,可清楚显示髓质静脉及病变血管周围的微出血灶。

【诊断要点】

Galen 静脉畸形具有典型的影像学特征,根据其部位、形态、增强后的表现,CT、MRI 可明确诊断,MRA 和 DSA 可显示病变的血管构成。

静脉性血管瘤 CT 无典型征象,MRI 具有特征性表现,特别是 SWI 序列常可明确诊断。

【鉴别诊断】

Galen 静脉畸形影像学易明确诊断,部分需与脑膜瘤、脑膜动-静脉瘘鉴别。

静脉性血管瘤需与脑肿瘤、静脉窦血栓鉴别，根据 MRI 特征性表现可鉴别。

【拓展】

Galen 静脉畸形的 CT 及 MRI 均具有特异性表现，易于诊断。DSA 是诊断及引导介入治疗的"金标准"。

静脉性血管瘤的 MRI 征象特异，SWI 序列具有明确诊断的价值。

### （四）毛细血管扩张症

【概述】

毛细血管扩张症（capillary telangiectasia）为隐匿性血管畸形的一种，占颅内血管畸形的 2.7%~11.8%。

【病理生理】

常见于大脑半球软脑膜下，脑干较多见。病变界限清楚，供血动脉常无异常，引流静脉常显著扩张，异常血管间可夹杂脑组织。镜下见病灶由一团极度扩张的毛细血管构成。

【临床表现】

一般无临床症状，少数见头痛、耳鸣及局限性神经功能障碍，症状与病变部位及并发出血有关。

【影像学表现】

1. **血管造影** 毛细血管扩张症属隐匿性血管畸形的一种，DSA 常表现为阴性。

2. **CT** 平扫一般为阴性，增强扫描有时可见局部密度稍增高或无阳性表现。

3. **MRI** $T_2^*WI$ 及 SWI 对本病检出敏感，表现为局限性低信号，好发于脑干部位，常小于 2cm，边缘模糊，无水肿及占位效应。

【诊断要点】

MRI 平扫易漏诊，$T_2^*WI$ 及 SWI 的诊断价值较高。

【鉴别诊断】

常需与 AVM、转移瘤及静脉性血管瘤鉴别，根据 MRI 表现不难鉴别。

【拓展】

MRI 为首选检查方法，特别是 SWI 序列。

## 第五节 烟雾病

【概述】

烟雾病（moyamoya disease）是颈内动脉虹吸部及大脑前、中动脉起始部严重狭窄或闭塞，软脑膜动脉、穿通动脉等小血管代偿增生形成以脑底血管网为特征的一种脑血管疾病。脑血管造影时侧支血管形似烟雾，故称烟雾病。日本近年报道本病患病率和发病率分别达到 10.5/10 万和 0.94/10 万，有家族史者占 15.4%，男女比例为 1∶2.18。该病发作有两个高峰时段，即 45~49 岁和 5~9 岁。国内没有系统的烟雾病流行病学统计。烟雾病目前尚未发现确切病因，主要认为是一种先天性脑底动脉环发育不全伴有后天某些血管慢性炎症的结果。

【病理生理】

组织病理学改变为受累动脉血管内膜明显增厚，内弹力纤维层高度迂曲断裂、中层萎缩变薄，外膜改变较少，无炎症细胞浸润和动脉硬化改变。远端缺血区一些血管源性介质如 HIF-1、VEGF、bFGF、TGF-β1、HGF、MMPs 等在体内高表达，诱导畸形增生和扩张的侧支血管网形成，管壁菲薄，可有纤维蛋白沉积以及微血管瘤形成。

【临床表现】

烟雾病患者主要表现为 TIA、脑卒中、头痛、癫痫发作和智能减退等。儿童患者以缺血性卒中或 TIA 为主，常见偏瘫、偏身感觉障碍和/或偏盲，TIA 反复发作可表现为两侧肢体交替出现的轻偏瘫等。约 10% 的患者可见脑出血或 SAH，头痛较常见，部分病例有智能减退和抽搐发作等。成人多表现为出血性卒中，如脑室出血、SAH、脑内出血等，发病时症状重，可反复发作。约 20% 的患者为缺血性卒中，部分表现为反复晕厥发作。

【影像学表现】

1. **CT**

（1）平扫：①低密度缺血梗死灶；②出血灶，表现为蛛网膜下腔出血、脑室出血和脑内血肿（图 2-2-14A、D）；③脑萎缩。

（2）增强：脑底池及基底核区的侧支循环网表现为不规则的扭曲成团的血管网或斑片状强化影，而脑梗死、脑出血依不同时期发生强化。

（3）CTA：可在一定程度上显示颈内动脉，大脑前、中动脉，Willis 环的狭窄和闭塞，以及脑底部异常血管网的形成。

2. **MRI**

（1）平扫：由于颈内动脉虹吸部和大脑前、中动脉近端狭窄或闭塞，导致 $T_2WI$ 血管流空效应减弱或显示不清。患侧或双侧基底核、丘脑侧支循环形成，SE 序列呈点状或细线样流空的低信号影。不同部位的血管反复闭塞所致多发脑梗死（图 2-2-14G）呈长 $T_1$ 长 $T_2$ 信号，新旧病灶同时存在并有大小不一的脑软化灶。多发局限性脑萎缩与颈内动脉闭塞的范围直接相关。烟雾病颅内出血患者不同时期出血的 MRI 信号不同（图 2-2-14F）。

（2）MRA：直观显示颈内动脉和大脑前、中动脉以及 Willis 环的狭窄或闭塞，但有轻度夸大效应，异常血管网亦可清晰显示（图 2-2-14E）。

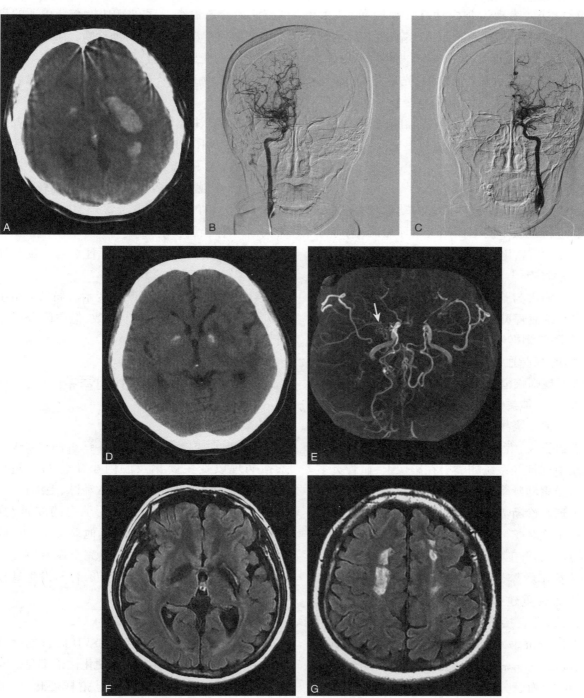

**图 2-2-14 烟雾病**

A~C. 分别为入院后 CT 及 DSA 图像，CT 示左侧基底节脑出血破入脑室；DSA 示双侧颈内动脉末端及双侧大脑前、中动脉起始部狭窄，远端分支稀疏，周围可见代偿血管呈烟雾状；D~G. 5 个月后复查的 CT、MRA 及 FLAIR 图像，CT 示左侧基底节区出血吸收期改变；MRA 显示双侧颈内动脉虹吸部狭窄，双侧大脑前、中动脉主干狭窄近乎闭塞，双侧大脑后动脉代偿性增粗，右侧大脑中、后动脉周围见较多侧支循环血管呈烟雾状（箭）；FLAIR 示左侧基底节陈旧性出血灶，双侧半卵圆中心多发缺血梗死灶

（3）功能成像：DWI能显示早期脑缺血性改变，灌注成像提示受累血管供血区灌注降低。MRS可显示脑代谢情况，磁化转换对比能较好显示皮层萎缩。

**3. DSA**　表现为颈内动脉虹吸段和/或大脑前、中动脉起始段严重狭窄或闭塞，大脑后动脉近端也可受累（图2-2-14B、C）。两侧可不对称，一般先始于一侧，后发展成双侧，先累及Willis环的前半部，然后发展至后半部，直至整个动脉环闭塞，造成丘脑、基底核、脑干等多处脑底穿通动脉的闭塞、广泛而丰富的侧支循环形成。可以伴有动脉瘤。

【诊断要点】

原因不明的一侧或两侧颈内动脉与大脑前、中动脉进行性狭窄闭塞伴侧支循环形成，同时可见梗死、出血、软化灶和脑萎缩即可诊断。

【鉴别诊断】

烟雾病需与脑动脉粥样硬化、不同种类的中枢神经系统血管炎相鉴别。

**1. 动脉粥样硬化**　多为老年患者，常有多年的高血压、高脂血症史。脑血管造影表现为动脉局限性不规则狭窄，一般无异常血管网出现。

**2. 不同种类的中枢神经系统血管炎**　中枢神经系统血管炎按发病原因分为感染性血管炎、原发性血管炎、继发性血管炎和不能分类的血管炎累及中枢神经系统四类。在影像上，血管炎多表现为受累动脉多发局限性狭窄，一般无异常血管网出现。诊断需结合临床病史综合考虑，确诊依赖病理学检查。

【介入治疗】

对发作频繁、颅内动脉严重狭窄或闭塞者可考虑血管重建手术治疗，目前主要有三大类手术方式，即直接搭桥、间接搭桥和两者结合手术。直接搭桥手术中以颞浅动脉与大脑中动脉（superficial temporal artery–middle cerebral artery，STA–MCA）血管分流术为主。间接手术中以脑－肌肉血管融合术（encephalo–myo–synangiosis，EMS）、脑－硬脑膜－动脉血管融合术（encephalo–duro–arterio–synangiosis，EDAS）、脑－硬脑膜－动脉－肌肉－血管融合术（encephalo–duro–arterio–myo–synangiosis，EDAMS）常用。血管重建手术可改善脑血供，但远期疗效尚待证实。

【拓展】

1. MRA和MRI的综合应用对烟雾病的诊断及侧支循环评估非常重要，而且无创，可作为诊断烟雾病的首选检查。存在MRI检查禁忌证的患者可选用CTA及CT检查协助诊断。DSA空间分辨率高，对病变显示最佳，但不能显示颅内继发改变，对疑难病例确诊及选择行介入手术的患者意义较大。

2. MR灌注成像有助于评估烟雾病患者病情。研究表明，rCBV和TTP正常、rCBV正常和TTP延迟以及rCBV增加、TTP延迟的患者多表现为TIA，常规MRI多正常，手术预后较好；而rCBV降低、TTP延迟的患者常规MRI可见梗死灶，手术治疗预后较差。

3. 动脉自旋标记（ASL）灌注成像有助于评价术后旁路血流动力学状态。

4. CT灌注成像可反映患者术后局部脑组织血流量增加区域，与SPECT一致，但空间分辨率高于SPECT。

# 第六节　脑小血管病

【概述】

脑小血管病（cerebral small vessel disease，CSVD）系指病理改变主要累及颅内小血管的一组疾病。受累小血管包括小动脉、微动脉、毛细血管、小静脉、微静脉等，脑小血管为脑内的皮质/穿髓小动脉，为深穿支动脉，与其他动脉不形成吻合，属于终末动脉，因其缺少或完全没有侧支循环，生理上已经处于灌注的边缘，容易发生缺血改变。

【病理生理】

欧洲小血管病专家组将CSVD血管的病理改变分为六类，其中以小动脉硬化性最多见。小动脉硬化的病理改变有微动脉粥样硬化、脂质玻璃样变性、纤维素样坏死及动脉瘤等。近年来脑小血管病发病机制的研究也存在争议。很多学者认为，腔隙性梗死为颅内小穿支动脉闭塞所致；脑白质病变是由于长期慢性低灌注所致。也有研究显示，脑小血管病是由于血管内皮损伤使血-脑屏障功能障碍致脑组织低灌注、脑实质损害,脑微出血亦与腔隙性梗死和脑白质病变相关。

【临床表现】

CSVD 具有复发率高而病死率低的特点,占所有卒中的 20%~25%。主要临床表现包括:

1. **缺血性卒中症状**　急性腔隙性梗死临床表现为纯运动性轻偏瘫、纯感觉性卒中、感觉运动性卒中、共济失调性轻偏瘫、构音障碍-手笨拙综合征等。与较大范围的梗死相比,腔隙性梗死症状与体征较轻。

2. **认知功能障碍**　脑小血管病性认知功能障碍发病率高,约占血管性认知损害的 50%,主要表现为注意力和执行能力下降、有效注意力下降、信息处理速度减慢、言语流畅性和延迟回忆下降;其行为症状以表情淡漠、情绪不稳、抑郁和日常生活活动能力下降为主。

临床表现多样,还可以导致步态异常、帕金森样症状、精神异常等多种非特异性症状。

【影像学表现】

1. **腔隙性梗死**　是脑小血管病的主要类型,主要表现为直径小于 20mm,好发于丘脑、脑桥、纹状体和基底节区等颅内深穿支动脉供血区的圆形、卵圆形或管形病灶,其中,陈旧病灶在 CT 和 $T_1WI$ 上均呈现接近脑脊液的低信号,与周围脑组织界限清晰;新发病灶在弥散加权成像(DWI)上表现为高信号。(图 2-2-15A)

2. **脑白质疏松症(leukoaraiosis,LA)**　是脑小血管病脑白质损害的典型表现。CT 显示为白质低密度影;MRI 显示病灶在 $T_1WI$ 呈低信号,$T_2WI$ 和 FLAIR 呈高信号(图 2-2-15B),病变部位与 CT 一致,但对脑室壁的参差不齐显示更清楚,增强无明显强化。

3. **微出血灶**　头部 CT 对微出血检出率低。梯度回波序列(GRE)可识别不同时期出血灶,磁敏感成像(SWI)或 GRE-$T_2*$ 可检测脑内微出血灶,表现为 2~5mm 的小圆型低信号,周边无水肿。(图 2-2-15C)

4. **血管周围间隙扩大**　$T_2WI$ 表现为延穿支动脉走行分布的高信号;CT 表现为低密度影。与走行平面平行时为线状,与走行平面垂直时为点状。

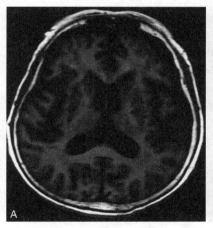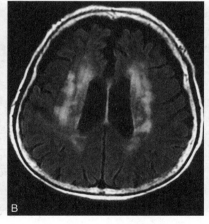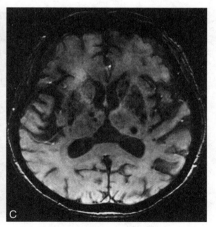

图 2-2-15　脑小血管病
A. 腔隙性脑梗死;B. 脑白质高信号;C. 微出血

【诊断要点】

小动脉粥样硬化性脑小血管病见于老年人,有高血压等血管危险因素基础,有多发皮层下腔隙性梗死灶,深部白质和侧脑室周围白质多发斑片状 $T_2$ FLAIR 高信号,明显脑萎缩表现,皮层有微出血灶,即可诊断。基因检测发现存在基因突变者可诊断遗传性脑小血管病,临床和实验室检查存在淀粉样沉着者可诊断脑淀粉样血管病。

【鉴别诊断】

1. **多发性硬化**　多为中青年患者,女性多见,脱髓鞘斑块多呈椭圆形,病灶大小多在 3~5mm,典型者长轴与侧脑室壁成直角。一般不伴腔隙性梗死灶、脑萎缩改变。部分病例可伴脊髓、视神经改变。

**2. 多系统萎缩** 临床症状包括不同程度的自主神经功能障碍、帕金森症状和小脑共济失调症状等，临床症状进展较迅速。脑萎缩以壳核、小脑及脑桥显著，腔隙性梗死灶、脑白质高信号斑块、微出血相对较少或无。

【治疗】

脑卒中的治疗遵循一般缺血性卒中的治疗原则。认知功能障碍的治疗效果目前存在争议。严格控制血管性危险因素，尤其是高血压被认为是有效的预防措施。

【拓展】

1. 磁敏感加权成像对评估脑微出血非常重要，目前被认为是脑微出血标准检测序列。一般认为分布于皮层及灰白质交界区的微出血灶可能与脑淀粉样血管病相关，而分布于基底节、丘脑、脑干及小脑的微出血灶可能与高血压病相关。

2. DTI能够定量分析脑小血管病病例的白质纤维束的髓鞘完整性。研究表明，脑小血管患者中，在无腔隙性梗死灶、脑白质高信号和微出血灶的"看似正常"白质区域，存在着广泛的、不同程度的髓鞘破坏。而常规序列上看到的脑白质高信号可能只是脑小血管病病理生理改变的"冰山一角"。脑结构网络理论认为脑小血管病病灶干扰全脑网络的有效通信，而后者是机体维持正常功能的前提与基础。

3. 高分辨率容积扫描能够定量检测脑容积减少，较常规肉眼所见的主观评价更为准确。研究表明，脑小血管病患者的额叶、颞叶及顶叶等区域存在不同程度的灰层及白质萎缩。

（朱文珍）

# 参 考 文 献

［1］Fung SH, Roccatagliata L, Gonzalez RG, et al. MR diffusion imaging in ischemic stroke. Neuroimaging Clin N Am, 2011, 21（2）: 345-377.

［2］Heiss WD. The ischemic penumbra: correlates in imaging and implications for treatment of ischemic stroke. The Johann Jacob Wepfer award 2011. Cerebrovasc Dis, 2011, 32（4）: 307-320.

［3］Wechsler LR. Imaging evaluation of acute ischemic stroke. Stroke, 2011, 42（1 Suppl）: 12-15.

［4］Leiva-Salinas C, Wintermark M, Kidwell CS. Neuroimaging of cerebral ischemia and infarction. Neurotherapeutics, 2011, 8（1）: 19-27.

［5］薛静，林燕，高培毅，等. CT灌注成像原始像点征预测急性自发性脑出血血肿扩大的初步研究. 中华老年心脑血管病杂志, 2010, 12（8）: 676-679.

［6］Herweh C, Juttler E, Schellinger PD, et al. Evidence against a perihemorrhagic penumbra provided by perfusion computed tomography. Stroke, 2007, 38: 2941-2947.

［7］Liman TG, Bohner G, Heuschmann PU, et al. Clinical and radiological differences in posteriorreversible encephalopathy syndrome between patients with preeclampsia-eclampsia and other predisposing diseases. Eur J Neurol, 2012, 19（7）: 935-943.

［8］Gao B, Liu FL, Zhao B. Association of degree and type of edema in posterior reversible encephalopathy syndrome with serum lactate dehydrogenase level: initial experience. Eur J Radiol, 2012, 81（10）: 2844-2847.

［9］Hofmeister C, Stapf C, Hartmann A, et al. Demographic, morphological and clinical characteristics of 1289 patients with brain arteriovenous malformation. Stroke, 2000, 31（6）: 1307-1310.

［10］朱文珍，漆剑频，申皓，等. MR磁敏感成像技术在脑部血管性病变中的应用. 中华放射学杂志, 2007, 41（10）: 1040-1043.

［11］Takahashi JC, Miyamoto S. Moyamoya disease: recent progress and outlook. Neurol Med Chir（Tokyo）, 2010, 50（9）: 824-832.

［12］Scott RM, Smith E. Moyamoya disease and moyamoya syndrome. N Engl J Med, 2009, 360: 1226-1237.

［13］Horsfield MA, Jones DK. Applications of diffusion-weighted and diffusion tensor MRI to white matter diseases-a review. NMR in biomedicine, 2002; 15（7-8）: 570-577.

［14］Maillard P, Carmichael O, Fletcher E, et al. Coevolution of white matter hyperintensities and cognition in the elderly. Neurology, 2012; 79（5）: 442-448.

［15］de Groot M, Verhaaren BF, de Boer R, et al. Changes in normal-appearing white matter precede development of white matter lesions. Stroke, 2013; 44（4）: 1037-1042.

[ 16 ] Bailey EL，Smith C，Sudlow CL，Wardlaw JM. Pathology of lacunar ischemic stroke in humans：a systematic review. Brain Pathol, 2012, 22：583-591.

[ 17 ] Schmidt R，Petrovic K，Ropele S，et al. Progression of leukoaraiosis and cognition. Stroke, 2007, 38：2619-2625.

[ 18 ] Wardlaw JM，Smith C，Dichgans M. Mechanisms of sporadic cerebral small vessel disease：insights from neuroimaging. Lancet Neurol, 2013, 12：483-497.

# 第三章　颅内肿瘤性病变

颅内肿瘤（intracranial tumors）可划分为原发性和继发性肿瘤两大类。原发性颅内肿瘤发生于脑组织、脑膜、脑神经、垂体、血管及残余胚胎组织等。而继发性肿瘤则是指身体其他部位恶性肿瘤转移或侵入颅内的肿瘤。颅内肿瘤性病变内容很多，本章首先简单介绍临床上如何选择影像学检查方法及各种方法的主要作用，再向读者展示颅内肿瘤性病变的诊断思路及难点；然后按照整体教材要求，先从脑肿瘤的分类入手，简要介绍2016年第4版更新版《世界卫生组织中枢神经系统肿瘤分类》新的分类要点，简述分子变量引入脑肿瘤的诊断及分类的意义和临床诊断实践，继而根据解剖部位简述幕上常见脑实质内肿瘤、幕下常见脑实质内肿瘤、鞍区常见肿瘤及颅内脑实质外常见肿瘤与肿瘤样病变，每种病变从概述、病理生理、临床表现、影像学表现到图文并茂的病例展示，从而概括其诊断及鉴别诊断要点，最后通过拓展部分阐述相关比较影像学及最新前沿技术如人工智能对脑肿瘤诊断的帮助及应用等。

## 【影像检查方法的选择】

颅内肿瘤性病变影像学检查首选常规MRI平扫及增强扫描检查，CT检查可以在需要识别病灶内有无钙化、观察颅骨有无破坏等时考虑；需要定性诊断及进一步分级诊断或鉴别诊断可以选择功能MRI成像方法，包括弥散加权成像（diffusion weighted imaging，DWI）、磁敏感加权成像（susceptibility weighted imaging，SWI）、MR灌注加权成像（perfusion weighted imaging，PWI）、磁共振波谱成像（magnetic resonance spectroscopy，MRS）及血氧水平依赖功能磁共振成像（blood oxygen level dependent functional magnetic resonance imaging，BOLD-fMRI）等。DWI技术通过辨别肿瘤内高信号和非高信号区域及水肿区表现，为了

避免$T_2$透过效应造成的DWI高信号假弥散受限现象，必要时通过重建的ADC图检出和测量各自不同的表观弥散系数值，以区别肿瘤与非肿瘤，识别肿瘤内部囊变和坏死区。SWI可以提供肿瘤内静脉血管和合并出血的信息，用于观察肿瘤的静脉引流、肿瘤内微血管形成及合并微出血的情况，有助于肿瘤的分期，尤其对于微小出血灶的检出效果明显，这对于一些肿瘤的早期检出如生殖细胞瘤非常重要。PWI技术目前常规应用于临床的技术包括动态磁敏感对比增强灌注成像（dynamic susceptibility contrast-enhanced perfusion，DSC）和动脉自旋标记成像（arterial spin labeling，ASL），通过其量化参数可以显示肿瘤血管丰富程度及血管通透性程度，鉴别肿瘤的良恶性甚至有助于肿瘤的分级，同时在评估放、化疗疗效，探查术后残留、复发及鉴别肿瘤复发及放射性坏死等方面意义重大，尤其是随着磁共振软硬件设备的改进，使得ASL常规应用于临床，其成像时间快、信噪比高、磁敏感伪影少、避免了对比剂的副作用等优点，且可以反复追随和复查，以进行纵向对比，使得其倍受推崇。MRS在脑内肿瘤与非肿瘤的鉴别诊断中具有重要价值，同时结合其代谢物比值（天冬氨酸/肌酸，胆碱/肌酸）的测定和代谢物峰伪彩图，在识别肿瘤边界、鉴别肿瘤复发与放射性坏死方面功不可没，也有助于评价治疗效果，尤其是放疗效果的早期评估。BOLD-fMRI的出现扩大了MRI在临床中的应用，术中导航的研究显示，术前对功能区正确评估，术中可指导最大限度保护功能区及肿瘤邻近代偿区的解剖结构完整性，减少失语或偏瘫等术后并发症；而且对立体定向放射外科计划的制订同样有指导价值。CT血管成像（CT angiography，CTA）及MR血管成像（MR angiography，MRA）仅用于显示肿瘤与大血管的关系，CT静脉成像或MR静脉成像可在了解

肿瘤与静脉窦关系时选择性应用。

**【诊断思路及难点】**

颅内肿瘤性病变的诊断思路是先定位再定性。定位诊断即明确是脑内肿瘤还是颅内脑外肿瘤，定性诊断即明确颅内外肿瘤性病变的良恶性。如有可能进行进一步分级诊断，并对肿瘤的边界、血供情况、与脑内重要结构的关系、肿瘤所造成的脑功能破坏与邻近代偿情况进行评估，为临床手术的可切除性及综合治疗方案的选择提供客观依据。目前，功能 MRI 在脑肿瘤术前定界、术中导航及术后评估方面成为研究热点，部分成果已经在临床推广应用，愈来愈多的患者从中获益。但在功能 MRI 的量化参数的价值、分子影像学的介质以及影像与病理的一一对照研究方面尚需要继续努力。

# 第一节　脑肿瘤的分类

流行病学资料显示，随着人类现代化以及诊断技术的不断发展，脑肿瘤的发病率有上升的趋势，一般在年 4~10/10 万之间。从广义上讲，发生在颅腔内的肿瘤统称为脑肿瘤。按发生部位，分为原发性和继发性脑肿瘤。原发性脑肿瘤是指发生于脑实质、脑膜、脑神经、垂体等组织的肿瘤；继发性脑肿瘤是指身体其他部位的恶性肿瘤转移或侵入到脑内形成的肿瘤。按照发病率，转移性肿瘤的发生概率为原发脑肿瘤的 10 倍以上。据统计，脑肿瘤为 0~19 岁患者中最常见的肿瘤，比白血病的发病率还要高。按组织起源，原发性脑肿瘤大致包含两大类：第一类是指神经上皮起源的肿瘤，俗称脑内肿瘤；第二类是指除了神经上皮起源的肿瘤以外，包含了脑膜相关、周围神经、垂体组织及间叶组织等起源的肿瘤，俗称脑外肿瘤。脑肿瘤诊断时通常既分类又分级，既要明确肿瘤的组织来源，又要明确其良恶性鉴别。脑肿瘤的分类在半个多世纪以来不断修订，目前公认的分类是 2016 年第 4 版更新版《世界卫生组织中枢神经系统肿瘤分类》。应用世界卫生组织的分类是为了世界范围内更好地交流、分享临床试验经验以及更便于肿瘤的流行病学调查。新版分类打破了完全基于显微镜下病理诊断的"世纪"诊断原则，将分子变量和组织病理整合在一

起用于脑肿瘤的诊断和分类，提出了全新的肿瘤诊断概念，这样，对于那些常见的脑肿瘤如胶质瘤尤其是弥漫性胶质瘤，由于其遗传学基础已逐步阐明，其诊断已完全进入了崭新的"分子诊断时代"。2016 版分类将 2007 版的 7 大类脑肿瘤重新拆解分类为 17 大类肿瘤，定义了 124 种临床病理学病种，56 种亚型，并特殊描述 12 种组织学形态。分子亚型的引入能更客观地以生物学同质性精准定义肿瘤类型，强调了病理诊断的可重复性和一致性，从而更有利于临床制订个体化治疗方案、预后判断、流行病学调查及国际交流。新的分类不仅基于肿瘤的遗传学，还根据肿瘤的表观遗传学表现，进一步进行细分，如 O6- 甲基鸟嘌呤 -DNA 甲基转移酶（O6-methyguanine-DNA methytransferase, MGMT）等。这样有利于更进一步了解肿瘤的分子生物学特征，通过临床试验明确更多潜在的分子标志物，有望揭开脑肿瘤病理生理和发病机制的神秘面纱，分类中的分子标志物既是治疗的靶点、预测因子或判断预后的指标，也可作为制订行业规范的依据。有充分的证据表明，组织特征相同或相似的肿瘤可以具有不同的分子遗传学背景，导致 WHO 分级相同的个体间预后有着较大差异，基于肿瘤遗传学水平的分子病理分型能够更准确地判断临床预后，增加了诊断的客观性，避免了主观判断；分子诊断较组织病理更客观可靠，有助于改善患者的管理，提高诊疗的精确性，能更准确地判断预后及治疗反应。新的分类在一定程度上改善了脑肿瘤的诊断和治疗，加速了临床和基础研究的转化。

总体上，原发性恶性脑肿瘤的男女发生比例约为 1.5∶1，发达国家的发生率要高于发展中国家；男性较易患恶性胶质瘤，而女性则相对好发良性脑肿瘤，主要为脑膜瘤、垂体瘤。脑肿瘤作为儿童第二大好发肿瘤，其好发肿瘤类型与成人有差异明显。弥漫性中线胶质瘤和小脑的髓母细胞瘤是儿童最常见的肿瘤类型，而成人则好发高级别胶质瘤和脑膜瘤。同时，新版分类仍然保留了既往将脑肿瘤从良性到恶性划分为 4 个等级（Ⅰ ~ Ⅳ级）的分级标准，即：Ⅰ级脑肿瘤设定为良性，肉眼全切可治愈，生存期可达到 5 年以上；Ⅱ级脑肿瘤设定为亚良性，术后生存期为 3~5 年；Ⅲ级脑肿瘤设定为亚恶性，术后生存期为

2~3 年；Ⅳ级脑肿瘤设定为恶性，术后生存期仅 6~15 个月。

中枢神经系统肿瘤的 WHO 分类：

**1. 弥漫性星形细胞和少突胶质细胞肿瘤（diffuse astrocytic and oligodendroglial tumours）**

弥漫性星形细胞瘤，*IDH* 突变型（diffuse astrocytoma，*IDH*–mutant type）

弥漫性星形细胞瘤，*IDH* 野生型（diffuse astrocytoma，*IDH*–wild type）

弥漫性星形细胞瘤，非特指型（diffuse astrocytoma，NOS）

间变型星形细胞瘤，*IDH* 突变型（anaplastic astrocytoma，*IDH*–mutant type）

间变型星形细胞瘤，*IDH* 野生型（anaplastic astrocytoma，*IDH*–wild type）

间变型星形细胞瘤，非特指型（anaplastic astrocytoma，NOS）

胶质母细胞瘤，*IDH* 突变型（glioblastoma，*IDH*–mutant type）

胶质母细胞瘤，*IDH* 野生型（glioblastoma，*IDH*–wild type）

胶质母细胞瘤，非特指型（glioblastoma，NOS）

弥漫性中线胶质瘤，*H3K27M*– 突变型（diffuse midline glioma，*H3K27M*–mutant）

少突胶质细胞瘤，*IDH*– 突变型和 1p19q 联合缺失（oligodendroglioma，*IDH*–mutant and 1p19q–codeleted）

少突胶质细胞瘤，非特指型（oligodendroglioma，NOS）

间变型少突胶质细胞瘤，*IDH*– 突变型和 1p19q 联合缺失（anaplastic oligodendroglioma，*IDH*–mutant and 1p19q–codeleted）

间变型少突胶质细胞瘤，非特指型（anaplastic oligodendroglioma，NOS）

少突星形细胞瘤，非特指型（oligoastrocytoma，NOS）

间变型少突星形细胞瘤，非特指型（anaplastic oligoastrocytoma，NOS）

**2. 其他星形细胞肿瘤（other astrocytic tumours）**

毛细胞型星形细胞瘤（pilocytic astrocytoma）

室管膜下巨细胞型星形细胞瘤（subependymal giant cell astrocytoma）

多形性黄色星形细胞瘤（pleomorphic xanthoastrocytoma）

间变型多形性黄色星形细胞瘤（anaplatic pleomorphic xanthoastrocytoma）

**3. 室管膜肿瘤（ependymal tumours）**

**4. 其他胶质瘤（other gliomas）**

**5. 脉络丛肿瘤（choroid plexus tumours）**

**6. 神经元和混合性神经元 – 胶质肿瘤（neuronal and mixed neuronal–glial tumours）**

**7. 松果体区肿瘤（tumours of the pineal region）**

**8. 胚胎性肿瘤（embryonal tumours）**

**9. 脑神经和脊柱旁神经肿瘤（tumours of cranial and paraspinal nerves）**

**10. 脑膜瘤（tumours of the meninges）**

**11. 非脑膜来源间叶组织肿瘤（mesenchymal, non–meningothelial tumours）**

**12. 黑色素细胞肿瘤（melanocytic tumours）**

**13. 淋巴瘤（lymphomas）**

**14. 组织细胞肿瘤（histiocytic tumours）**

**15. 生殖细胞肿瘤（germ cell tumours）**

**16. 鞍区肿瘤（tumours of the sellar region）**

**17. 转移性肿瘤（metastatic tumours）**

## 一、病理生理与分子分型

2016 年新版分类首次将分子分型大规模引入中枢神经系统肿瘤分类，突破以往传统分类方法，旨在揭示肿瘤本质，无疑对肿瘤的精准治疗和预后评价起到巨大推动作用。在胶质瘤部分，打破了既往肿瘤起源于成熟神经元或胶质细胞（如星形细胞、少突胶质细胞、室管膜细胞等）去分化的概念，而将胶质瘤区分为星形细胞瘤、少突胶质细胞瘤、室管膜瘤、脉络丛乳头状瘤等类型，现普遍认为绝大部分脑肿瘤起源于神经干细胞，基于相似的分子遗传学特征将弥漫性和间变性星形细胞瘤、胶质母细胞瘤、少突胶质细胞肿瘤及少突星形细胞肿瘤和好发于儿童的弥漫性胶质瘤归为一大类，即弥漫性星形细胞和少突胶质细胞肿瘤，根据三个重要的分子学标志物即 *IDH*（枸橼酸脱氢酶）、1p19q 是否联合缺失以及 *ATRX*（地中海贫血伴智力低下综合征基因）的突变状态进行了区分，首先根据是否存在 *IDH*

基因突变分为 *IDH* 野生型和 *IDH* 突变型,然后根据是否存在 *ATRX* 基因突变和 1p19q 是否联合缺失,将 *IDH* 突变型分为星形细胞瘤和少突胶质细胞瘤两个不同方向,从而将弥漫性星形细胞瘤、间变性星形细胞瘤、胶质母细胞瘤分别定义为 *IDH* 野生型和突变型。*IDH* 基因突变是弥漫性胶质瘤最早发生的基因改变。在 *IDH* 突变后,如发生 1p/19q 联合缺失,肿瘤就向少突胶质细胞瘤方向发展,如发生 *TP53* 和 *ATRX* 基因突变,肿瘤则向弥漫性星形细胞瘤方向发展。故定义少突胶质细胞瘤和间变性少突胶质细胞瘤须同时满足 *IDH* 基因突变和 1p/19q 联合缺失。这样就将成人弥漫浸润型胶质瘤分为 *IDH* 野生型和 *IDH* 突变型弥漫性星形细胞肿瘤、间变性星形细胞瘤和胶质母细胞瘤,*IDH* 突变及 1p/19q 联合缺失型少突胶质细胞瘤和间变性少突胶质细胞瘤。而 *IDH* 突变常可分为 *IDH1* 突变和 *IDH2* 突变,研究认为 *IDH1* 突变与 *IDH2* 突变是互相排斥的,在 *IDH2* 突变的胶质瘤患者很少见 *PTEN*、*TP53* 和 *ATRX* 突变,而 *IDH1* 突变则常见。*IDH2* 突变的胶质瘤患者常伴随 1p19q 缺失和 *TERT* 突变,而 *IDH1* 突变的胶质瘤则可伴或不伴 1p19q 缺失。*TERT* 启动子突变在绝大多数原发性胶质母细胞瘤和少突胶质细胞瘤中多见。这样定义就明确规定了少突胶质细胞瘤的诊断条件,即使组织学上表现为星形细胞瘤特点而基因表型为 *IDH* 突变、1p/19q 联合缺失者须诊断为"少突胶质细胞瘤,*IDH* 突变和 1p/19q 联合缺失";而形态学表现类似经典少突胶质细胞瘤,但基因表型为 *IDH* 突变、*ATRX* 和 *TP53* 基因突变且 1p/19q 完整者,则必须诊断为"弥漫性星形细胞瘤,*IDH* 突变型"。

过去,尽管认识到儿童弥漫性胶质瘤和成人弥漫性胶质瘤具有类似的组织学特征但是生物学行为明显不同,仍然按照成人胶质瘤标准对儿童弥漫性胶质瘤进行分类。目前,2016 新版分类已经开始根据儿童弥漫性胶质瘤明显的基因异常将其从组织学类型相似的成人胶质瘤中划分出来,根据是否存在 H3K27M 基因突变将儿童弥漫浸润生长的胶质瘤区分为弥漫中线胶质瘤,H2K27M 突变型(新分类定义为 WHO Ⅳ级肿瘤)和野生型。这种新确定的弥漫性中线胶质瘤,H3 K27M- 突变型,包括之前的弥漫性内生脑桥胶质瘤(diffuse intrinsic pontine glioma, DIPG)。这种肿瘤呈弥漫性生长,常位于中线附近(例如丘脑、脑干和脊髓等)。已经有一种基因学明确的室管膜瘤亚型被人们所接受,即室管膜瘤,*RELA* 基因融合 – 阳性。儿童幕上大部分室管膜瘤属于这种类型。作为这种变异的潜在免疫组织化学替代方法,L1CAM 表达的特异性已经阐明,以出现染色体 11q13.1 碎裂重排形成 *C11orf95-RELA* 基因融合和高表达细胞黏附分子 L1CAM 为特征;其组织学表现相当于 Ⅱ 级室管膜瘤或 Ⅲ 级间变型室管膜瘤;预后比其他幕上室管膜瘤差,10 年无进展生存率不足 20%,10 年总生存率不足 50%。

由于与 *IDH* 基因突变无关联性,2016 年修订版将相对局限性生长的良性肿瘤如毛细胞型星形细胞瘤、毛细胞黏液样型星形细胞瘤、室管膜下巨细胞型星形细胞瘤和多形性黄色瘤型星形细胞瘤单独归为一类,即其他星形细胞肿瘤,具有 *BRAF* 基因 V600E 突变(毛细胞星形细胞瘤、多形性黄色星形细胞瘤)或者 *TSC1/TSC2* 突变(室管膜下巨细胞星形细胞瘤)的星形细胞瘤与弥漫性星形细胞瘤区分开并新定义了间变性多形性黄色星形细胞瘤取代原有的具有间变特征的多形性黄色星形细胞瘤。

2016 年修订版分类关于中枢神经系统胚胎性肿瘤的变化较大,仅次于胶质瘤。这一变化涵盖从组织学形态到分子遗传学的诸多方面,使临床实践面临巨大挑战,特别是髓母细胞瘤的分子分型。按分子遗传学变异将髓母细胞瘤分为 WNT 激活型、SHH 激活型 /TP53 突变型、SHH 激活型 /TP53 野生型及非 WNT/ 非 SHH 激活型,后者又被分为第 3 组和第 4 组两个分子亚型,各型所占的比例为:WNT 激活型占 10%,SHH 激活型占 30%,第 3 组型和第 4 组型占 60%。影像学特点:髓母细胞瘤亚型随位置的不同而不同:中线(四脑室内)绝大多数为第 3 组和第 4 组型,但也有其他两型。桥小脑角池或小脑脚为 WNT 激活型,小脑半球(外侧)为 SHH 激活型。WNT 激活型预后最好,常起源于下菱唇,因此更多见于以四脑室侧孔为中心。SHH 信号通路调整外侧颗粒层的发展和颗粒细胞的生成。相应地,SHH

激活型常常累及小脑半球皮层。第 3 组型婴儿多见,常伴随 MYC 放大,预后最差。第 4 组型预后中等。有趣的是,第 4 组型最明显的 MRI 特点为不强化,可能的原因为肿瘤的血脑屏障并不破坏。复发时,SHH 激活型常原位复发,而第 3 组型或第 4 组型几乎都是柔脑膜播散。其他胚胎性肿瘤则新增了 C19MC 变异型伴多层菊形团的胚胎性肿瘤和 CNS 具有横纹肌样特征的胚胎性肿瘤,废弃了 CNS 原始神经外胚层肿瘤(PNET)及其亚型室管膜母细胞瘤的命名。近来研究发现,富含神经毡和真菊形团的胚胎性肿瘤(95%)、室管膜母细胞瘤(90%)及髓上皮瘤(75%)出现染色体 19q13.42 的 C19MC 基因扩增或融合,且这些肿瘤累及 CNS 的部位、好发年龄(均见于婴幼儿)、生物学行为(均呈高度侵袭性)及预后(平均总生存期 12 个月)相同,将其命名为伴多层菊形团形成的胚胎性肿瘤,C19MC- 变异型,免疫组织化学检测 LIN28A 是较有效的诊断方法。非典型畸胎样 / 横纹肌样瘤(atypical teratoid/ rhabdoid tumor, AT/RT)为好发于婴幼儿的高度恶性 CNS 胚胎性肿瘤,其组织学表现为含横纹肌样肿瘤细胞及具有原始神经外胚层、间叶和 / 或上皮组织特征的肿瘤成分,且有基因失活突变导致的 INI1 或 BRG1 蛋白表达缺失,这些改变可以通过对相应的蛋白质进行免疫组织化学染色来评价。如果肿瘤具有 AT/RT 的组织学特征但是缺乏诊断性基因改变,"中枢神经系统胚胎性肿瘤伴横纹肌样特征"这种描述性诊断比较适合。

目前人们已经认识到孤立性纤维瘤和血管外皮细胞瘤即便是不同的肿瘤,由于存在相同的基因学分型,即都具有 12q13 转位、NAB2 和 STAT6 基因融合并引起 STAT6 核表达的发生在神经轴的肿瘤,故将孤立性纤维瘤和血管外皮细胞瘤合并为孤立性纤维瘤 / 血管外皮细胞瘤,并将其分 3 个级别。这些基因变异可以通过免疫组化进行检测来诊断,即 STAT6 表达与否。新版分类认为这可能会成为未来中枢神经系统肿瘤命名和分类的趋势。

40%~50% 的脑膜瘤或神经鞘瘤伴有 NF2 基因的缺失或突变。一些罕见的遗传性综合征与脑肿瘤的发生确切相关,如结节性硬化、神经纤维瘤病 1 型和 2 型、痣样基底细胞癌综合征、Li-Fraumeni 肿瘤家族综合征、Von Hippel-Lindau 综合征等。长期暴露于大剂量放射性物质的环境中,以及头部直接放射治疗都可诱发脑肿瘤的发生。其他与脑肿瘤发生的危险因素还包括患有脑肿瘤家族史、长期癫痫、病毒感染、物理因素(手机使用、外伤等)、化学因素(药物、吸烟等)。然而我们也应该清醒地意识到,无论分子病理学如何发展,组织学形态仍是病理学诊断的基石,唯有将组织学诊断与分子分型相结合,方能对疾病有客观而全面的把握。

## 二、临床表现

大部分脑肿瘤患者的临床症状不具有特异性,头痛为绝大部分脑肿瘤患者的最常见表现。其他临床表现依据脑肿瘤的病理类型、发生部位、生长速度等不同而差异很大,其共同特征大致有如下两点:

1. 由于肿瘤生长所占空间增加,约 90% 以上的脑肿瘤患者可出现颅内压增高的症状,部分可出现精神和意识障碍等。

2. 取决于肿瘤生长的部位,所导致的局部症状大致包括如下四类:

(1)大脑半球肿瘤的临床表现:主要有①精神症状。额叶肿瘤多表现为淡漠、反应迟钝、记忆力减退,严重时丧失自知力及判断力,亦可表现为脾气暴躁,易激动或欣快。②癫痫发作。包括全身大发作和局限性发作,以额叶最为多见;颞叶肿瘤癫痫发作前常有幻想、眩晕等先兆;顶叶肿瘤发作前可有肢体麻木等异常感觉。③视野改变。累及枕叶的肿瘤可表现为视野缺损、偏盲。④顶叶肿瘤多表现为定位感觉及辨别感觉障碍等。

(2)鞍区肿瘤的临床表现:肿瘤向鞍上发展压迫视交叉引起视力减退及视野缺损;其次为内分泌功能紊乱,如性腺功能低下、生长激素分泌过盛、尿崩症等。

(3)松果体区肿瘤的临床症状:主要为四叠体受压迫症状,集中表现在视觉障碍,瞳孔对光反射障碍,耳鸣、耳聋,尿崩症,嗜睡,肥胖,全身发育停顿,性早熟等。

（4）小脑肿瘤的临床症状：主要表现为躯干和肢体共济失调，患侧肌张力减弱或无张力，膝腱反射迟钝，眼球水平震颤，有时也可出现垂直或旋转性震颤以及步态蹒跚，或左右摇晃如醉汉步态。

### 三、拓展

尽管 2016 新版分类将脑肿瘤的诊断带入了分子诊断时代，但是基因测序价格昂贵、手续烦琐，如何用经济实惠的方法获取肿瘤的遗传学信息仍然面临着巨大的挑战。最新研究证明，运用放射组学和深度学习等人工智能的方法，可以预测肿瘤的基因分子亚型，可在肿瘤影像诊断的初期给患者提供基本的预后及预测信息。有研究者运用磁共振多模态影像与计算机结合的方法从多方面预测肿瘤的遗传学信息尤其是胶质瘤的分子亚型，取得了非常可喜的结果，为我们非侵入地获取肿瘤的遗传学信息提供了可资借鉴的手段，对肿瘤的靶向治疗和序贯治疗决策提供了十分有益的借鉴，为患者的临床决策通过影像组学获取基因组学信息提供重要的方法和途径。

（马 林 肖华锋）

## 第二节 幕上常见脑实质内肿瘤

### 一、星形细胞瘤

#### 【概述】

星形细胞瘤定义为起源于星形细胞的肿瘤，为神经上皮肿瘤的一种。星形细胞瘤为幕上脑实质内最常见的肿瘤，约占脑内肿瘤的 25%，按照 WHO 2016 年分类，常见的星形细胞瘤包括胶质母细胞瘤（WHO Ⅳ 级）、弥漫性星形细胞瘤（WHO Ⅱ 级）、间变型星形细胞瘤（WHO Ⅲ 级）、毛细胞星形细胞瘤（WHO Ⅰ 级），其中毛细胞星形细胞瘤相对少见。毛细胞星形细胞瘤多位于幕下，将于幕下肿瘤章节中进行介绍。弥漫性星形细胞瘤约占脑肿瘤的 5.6%，约占胶质瘤的 20%。肿瘤最多位于额叶，其次为颞叶、顶叶、小脑与脑干。儿童则以颞叶为最常见。

#### 【病理生理】

弥漫性星形细胞瘤多位于白质区，沿着白质纤维浸润，边界不清。肿瘤呈棕黄色，质地较均匀，很少有囊变区。镜下显示由数目远多于正常的形态较正常的星形细胞构成，血管改变不明显，血脑屏障很少破坏。无核分裂象增多，很少见出血坏死。间变型星形细胞瘤病理学上介于弥漫性星形细胞瘤与胶质母细胞瘤之间，坏死与出血较多见，镜下细胞形态多变异，有核分裂象但不多见。胶质母细胞瘤多为不规则形，质地硬，血供丰富，多无包膜，与邻近组织分界不清。多数呈多叶侵犯，亦可通过胼胝体侵犯对侧，形成蝴蝶形和双半球肿瘤。可在中枢神经系统内转移形成多发性肿瘤灶，很少侵犯颅骨及远隔转移。镜下可见多形异形核细胞，细胞分化差，可见明显的血管和血管内皮增生。瘤体内多见坏死、囊变和出血，钙化少见。

#### 【临床表现】

弥漫性星形细胞瘤多好发于中青年人群，男性较女性多见，65 岁以上的老年人较少见，预后尚好。间变型星形细胞瘤较少见，多见于男性，预后差于弥漫性星形细胞瘤。胶质母细胞瘤是成人最常见的脑内肿瘤，占脑内肿瘤的 12%~20%，占星形细胞肿瘤的 50%。胶质母细胞瘤好发年龄为 40~65 岁，30 岁以下罕见，男女比例为 2：1。好发部位为额、颞叶深部白质区，基底节和后颅窝也可累及，后者以小脑半球和脑干最常见。由于肿瘤恶性度高、生长迅速，且呈弥漫性浸润性生长，预后甚差。

各种星形细胞瘤的临床症状主要取决于病灶的发生部位。一般来说多为癫痫、精神症状改变、肢体偏瘫、颅内高压、复视、脑神经损伤症状，发生于脑干者可以出现吞咽困难症状等。

#### 【影像学表现】

1. CT 星形细胞瘤平扫多为均匀的低或等密度病灶，少数为低等混杂密度病灶。低级别弥漫性星形细胞瘤（WHO Ⅱ 级）大部分呈稍低密度（图 2-3-1）。部分呈等密度，多呈圆形或椭圆形，大小不等，边缘模糊或部分清楚，瘤周水肿无或轻，少数为中度，占位效应多较轻，钙化、坏死、出血罕见，少数可多叶生长。增强后扫描大多数肿瘤无强化（图 2-3-1）。间变型星形细胞瘤形态不规则，轮廓多不清。瘤周水肿多为中度，少数为重度，占位效应较明显。有些间变型星形细胞瘤可以弥漫性浸润,可跨叶或跨中线生长,密度较低级别胶质瘤稍增高,有时呈等密度图(图2-3-3),肿瘤内部钙化少见,可有出血或囊变/坏死。增强后扫描不均匀强化或不强化,形式多样。胶质母细胞瘤形态以不规则形多见,少数呈圆形或椭圆形,边缘不整,轮廓不清。均伴瘤周水肿,多为中、重度。肿瘤区内坏死及微出血常见,肿瘤致密区显示为稍高密度区(图2-3-6A、图2-3-7A),多为肿瘤边缘,如内伴明显出血可为局部斑片高密度(图2-3-6A)。钙化非常少见。肿瘤通过跨中线结构侵及两侧大脑半球时,可形成所谓蝴蝶状生长,颇为典型。增强扫描显示实质部分常明显强化,多为花环状或环形强化,典型为丝瓜瓤状。

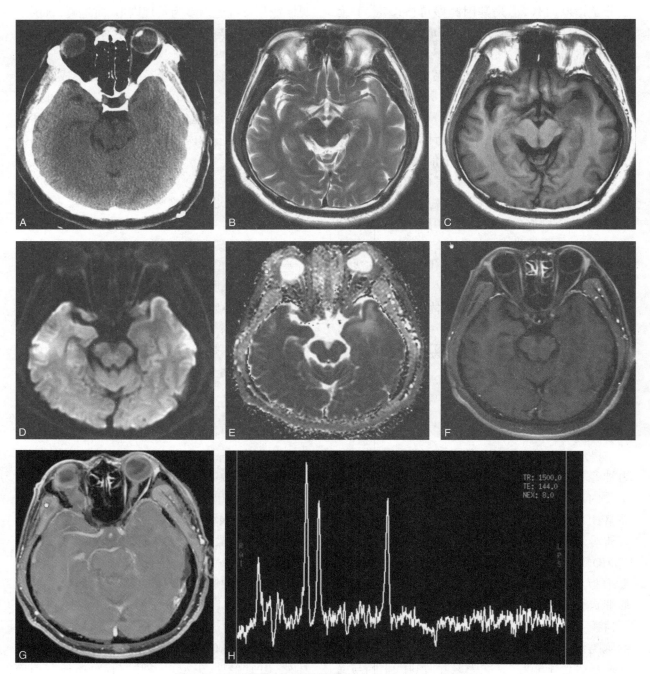

**图 2-3-1 弥漫性星形细胞瘤,WHO Ⅱ级,IDH-1 突变型**

患者,男,43 岁,无明显诱因出现头痛、头晕 1 个半月。A. 左侧颞叶片状略低密度影;B. T$_2$WI 平扫显示左侧颞叶高信号;C. T$_1$WI 呈稍低信号;D. DWI 呈稍低信号;E. ADC 图呈稍高信号;F. 增强后病灶无强化;G. 呈稍低灌注;H. Cho 峰稍升高

## 2. MRI

（1）低级别弥漫性星形细胞瘤（WHO Ⅱ级）：$T_1WI$ 多呈稍低信号，$T_2WI$ 呈均匀高或稍信号，少数 $T_1WI$ 呈等或低信号，$T_2WI$ 呈不均匀高信号，MRI 显示病灶范围常大于 CT。病灶以实质性居多，囊性较囊实性少见。瘤周水肿无或仅为轻度，占位效应多较轻，增强后扫描多数无增强（图 2-3-2）。DWI 呈等信号，ADC 图呈稍高信号。波谱成像正常或 Cho 峰稍高。灌注成像病变为等灌注，部分可稍低或稍高灌注。

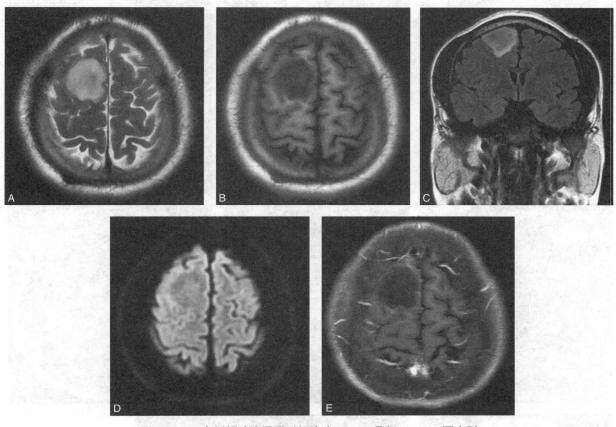

**图 2-3-2　右侧额叶弥漫星形细胞瘤，WHO Ⅱ级，*IDH-1* 野生型**

患者，男，24 岁，癫痫发作 5 天。A. 右侧额叶团片异常信号，$T_2WI$ 呈高信号；B. $T_1WI$ 呈低信号；C. FLAIR 呈稍高信号；D. DWI 呈稍低信号；E. 增强后病灶无强化

（2）间变型星形细胞瘤（WHO Ⅲ级）：多为圆形或形态不规则，多数边界不清。病灶以实质性或实质性伴囊变为主。平扫时 $T_1WI$ 多呈稍低或等信号，$T_2WI$ 上稍高信号，瘤周可见高信号指样水肿征象，增强后扫描可不均匀强化或不强化，少数为结节状、斑片状强化。DWI 呈稍高信号，ADC 图呈稍高、等或稍低信号。波谱成像显示 Cho 峰升高，NAA 峰降低。灌注成像病变为等或稍高灌注。（图 2-3-3、图 2-3-4）

（3）胶质母细胞瘤（WHO Ⅳ级）：$T_1WI$ 显示实质部分呈现为稍低信号、等信号或低等混合区，坏死和囊变区也呈现为低信号，信号低于实质部分（图 2-3-5B、图 2-3-7C）。$T_2WI$ 显示肿瘤的实质部分呈现稍高信号或等信号，或高等混合信号，囊变或坏死部分呈更高信号（图 2-3-5A、图 2-3-6B、图 2-3-7B）。肿瘤形态多不规则，少数可见圆形或椭圆形，边缘不整，轮廓清或不清。瘤周水肿多为中、重度，占位效应常较明显，FLAIR 显示水肿区更加清楚（图 2-3-6C）。约半数以上的肿瘤伴囊变坏死，出血比较常见（图 2-3-6），因此病灶多为实质性伴坏死囊变为主。增强后扫描病灶多呈不均匀强化，其强化形式多样，可呈斑片状（图 2-3-7F~I）、不规则环形和环形伴结节形（图 2-3-6F、Ⅰ），典型为丝瓜瓤状（图 2-3-5E、F）。实质部分 DWI 呈高或稍高信号（图 2-3-5D、

图 2-3-6D、图 2-3-7D ），ADC 图呈低或稍低信号（图 2-3-5D、图 2-3-7E ）。波谱成像显示 Cho 峰明显升高，NAA 峰明显降低，可出现 Lip 峰（图 2-3-5H、图 2-3-6H ），代表坏死成分。灌注成像病变实质部分为高灌注（图 2-3-5G、图 2-3-6G、图 2-3-7J ）。胶质母细胞瘤可以呈多发性特点，其机制之一是肿瘤呈多中心起源；其二是沿白质纤维束扩散，也可沿脑脊液播散。

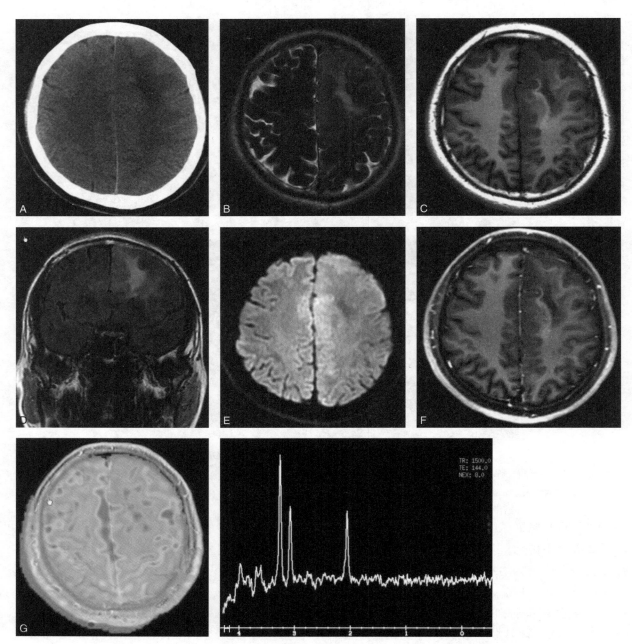

**图 2-3-3 左侧额叶间变型星形细胞瘤，WHO Ⅲ级，*IDH-1* 突变型**

患者，男，37 岁，体检发现颅内占位。A. CT 平扫显示左侧额叶低密度影，邻近皮层病变呈等稍高密度影；B. T₂WI 皮层区病变成等及稍高信号，白质区病变成高信号；C. T₁WI 病变呈不均匀低信号；D. FLAIR 成不均匀高信号；E. DWI 显示皮层区病变为稍高信号；F. 增强后未见明显强化或可疑点状强化；G. 灌注呈稍低灌注；H. Cho 峰稍升高

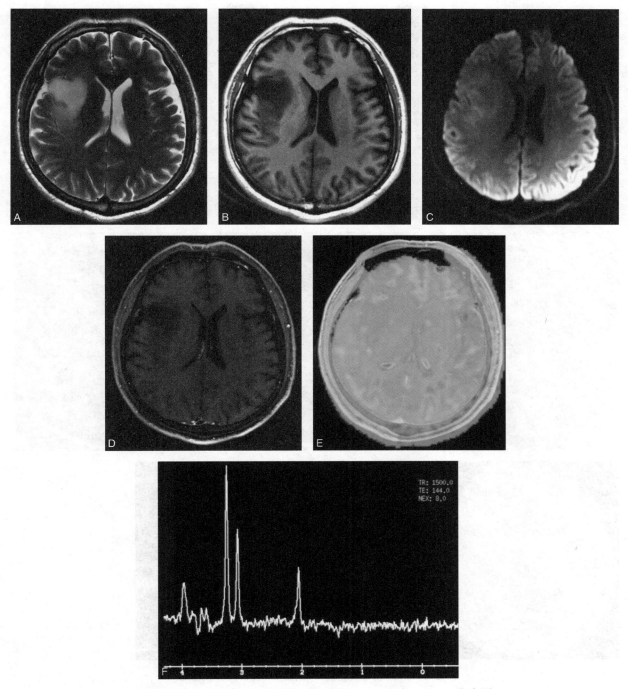

**图 2-3-4 右侧额叶间变型星形细胞瘤，WHO Ⅲ级，*IDH-1* 突变型**

患者，男，51 岁，头晕 20 余年，阵发抽搐、意识不清 1 个月。A. 右侧额叶病变 $T_2WI$ 呈高信号；B. $T_1WI$ 病变呈低信号；C. DWI 显示病变边缘为稍高信号；D. 增强后未见明显强化或可疑点状强化；E. 灌注呈稍低灌注；F. Cho 峰升高，NAA 峰降低

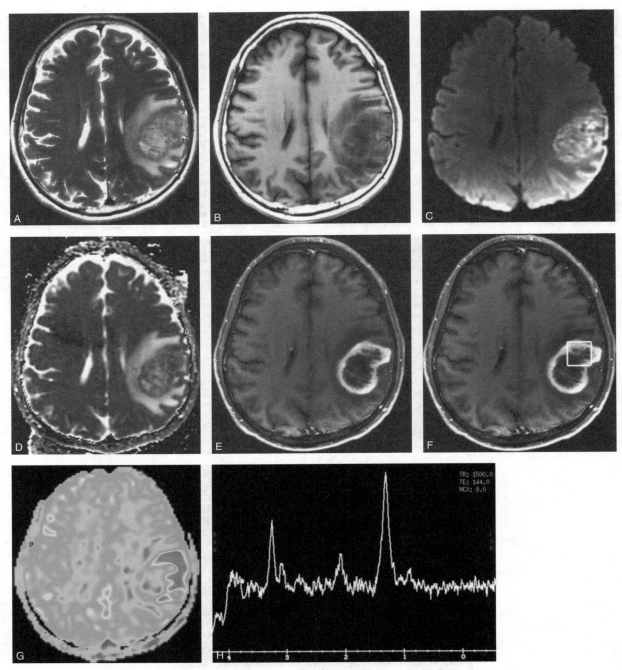

图 2-3-5 胶质母细胞瘤 WHO Ⅳ级，IDH-1 野生型

患者，男，63 岁，失语伴右侧肢体无力 1 周。A. $T_2WI$ 显示左侧额顶叶交界区团片状不均匀高信号，边缘呈等或稍低信号，周围可见高信号环绕，代表主要为水肿成分；B. $T_1WI$ 显示病变为不均匀低信号，边缘为等信号；C、D. 病变 DWI 呈不均匀高信号，ADC 呈不均匀低信号，两者大致相对应；E、F. 病变呈不均匀强化，边缘强化较著，内可见条状强化，呈丝瓜瓤状，大部分强化区与弥散受限区相对应，尤其病变边缘；G. 病变鉴别边缘呈名称高灌注；H. 病变（F 图方框区域）Cho 峰明显升高，NAA 峰降低，出现巨大 Lip 峰

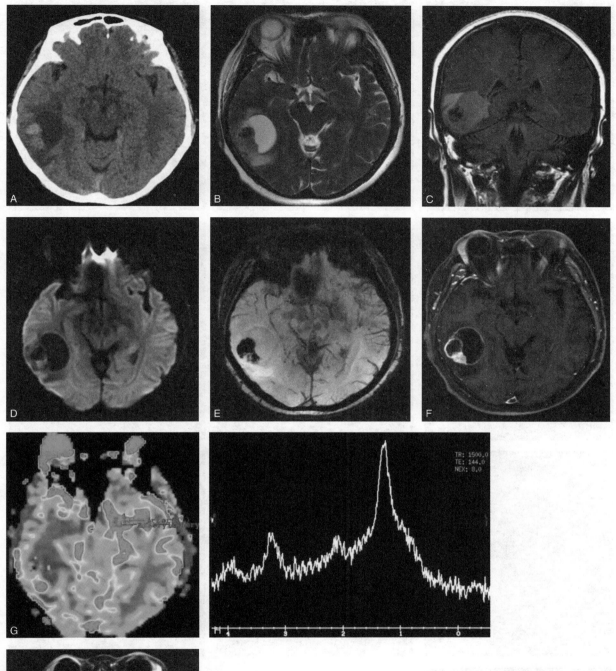

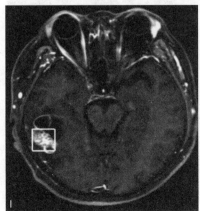

**图 2-3-6　胶质母细胞瘤　WHO Ⅳ级, *IDH-1* 野生型**

患者, 女, 59 岁, 反复头痛、头晕 1 个月余。A. CT 平扫显示右侧颞叶囊实性病灶, 实性部分呈高密度灶, 囊性部分呈低密度灶, 肿瘤内可见高密度出血灶, 占位效应明显; B. T₂WI 显示囊性部分为高信号, 实性部分为等稍高信号, 出血区为低信号; C. FLAIR 显示病变为稍高信号, 出血区为低信号, 周围水肿区为高信号; D. DWI 囊性部分为低信号, 实性部分为高信号, 出血区为低信号; E. SWI 显示病变出血区呈扩大的低信号; F、I. 病变呈不均匀强化, 囊性部分为边缘强化, 实性部分为明显强化, 偏向实性, 出血区强化以边缘为主; G. 病变局部为斑片明显高灌注, 位于其实性部分; H. 因其内出血, 波谱基线不稳, (I 图方格区域) 大致可以看出, Cho 峰明显升高, NAA 峰降低, 出现巨大 Lip 峰

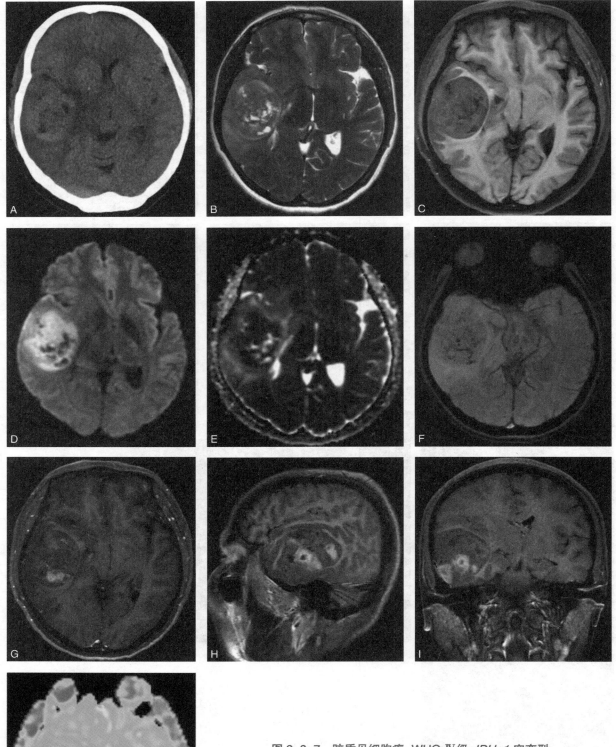

**图 2-3-7 胶质母细胞瘤，WHO Ⅳ级，*IDH-1* 突变型**

患者，女，27岁，主因间断头痛3天。A. CT平扫显示右侧颞叶团块状稍高密度影，内可见斑片低密度影；B. T₂WI显示病变主体为等稍高信号，内可见斑片高信号，边缘清楚；C. T₁WI显示病变主体为稍低信号，内可见斑片低信号；D. 病变大部分弥散受限，DWI显示病变主体为高信号，内可见斑片低信号；E. ADC显示病变主体为稍低信号，内可见斑片高信号，两者基本对应，与A~C图大部分对应；F~I. 病变局部呈小片强化，提示肿瘤内局部血脑屏障破坏；J. 病变局部明显高灌注

**【诊断要点】**

星形细胞瘤多位于白质区，CT平扫多为低密度影，多伴有占位效应。MRI扫描多为$T_1WI$低信号，$T_2WI$高信号，增强后弥漫性星形细胞瘤一般无强化，而高级别星形细胞瘤多明显不规则强化，特别是不规则环形强化对诊断胶质母细胞瘤具有重要意义。低级别弥漫性星形细胞瘤向高级别星形细胞逐渐过渡的影像学规律是：实质部分$T_1WI$信号由低到稍低再到等信号，$T_2WI$由高信号到稍高信号再到等信号，DWI信号由等到稍高再到高信号，ADC图高信号到等信号再到低信号，强化由不强化到轻度强化再到明显强化，波谱成像为Cho峰逐渐升高，而NAA峰逐渐减低，高级别有坏死时出现Lip峰，灌注成像由等灌注到稍高灌注再到高灌注，瘤周水肿由无到轻中度再到重度。

**【鉴别诊断】**

1. 淋巴瘤 脑原发性者少见，典型者CT表现为脑内深部的单发或多发等或高密度病灶，明显均匀强化，周围水肿相对较轻。未经治疗的淋巴瘤很少发生囊变坏死。MRI上$T_1WI$或$T_2WI$上多呈等信号，DWI呈高信号，ADC图呈低信号。增强后病灶"马鞍征""火焰征"为其特点。MRS显示Cho峰明显升高，NAA峰降低，出现Lip峰是其典型表现。灌注呈稍低灌注或等灌注是其与高级别胶质瘤鉴别的重点。

2. 转移瘤 有恶性肿瘤病史，病灶为多发、病灶小而水肿明显时则不难鉴别，但某些单发转移瘤密度不均匀，增强后呈环状强化，大部分转移瘤呈高灌注。MR水肿区Cho峰不升高，而高级别胶质瘤所谓的水肿区Cho峰会升高。另外相对高级别胶质瘤，转移瘤各个序列信号变化范围较大，而高级别胶质瘤相对稳定。

3. 脑脓肿 在临床上，多有颅外感染史和发热史，其病灶的增强呈规则而连续的环形，边界清楚，抗感染治疗病灶常缩小或消失。弥散加权成像脑脓肿囊液呈高信号具有鉴别意义。MRS显示强化区出现Lip峰，水肿区Cho峰不升高。

**【拓展】**

星形细胞瘤的首选检查方法是MRI，目前影像学的多种新技术已经广泛应用于星形细胞瘤的诊断与治疗。多模态及影像组学分析可对肿瘤的基因分型有倾向性诊断或准确诊断，DTI可了解肿瘤对神经纤维的破坏及压迫情况。功能成像可了解肿瘤区对功能的影响，加上术中MRI检查可以指导手术切除范围。另外计算机自动诊断也对胶质瘤的诊断提供了新的平台和思路。

## 二、转移瘤

**【概述】**

恶性肿瘤发生颅内转移十分常见，脑转移瘤多沿血行转移，好发范围为大脑中动脉供血的灰白质交界区，病灶多位于幕上，少数位于幕下，但是小脑转移瘤是成人小脑最常见的肿瘤。

**【病理生理】**

脑转移瘤巨检为边界清楚的结节，与正常组织分界清楚。肿瘤中心常可见坏死、囊变和血。大多瘤周可见明显水肿区，其水肿的程度与肿瘤大小不成比例。镜下病灶血供多较丰富，其血管结构与原发病灶相似。

**【临床表现】**

脑转移瘤好发于中老年人，其中以40~60岁多见。脑转移瘤的原发灶最多见的是肺癌，其次为乳腺癌，这两者共占脑转移瘤的60%，乳腺癌更容易脑膜转移。其临床症状多与肿瘤的占位效应相关，主要是头痛、恶心呕吐、共济失调、视盘水肿等。

**【影像学表现】**

1. CT 平扫多数为等密度，少数为低密区或高密度病灶。其密度的变化取决于转移瘤的细胞成分、血供情况、坏死囊变的程度以及有否出血和钙化等。病灶呈圆形或类圆形。多数为多发病灶，大小不一。脑转移瘤常伴有明显的瘤周水肿，有时为唯一的表现，多呈指样。增强后扫描能够显示和发现更多的脑内转移灶。绝大多数转移瘤均有不同程度增强，可呈结节样强化或环形强化，少数为片状强化、线性脑回状强化等。

2. MRI 病灶多位于皮层或皮质髓质交界区（图2-3-8、图2-3-9），呈圆形或类圆形，大小不一，部分病灶周围水肿明显，特点是沿脑白质分布，呈指状，一般很少累及脑灰质。转移瘤的各个序列变化较大，一般平扫大多数$T_1WI$呈低信号或等信号，出血时可见高信号（图2-3-8），$T_2WI$呈高信号，信号可不均匀，出血时可见低信号（图2-3-8A）。DWI大部分呈高信号，伴出血时信号减低（图2-3-8C）。

增强后扫描多数均出现强化,强化的形式为结节状、团块状或环状等(图2-3-9B、F)。大部分的转移瘤呈高灌注。波普成像显示 Cho 峰明显升高,NAA 峰明显降低或消失,可出现 Lip 峰。

【诊断要点】

典型的脑转移瘤表现为脑灰白质交界区的多发圆形或卵圆形病灶。周围伴有明显呈指状的脑白质水肿区,往往与病灶大小不成比例。增强后扫描可出现多种强化形式。结合原发肿瘤病史诊断多不困难。

【鉴别诊断】

**1. 脑内多发脑脓肿**　脑脓肿多为环形较均匀的薄壁强化,囊内 DWI 呈高信号为其特征性改变。常有感染病史,如发热,通过治疗随访可见病灶好转或消失。

**2. 胶质母细胞瘤**　单发转移瘤与高级别胶质瘤有时鉴别较为困难,转移瘤相对于高级别胶质瘤各序列更多变,信号更混杂,出血更常见,CT 密度可更高,瘤周水肿也是二者的鉴别点,因高级别胶质周围也含肿瘤细胞,其波谱 Cho 峰也是升高的,而转移瘤周围是水肿,Cho 峰一般不高,如果有原发肿瘤病史可倾向于转移瘤。

**3. 寄生虫**　以脑囊虫为例,脑囊虫形态大部分较规范,类圆形,可有钙化,发现头节是其特征性表现,有寄生虫接触史,如在脑室及蛛网膜下腔发现囊性病变更支持脑囊虫诊断。

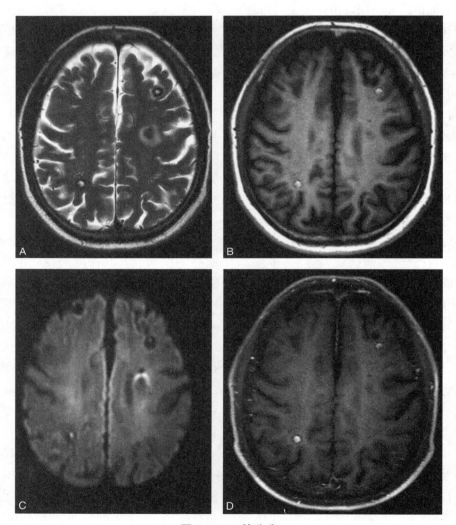

**图 2-3-8　转移瘤**

患者,男,70岁,头晕恶心呕吐,发现左肺占位,穿刺为低分化腺癌。双侧大脑半球多发结节影,A. T$_2$WI 呈中间高信号边缘低信号;B. T$_1$WI 上病变高信号,提示伴有出血;C. 病变 DWI 可见低信号,支持出血改变;D. 增强后因病变 T$_1$ 高信号,强化不确切

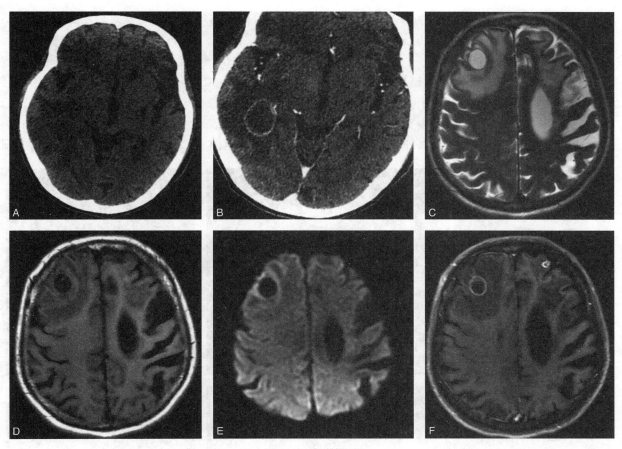

图 2-3-9　转移瘤

患者,男,60 岁,右肺鳞癌,脑内多发转移瘤。A. 右侧颞顶叶交界区可见类圆形低密度影,边缘可见稍高密度影;B. 增强后可见环形强化,周围可见指状低密度水肿区;C. 右侧额叶可见类圆形 $T_2WI$ 高信号病灶,呈囊变,周围伴明显高信号水肿区;D. $T_1WI$ 显示病灶呈低信号;E. DWI 呈边缘高信号,内囊变区呈低信号;F. 增强后病灶呈环形强化

【拓展】

脑内转移瘤首选 MRI 检查,特别是 MRI 增强扫描可以发现平扫等信号的转移灶。MRS 对胶质瘤与非肿瘤病灶的鉴别诊断具有参考意义。灌注成像可以鉴别淋巴瘤,淋巴瘤呈低或等灌注。对于脑内多发的病灶,影像学高度怀疑转移瘤的,PET/CT 全身扫描查找原发灶具有重要的价值。

## 三、原发性中枢神经系统淋巴瘤

【概述】

原发性中枢神经系统淋巴瘤是指起源于脑内、软脑膜、脊髓、眼的恶性淋巴瘤,神经系统外没有淋巴瘤证据。在非免疫缺陷的患者中,均属非霍奇金淋巴瘤。原发性淋巴瘤占脑内肿瘤的 1%~5%,占非霍奇金淋巴瘤的 1%,大部分为弥漫大 B 细胞淋巴瘤。

【病理生理】

巨检见肿瘤形态多样,多呈圆形、椭圆形,少数不规则形,也可见弥漫分布的病灶。质脆,可发生出血、坏死,囊变罕见。肿瘤边界不清,无明显包膜。肿瘤可侵犯胼胝体并穿过中线进入对侧半球。镜下观察,80% 的病例表现为弥漫性血管周围增殖伴受累血管间的脑实质浸润,在血管周围形成肿瘤细胞套。其特征肿瘤细胞包绕血管基底膜增殖,以银盐染色时形成明显的网状结构。瘤细胞浸润血管,可使管壁增厚,管腔狭窄、闭塞,并沿血管壁呈浸润性生长,形似血管炎,无肿瘤血管及包膜。肿瘤界限常超出肉眼所见范围。

【临床表现】

原发性中枢神经系统淋巴瘤为较罕见的原发中枢神经系统恶性肿瘤,近年发病率有所增加,部分原因为器官移植等情况使用免疫抑制剂有所增加和艾滋病的发病率升高,另外,非艾滋病患者的发病率也明显增高。该疾病可在任何年龄发病,非免疫缺陷者发病高峰在 50~60 岁,免疫缺陷者发病高峰在

30岁左右。临床表现主要是头痛、癫痫、局灶性运动功能障碍。该疾病对放疗敏感，但是复发率较高。

【影像学表现】

1. CT 平扫绝大多数为等或略高密度结节状病灶，其中高密度较多，病灶可呈类圆形和分叶状（图2-3-10A、图2-3-12A），少数呈不规则形，多数轮廓尚清，灶周可见轻度水肿及占位效应。

增强后扫描病灶多数均匀一致地增强，也可呈不规则增强。

2. MRI 肿瘤多位于大脑深部白质区或侧脑室周围（图2-3-10、图2-3-11），也可位于皮层下（图2-3-12）。与灰质相比，典型表现为$T_1WI$呈略低或等信号，$T_2WI$呈等低或略高信号。DWI呈高信号，ADC图呈低信号。肿瘤边界较清楚，圆

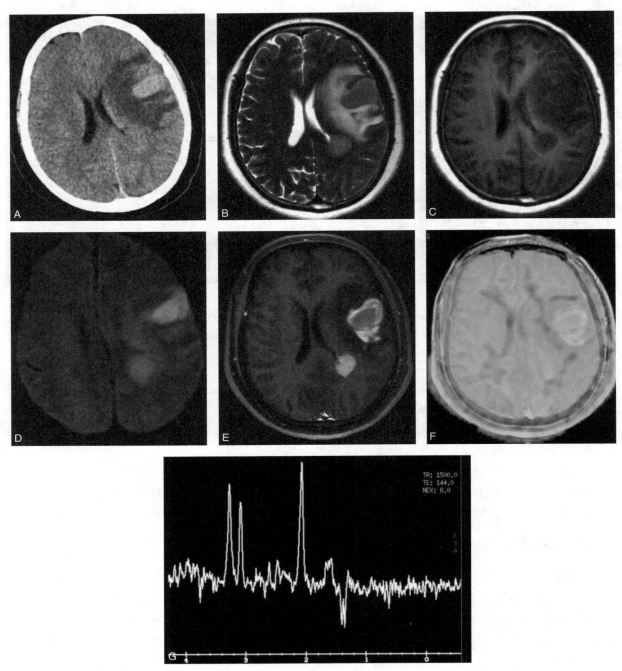

图2-3-10 弥漫大B细胞淋巴瘤，非生发中心来源

患者，女，56岁，突发失语伴渐进性头痛、右侧肢体无力10天。A. 左侧侧脑室后角旁白质及左侧额叶可见散在团片状稍高密度影；B. $T_2WI$呈等信号及稍高信号，周围可见片状高信号水肿区；C. $T_1WI$呈低信号；D. DWI呈高信号；E. 增强后可见较均匀明显强化；F. 灌注成像呈为低和等灌注；G. MRS显示Cho峰增高

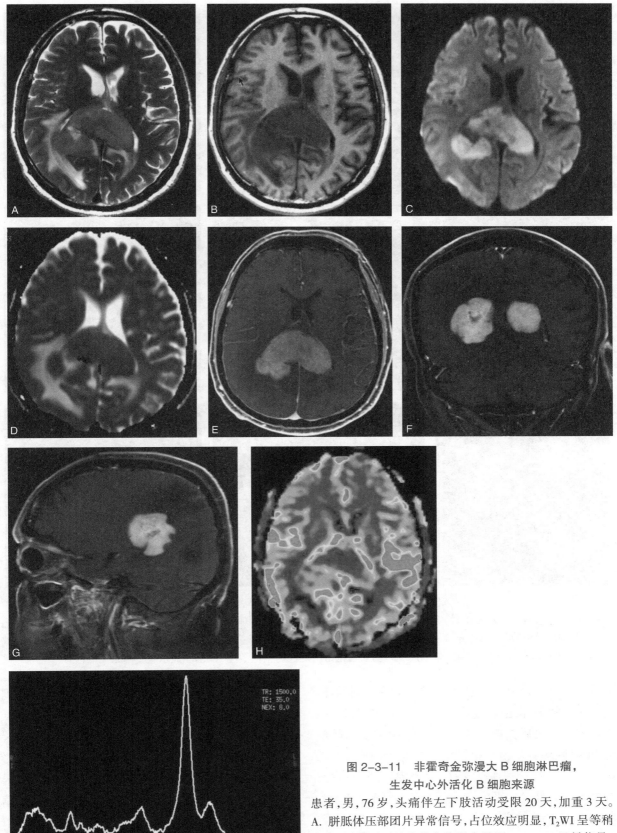

图 2-3-11　非霍奇金弥漫大 B 细胞淋巴瘤，
生发中心外活化 B 细胞来源

患者，男，76 岁，头痛伴左下肢活动受限 20 天，加重 3 天。
A. 胼胝体压部团片异常信号，占位效应明显，$T_2WI$ 呈等稍高信号，周围可见片状高信号水肿区；B. $T_1WI$ 呈低信号；C. DWI 呈高信号；D. ADC 呈稍低信号；E~G. 增强扫描呈均匀明显强化；H. 灌注为低灌注；I. MRS 显示巨大 Lip 峰

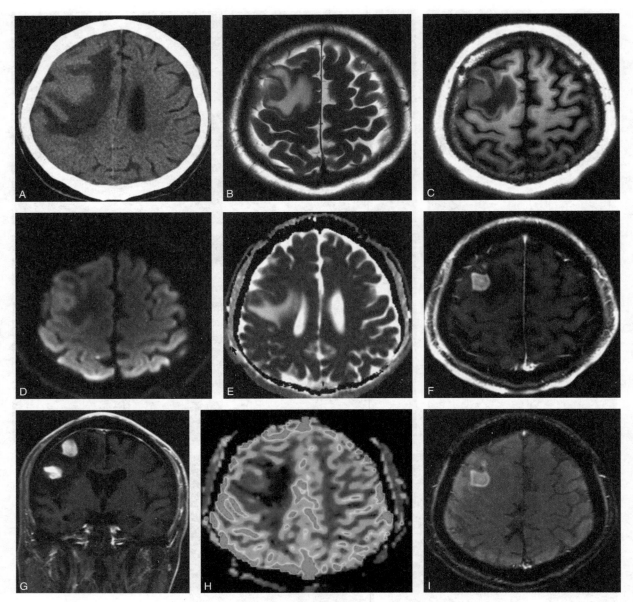

**图 2-3-12　弥漫大 B 细胞淋巴瘤，非生发中心来源**

患者，男，55 岁，言语不清 2 个月，突发意识障碍，肢体抽搐 8 天。A. 右侧额叶团片稍高密度影，周围可见低密度水肿区；B. 右侧额叶皮层下可见团片异常信号，T₂WI 呈稍低信号，周围可见片状高信号水肿区；C. T₁WI 呈等信号；D. DWI 呈高信号；E. ADC 呈稍低信号；F、G. 增强后均匀明显强化；H. 灌注为稍低灌注；I. SWI 显示病变内未见低信号

形、椭圆形，少数为不规则形，以幕上为主。周围环绕轻度水肿带，占位效应较轻。病灶信号多均匀或不均匀。增强后扫描免疫正常者多为均匀明显强化，免疫缺陷者多为不均匀环形强化。增强后"火焰征"或"马鞍征"是其特征性表现。未经治疗的淋巴瘤大部分为低灌注或等灌注（图 2-3-11H、图 2-3-12H）。波谱显示 Cho 峰明显升高，NAA 峰明显降低或消失，可出现 Lip 峰（图 2-3-11I）。

【诊断要点】

中老年患者，病灶位于大脑深部白质区或脑室周围，CT 平扫呈等高密度，免疫正常者，各序列信号较均匀是其特点，MRI 平扫 T₂WI 呈等或稍低信号，DWI 呈高信号，增强后明显强化，可见"火焰征"或"马鞍征"。免疫正常或未经治疗的病变影像特征是均匀明显强化以及低或等灌注。免疫异常的患者影像学就会发生改变，可发生脑边缘，信号不均匀，可出现出血及坏死，强化不均匀等。

【鉴别诊断】

1. **高级别星形细胞瘤**　高级别星形细胞瘤坏死多见，占位效应明显，增强后多呈不规则环形强化,这与非免疫缺陷型淋巴瘤较容易鉴别,高级别胶质瘤尤其胶质母细胞瘤呈明显高灌注,是其重要的鉴别点。但是和免疫缺陷型淋巴瘤鉴别比较困难。

2. 转移瘤 好发于皮髓质交界区,转移瘤的水肿和占位效应较明显,淋巴瘤的水肿和占位效应较轻。转移瘤信号常混杂多变,免疫正常淋巴瘤信号稳定。灌注也是重要的鉴别点,转移瘤多为高灌注,淋巴瘤为低或等灌注。

3. 炎性肉芽肿 如临床不能提供炎症病史,则传统 MRI 鉴别困难,非特异性炎性病变 DWI 一般信号不高,ADC 图呈等高信号。MRS 显示 Cho 峰不升高或稍升高。

【拓展】

MRI 功能成像技术在淋巴瘤上的应用较为广泛,淋巴瘤在 DWI 上多为高信号,表观弥散系数低于星形细胞瘤或转移瘤。在 MRS 上除了一般肿瘤具有的胆碱峰升高、天冬氨酸峰下降以外,部分肿瘤出现脂质峰,是其重要的特点。PWI 显示淋巴瘤为低或等灌注,治疗后部分可为稍高灌注。高级别胶质瘤,尤其胶质母细胞瘤,为明显高灌注,可以作为两者之间鉴别的重要手段。另外 PET/CT 对淋巴瘤诊断及治疗很有帮助,弥漫大 B 细胞淋巴瘤对 FDG 为高摄取。

(马 林 陈新静)

## 第三节 幕下常见脑实质内肿瘤

### 一、毛细胞星形细胞瘤

【概述】

毛细胞星形细胞瘤是星形细胞瘤的一种,属于 WHO Ⅰ级。该肿瘤多好发于儿童及青少年,生长趋于良性的过程。毛细胞星形细胞瘤占脑内肿瘤的 3%~6%,约占小儿星形细胞瘤的 1/3。

【病理生理】

毛细胞星形细胞瘤为一种局限性星形细胞肿瘤,大体病理肿瘤呈灰红色或灰黄色,边界清,无包膜,质地较硬。常伴囊变,有时囊变部分可以大过瘤体本身,而将瘤体推向一侧形成壁结节。镜下肿瘤细胞多细长,自细胞一端或两端发出呈毛发丝状 Rosenthal 纤维突起和嗜酸小体。

【临床表现】

毛细胞星形细胞瘤多见于儿童和青少年

(10~20岁),男女发病率相仿,肿瘤较局限,生长缓慢,预后较好。好发部位为小脑半球、视交叉、下丘脑、小脑蚓部、第四脑室、脑桥、四叠体区。大脑半球较少见,可位于颞中部和基底节区。临床表现取决于肿瘤部位,可表现为头痛、呕吐、共济失调、视觉损害及下丘脑功能减退。

【影像学表现】

1. CT 平扫约 1/3 病灶呈低密度,1/3 呈等密度或稍高密度,1/3 呈低/等混杂密度。肿瘤多为圆形或椭圆形,边界规则,轮廓清楚,瘤周水肿轻或无,占位效应视部位而异。病灶呈实性或囊实性,增强后实质部分明显强化,囊壁可强化或不强化。

2. MRI 病灶发生在小脑半球多为囊性伴结节型,发生在视交叉或脑干多为实质性。囊性部分 $T_1WI$ 显示为低信号,$T_2WI$ 呈高信号,较为均匀。实质部分呈均匀或不均匀相对等信号。增强后扫描肿瘤实质部分均匀强化,囊性部分无强化,囊壁可强化或不强化(图 2-3-13)。

【诊断要点】

该肿瘤好发于儿童或青少年,以小脑半球、视交叉、脑干多见,肿瘤边界清楚、瘤周水肿较轻。肿瘤呈实性或囊伴结节,后者为毛细胞星形细胞瘤的特征性表现。

【鉴别诊断】

1. 血管母细胞瘤 血管母细胞瘤多发生于成年人,以 50~60 岁多见,虽然囊实性血管母细胞瘤与毛细胞星形细胞瘤相似,但是前者壁结节强化更明显,有时周围可见迂曲血管影。

2. 颅咽管瘤 发生于视交叉的毛细胞星形细胞瘤需要和颅咽管瘤相鉴别,前者在该区域多为实性,而后者多为囊实性,可以进行鉴别。

3. 高级别胶质瘤 肿瘤发病年龄较大,幕上多见,肿瘤多呈花环状强化,占位效应及瘤周水肿较毛细胞星形细胞瘤明显。

【拓展】

毛细胞星形细胞瘤首选 MRI 检查,MRI 能够多平面显示肿瘤的形态及毗邻关系。DWI 显示该肿瘤多为低信号,表观弥散系数较对侧脑白质增加,此特点可以与脑内多种高级别肿瘤进行鉴别。毛细胞星形细胞瘤的灌注成像显示脑血容量较血管明显降低,具有鉴别意义。

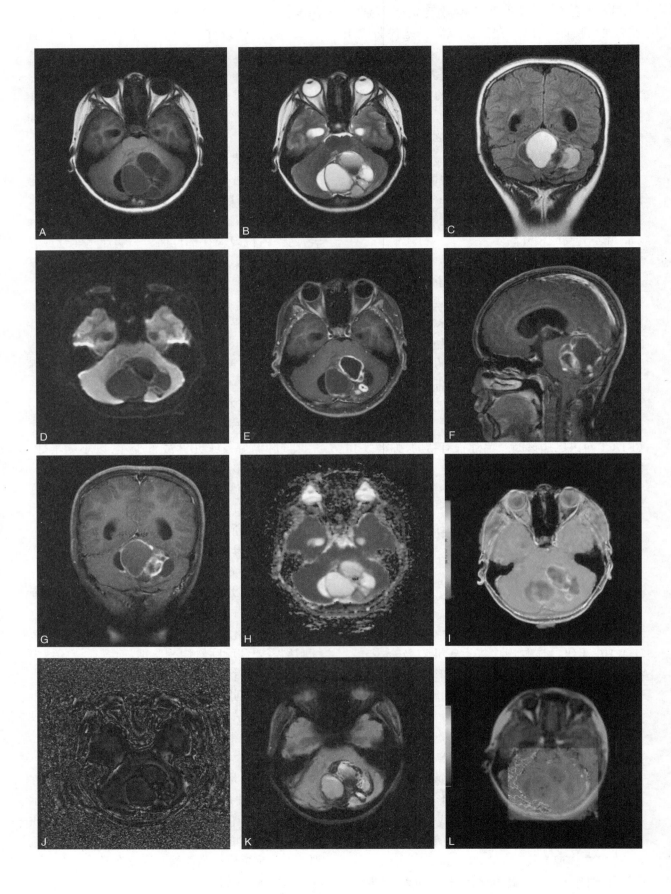

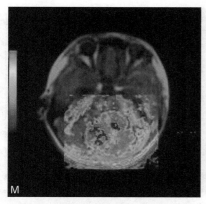
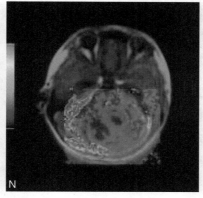
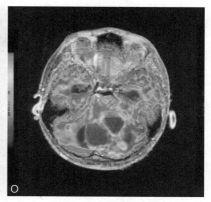
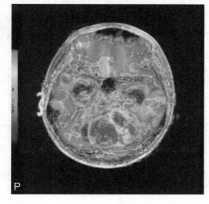

**图 2-3-13 毛细胞星形细胞瘤**

患者,女,11 岁,头痛 2 年,发现小脑占位 2 周。A. T₁WI 显示病灶主体位于左侧小脑半球,并累及小脑蚓部及右侧小脑半球,病灶呈囊实性,实质部分呈等信号,囊性部分呈低信号,病灶有轻度占位效应;B. T₂WI 显示病灶实性部分呈稍高信号,囊性部分呈高/低信号,周围水肿较轻;C. 冠状位 T₂FLAIR 病变呈不均匀高/低信号;D. DWI 病变实性成分呈等/稍高信号,囊性部分呈低信号;E~G. 增强后肿瘤实性部分及部分囊壁明显强化,囊性部分未见明显强化;H. ADC 图病变未见明确弥散受限;I. ASL 灌注成像病变区域 CBF 减低;J~K. SWAN 显示病变内部及周边多发低信号;L~N. DCE 渗透成像显示病变区域 Ktrans 及 Kep 值较低,Ve 值增高;O、P. DSC 灌注成像病变区域 CBF、CBV 均减低

## 二、髓母细胞瘤

### 【概述】

髓母细胞瘤是一种高度恶性、发展较快的原始神经上皮肿瘤,属于 WHO Ⅳ级,手术后易复发,预后差。肿瘤起源于第四脑室顶下髓帆原始神经上皮细胞的残余。肿瘤与正常小脑组织界限分明。肿瘤可种植于移行通道的任何部位:小脑蚓部、第四脑室、小脑半球及脑干下部。

### 【病理生理】

大体病理肿瘤边界清楚,因富于细胞和血管而呈紫红色,质地较脆,较少发生大片坏死,囊变和钙化则更少见。镜下见细胞很丰富,排列稠密,呈长圆形或胡萝卜形,细胞核大而胞质少。细胞分化不良,典型者可见所谓的纤维性菊形团,具有多向分化的能力。

### 【临床表现】

髓母细胞瘤好发于儿童,占 75%~85%,成人仅占 15%~25%。好发年龄为 5~15 岁,男女比例约 2:1。儿童发生于小脑蚓部达 92%,并突入、压迫或堵塞第四脑室,引起脑积水。少数可发生于成人,常发生于小脑半球的背侧面。该肿瘤易早期通过脑脊液发生广泛转移。常见症状是头痛、呕吐、步态不稳、共济失调及视力减退等。

### 【影像学表现】

1. CT 病灶形态多为圆形或卵圆形,也可为轻度分叶状。平扫多数呈略高密度,少数为等密度,密度较均匀。多数边界清楚,约半数病例可见轻度瘤周水肿。儿童髓母细胞瘤占位效应较为明显,可致第四脑室受压向前移位或闭塞,脑干向前方移位,常伴幕上脑积水。儿童髓母细胞瘤钙化、囊变、坏死少见,增强后扫描肿瘤多呈均匀强化。发生在小脑半球的成人髓母细胞瘤轻度强化。

2. MRI T₁WI 呈等或略低信号,T₂WI 上呈等或高信号,形态与 CT 所见相似,瘤周水肿不明显。增强后扫描可见肿瘤实质部分明显强化。成人型病灶强化特征与 CT 相似。MRI 在显示髓母细胞瘤沿蛛网膜下腔转移时优于 CT,平扫显示大脑回和小脑叶的边界模糊,增强后扫描可呈条状或结节状的脑外增强,椎管内蛛网膜下腔转移也可显示类似的条状或结节状增强。(图 2-3-14、图 2-3-15)

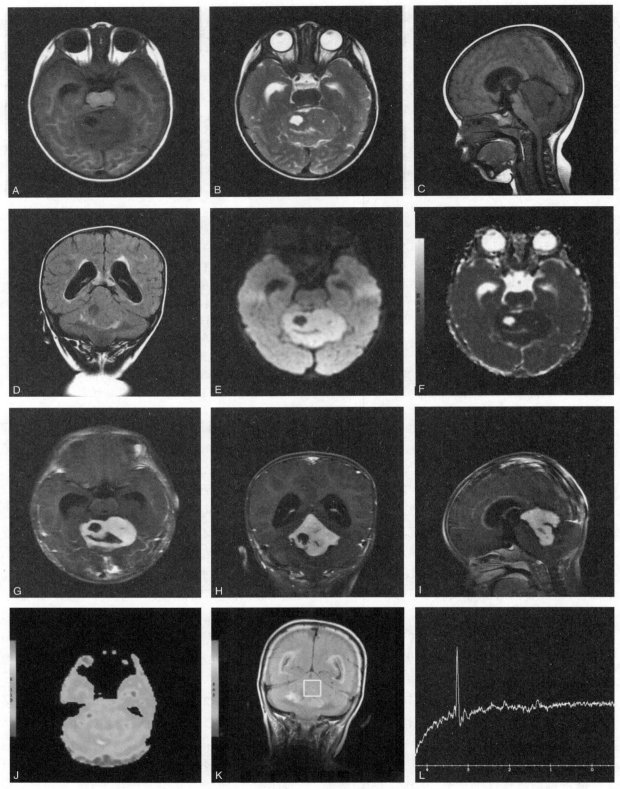

图 2-3-14 髓母细胞瘤

患者,女,21 个月,无明显诱因出现恶心、呕吐,伴行走不稳 2 周。A. T$_1$WI 显示病灶呈等 / 稍低信号为主,中心可见多发低信号区;B. T$_2$WI 显示病灶呈等信号,其内可见少许囊变高信号;C、D. 矢状位 T$_1$WI 及冠状位 T$_2$FLAIR 病变位于小脑蚓部,第四脑室明显受压,并可见幕上脑室扩张,侧脑室旁可见间质性水肿;E、F. DWI 病变实性部分呈稍高信号,相应区域 ADC 图弥散受限呈低信号;G~I. 增强后病变明显均匀强化,中心囊变区未见强化;J. ASL 灌注成像病变 CBF 等 / 稍低;K、L. MRS 显示病变实性区域 Cho 峰明显升高

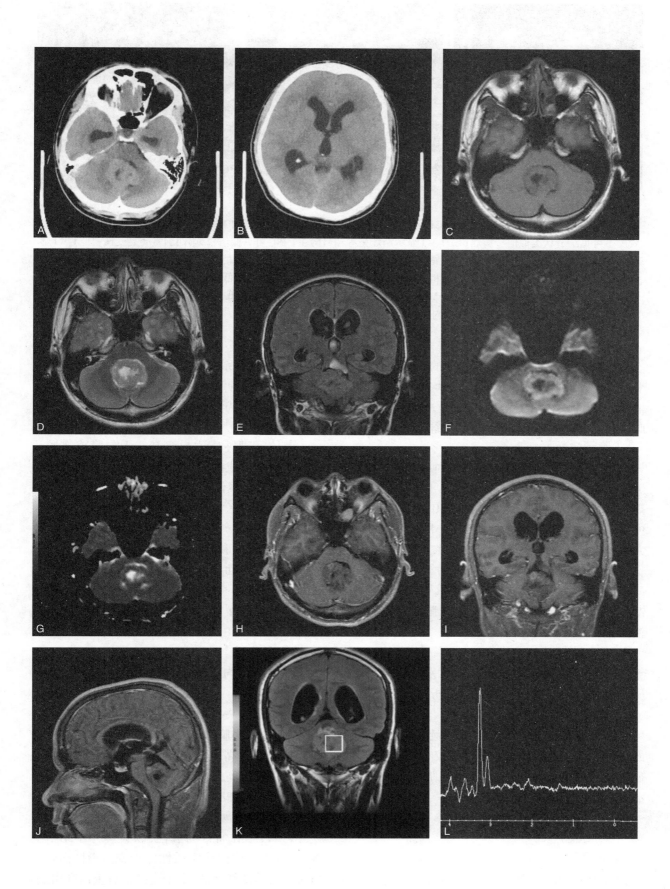

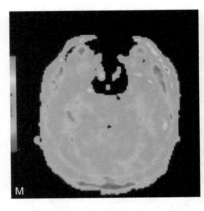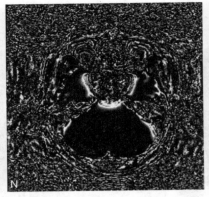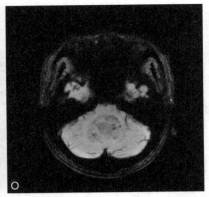

图 2-3-15 髓母细胞瘤（成人型）

患者，男，27 岁，视物模糊 1 个月。A. CT 平扫显示小脑蚓部稍高密度占位，其内未见钙化灶；B. 左侧侧脑室颞角室管膜下可见结节状类似信号病灶；C. T$_1$WI 显示病灶呈等信号为主，中心可见低信号，第四脑室明显受压；D. T$_2$WI 显示病灶呈等 / 稍高信号，其内可见少许囊变高信号；E. 冠状位 T$_2$FLAIR 病变呈稍高信号，中心呈低信号，并可见幕上脑室扩张；F、G. DWI 病变实性部分呈稍高信号，相应区域 ADC 图弥散受限呈低信号；H~J. 增强后病变大部分无明显强化，边缘可见少许轻度强化；K、L. MRS 显示病变实性区域 NAA 峰明显减低，Cho 峰明显升高；M. ASL 灌注成像病变 CBF 等 / 稍低；N、O. SWAN 病变内部未见明确出血及钙化征象

【诊断要点】

典型的髓母细胞瘤发生于小儿的小脑蚓部，CT 平扫呈均匀的略高密度，增强后呈均匀强化，T$_1$WI 呈等或略低信号，T$_2$WI 呈等或高信号，囊变、坏死、出血均少见。具备典型部位及影像学特征诊断不难。

【鉴别诊断】

1. 室管膜瘤 为儿童常见的肿瘤，60% 发生于幕下，其中 90% 以上好发于第四脑室。CT 平扫大多数为等密度分叶状病灶，50% 显示钙化，可发生囊变、出血。肿瘤可突入小脑延髓池（枕大池）内压迫上颈髓背侧，MRI 或 CT 增强后扫描呈轻到中度不均匀强化。

2. 毛细胞星形细胞瘤 肿瘤多呈囊伴结节性，增强后结节强化，占位效应轻，脑积水发生率较低，较易与髓母细胞瘤鉴别。

3. 小脑转移瘤或出血 这两种病变的发病年龄较大，多为 40 岁以上，且有原发肿瘤或高血压病史，结合 CT 与 MRI 和征象分析鉴别不难。

【拓展】

髓母细胞瘤首选 MRI 检查，特别是功能成像方法对该疾病的诊断与鉴别诊断较有意义。DWI 显示肿瘤为高信号，表观弥散系数降低。MRS 显示胆碱峰增高、天冬氨酸峰降低。

## 三、血管母细胞瘤

【概述】

血管母细胞瘤是中枢神经系统一种血管源性良性肿瘤，多来源于血管内皮细胞。2016 年 WHO 中枢神经系统肿瘤分类中将其归类于间质、非脑膜上皮性肿瘤。血管母细胞瘤绝大多数发生于后颅凹，在成年人后颅凹肿瘤中居第二位。

【病理生理】

大体病理肿瘤边界清楚。无包膜或有胶质细胞增生所形成的假包膜，60% 为囊性，呈单房，内含黄色胶样液体，偶有咖啡色黏稠液体，多数肿瘤壁上有一个富含血管的结节，较坚硬，直径小于 15mm。40% 为实质性，偶尔在实质性肿瘤中有一小囊，可见坏死和出血，肿瘤实质部分富有血管。镜下病灶来自幼稚的血管形成组织，即由边界不清的合体状态的血管形成细胞所构成，有两种主要细胞，即血管内皮细胞和外皮细胞，以内皮细胞为主。

【临床表现】

各年龄组均可发病，发病高峰年龄为 50~60 岁，男性多见。大多为单发，小部分为多发。4%~40% 伴有 Von Hippel-Lindau 综合征，以青年为多，好发于小脑半球。临床上患者常有缓慢进行性颅内压升高，伴一侧小脑半球功能障碍。如头痛、共济失调、恶心、呕吐、眩晕、眼球震颤等，少数病例可有红细胞增多症。

【影像学表现】

1. CT 肿瘤常为囊性，以大囊伴小结节为著，少数为实质性或实质性伴囊变。囊性病灶平扫为均匀的低密度灶，由于囊液含有蛋白和出血，其密度略高于脑脊液。低密度灶的边缘常见一等密度或稍低密度的壁结节。实质性病灶平扫为等密度或低/等混合密度。病灶大多为圆形、类圆形，边界锐利。增强后扫描囊性病灶多数囊壁无或轻微强化，而壁结节明显强化。病灶外常有一根或数根较粗大蛇形血管伸入病灶。

2. MRI　囊性病灶平扫 $T_1WI$ 呈低信号或等信号，$T_2WI$ 呈略高信号或高信号，壁结节 $T_1WI$ 为等信号，$T_2WI$ 呈稍高信号。实质性病灶 $T_1WI$ 呈等信号，$T_2WI$ 呈稍高信号。病灶呈类圆形，大多数病灶边界清楚，少数实质性病灶边界不清。病灶周围无水肿带，病灶周围可见肿瘤血管呈线形或蛇形流空的无信号区。典型的血管母细胞瘤可见下列特征：①囊性肿块，增强后扫描壁结节明显强化，呈典型的"大囊小结节"；②病灶周围或肿块内可见粗大的蛇形血管引入；③MRA 可显示肿块内或周围迂曲的肿瘤血管。（图 2-3-16）

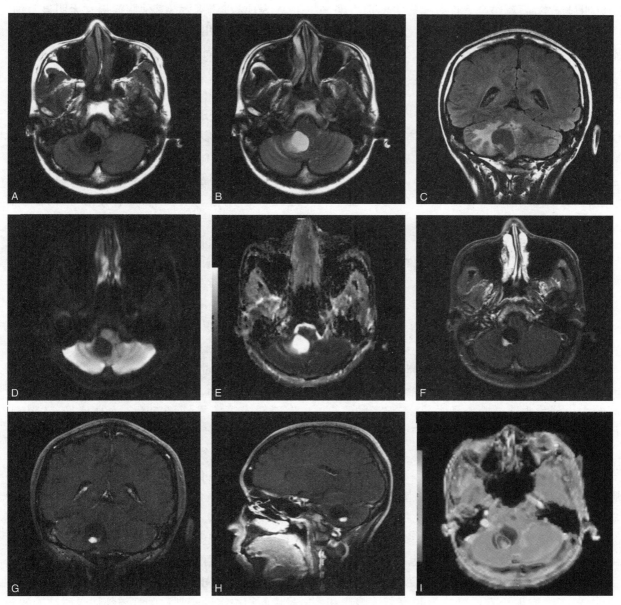

图 2-3-16　血管母细胞瘤

患者，女，24 岁，无明显诱因出现一过性晕厥，四肢麻木、无力 2 周。A. $T_1WI$ 显示右侧小脑半球囊实性病灶，囊性部分呈低信号，实性结节呈等信号；B. $T_2WI$ 病变囊性部分呈高信号，壁结节呈等信号；C. 冠状位可见病变占位效应明显，周边斑片状水肿区；D、E. DWI 病变主体呈低信号，ADC 图未见明确弥散受限；F~H. 增强后囊性部分及囊壁不强化，实性部分呈壁结节状强化，呈现典型的"大囊小结节"；I. ASL 灌注成像壁结节呈明显高灌注

【诊断要点】

血管母细胞瘤好发于小脑半球,典型表现为大囊和明显强化的小结节,周围蛇形血管流空具有明显特征性。

【鉴别诊断】

1. **毛细胞星形细胞瘤** 好发于青少年,毛细胞星形细胞瘤部分发生钙化,瘤周一般不见流空的血管。

2. **转移瘤** 囊性转移瘤多伴明显水肿,周围未见明显流空血管,结合恶性肿瘤病史鉴别不难。

3. **脑脓肿** 脑脓肿为环形强化,但是多有感染的临床表现,抗感染治疗后好转。DWI脑脓肿中心为高信号具有鉴别意义。

【拓展】

血管母细胞瘤首选的诊断方法是MRI,但是CTA对显示瘤周血管具有重要的辅助诊断价值。MRA可以不用注射造影,且无辐射,是显示瘤周血管较好的方法。对于CTA或MRA显示的粗大肿瘤血管,可以在术前进行栓塞,避免术中大出血。

（马 林 王 岩）

# 第四节 鞍区常见肿瘤

## 一、垂体腺瘤

【概述】

垂体腺瘤是鞍区最常见的肿瘤,占颅内肿瘤的8%~20%。肿瘤的分类方法有多种。根据肿瘤的大小分为垂体微腺瘤和大腺瘤,前者肿瘤直径不超过10mm,后者肿瘤直径大于10mm。据肿瘤分泌激素的免疫组化及临床症状、体征,分为功能性腺瘤和无功能性腺瘤。前者多数为泌乳素细胞腺瘤(PRL腺瘤)、生长激素细胞腺瘤(GH腺瘤)、促皮质激素细胞腺瘤(ACTH腺瘤)、促性腺激素细胞腺瘤(FSH/LH腺瘤)和多激素细胞混合腺瘤,少数为促甲状腺激素细胞腺瘤(TSH腺瘤)。临床上没有激素活性症状者为无功能腺瘤。此外,根据肿瘤生长方式可分为非侵袭性腺瘤和侵袭性腺瘤。

【病理生理】

垂体腺瘤通常生长缓慢,无纤维包膜。微腺瘤位于垂体内,大腺瘤呈膨胀性生长,常突破鞍膈,进入鞍上池。如果肿瘤浸润硬脑膜或邻近骨质、蝶窦及海绵窦等,则认为具有侵袭性。较大的垂体腺瘤可出现垂体瘤卒中,为垂体出血或梗死致垂体突然增大而压迫邻近组织所致。

【临床表现】

垂体腺瘤发病的年龄为25~60岁,15岁以下不常见。泌乳素瘤女性多于男性,好发于年轻人,女性常表现为闭经、泌乳,男性表现为性欲下降;生长激素腺瘤男性多于女性,儿童表现为巨人症,成人表现为肢端肥大;其他腺瘤男女无明显差别。功能性腺瘤可出现各种内分泌紊乱的症状,无功能腺瘤表现为周围神经受压或者颅内压增高的症状,垂体瘤卒中表现为剧烈头痛、眼麻痹、视力下降、视野缩小等,重者可出现意识障碍。

【影像学表现】

垂体微腺瘤的首选检查方法为MRI,冠状面薄层(2.5mm)$T_1WI$、$T_2WI$及增强后扫描有助于发现垂体微腺瘤。肿瘤局部垂体隆起增大,可引起垂体柄偏移。平扫$T_1WI$呈等信号或略低信号,$T_2WI$微腺瘤信号不一致,可为低信号或高信号。注射造影剂后表现为增强的垂体中局限性低信号区。动态增强对于垂体微腺瘤的显示优于常规增强扫描。一般肿瘤与正常组织相比,肿瘤的强化程度低于正常垂体组织,肿瘤的强化峰值时间晚于正常组织的峰值时间。

垂体大腺瘤呈膨胀性生长,典型表现为"雪人征",即肿瘤向上生长,进入鞍上池,但受到鞍膈限制在肿瘤两侧形成对称的切迹。MRI上$T_1WI$为稍低或等信号,而$T_2WI$多为高信号。DWI上呈稍高信号。肿瘤越大,肿瘤内发生囊变、坏死及出血的机会愈多,因此肿瘤信号不均。合并出血时,SWI上可见低信号。增强扫描肿瘤不均匀强化,实性部分强化明显。肿瘤的占位效应依肿瘤的大小、部位及有无短时间大量出血(垂体瘤卒中)而定。向上生长则压迫视交叉使其上移,鞍上池闭塞;向两侧生长则包绕颈内动脉,也可侵犯Meckel腔;向下生长可破坏蝶窦及斜坡。CT冠状面扫描有助于观察肿瘤与邻居骨质结构的关系及骨质破坏情况。肿瘤平扫呈等密度,增强后明显强化。骨窗可显示蝶鞍扩大、鞍底下陷、骨质吸收变薄以及前后床突的骨质破坏。(图2-3-17、图2-3-18)

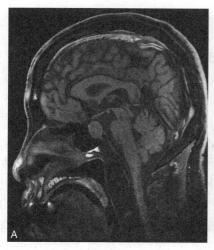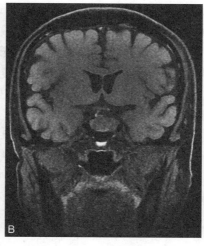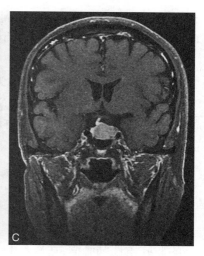

图 2-3-17 垂体微腺瘤

患者,男,66 岁,头晕、恶心 1 个月。A. MRI 矢状面 $T_1WI$ 显示垂体隆起,病灶呈等信号;B. MRI 冠状面 $T_1WI$ 显示垂体柄受压右移;C. 冠状面增强扫描病灶中等度强化,邻近正常垂体明显强化

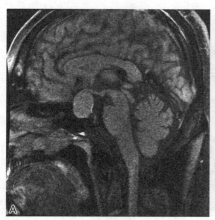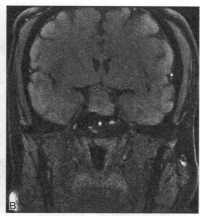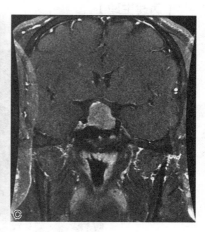

图 2-3-18 垂体大腺瘤

患者,男,36 岁,体重增加、手脚变粗大 1 年,双眼模糊 1 个月。A. MRI 矢状面 $T_1WI$ 显示肿瘤向鞍上生长;B. MRI 冠状面 $T_1WI$ 显示肿瘤呈等信号;C. 冠状面增强扫描病灶不均匀强化

## 【诊断要点】

垂体微腺瘤通常局限于垂体之内,增强 MRI 表现为低于正常垂体的低强化区,结合临床症状及实验室检查不难诊断。垂体大腺瘤多数表现为以鞍内为主的实质性肿块,正常垂体被肿瘤组织破坏而不能显示。

## 【鉴别诊断】

1. **垂体增生** 儿童多见,以生长缓慢就诊伴甲状腺素水平低下。垂体均匀增大,MRI 信号均匀。

2. **颅咽管瘤** 儿童最常见的鞍区肿瘤,多为向鞍上生长的囊实性肿块,可见钙化,囊液成分多样,故在 MRI 信号较多样。

3. **脑膜瘤** 起源于鞍膈、鞍结节或鞍背的脑膜瘤一般位于鞍上,鞍区脑膜瘤具有脑膜瘤的基本特征(详见本章第五节),增强较为显著,可见"脑膜尾征"及蝶窦的过度气化。

4. **生殖细胞瘤** 儿童常见的肿瘤。起源于垂体柄向鞍上生长的肿块,并明显强化。对放疗敏感。

5. **毛细胞星形细胞瘤** 通常起源于视神经或下视丘而突向鞍区,肿块呈前后方向生长,即肿块长轴与视觉通路一致,可能是肿瘤沿视觉通路生长的缘故,此点有重要鉴别诊断意义。鞍区毛细胞星形细胞瘤通常为实性。

6. **Rathke 囊肿** 起源于腺垂体中间部残留的 Rathke 管,MRI 信号多样,取决于病灶内蛋白含量、胆固醇结晶含量,注意寻找病灶内是否有"囊性结节"。

7. **鞍旁动脉瘤** 鞍旁的颈内动脉瘤可呈囊状突入蝶鞍内,其诊断要点为:鞍旁球形或类圆形肿块,CT平扫高密度,边缘清晰,MRI见流空信号,有时可见动脉搏动伪影,CTA及DSA可明确诊断。

【拓展】

垂体腺瘤的首选检查方法为MRI冠状面薄层扫描,以动态增强扫描为佳。CT扫描的目的是观察蝶鞍骨质破坏吸收情况,由此评估是否选择经蝶窦的手术入路。

## 二、颅咽管瘤

【概述】

颅咽管瘤占颅内肿瘤的3%~5%,为儿童最常见的非胶质性脑肿瘤,居鞍区肿瘤的第二位。颅咽管瘤起源于垂体Rathke管的上皮细胞巢,为WHO Ⅰ级,但可局部侵犯,且术后易复发。

【病理生理】

肿瘤肉眼观察边界清楚,有纤维包膜。内容物十分复杂,可以含有胆固醇结晶、蛋白质、角蛋白、散在的钙化或骨小梁结构、坏死碎片和纤维组织。

【临床表现】

肿瘤多数位于鞍上。最常见症状为头痛,压迫视神经时出现视力逐渐下降,压迫垂体出现内分泌症状。

【影像学表现】

肿瘤多呈圆形或椭圆形,边界清晰,多数为囊实性。CT平扫囊性部分呈低密度,实性部分呈等密度,增强后明显强化。在MRI的$T_1WI$、$T_2WI$上,病灶信号复杂,可以为低、等及高信号,主要与肿瘤的成分有关。DWI上实质部分呈均匀低信号。增强后多见环状强化、环伴结节强化、片状或结节样强化。肿瘤典型征象:90%钙化、90%囊变、90%强化。肿瘤压迫第三脑室,可引起梗阻性脑积水。(图2-3-19)

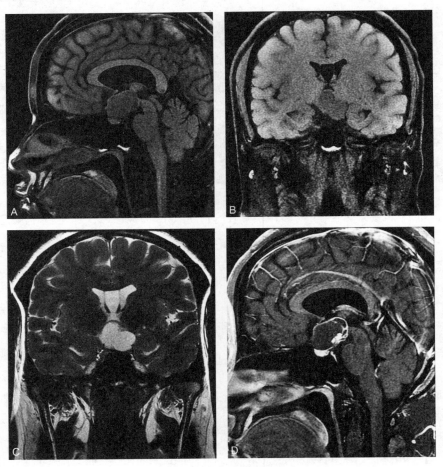

**图2-3-19 颅咽管瘤**

患者,女,27岁,双眼视力下降3个月。A. MRI矢状面$T_1WI$显示肿瘤内信号混杂,可见等信号及稍高信号;B. MRI冠状面$T_1WI$显示肿瘤内除等信号及高信号外,可见低信号的囊变区;C. MRI冠状面$T_2WI$显示肿瘤为高信号;D. 矢状面增强扫描肿瘤边缘结节样明显强化,肿瘤内部囊性部分未见强化

【诊断要点】

鞍上囊实性肿瘤,MRI 信号复杂,CT 可见钙化,注意寻找受肿瘤压迫而变扁的垂体。

【鉴别诊断】

1. Rathke 囊肿　通常病灶较小而局限于鞍内,圆形或类圆形,无实质性成分且无强化或仅边缘轻度强化。

2. **表皮样囊肿**　鞍区囊性病变,边缘清晰,有"匍匐"生长特点。密度及信号取决于病变内胆固醇与角化物含量,故常多变。DWI 呈高信号,可作为诊断依据之一。

3. **蛛网膜囊肿**　指脑脊液被包裹在蛛网膜下腔内所形成的袋状结构,故其密度及信号与脑脊液一致。

4. **垂体瘤**　以鞍内为主的实质性肿块,可伴囊变及出血,正常垂体被肿瘤组织破坏而不能显示。

【拓展】

MRI 是诊断颅咽管瘤的最佳方法,除显示病灶的形态及信号特征外,主要用于观察肿瘤与相邻的血管、视神经、垂体及脑组织的关系,起到术中导航的作用。CT 则用于观察鞍区骨质的破坏情况。

### 三、生殖细胞瘤

【概述】

生殖细胞瘤占颅内肿瘤的 0.5%,儿童和青少年多见,男女比例为 2 : 1。好发部位依次为松果体区、鞍上、基底节区等。该肿瘤起源于原始生殖细胞,WHO Ⅳ级。

【病理生理】

肿瘤边界不清,可有出血、钙化或囊变。肿瘤的血供丰富,可向周围脑组织浸润,并通过脑脊液循环在蛛网膜下腔形成种植性播散。

【临床表现】

发生于鞍上的生殖细胞瘤常引起多饮、多尿等症状,或垂体功能低下相关症状。

【影像学表现】

鞍上生殖细胞瘤常累及下丘脑及垂体柄,形成局部结节或肿块。CT 明显呈等或稍高密度,增强后明显均匀强化。MRI 上 $T_1WI$ 为等或稍低信号,$T_2WI$ 为稍高信号,增强扫描呈明显均匀强化,DWI 呈高信号。由于下丘脑生殖细胞瘤的存在,导致下丘脑—漏斗—神经垂体轴功能异常,垂体后叶(神经垂体)正常 $T_1WI$ 高信号消失。MRS 表现为 NAA 峰减低,Cho 峰升高,出现高耸 Lip 峰。肿瘤沿脑脊液播散表现为软脑膜或室管膜的异常强化。(图 2-3-20)

【诊断要点】

垂体柄结节状增粗或鞍上实质性肿块,CT 及 MRI 均明显强化。注意寻找松果体区是否还有肿瘤。

【鉴别诊断】

1. **朗格汉斯细胞组织细胞增生症**　多见于儿童,可伴有糖尿病、尿崩症。影像表现为垂体柄增粗,均匀强化。注意寻找有无颅骨多发性溶骨性破坏。

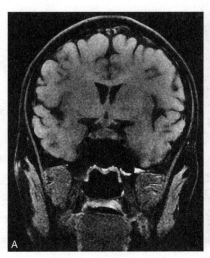
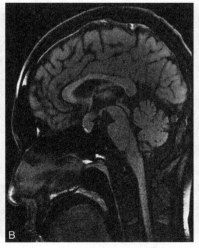
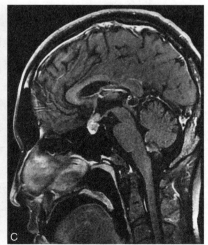

**图 2-3-20　生殖细胞瘤**

患者,女,9 岁,头痛 15 天。A. MRI 冠状位 $T_1WI$ 显示肿瘤呈稍低信号影;B. MRI 矢状位 $T_1WI$ 见下丘脑至垂体后叶肿物,呈稍低信号;C. 矢状面增强扫描病变中等度强化

**2. 脑膜瘤** 多见于中老年人的实质性肿块,可见钙化,明显强化,"脑膜尾征"为其重要诊断线索。

(马 林 王玉林)

# 第五节 颅内脑实质外常见肿瘤及肿瘤样病变

颅内脑实质外常见肿瘤及肿瘤样病变根据病变起源分为:①脑膜上皮来源肿瘤,以脑膜瘤最为常见;②脑膜间质来源肿瘤,孤立性纤维瘤/血管外皮细胞瘤;③神经源性肿瘤,以神经鞘瘤最常见,其次为神经纤维瘤;④转移性肿瘤;⑤非上皮性肿瘤及肿瘤样病变,如脂肪瘤、表皮样囊肿(胆脂瘤)、皮样囊肿及畸胎瘤等。

## 一、脑膜瘤

### 【概述】

脑膜瘤是颅内脑实质外最常见的肿瘤,占颅内肿瘤的15%~20%,起源于蛛网膜颗粒细胞或含向蛛网膜分化的细胞。

### 【病理生理】

脑膜瘤生长缓慢,主要好发于矢状窦旁、大脑镰及天幕下、蝶骨嵴、桥小脑角、嗅沟。大体病理上多为球形、卵圆形,质地坚硬,血供丰富,边界清晰。少数肿瘤扁平状或盘状,沿硬脑膜蔓延。良性脑膜瘤占各种脑膜瘤的88%~95%,脑膜瘤也可以发生间变及恶变。

### 【临床表现】

脑膜瘤多见于20~60岁,女性多见,男女比例为1:2。脑膜瘤起病慢,病程长,早期症状不明显,随肿瘤增大可出现颅内高压及局部定位症状及体征。

### 【影像学表现】

绝大多数良性脑膜瘤具有典型的CT和MRI表现,肿瘤呈圆形、分叶状或扁平状,边界清晰。CT平扫时为稍高或等密度影,钙化多见,肿瘤常以广基底与硬膜相连,骨窗下可见附着处颅骨的增生性改变。在MRI图像上,$T_1WI$上为低或等信号,$T_2WI$上为等或高信号,肿瘤边界清楚,肿瘤周围可见假包膜征,增强扫描常呈显著均匀强化。25%的脑膜瘤可出现坏死、囊变、出血等致强化不均匀。肿瘤周围硬脑膜增厚,并随着远离肿瘤而逐渐变细,称为"脑膜尾征"。脑膜瘤可多发。(图2-3-21)

### 【诊断要点】

广基底与硬膜相连的边界清晰的肿块,明显强化及"脑膜尾征"。

### 【鉴别诊断】

1. **孤立性纤维瘤/血管外皮细胞瘤** 起源于脑膜间质来源,具有潜在恶性变的趋势。肿瘤内常见囊变或坏死,边缘可呈分叶状,有时可见"脐凹征";肿瘤血供丰富,增强后扫描明显强化,或可见流空的血管影。

2. **转移瘤** 通常多发,常浸润颅骨出现骨质破坏,通常有明确的颅外原发性肿瘤病史。

3. **浆细胞瘤** 孤立的硬脑膜肿块,与脑膜瘤类似,通常伴有骨质破坏。注意寻找全身骨骼有无多发性骨髓瘤。

### 【拓展】

影像学检查的目的主要是明确肿瘤的位置、大小;明确肿瘤的性质;通过CTA、CT及MR静脉成像等检查观察肿瘤周围的血管结构及对静脉窦的累及情况。MRS发现丙氨酸峰有助于诊断脑膜瘤,当脑膜瘤发生间变时可出现脂质峰及乳酸峰。

## 二、孤立性纤维瘤/血管外皮细胞瘤

### 【概述】

孤立性纤维瘤/血管外皮细胞瘤是颅内脑实质外少见的肿瘤,占颅内肿瘤<1%,起源于脑膜间质非脑膜上皮的细胞。

### 【病理生理】

肿瘤生长较迅速,主要好发于矢状窦旁、大脑镰及海绵窦、蝶骨嵴。大体病理上多为分叶形、形态不规则,质地坚硬,血供丰富,边界清晰。WHO2016版脑肿瘤分类合并孤立性纤维瘤和血管外皮瘤为一个新的诊断条目:孤立性纤维性瘤/血管外皮瘤,因其都具有12q13易位,*NAB2*和*STAT6*融合引起STAT6在核内的表达。新版分类还引入了软组织肿瘤分级,将孤立性纤维性瘤/血管外皮瘤分为三级:Ⅰ级具有更多的胶原,较低的细胞密度,有类似孤立性纤维瘤的梭形细胞;Ⅱ级细胞增多,胶原减少,可见肥胖细胞和"鹿角"样血管,类似血管外皮细胞瘤;Ⅲ级,出现间变型血管外皮细胞瘤的特征,镜下大于5个核分裂象/10HPF。

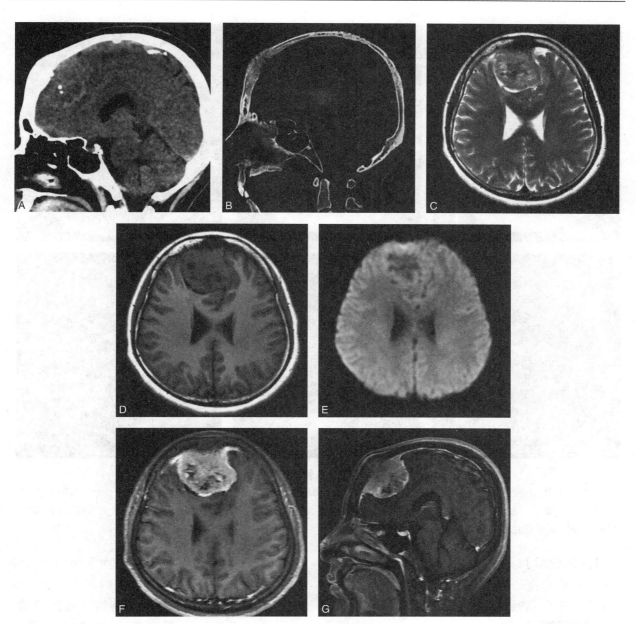

**图 2-3-21 脑膜瘤**

患者,女,35 岁,偶然发现右侧额部包块 3 个月。A. CT 平扫示额部稍高密度肿块,其内可见钙化;B. 骨窗可见骨的增生性改变;C. MRI 横断面 $T_2WI$ 显示肿瘤位于额部,边缘清晰;D. 同层面 $T_1WI$;E. DWI 示病灶为等、稍高信号;F. MRI 增强后轴位见肿块明显均匀强化,邻近硬膜增厚强化,此为"脑膜尾征";G. 增强扫描矢状位

【临床表现】

肿瘤高发年龄为 30~50 岁,轻度倾向于男性好发。肿瘤起病较快,病程短,具有侵袭性生物学行为,复发、转移率高。临床症状取决于肿瘤发生的位置,随肿瘤增大可出现颅内高压及局部定位症状及体征。

【影像学表现】

CT 特征包括高密度或等密度,源于硬膜的病变伴有显著异常对比增强,通常为均匀强化,但也常为不均匀或环形强化,极少钙化及邻近骨质增生,相反,常见邻近的骨质破坏。磁共振表现血管外皮细胞瘤的实性部分在 $T_1WI$ 和 $T_2WI$ 与灰质相比为等信号,不均匀信号也常见。弥散加权成像(DWI)序列,常表现为低或等信号。病灶内常见蜿蜒的血管流空影,肿瘤内出血也可发生。肿瘤可表现为宽基底附于脑膜及脑膜尾征,约有 1/3 表现为窄基底附于脑膜。通常表现侵袭性生物学行为的一些特征,包括不规则或分叶状边界、不均匀强化及"蘑菇征"等。(图 2-3-22)

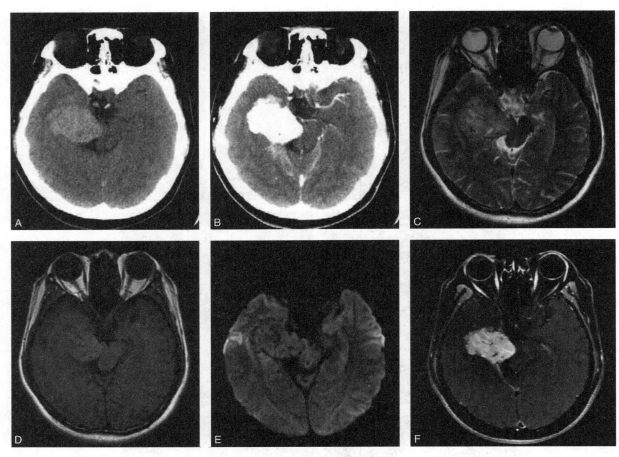

**图 2-3-22　血管外皮细胞瘤**

患者,男,41 岁,头痛、头晕 2 个月。A. CT 平扫示右侧中颅窝稍高密度肿块;B. 增强后肿瘤明显强化;C. MRI 横断面 $T_2WI$ 显示肿瘤边缘清晰,信号不均,其内多发蜿蜒流空血管影;D. 同层面 $T_1WI$ 像;E. DWI 示病灶为等信号;F. MRI 增强后肿块明显强化

### 【诊断要点】

与硬膜相连的边界清晰的分叶状肿块,不均匀明显强化及"肿瘤内血管流空"征象。

### 【鉴别诊断】

1. **脑膜瘤** 脑膜瘤起源于脑膜上皮细胞,肿瘤形态较规则,以宽基底附于硬膜,少见肿瘤内的囊变或坏死;肿瘤血供丰富,常见邻近骨皮质增厚。侵袭性脑膜瘤与本病影像重叠较多,肿瘤内缺少流空血管,可作为重要鉴别依据。

2. **转移瘤** 通常多发,常浸润颅骨出现骨质破坏,通常有明确的颅外原发性肿瘤病史。

3. **浆细胞瘤** 孤立的硬脑膜肿块,与脑膜瘤类似,通常伴有骨质破坏。注意寻找全身骨骼有无多发性骨髓瘤。

### 【拓展】

影像学检查的目的主要是明确肿瘤的位置、大小;明确肿瘤的性质;通过 CTA、CT 及 MR 静脉成像等检查观察肿瘤周围的血管结构及对静脉窦的累及情况。MRS 发现肌醇峰有助于诊断孤立性纤维瘤 / 血管外皮细胞瘤。灌注成像,血管外皮细胞瘤呈明显高灌注。DWI 常呈等或低信号,与脑膜瘤等或稍高信号具有统计学差异。

## 三、海绵窦海绵状血管瘤

### 【概述】

海绵窦海绵状血管瘤是发生于海绵窦的良性非脑膜上皮的间质性肿瘤。肿瘤由大小不等的血窦及纤维间隔构成,有完整包膜。

### 【病理生理】

海绵窦海绵状血管瘤几乎均发生于海绵窦区。根据血管瘤表面形态和有无纤维假包膜,其主要的病理分型:

(1) 海绵状型(A 型):有完整假包膜,肿瘤表面光滑,触之囊性感。由大量薄壁血窦构成,结缔组织少。

（2）桑葚状型（B型）:假包膜不完整或缺如,肿瘤外观结节状,触之实质感,肿瘤张力常不受血压等影响。有良好的血管及结缔组织。

（3）混合型（C型）,兼有以上两型特点。

【影像学表现】

1. CT　海绵窦海绵状血管瘤CT平扫:病变多表现为均匀稍高密度影,边界清楚。

2. MRI　$T_1WI$序列总体表现为低信号,低于正常脑白质与灰质。部分病例可呈混杂小条片状等或稍高信号,可能是由窦内少量脂肪和/或病变内缓慢的静脉血流构成,这种信号特点更加贴切表现出海绵窦的解剖学特征及海绵状血管瘤的病变特征;$T_2WI$上整体呈明显高信号影,反映出病变内弥漫性血窦的特征,其内部分间隔可出现少许小条状低信号影,反映少许灶内基质。

增强扫描:对于该病变的增强扫描表现,部分病例显示均匀显著强化,部分显示不均匀性显著强化;病变强化方式与病理分类有关。但MRI增强扫描的不同方位、不同期相仍可表现出增强扫描随时间变化的特征,可见随时间延长,病变呈进行性持续填充显著强化的特点。这种对比增强类似于其他组织器官的海绵状血管瘤,如肝海绵状状血管瘤,是鉴别诊断的一个重要特征。

DWI:由于$T_2$透过效应,多表现为稍低或近似等信号,而ADC明显高信号是较显著特征之一。DWI局部明显高低信号不均匀,可能与血窦结构的疏密、间质的多少有关。总之,DWI必须结合ADC值方可以准确反映该病弥散加权特点。

钙化:海绵窦海绵状血管瘤钙化少见,CT可准确反映病变是否钙化及范围,钙化后MR信号可多样化,$T_1WI$、$T_2WI$及DWI信号混杂,钙化明显时影像特征与上述表现差异较大,增加了诊断难度,但评估非钙化区域信号及强化特征对诊断至关重要。

对周围骨骼及血管的改变:海绵状血管瘤由于属于血管畸形,病程长,对周围骨骼影响主要是长期毗邻造成的压迫推移,而非骨质破坏;可见颈内动脉穿行于病变之中,以对血管包绕为主,轻度推移,且未见明显动脉分支向病变供血,也可为鉴别诊断提供帮助。海绵窦海绵状血管瘤具有平滑的轮廓线,为分界良好的肿物,常呈哑铃型或类圆形,由鞍上部分和海绵窦部分病变组成,且以哑铃型常见。(图2-3-23)

【诊断要点】

海绵窦区逐渐填充强化肿块,$T_2$均匀或不均匀高信号,呈明显低灌注。

【鉴别诊断】

1. 脑膜瘤　脑膜瘤起源于脑膜上皮细胞,肿瘤形态较规则,以宽基底附于硬膜,少见肿瘤内的囊变或坏死;肿瘤血供丰富,常见邻近骨皮质增厚。血管瘤型脑膜瘤及过渡型脑膜瘤与本病影像重叠较多,容易误诊,现如今功能成像如动脉自选标记灌注成像可有效区分两者。

2. 垂体瘤　垂体瘤则从鞍底向鞍上生长,出现视交叉池占位,在冠状位上呈"束腰征",易发生囊变、坏死和出血,易包绕颈内动脉,正常垂体不能分辨,且垂体瘤可有激素水平的明显增高。垂体腺瘤在$T_1WI$呈低信号或等信号,在$T_2WI$上信号多变,且垂体腺瘤的强化程度不如海绵状血管瘤。

3. 神经鞘瘤　鞍旁神经鞘瘤多来源于三叉神经和动眼神经的感觉纤维,常呈典型的哑铃状,位于Meckel腔和海绵窦内,沿三叉神经脑池段走行。在TWI上,相比灰质,呈等到低信号分界清楚的肿物,$T_2WI$呈高信号,增强后明显强化。三叉神经鞘瘤具有向后颅窝骑跨生长的特点,且常伴有囊变。若出现卵圆孔扩大,则倾向于神经鞘瘤的诊断。

【拓展】

海绵窦海绵状血管瘤并非血管真性肿瘤,而是血管畸形的一类,其内由扩张畸形血管构成。不正确的术前诊断往往影响治疗方法的选择或手术前准备不充分,甚至导致术中大出血而死亡。又因其具有丰富的血管和重要的神经解剖结构,手术切除困难,并发症较多,致残率和致死率均较高。据报道,手术死亡率高达25%,故术前确诊尤为重要。MRI灌注成像有助于将其与血管瘤型脑膜瘤鉴别开。

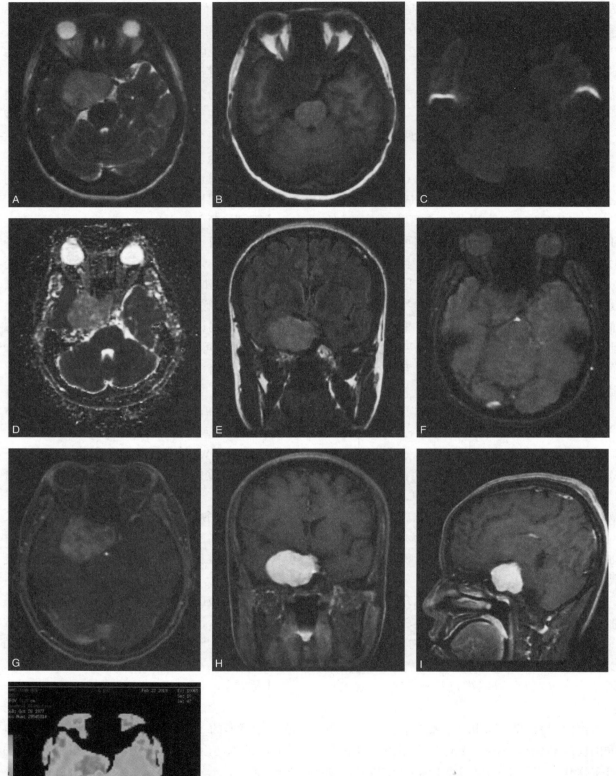

**图 2-3-23　海绵窦海绵状血管瘤**

患者,女,41 岁,主因视物重影 1 年,加重伴右眼外展不能 4 个月入院。A. 轴位 $T_2WI$ 示右侧海绵窦不均匀高信号肿块,周围动脉受推挤;B. $T_1WI$ 呈低信号;C. DWI 呈不均匀低信号;D. ADC 呈稍高信号;E. 冠状位 $T_2FLAIR$ 呈高信号;F. SWI 可见斑片样稍低信号;G~I. 增强图像是明显强化且逐渐趋于均匀;J. ASL 灌注成像 CBF 图呈明显低灌注

【临床表现】

海绵窦海绵状血管瘤瘤体较小时,多无明显症状,当病灶生长到一定程度并且压迫海绵窦区,对邻近组织产生影响时,患者临床症状一般表现为头痛、视力障碍、复视或面部感觉减退等脑神经受累症状,严重者可因眼轮匝肌功能受损而出现眼睑下垂;当病灶向蝶鞍内生长,刺激到垂体,可导致女性患者月经紊乱、闭经等内分泌激素紊乱症状,引起男性患者癫痫发生率增高等。

## 四、神经鞘瘤

【概述】

神经鞘瘤占颅内肿瘤的5%~10%,听神经瘤是最常见的一种,占桥小脑角区肿瘤的75%~80%。神经鞘瘤为生长缓慢的良性肿瘤,起源于构成神经鞘的施万细胞。

【病理生理】

肿瘤通常圆形或分叶状,边界清楚,其内常见囊变、脂肪变性、出血和坏死。

【临床表现】

最常发生鞘瘤的神经依次为听神经、三叉神经、面神经、颈静脉孔区神经。当肿瘤累及不同神经时,可出现相应神经受损症状,如耳鸣、听力下降、三叉神经痛、面部麻木及面神经麻痹等。

【影像学表现】

CT平扫多呈低等混合密度,边界较清楚,肿瘤内多见囊变,亦可见坏死,钙化和出血少见。骨窗显示内听道扩大呈漏斗状,可见骨质吸收。MRI平扫$T_1WI$多数呈略低或等信号,$T_2WI$多呈高信号。肿瘤多数呈椭圆形或不规则形。肿瘤生长较大时,可见瘤周水肿,伴明显占位效应,如桥小脑角区神经鞘瘤常引起脑干、第四脑室受压,引起幕上脑积水。CT及MRI增强后扫描多呈不均匀性强化。三叉神经鞘瘤典型者呈哑铃状,跨中、后颅窝生长。(图2-3-24)

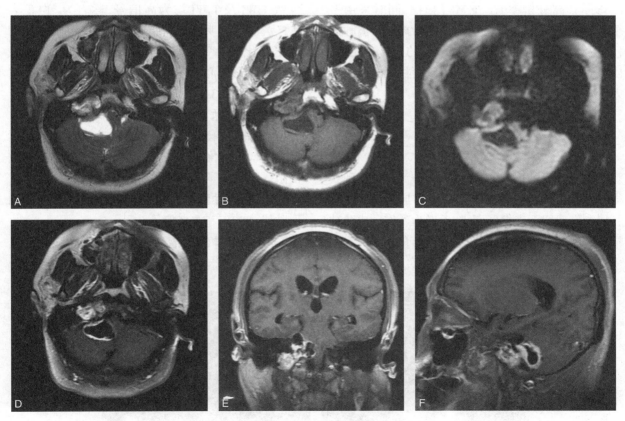

**图2-3-24　神经鞘瘤**

患者,女,40岁,体检行头颅CT发现病变2个月,无不适。A. 右侧桥小脑角区及颈静脉孔区不规则囊实性肿块,MR横断面$T_2$加权显示病灶等、长混合信号,病灶占位效应明显,脑桥、第四脑室明显受压;B. MR横断面$T_1$加权;C. DWI示病灶呈等、低信号;D. 增强扫描MR显示病灶实质部分明显强化,囊性部分可见囊壁强化;E. 冠状位增强显示病灶沟通颅内外生长;F. 矢状位增强

【诊断要点】

发生于桥小脑角区、海绵窦区、颈静脉孔区的囊实性肿块,实性部分明显强化,可见同侧神经的增粗。听神经鞘瘤见内听道扩大,三叉神经鞘瘤呈典型的哑铃状。

【鉴别诊断】

1. **脑膜瘤** 桥小脑角区脑膜瘤不常见,肿瘤多呈等密度或高密度,肿瘤内钙化常见,增强后明显均匀强化。邻近颞骨呈骨质增生改变,不累及内听道。

2. **基底动脉瘤** 与基底动脉相连的囊状肿块,MRI可见搏动伪影,CT及MRA是重要鉴别手段。

3. **表皮样囊肿** CT平扫为低密度,MRI的DWI呈高信号,增强后无明显强化,具有沿脑池生长的特点。

【拓展】

典型的神经鞘瘤通过CT及MRI均能做出正确诊断。高分辨率CT及MRI扫描,同时采用多平面后处理技术,可以显示脑神经的走行、被肿瘤侵犯及包绕程度,有助于术中导航的开展。此外,DWI的表观弥散系数值有助于评估肿瘤经伽马刀治疗后的反应。

## 五、表皮样囊肿

【概述】

表皮样囊肿也称为胆脂瘤,可分为先天性和获得性两种。前者为胚胎早期神经沟封闭时皮肤外胚层剩件残留下来发展而成,后者为外伤后皮肤被挤压到深部组织内,囊肿壁继续脱落角化而成。表皮样囊肿以桥小脑角池最常见,其次为鞍区、鞍旁及中颅窝,亦可发生于颅骨板障内或脑实质内。

【病理生理】

病变呈圆形或卵圆形,表面光滑,囊肿内充满松软、蜡状或片状透明角质物质,外观呈乳白色,镜下见病灶内角质碎屑、固态胆固醇结晶及其他类脂质成分,有的肿瘤还有钙盐沉积。

【临床表现】

表皮样囊肿好发年龄为20~60岁。男女发病比例无差异。临床症状与病灶部位有关,如位于桥小脑角者可累及第Ⅶ、Ⅷ、Ⅸ对脑神经,表现为面瘫、听力降低等。

【影像学表现】

CT平扫多数呈低密度,密度与脑脊液和脂肪相似,病灶的密度取决于病变内胆固醇与角化物含量的多少。胆固醇含量高则密度低,甚至低于脑脊液;若角化物含量高,则可表现为等密度肿块。病灶边界清晰,可沿脑池、脑裂延伸。MRI平扫多数表皮样囊肿呈 $T_1WI$ 低信号、$T_2WI$ 高信号,少数 $T_1WI$ 及 $T_2WI$ 均为高信号,称之为"白色表皮样囊肿",表明病灶内脂质含量较高。增强后病灶不强化或囊壁可见轻度强化。表皮样囊肿在DWI呈明显高信号,该征象有助于与其他囊性病变鉴别(图2-3-25)。

【鉴别诊断】

1. **蛛网膜囊肿** 边缘清晰、充满脑脊液的囊性病变,无强化。FLAIR信号衰减,DWI无弥散受限。

2. **肠源性囊肿** 桥前池偶见的圆形或椭圆形肿块,$T_1WI$ 等或高信号。

3. **囊性神经鞘瘤** 注意寻找有无强化的实质性部分。

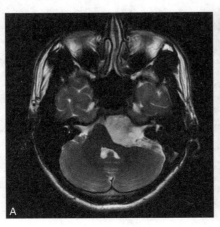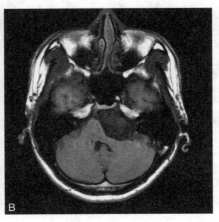

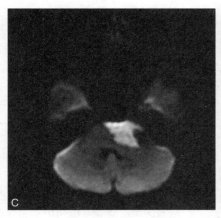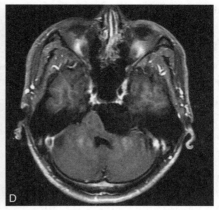

图 2-3-25 表皮样囊肿

患者，男，23 岁，左侧面部断续抽搐，偶发疼痛 3 个月。A. MRI 横断面 $T_2$WI 显示左侧桥前池延伸至桥小脑角池边缘清晰的高信号影；B. MRI 横断面 $T_1$WI 显示病灶均匀低信号；C. 增强后 MRI 显示病灶未见明显强化；D. DWI 显示病灶呈明显高信号

（马 林 刘 刚 肖华锋）

# 参 考 文 献

[1] Arai K, Sato N, Aoki J, et al. MR signal of the solid portion of pilocytic astrocytoma on $T_2$-weighted images: is it useful for differentiation from medulloblastoma. Neuroradiology, 2006, 48 (3): 233-237.

[2] Bondy ML, Scheurer ME, Malmer B, et al. Brain tumor epidemiology: consensus from the Brain Tumor Epidemiology Consortium. Cancer, 2008, 113 (7): 1953-1968.

[3] Brasch R, Pham C, Shames D, et al. Assessing tumor angiogenesis using macromolecular MR imaging contrast media. J Magn Reson Imaging, 1997, 7 (1): 68-74.

[4] Cancer Genome Atlas Research Network, Brat DJ, Verhaak RG, et al. Comprehensive, integrative genomic analysis of diffuse lower-grade gliomas. N Engl J Med, 2015, 372 (26): 2481-2498.

[5] Chen L, Voronovich Z, Clark K, et al. Predicting the likelihood of an isocitrate dehydrogenase 1 or 2 mutation in diagnoses of infiltrative glioma. Neuro Oncol, 2014, 16 (11): 1478-1483.

[6] Fruehwald-Pallamar J, Puchner SB, Rossi A, et al. Magnetic resonance imaging spectrum of medulloblastoma. Neuroradiology, 2011, 53 (6): 387-396.

[7] Kim BY, Jonasch E, McCutcheon IE. Pazopanib therapy for cerebellar hemangioblastomas in von Hippel-Lindau disease: case report. Target Oncol, 2012, 7 (2): 145-149.

[8] Kumar AJ, Leeds NE, Kumar VA, et al. Magnetic resonance imaging features of pilocytic astrocytoma of the brain mimicking high grade gliomas. J Comput Assist Tomogr, 2010, 34 (4): 601-611.

[9] Liu G, Chen ZY, Ma L, et al. Intracranial hemangiopericytoma: MR imaging findings and diagnostic usefulness of minimum ADC value. J Magn Reson Imaging, 2013, 38 (5): 1146-1151.

[10] Louis DN, Perry A, Reifenberger G, et al. The 2016 World Health Organization classification of tumors of the central nervous system: a summary. Acta Neuropathol, 2016, 131 (6): 803-820.

[11] Newcombe VF, Das T, Cross JJ. Diffusion imaging in neurological disease. J Neurol, 2013, 260 (1): 335-342.

[12] Rasalkar DD, Chu WC, Paunipagar BK, et al. Paediatric intra-axial posterior fossa tumours: pictorial review. Postgrad Med J, 2013, 89 (1047): 39-46.

[13] Riemenschneider MJ, Louis DN, Weller M, et al. Refined brain tumor diagnostics and stratified therapies: the requirement for a multidisciplinary approach. Acta Neuropathol, 2013, 126 (1): 21-37.

[14] Rossi A, Gandolfo C, Morana G, et al. New MR sequences (diffusion, perfusion, spectroscopy) in brain tumours. Pediatr Radiol, 2010, 40 (6): 999-1009.

[15] Rumboldt Z, Camacho DL, Lake D, et al. Apparent diffusion coefficients for differentiation of cerebellar

tumors in children. AJNR Am J Neuroradiol, 2006, 27 ( 6 ): 1362–1369.

[ 16 ] Rusert JM, Wu X, Eberhart CG, et al. SnapShot: medulloblastom. Cancer Cell, 2014, 26 ( 6 ): 940.

[ 17 ] Schneider JF, Confort-Gouny S, Viola A, et al. Multiparametric differentiation of posterior fossa tumors in children using diffusion-weighted imaging and short echo-time $^{1}$H-MR spectroscopy. J Magn Reson Imaging, 2007, 26 ( 6 ): 1390–1398.

[ 18 ] Scott BJ, Douglas VC, Tihan T. A systematic approach to the diagnosis of suspected central nervous system lymphoma. JAMA Neurol, 2013, 70 ( 3 ): 311–319.

[ 19 ] Vortmeyer AO, Falke EA, Gläsker S, et al. Nervous system involvement in von Hippel-Lindau disease: pathology and mechanisms. Acta Neuropathol, 2013, 125 ( 3 ): 333–350.

[ 20 ] Xiao HF, Lou X, Liu MY, et al. The role of magnetic resonance diffusion-weighted imaging and 3-dimensional arterial spin labeling perfusion imaging in the differentiation of parasellar meningiomas and cavernous hemangiomas. J Int Med Res, 2014, 42 ( 4 ): 915–925.

[ 21 ] 沈天真, 陈星荣. 神经影像学. 上海: 科学技术出版社, 2004.

[ 22 ] 朱庆强, 朱文荣, 吴正参, 等. 颅内毛细胞星形细胞瘤的 MRI 诊断. 中国医学影像学杂志, 2012, 20 ( 4 ): 274–277.

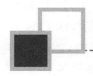

# 第四章　颅内感染性疾病

中枢神经系统感染性疾病是指各种病原微生物（如病毒、细菌、寄生虫、真菌、立克次体、螺旋体等）侵犯中枢神经系统引起的炎症性疾病。病原体的感染途径包括血行感染、直接感染和神经干逆行感染。依据感染的部位不同分为：①脑炎，主要侵犯脑实质；②脑膜炎，主要侵犯脑膜；③脑膜脑炎，脑实质与脑膜同时受累。根据病原体不同分为病毒性、细菌性、寄生虫性和真菌性等。本章主要介绍病毒性感染、细菌性感染和寄生虫感染。

## 【影像检查方法的选择】

颅脑感染性疾病的影像检查技术主要是 CT 和 MRI。常规 MRI 由于具有良好的软组织分辨力和多参数、多方位成像的特点，使其在诊断颅内病变方面具有较大的优势。其他的磁共振功能成像，如弥散加权成像（diffusion weighted imaging，DWI）、灌注成像（perfusion weighted imaging，PWI）以及磁共振波谱（magnetic resonance spectroscopy，MRS）等技术也被广泛应用，使其对颅内感染的诊断和鉴别诊断的能力明显提高，已成为中枢神经系统感染诊断的首选影像检查方法。

## 【诊断思路及难点】

在诊断颅脑感染性疾病时，除了观察影像表现，还应密切结合临床病史、症状体征等临床表现，以及实验室检查结果，综合进行分析，常做出符合诊断。某些情况下，影像学检查为阴性发现时，不能除外临床诊断。

# 第一节　病毒性脑炎

## 【概述】

中枢神经系统病毒性感染可引起病毒性脑炎和病毒性脑膜炎。病毒性脑膜炎的影像学特征不明显，这里主要介绍病毒性脑炎。病毒性脑炎是常见的中枢神经系统感染性疾病，其中以单纯疱疹病毒感染后引起的单纯疱疹病毒性脑炎（herpes simplex virus encephalitis，HSVE）最常见，且影像表现有一定特征性。其他常见的病毒包括带状疱疹病毒、巨细胞病毒、脊髓灰质炎病毒以及人类免疫缺陷病毒（human immunodeficiency virus，HIV）等。

## 【病理生理】

病毒性脑炎的组织病理学改变主要包括病毒直接侵犯脑实质，以及病毒感染后机体发生自身免疫反应所引起的改变。病毒直接侵犯脑实质可引起脑组织的局限性或弥漫性水肿、神经细胞变性坏死、胶质细胞增生、脑膜或脑实质的炎性细胞浸润等病理改变，病变多位于皮层及灰质核团。病毒感染后机体发生自身免疫反应引起脑白质脱髓鞘，以弥漫性脱髓鞘改变为其特点，病变多位于皮层下及侧脑室周围白质，常呈多灶性。

单纯疱疹病毒性脑炎又称急性坏死性脑炎。典型的病理改变为脑组织的出血、坏死，细胞核内有嗜酸性包涵体，血管周围及脑膜出现广泛的淋巴细胞浸润。病变主要侵犯颞叶、额叶底部、岛叶等边缘系统部位。

## 【临床表现】

病毒性脑炎可发生于任何年龄，临床主要表现为脑实质损害和颅内压增高的症状，包括头痛、精神行为异常、癫痫发作、脑神经麻痹、反应迟钝、言语减少、情感淡漠等。

脑脊液检查压力正常或轻度增高，重症者可明显增高。除外腰椎穿刺损伤而出现红细胞数增多提示 HSVE 或其他出血坏死性脑炎。脑脊液蛋白呈轻、中度升高，糖和氯化物正常。脑脊液还可以进行病原学检查，包括特异性抗体、病毒 DNA 的检查。

**【影像学表现】**

1. CT 和 MRI 病毒性脑炎影像学上表现为：CT 常表现为斑片状的低密度影，MRI 上为长 $T_1$、长 $T_2$ 异常信号，病变可单发也可多发。在病变早期 CT 可表现正常。MRI 对病毒性脑炎的显示优于 CT，尤其对于早期病变。一般而言，病毒性脑炎可以累及灰质及白质，多为不对称性分布，但病灶位于基底节区则多为对称性分布。部分病变可产生明显的占位效应，类似于脑肿瘤的表现，可称为肿瘤样病毒性脑炎。增强扫描后表现多样，可以从无强化到弥漫性强化，强化多为斑片状、脑回样强化，少为斑点状、环形强化等表现。

2. **单纯疱疹病毒性脑炎** HSVE 的影像学表现较有特征性。病变常见于边缘系统，如颞叶、岛叶、额叶底部及扣带回等部位，呈单侧性或双侧不对称分布，但较少累及豆状核，病变区与豆状核之间常有非常清楚的界线，是其较具特征性的表

现。CT 上呈低密度，MRI 上呈长 $T_1$、长 $T_2$ 信号改变（图 2-4-1A、B、D、E），$T_2$ FLAIR 序列病灶仍呈高信号且病灶边界更清楚（图 2-4-1C）。如果病灶内合并出血，在 CT 上表现为高密度，在 $T_1WI$ 及 $T_2WI$ 上可呈高信号。病变早期在 DWI 上呈高信号。静脉注射对比剂后，病变早期强化多不明显，随病程进展，可出现强化，多呈脑回状或斑片状。

3. **人类免疫缺陷病毒（HIV）性脑炎** HIV 感染患者神经系统受累率高。HIV 相关的中枢神经系统疾病有 HIV 嗜神经所致的原发感染、中枢神经系统机会性感染和肿瘤等，前者称为 HIV 脑炎，也称为 AIDS 脑病和 AIDS 痴呆。HIV 脑病患者的主要 MRI 表现为弥漫性的脑白质病变和脑萎缩，病灶 $T_1WI$ 呈低信号（图 2-4-2A、B），$T_2WI$ 呈高信号（图 2-4-2C、D），多位于基底节区、脑室周围白质、半卵圆中心，双侧对称分布。增强扫描不强化。

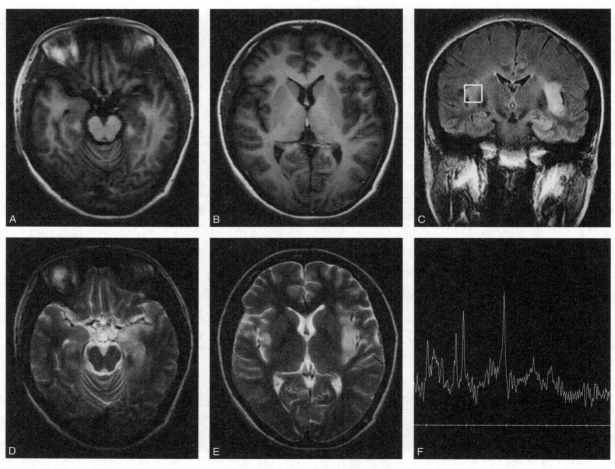

**图 2-4-1 单纯疱疹病毒性脑炎**

HSVE 患者，女，27 岁，发热 4 天，精神异常 2 天。A、B、D、E. $T_1WI$ 及 $T_2WI$，左侧颞叶、双侧岛叶见片状长 $T_1$、长 $T_2$ 信号；C. FLAIR，病变呈高信号；F. MRS，体素（VOI）置于右侧岛叶病灶，谱线显示 NAA 峰降低，Cho 峰不高

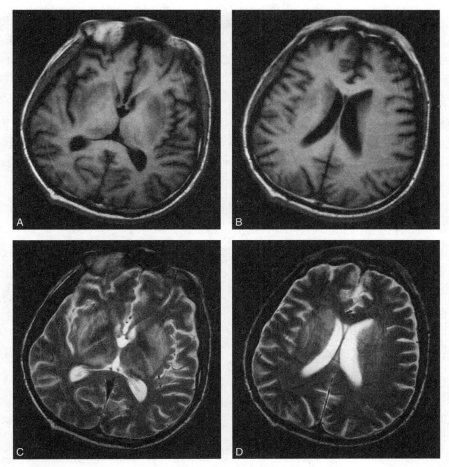

**图 2-4-2 HIV 脑炎**

HIV 脑炎患者,男,43 岁,AIDS 病史,发热、腹痛 1 个月余,失语 6 天,尿便障碍
2 天。A~D. $T_1WI$ 及 $T_2WI$,双侧侧脑室周围、基底节区及丘脑可见较对称分布片状
长 $T_1$、长 $T_2$ 信号

【诊断要点】

影像学检查(尤其是 MRI)可以清晰显示病变,单纯疱疹病毒性脑炎的病变分布、信号及强化有特点,对其诊断有提示意义。其他的病毒性脑炎需要结合临床表现分析。

【鉴别诊断】

**1. 感染后脑炎,急性播散性脑脊髓炎(acute disseminated encephalomyelitis,ADEM)** ADEM 发生于疫苗接种或病毒感染之后,MRI 表现为皮质下白质单发或多发斑片状 $T_2WI$ 高信号灶,以脑室周围多见,脑干及脊髓也可出现病灶。病变分布不均,大小不一,增强后呈环形、斑点样强化,一般不出现脑回样强化。临床资料对于鉴别诊断很重要。ADEM 有诱因,病程多呈单时相。

**2. 多发性硬化(multiple sclerosis,MS)** MRI 表现为 $T_2WI$ 脑白质多发信号影,不同时相的病灶可同时存在,$T_1WI$ 上活动期病灶呈低信号,陈旧病灶可呈等信号,主要位于深部白质,通常位于侧脑室周围,垂直于侧脑室分布。病灶可呈类圆形或斑片状。增强扫描活动期病灶可出现结节状或环形强化,陈旧病灶无强化。

**3. 脑梗死** 在 CT 上表现为低密度,MRI 上呈 $T_1WI$ 低信号,$T_2WI$ 高信号,与病毒性脑炎的密度及信号特点相似。脑梗死病灶常按血管分布区分布,且患者年龄偏大,起病急骤,具有脑卒中的症状和体征,与本病的临床表现不同。

**4. 低级别胶质瘤** 病灶呈 $T_1WI$ 低信号,$T_2WI$ 高信号、FLAIR 呈高信号,边界欠清,增强后病变区常无强化。二者的鉴别在于病毒性脑炎患者,其他部位的脑回常同时受累,呈散在或弥漫性分布。临床情况对于鉴别很重要,发热、病程短、脑脊液蛋白和细胞学异常有助于排除低级别胶质瘤的诊断。

【拓展】

1. 病毒性脑炎 临床症状及体征无特征性，临床诊断一直主要依靠病史（诱发因素）、血清学、脑脊液、病毒学、免疫学和病理学的检查而确定。然而目前病毒学、免疫学检查的运用还存在一些限度，有相当一部分脑炎的病毒类型目前尚难通过病毒分离等检查而确定，而病理学检查较难普遍开展，因此病毒性脑炎的诊断主要依靠临床表现、血清学及脑脊液的实验室检查。影像学检查，对于受累部位有特征的（如发生在边缘系统的 HSEV）脑炎很有帮助，但是对于其他类型的病毒性脑炎来说仍需依赖临床检查做出诊断。未来，也许能够标记病毒特征的分子影像学对于病毒性脑炎的诊断会更有特异性。

2. MRS 是一种能够进行定量分析并使影像诊断逐步深入到细胞生化代谢水平的方法。有助于胶质瘤与病毒性脑炎的鉴别，胶质瘤患者的 Cho 峰升高，而病毒性脑炎患者 Cho 峰不升高（图 2-4-1F），少数病毒性脑炎病灶 Cho 峰也可稍升高，但病变区 Cho 峰不高于对侧相应部位。

# 第二节　细菌性脑炎

各种细菌侵犯中枢神经系统所致的炎症性疾病称为中枢神经系统细菌性感染。发生于颅内的细菌性感染，病原菌侵犯脑实质可引起化脓性脑炎和脑脓肿，侵犯脑膜引起细菌性脑膜炎，二者可同时受累，称为脑膜脑炎。颅内细菌性感染常见的病原体有：金黄色葡萄球菌、链球菌、结核分枝杆菌、单核细胞李斯特菌、奴卡菌等。这里将分别介绍化脓性脑炎、脑脓肿以及颅内结核。

## 一、化脓性脑炎和脑脓肿

【概述】

化脓性病原体侵入脑组织，引起局限性化脓性炎症，继而形成脓肿，分别称为化脓性脑炎和脑脓肿（brain abscess），二者是脑部感染发生和发展的连续过程。最常见的病原体为金黄色葡萄球菌、链球菌、厌氧菌等。

【病理生理】

脑细菌性感染既往在病理学上分为经典的四期：脑炎早期、脑炎晚期、脓肿形成早期、脓肿形成晚期。其病理改变是个连续的过程，病理上也分为三个阶段：

1. 急性脑炎阶段 病变区域脑组织局限性炎症、充血、白细胞渗出，病变中心可部分坏死，病变周围有较明显水肿。

2. 化脓阶段 脑炎继续扩散，软化坏死区逐渐融合扩大，形成脓腔，多中心融合的脓腔内可见分隔。脓肿中心包含坏死组织、多种细胞及细胞碎片。病变周围有新生血管形成和结缔组织增生。

3. 包膜形成阶段 脓肿壁逐渐形成，不断增厚。脓肿壁分为三层：最内层为化脓性渗出物，新生血管和炎性细胞；中间层为肉芽组织和纤维结缔组织；外层为神经胶质增生。

【临床表现】

脑脓肿患者一般具有三类症状：急性感染症状、颅内高压症状和脑局灶性症状。局灶性症状与脓肿发生部位有关，可有偏瘫、失语、偏盲、癫痫发作等。其中头痛是最常见的症状。

【影像学表现】

1. CT 表现

（1）脑炎期：表现为边界不清的低密度区，增强后一般无强化，也可有斑点状或脑回样强化。周围脑组织水肿和占位效应明显。

（2）脓肿期：CT 平扫脓肿中央由坏死组织和脓液组成呈略低密度影，约半数病例在低密度灶周边可见等密度环壁。增强扫描脓肿中心仍为低密度，脓肿壁轻度强化，环壁可厚可薄，形态不规则，外壁边缘模糊。随着脓肿壁形成，包膜显示为完整的、薄壁、厚度均一的明显环形强化。周围水肿减轻。部分脓腔内可见气液平面。脓肿较小时，可呈结节状强化。

2. MRI 表现

（1）脑炎期：早期 $T_1WI$ 表现为灰白质交界处或白质内不规则、边界模糊的等或稍低信号，$T_2WI$ 呈稍高信号。$T_2WI$ 病变周围水肿呈高或稍高信号。增强扫描后 $T_1WI$ 上等至稍低信号的病变内可见不规则强化。病变进一步进展，最早的脓肿形成中心区，$T_1WI$ 为低信号，$T_2WI$ 为高信号。其周边可显示一较薄不规则环状影，$T_1WI$ 呈等或稍高信号，$T_2WI$ 呈等至相对低信号，增强扫描可见环形强化。病变周围水肿及占位效应明显。

（2）脓肿期：脓腔及其周围的水肿在 $T_1WI$ 为低信号，$T_2WI$ 为高信号（图2-4-3A、B，图2-4-4A、E），二者之间的脓肿壁在 $T_1WI$ 为等或略高信号，$T_2WI$ 为等或相对低信号。增强扫描显示脓肿壁明显强化，脓腔及周围水肿不强化（图2-4-3E、F，图2-4-4C、F），可分辨出脓腔、脓肿壁及水肿带三部分。由于灰质血供较白质丰富，脓肿壁灰质侧界限清晰，壁较厚，室管膜侧界限模糊，壁较薄，脓肿容易向室管膜侧发展，延伸或破入脑室，引起脑室炎。

不典型脑脓肿影像表现包括：少数脓肿壁强化可厚薄不均，不规则或伴有结节性强化，花环样强化。

（3）DWI：脑脓肿脓腔内的脓液，由于含大量蛋白，造成脓液内水分子弥散受限，在DWI上显示为明显高信号，ADC值降低（图2-4-3C、D，图2-4-4D、G、H）。

【诊断要点】

脑脓肿最常见的CT和MRI表现是薄而光滑的环状强化，病变周围水肿明显，脓肿内容物DWI呈高信号，ADC值降低。脓肿壁在 $T_2WI$ 上为较低信号，且常有外侧壁厚，内侧壁薄的特点，需要结合特征性的影像表现和临床资料进行诊断。

【鉴别诊断】

1. 星形细胞瘤 星形细胞瘤发生坏死囊变后，增强扫描表现为环形或类环形强化，但环壁很不规则或不完整，壁厚薄不均，环内或环周常可见结节状或不规则强化。DWI对于二者的鉴别很有价值，星形细胞瘤中心坏死区水分子弥散不受限制，DWI呈低信号，ADC值高。

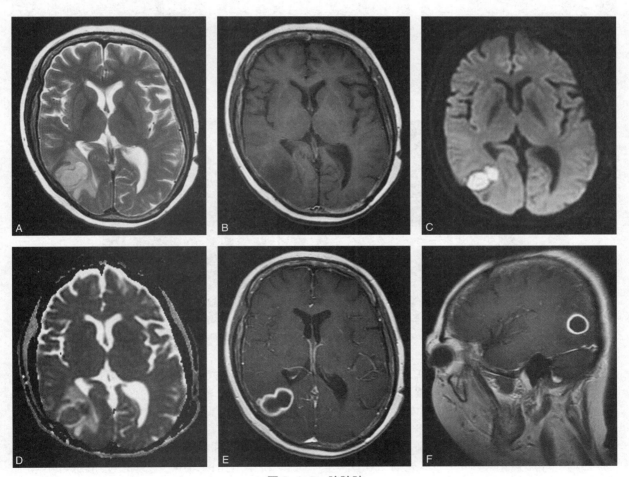

图2-4-3 脑脓肿

患者，女，47岁，发热、咳嗽、咳痰、胸痛1个月余。A、B. $T_1WI$ 及 $T_2WI$，右侧枕叶可见一长 $T_1$、稍长 $T_2$ 信号影，并可见一稍短 $T_1$、等 $T_2$ 信号环壁，周围可见片状水肿信号，右侧脑室后角受压变形；C. DWI示囊内容物呈明显高信号；D. ADC图示囊内容物ADC值降低；E、F. 轴位、矢状位增强图像示增强后病灶呈明显环形强化

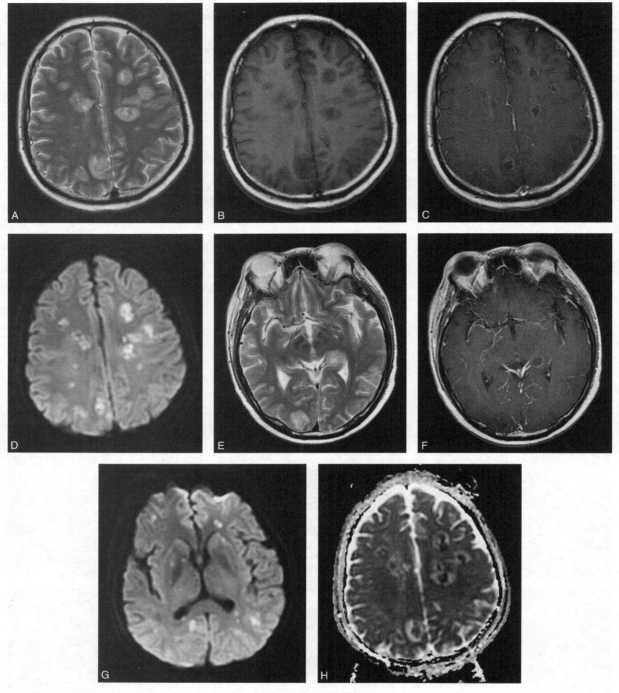

图 2-4-4 脑脓肿

奴卡氏菌性脑脓肿患者,男,41 岁,库欣综合征(Cushing syndrome)合并肺内奴卡氏菌感染。A、B、E. $T_1WI$ 及 $T_2WI$,双侧大脑半球、丘脑多发大小不等类圆形及片状长 $T_1$、长 $T_2$ 信号影,部分中心可见更长 $T_1$、混杂 $T_2$ 信号;D、G. DWI,囊内容物呈明显高信号;H. ADC 示囊内容物 ADC 值降低;C、F. 轴位增强图像示病灶增强后呈明显边缘环形强化

**2. 脑转移瘤** 转移瘤常多发,且大小不一,增强扫描呈环形强化,但环壁多不规则,厚薄不均匀,肿瘤中心坏死液化区与脑脊液信号相似,DWI 呈低信号,ADC 值高。临床上一般可找到原发病灶。

**3. 表皮样囊肿** 常发生于脑外硬膜内,最常见于桥小脑角区,DWI 呈高信号,形态可不规则,增强扫描囊内容物及囊壁不强化。

**4. 脑内血肿** 脑内血肿也可呈与脑脓肿相似的环状强化,且也可呈 DWI 高信号,但血肿的信号遵循出血成分在 MRI 上的演化特点，$T_1WI$ 上内容物常呈高信号。

5. **脱髓鞘假瘤**　可出现环形强化，常出现不完整的环形强化。DWI 上病变中心为低信号，ADC 值升高。水肿及占位效应相对较轻。

【拓展】

MRI 是目前检测脑脓肿最好的影像方法。脑脓肿腔内的脓液在 DWI 上表现为明显高信号，ADC 值降低，对于脑脓肿的诊断具有重要价值。MRS 显示脓腔内物质无脑组织代谢物成分，如 NAA 峰、Cr 峰和 Cho 峰；脑脓肿内可出现特征性的氨基酸峰，包括亮氨酸峰（位于 0.9ppm）、乙酸盐峰（位于 1.9ppm）、丁二酸盐峰（位于 2.4ppm）。特征性氨基酸峰的出现对于脑脓肿的诊断比较敏感，但对于使用抗生素或者穿刺术后的脓肿，特征性的氨基酸峰可能消失。

## 二、颅内结核

【概述】

结核分枝杆菌感染中枢神经系统，可引起肉芽肿性炎症反应，可以侵及脑实质和/或脑膜，称为颅内结核（intracranial tuberculosis），可以是局灶性结核性脑炎、结核球、结核性脑脓肿或结核性脑膜炎。感染途径主要由结核分枝杆菌经血行播散。

【病理生理】

1. 结核结节是由上皮样细胞、朗格汉斯巨细胞加上外周局部聚集的淋巴细胞及少量成纤维细胞构成。典型的结核结节中央有干酪样坏死。

2. 局灶性结核性脑炎含有数个小的结核结节。

3. 结核分枝杆菌在脑部形成的慢性肉芽肿称为结核球。结核球由许多结核结节组成，中心为干酪样坏死。病变周围可有脑水肿。

4. 极少数结核球进展为结核性脑脓肿，中央为结核性肉芽肿坏死液化，周围多为结核性肉芽组织和反应性胶质增生。

5. 结核性脑膜炎病理改变为脑膜广泛性慢性炎症反应，主要累及软脑膜，蛛网膜下腔内有大量炎性和纤维蛋白性渗出，有时还可形成小的结核结节。病变以脑底明显，蛛网膜下腔内渗出物积聚，脑膜增厚粘连，可阻塞脑脊液循环通路或影响脑脊液吸收，引起阻塞性脑积水。病程较长者可出现闭塞性血管内膜炎，从而引起多发性脑梗死，最常见于大脑中动脉分布区。

【临床表现】

颅内结核可发生于任何年龄，以婴幼儿多见，其次为老年人。结核球可有颅压增高及局灶定位体征，幕上结核球可出现头痛、癫痫、偏瘫、失语、感觉异常等。幕下结核球可出现颅内高压和小脑功能失调的症状。结核性脑膜炎可出现全身中毒表现，脑膜刺激征，颅压增高征象，脑神经障碍，还可以出现局灶性神经功能受损表现，如癫痫，失语等。结核性脑膜炎还可以并发血管炎。脑脊液检查主要是蛋白质升高。

【影像学表现】

1. **CT 表现**

（1）脑结核球：平扫可表现为低密度、等密度、高密度或混杂密度结节。病变常多发且较集中分布。病变位于灰白质交界处、深部灰质核团及脑干，偶尔可位于脊髓。病变也可位于硬膜下腔和蛛网膜下腔。有时结节内可见高密度的钙化。病变周围有轻度脑水肿，有占位效应。增强扫描呈环状强化，也可呈结节状强化或不规则强化。内容物可见强化或钙化，环形强化包绕中心强化或钙化称为靶样征。

（2）结核性脑脓肿：平扫显示为单发或多发的圆形或椭圆形低密度区，周围水肿明显。增强扫描呈环形强化，环壁可以较厚，也可较薄。

（3）结核性脑膜炎：早期平扫可无明显异常发现，或者蛛网膜下腔密度增高，特别是鞍上池和外侧裂池，后期可见点状钙化，增强扫描显示受累的脑池不规则显著强化。若伴有肉芽肿或结核球形成，可在强化的脑沟、脑池或脑裂内夹杂结节状或小环形强化。还可出现脑水肿、交通性脑积水和脑梗死等。

2. **MRI 表现**

（1）脑结核球：在 $T_1WI$ 呈与脑灰质相同的等信号或稍低信号，在 $T_2WI$ 上信号不定，常呈低信号，也可呈等或稍高信号（图 2-4-5A、B，图 2-4-6A、B）。病灶的钙化可在 $T_1WI$ 和 $T_2WI$ 上均可表现为低信号，少量钙化也可不显示。MRI 增强扫描表现与 CT 强化表现相同，呈环状、结节状强化,有些呈不规则融合状或呈环状串珠状强化(图 2-4-5C~F,图 2-4-6E~H)。

(2)结核性脑脓肿:MRI 表现类似于化脓性脑脓肿,增强扫描脓肿壁呈环形强化。

(3)结核性脑膜炎:最主要的表现为脑膜弥漫的不规则增厚,主要位于脑基底池及外侧裂池。可表现为脑底池不对称增宽,$T_1WI$ 及 $T_2$ FLAIR 上信号升高。MRI 增强扫描脑底池及外侧裂池可见线状、条带状和 / 或小结节状强化,还可见弥漫性脑膜强化(图 2-4-6F~H)。合并出现脑水肿、交通性脑积水和脑梗死等改变时可有相应 MRI 表现。由于渗出物造成局部粘连阻塞脑脊液循环通路时可出现幕上脑室系统(侧脑室和第三脑室)扩张积水。脑梗死好发于穿支动脉分布区,早期在 DWI 上即可显示(图 2-4-6C、D)。

(4)MRS:结核瘤可出现明显的脂峰(Lip 峰),脑正常代谢物质,包括 NAA 峰、Cr 峰、Cho 峰和 mI 峰,均明显降低或缺乏。

【诊断要点】

颅内结核感染根据累及部位可归纳为脑实质型、脑膜型和二者混合型,各型的影像表现有一定特征,结合临床资料可做出诊断。

【鉴别诊断】

1. 恶性星形细胞瘤 恶性星形细胞瘤也可表现为环形强化,但其环形强化通常较大,壁厚且很不规则。

2. 转移瘤 转移瘤也可表现为单发或多发的环形强化影,周围出现脑水肿,出现靶样征或病灶内有钙化提示为结核球。原发恶性肿瘤病史有助于鉴别。

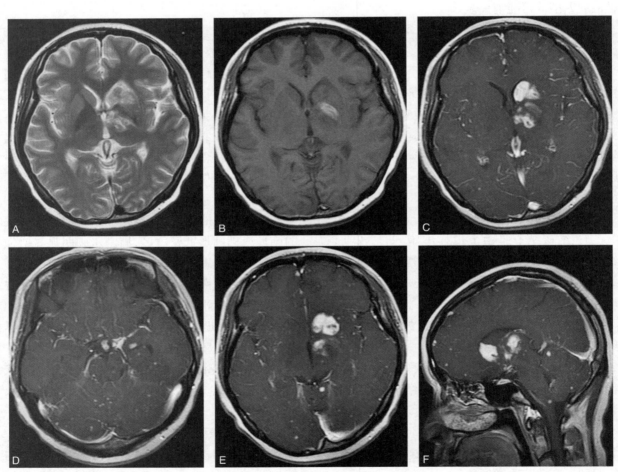

图 2-4-5 结核性脑膜炎

患者,女,20 岁,间断发热伴乏力 1 年余,言语不利、右侧肢体无力 10 天。A、B. $T_1WI$ 及 $T_2WI$,左侧尾状核头、基底节区、丘脑可见多发片状等 / 稍长 $T_1$、混杂 $T_2$ 信号影,左侧基底节区见片状短 $T_1$、稍长 $T_2$ 信号影;C~F. 轴位、矢状位增强图像,左侧基底节区及丘脑病变呈明显欠均匀强化,双侧大脑半球、延髓及小脑可见多发明显强化结节影,左侧裂池脑膜增厚并可见结节样强化

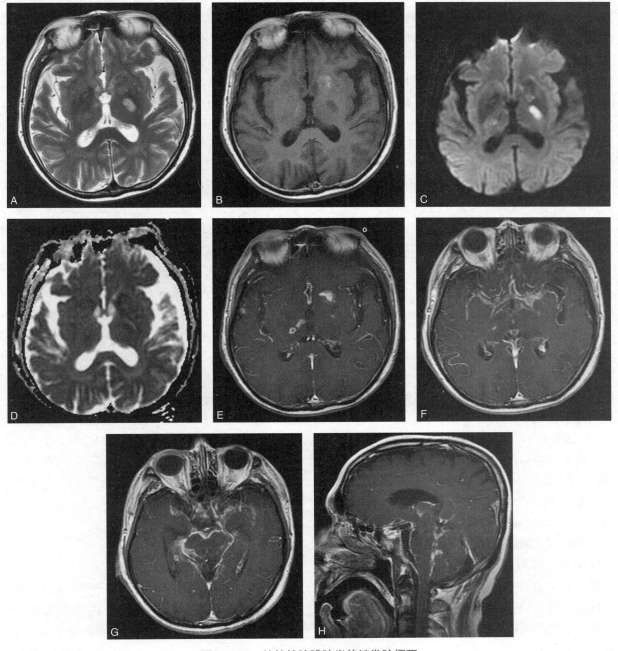

图2-4-6 结核性脑膜脑炎伴继发脑梗死

患者,男,46岁,头痛2个月,左眼视物模糊1个月余。A、B. T₁WI及T₂WI,左侧丘脑见斑片状长T₁、长T₂信号;右侧丘脑、左侧基底节见斑片状短T₁、稍长T₂信号;C、D. DWI和ADC,左侧丘脑病变DWI上呈高信号,ADC值减低;右侧丘脑、左侧基底节病变,DWI上呈稍高或等信号,ADC值略减低;E~H. 轴位与矢状位增强图像,增强后左侧丘脑病变可见小斑片状强化。右侧丘脑、左侧基底节病变可见斑片状或大片状不均匀明显强化。鞍上池、海绵窦区、侧裂池、纵裂池、环池、四叠体池、桥前池局部柔脑膜明显增厚强化,第四脑室室管膜明显增厚强化

3. **化脓性脑脓肿** 结核性脑脓肿也表现为环形强化,与化脓性脑脓肿鉴别困难,需要依赖临床实验室检查结果。

4. **脑囊虫** 脑囊虫的环形强化通常较小且多发,囊壁内有头节为其典型表现,头节在CT上

表现为稍高密度或高密度点,MRI T₁WI上呈等信号或稍高信号。

5. **中枢神经系统淋巴瘤** 均匀强化的结核瘤有时需要与原发性中枢神经系统淋巴瘤相鉴别,MRS对于二者的鉴别有重要意义。结核瘤可出现

明显的 Lip 峰,脑正常代谢物质明显降低或缺乏,包括 NAA 峰、Cr 峰、Cho 峰和 mI 峰,而淋巴瘤的谱线主要表现为 Cho 峰升高,出现明显的 Lip 峰。

【拓展】

在颅内结核的影像应用拓展上,要注意现在 CT 的成像时间较短,对于增强检查来说,应该注意在足够的灌注时间后进行扫描,这样才能较好地反映病变的强化特点,有助于与其他病变的鉴别诊断。在 MRI 应用上,除常规平扫及增强扫描外,要结合 DWI 及 MRS,甚至灌注成像(PWI)等新技术,以更好地进行诊断及鉴别诊断。

# 第三节 脑寄生虫病

脑寄生虫病是指寄生虫侵入脑部引起的脑损害。该病种类较多,常见的有脑囊虫病、脑包虫病、脑裂头蚴病、脑型肺吸虫病、脑型血吸虫病等。本类疾病有一定的地域性,南方与北方、牧区与内陆,寄生虫的种类有很大的差异。脑囊虫病我国最常见的脑寄生虫病,本节将介绍脑囊虫病、脑包虫病及脑裂头蚴病。

【概述】

囊虫病(cysticercosis)是猪肉绦虫的幼虫(囊尾蚴)寄生于人体各组织所引起的疾病。幼虫经血液循环播散,寄生于人体颅内者称为脑囊虫病(cerebral cysticercosis)。

包虫病(echinococcosis),又称棘球蚴病,是一种由棘球绦虫的幼虫(棘球蚴)感染人体所致的慢性寄生虫病。幼虫寄生于脑内,引起颅内感染性疾病称为脑包虫病(cerebral echinococcosis)。引起包虫病的两种主要的寄生虫类型分别是细粒棘球蚴和泡状棘球蚴(多房棘球蚴),以前者更为常见,感染患者引起囊性包虫病,形成囊肿;后者感染患者后引起泡性包虫病,在发病部位常形成局部肿块,酷似恶性肿瘤。

脑曼氏裂头蚴病(cerabral sparganosis mansoni)是由曼氏迭宫绦虫的幼虫 – 曼氏裂头蚴侵入颅内所引起的疾病。

【病理生理】

1. 根据脑囊虫累及的部位分为脑实质型、脑室型、蛛网膜下腔型和混合型。脑实质型较为多见,病变多位皮层和深部灰质核团。根据囊虫在

体内的演变分为四期:Ⅰ期,囊泡期,见于活的囊虫,周围炎症反应轻微;Ⅱ期胶样囊泡期,囊虫死亡,囊壁增厚,并释放出某些代谢产物引起周围组织炎性反应和水肿;Ⅲ期,颗粒结节期,死亡的囊泡进一步收缩,囊壁增厚,囊壁上的头节钙化,周围水肿减轻;Ⅳ期,钙化期,囊虫形成钙化结节。脑室型囊泡游离或附着在室管膜上,囊壁薄,可形成阻塞性脑积水。蛛网膜下腔型,囊泡位于蛛网膜下腔,可形成脑膜粘连或阻碍脑脊液循环通路。

2. 包虫囊的生发层不断分泌水样囊液,因张力膨胀生长而呈球形,可生长成巨大囊肿。囊肿常常是单发的,可以是单房或多房。泡性包虫病呈蜂窝状,囊泡内含胶样物和原头蚴,在脑实质内浸润性生长,可侵蚀脑内血管,严重破坏神经组织使周围脑组织发生肉芽肿性改变及水肿。

3. 脑曼氏裂头蚴的病理改变为机械性损伤与炎性肉芽肿形成并存。裂头蚴侵入脑内后会在脑组织内移行,造成不规则的坏死隧道,虫体内的蛋白酶能溶解周围软组织,引起炎症反应。

【临床表现】

脑寄生虫病的临床表现复杂多样,常见的临床症状有头痛、癫痫、偏瘫等局部症状,与侵犯的部位相关。病变较大可引起颅内压增高。由于寄生虫为异种蛋白,会造成比较严重的免疫炎性反应。

【影像学表现】

1. 脑囊虫

(1)脑实质型

1)水样囊泡期可见大小不等圆形囊泡,多分布于灰白质交界。CT 和 MRI 上内容物与脑脊液样密度/信号相同,有时其内可见附壁结节,代表头节。周围水肿不明显,边界清楚,增强扫描一般无强化。

2)胶样囊泡期和颗粒结节期,病变边界不清,周围伴有水肿,可出现明显占位效应,囊液高信号,增强扫描大部分病变呈环形强化或结节状强化(图 2-4-7)。

3)钙化型期:CT 平扫显示脑实质内单发或多发圆点状高密度钙化。当囊虫壁和部分内容物钙化时,则呈圆形或椭圆形的环形钙化,中央可见点状头节钙化影,周围脑组织无水肿,增强扫描无强化。

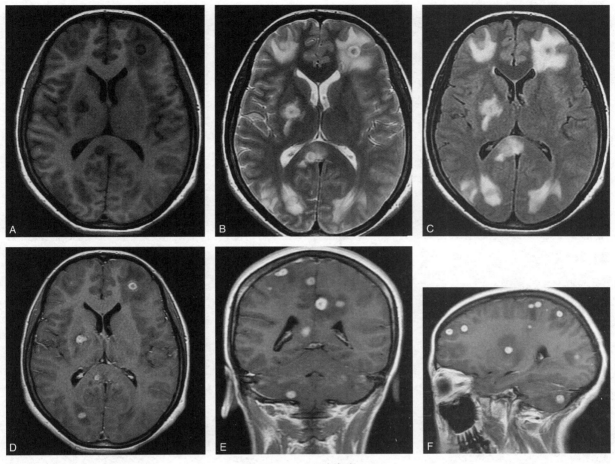

图 2-4-7　脑囊虫

患者，女，37 岁，间断性头痛、头晕 3 个月，恶心、呕吐 10 天。A、B. $T_1$WI 及 $T_2$WI，双侧大脑半球多发类圆形混杂信号影，$T_1$WI 呈低信号，$T_2$WI 呈高信号，中心可见 $T_1$WI 等、$T_2$WI 稍低信号影，病变周围可见片状水肿；C. FLAIR 示病变 FLAIR 呈稍高信号，内可见低信号影；D~F. 轴位、冠状位及矢状位增强图像，病灶增强后呈环形及结节样强化，右侧小脑半球可见结节状强化

（2）脑室型：囊虫寄生于脑室内，以第四脑室多见，其次为第三脑室。由于囊壁较薄，囊内容物的密度与脑脊液近似，且无明显强化，CT 难以直接显示病变，借助间接征象提示病变的存在，表现为脑室形态异常、局部不对称扩大、脉络丛移位或因脑脊液循环障碍而出现的阻塞性脑积水（图 2-4-8）。少数病变囊内容物密度高于脑脊液表现为脑室内的等密度影，偶可见环形强化或钙化。MRI 平扫脑室内的囊虫病变呈长 $T_1$、长 $T_2$ 信号，$T_1$WI 囊壁呈等信号或稍高信号，可被周围低信号的脑脊液勾勒出来。脑囊虫病灶的 DWI 常为低信号，ADC 值升高。

（3）脑膜型：脑膜型的脑囊虫病主要位于蛛网膜下腔，单发或多发。CT 平扫难以显示猪囊尾蚴病灶，脑脊液腔隙的不对称或局限性扩大提示

病灶的存在。同脑室内的囊虫一样，蛛网膜下腔的囊虫病变其囊壁在 $T_1$WI 上可显示，但多无头节。增强扫描有时可见囊壁强化或结节状强化，偶尔可见显示脑膜强化。

2. 脑包虫病

（1）囊性包虫病：CT 平扫多表现为巨大的脑内囊肿（图 2-4-9）。MRI 上呈长 $T_1$、长 $T_2$ 信号，囊内容物信号均匀，与脑脊液信号相似，DWI 呈低信号，囊壁在 $T_2$WI 上呈低信号环，是其较特征性的表现。病变边界锐利清晰、呈圆形或类圆形，周围无水肿，占位效应显著，脑室可受压，中线结构向对侧移位。囊肿常是单房的，部分囊内可见分隔。病灶周围一般无水肿，当包虫囊肿破裂感染时，囊肿失去其圆形形态，内部密度或信号不均匀，在增强扫描时可出现异常环形强化，病灶周围可出现水肿。

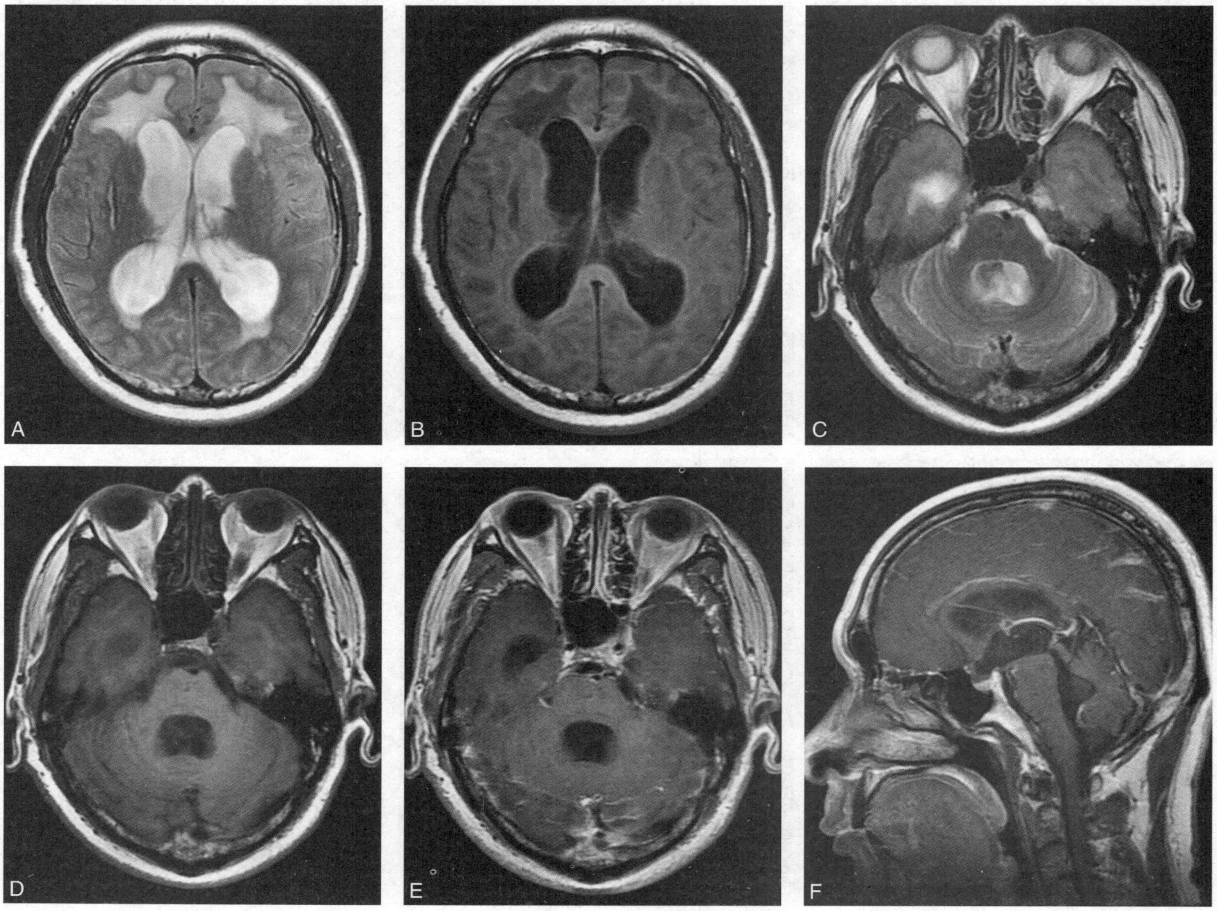

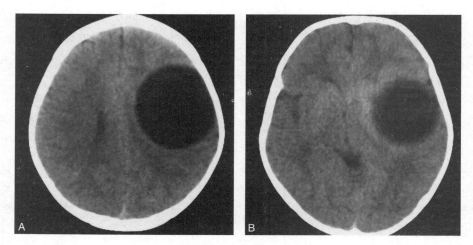

图 2-4-8 脑室型脑囊虫

患者,男,46 岁,头痛 2 个月,左眼视物模糊 1 个月余。A~C. T₁WI 及 T₂WI 示双侧侧脑室、第三脑室,第四脑室明显扩张,双侧侧脑室周围片状长 $T_1$、长 $T_2$ 信号,右侧基底节区可见陈旧出血后遗改变;D. FLAIR 示双侧侧脑室周围片状间质性脑水肿呈高信号;E、F. 轴位、矢状位增强图像示增强后未见明显异常强化

图 2-4-9 脑囊性包虫病

A、B. 轴位 CT 图像示左侧额叶可见类圆形囊性低密度影,边界清晰,囊内容物密度较均匀,与脑脊液类似,左侧脑室受压,局部中线结构向右侧移位

少数病例可出现囊壁钙化而在 CT 上呈完整或不完整的壳状高密度影。增强扫描囊壁无强化。

（2）泡性包虫病：脑泡性包虫病发展较快，常为多发病灶，形态似恶性肿瘤。MRI 上表现为 T₁WI 呈等信号，病灶发生坏死和变性继发钙盐沉积，在 T₂WI 上表现为似"煤炭样"黑色的低信号，内见无数密集的稍高信号的小囊泡影，这是其特征性表现。病变灶边有明显类肿瘤样水肿带，DWI 上病灶呈低信号。增强扫描后呈不规则环状强化。（图 2-4-10）

3. 脑曼氏裂头蚴　脑裂头蚴病的 CT 表现三联征有一定特征性：白质低密度伴邻近脑室扩大；增强扫描不规则或结节状强化；细小针尖样钙化。MRI 上呈稍长 T₁、稍长 / 长 T₂ 信号，

病变周围伴有水肿。增强后病变呈多环状、套环、不规则缠绕状强化，类似绳结状，还可表现为斑片状、小结节状、扭曲的串珠样强化或匐行管状强化。利用 MRI 随诊观察，部分病例可看到病变的迁移，病灶的形态和部位可发生改变。（图 2-4-11）

【诊断要点】

1. CT 和 MRI 可以清晰显示囊虫病灶的形态、大小、数量、分布及分期等情况。MRI 看到头节可做出定性诊断。

2. 脑囊性包虫病的影像表现较有特征性，结合患者的牧区生活史，身体其他部位的包虫病史及其他临床信息，可做出诊断。脑泡性包虫病的形态类似恶性肿瘤性病变，明确诊断较为困难，应结合其相关临床信息综合考虑。

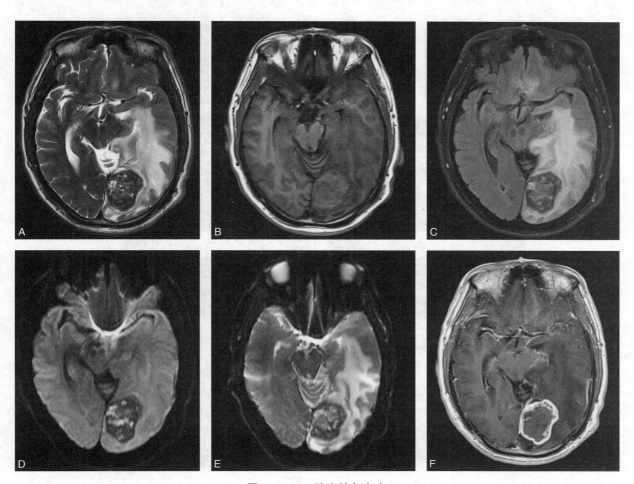

图 2-4-10　脑泡性包虫病

患者，男，50 岁，发现肝泡性包虫病 3 年余，间断性头痛、头晕近 5 个月。A、B. T₁WI 及 T₂WI 示左侧枕叶可见团块影，T₁WI 呈等信号，其内夹杂稍少许稍低信号，T₂WI 呈"煤炭样"黑色的低信号，内见无数密集的稍高信号的小囊泡影；C. FLAIR 示病变呈高 / 低混杂信号改变；D. DWI 示囊内容物以低信号为主，夹杂散在高信号；E. ADC 图示 ADC 值部分升高、部分减低；F. 轴位增强图像示病灶增强后呈不规则环形强化

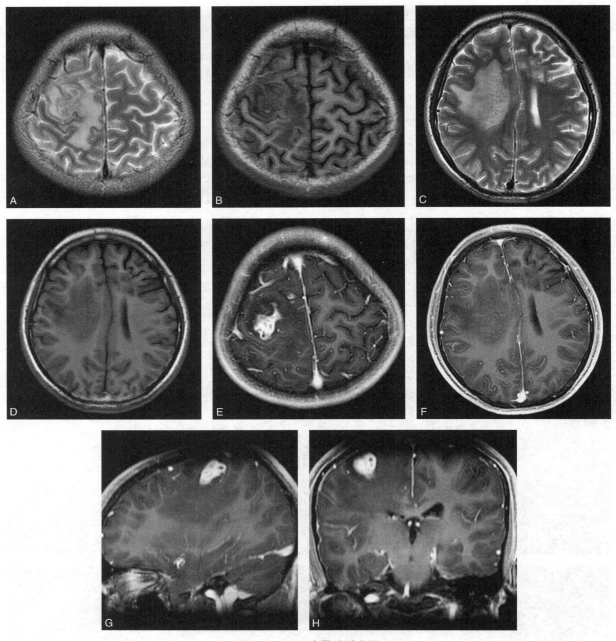

**图 2-4-11 脑曼氏裂头蚴**

患者，男，20 岁，广西人，发作性意识丧失 1 年零 10 个月，左侧肢体抽搐 8 个月，低热。A~D. $T_1WI$ 及 $T_2WI$ 示右侧额叶可见散在小圆形稍长 $T_1$、较长 $T_2$ 信号，部分中心见稍短 $T_1$ 结节状信号，边缘见短 $T_2$ 信号环，右侧半卵圆中心见多发斑点状等 $T_1$、等 $T_2$ 信号，左侧额叶见小片状等 / 长 $T_1$、长 $T_2$ 信号；E~H. 轴位、矢状位和冠状位增强图像，增强后右侧额叶病变呈多个缠绕融合环状强化

3. 脑裂头蚴病非常少见，影像学表现缺乏特征性，其临床特点是易在脑内迁移，随诊复查显示病灶位置改变及穿凿管道样表现，有助于本病的诊断。明确诊断应结合其临床及实验室检查。患者血清裂头蚴抗体阳性，CT 或 MRI 检查出现上述表现提示脑曼氏裂头蚴病的诊断。

**【鉴别诊断】**

1. **脱髓鞘疾病** 典型的脱髓鞘病变表现为脑白质内多发散在斑点或斑片状 $T_2$ 高信号，常分布于侧脑室周围，与侧脑室壁垂直，增强后活动期病灶可出现片状、环形或结节状强化，陈旧病灶不强化。

2. **神经上皮囊肿** 可位于脉络丛、脉络膜裂和脑室,偶尔也可位于脑实质。其各序列信号与脑脊液信号相似,边缘锐利,界限清晰,增强扫描囊壁及囊内容物均不强化,周围无水肿。应结合临床病史进行鉴别。

3. **表皮样囊肿** 常发生于桥小脑角区,形态可不规则,DWI 呈高信号,增强扫描显示囊内容物及囊壁不强化。

4. **脑脓肿** 一般有相应的发热等临床病史,可以找到感染源。脓肿也呈 $T_1WI$ 低信号,$T_2WI$ 高信号改变,常呈环状强化,但脓肿以单发多见,多发者常大小不一。DWI 对于脑脓肿与寄生虫感染的鉴别很有价值,脓肿 DWI 呈高信号,ADC 值降低。

5. **囊性星形细胞瘤** 含囊性成分的星形细胞瘤,增强扫描表现为环形或类环形强化合并壁结节,但其强化部分通常环壁很不规则或不完整,壁厚薄不均。

6. **脑转移瘤** 转移瘤可多发,但病灶常大小不一,增强扫描呈环形强化,但环壁常不完整、不规则,厚薄不均匀,病灶常位于灰白质交界区,病灶周围常可见到大面积不规则形水肿。临床上一般可找到原发病灶。

## 第四节 其他炎症性疾病

颅内其他炎症性疾病包括真菌感染性疾病和非感染性炎性疾病。真菌病可在真菌血症的基础上,随血行播散到中枢神经系统,引起脑膜和脑实质病变,较常见的致病菌有:隐球菌、曲霉、毛霉菌和念珠菌等。这里主要介绍隐球菌性脑膜脑炎。

【概述】

隐球菌病(cryptococcosis)是由新型隐球菌引起的深部真菌病,容易累及中枢神经系统。新型隐球菌病的中枢神经系统感染,以脑膜炎性病变为主,传统上称为隐球菌性脑膜炎(cryptococcal meningitis),但组织病理学证实脑实质常常同时受累,因此称其为隐球菌性脑膜脑炎(cryptococcal meningoencephalitis)更为贴切。

【病理生理】

隐球菌性脑膜脑炎以脑膜炎性病变为主,表现为脑膜充血并广泛增厚,蛛网膜下腔内胶冻样渗出物积聚。脑沟、脑池内见小肉芽肿、小囊肿或小脓肿。有时在脑的深部组织也可见较大的肉芽肿或囊肿。

【临床表现】

隐球菌病通常易发生于免疫功能低下者,包括艾滋病、长期大量应用抗生素、免疫抑制剂、恶性肿瘤、自身免疫疾病、器官移植、全身慢性消耗性疾病等患者。一般呈亚急性起病,症状包括发热、头痛、高颅压、脑膜刺激征及脑实质和脑神经损害表现。

【影像学表现】

隐球菌性脑膜脑炎的影像表现包括,扩大的血管周围间隙,脑实质内病变和脑膜炎。CT 扫描可见脑实质内结节或斑片状低密度,形成真菌性肉芽肿表现为脑实质内的等或高密度肿物,周围伴轻度脑水肿,增强扫描呈大小不一的多发明显强化结节,或不均匀强化或环形强化。也可表现为脑膜弥漫性强化。还可出现脑积水、脑缺血和脑梗死等非特异性改变。

MRI 表现可分为三种:①MRI 可见以额、顶、颞叶以双侧基底节区为主的多发散在不规则斑块状或片状长 $T_1$ 长 $T_2$ 信号,增强后病灶轻度或无明显强化。②平扫无异常发现,增强后脑膜弥漫强化,脑沟及脑池内线状、点状或结节状强化。③真菌性肉芽肿表现为大脑半球单发或多发圆形或椭圆形异常信号,$T_1$ 呈等或略低信号,$T_2$ 信号变化较大,部分病灶中心呈 $T_2$ 高信号,增强后可见环状或结节状强化。病变周围可见水肿。(图 2-4-12)

有相当一部分隐球菌脑膜脑炎患者的影像表现为阴性。

【诊断要点】

隐球菌脑膜脑炎呈亚急性起病,临床症状无特异性,影像学表现也缺乏特异性,诊断应结合患者的临床资料,尤其是脑脊液墨汁染色发现隐球菌可以确诊本病。当临床资料提示隐球菌脑膜脑炎的可能时,观察到上述表现,可做出符合诊断。

【鉴别诊断】

隐球菌脑膜脑炎的影像表现缺乏特异性,需与其他真菌感染性脑膜炎、结核性脑膜炎等鉴别,主要依靠临床资料做出诊断。

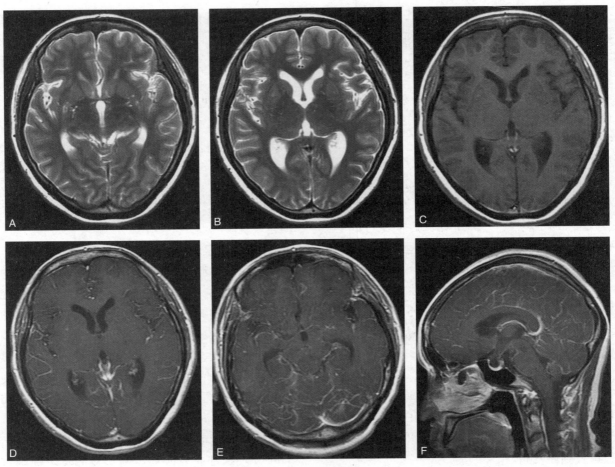

图 2-4-12 隐球菌脑膜脑炎

患者,女,31 岁,头痛 1 个月余。A~C. $T_1WI$ 及 $T_2WI$,右侧基底节区见点状稍短 $T_1$、长 $T_2$ 信号;双侧基底节区可见多发扩大的血管周围间隙;D~F. 轴位、矢状位增强图像,增强后右侧基底节病变见点状强化,双侧大脑半球及小脑表面柔脑膜见线样强化

**【拓展】**

1. MRI 显示隐球菌病的脑内改变优于 CT,可以较好地显示扩大的血管周围间隙。有研究表明隐球菌血症时,隐球菌通过血液中的单核细胞循环,被柔脑膜毛细血管内皮细胞吸收,积聚在柔脑膜间隙,引起脑膜炎,病菌可沿血管周围间隙进入脑内,继而形成肉芽肿。

2. 隐球菌脑膜脑炎的后遗改变包括缺血性梗死、钙化,病变无占位效应,周围无水肿,增强扫描不强化。对于所有怀疑隐球菌脑膜脑炎的艾滋病患者,在腰穿前应行影像检查。患者脑沟变浅,提示颅内压增高,此时不能进行腰穿,因为腰穿可能引起脑疝,而应进行经验性治疗。

(王晓明)

# 参 考 文 献

[1] Schouten J, Cinque P, Gisslen M, et al. HIV-1 infection and cognitive impairment in the cART era: a review. AIDS, 2011, 25(5): 561-575.

[2] Bertrand A, Leclercq D, Martinez-Almoyna L, MR imaging of adult acute infectious encephalitis. Med Mal

Infect, 2017, 47(3): 195-205.

[3] Michaeli O, Kassis I, Shachor-Meyouhas Y, et al. Long-term motor and cognitive outcome of acute encephalitis. Pediatrics, 2014, 133(3): e546-552.

[4] Mezochow A, Thakur K, Vinnard C. Tuberculous

Meningitis in Children and Adults: New Insights for an Ancient Foe. Curr Neurol Neurosci Rep, 2017, 17( 11 ): 85.

［5］Schaller MA, Wicke F, Foerch C, et al. Central Nervous System Tuberculosis: Etiology, Clinical Manifestations and Neuroradiological Features. Clin Neuroradiol, 2019, 29( 1 ): 3-18.

［6］米日古丽·沙依提，贾文 . 脑包虫病的 MRI 表现及诊断 . 中华放射学杂志，2010, 44( 7 ): 700-703.

［7］Kim JG, Ahn CS, Sohn WM, et al. Human Sparganosis in Korea. J Korean Med Sci, 2018, 33( 44 ): e273.

［8］Wiwanitkit S, Wiwanitkit V. Follow-Up MR Imaging for Cerebral Sparganosis. AJNR Am J Neuroradiol, 2012, 33 ( 10 ): E131.

［9］Brouwer MC, van de Beek D. Epidemiology, diagnosis, and treatment of brain abscesses. Curr Opin Infect Dis, 2017, 30( 1 ): 129-134.

［10］Antulov R, Dolic K, Fruehwald-Pallamar J, et al. Differentiation of pyogenic and fungal brain abscesses with susceptibility-weighted MR sequences. Neuroradiology, 2014, 56( 11 ): 937-945.

［11］Xia S, Li X, Shi Y, et al. A Retrospective Cohort Study of Lesion Distribution of HIV-1 Infection Patients With Cryptococcal Meningoencephalitis on MRI: Correlation With Immunity and Immune Reconstitution. Medicine ( Baltimore ), 2016, 95( 6 ): e2654.

［12］Cheng YC, Ling JF, Chang FC, et al. ( 2003 ) Radiological manifestations of cryptococcal infection in central nervous system. J Chin Med Assoc, 2003, 66( 1 ): 19-26.

［13］Chre'tien F, Lortholary O, Kansau I, Neuville S, Gray F, et al. Pathogenesis of cerebral Cryptococcus neoformans infection after fungemia. J Infect Dis, 2002, 186: 522-530.

# 第五章  累及中枢神经系统的风湿免疫病

风湿免疫病也称为结缔组织病，是累及多器官的、系统性、慢性、以自身免疫性损伤为主要病理生理特点的一组疾病。其中常累及中枢神经系统的包括：系统性红斑狼疮、白塞综合征（贝赫切特综合征）、干燥综合征、原发中枢神经系统血管炎、巨细胞动脉炎等。这些疾病在中枢神经系统的影像表现各有差别，常常没有特异性，需要结合临床表现及实验室检查综合进行分析，作出符合的诊断。因此，影像科医生要对各种系统性自身免疫病的中枢神经系统改变有所认识，以提高临床工作中的诊断能力。

## 第一节  系统性红斑狼疮

### 【概述】

系统性红斑狼疮（systemic lupus erythematosus, SLE）是一种多脏器损害的慢性全身性自身免疫病，主要累及皮肤黏膜、骨骼肌肉、肾脏及中枢神经系统，同时还可以累及肺、心脏、血液等多个器官和系统，临床表现多种多样；其实验室检查的特点是血清中具有以抗核抗体为代表的多种自身抗体。本病病程以病情缓解和急性发作交替为特点，有肾脏及中枢神经系统损害者预后较差。文献报道欧美国家SLE总的患病率为25.4/10万～91.0/10万人，我国SLE的患病率为70/10万人。本病可见于所有年龄、性别及种族的人群，但女性患病率明显高于男性（达115/10万），以育龄女性多见，有一定的家族倾向。本病的诊断主要依赖于临床表现及自身抗体的检出。通过早期诊断及综合性治疗，本病的预后较前有所改善，5年及10年生存率均提高到91%以上。

SLE可以累及中枢和外周神经系统，统称为神经精神狼疮（neuropsychiatric systematic lupus erythematosus, NPSLE）。由于研究应用的入组诊断标准有差异、观察的时间不同、SLE的发病率有地域及人种上的差别等原因，文献报道的NPSLE的发病率差异较大，从40.3%到91.0%都有报道。约40%的SLE患者在发病初期或初次诊断时即有神经精神症状。NPSLE的预后较差，重症NPSLE是SLE患者死亡的重要原因之一，因此应引起高度重视。

### 【病理生理】

SLE的常见病因有①遗传因素：研究已证明SLE是多基因相关疾病，有HLA-Ⅲ类的C2或C4缺损，HLA-Ⅱ类的DR2、DR3频率异常，还有1q23、1q41~42及染色体2、3、4、6等多个易感基因；②环境因素：包括阳光中的紫外线、药物、化学试剂、微生物病原体等；③雌激素：女性患者明显高于男性。

其病理学表现主要为炎症反应和血管异常。中、小血管因免疫复合物沉积或抗体直接侵袭而出现管壁的炎症和坏死，继发的血栓使管腔变窄，导致局部组织缺血和功能障碍。特征性改变包括苏木紫小体和洋葱皮样改变（小动脉周围有显著向心性纤维增生）。

发病机制主要是由于外来抗原（如病原体、药物等）引起人体B细胞活化。易感者免疫耐受性减弱，B细胞通过交叉反应与模拟外来抗原的自身抗原相结合，并将抗原呈递给T细胞，使之活化，在T细胞的刺激下B细胞产生大量不同类型的自身抗体，如抗神经元抗体、抗胶质细胞抗体、抗淋巴细胞抗体、抗心磷脂抗体等，造成大量组织损伤。自身抗体主要以IgG为主。自身抗体可与自身抗原结合形成免疫复合物，后者沉积可造成组织损伤。此外，CD8$^+$T细胞和NK细胞功能失调不能抑制CD4$^+$T细胞。B细胞在CD4$^+$T细胞的刺激下持续活化产生自身抗体。T细胞异常导致产生更多的细胞因子，自身免疫持续存在。

**【临床表现】**

SLE 的临床表现复杂多样，多有全身症状，90% 出现发热。80% 出现皮疹，以颊部蝶形红斑最具特征性。SLE 累及多系统多脏器，包括：肌肉骨关节炎、狼疮性肾炎、狼疮脑病、心包炎或心内膜炎、狼疮肺炎、外周神经受累、溶血性贫血等。

美国风湿病学会（American College of Rheumatology, ACR）在 1999 年总结的 NPSLE 的各种神经精神表现共计 19 种，其中中枢神经系统受累的综合征包括：无菌性脑膜炎、脑血管病、脱髓鞘综合征、头痛（包括偏头痛和良性颅内高压）、运动障碍（舞蹈症）、脊髓病、癫痫、急性精神混乱状态（谵妄）、焦虑、认知障碍、情绪失调、精神病 12 种；外周神经系统受累的表现包括：急性炎性脱髓鞘（吉兰-巴雷综合征）、自主神经功能紊乱、单神经病（单发或多发）、重症肌无力、脑神经病变、神经丛病变、多发性神经病 7 种。中枢性受累的 NPSLE 也称为狼疮脑病，其发病机制是血管病变、自身抗体及细胞因子的共同作用。NPSLE 的脑血管病主要是小血管非炎症性的血管病，而血管炎所致的改变较少见。常见的与 NPSLE 相关的自身抗体为：抗神经元抗体、抗磷脂抗体、抗双链 DNA 抗体及抗核糖体抗体等。多种细胞因子参与 NPSLE 的发病，如多种白细胞介素、肿瘤坏死因子 α（TNF-α）、干扰素-γ 等。继发的 NPSLE 改变包括：感染、高血压、电解质及代谢异常、治疗药物的毒性作用等。

**【影像学表现】**

疾病进展引起 NPSLE 的影像学表现缺乏特异性，可表现为短暂性脑缺血发作、梗死、出血、静脉窦血栓等，晚期出现脑萎缩表现。结合临床特征和影像学表现可作出符合 NPSLE 的诊断。

1. **CT** 对于显示脑出血比较敏感，表现为高密度影。对于急性脑梗死的显示不敏感，慢性脑缺血性改变可以表现为斑片状稍低密度或低密度影。对于静脉窦血栓形成的显示与其他原因所致的静脉窦血栓表现一致。

2. **MRI** 对于脑血管意外的诊断敏感，无论是急性脑梗死的诊断，还是脑出血的各期判断、静脉窦血栓及静脉性脑梗死的评价都是首选的影像学检查方法。DWI 对于检出急性脑梗死很敏感，常在梗死发生半小时后就能显示出弥散受限的高信号，ADC 值降低。脑梗死在常规 MRI 检查 $T_1WI$ 上常为低信号、$T_2WI$ 和 FLAIR 上为高信号（图 2-5-1）。对于亚急性期脑出血，MRI 的显示也优于 CT，表现为短 $T_1$、短至长 $T_2$ 信号。常规 MRI+MRV 对于硬膜静脉窦血栓的检查较敏感，除可以显示血栓外，继发的引流区静脉性梗死和静脉淤血、出血均可较好显示。

由于 NPSLE 最常见的是小血管病变引起的脑血管病，所以病灶的分布无明显特征性，以深部白质出现斑片状异常信号为主，也可见皮层受累。NPSLE 的脑血管病主要是小血管非炎症性的血管病，而血管炎所致的改变较少见。血管炎所致的病灶具有一定的可逆性，表现为白质异常信号，在激素治疗后缓解。

NPSLE 患者出现脑萎缩较常见，占新诊断的 SLE 患者的 8.7%~32%，尤其是在长期发病、有脑缺血病史和认知障碍的患者多发。表现为大脑实质和胼胝体体积变小，脑回变窄，脑沟裂池及脑室增宽。

与自身免疫损伤密切相关的 NPSLE 表现还包括：脑干脑炎、横贯性脊髓炎、狼疮性脱髓鞘硬化等，临床上较 NPSLE 的脑血管病少见。SLE 累及中枢神经系统还可以是继发的，如感染、药物毒性作用所致的中枢损伤（如可复性后部脑病综合征）等。上述病变在影像学上有相应的表现，需要结合临床情况具体分析。

**【诊断要点】**

NPSLE 以临床诊断为主，结合 ACR 诊断标准中 NPSLE 的 19 种综合征的表现，可以做出明确诊断。神经影像学检查主要是检出和评价病灶，有助于对症治疗及预后的判断。

**【鉴别诊断】**

1. **缺血性脑血管病** 与狼疮脑病比较，其影像表现上可以类似，如皮层下及深部白质斑片状异常信号，梗死和/或出血表现，但是临床病因明显不同，缺血性脑血管病患者发病年龄较大，有如原发高血压、高脂血症或糖尿病等血管危险因素，结合病史及实验室检查结果可以鉴别。

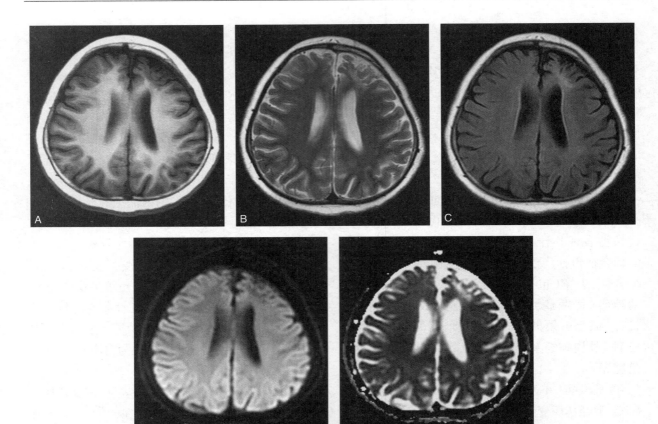

图 2-5-1　NPSLE

患者,女,17 岁,NPSLE 6 年。A、B. 左侧额叶可见小片状长 $T_1$、长 $T_2$ 异常信号;C. FLAIR 上病变周边为高信号;D、E. DWI 上未见异常高信号,ADC 值增高,累及皮层及白质,相邻脑沟增宽,脑回变窄,左侧脑室系统较对侧增宽

2. **癫痫**　NPSLE 的癫痫发作属于症状性癫痫,需要结合发作的特点与原发性癫痫及其他原因所致的症状性癫痫相鉴别。神经影像学检查可以见到 NPSLE 的病变,结合病史及实验室检查可以作出诊断。

3. **多发性硬化症**　与狼疮性的脱髓鞘硬化比较,两种疾病的好发年龄、性别接近,影像学上表现相似,需要结合病史及实验室检查加以鉴别。

【拓展】

对于全面了解 NPSLE 患者的中枢受累情况,MRI 优于 CT。除常规 MRI 及 MRA、MRV 之外,DWI 在判断缺血的程度和时期方面都有很大的作用。MRS 对于缺氧程度的判断也可以进行半定量/定量的评价。此外,由于有观点认为 NPSLE 的患者有慢性的低灌注存在,MR 灌注成像(DSC 或 ASL)有助于了解脑组织灌注情况。可以进一步评价 SLE 中枢受累的情况。一些基于体素的形态学分析方法和功能 MRI 成像的研究方法如静息态的 fMRI,对于认识 NPSLE 合并认知下降的结构基础有很大帮助。

# 第二节　白塞综合征

【概述】

白塞综合征(Behet syndrome)又称贝赫切特综合征,由土耳其皮肤病学家 Behcet 医生首先描述,是一种以口腔和生殖器黏膜溃疡、眼葡萄膜炎及皮肤损害为临床特征,并累及多个系统的慢性、全身性、免疫介导的血管炎症性疾病。病情呈反复发作与缓解交替的特点,除少数内脏受损死亡的病例外,大多预后较好。本病可根据不同内脏受损的情况分为血管型、神经型和胃肠型。血管型指主要是大、中动脉和/或静脉受累;神经型指有中枢或周围神经受累;胃肠型指有胃肠道溃疡、出血、穿孔等。

本病呈明显的地域性分布,主要见于地中海沿岸国家、中国、朝鲜、日本等,横跨亚洲当年东西方商业交流途径,故也被称为是"丝绸之路病"。西方白种人患病率明显低于中东人及黄种人。本病男性发病略高于女性,而我国则以女性占多数(约60%)。我国北方地区的患病率为110/10万人,90%的患者发病年龄在16~40岁。

本病病因及发病机制不明,可能与遗传因素、环境及病原体感染有关。

【病理】

在皮肤黏膜、视网膜、脑、肺等受累部位可见到非特异性血管炎改变,各种管径的血管均可受累,血管内皮细胞损伤,血管壁及周围出现炎症细胞浸润,严重者有血管壁纤维素性坏死,出现管腔狭窄和动脉瘤样改变。

【临床表现】

基本症状包括:复发性口腔溃疡、外生殖器溃疡、皮肤结节性红斑、眼炎等皮肤黏膜病变。

系统性症状:多出现在基本症状之后。可有全身不适、易疲劳、发热、多汗、食欲减退、体重下降等全身症状及血管炎所致的组织器官缺血症状。可出现骨关节系统、消化系统、神经系统、循环系统、呼吸系统、肾脏等系统性症状。消化道症状出现在10%~50%的白塞综合征患者,表现为腹痛、恶心、呕吐、腹泻等症状,其基本病变是多发性溃疡,重者合并肠道出血、肠麻痹、肠穿孔等并发症。心血管系统病变见于10%的患者,表现为大、中动静脉炎,导致缺血及血栓形成。肺部病变较少见,肾脏改变多不严重,较少影响肾功能。

神经系统病变见于10%~30%的白塞综合征患者,也被称为神经白塞综合征(neuro-Behcet syndrome),神经系统症状可以是白塞综合征患者的首发症状。临床表现随其受累部位不同而不同,无典型规律。脑、脊髓任何部位均可因小血管炎而发病。患者神经系统受累多起病急骤,依据症状可分为因血管病变所致的卒中和脑干综合征、脑膜脑炎、良性颅内高压、脊髓损害、周围神经损害等类型。临床常见的症状包括:头痛、锥体束征(双侧多见)、四肢轻瘫;少见的表现有括约肌障碍、小脑症状、脑膜刺激征、听力丧失、偏身舞蹈症等。慢性期患者可出现痴呆、假性延髓性麻痹、震颤等症状。

【影像学表现】

CT、MRI是观察脑实质病变主要的影像学检查方法,其中MRI以其优良的软组织分辨力成为首选的影像学检查方法。

神经白塞综合征最常见、最有特征性的CNS影像表现是在间脑-中脑交接处的病变,自间脑至脑干出现纵行的水肿带。其次易累及的是脑桥-延髓交接处,表现为沿白质束走行的条片状的长$T_1$、长$T_2$异常信号(图2-5-2)。少数有假肿瘤样表现,需要与脑干及丘脑的肿瘤鉴别。由于神经白塞综合征比较容易累及脑干的小静脉及小动脉壁,形成血管炎,导致血管狭窄、梗阻以及动脉瘤形成。小静脉由于缺乏侧支循环更加易感。神经白塞综合征的受累部位还包括基底节、脊髓、大脑半球等,极少数情况下可累及视神经。神经白塞综合征大脑皮层受累较为罕见,其白质病变多于灰质病变,出现运动障碍多于感觉障碍。增强后病变可以出现结节状或环形的异常强化。有1/3的病例可能出现静脉栓塞,以脑深静脉栓塞为主,较少累及硬膜静脉窦,而出现静脉窦栓塞时会导致颅内高压。慢性病例出现脑萎缩,以脑干的萎缩最常见,小脑及大脑亦可出现萎缩。除脑实质受累外,神经白塞综合征还可累及脑膜,出现无菌性脑膜炎;累及脊髓可以表现为横贯性脊髓炎改变。

研究显示,在有神经系统症状及体征的白塞综合征患者中,约18%的患者神经影像学检查没有阳性发现。

【诊断要点】

白塞综合征的诊断主要依靠临床。白塞综合征没有特异性的血清学检查,针刺反应(也称为皮肤非特异性过敏反应)是本病唯一的特异性较强的试验。依据1990年国际白塞综合征研究组的标准,本病诊断主要依赖于临床表现,出现典型的口腔、外阴复发性溃疡、眼炎时诊断比较容易。同时有神经系统受累的证据时要考虑到神经白塞综合征。神经白塞综合征最常见、最有特征性的CNS影像表现是在间脑-中脑交接处的病变,其次是脑桥-延髓交接处的病变。MRI检查是首选的中枢神经系统影像检查方法,可以全面了解中枢神经系统的受累情况。

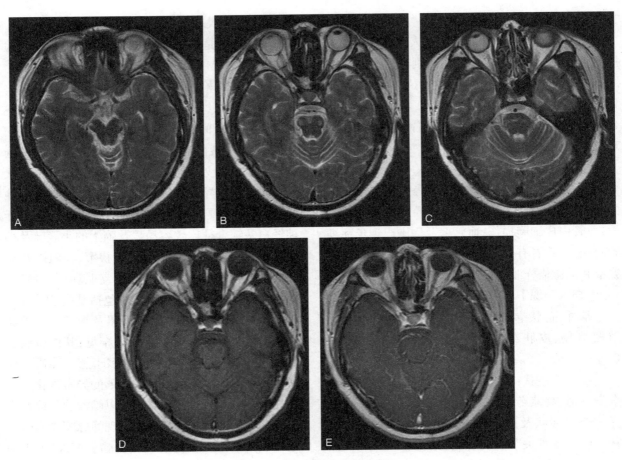

**图 2-5-2 神经白塞综合征**

患者,男,36 岁,口腔、会阴溃疡多年,现双侧肢体无力,呈痉挛性四肢瘫,四肢反射亢进,双侧出现病理征。A. T₁WI;
B. T₂WI;C. DWI。双侧大脑脚至脑桥可见连续的主要沿皮质脊髓束走行的长 T₁、长 T₂ 异常信号,脑桥层面可见横行纤维亦受累。D、E. 增强后病变未见异常强化。脑干体积缩小

**【鉴别诊断】**

**1. 多发性硬化** 两个病的发病年龄近似,影像学上都常表现为多发的白质异常病变,经典的神经白塞综合征脑干综合征的影像表现有助于两者的鉴别诊断,但是不典型的病例需要结合病史、临床表现及实验室检查加以鉴别诊断。

**2. 原发性中枢神经系统血管炎** 影像学上明确诊断及鉴别诊断困难,需要结合临床表现、实验室检查加以鉴别,必要时需要活检明确诊断。两个病的治疗原则一致,均可用糖皮质激素或免疫抑制剂治疗。

## 第三节 干燥综合征

**【概述】**

干燥综合征(Sjögren syndrome syndrome, SS)是一种以侵犯唾液腺、泪腺等外分泌腺为主的慢性自身免疫性疾病,临床主要表现为眼干、口干,还可累及其他多个器官系统。本病可分为原发性干燥综合征(primary Sjögren syndrome syndrome, pSS)和继发性干燥综合征两种,后者继发于结缔组织病(如类风湿关节炎、SLE、硬皮病等)和特殊病毒感染。本节主要介绍 pSS。

pSS 属于全球性疾病,根据不同的诊断分类标准所做的流行病学调查显示,人群的患病率为 0.50%~1.56%。我国人群 pSS 的患病率为 0.29%~0.77%,男女患病率比例约为 1:9,90% 的患者发病年龄在 30~60 岁之间,是仅次于类风湿关节炎的第二常见的结缔组织病。

pSS 的病因和发病机制尚未完全清楚。它是在遗传、病毒感染和性激素异常等多种因素共同作用下导致机体细胞免疫和体液免疫的异常反应,产生多种自身抗体、多克隆免疫球蛋白以及免疫复合物,通过各种细胞因子和炎症介质造成组

织损伤。

pSS 患者的实验室检查表现为明显的高球蛋白血症，多种自身抗体为阳性，其中以抗 SSA 和抗 SSB 抗体为主。

【病理】

外分泌腺体炎症是造成本病特殊临床表现的基础。本病主要累及由柱状上皮细胞构成的外分泌腺，以唾液腺、泪腺为代表。腺体间质中出现大量呈灶状分布的 T 淋巴细胞浸润为本病的病理特征。腺体的导管继发扩张或狭窄，上皮细胞则有破坏和萎缩，其功能严重损害。血管受损也是本病的一个基本病变，出现小血管壁及血管周围炎症细胞浸润，有时管腔被栓塞，局部供血不足。部分血管受累与高球蛋白血症有关。

【临床表现】

本病起病多隐匿，突出的临床表现是口干燥症和干燥性角结膜炎。除了这种特征性的局部症状外，患者还可出现全身性症状，如乏力、发热等。约有 2/3 的患者出现腺体外的系统表现，可累及皮肤、骨骼肌肉、肾、呼吸系统、消化系统、神经系统、血液系统、心血管系统。

约有 40% 的 pSS 患者出现神经系统并发症，可以累及中枢神经系统和周围神经系统，以感觉神经病变、周围神经病变常见。可以表现为单神经病或者多神经病。周围神经受累出现感觉、运动、自主神经等异常表现。除痛性的感觉神经多神经病外，还可见共济失调性多神经病以及少见的脱髓鞘性多神经病。感觉的异常以温度与光、触觉受累多于本体感觉异常。自主神经的异常表现为张力性瞳孔、麻痹性肠梗阻、上消化道功能异常、神经性膀胱、少汗等。

中枢神经系统受累表现为癫痫发作、运动异常（上、下运动神经元受累）、小脑症状、视神经病变、脊髓病、无菌性脑膜炎、认知功能障碍、精神异常等。

【影像学表现】

pSS 的中枢神经系统影像所见无明显特征性，影像学表现如下。

**1. 脑血管病表现** 可以表现为较大血管的梗死改变，呈楔形或三角形的异常信号区，灰、白质均受累，但相对少见。较多的表现为脑室周围白质、深部灰质及脑干出现多发斑点、斑片状异常信号（图 2-5-3D、E），为小血管病变相关的白质改变及深部灰质改变，与血管炎及血栓形成有关。但也有出现认知障碍的 pSS 患者脑部的 MRI 检查未见异常的报道。

**2. 无菌性脑膜炎表现** 脑膜异常强化，可合并相邻脑组织的异常信号，形成脑膜脑炎。

**3. 横贯性脊髓炎表现** 脊髓病变处可见肿胀，其内出现斑片状等 / 长 $T_1$、长 $T_2$ 异常信号，病变的长轴与脊髓的长轴一致（图 2-5-3A~C），横轴位显示病变可以占据整个脊髓的断面，病变的急性活动期可见不同形式异常强化，可以为结节状、片状或脑膜样强化。

【诊断要点】

pSS 诊断依赖于口干燥症、干燥性角结膜炎的检测（包括泪腺 Schirmer 试验、角膜染色试验和涎腺功能的试验等），抗 SSA 和 / 或抗 SSB 抗体阳性，唇腺活检显示灶性淋巴细胞和浆细胞浸润。90% 的患者出现高球蛋白血症，以 IgG 增高为主，且与疾病的活动性相关。历史上，关于 SS 制定过多个分类及诊断标准（如哥本哈根标准及圣地亚哥标准等），目前应用最广泛的是 2002 年修订的国际分类标准。2012 年，美国风湿病学会又公布了新的 SS 分类诊断标准，用可靠的客观检查更加严格地限定了 SS 的诊断，目前正在推广中。

【鉴别诊断】

**1. 多发性硬化症的脊髓病变** pSS 引起的脊髓横贯性脊髓炎需要与多发性硬化症的脊髓病变相鉴别。通常 pSS 的横贯性脊髓炎脊髓受累的节段较长，超过 3 个椎体长度；而多发性硬化症的脊髓病变通常受累的脊髓节段较短，以 2 个椎体长度以内的病灶为多。

**2. 视神经脊髓炎（optic neuromyelitis, ONM）** pSS 也可同时累及视神经和脊髓，相关的表现可与 ONM 的临床表现类似，但是临床其他特点上有差异，结合 pSS 的典型临床表现及实验室检查特点可加以鉴别。

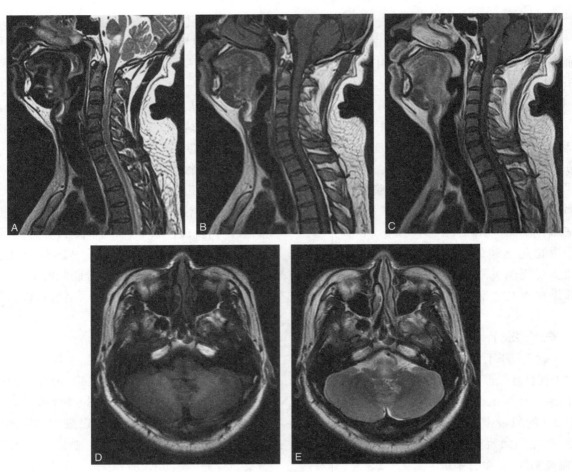

**图 2-5-3 pSS**

男性，32岁，口干、眼干多年，出现双手麻木，双耳鸣1周。A~C. 矢状位图像显示患者在脑桥延髓交界处呈模糊斑片状长 $T_1$、长 $T_2$ 异常信号，静脉注射对比剂后显示脑干的病灶呈明显强化；颈段脊髓在 $C_3$~$C_5$ 椎体水平可见条状稍长 $T_1$、长 $T_2$ 异常信号，增强后未见明显异常强化。D、E. 头部延髓层面的轴位 $T_1WI$、$T_2WI$ 上显示延髓及左侧小脑齿状核斑片状长 $T_1$、长 $T_2$ 信号，边界欠清

## 第四节 中枢神经系统血管炎

各种管径的动脉和/或静脉的非特异性炎症侵犯中枢及周围神经系统，可导致各种各样的临床神经系统表现及神经病理改变。与自身免疫病相关的血管炎依据其侵犯脉管的管径大小分类，依次为：大动脉炎、巨细胞动脉炎（也称为颞动脉炎）、原发性中枢神经系统血管炎（primary angiitis of the central nervous system, PACNS）、结节性多血管炎、显微镜下多血管炎、变应性肉芽肿性血管炎（Churg-Strauss 综合征）、系统性肉芽肿性血管炎（包括韦格纳肉芽肿、淋巴瘤样肉芽肿、致死性中线肉芽肿）等。其中，结节性多血管炎、显微镜下多血管炎及 Churg-Strauss 综合征又被称为

系统性坏死性动脉炎。这些血管炎在命名和分类上没有完全统一，需要依据病理及临床实验室检查加强理解。这些血管炎都可侵犯中枢神经系统，引起缺血性脑病、癫痫发作等临床症状，表现不特异，与侵犯的部位相关。但临床上有些血管炎以侵犯周围神经系统为主，如结节性多动脉炎、Churg-Strauss 综合征等，主要侵犯周围神经，常出现坐骨神经炎、腓神经炎、尺神经炎等，少数出现脑神经损害，如动眼神经、滑车神经、展神经炎等。

本节主要介绍与中枢神经系统病变密切相关的 PACNS 和巨细胞动脉炎。

### 一、原发性中枢神经系统血管炎

PACNS 也称为神经系统肉芽肿性血管炎

（granulomatous angiitis of the nervous system），与系统性肉芽肿性血管炎（systemic granulomatous vasculitis）及肉芽肿性多血管炎（granulomatosis with polyangiitis，GPA）不是一个病。GPA较少侵犯中枢神经系统。PACNS可以侵犯颅内多种管径的血管，包括中小肌性动脉、细动脉、毛细血管、小静脉及静脉，病变局限在中枢神经系统内，可以累及脑组织及脑膜。本病中年男性多见。虽然老人、儿童都有报道，但本病的中位发病年龄为40~50岁。西方文献报道PACNS的年发病率为2.4/100万。本病在侵犯中枢神经系统的所有血管炎病例中占1.2%，是罕见的血管炎。PACNS的诊断一直具有挑战性，其临床症状不典型且没有特异性的检验指标，诊断依赖活检病理证实，会受到取样不准确的影响，使得明确诊断的病例少。近年来由于MRI成像技术及立体定位活检技术的进步，本病的确诊病例有所增加，提高了对本病的认识。

PACNS的发病机制不清，与其他慢性炎性疾病及自身免疫性疾病类似，可能与多种病毒、支原体、衣原体感染相关。绝大多数病变呈肉芽肿性炎的特性，提示为T细胞介导的反应。一些细胞因子参与到炎性反应中，如肿瘤坏死因子（TNF）和白细胞介素6（IL-6）的促炎性功能都可能参与了PACNS的炎性反应。

【病理】

病变局限在中枢神经系统内，累及中小管径的肌性动脉、细动脉、毛细血管、小静脉及静脉，尤其是靠近软脑膜及皮层下的中小血管。镜下组织学表现为T淋巴细胞浸润血管壁，巨噬细胞活化向肉芽肿方向分化，血管内膜增生及纤维化，可导致管腔阻塞，坏死的血管破裂等。PACNS病理上以肉芽肿性血管炎的表现多见，也可以有淋巴细胞性血管炎及坏死性血管炎的表现。可以有上述几种形式的病灶共存的情况。

【临床表现】

PACNS的临床表现不具有特征性，多数患者表现为弥漫的中枢神经系统异常，这与病变的弥漫多发有关。最常见的症状是头痛，也有偏头痛表现的报道，但是很少出现劈裂性头痛（thunderclap headache），这需要与极其类似PACNS的另一种疾病——可复性脑血管收缩综合征（reversible cerebral vasoconstriction syndrome，RCVS）相鉴别。PACNS的另一个常见症状是认知功能下降，常隐匿起病。局灶性病变多出现在病变的进展期，包括轻偏瘫、脑卒中样发作、失语、短暂性脑缺血发作、共济失调、抽搐、视力模糊等。少见的表现还有颅内出血、健忘综合征、下肢轻瘫或四肢瘫等脊髓受累表现、震颤、眩晕、脑神经麻痹等。

研究显示，与中等动脉受累相比，广泛小血管受累的PACNS更具临床特征，表现为：持续头痛的急性或亚急性脑病、认知障碍、精神混乱及癫痫。这种类型的PACNS对糖皮质激素治疗有效，但有1/4的患者会再发。而中等动脉受累则较多地表现为脑卒中样发作、局灶神经功能损伤。

PACNS的患者也会出现一些系统性症状，如发热、盗汗、体重下降、皮疹、网状青斑、周围神经病、关节炎等。

【影像学表现】

神经影像学检查中以MRI检查为首选，敏感但特异性欠佳，主要显示脑内缺血性脑血管病改变及脑膜的血管炎表现。PACNS的脑卒中发作常为多发，且累及不同的血管床，表现为：脑内多发的斑片状异常信号影，邻近脑膜的异常强化（图2-5-4、图2-5-5）。对于血管炎所致的血管狭窄的改变，CTA及MRA对于中等肌性动脉的PACNS可以显示出多发的狭窄，但对于小动脉、细动脉、毛细血管及小静脉的病变则不能很好地显示。数字减影血管造影技术（DSA）的分辨力明显高于CTA及MRA，可以显示较小血管的炎性改变，表现为血管呈节段性串珠样狭窄，边缘可以光滑或不规则，通常双侧受累。但仍有不能显示的病变。

【诊断要点】

由于PACNS缺乏特异性的诊断指标，临床通常是除外诊断，所以需要临床表现、实验室检查、神经影像学检查、组织病理学检查综合分析，缺一不可。

【鉴别诊断】

**1. 各种感染所致的血管炎**　如HIV、水痘带状疱疹病毒、莱姆疏螺旋体病、结核、梅毒、心内膜炎等。临床实验室检查是关键，需要除外诊断，因为治疗原则完全不同。

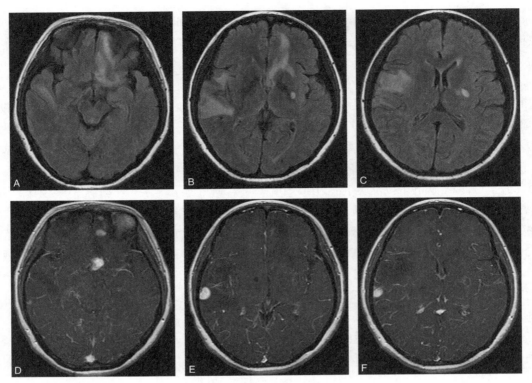

**图 2-5-4 PACNS**

女性,39 岁,发作性右下肢无力 40 天,言语不利 17 天。脑脊液检查符合淋巴细胞为主的炎症,TORCH(−),免疫(−),中性粒细胞胞质抗体 ANCA(−),自身抗体 Hu-Yo-Ri(−),癌标抗原 CA 系列(−),PPD(+)。活检病理为:肉芽肿性炎伴坏死,TB 染色(−),PAS(−),六胺银(−)。A~F. MR 图像显示脑内多发斑片状异常 FLAIR 像高信号,增强后病变内可见异常强化结节

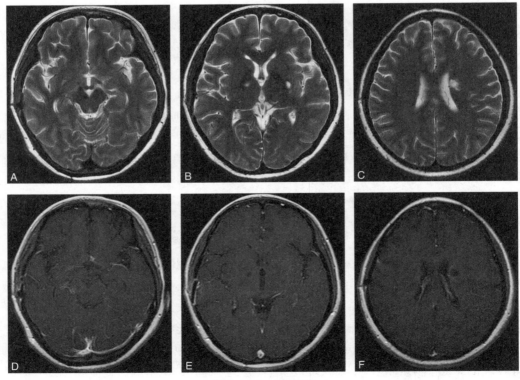

**图 2-5-5 PACNS**

与图 2-5-4 同一位患者,激素 + 环磷酰胺治疗后复查。A~F. 显示治疗后异常强化病灶消失。左侧脑室旁斑片状软化灶为活检后遗改变

**2. 系统性自身免疫病所致的血管炎** 如SLE、神经白塞综合征、系统性血管炎、神经结节病等。需要临床表现及实验室检查结果加以鉴别。这些疾病的治疗原则大致相同。

**3. 非炎性血管病** 如烟雾病（moyamoya病）、淀粉样变血管病、动脉粥样硬化、可复性脑血管收缩综合征（RCVS）、肌纤维发育不良等。

**4. 炎性脱髓鞘疾病** 多发性硬化症（MS）、急性播散性脑脊髓炎（acute disseminated encepha-lomyelitis, ADEM）。

**5. 栓塞性疾病** 抗磷脂综合征、高凝状态、胆固醇栓塞、非细菌性心内膜炎栓塞等。

**6. 恶性肿瘤** 多灶性胶质瘤、原发中枢神经系统淋巴瘤。

## 二、巨细胞动脉炎

巨细胞动脉炎（giant cell arteritis, GCA）是成人最常见的系统性血管炎，主要累及50岁以上患者颈动脉的颅外分支。GCA也被称为颞动脉炎（temporal arteritis），其病理特征是肉芽肿性动脉炎，以颞部头痛、视觉丧失、颌跛行（jaw claudication）及风湿性多肌痛为主要临床表现。

美国报道的GCA年发病率为52.5/10万人，女性患者为男性患者的2倍。其具体病因不详，发病与年龄、地域分布以及人种相关。本病在50岁之前几乎不发病，50岁以后发病率逐渐上升，平均发病年龄约为70岁。年龄是本病最重要的危险因素，此外，本病在欧美白种人多见，尤其是高纬度的北欧国家，斯堪的纳维亚移民后裔中也多见。

【病理】

GCA多发生于主动脉起始部的中等肌性动脉分支（如颈内动脉、颈外动脉、锁骨下动脉、椎动脉），亦可累及远端动脉及中小动脉，多呈节段式、跳跃性分布，也可累及较长的一段动脉。常见的活动期病变见于浅表颞动脉、椎动脉、眼动脉、睫状后动脉。GCA多累及血管的内弹力层和滋养血管，因此，很少累及不含这些结构的脑内动脉。

镜下可见淋巴细胞聚集于血管的内、外弹力层或外膜，少数病例炎症仅局限在滋养血管。晚期，出现血管内膜增厚，大量细胞浸润。病变严重

的部位，血管全层受累，大段动脉壁出现透壁性炎症，含有多核组织细胞、异物巨细胞、淋巴细胞（CD4$^+$T细胞为主）和少量浆细胞以及成纤维细胞的肉芽肿。可见嗜酸性粒细胞，但多形核白细胞少见。炎症活动部位可形成血栓，弹力纤维断裂和崩解。免疫组化证实受累的各层均有其特异的炎症改变。

【临床表现】

典型病例常隐匿起病，持续数周至数月，但也有约1/3的患者为急性起病。GCA患者的全身症状包括：发热、乏力、食欲减退、体重下降等。与颈外动脉分支血管炎相关的最常见症状是一侧或双侧颞部头痛及头皮触痛，约有半数以上的患者以头痛为首发症状。下颌间歇性运动障碍及疼痛（颌跛行），以咬肌咀嚼时更为明显，这也是GCA具有特征性的症状，为上颌动脉及面动脉受累所致。颞动脉受累见于半数的患者，因此颞动脉检查正常不能除外GCA的诊断。累及眼动脉出现视力受损。而出现视力丧失则是睫状后动脉闭塞性炎所致。

风湿性多肌痛表现为四肢近端和躯干出现晨僵及疼痛，与GCA的关系极为密切。50%的GCA患者具有风湿性多肌痛的特点，风湿性多肌痛的患者10%~15%出现颞动脉活检阳性，因此被认为是同一疾病过程的不同表现。虽然两者之间的确切关系尚不十分清楚，但是两者的一些基本症状相同。

约30%的患者可以出现神经系统受累，最常见的是神经病变、短暂脑缺血发作及脑卒中。GCA患者更易出现后循环病变。此外，也有谵妄、痴呆、脊髓病变和癫痫等相关报道。

除上述症状外，GCA还可累及关节肌肉和呼吸系统等。

【影像学表现】

对于血管炎的检查，彩色二维多普勒超声可用于GCA的诊断，可见受累动脉血管壁的水肿征象，且可用于治疗后的随诊观察。

DSA、CTA及MRA均可用于GCA血管炎的检查，了解是否有节段性血管狭窄。其中DSA的分辨力最高，但是为有创检查，CTA为微创检查，其空间分辨力优于MRA，但有电离辐射，且需要注射含碘对比剂。MRA为无创检查，没有电离辐

射,且不需要或注射较少的钆对比剂,可以用于怀疑 GCA 患者的筛查。

【诊断要点】

对于 50 岁以上出现原因不明的发热、视力受损、颞部头痛、颌跛行、风湿性多肌痛及不能解释的全身症状、血沉增快等表现时,应考虑到 GCA 的诊断。动脉活检仍然是本病诊断的"金标准"。

【鉴别诊断】

GCA 的易患人群、病史特点、临床表现及病理特点易于和其他血管炎相鉴别。

1. **血栓栓塞性疾病** 也可导致视力丧失,需要结合病史及临床表现加以鉴别。

2. **感染性心内膜炎** 也可出现发热及栓塞等改变,临床实验室检查有助于鉴别诊断。

（冯 逢）

# 参 考 文 献

[ 1 ] 栗战国,张奉春,曾小峰. 风湿免疫学高级教程. 北京:人民军医出版社,2013.

[ 2 ] 马林,安宁豫,高元桂,等. 系统性红斑狼疮脑病的磁共振影像表现. 中华放射学杂志,1998,32(11):773-775.

[ 3 ] Sibbitt WL Jr, Brooks WM, Kornfeld M, et al. Magnetic resonance imaging and brain histopathology in neuropsychiatric systemic lupus erythematosus. Semin Arthritis Rheum, 2010, 40( 1 ):32-52.

[ 4 ] Toledano P, Sarbu N, Espinosa G, et al. Neuropsychiatric systemic lupus erythematosus: magnetic resonance imaging findings and correlation with clinical and immunological features. Autoimmun Rev, 2013, 12: 1166-1170.

[ 5 ] Yousem DM, Grossman RI. Neuroradiology: the requisites. 3rd ed. Philadelphia: Mosby, 2010.

[ 6 ] 张奉春. 贝赫切特病//陆再英,钟南山. 内科学. 第 7 版. 北京:人民卫生出版社,2008:856-863.

[ 7 ] Houman MH, Bellakhal S, Salem TB, et al. Characteristics of neurological manifestations of Behçet's disease: a retrospective monocentric study in Tunisia. Clin Neurol Neurosurg, 2013, 115( 10 ):2015-2018.

[ 8 ] Kornienko VN, Pronin IN. Diagnostic neuroradiology. Berlin: Springer, 2009.

[ 9 ] Yousem DM, Grossman RI. Neuroradiology: the requisites. 3rd ed. Philadelphia: Mosby Inc. Elsevier, 2010.

[ 10 ] Kalman B, Brannagan TH Ⅲ. Neuroimmunology in clinical practice. USA/UK/Australia: Blackwell Publishing, 2008.

[ 11 ] Hajj-Ali RA, Calabrese LH. Primary angiitis of the central nervous system. Autoimmunity Reviews, 2013, 12( 4 ):463-466.

[ 12 ] Borchers AT, Gershwin ME. Giant cell arteritis: a review of classification, pathophysiology, geoepidemiology and treatment. Autoimmun Rev, 2012, 11: A544-554.

# 第六章 神经退行性疾病

神经退行性疾病（neurodegenerative disease）是一类以大脑和脊髓的神经元丧失为特征的疾病状态。大多起病隐袭，在脑或脊髓特定受累部位神经元缺失达到或超过某一临界水平时，患者才出现临床症状。此类疾病晚期多数没有有效的治疗方案，因此亟需在临床前期进行早期和超早期诊断，以尽可能早期干预，延缓病情进展。

神经影像学方法尤其是 MRI 是活体研究神经退行性疾病的重要手段和首诊方法，且可以发现临床前期早期诊断的影像生物标志物，可以提供全面的脑结构和功能改变信息。进一步结合 SPECT、PET、DTI、磁共振波谱成像（MRS）和功能磁共振成像（fMRI）等可提供微结构、功能和代谢方面的信息。随着医学影像学技术的飞速发展，神经影像学检查不仅可早期诊断神经退行性疾病，而且对深入了解其发病机制、病理生理代谢改变有着重要意义。

## 第一节 帕金森病

### 【概述】

帕金森病（Parkinson disease，PD）又称为震颤麻痹，是一种常见的锥体外系疾病，是帕金森综合征最常见的病因，以运动迟缓、静止性震颤、肌强直和姿势平衡障碍为显著特征。1817 年首次报道，男女发病之比约为 3∶2，患病率与发病率随着年龄的增加而递增。在我国 65 岁以上人群的患病率为 1 700/10 万，给家庭和社会带来沉重的负担。目前临床上普遍对帕金森病的运动症状和非运动症状采取全面综合的治疗，治疗方法和手段包括药物治疗、手术治疗、运动疗法、心理疏导及照料护理等。

### 【病理生理】

帕金森病重要的病理特征是黑质致密带内多巴胺（dopamine，DA）能神经元的变性死亡及路易小体（Lewy body）的形成。路易小体被认为是帕金森病神经退行性变的生物学标志，其是由 α-突触核蛋白（α-synuclein，SNCA）折叠错误，变成不溶性状态并聚集在神经元胞质内而形成的嗜酸性包涵体。PD 可能是在衰老、遗传因素、环境因素及多因素交互作用下，通过氧化应激、线粒体功能障碍、兴奋性毒素作用、细胞凋亡、炎症和免疫异常等机制导致黑质多巴胺能神经元脱失而发病。黑质多巴胺能神经元通过黑质 - 纹状体通路将多巴胺输送到纹状体，参与基底节运动的调节。帕金森病中纹状体多巴胺水平显著降低，乙酰胆碱系统功能相对亢进，引起运动迟缓、肌强直等症状。

### 【临床表现】

PD 多为中老年隐匿起病，逐渐加重。临床症状包括静止性震颤、肌强直、运动迟缓和姿势平衡障碍的运动症状及嗅觉减退、快动眼期睡眠行为异常、便秘和抑郁等非运动症状。近年来还发现 PD 合并认知功能障碍，达到了痴呆诊断标准者被命名为帕金森病痴呆（Parkinson disease with dementia，PDD），70%~80% 的 PD 患者最终会发展为 PDD。

### 【影像学表现】

1. CT 对 PD 的诊断价值有限。可见基底节区的钙化，大脑皮层及中央灰质的萎缩，尤其是第三脑室周围及额叶萎缩较常见，CT 表现不具有特异性。

2. MRI 结构及功能成像

（1）黑质致密带萎缩：正常人黑质致密带黑色素含量丰富，铁含量低，在 $T_2$ 加权像上呈等信号，而黑质网状带铁含量较高，在 $T_2$ 加权像上呈低信号。PD 患者黑质细胞变性坏死，铁代谢异常，在 $T_2$ 加权像上可观察到致密带变窄，边缘模糊（图 2-6-1）。

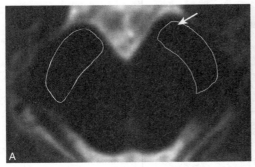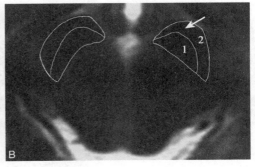

**图 2-6-1　PD 患者和正常人的黑质改变**

A. PD 患者轴位 $T_2WI$；B. 正常人轴位 $T_2WI$。PD 患者黑质（白箭）难以分辨。图中相关的解剖结构：1. 黑质致密带；2. 黑质网状部

（2）燕尾征：在 MR 高分辨率 $T_2WI$ 加权像或磁敏感加权成像（susceptibility weighted imaging，SWI）上正常黑质小体 –1（nigrosome-1）轴位形似燕尾，称为"燕尾征"。对于帕金森病患者而言，黑质小体 –1 出现铁沉积，在 SWI 上信号较低，表现为燕尾征消失。一项 Meta 分析结果显示，3T-MRI 燕尾征消失诊断帕金森病的灵敏度

与特异度分别为 94.6% 和 94.4%。

（3）代谢改变：PD 患者基底神经节的 NAA/Cho、NAA/Cr 降低，反映神经元丢失或功能障碍。

（4）黑质致密带、红核、苍白球和壳核部位的铁含量异常增加，SWI 呈显著的低信号（图 2-6-2）。

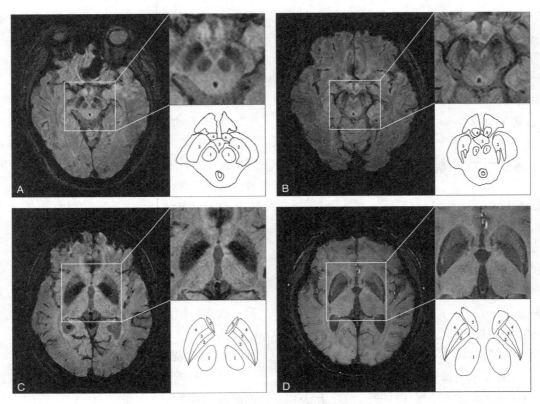

**图 2-6-2　PD 患者黑质、红核及苍白球改变**

A、C. PD 患者的 SWI 幅度图；黑质、红核、壳核、苍白球呈明显低信号，黑质燕尾征消失；右上角为局部放大，右下角为草图勾勒出相关的解剖结构：1. 红核；2. 黑质；3. 脚间窝；4. 乳头体。B、D. 正常对照的 SWI 幅度图；黑质、红核、壳核、苍白球信号正常；右上角为局部放大，右下角为草图勾勒出相关的解剖结构：1. 丘脑；2. 内侧苍白球；3. 外侧苍白球；4. 壳核；5. 尾状核头

### 3. PET/SPECT

（1）多巴胺受体功能显像：应用 [123]I–IBZM SPECT 检测显示早期 PD 的纹状体 D2 DA 受体功能超敏，疾病后期及长期应用左旋多巴治疗后的受体功能低敏。

（2）多巴胺转运体（dopamine transporter，DAT）功能显像：应用 [123]I–β–CTT SPECT 检测显示早期 PD 患者的基底节区 DAT 功能较正常下降 31%~65%，且与患者运动迟缓和动作减少的严重程度相关。

（3）多巴递质功能显像：多巴脱羧酶可将 [18]F–Dopa 转化为 [18]F–DA。研究发现，PD 患者纹状体区 [18]F–Dopa 放射性聚集较正常人明显减低，表示多巴脱羧酶活性显著降低。

### 【诊断要点】

中华医学会及中国医师协会参考了国际运动障碍学会（Movement Disorder Society，MDS）在 2015 年提出的 PD 临床诊断新标准，结合中国实际，制定了《中国帕金森病的诊断标准（2016版）》。该标准认为帕金森综合征诊断的确立是诊断帕金森病的先决条件，并提出了 4 条支持标准（supportive criteria），9 条绝对排除标准（absolute exclusion criteria）和 10 条警示征象（red flags）。诊断帕金森综合征基于 3 个核心运动症状，即必备运动迟缓和至少存在静止性震颤或肌强直 2 项症状的 1 项，上述症状必须是显而易见的，且与其他干扰因素无关。一旦患者被明确诊断存在帕金森综合征表现，可按照以下标准进行临床诊断：

**1. 临床确诊的帕金森病**　需要具备：①不存在绝对排除标准；②至少存在 2 条支持标准；③没有警示征象。

**2. 临床很可能的帕金森病**　需要具备：①不符合绝对排除标准；②如果出现警示征象则需要通过支持标准来抵消：如果出现 1 条警示征象，必须需要至少 1 条支持标准抵消；如果出现 2 条警示征象，必须需要至少 2 条支持标准抵消；如果出现 2 条以上警示征象，则诊断不能成立。

**3.** PD 患者的 MRI 检查首选 $T_2WI$ 或 SWI，表现为 3T-MRI 燕尾征消失。但是仅限于研究，敏感性和特异性还需要大样本验证，没有进入诊断指南。

### 【鉴别诊断】

**1. 多系统萎缩（multiple system atrophy，MSA）**　是一种中老年起病，以进展性自主神经功能障碍，伴帕金森症状、小脑性共济失调症状及锥体束征为主要临床特征的神经系统退行性疾病。主要分为两种临床亚型，包括以帕金森综合征为突出表现的 MSA–P 型和以小脑共济失调为突出表现的 MSA–C 型。MRI 主要表现为壳核、小脑、脑桥萎缩。$T_2WI$ 脑桥十字形增高影（十字征）、壳核尾部低信号伴外侧缘裂隙状高信号（裂隙征）为 MSA 相对特异的影像学表现。[18]F–FDG PET 可显示壳核、脑干或小脑的低代谢，有助于诊断。

**2. 进行性核上性麻痹（progressive supranuclear palsy，PSP）**　是一种常见的非典型帕金森综合征，主要临床表现包括行为异常、言语障碍和运动障碍。头部正中矢状位 $T_1WI$ 表现为中脑萎缩和小脑上脚萎缩可以作为 PSP 与其他帕金森综合征的鉴别诊断依据。"蜂鸟征"和"牵牛花征"的诊断特异度高，但灵敏度较低。

**3. 肝豆状核变性**　又名 Wilson 病（Wilson's disease，WD），是一种常染色体隐性遗传性铜代谢障碍性疾病。WD 的诊断需结合患者的临床表现（尤其是肝脏和神经精神症状）、角膜 K–F 环、血清铜蓝蛋白及血清铜和 24 小时尿铜等综合判断。WD 最常见的颅脑 MRI 表现两侧豆状核及丘脑对称分布的异常信号，且以 $T_2WI$ 及 FLAIR 呈低信号或混杂信号更常见，多伴脑萎缩及额顶叶皮层下白质信号改变。

### 【拓展】

目前 PD 的治疗仍以口服多巴胺类及胆碱类药物为主，随疾病的进展、病程的延长，药物疗效逐渐减退成为目前帕金森病治疗的一个难点。丘脑底核脑深部刺激术（deep brain stimulation，DBS）是治疗进展性帕金森病的一项新方法，其精确定位是手术成功的关键。MRI 检查是目前术前定位的主要手段。相比常规 $T_2WI$ 和 $T_1WI$，磁敏感加权成像明显提高了对丘脑底核的显示能力，在脑深部刺激术丘脑底核的精确定位中将具有广阔的应用前景。

# 第二节　痴　呆

## 【概述】

痴呆（dementia）是一种以获得性认知功能损害为核心，并导致患者日常生活能力、学习能力、工作能力和社会交往能力明显减退的综合征，包括多种类型，其中阿尔茨海默病（Alzheimer's disease，AD）和血管性痴呆（vascular dementia，VaD）是老年性痴呆的主要原因。本节主要介绍阿尔茨海默病。

AD 是发生于老年和老年前期，以进行性认知功能障碍和行为损害为特征的中枢神经系统退行性病变。占全部痴呆人口的 50%~70%，男性比女性的患病率低 19%~29%，大多数于 65 岁以后起病，随着年龄增加患病率也逐渐增加。高龄是 AD 最为明确的危险因素，其次是遗传因素，包括 AD 的致病基因和风险基因。已知的 AD 致病基因有三个，分别是位于 21 号染色体的淀粉样蛋白前体（amyloid precursor protein，APP）基因、位于 14 号染色体的早老素 -1（presenmn 1，PSEN1）基因和位于 1 号染色体的早老素 -2（presenmn 2，PSEN2）基因。在 AD 的风险基因中，研究最为深入的是载脂蛋白 E 基因（apolipoprotein E，APOE）。研究显示携带一个 APOE ε 4 等位基因的人群，其罹患 AD 的风险约是正常人的 3.2 倍，而携带有两个 APOE ε 4 等位基因的人群，其罹患 AD 的风险是正常人的 8~12 倍。其他较为确定的危险因素有心脑血管疾病、低教育水平、痴呆家族史、脑外伤、缺乏体力与脑力活动等。

AD 的发生是一个连续的病理过程，这一进程在临床诊断为痴呆的多年前就已经开始。AD 痴呆前阶段（pre-dementia stage）即为临床前期，是一个新的概念，此阶段可有 AD 病理生理改变，无或有轻微的临床症状，包括临床前 AD（preclinical stages of AD）和 AD 源性轻度认知功能障碍（mild impairment cognitive due to AD，MCI due to AD）。MCI 是指记忆力或其他认知功能进行性减退，但不影响日常生活能力，且未达到痴呆的诊断标准。MCI 分为 4 个亚型，即单认知域遗忘型、多认知域遗忘型、单认知域非遗忘型和多认知域非遗忘型。近年来，学者进一步发现了主观认知减退（subjective cognitive decline，SCD）具有转化为 AD 的高风险，因此 SCD 被推荐为 AD 最早的临床前期。SCD 是指个体主观上感觉记忆或认知功能下降或减退，而客观检查没有明显的认知功能障碍的状态。MCI 及 SCD 概念的提出对于 AD 的早期诊断及干预研究具有重要意义。

## 【病理生理】

AD 的典型病理改变包括淀粉样斑块（amyloid plaques）、神经原纤维缠结（neurofibrillary tangles，NFTs）、星形胶质细胞增生和小胶质细胞活化，且常合并脑血管淀粉样变。这些病理改变最终导致突触和神经元丢失，引起弥漫性脑皮质尤其是海马区的萎缩。关于 AD 发病机制的假说之一是淀粉样前体蛋白（APP）被 β- 分泌酶和 γ- 分泌酶连续裂解，产生病理性 β- 淀粉样蛋白（β-amyloid，Aβ），其生成与清除失衡是神经元变性和痴呆发生的起始事件。另一重要假说是 tau 蛋白学说，认为过度磷酸化的 tau 蛋白影响了神经元骨架微管蛋白的稳定性并导致神经原纤维缠结形成，导致神经元及突触功能障碍。

## 【临床表现】

AD 通常隐匿性起病，临床上以记忆丧失、嗅觉减退、视空间能力损害、空间导航障碍、抽象思维和计算力受损、人格和行为改变为特征。早期症状为记忆障碍，常表现为近事遗忘。近年来，学者还发现 AD 患者在记忆下降之前出现嗅觉减退。部分患者出现视空间能力减退和空间导航障碍，容易迷路。随着病情发展，认知障碍加重，并出现逻辑思维、综合分析能力减退、言语重复、计算力下降及失用、失认、失写、失算及各类失语症等，亦可发生人格改变及较明显的精神行为失常。晚期呈淡漠性痴呆，哭笑无常、言语能力丧失，失去生活自理能力，大小便失禁、四肢痉挛。此期患者常可并发全身系统疾病，如肺部及尿路感染、压疮及全身衰竭症状等，从发病到死亡平均为 8.5 年。

## 【影像学表现】

1. CT　可见脑萎缩，主要在颞叶、脑白质及脑灰质。颞叶（内侧颞叶）萎缩表现为颞叶脑沟增多、加深，颞中回变窄，鞍上池和环池增宽、侧脑室颞角扩大；脑白质萎缩表现为第三脑室和侧脑室体部增宽；脑灰质普遍萎缩，可见双侧大脑半球脑沟增多、加深和脑裂增宽。

### 2. MRI 结构及功能成像

（1）结构 MRI：表现主要是内侧颞叶萎缩，海马和内嗅皮质是最早受累的部位（图 2-6-3）。两侧大脑半球的深部白质和脑室旁可见 $T_1WI$ 低信号、$T_2WI$ 高信号病灶。

（2）DTI：可能 AD 患者存在胼胝体压部、上纵束和扣带回白质纤维束的微结构改变。AD 的白质病变主要是与记忆相关的长束白质，如穹窿、钩束和扣带回等，额叶与颞叶相连接的白质纤维也有损害。有研究表明，AD 患者额叶白质、胼胝体等 FA 值较正常对照显著降低（图 2-6-4），与功能评定量表呈正相关。

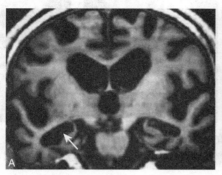
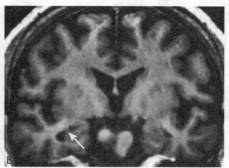

**图 2-6-3　AD 患者颞叶内侧及海马较正常人明显萎缩**

A. AD 患者，78 岁；B. 正常人，82 岁。图均为冠状位 $T_1WI$，示 AD 患者全脑皮层广泛萎缩，以海马和颞叶内侧萎缩最为显著（白箭）

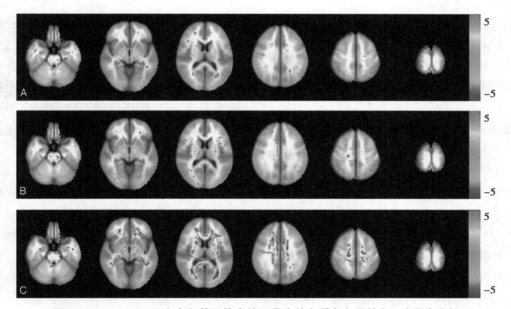

**图 2-6-4　AD、MCI 患者和基于体素的正常人的白质各向异性（FA）图像分析**

A. AD 和 MCI 之间的比较；B. MCI 和 NC 之间的比较；C. AD 和 NC 之间的比较。白质区域中的蓝色簇表示 FA 较 NC 下降（$p<0.05$，GRF 校正）

（3）MRS：AD 患者的 NAA 水平明显下降，NAA/Cr 降低，以海马和颞顶联合区最明显；同时，颞顶联合区的 mI/Cr 均较正常老年人增高。Cho/Cr 比值升高与受试者在 4 年内发展为 AD 的危险性相关。

（4）PWI：AD 患者后颞顶枕部局灶灌注减低，rCBV 显著下降，动脉自旋标记（aterial spin labeling，ASL）技术亦发现 AD 患者在颞顶枕区后部出现低灌注区。

（5）脑铁定量分析：AD 患者海马和基底核区铁沉积显著增高，且与痴呆程度呈正相关。

（6）基于任务态的血氧水平依赖性成像（blood oxygen level dependent，BOLD）fMRI：AD 患者出现脑功能影像的信号异常，主要出现在记忆障碍、视空间感知障碍、语言障碍和执行功能障碍相关脑区,可以进行工作记忆、嗅觉任务态fMRI以发现早期诊断AD的指标。早期在有足够功能神经元存在时,AD患者脑激活区较健康对照增强,表现为功能代偿;而在神经元功能减退或者数量减少至失代偿时,出现脑激活的减低,这些激活在正常对照、SCD、MCI和AD中是逐步降低的关系(图2-6-5)。

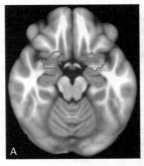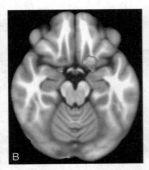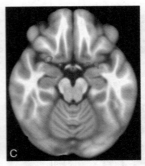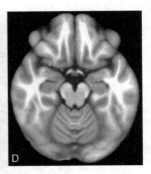

**图2-6-5　AD患者和正常人的嗅觉任务态激活fMRI图像**
A~D. 正常对照、主观认知障碍(SCD)、轻度认知障碍(MCI)和AD患者的嗅觉激活功能MRI图像

(7)静息态fMRI:AD患者出现默认网络激活减低,海马和内侧前额叶、腹侧前部扣带回及后部扣带回的功能连接破坏。

3. PET　NIA-AA2018年的AD研究框架中强调了PiB-PET的重要性,早期PET淀粉样蛋白显像阳性提示认知已经受损。FDG-PET主要表现为颞顶枕皮层的脑葡萄糖代谢活性减低或代谢缺损。

**【诊断要点】**

阿尔茨海默病目前常用的诊断标准有ICD-10 AD诊断标准、DMS-Ⅳ AD诊断标准和美国国立神经病学、传染病及脑卒中研究所与阿尔茨海默病相关协会(NINCDS-ADRDA)在1984年联合制定的AD诊断标准,该标准于2011年4月19日在线发布最新修订版,简称NIA-AA诊断标准,基于此标准,该组织于2018年提出了AD的研究框架强度早期淀粉样蛋白的检测。AD的神经影像特征为:弥漫性脑萎缩,以颞叶内侧部分萎缩为主以及不成比例的海马萎缩。目前影像学诊断研究主要围绕寻找可准确反映内颞叶结构和功能改变的方法展开。

**【鉴别诊断】**

本病需与可能引起痴呆的其他疾病进行鉴别。

1. **血管性痴呆**　是老年期痴呆的第二大原因。其与AD的不同之处在于,发病呈急性或亚急性,病情波动,呈阶梯样发展。既往多有高血压

病史。CT和MRI表现为多发性脑梗死、腔隙性脑梗死和软化灶。Hachinski缺血量表积分不小于7分。

2. **路易体痴呆(dementia with Lewy body, DLB)**　是一组临床和病理上重叠于帕金森病和AD之间,以波动性认知障碍、视幻觉和帕金森综合征为临床特点,以Lewy小体为病理特征的神经变性疾病。MRI扫描DLB颞叶萎缩不明显,$^{18}$F-Dopa检查可见DLB的黑质和纹状体多巴胺摄取减少,PET显示DLB的额、颞、枕皮层葡萄糖代谢率降低。

3. **额颞叶变性(frontotemporal lobar degeneration, FTLD)**　是以进行性额叶和/或颞叶萎缩为共同特征的一组疾病,其临床表现和病理学特征均具有明显的异质性。FTLD临床分型包括行为变异型额颞痴呆、语义性痴呆和进行性非流利性失语。患者海马体积与正常健康人相比多无显著差异,而其额叶及颞叶前部可呈现出对称或不对称的萎缩。随着病情的进展,萎缩部位最终发展成"刀片"样改变。

**【拓展】**

目前MRI已在临床实践中被用于神经变性疾病的认知障碍评估,如2004年在Michael W.Weiner博士带领下建立的大样本、多中心AD临床影像数据库(Alzheimer's Disease Neuroimaging Initiative, ADNI)。ADNI项目的三个主要目标是在可能早的阶段(痴呆前期)检测AD,并利用生物标志物

追踪疾病进展；寻求 AD 新的早期诊断方法，以利于临床早期干预、预防和治疗；为全世界的研究者提供开放性数据。Michael C.Donohue 等基于该数据库发现，在认知正常的人群中，基线时脑淀粉样蛋白水平升高者认知能力下降的风险比基线时脑淀粉样蛋白水平正常者大。

# 第三节 克 雅 病

## 【概述】

克雅病（Creutzfeldt-Jakob disease，CJD）是由朊病毒引起的人类中枢神经系统的感染性、可传播性、退行性疾病，为快速进展性痴呆常见和重要的病因之一。散发型 CJD 约占 85%，家族型占 15%，变异型 <1%。CJD 常见发病年龄在 55~75 岁之间，平均病程约 5 个月。此病极为罕见，散发型克雅氏病全球发病率约百万分之一。目前尚无有效的治疗方法，85% 的患者 1 年内死亡。

## 【病理生理】

健康人体内存在正常的朊蛋白即 PrP$^C$，其功能尚未完全明确。当外来致病的朊蛋白或遗传性突变导致正常朊蛋白 PrP$^C$ 的结构发生改变，形成致病性朊蛋白 PrP$^{SC}$。PrP$^{SC}$ 会促使更多的 PrP$^C$ 转化为 PrP$^{SC}$，并聚积于整个大脑，导致神经元丢失、星形胶质细胞增生及神经纤维网空泡的形成，最终表现为脑灰质的海绵样变性。病变主要累及大脑皮层、纹状体、丘脑、小脑、脑干及脊髓前角。

## 【临床表现】

其临床表现主要为迅速进展的痴呆、肌阵挛和多灶性神经功能障碍。病程早期患者以眩晕、头痛、乏力和睡眠障碍为主，也可出现记忆力减退、行为学改变、感觉变化和视力下降。随着病情的进展，患者可表现为不自主抽搐、肌阵挛、肌强直、肌颤搐和运动迟缓等锥体外系症状。患者逐渐失去运动、语言能力，并进入昏迷状态，大都在一年内死亡。脑电图检查可有阵发性周期性尖慢波（periodic sharp wave complexes，PSWC）、三相波或棘慢波等特征性表现。脑脊液 14-3-3 蛋白和神经元特异性烯醇化酶（neuron-specific enolase，NSE）阳性也可以帮助诊断。

## 【影像学表现】

1. CT　CT 上患者可表现为程度不等的脑萎缩。

2. MRI　DWI 能较好地反映疾病的病理改变，在疾病早期，DWI 显示对称或不对称性皮质"缎带征"，基底节区（尾状核、壳核、丘脑枕）高信号对于该病的早期诊断有重要意义。DWI 的敏感性明显高于 T$_2$WI 和 FLAIR（图 2-6-6）。病变早期并不总是对称的，可逐渐进展为对称性受累。在疾病终末阶段，可出现严重脑萎缩，病变高信号灶可不明显。

## 【诊断要点】

典型的 MRI 表现即 DWI 上双侧大脑半球皮质和 / 或双侧基底节区及丘脑枕的对称性异常高信号对 CJD 的诊断有一定的特征性，结合典型的临床表现、脑电结果及脑脊液检查结果即可进行 CJD 临床诊断。

## 【鉴别诊断】

病毒性脑炎、卒中样事件、成人乏氧性脑

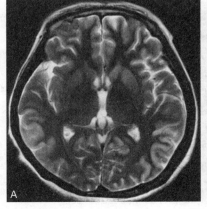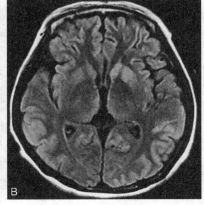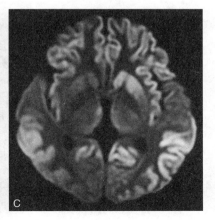

**图 2-6-6 克雅病患者**

患者，女，50 岁，精神行为异常 1 年。A、B. T$_2$WI 和 FLAIR，病变显示不清晰；C. DWI 显示双侧大脑皮层、双侧基底节区及丘脑枕对称性异常高信号

病、可逆性的后循环脑白质病及其他代谢性或中毒性疾病在 MRI 上可与 CJD 表现相似，但临床发病特征和实验室检查有助于 CJD 的临床确诊。散发型 CJD 还需要与阿尔茨海默病（AD）鉴别。与 CJD 特征性快速进展的老年痴呆不同，AD 患者常可见明显脑萎缩并能保持语言能力及步态。

【拓展】

　　MRI 为本病的首选检查方法，其中 DWI 诊断的灵敏度和特异度分别为 96% 和 93%，高于 EEG（64% 和 91%）及脑脊液检查中 14-3-3 蛋白（94% 和 84%）的诊断价值。DWI 的异常高信号较肌阵挛和脑电图上的 PSWC 出现更早。

（张 冰）

# 参 考 文 献

[1] 中华医学会神经病学分会帕金森病及运动障碍学组，中华医学会神经病学分会神经心理学与行为神经病学组. 帕金森病痴呆的诊断与治疗指南[J]. 中华神经科杂志，2011，44（9）：635-637.

[2] 中华医学会神经病学分会帕金森病及运动障碍学组，中国医师协会神经内科医师分会帕金森病及运动障碍专业. 中国帕金森病的诊断标准（2016 版）[J]. 中华神经科杂志，2016，49（4）：268-271.

[3] 中华医学会神经病学分会帕金森病及运动障碍学组. 中国帕金森病治疗指南（第三版）[J]. 中华神经科杂志，2014，（6）：428-433.

[4] Kalia LV, Lang AE. Parkinson's disease. Lancet. 2015, 386（9996）：896-912.

[5] Mahlknecht P, Krismer F, Poewe W, et al. Meta-analysis of dorsolateral nigral hyperintensity on magnetic resonance imaging as a marker for Parkinson's disease. Movement disorders: official journal of the Movement Disorder Society, 2017, 32（4）：619-623.

[6] 唐北沙，陈生弟，中华医学会神经病学分会帕金森病及运动障碍学组，等. 多系统萎缩诊断标准中国专家共识[J]. 中华老年医学杂志，2017，36（10）：1055-1060.

[7] 中国痴呆与认知障碍写作组，中国医师协会神经内科医师分会认知障碍疾病专业委员会. 2018 中国痴呆与认知障碍诊治指南（二）：阿尔茨海默病诊治指南[J]. 中华医学杂志，2018，98（13）：971-977.

[8] 中国痴呆与认知障碍诊治指南写作组，中国医师协会神经内科医师分会认知障碍疾病专业委员会. 2018 中国痴呆与认知障碍诊治指南（五）：轻度认知障碍的诊断与治疗[J]. 中华医学杂志，2018，98（17）：1294-1301.

[9] 中国痴呆与认知障碍诊治指南写作组，中国医师协会神经内科医师分会认知障碍疾病专业委员会. 2018 中国痴呆与认知障碍诊治指南（六）：阿尔茨海默病痴呆前阶段[J]. 中华医学杂志，2018，98（19）：1457-1460.

[10] Lane CA, Hardy J, Schott JM. Alzheimer's disease. European journal of neurology, 2018, 25（1）：59-70.

[11] Lu J, Wang X, Qing Z, et al. Detectability and reproducibility of the olfactory fMRI signal under the influence of magnetic susceptibility artifacts in the primary olfactory cortex. NeuroImage, 2018, 178: 613-621.

[12] Zhang B, Zhang X, Zhang F, et al. Characterizing topological patterns in amnestic mild cognitive impairment by quantitative water diffusivity. Journal of Alzheimer's disease: JAD, 2015, 43（2）：687-697.

[13] Jack CR, Jr, Bennett DA, Blennow K, et al. NIA-AA Research Framework: Toward a biological definition of Alzheimer's disease. Alzheimer's & dementia: the journal of the Alzheimer's Association, 2018, 14（4）：535-562.

[14] Donohue MC, Sperling RA, Petersen R, et al. Association Between Elevated Brain Amyloid and Subsequent Cognitive Decline Among Cognitively Normal Persons. Jama, 2017, 317（22）：2305-2316.

[15] Mackenzie G, Will R. Creutzfeldt-Jakob disease: recent developments. F1000Research, 2017; 6: 2053.

[16] 中国痴呆与认知障碍诊治指南写作组，中国医师协会神经内科医师分会认知障碍疾病专业委员会. 2018 中国痴呆与认知障碍诊治指南（八）：快速进展性痴呆的诊断[J]. 中华医学杂志，2018，98（21）：1650-1652.

[17] Zhang X, Sun Y, Li W, et al. Characterization of white matter changes along fibers by automated fiber quantification in the early stages of Alzheimer's disease. NeuroImage. Clinical, 2019, 22: 101723.

# 第七章　多发性硬化和视神经脊髓炎

## 第一节　多发性硬化

### 【概述】

多发性硬化（multiple sclerosis，MS）是中枢神经系统最常见的脱髓鞘疾病，主要累及脑、脊髓和视神经，是中青年非外伤性致残常见的原因之一。根据临床过程，本病可分为复发缓解型、继发进展型、原发进展型和进展复发型，其中复发缓解型约占总数的85%以上。MS好发于20~40岁的青年人，男女均可受累，女性患病率约为男性的2倍。该病的发病率存在地域差异，生活在温带地区的北欧白种人发病率最高，高发地区包括美国北部、加拿大、冰岛、英国、北欧、澳大利亚及南新西兰，赤道国家发病率相对较低。MS在我国尚无确切的流行病学资料，但报道显示其发病率有增高趋势。

### 【病因与病理】

MS的病因及发病机制尚不清楚，可能与遗传、病毒感染、自身免疫、环境等因素有关。非特异性免疫与特异性免疫（包括细胞免疫和体液免疫）对多发性硬化的病理损害均有影响。

患者大脑半球外观可正常，也可出现脑萎缩表现。脊髓新发病变可出现局部肿胀，少数慢性病例或受损严重者，亦可发生脊髓局部萎缩性改变。急性MS斑块呈棕黄色，边缘模糊，具有颗粒状结构。慢性非活动性斑块的边界清晰，呈灰色，有瘢痕和凹陷的中心。脑内病灶分布具有一定的特征性，大多数MS斑块位于幕上。不到10%发生在后颅窝。大脑深部白质内的MS斑块呈线形、圆形或卵圆形，垂直于侧脑室。50%~90%的幕上病变发生在胼胝体间隔处或与侧脑室相邻。从侧脑室向外沿中心静脉延伸形成"Dawson手指"征。其他常见的病变包括皮层下的U形纤维、桥臂、脑干等。10%的病例可见于灰质（皮层和基底节）病变。脊髓病变以颈胸髓受累多见，多侵犯脊髓白质区。

组织病理学上，MS斑块通常表现为边界清楚，巨噬细胞浸润（间质和血管周围），以及血管周围慢性炎症。急性病变通常是富细胞性的，伴有泡沫巨噬细胞和突出的血管周围T淋巴细胞袖带。表现正常的白质也经常出现变化，包括小胶质细胞激活、T细胞浸润和血管周围淋巴细胞袖带。慢性斑块包括慢性活动性病变及慢性非活动性病变。慢性活动性病变在其外缘周围有持续的炎症。慢性非活动性病变的特点是细胞区减少，髓鞘丢失，没有活跃的炎症，胶质瘢痕形成。

### 【临床表现】

MS临床表现复杂，可因累及神经不同、进展及残疾程度不同而不同。发病前患者可出现头痛、头晕、发热、恶心、呕吐及全身不适等症状。视神经受累表现为单侧或双侧视力下降，两眼可先后受累，相隔时间不等，经激素治疗后视力很快恢复，以后又可复发，晚期出现视神经萎缩。锥体束受累可出现单个或多个肢体无力，双下肢病理征阳性。多发大脑病变除了引起感觉、运动功能障碍外，还可导致认知功能下降和精神症状。小脑、脑干受损时，可出现眼球震颤、眼肌麻痹、面部感觉障碍和咬肌力弱、面肌瘫痪、听力障碍、构音及吞咽困难等。脊髓受累表现为肢体疼痛、感觉障碍、四肢瘫或截瘫及膀胱、直肠功能障碍。上述症状可同时出现，也可先后出现，表现为缓解与复发交替发生，且有逐渐加重的趋势。

脑脊液检查对MS的诊断与鉴别诊断、病情监测与评估具有一定价值。MS患者脑脊液寡克隆区带多阳性，对早期诊断非典型MS具有特殊的意义。脑脊液IgG升高，约1/3的患者有轻度到中度单核细胞增多，约40%的患者总蛋白含量升高。检查脑脊液游离型和结合型髓鞘碱性蛋白及其抗体，有助于 MS 的诊断及病情评价，表现为发作期游离型髓鞘碱性蛋白及其抗体增加，而结合型增高不明显。电生理检查包括视觉、听觉和体感诱发电位，其中视觉诱发电位价值最高，约80% 的 MS 患者可出现异常，表现为波形正常，但潜伏期延长。

【影像学表现】

1. CT MS 病变呈多灶性，CT 平扫表现为侧脑室周围、皮层下边界清楚或不清楚、散在多发、大小不一的斑点状或斑片状等及低密度影，小者仅数毫米，大者可达 4~5cm。大多数病灶无明显的占位效应，少数病灶周围有水肿。活动性病灶增强表现为均匀或环状轻中度强化，慢性期病灶无强化。35%~50% 的患者存在脑萎缩改变。不同密度病灶、强化和无强化病灶共存是 MS 的特征性 CT 表现。

2. MRI MRI 是 MS 影像学检查的"金标准"，能清晰显示 MS 病灶的位置、大小、形态和信号特点。病灶好发于皮层下白质、脑室旁白质、幕下（脑干、小脑）、脊髓等部位，其中较特征性的表现是病灶与侧脑室壁垂直，与脑室周围白质内小血管的走行方向一致（图 2-7-1A）。脑内病灶多呈斑片状，少数也可呈片状。在 $T_1WI$ 上病灶为低或稍低信号，少数也可呈等信号，低信号（黑洞）与轴突损伤有关；在 $T_2WI$ 上多数病灶为高信号，部分为稍高信号。FLAIR 序列能更为清晰地显示病灶。脊髓内病灶多位于颈、胸髓内，呈斑片状，主要累及脊髓外周白质，以侧索和后索多见。

病变多发、短节段、非对称性。累及椎体节段很少超过 2 个，累及范围不超过脊髓横截面积的 1/2。脊髓内病灶在 $T_1WI$ 上多为等信号，少数也可呈低或稍低信号，在 $T_2WI$ 上多数病灶为高信号，部分为稍高信号（图 2-7-2）。MS 病灶除了累及脑白质外，还可以累及脑灰质。增强扫描，急性期病变有强化，而慢性期病变无强化。强化病灶多表现为斑点状和斑片状强化，少数病灶也可呈环形或片状强化。此外，MS 患者还可出现一些伴随征象，如急性期可出现脊髓肿胀增粗、慢性期可发生脑萎缩和脊髓萎缩。MRI 还可用于评价病情变化和监测治疗效果（图 2-7-1B）。MRI 显示病灶的大小不变、病灶变小或数目减少，提示患者处于临床缓解期；病灶增大或数目增多，则提示病情进展。

【诊断要点】

多发性硬化的诊断主要依赖于临床表现，要求病灶具有时间和空间多发的特征。MRI 可为病灶时间和空间多发提供证据：空间多发是脑室周围、皮层下、幕下和脊髓这四个部位中的任意两个出现病灶；时间多发是在单次影像学检查中同时存在强化病灶和非强化病灶或随访 MRI 中出现新病灶。

原发进展型 MS 的诊断标准是在疾病进展持续一年的前提下，具备下列三项中的两项：①在 MS 特征性病灶区域（脑室旁、近皮层或幕下）存在一个以上的 $T_2$ 病灶；②脊髓内有两个以上的 $T_2$ 病灶；③CSF 发现寡克隆区带阳性或 IgG 指数增高。

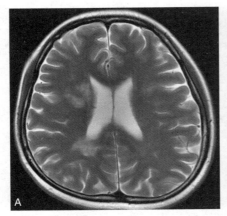
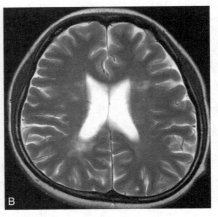

**图 2-7-1 多发性硬化患者在不同时间点的 $T_2WI$ 表现**

患者，女，29 岁，左上肢麻木 7 年。A. 治疗前 $T_2WI$，显示与右侧侧脑室壁呈垂直排列的多发片状及斑片状高信号病灶；B. 治疗后 $T_2WI$，显示病灶范围缩小

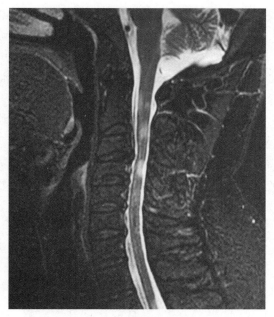

**图 2-7-2 多发性硬化脊髓病灶特点**

患者，男，44 岁，进行性左下肢无力 9 个月。矢状面 $T_2WI$ 显示脊髓病灶纵向长度小于 3 个椎体节段

【鉴别诊断】

多发性硬化主要需与下列疾病在影像学上进行鉴别：

1. 视神经脊髓炎（neuromyelitis optica，NMO） 多发性硬化与视神经脊髓炎同属中枢神经系统的脱髓鞘疾病，临床症状相似。两者的主要鉴别要点包括：①多发性硬化脑内病灶多见，多位于侧脑室旁白质、皮层下白质、小脑及脑干；视神经脊髓炎可有脑内病变，通常位于 AQP4 富集区（下丘脑、第三和第四脑室周围及中脑导水管周围及延髓）。②多发性硬化脊髓病灶长度多小于 3 个椎体节段，视神经脊髓炎脊髓病灶长度常大于 3 个椎体节段。③多发性硬化 NMO-IgG 多为阴性，视神经脊髓炎 NMO-IgG 多为阳性。

2. 急性播散性脑脊髓炎 急性播散性脑脊髓炎是一种发生在感染后（如麻疹、风疹等）的中枢神经系统脱髓鞘疾病，故又称为感染后脑脊髓炎。影像学上，病灶可累及脑灰质，基底节区受累常见。本病缺乏特异的影像学征象，诊断需结合临床及实验室检查。

3. 多发性脑梗死 脑梗死有多次发生的趋势，因此多表现为新、旧病灶同时存在，常位于基底节-丘脑区，梗死范围与血管分布一致，多呈三角形。慢性期脑梗死病灶 FLAIR 上多呈低信号，

多发性硬化病灶 FLAIR 上多呈高信号。

【拓展】

以往，MS 的诊断主要根据临床表现推测病灶的空间和时间播散，最具有代表性的诊断标准是 1965 年的 Schumacher 诊断标准和 1983 年的 Poser 诊断标准。2001 年的 McDonald 诊断标准中充分强调了 MRI 在诊断 MS 中的重要性。2005 年修订的 McDonald 诊断标准又进一步强调了 MRI 在确定病变时间播散的诊断标准，并且对脊髓病变的确定及其在诊断中所起的作用进行了说明。2010 年修订的 McDonald 诊断标准进一步简化了诊断空间播散的 MRI 标准，更易于临床操作。

近年来，功能磁共振成像、弥散张量成像、磁化传递成像、磁共振波谱成像、铁质沉积成像、以 7.0 T 为代表的高场强的 MR 成像等 MRI 新技术的广泛应用，为深入认识多发性硬化的疾病演变及损害机制发挥了重要作用。基于体素的结构图像分析明确了多发性硬化患者早期存在脑萎缩表现；弥散张量成像通过定量测量髓鞘及轴突的完整性，对该病的脑损害机制提供了新认识；磁化传递成像通过间接测定髓鞘含量，加深了人们对该病的了解；波谱成像通过测定各类代谢物，为该病的临床评估提供了新手段；功能磁共振成像揭示了多发性硬化患者的脑功能可塑性机制，为认识影像表现与临床病情不平行现象提供了合理解释。铁质沉积成像分析了铁物质在多发性硬化患者病理生理学和发病机制中的作用；高场强 MR 具有更高的信噪比，能够在亚毫米水平观察脑部结构及病理学改变，更加清晰地显示多发性硬化病变形态内部特征。此外，这些 MRI 新技术还应用到多发性硬化的早期诊断与鉴别诊断领域，取得了一系列进展。

## 第二节 视神经脊髓炎

【概述】

视神经脊髓炎（neuromyelitis optica，NMO），是一种严重的、中枢神经系统常见的自身免疫性炎性脱髓鞘疾病，最常累及脊髓和视神经，脑白质相对正常保留。视神经脊髓炎大部分具有反复发作（90%）的特点，致残率和致死率较高。自 19 世纪首次报道以来，NMO 一直被认为是 MS 的亚型。随着特异性水通道蛋白-4（AQP4）抗体

的发现，NMO 逐渐成为一种独立于 MS 的疾病。2015 年，国际共识小组修订了 NMO 的诊断标准，并将疾病名称扩大到 NMO 谱系疾病（NMOSD）。过去，诊断 NMO 的标准需要视神经炎和横贯性脊髓炎。修订后的标准包括其他症状，如后部综合征（难治性呃逆或恶心和呕吐）和脑干综合征（复视或共济失调）。NMOSD 任何年龄可发病，中位数 39 岁，男女均可受累，女性患病率约为男性的 9 倍。与 MS 的地理分布不同，NMOSD 是一种世界性的疾病，亚洲人发病率高。

【病因与病理】

视神经脊髓炎谱系疾病是一种自身免疫性疾病，诱发因素不明。AQP4 是中枢神经系统中最丰富的水通道蛋白，位于围绕血脑屏障的星形胶质细胞的足突上。研究发现，患者血清内可见 AQP-4 的特异性抗体 NMO-IgG 及 MOG（髓鞘少突胶质细胞抗体糖蛋白）抗体。NMOSD 可以有与 AQP-4 特异性有关者，也有与 MOG 抗体有关者。

经典 NMOSD，单侧或双侧视神经与脊髓受累。颈髓是最常见的受累部位，病变通常延伸到 3 个或更多的脊髓节段。脑部病变并不少见，主要集中在第三、四脑室、中脑背侧导水管周围、下丘脑及延髓。

镜下表现：NMOSD 的镜下特征是选择性 AQP4 免疫反应性丢失和血管中心补体和免疫球蛋白沉积。抗体非依赖性 AQP4 丢失也发生在其他脱髓鞘病症中，如 Balo 病和一些 MS 病例。NMO-IgG 的免疫组织化学染色模式可以用于诊断。NMO-IgG 在 NMOSD 病灶的免疫复合物沉积位点在微血管的近腔面。活跃的 NMO 脱髓鞘病变表现为血管透明样变，这在 MS 或 ADEM 中是不存在的。此外，嗜酸性粒细胞常见于 NMOSD 活组织检查中，但在 MS 中很少见。

【临床表现】

NMOSD 的典型特征是严重的单侧或双侧视神经炎和横断性脊髓炎。也可以累及其他中枢神经系统区域。NMOSD 预后通常比 MS 更差，绝大多数病例（85%~90%）复发，但 NMOSD 偶尔作为单相疾病发生。复发的 NMOSD 通常会导致严重的残余损伤，并与随后的每一次发作累积在一起。几乎 30% 的 NMOSD 患者最初被误诊为 MS，3%~5% 临床首次诊断临床孤立综合征的患者可

以检测到 NMO-IgG 血清阳性。对于 NMOSD 患者，准确地诊断是至关重要的，因为某些用于 MS 的药物会使 NMOSD 恶化。最近的研究表明，NMO 的治疗选择应该是免疫抑制而不是免疫调节药物。血浆置换可用于严重病例。

检测血清或脑脊液中 NMOSD 的特异性生物标志物 NMO-IgG 对于诊断及鉴别 NMOSD 具有很大的意义。诊断特异度为 90%，灵敏度为 70%~75%。NMO-IgG 在 MS 和其他自身免疫性疾病中几乎都是阴性的。

【影像学表现】

1. CT 显示视神经、脊髓增粗，密度一般无改变，增强扫描轻度强化。

2. MRI MRI 显示视神经及脊髓较 CT 优越，是评估可疑 NMO 患者的首选方法。病变主要累及视神经和脊髓，脊髓病变好发于颈髓。急性期脊髓表现肿胀，$T_2WI$ 呈高信号，范围 ≥3 个连续椎体节段。视神经轻度增粗，$T_2WI$ 呈高信号。STIR 更易观察脊髓和视神经高信号，增强扫描急性期脊髓和视神经病变常强化。脑内病变通常位于第三、四脑室周围、中脑导水管周围、下丘脑及延髓。30%~60% 的 NMO 患者大脑白质中也表现为非特异性的 $T_2$FLAIR 高信号，不能排除诊断。DWI：和多发性硬化或对照组比较，脊髓弥散系数较高，各向异性较低。（图 2-7-3~ 图 2-7-5）

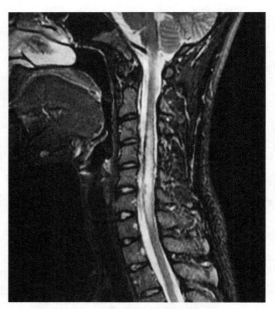

**图 2-7-3 视神经脊髓炎脊髓病灶特点**

患者，女，28 岁，双下肢及右上肢发木、无力 2 年。矢状面 $T_2WI$ 显示脊髓病灶纵向长度大于 3 个椎体节段

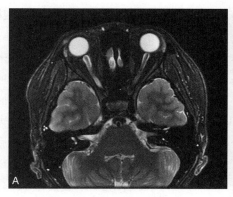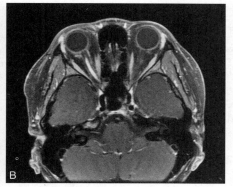

**图 2-7-4　视神经脊髓炎视神经病灶特点**

患者，女，17 岁，双眼反复视力下降 10 年，右眼加重 4 天。A. 视神经轴位 $T_2WI$ 示双侧视神经眶内段略肿胀，右侧为著，呈高信号；B. 轴位 $T_1WI$ 增强扫描示右侧视神经明显强化，左侧视神经未见强化

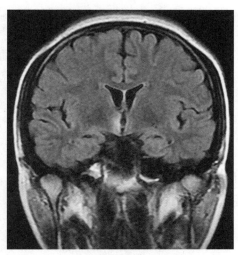

**图 2-7-5　视神经脊髓炎脑内病灶特点**

患者，女，36 岁，反复颈周、头面部疼痛 16 个月。FLAIR 冠状位显示病灶主要位于第三脑室周围

【诊断要点】

视神经脊髓炎谱系疾病的诊断主要依赖于临床表现、AQP4 抗体的检测及 MRI 表现。

AQP4 抗体阳性时：

（1）至少一个核心临床特征。

（2）采用最佳检测方法明确 AQP4 抗体阳性（强烈推荐细胞学的方法）。

（3）除外其他诊断。

AQP4 抗体阴性时：

（1）至少两个核心临床特征（可以一次出现，也可以多次发作时出现）并且符合下列所有：①至少一个核心临床特征为视神经炎、长节段横贯性急性脊髓炎或极后区综合征；②所出现的核心症状应能提示病灶的空间多发性；③满足附加的 MRI 要求。

（2）采用最佳检测方法明确 AQP4 抗体阴性或无法检测。

（3）除外其他诊断。

核心临床特征包括：①视神经炎；②急性脊髓炎；③极后区综合征：发作性呃逆、恶心或呕吐，无法用其他原因解释；④急性脑干综合征；⑤症状性发作性嗜睡或急性间脑综合征伴 MRI 上 NMOSD 典型的间脑病灶；⑥大脑综合征伴 NMOSD 典型的大脑病灶。

附加 MRI 要求（针对 AQP4 抗体阴性或无法检测 AQP4 抗体的 NMOSD 患者）：

（1）急性视神经炎：要求头颅 MRI ①正常或仅有特异性白质病灶，或②视神经 MRI 有 $T_2$ 高信号病灶或 $T_1$ 增强病灶，视神经病灶的长度须大于或等于视神经总长的 1/2，或者视神经病灶累及视交叉。

（2）急性脊髓炎：相关的脊髓髓内病灶长度大于或等于 3 个椎体节段（LETM）或对于既往有脊髓炎病史者，存在长度大于等于 3 个椎体节段的局限性脊髓萎缩。

（3）极后区综合征：需要有相应的延髓背侧 / 极后区病灶。

（4）急性脑干综合征：需要有相关的室管膜周围的脑干病灶。

【鉴别诊断】

NMOSD 主要需与下列疾病在影像学上进行鉴别：

1. **多发性硬化** ①多发性硬化脑内病灶多见，多位于侧脑室旁白质、皮层下白质、小脑及脑干；视神经脊髓炎可有脑内病变，通常位于第三和第四脑室周围、中脑背侧及中脑导水管旁等部位。②多发性硬化累及视神经范围窄；NMOSD累及视神经范围广泛，可以延伸到视神经后部，甚至累及视交叉，病变通常是对称性分布的。③多发性硬化脊髓病灶长度多小于3个椎体节段，视神经脊髓炎脊髓病灶大于3个椎体节段。④多发性硬化NMO-IgG多为阴性，视神经脊髓炎NMO-IgG多为阳性。

2. **急性脊髓炎** 鉴别困难，但急性脊髓炎无视神经改变。

3. **脊髓空洞症** 表现为脊髓肿胀及$T_2WI$高信号，但范围较长，$T_2WI$信号更高。

4. **脊髓肿瘤** 星形细胞瘤或室管膜瘤表现为$T_2WI$高信号，但是实性部分强化较明显。

【拓展】

近年来，功能磁共振成像、磁共振波谱成像、铁质沉积成像等MRI新技术及以7.0 T为代表的高场强的MR成像的广泛应用，能够深入了解视神经脊髓炎谱系疾病的病理生理学及发病机制，为临床诊断及鉴别诊断视神经脊髓炎谱系疾病提供了新的定量化方法。基于功能磁共振成像的MS和NMOSD研究结果显示丘脑的结构改变在MS和NMO是相似的，但MS的病理学改变更严重；功能改变（低频振幅、自发低频活动的相关系数、加权功能连接强度）仅在MS丘脑的几个亚区出现；磁共振波谱成像是对活组织的代谢产物进行定量分析。铁质沉积成像对于显示静脉血管、血液成分、钙化、铁沉积等非常敏感。基于磁共振波谱成像及铁质沉积成像的研究可以从一定程度反映了多发性硬化和视神经脊髓炎谱系疾病发病机制的差异；高场强MRI能够更加清楚地显示脑部的细微结构，增加病变与血管的对比度，对于小血管的显示具有很大的优势，有助于显示脱髓鞘斑块内部中央静脉。另外有研究基于常规成像序列采用影像组学的方法来鉴别MS和NMOSD。

（马 林 吴 珂 马笑笑）

# 参 考 文 献

[ 1 ] Ma X, Zhang L, Huang D, et al. Quantitative radiomic biomarkers for discrimination between neuromyelitis optica spectrum disorder and multiple sclerosis. J Magn Reson Imaging, 2019, 49（4）: 1113-1121.

[ 2 ] Sinnecker T, Dörr J, Pfueller CF, et al. Distinct lesion morphology at 7-T MRI differentiates neuromyelitis optica from multiple sclerosis. Neurology, 2012, 79（7）: 708-714.

[ 3 ] Polman CH, Reingold SC, Banwell B, et al. Diagnostic criteria for multiple sclerosis: 2010 revisions to the McDonald criteria. Ann Neurol, 2011, 69（2）: 292-302.

[ 4 ] Popescu BF, Pirko I, Lucchinetti CF. Pathology of multiple sclerosis: where do we stand?. Continuum, 2013, 19（4 Multiple Sclerosis）: 901-921.

[ 5 ] Sinnecker T, Schumacher S, Mueller K, et al. MRI phase changes in multiple sclerosis vs neuromyelitis optica lesions at 7T. Neurol Neuroimmunol Neuroinflamm, 2016, 3（4）: e259.

[ 6 ] Wingerchuk DM, Banwell B, Bennett JL, et al. International consensus diagnostic criteria for neuromyelitis optica spectrum disorders. Neurology, 2015, 85（2）: 177-189.

[ 7 ] Ciccarelli O, Thomas DL, De Vita E, et al. Low myo-inositol indicating astrocytic damage in a case series of neuromyelitis optica. Ann Neurol, 2013, 74（2）: 301-305.

[ 8 ] Kim W, Kim SH, Huh SY, et al. Brain abnormalities in neuromyelitis optica spectrum disorder. Mult Scler Int, 2012, 2012: 735486.

[ 9 ] Kister I, Herbert J, Zhou Y, et al. Ultrahigh-field MR（7 T）imaging of brain lesions in neuromyelitis optica. Mult Scler Int, 2013, 2013: 398259.

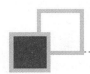

# 第八章　脊髓疾病

本章首先介绍影像学检查方法的选择原则及各种方法的主要作用；其次简述脊髓疾病的诊断思路及难点；然后一一阐述临床上常见的三大类脊髓病变——脊髓肿瘤、脊髓炎以及脊髓空洞症的病理生理、临床、影像学表现，并通过图文并茂的病例展示加深读者对该类疾病的认识，随后概括其诊断及鉴别诊断要点，最后通过拓展部分阐述相关比较影像学及最新前沿技术等。

**【影像检查方法的选择】**

临床上怀疑脊髓疾病首选脊髓与脊柱 MRI 检查，矢状面 $T_2WI$ 对病变范围的显示敏感而全面，增强前后矢状面及横断面 $T_1WI$ 的对比观察对病变的定性分级诊断具有重要临床价值。如需要观察肿瘤与皮质脊髓束的关系可以尝试弥散加权成像（diffusion weighted imaging, DWI）及纤维束成像，臂丛神经成像技术已经较为成熟，在臂丛神经损伤及肿瘤性病变的治疗前后起到重要作用，波谱分析在脊髓病变中的应用尚未推广；CT 检查作为补充方法可以了解病变内有无钙化及出血，怀疑血管性病变如脊髓动静脉畸形或瘘者可选择 CT 血管成像（CT angiography, CTA）作为筛选方法，需要治疗或确诊则进一步行数字减影血管造影（digital subtraction angiography, DSA）检查。怀疑颅底凹陷或扁平颅等可以加做颅底 CT 或颅底 X 线。

**【诊断思路及难点】**

脊髓疾病的诊断需要先明确肿瘤性病变与非肿瘤性病变，一旦确定为肿瘤性病变，判断肿瘤位置在脊髓内还是脊髓外，甚至精细到在髓外硬膜下还是硬膜外，对病变的定性诊断即明确肿瘤的良恶性至关重要。因为髓内肿瘤的前三位依次为星形细胞肿瘤、室管膜瘤和血管网状细胞瘤，髓外硬膜下多为脊膜瘤和神经源性肿瘤，髓外硬膜外肿瘤以转移瘤和淋巴瘤多见。临床上常见的脊髓非肿瘤性病变除脊髓炎及各种原因的脊髓空洞症外，还有血管性病变及变性疾病等。诊断难点在于脊髓解剖结构的限制给病变的来源判断带来极大的困惑，而且用于脑的功能 MRI 新技术在脊髓病变的诊断与鉴别诊断上没有得到很好的应用；该方面的研究仍需继续。

## 第一节　脊髓常见肿瘤

椎管内肿瘤可分为髓内肿瘤、髓外硬膜下肿瘤和硬膜外肿瘤三种。其中以髓外硬膜下肿瘤为最多，占 60%~75%；髓外硬膜下肿瘤包括神经鞘瘤、神经纤维瘤、脊膜瘤。神经鞘瘤是最常见的髓外硬膜下肿瘤，占 25%~30%，较神经纤维瘤多见；脊膜瘤位于椎管内肿瘤的第二位，占 25%。其他可见蛛网膜囊肿、表皮样囊肿以及畸胎瘤等；髓内肿瘤仅占椎管肿瘤的 10%~15%，主要是室管膜瘤、星形细胞瘤等。室管膜瘤占髓内肿瘤的 60%，是成人最常见的髓内肿瘤；星形细胞肿瘤占髓内胶质瘤的 30%，是成人第二位常见的髓内肿瘤，是儿童最常见的髓内肿瘤。椎管内恶性肿瘤常发生于硬膜外，绝大多数为转移瘤，其次为淋巴瘤等。

### 一、室管膜瘤

**【病理生理】**

室管膜瘤是起源于脊髓中央管的室管膜细胞或终丝等部位的室管膜残留物。室管膜瘤可发生于脊髓各段，以马尾、终丝区最常见，其次为颈髓区。肿瘤呈腊肠形，边界锐利，囊变、出血多位于肿瘤边缘。多数肿瘤沿中央管呈纵向对称性膨胀性生长，部分可呈外生性生长。肿瘤上下两侧见囊变或空洞形成。

镜下病理：瘤内间质少，血管为瘤内主要支

架,有时可见血管内皮细胞增生,增生的细胞可将血管阻塞。因富含血管,常可见自发性出血。肿瘤可沿终丝进入神经孔向髓外和硬脊膜外生长,也可经脑脊液向其他部位种植和发生蛛网膜下腔出血。

【临床表现】

平均发病年龄为 43 岁,女性略多。主要临床表现为局限性背颈痛,可逐渐出现肿瘤节段以下的运动障碍和感觉异常。由于肿瘤生长缓慢,病史较长,完全切除后复发较少见。

【影像学表现】

1. CT　平扫可见病变呈低密度,少数呈等密度或略高密度,脊髓外形不规则膨大,肿瘤与正常脊髓分界不清,囊变较星形细胞瘤少见,偶可见钙化。当肿瘤较大时,可压迫椎体后缘呈扇形压迹,椎管扩大伴椎间孔扩大;增强后扫描可见肿瘤轻度强化或不强化。CT 脊髓造影( CT myelography,CTM )可见蛛网膜下腔变窄、闭塞、移位。

2. MRI　平扫 T$_1$WI 显示肿瘤区呈均匀性低信号或等信号或低等混合信号( 图 2-8-1A ),少数可为略高信号,后者多见于黏液乳头状室管膜瘤,因为此类肿瘤的细胞内及周围聚集了大量的黏液素,其主要成分为蛋白质。T$_2$WI 呈高信号( 图 2-8-1B ),其内可见囊变、坏死、出血,可显示相应的信号改变。值得注意的是颈髓室管膜瘤的出血多位于肿瘤的边缘,也可以作为肿瘤的特征之一,其解释最多的是颈髓的活动度明显多于其他节段的脊髓。室管膜瘤与周围正常脊髓分界清楚,当颈部运动时,肿瘤与临界正常组织的活动有所不同,它们之间存在着积压力和牵张力,肿瘤与临界正常的脊髓之间有滑动,这种牵张破坏肿瘤的供血动脉和表面静脉,导致反复少量出血,肿瘤上下两端的牵张力大于肿瘤的中间部,所以肿瘤的出血多位于头端或尾端。部分肿瘤可突出至脊髓表面,甚至达蛛网膜下腔。Gd-DTPA 增强后的 T$_1$WI 扫描图像上,可见肿瘤明显强化,囊变坏死区无强化( 图 2-8-1C ),而且增强扫描有助于显示肿瘤范围及区别肿瘤与良性空洞症。增强后肿瘤变得更清楚是室管膜瘤一个重要的特征。关于室管膜瘤的囊变很多作者进行了研究,多数认为有三种囊变:①瘤内囊变。是真正的囊变,其囊壁由肿瘤细胞构成,囊内含有坏死的肿瘤组织、蛋白质和肿瘤出血等,增强后此类囊壁强化。②肿瘤头端及尾端的囊变。肿瘤上端及尾端合并囊变是常见的表现,它是周围脊髓组织对肿瘤的反应性改变,其囊壁衬有正常的胶质细胞,囊内有血性或黄色的液体,但没有肿瘤细胞,增强后此类囊壁不强化。③反应性中央管的扩张。此类易于鉴别,中央管扩张,增强后囊壁不强化( 图 2-8-2 )。

【诊断要点】

室管膜瘤 CT 扫描呈低密度影,脊髓不规则增粗,蛛网膜下腔狭窄,增强后扫描肿瘤轻度强化,MRI 扫描 T$_1$WI 上呈均匀低信号,T$_2$WI 上呈高信号,注射 Gd-DTPA 后肿瘤实质明显均匀强化。

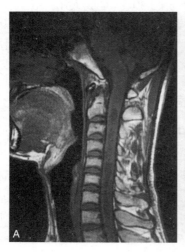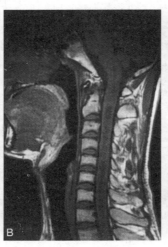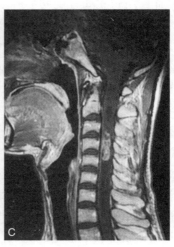

**图 2-8-1　室管膜瘤**

A. MR 矢状面 T$_1$WI 平扫显示病变呈低信号,脊髓外形不规则膨大,肿瘤与正常脊髓分界不清;B. T$_2$WI 显示病灶呈高信号,信号不均匀可见囊变区;C. 增强后 T$_1$WI 可见肿瘤明显强化

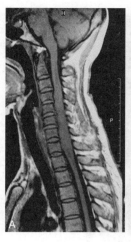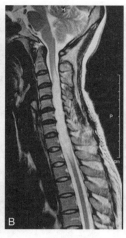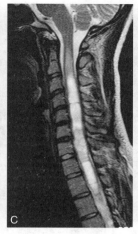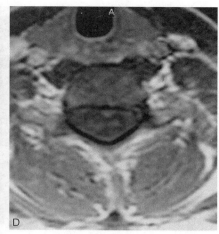

图 2-8-2 室管膜瘤

A. MR 矢状面 $T_1WI$ 平扫显示病变位于脊髓,病灶伴低信号囊变,脊髓外形不规则膨大,肿瘤与正常脊髓分界不清;
B. $T_2WI$ 显示病灶呈高信号,信号均匀;C. $T_2WI$ 显示病灶内囊变;D. MR 横断面增强后 $T_1WI$ 可见肿瘤小片状散在强化

## 二、星形细胞肿瘤

### 【病理生理】

星形细胞肿瘤好发于颈、胸髓,其次为腰段脊髓。肿瘤沿纵轴伸展,往往累及多个脊髓节段,甚至脊髓全长。脊髓明显增粗、纹理消失、血管稀少,与正常脊髓分界不清。肿块内常见偏心、小而不规则囊变;肿块的头端或尾端也可发生非肿瘤性囊变,即合并脊髓空洞。部分脊髓表面可有粗大迂曲的血管匍匐。

镜下病理:多数肿瘤为低度恶性纤维型星形细胞瘤,高度恶性星形细胞瘤少见。可见肿瘤细胞浸润邻近组织。

### 【临床表现】

多见于儿童、青壮年,无性别倾向。临床表现为疼痛,多为局限性。晚期可引起神经脊髓功能不全症状和体征。

### 【影像学表现】

1. CT 平扫,肿瘤边界不清,呈低或等密度,少数可呈高密度,囊变、出血常见,钙化少见。增强扫描肿瘤轻度或不均匀强化。脊髓不规则增粗,常累及多个脊髓节段,邻近蛛网膜下腔狭窄,偏良性星形细胞瘤可出现椎管扩大。CTM:脊髓膨大增粗,邻近蛛网膜下腔受压变窄甚至闭塞。

2. MRI 脊髓不规则增粗,病灶区 $T_1WI$ 呈低信号,$T_2WI$ 上呈高信号,肿瘤内合并囊变或出血时,信号不均匀。星形细胞瘤可同时存在新鲜及陈旧性出血,其影像表现与出血时间有关。典型者肿瘤范围相当广泛,多个脊髓节段受累(图2-8-3);注射 Gd-DTPA 增强后扫描肿瘤区明显强化。有些肿瘤恶性度低,血脑屏障相对完整,早期可不出现强化,延迟到 30~60 分钟后扫描,可见较大范围的强化区,瘤周水肿、瘤内囊变、软化灶不强化。部分星形细胞瘤无强化,生长越缓慢的肿瘤强化越不明显。肿瘤增强程度与病变区域血流增加和脊髓屏障破坏有关,也就是说和肿瘤的良性程度有关。肿瘤的增强的情况对手术及活检有帮助。少数恶性度高的胶质母细胞瘤可见脑脊液种植性转移,Gd-DTPA 增强扫描对判别肿瘤复发及检出沿脑脊液种植转移灶非常有价值。

### 【诊断要点】

特征为累及范围广泛,囊变率高,颈胸段好发,大多可明确诊断。

### 【髓内肿瘤的鉴别诊断】

髓内星形细胞瘤应与室管膜瘤及血管网状细胞瘤相鉴别:室管膜瘤多发生于 30 岁以上者,而星形细胞瘤多见于儿童和青少年。室管膜瘤累及的范围小,一般为 5 个脊髓节段,而星形细胞瘤累及的范围广泛,星形细胞瘤多位于脊髓的偏侧和后部,而室管膜瘤则占据整个脊髓的横径,且边界不清楚,髓内囊变不易发现,两端囊变比较常见,星形细胞瘤出血、囊变的机会较室管膜瘤少见。血管网状细胞瘤可呈多中心性生长,囊变出现率高并可伸延到肿瘤之外,在囊变上有时可见到附壁结节,肿瘤结节内可见到血液成分。血管网状细胞瘤多位于脊髓的背侧,可伴有明显的脊髓增

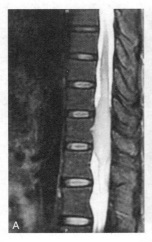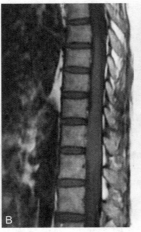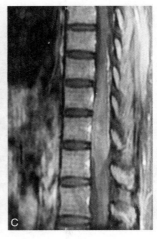

图 2-8-3 星形细胞（WHO Ⅱ级）

A. MR 矢状面 T₂WI 抑脂序列可见肿瘤呈高信号，脊髓不规则增粗，累及多个脊髓阶段；
B. T₁WI 矢状位平扫可见肿瘤等信号；C. 注射 Gd-DTPA 增强后扫描，肿瘤区中轻度强化

粗和脊髓空洞。肿瘤背侧可见点状及条索状的血管流空影为特征性表现。

### 三、神经鞘瘤与神经纤维瘤

【病理生理】

神经鞘瘤源于神经鞘膜的施万细胞，又称施万细胞瘤。病理上，可发生于脊髓的各个节段，以腰段略多，颈胸段次之。多呈孤立结节状，有完整包膜，常与 1~2 个脊神经根相连，与脊髓无明显相连。由于肿瘤生长缓慢，脊髓长期受压，常有明显压迹甚至呈扁条状，多伴水肿软化等。有时肿瘤从硬脊膜囊向神经孔方向生长，使相应神经孔扩大，延及硬膜内外的肿瘤常呈典型的哑铃状。神经鞘瘤肉眼观为分叶状，有包膜，边界清楚，圆形或卵圆形，可见囊变、坏死和脂肪变性等。镜下可见两种类型，分别为 Antoni A 型和 Antoni B 型。大多数神经鞘瘤起源于脊神经背侧感觉根，沿神经根走行，根据病灶与硬膜的关系分为硬膜内段占 70%~75%，硬膜外段占 15%，硬膜内外段哑铃型占 15%，发生于脊髓内者不到 1%。

神经纤维瘤源于神经纤维母细胞。肿瘤可发生于椎管内任何节段，但很少发生在圆锥以下。肿瘤在脊髓的侧方顺沿神经根生长，呈圆形肿块，易入椎间孔，造成邻近椎弓根与椎体的侵蚀。肿瘤一旦达到椎管外，生长十分迅速。多发神经纤维瘤常见于神经纤维瘤病，往往同时并有椎管、骨骼内脏方面的异常。部分神经纤维瘤患者可发生

恶变，形成神经纤维肉瘤。

【临床表现】

神经鞘瘤好发于 20~60 岁，男性略多于女性；神经纤维瘤好发于 20~40 岁，无性别差异。主要表现为神经根性疼痛，以后出现肢体麻木、酸胀感或感觉减退。可出现运动障碍，随着病情进展可出现瘫痪及膀胱、直肠功能障碍等脊髓压迫症状。

【影像学表现】

1. CT 平扫，肿瘤呈圆形或卵圆形肿块，密度略高于脊髓密度，相应的脊髓受压、移位。增强扫描，肿瘤呈中等均匀强化。肿瘤易向椎间孔方向生长，可引起椎管或神经孔扩大，椎弓根骨质吸收破坏。当肿瘤穿过硬脊膜囊沿神经根鞘向硬脊膜外生长时，可形成哑铃状肿块。CTM 影像表现与椎管造影表现相似。

2. MRI

（1）神经鞘瘤：神经鞘瘤 T₁WI 上肿瘤呈与脊髓相等或略高于脊髓信号，少数低于脊髓信号，T₂WI 呈高信号（图 2-8-4A、B）。Antoni A 型和 Antoni B 型之间 MR 信号无明显差异，两者均可发生囊变、出血或坏死，在 T₁WI、T₂WI 上呈现相应信号变化；Gd-DTPA 增强后扫描，所有神经鞘瘤均见强化（图 2-8-4C、D），实质性肿瘤强化均匀，而合并囊变、坏死的实质伴囊变肿瘤可呈不均匀强化（图 2-8-5）。后者的形成机制为：①肿瘤的囊变坏死；②肿瘤的中央供血血管减少；③肿瘤内细胞排列致密，使细胞外的间隙变小而造影

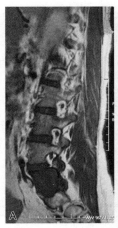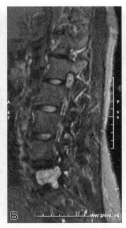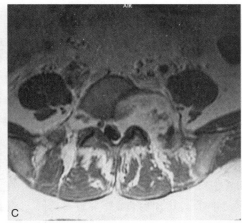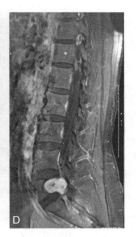

图 2-8-4　神经鞘瘤

A. MR 矢状位 $T_1WI$ 肿瘤呈等低信号；B. 矢状位 $T_2WI$ 呈高信号；C. 横断位 $T_2WI$ 病灶沿椎间孔向外生长，呈哑铃状；D.Gd–DTPA 增强后矢状位扫描，神经鞘瘤明显强化

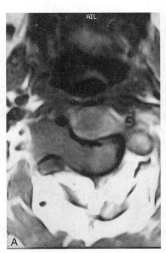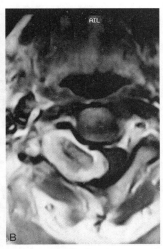

图 2-8-5　右颈 $_{2-3}$ 神经鞘瘤

A. MR 横断面 $T_1WI$ 平扫见肿瘤呈略低信号，肿瘤穿过硬脊膜囊沿神经根鞘向硬膜外生长时，形成哑铃状的硬膜内、外部分；
B. MR 横断面 $T_1WI$ 增强后扫描显示肿瘤呈不均匀强化

剂的进入减少。侵袭性与破坏性不是肿瘤的特点，其存在有恶性倾向。MRI 能够勾划出肿瘤与脊柱的毗邻关系。在颈椎部位，肿瘤和椎动脉的关系十分重要，因此在常规 MRI 检查的同时，加做 MR 血管成像显示血管的特征。

（2）神经纤维瘤：肿块在 $T_1WI$ 上呈低或等信号，在 $T_2WI$ 上呈等或高信号。增强扫描，肿块呈明显强化。"靶样征"为其特征表现，即病灶中心在 $T_1WI$ 上和增强 $T_1WI$ 上呈低信号，周边呈环形高信号。其中心低信号为胶原纤维组织，周边高信号为黏液基质成分。

【诊断要点】

神经鞘瘤临床主要表现根性神经痛，类似椎间盘突出。平片可见相应椎间孔扩大，椎弓根吸收破坏等骨质结构改变；在 CT 扫描上可见略高于脊髓密度的肿瘤组织，易发生于神经根鞘部位，常穿过椎间孔向硬膜外发展，呈典型的哑铃状改变；MRI 上可清晰观察肿瘤向硬膜外侵犯的走行和哑铃状肿瘤的全貌，神经鞘瘤和神经纤维瘤有时在 MRI 上不容易区分，而合并囊变、出血、坏死的良性神经鞘瘤与恶性神经鞘瘤或神经纤维肉瘤容易混淆。单发神经纤维瘤早期仅见相应脊神经增粗，多组神经受累时则为神经纤维瘤病，常合并颅内或脊髓内其他肿瘤存在。神经纤维瘤病有恶变形成神经纤维肉瘤的倾向。

### 四、脊膜瘤

【病理生理】

脊膜瘤好发于中上胸段,颈段次之,腰段少见。肿瘤常位于脊髓背侧,多为圆形或卵圆形的实性肿块,质地较硬,可见钙化,包膜上覆盖有较丰富的小血管网。肿瘤基底较宽,与硬脊膜粘连较紧。脊髓受压移位、变形,可出现水肿、软化甚至囊变。少数可经椎间孔长入硬脊膜或椎管外。大多数脊膜瘤生长缓慢,手术切除预后良好,少数可见术后复发,极少数可见恶变。

【临床表现】

好发于青中年,女性多于男性。临床表现与神经鞘瘤相似。

【影像学表现】

1. CT　平扫可见椭圆形或圆形的肿块,密度略高于脊髓,有时瘤体内可见不规则钙化,有完整包膜,邻近骨质可有增生性改变。增强扫描可见肿块呈中度强化。CTM与神经鞘瘤等造影所见相似。

2. MRI　平扫见肿块多呈卵圆形,在$T_1WI$上多呈等或略低信号,在$T_2WI$上多呈等或略高信号,钙化在$T_1WI$、$T_2WI$上呈低信号。肿块以宽基底或无蒂附着在脊髓背侧的硬脊膜上,也可在脊髓的前方和侧后方,很少超过两个节段。脊髓常向健侧移位,但很少引起脊髓内水肿。少数恶性脊膜瘤可突破硬脊膜长入硬脊膜外。增强扫描可见肿块呈持久性均匀强化,伴明显钙化或囊变时呈轻度强化;邻近的硬脊膜可见“尾巴状”线性强化,即“脊膜尾征”,颇具特征(图2-8-6)。

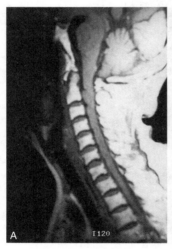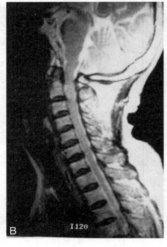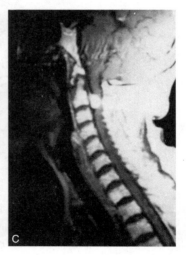

**图2-8-6　颈$_{2-3}$脊膜瘤**
A. MR矢状面平扫$T_1WI$病灶呈等信号;B. MR矢状面$T_2WI$病灶呈略高信号;C. 增强后$T_1WI$显示病灶呈均匀强化,邻近硬脊膜可见“尾巴状”线性强化

【髓外硬膜下肿瘤的鉴别诊断】

脊膜瘤与神经鞘瘤信号变化相仿,但前者易钙化,向椎间孔侵犯者较少,很少出现哑铃状改变。胸段神经鞘瘤穿出神经孔向椎旁生长时,应与纵隔肿瘤相鉴别。终丝马尾室管膜瘤偶然可类似单发起源于神经根的肿瘤,两者区别较困难。椎间盘突出可压迫硬脊膜囊,甚至形成硬膜下突出肿块,也可形成神经孔内或孔外肿块,与神经鞘瘤很难区别,增强扫描有助于两者的鉴别。弥漫神经根增粗应除外良性肥厚性神经病和恶性病变,如转移瘤和非霍奇金淋巴瘤等。哑铃状神经鞘瘤应除外脊膜瘤、脊索瘤、神经根袖囊肿及神经节囊肿等。

### 五、转移瘤

【病理生理】

以下胸段最为多见,腰段次之,颈段最少。原发肿瘤常不清楚。儿童转移瘤多通过椎间孔侵入椎管内,引起脊髓环形受压;成人转移瘤易侵犯椎体的椎弓部分,继而累及椎体及椎旁软组织。

【临床表现】

转移瘤是硬膜外最常见的恶性肿瘤。多见于中老年人,无性别倾向。临床上主要症状为背痛(占80%~96%,可为局灶性也可为根性疼痛)和进行性神经脊髓功能减退,最后可引起麻痹,感觉功能丧失(占35%~51%)和括约肌功能失调(占57%)。5%的儿童恶性肿瘤可伴有硬脊膜外转移伴脊髓压迫症状。

【影像学表现】

1. CT 平扫显示硬脊膜外软组织肿块,密度常同椎旁肌组织相似,边缘不规则,可呈弥漫浸润压迫硬脊膜囊,使蛛网膜下腔阻塞,硬膜外脂肪消失;病灶多向椎旁生长,有些肿瘤可穿破硬脊膜向硬膜下或髓内生长,脊髓常受压、移位。当脊髓被浸润时,其外形不规则,与正常组织分界不清。椎体、椎弓根常有不同程度的破坏,大多呈溶骨性破坏。CT显示骨质受累情况特别是椎弓根和椎间小关节的改变明显优于MRI。增强后扫描部分肿瘤强化。CT扫描对椎管内转移瘤的主要价值在于能够明确椎管周围骨质破坏情况,通过轴位骨窗或三维重建图像,能够清晰地显示椎体、椎板、椎弓根处骨质破坏的情况。

2. MRI 平扫显示硬脊膜外软组织肿块和椎体、椎弓根信号异常。硬脊膜外软组织肿块 $T_1WI$ 呈等信号(与椎旁肌组织相比),$T_2WI$ 呈高或等信号,信号较均匀,大多数累及2~3个脊髓节段,外形不规则。而椎体、椎弓根信号异常在MRI上有四种形式:①多发、局灶性 $T_1WI$ 呈低信号,$T_2WI$ 呈高信号,病理证实为多发局灶性溶骨性病灶;②多发、局灶性 $T_1WI$、$T_2WI$ 均呈低信号,病理证实为成骨硬化性病灶;③弥漫均匀性 $T_1WI$ 呈低信号、$T_2WI$ 高信号;④弥漫不均匀性 $T_1WI$ 呈低信号、$T_2WI$ 高信号。Gd-DTPA增强后扫描,一般肿瘤均可见强化。MRI对脊髓及椎管病变特别敏感,通过MRI检查能够发现椎管内转移瘤的位置、肿瘤本身的特征、邻近脊髓与神经根的受压情况,为进一步治疗提供准确的信息。

3. PET/SPECT扫描 对骨质内由于肿瘤转移所致代谢异常较为敏感。有助于良、恶性肿

瘤的鉴别。若椎体及椎弓同时出现放射性核素摄取增加则提示为转移性,若单纯椎体出现局限性或弥漫性放射性核素摄取增加则提示良性。但也会出现假阴性和假阳性。

【诊断要点】

硬膜外转移瘤常伴有邻近椎骨破坏,尤其是椎弓根溶骨性破坏,椎间隙多无狭窄。CT与MRI可见硬膜外不规则软组织肿块影,易向椎旁软组织内侵犯,硬脊膜囊和脊髓有不同程度的受压、移位,增强后扫描多见肿瘤强化,结合原发肿瘤史诊断确立不难。

【硬膜外肿瘤的鉴别诊断】

硬膜外转移瘤应与淋巴瘤、白血病浸润以及邻近软组织原发恶性肿瘤等鉴别;还应与慢性肉芽肿、血管脂肪瘤相鉴别。硬膜外淋巴瘤多引起椎体破坏,受累椎体在 $T_1WI$、$T_2WI$ 均呈低信号,肿瘤呈包鞘状环绕硬脊膜囊生长,神经根亦常受累;Gd-DTPA增强后可见肿瘤及受侵硬脊膜明显强化为其特征性改变;粒细胞型白血病患者中可见绿色瘤形成,为白血病细胞聚集所致,多位于脊柱,可呈绿色,为局限性膨胀性肿块,$T_1WI$ 上呈等信号,$T_2WI$ 呈略低或等信号,Gd-DTPA增强后可见强化。血管脂肪瘤CT上可见硬脊膜外低或等密度肿块,MRI $T_1WI$ 呈等或高信号,$T_2WI$ 呈高信号,有些病灶可广泛浸润邻近椎体;增强后扫描病灶强化程度依脂肪与血管成分而定。

【拓展】

脊髓MRI检查是目前诊断脊髓病变最主要的影像学检查方法,可以直接显示脊髓的解剖及病变。适用于显示椎管内、外肿瘤。增强MRI检查可以更清楚地显示病变的边缘及范围。MR脊髓水成像为无创性检查,诊断价值类似椎管脊髓造影和CTM。脊髓的弥散张量成像及磁共振波谱方面的研究一直在探索中。

# 第二节 脊 髓 炎

【概述】

广义的脊髓炎是指由病毒、细菌、螺旋体、立克次体、寄生虫、原虫、支原体等生物源性感染所致的脊髓炎症。与以往带状疱疹病毒、脊髓灰质

炎病毒等相比,近年来与 HIV 有关的脊髓炎有递增趋势,也有肝炎病毒所导致脊髓炎的报告。其中两种形式值得关注,其一为急性播散性脑脊髓炎,是一种炎性脱髓鞘性疾病,常发生在某些感染后,如麻疹、天花、水痘、腮腺炎、百日咳、流行性感冒等,也可发生于牛痘、狂犬病疫苗接种后,儿童比成人更易感。其发病机制多数人认为是感染后继发脱髓鞘改变,且与自身免疫有关。其二为急性横断性脊髓炎,又称急性横断性脊髓病,为一种累及脊髓的急性起病、进展迅速的病变,它不是一种独立的病变,而是由多种原因引起的临床症候群,包括细菌感染、病毒、真菌或寄生虫感染等,结缔组织病(结节病)、全身系统性疾病(如系统性红斑狼疮、白塞综合征等)以及多发性硬化等自身免疫性病变发展过程中均可引起急性横断性脊髓炎。

【病理生理】

病理主要表现为软脊膜炎症、脊髓水肿、变性、炎症细胞浸润、渗出、神经细胞肿胀,严重者出现脊髓软化、坏死、出血,慢性期神经细胞萎缩,神经髓鞘脱失、轴突变性、神经胶质细胞增生。本病急性期脑脊液检查可有白细胞数及蛋白含量轻度增高。

【临床表现】

临床特征为病变水平以下肢体瘫痪、感觉障碍和自主神经功能障碍等。可分急性、亚急性和慢性三种。急性横断性脊髓炎多产生截瘫,起病急,症状重。少数急性或亚急性脊髓炎由于严重的炎症肿胀可产生脊髓压迫症,临床上颇似硬脊膜外脓肿或椎管内肿瘤。

【影像学表现】

影像学上主要表现为脊髓节段性或弥漫性增粗。与急性期脊髓型多发性硬化很难区别,前者通常病灶累及范围更广泛且更易合并出血征象。CT 平扫显示脊髓弥漫性低密度区,合并出血者呈混杂密度;MRI $T_1WI$ 呈等或低信号,$T_2WI$ 呈高信号(图 2-8-7A、B),占位效应明显;增强后扫描一般无强化;但依病程及病原体不同,也可见弥漫、斑片状(图 2-8-7C)、环状强化。慢性期可见脊髓萎缩改变如脊髓变细伴中央管扩大。

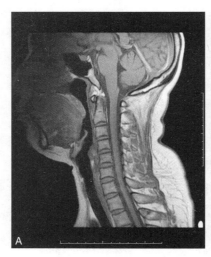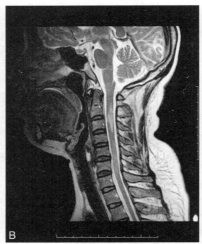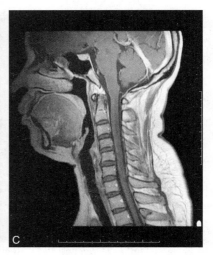

**图 2-8-7 急性脊髓炎**

A、B. MRI 平扫显示脊髓稍肿胀,内见斑片状长 $T_1$、长 $T_2$ 异常信号,边缘模糊;C. MRI 增强显示病灶后下缘点状偏心性轻度强化

【诊断要点】

急性播散性脊髓炎主要表现为长节段脊髓肿胀伴 $T_2WI$ 高信号,增强后一般强化不明显,少数片状强化;急性横断性脊髓炎除多节段脊髓肿胀外,累及脊髓横断面积 2/3 以上,增强后可出现斑片状偏心性强化。结合临床及脑脊液检查对于明确诊断非常重要。

【鉴别诊断】

脊髓炎与脊髓多发性硬化、视神经脊髓炎很难鉴别;临床上尚需与维生素 $B_{12}$ 缺乏所致的亚急性脊髓联合变性、与 AIDS 有关的脊髓病和脊髓感染性肉芽肿等相区别。

1. **脊髓多发性硬化**　与急性播散性脊髓炎很难鉴别。它是中枢神经系统脱髓鞘病变中最常见的一种类型。病因尚不明确。多位于脊髓的白质区，呈弥漫分布。可发生于脊髓的任何节段。CT平扫仅可以发现形态改变，由于脊髓横断面较小，且受骨伪影影响，平扫也可为阴性；增强后扫描急性期可见不均匀斑片状强化。MRI为首选检查方法。矢状面 $T_1WI$、$T_2WI$ 可清楚显示病变范围，急性期 $T_1WI$ 仅显示脊髓增粗，其内信号可为正常，$T_2WI$ 可见一个或数个高信号灶；增强后扫描可呈斑片状强化。亚急性期和慢性期可见脊髓逐渐变细呈萎缩性改变。

2. **视神经脊髓炎**　是一种视神经和脊髓同时或相继受累的急性或亚急性中枢神经系统脱髓鞘性疾病。近年来研究表明，视神经脊髓炎可能是一种独立的疾病。MRI显示视神经或视交叉增粗，可有或无强化。合并的脊髓炎可表现为急性横断性脊髓炎或播散性脊髓炎，病情进展迅速，可有缓解—复发。

3. **维生素 $B_{12}$ 缺乏所致的亚急性脊髓联合变性**　最常累及上胸段及颈髓，矢状面 $T_2WI$ 脊髓后索条形高信号，横断面 $T_2WI$ 上病灶两侧对称的倒V征是本病的特征性表现；增强后病灶大部分无明显强化，也可出现轻度强化征象。经过维生素 $B_{12}$ 治疗后病灶可以出现缩小或消失。

【拓展】

首选MRI检查，增强检查有利于与其他疾病鉴别诊断。

# 第三节　脊髓空洞症

【概述】

脊髓空洞症是一种脊髓慢性进行性疾病，可为先天性和获得性两种，前者多伴有小脑扁桃体延髓联合畸形，后者多伴有外伤、肿瘤、蛛网膜炎等因素。

【病理生理】

脊髓空洞症分为交通性和非交通性两大类。交通性脊髓空洞直接与蛛网膜下腔相连，多为先天性，常合并 Chiari 畸形、脊髓脊膜膨出、脊髓纵裂等畸形；非交通性脊髓空洞不与蛛网膜下腔直接交通，可因外伤、肿瘤或蛛网膜炎等引起。

脊髓空洞症可发生于脊髓任何节段，颈髓和上胸段脊髓最常见，有时可涉及延髓、下胸髓甚至达脊髓全长。Chiari 畸形伴发的脊髓空洞症常见于颈或颈胸段，肿瘤性空洞多位于颈段，外伤性空洞可发生于所有节段。膨大的脊髓表面有时可见到扩张的畸形血管，空洞内液体呈淡青或微黄透明色，成分与脑脊液相似；镜下空洞壁由星形细胞或室管膜细胞构成，当增生的胶质组织在空洞内形成分隔时，空洞则呈腊肠样或多房性改变。

【临床表现】

好发于 25~40 岁，男性略多于女性。主要表现为节段性分离性感觉障碍，即痛温觉消失、触觉存在；相关肌群的下运动神经元性瘫痪、肌肉萎缩；若锥体束受累可出现上运动神经元损害后症状。多伴有 Chiari 畸形。未经治疗的脊髓空洞症多有渐增大的趋势。

【影像学表现】

1. **CT**　80%的空洞可在CT平扫时发现，表现为髓内边界清晰的低密度囊腔，其CT值与相应蛛网膜下腔内脑脊液相同，较相应脊髓节段CT值平均低15Hu，病变区脊髓外形膨大；少数空洞内压力较低而脊髓外形呈萎缩状态。当空洞较少或含蛋白量较高时，平扫可能漏诊。椎管内碘水造影 24 小时延迟CT扫描，可在脊髓空洞内见到高密度的造影剂。当空洞不直接与蛛网膜下腔相通时，碘水可通过脊髓血管间隙或第四脑室的交通进入空洞，因此，碘水造影后发现髓内高密度影的机会较多。伴发脊髓肿瘤时，CT平扫显示脊髓不规则膨大，密度不均，空洞壁较厚，增强后CT扫描肿瘤区可呈结节、斑片状、环形强化。外伤后脊髓空洞症常呈偏心性空洞，其内常可见分隔，增强后强化不明显。

2. **MRI**　MRI为显示该病变的最佳方法，尤其矢状面可清晰显示范围和伴发的畸形。一般表现为脊髓增粗，其中央或略偏中央见充满液体的空洞，$T_1WI$ 和 $T_2WI$ 上信号与脑脊液一致（图 2-8-8），空洞与正常脊髓之间分界清晰，有时可见空洞周围的脊髓组织 $T_2WI$ 高信号，可能与胶质增生、水肿或脊髓软化有关。横断面上空洞多呈圆形（图 2-8-9），有时形态不甚规则或呈双腔形，边缘清楚光滑。不同原因的脊髓空洞症，其空洞形态有所不同，即伴有 Chiari 畸形的脊髓积水 - 空洞症多为阶段性囊状或"串珠"样改变；外伤性脊髓空洞症以多房性或腊肠样空洞为多见；肿瘤性脊髓空洞常为多发、跳跃状，主要与肿瘤发生囊变有关，囊变部分的信号往往比空洞内液为高。另外，非交通性空洞常为单发，其长度、直径均小；而交通性空洞由于脑脊液的搏动，可出现脑脊液流空现象即 $T_1WI$、$T_2WI$ 上空洞内均呈低信号。多房性空洞由于分隔的存在导致搏动减弱，脑脊液流空现象出现率较低，但当其交通以后，空洞内脑脊液流空现象出现率明显增多。因此，在随访中如发现脑脊液流空现象从有到缺失则提示多房分隔的存在。施行分流术后空洞内搏动幅度亦可减弱甚至消失，因此空洞内脑脊液流空现象的观察亦可作为交通性脊髓空洞症手术疗效观察的一项指标。Gd-DTPA 增强后扫描显示先天或外伤等良性积水 - 空洞症，病灶区无强化；继发于肿瘤的恶性积水 - 空洞症者多见病灶不均匀强化（图 2-8-10、图 2-8-11），可清楚辨别肿瘤和空洞。

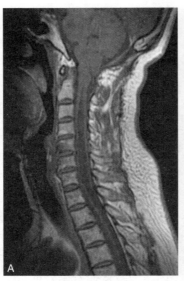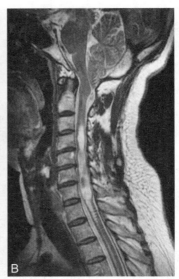

**图 2-8-8　Chiari I 畸形**

A. MR 矢状面 $T_1WI$ 显示小脑扁桃体下移，颈髓变粗，内见条片状低信号灶；B. $T_2WI$ 病灶区高信号，信号不均匀

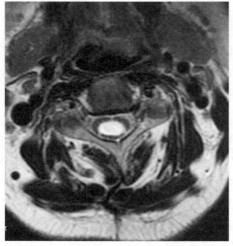

**图 2-8-9　Chiari I 畸形合并脊髓空洞**

横断面 $T_2WI$ 显示脊髓空洞呈高信号

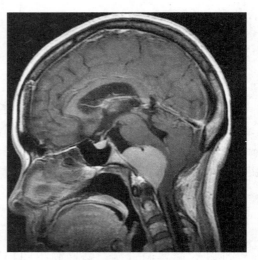

**图 2-8-10　斜坡脑膜瘤压迫脊髓伴空洞形成**

增强后矢状面 MR $T_1WI$ 显示肿瘤均匀强化，典型的"脊膜尾征"，相应脊髓受压伴空洞形成

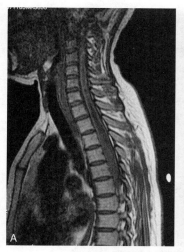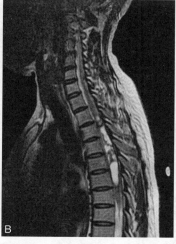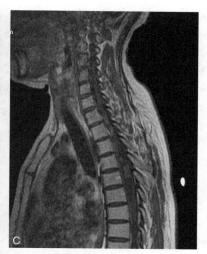

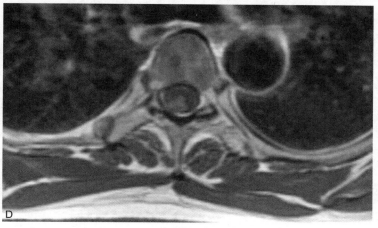

图 2-8-11　颈胸髓胶质瘤伴空洞

A. MR 矢状面 $T_1WI$ 平扫显示阶段性脊髓内不均匀低信号，相应脊髓增粗；B. MR 矢状面 $T_2WI$ 显示病灶呈高信号，信号不均匀；C. 增强后 MR 矢状面 $T_1WI$ 显示肿瘤实质区强化，空洞区不强化；D. 增强后横断面 MR $T_1WI$ 显示病灶区强化肿瘤区

【诊断要点】

异常囊性脊髓病变伴有周边胶质增生，脊髓不同程度膨大；局灶或广泛分布，常为纵向，常发生慢性损害/损伤（空洞形成）或者脊髓中央管脑脊液的动力学改变（严格地说称为脊髓积水，例如 Chiari Ⅰ 畸形中所见）。

【鉴别诊断】

脊髓空洞症是脊髓膨大伴有无强化的条状扩张囊腔，需要和髓内囊性病变进行鉴别。室管膜瘤及星形细胞瘤容易囊变，但有强化或不强化的肿瘤实质部分，以此区分。

【拓展】

首选 MRI 检查，增强检查有利于与其他疾病鉴别诊断。MRI 脑脊液流动试验有助于判断病变内脑脊液的动力学改变。

（洪楠　耿道颖　张军）

# 参 考 文 献

［1］耿道颖. 脊柱与脊髓影像诊断学. 北京：人民军医出版社, 2008.

［2］Benesch M, Frappaz D, Massimino M. Spinal cord ependymomas in children and adolescents. Childs Nerv Syst, 2012, 28（12）：2017-2028.

［3］Fujiyoshi K, Konomi T, Yamada M, et al. Diffusion

tensor imaging and tractography of the spinal cord: from experimental studies to clinical application. Exp Neurol, 2013, 242: 74-82.

[ 4 ] Jacob A, McKeon A, Nakashima I, et al. Current concept of neuromyelitis optica（NMO）and NMO spectrum disorders. J Neurol Neurosurg Psychiatry, 2013, 84（8）:
922-930.

[ 5 ] Terae S, Hida K, Sasaki H. Diagnosis of syringomyelia and its classification on the basis of symptoms, radiological appearance, and causative disorders. Brain Nerve, 2011, 63（9）: 969-977.

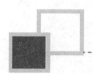

# 第九章　成人获得性代谢性脑病

## 第一节　韦尼克脑病

【概述】

韦尼克脑病（Wernicke encephalopathy, WE）是 1881 年德国神经病学家 Carl Wernicke 在他的脑疾病专著中首先描述的。WE 是由维生素 B₁缺乏所导致的急性代谢性脑病。没有治疗的韦尼克脑病到慢性期在临床上出现健忘和虚构症状，称为 Wernicke-Korsakoff 综合征。维生素 B₁（又称硫胺素）的缺乏，可以是摄入不足或者吸收不良，临床常见于摄入食物中缺少维生素 B₁ 的营养不良、神经性厌食症、饥饿、剧吐（如重度早孕反应）、胃及空肠手术后、小肠吸收功能障碍、恶性消耗性疾病、酗酒等，其中慢性酒精中毒是其最常见的病因。但是在过去的 20 年，酗酒所致的本病发病率有所下降，而非饮酒人群中的发病率在上升，主要是医源性的，如会发生在减肥的胃肠手术后。本病多见于成人，男性略多于女性。

【病理生理】

维生素 B₁（硫胺素）在体内可以转化为具有活性的焦磷酸硫胺素，后者是细胞代谢中重要的辅酶，参与葡萄糖的三羧酸循环。当维生素 B₁ 缺乏时，焦磷酸硫胺素减少，机体不能很好地利用葡萄糖生成 APT，能量代谢障碍引起脑组织乳酸堆积和酸中毒，干扰神经递质的合成、释放和摄取，出现韦尼克脑病的症状。

本病的病理性改变可见神经毡的海绵状变性、水肿，毛细血管内皮细胞肿胀，红细胞外渗出血，最终导致髓鞘脱失、神经元坏死。病变常发生在脑中线附近，三脑室、中脑导水管及四脑室周围，这些葡萄糖氧化最为丰富的部位。双侧乳头体异常也是本病特征性的病理改变，早期肿胀，晚期萎缩。乳头体萎缩被认为是硫胺素缺乏的标志

性表现。

【临床表现】

本病典型的临床表现为：意识状态改变、眼球运动障碍（眼肌麻痹）和共济失调。但是完全表现出典型三联征的并不多见。临床上常见的症状包括：嗜睡、视力下降或视物模糊，轻型的表现为小脑共济失调，还有些表现为非特异性的精神障碍，如举止随便、神情淡漠。晚期出现顺行性健忘，时间顺序记忆障碍，进而出现虚构、认知下降、逆行性健忘、视力丧失等症状。

实验室检查显示血丙酮酸、乳酸浓度升高，血维生素 B₁ 浓度降低。

【影像学表现】

MRI 是本病首选的影像学检查方法，头部 CT 检查对于本病的诊断不敏感。（图 2-9-1）

MRI 上典型的影像学表现为：双侧乳头体、内侧丘脑、三脑室旁、四叠体、中脑导水管周围灰质、甚至四脑室周围出现对称性的异常信号。在 T₁WI 上为低信号，T₂WI 及 FLAIR 上为高信号，其中 FLAIR 序列对于显示病变最为敏感。急性期在 DWI 上可以表现为弥散明显受限（高信号），ADC 值降低。病变早期脑灌注成像显示病灶区高灌注（CBF 升高）表现。如果合并出血，依据出血时期的不同可以在 T₁WI 上出现高信号，T₂WI 低/高低混杂信号，T₂*WI 或者 SWI 上出现低信号。及时治疗病灶可以好转，异常信号消失。未经及时治疗疾病晚期出现双侧乳头体萎缩表现，双侧丘脑软化灶等改变。

CT 上可见双侧丘脑、脑干出现低密度影。合并出血早期可见病灶内的高密度影。

【诊断要点】

以眼肌麻痹、行走不稳或不能、精神症状或意识障碍来急诊室就诊的患者均应除外韦尼克脑病的可能。临床上要注意排查是否存在导致维生

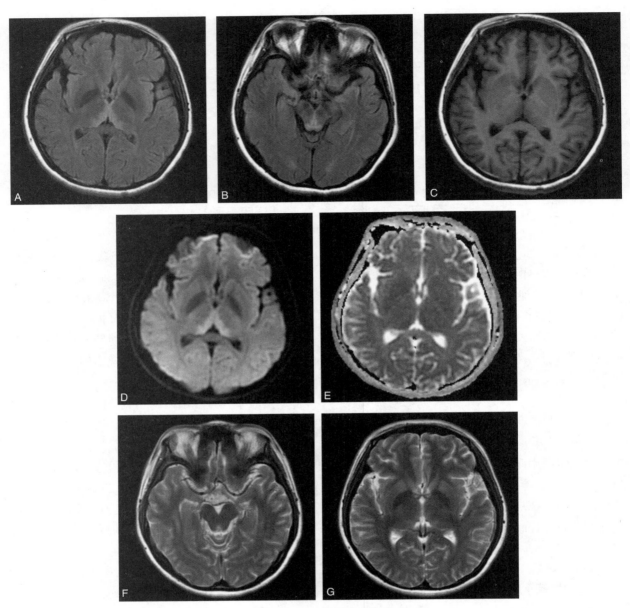

图 2-9-1 韦尼克脑病

A. 轴位 FLAIR 可见中脑导水管周围及顶盖异常高信号；B. 轴位 FLAIR 示双侧丘脑内侧异常高信号；C. 病灶在 $T_1WI$ 上呈稍低信号，显示欠清晰；D. DWI 上双侧丘脑内侧呈异常高信号；E. ADC 值变化不明显；F、G. 治疗后复查中脑导水管周围、双侧丘脑内侧异常信号吸收

素 $B_1$ 摄入及吸收减少的原因。影像学上应选择 MRI 进行头部检查，若看到特征性的影像学表现可以提出诊断。

【鉴别诊断】

1. Percheron 动脉梗死 Percheron 动脉是丘脑穿支动脉的变异类型，为单干起源于一侧大脑后动脉（PCA）的 P1 段后发出许多细小分支供应双侧丘脑旁正中部的穿支动脉。因此 Percheron 动脉梗死后，双侧丘脑紧邻三脑室的旁正中部出现脑梗死，部分同时伴有部分中脑受累，

临床上出现突发意识障碍、反应迟钝、眼球垂直运动障碍等症状，影像学上表现较为双侧丘脑旁正中部对称性异常信号，中脑腹内侧对称性受累，表现为中脑"V"字形异常信号，在 $T_1WI$ 上为低信号，$T_2WI$ 及 FLAIR 上为高信号，急性期在 DWI 上为高信号，ADC 值降低，丘脑病变外缘常为圆形，与供血动脉分布有关。MRA 上一般不能显示穿支动脉，但此类患者常为一侧胚胎 PCA 变异的患者（Percheron 动脉常与对侧胚胎 PCA 共存），该侧 PCA 的 P1 段先天发育不良。其他好发因素是

老年患者,有脑血管病的高危因素。

**2. 深静脉栓塞**　大脑大静脉栓塞可导致双侧丘脑对称性的异常信号,多表现为 CT 上的低密度,MRI 上 $T_1WI$ 呈低信号,$T_2WI$ 呈高信号。合并出血时会出现 $T_1WI$ 高信号,$T_2WI$ 低信号,病变可延伸到中脑、基底节及相邻白质区。MRV 上大脑大静脉不显影。临床上表现为头痛、颅内高压表现、意识下降,严重时出现昏迷、高热、痫性发作、去大脑强直甚至死亡。病因为各种原因所导致的高凝状态及易栓症等。

**3. 视神经脊髓炎**　视神经脊髓炎(NMO)是一种产生了针对水通道蛋白4(AQP-4)受体的自身抗体的自身免疫性炎症,累及视神经和脊髓是其特征性表现。约一半以上的 NMO 患者会出现脑内受累,易累及靠近脑脊液交换的界面,如脑室旁、脑池旁等。三脑室、导水管周围可以出现斑片状 $T_1WI$ 低信号,$T_2WI$ 高信号的异常,无明显占位效应。需要结合视神经炎和 / 或脊髓炎的临床表现予以鉴别。

# 第二节　非酮症性高渗性高血糖综合征

【概述】

糖尿病相关的中枢神经系统并发症包括:高血糖酮症酸中毒、(血糖控制不当所致的)低血糖昏迷以及非酮症性高渗性高血糖综合征(hyperosmolar hyperglycemic nonketotic syndrome,HHNKS),后者也称为(非酮症性)高渗性高血糖状态(hyperosmolar hyperglycemic state,HHS)。von Frerichs 在 1883 年就非酮症性糖尿病昏迷有所描述,但是直到 1957 年 Sament S 和 Schwartz MB 发表文章才引起重视。HHS 的特征就是高血糖、高血浆渗透压、严重脱水和缺乏酮体,常见于 2 型糖尿病的老年患者,少数也可以发生在儿童、青少年。属于糖尿病罕见及严重的并发症,非酮症性高渗高血糖昏迷的病死率达 20%,比糖尿病酮症酸中毒的病死率高约 10 倍。HHNKS 的诱因包括①感染与应激:如呼吸系统或泌尿系统感染,脑血管意外、急性心肌梗死、急性胰腺炎、消化道出血、外伤、手术、中暑或低温等应激状态;②水摄入不足:老年人口渴中枢敏感性下降,以及不能主动摄水的幼儿或重病患者;③失水过多:严重的呕吐或腹泻,脱水以及透析治疗等;④高糖摄入:糖尿病诊断不明时大量摄入含糖饮料、高糖食物,或静脉输入大量葡萄糖液、完全性静脉高营养,以及使用含糖溶液进行血液透析或腹膜透析等情况;⑤某些影响血糖的药物的作用,如大量使用糖皮质激素、噻嗪类或呋塞米(速尿)等利尿药、普萘洛尔、苯妥英钠、氯丙嗪、西咪替丁、甘油、硫唑嘌呤及其他免疫抑制剂等;⑥急、慢性肾功能衰竭。由于 HHS 属于可逆的代谢异常,需要早期进行干预。有效的治疗手段包括:积极输注低张的液体纠正脱水,小剂量的胰岛素治疗,及时调整电解质等,在纠正血糖及高渗后症状有一定的自限性。因此,认识 HHS 的影像学表现极为重要。

【病理生理】

由于糖尿病患者在应激状态下胰岛素相对不足,而胰岛素的反调节激素,如胰高血糖素、儿茶酚胺、皮质醇、生长激素等的水平升高,糖原异生作用(由糖原转变成葡萄糖)增强,肝糖分解释放,导致血糖极度升高,血浆渗透压明显升高,组织中产生的渗透压梯度引起水分从细胞中脱出,肾小球滤过率开始升高,出现渗透性利尿和糖尿,糖尿阻止了血糖的进一步升高,但是持续的渗透性利尿会导致低血容量,从而肾小球滤过率开始降低,血糖进一步升高,最终导致机体严重脱水。患者可有轻度的酸中毒,但不伴有明显的酮体升高。HHS 患者的循环内有相对较高的胰岛素水平(与酮症酸中毒相比)和较低的糖原水平,这种较高的循环胰岛素 / 糖原比可以阻止脂类分解,同时高渗状态也可抑制脂肪细胞分解,减少游离脂肪酸进入肝脏,从而减少酮体生成,因此 HHNKS 患者较少出现酮症酸中毒。此外,极度的高血糖导致促炎性的细胞因子的释放,增强过氧化应激反应,也会造成相应的损伤。

【临床表现】

HHNKS 的患者症状多种多样,包括:多尿、多饮、烦渴、体重下降;局灶性神经功能受损症状,如偏瘫、偏盲、偏侧舞蹈投掷症;全身性或部分性癫痫发作、部分性癫痫持续状态;嗜睡、幻觉、定向障碍、最后昏迷。血糖有效控制后症状可以消失或者部分明显改善。

实验室检查显示发病时血糖显著升高,多超过33.3mmol/L(600mg/dl),血浆渗透压超过300mOsm/kg,显著升高时有效血浆渗透压大于320mOsm/kg,尿糖强阳性,酮体可正常或轻度升高,电解质紊乱包括血清钠浓度升高,可大于145mmol/L。血清钾可升高、正常或降低,取决于患者脱水及肾功能损害程度,以及血容量减少所致的醛固酮分泌的状况,需要密切注意。血氯可轻度升高。血酮体正常或轻度升高,如果血酮体明显升高,大于0.85mmol/L,提示合并酮症酸中毒。

【影像学表现】

本病是一组综合征,不同的严重程度,受累部位及范围的不同,表现出明显不同的临床症状,其中的发病机制尚未完全阐明。根据其临床表现的不同可分为:非酮症高渗偏侧舞蹈投掷症、高渗高血糖性癫痫发作以及非酮症性高渗高血糖脑病(昏迷)等,影像学上有不同的表现。但是研究显示HHS出现的不同临床表现与年龄、性别、入院时的渗透压、相关的共病状况、脑影像学表现及疾病的持续时间均不相关。而后遗症常见于脑影像上有异常的患者,与渗透压高低无关。但是这种状态下影像学表现有一些特点应该加以认识。

1. 非酮症性高渗高血糖偏侧舞蹈投掷症 CT上常表现为一侧豆状核和/或尾状核头的高密度影,在某些病例也可以双侧受累。病变没有占位效应,病变周围无水肿征象。静脉注射对比剂后通常没有异常强化。

MRI上一侧豆状核和/或尾状核头的$T_1WI$高信号影为本病的特征性影像学表现,以壳核发生异常信号最为常见,病变边界清晰。病变在$T_2WI$/FLAIR上信号表现多变,有时为低信号,有时为高信号,且信号可不均匀。灌注成像显示基底节及丘脑的脑血流量降低。DWI上通常无弥散明显受限表现。增强后无明显强化。

本病发病率低,占舞蹈症中的1%左右,绝经期后女性略多发。表现为突发的不自主的单侧肢体舞蹈投掷症状,影像学上可见症状肢体对侧的基底节核团异常,原因不清,也鲜有明确病理对照研究。有限的病理报告所见包括:坏死、小动脉管壁增厚、管腔狭窄、红细胞外渗、毛细血管增生、

淋巴细胞及巨噬细胞浸润、棘红细胞生成、饲肥型星形细胞富集等。代谢性异常常表现为双侧对称性改变,由于本病多为单侧病变,易误诊为脑血管病等其他病因。文献报道上述异常影像改变在血糖控制好后有可能消失。少数双侧发病,表现为双侧基底节区的异常,占高血糖所致的舞蹈投掷症的10%~25%。

2. 高渗高血糖性癫痫发作 发作后早期在CT上显示为皮层肿胀,早期密度可升高,灰白质分界不清,脑沟变浅。

MRI对病灶的显示更加清晰,症状发作后早期表现为在$T_2$ FLAIR上皮层下白质出现边界清晰的线条状、片状低信号,相邻的皮层可表现为肿胀的$T_2WI$高信号,DWI上弥散受限,ADC值降低;增强后病变皮层及相邻柔脑膜可见异常强化。恢复期FLAIR上的皮层下白质低信号消失,这种一过性的改变提示可复性的病理改变。动物实验研究的结果提示这种癫痫后早期出现皮层下$T_2WI$低信号的机制为皮层缺血,轴索损伤所致的一过性非血红素铁聚集,以及自由基的聚集。癫痫发作时兴奋性细胞毒性轴索损伤会导致自由基的聚集。

10%~40%的HHS患者会出现癫痫发作,与一般的代谢性异常所致的全身性癫痫发作不同,HHS常导致局灶性癫痫发作,表现为单纯或复杂的部分性癫痫发作,或部分性癫痫持续状态(epilepsia partialis continua,EPC),而且是抗癫痫药物难治性的癫痫,但是胰岛素治疗纠正高血糖以及纠正脱水状态,患者的癫痫可以缓解。病灶可发生在顶叶、顶枕叶及额叶(中央前回)。HHS发生局灶性癫痫的机制尚不清楚,这种情况在糖尿病酮症酸中毒时很少见到,考虑酸中毒pH值降低抑制了神经元的活性。酮体的抗癫痫作用还因为增加了谷氨酸脱羧酶的活性而提高了$\gamma$-氨基丁酸(GABA)水平。而在HHS时长期的高血糖本身就容易导致惊厥,同时三羧酸循环被抑制,GABA代谢增强,癫痫的阈值降低;此外代谢应激(如:缺氧)时ATP敏感的钾通道($K_{ATP}$ channel),增加神经元的兴奋性,也可导致癫痫的发作。

3. 非酮症性高渗高血糖昏迷 由于发作的诱因很多,所以发作时影像学表现也多种多样,可

以混有诱因的表现（如感染、心脑血管卒中），同时，高血糖会导致脑血流灌注的下降，尤其在大脑皮层和基底节核团。高血糖还导致血脑屏障的改变，从而改变毛细血管的葡萄糖、胰岛素、胆碱、氨基酸和氧化应激的转运。HHS 状态越严重，预后越差。（图 2-9-2）

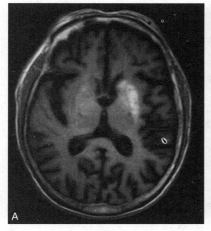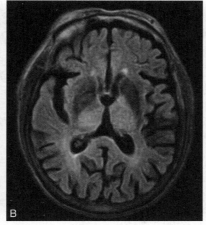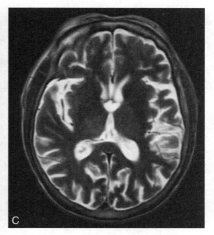

图 2-9-2　非酮症性高渗高血糖偏侧舞蹈投掷症

患者，女性，75 岁，糖尿病，血糖控制不佳，近期出现右侧肢体不自主运动。A. 轴位 $T_1WI$ 见左侧尾状核及豆状核呈高信号，边界清晰；B、C. 异常信号在 FLAIR 和 $T_2WI$ 上不明确

文献报道 HHS 可出现胼胝体压部可逆性异常信号，表现为在 $T_1WI$ 上稍低信号，$T_2WI$ 及 FLAIR 上为高信号，急性期 DWI 上为高信号，ADC 值降低。可以出现渗透性髓鞘溶解，出现脑桥中心髓鞘溶解症或桥外的髓鞘溶解。

【诊断要点】

本病主要是临床诊断，要熟悉 HHS 的各种临床表现，实验室指标。影像学上如果出现单侧基底节区的 CT 高密度影或 MRI 上 $T_1WI$ 高信号，结合临床表现，应该认识到是 HHS 所致的单侧舞蹈投掷症的表现；如果出现癫痫发作，MRI 的 FLAIR 相上显示的皮层下可逆性低信号合并相应皮层肿胀对本病诊断有一定的提示作用，可结合实验室检查及脑电图结果进行诊断；如果出现 HHS 昏迷，需结合 MRI 表现分析其诱因及其共病的情况，有助于临床更有针对性的治疗以及预后。

【鉴别诊断】

1. HHS 偏侧舞蹈投掷症临床上需要与 Huntington 舞蹈症、棘红细胞增多症等鉴别，影像学上神经退行性 Huntington 舞蹈症表现为双侧尾状核头的萎缩，棘红细胞增多症也表现为一侧或双侧尾状核头的萎缩，间接征象为双侧侧脑室额角的明显扩大，外后缘明显。影像表现上偏侧舞蹈投掷症需要与基底节区出血相鉴别，血肿的形态及 CT 值上与本病可有一定的差异，同时临床表现上也明显不同。

2. HHS 癫痫需要与其他原因所致的癫痫相鉴别，其中围发作期的血糖状态是很重要的线索，HHS 癫痫多发生在有 2 型糖尿病的老年患者，围发作期的 MRI 征象有一定的特点，表现为可逆性的 FLAIR 上皮层下的低信号，结合临床特点有助于鉴别诊断。

3. HHS 昏迷的鉴别诊断主要依靠临床实验室检查综合判断。

## 第三节　肝性脑病

【概述】

肝性脑病（hepatic encephalopathy，HE）是由急、慢性肝功能衰竭或门体循环分流所致的神经精神异常、认知损害和神经肌肉疾病的综合征，可以急性起病，也可表现为慢性或亚临床隐匿性起病。常见于肝硬化的患者。在我国导致肝功能异常致肝硬化的原因主要是病毒性肝炎、酒精性肝炎、非酒精性脂肪性肝炎、药物中毒性肝炎等。诱发肝性脑病的因素也很多，如上消化道出血、高蛋白饮食、大量排钾利尿、放腹水，使用安眠、镇静、麻醉药,便秘、尿毒症、感染或手术创伤等。

【病理生理】

肝性脑病的发病机制比较复杂,是多因素所致,目前尚未完全清楚。肝脏功能的衰减导致某些代谢毒性物质的蓄积损害中枢神经系统,主要是氨和锰。①肠道产生的含氮的毒性物质不能被肝脏清除,导致氨在血液及脑脊液中积聚。高血氨血症引起神经递质的功能异常,进而影响脑的能量代谢,导致星形细胞肿胀。血氨与兴奋性神经递质谷氨酸结合形成过量的谷氨酰胺,谷氨酰胺是很强的渗透剂(osmolyte),可导致脑水肿(包括细胞毒性水肿和血管源性水肿),引起颅内压升高,严重的情况下会出现脑疝。此外,炎症也参与了肝性脑病的病理生理过程,通过复杂的生物免疫细胞机制,系统性炎症最终导致星形细胞功能异常及小胶质细胞的激活。②肝功能衰竭时,锰等金属物质的清除受阻,而锰在脑内的积聚是有选择性的,易积聚于基底节区,尤其是在苍白球,引起相应神经元的损伤,出现进展性的锥体外系症状。

【临床表现】

因肝病的类型、肝细胞损害的程度、起病的急缓以及诱因的不同,肝性脑病的临床表现有很大差异,从亚临床的状态到严重的昏迷都可能发生,表现为性格改变、举止异常、智能减退、精神错乱等,早期症状的多样性是本病的特点,但是精神状态的异常是肝性脑病较为特征性的早期改变。随着病情的加重,出现扑翼样震颤、幻觉、躁狂,进而出现昏睡,呼之可醒,答话不准;直至意识不清,出现昏迷,逐渐对各种刺激无反应。根据肝性脑病的严重程度不同,临床上将肝性脑病分为0~4级,0级为没有肝性脑病的表现,仅有神经心理的改变;1级患者表现为欣快或焦虑,注意力下降,睡眠节律变化;2级为明显的人格改变,丧失时间判断力,昏睡或淡漠,出现扑翼样震颤;3级患者表现为离奇的行为,各种定向力异常,意识不清,半昏迷,仅对刺激有反应,扑翼样震颤增多;4级患者昏迷,频发扑翼样震颤;也可将肝性脑病分为:最小肝性脑病状态(minimal HE)、隐匿的肝性脑病(covert HE)及明显的肝性脑病(overt HE)。

实验室检查显示肝性脑病患者血浆氨浓度升高,血钠浓度、pH值降低,血渗透压及 $CO_2$ 浓度升高,当血氨浓度大于150mmol/L时增加出现颅内高压的风险。应当注意监测,及时纠正高血氨血症、低钠血症、高碳酸血症及酸中毒等。

肝性脑病所致的代谢异常是潜在可逆的,当肝硬化患者进行了肝移植之后,肝功能或者门体循环分流被纠正,异常的症状可以消失,脑内的改变如锰的异常沉积可以减少甚至消失。

【影像学表现】

急性肝性脑病在CT上可以表现为正常,或者出现弥漫的脑水肿,表现为灰白质分界不清,脑沟变浅等征象,注射对比剂后无明显异常强化;慢性期可表现为非特异性的脑萎缩。

肝性脑病的MRI表现有明显的特征性,具体如下(图2-9-3、图2-9-4):

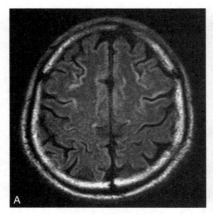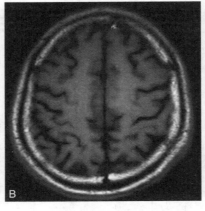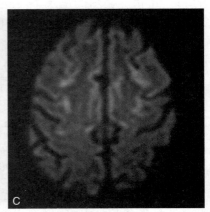

图 2-9-3　肝性脑病

患者,男性,43岁,发现肝功能异常半年,反复抽搐发作2周,血氨升高。A. 轴位 FLAIR 可见双额叶皮层异常高信号,部分区域略显肿胀;B. 病变在 $T_1WI$ 上显示欠清;C. 病变在 DWI 上呈高信号

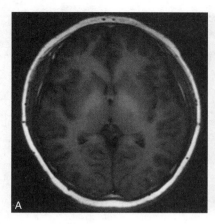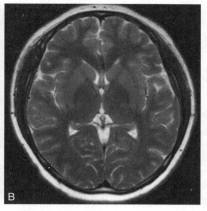

图 2-9-4　肝性脑病

患者，男性，13 岁，长期肝功能异常。A. 轴位 $T_1WI$ 见双侧苍白球对称信号升高；B. $T_2WI$ 上显示不清

1. 急性严重肝衰竭所致脑病时，大脑皮层可见弥漫性肿胀，$T_1WI$ 为稍低信号，$T_2WI/FLAIR$ 为高信号，出现双侧对称性岛叶皮层和扣带回的弥散受限，DWI 为高信号，ADC 值降低，是肝性脑病急性期较为特征性的表现；还可出现在双侧丘脑、额叶、顶叶、颞叶，但是一般不累及中央沟附近及枕叶。严重的脑水肿会导致颅内压升高，脑疝的发生，虽然脑疝的发生率（约 4%）并不高，但却是致命的。

氢质子的磁共振波谱（MRS）有助于肝性脑病的诊断，其典型表现为大脑实质谷氨酸及谷氨酰胺复合峰（Glx）升高，胆碱（Cho）降低，肌醇（mI）明显降低。谱线上代谢物峰异常的程度与肝性脑病的严重程度相关。

2. 慢性肝功能衰竭的患者，双侧苍白球对称性 $T_1WI$ 高信号是其较为特征性的 MRI 表现。这是由于锰的顺磁性所导致的。锰的选择性沉积主要在苍白球，还可以发生在中脑黑质的网状带、壳核、丘脑下区以及腺垂体，造成这些部位 $T_1WI$ 上的信号升高。

3. 双侧脑室旁白质、内囊后肢可见斑片状 $T_2WI$ 高信号，这种脑白质的异常信号可见于肝性脑病或者没有脑病的肝硬化的患者。慢性改变没有弥散受限，ADC 值升高可见于双侧丘脑、基底节和脑室旁白质等处。

4. 由于肝功能衰竭时，凝血功能受损，患者容易出血。这种出血也可以发生在脑内，形成血肿。在 CT 和 MRI 上均可见相应的改变。

5. 晚期出现非特异性的脑萎缩表现。

【诊断要点】

肝性脑病的诊断需要有详细的病史和查体、实验室检查结果以及脑的影像学（主要是 MRI）检查。精神状态改变是肝性脑病典型的临床特征，对于有慢性肝病，肝功能不全的患者要格外注意其精神状态的改变。如果出现扑翼样震颤或者次数增多，则说明肝性脑病进展。血浆氨浓度的测定对于肝性脑病的严重性判断至关重要，出现颅内高压的患者应注意监测血浆氨浓度。

【鉴别诊断】

1. 急性肝性脑病的大脑皮层肿胀、弥散受限需要跟克雅病（CJD）鉴别。影像上都表现为弥漫大脑皮层的 DWI 高信号，ADC 值降低。典型的克雅病临床有三联征：快速进展的认知障碍、肌阵挛和脑电图上出现阵发性周期性慢尖波，明确诊断需要靠血液或脑脊液 14-3-3 蛋白的测定。此外，克雅病脑萎缩显著且进展较快，不出现脑疝表现。临床病史及实验室检查结果是鉴别诊断最主要的依据。

2. 双侧苍白球对称性的 $T_1WI$ 高信号，需要跟非酮症性高渗高血糖状态所致的脑内改变相鉴别。尽管没有证据说明 HHS 的苍白球 $T_1$ 高信号是锰沉积，而且常常是单侧的表现，但是对于双侧苍白球受累单从影像上不易鉴别。这两个病都属于代谢性异常所致的脑病，需要根据临床表现及实验室检查结果加以鉴别。除了基础疾病不同以外，一般肝性脑病引起的运动障碍表现为扑翼样震颤，而非酮症性高渗高血糖状态表现为舞蹈投掷表现。

（冯　逢）

# 参 考 文 献

[ 1 ] Sechi G, Serra A. Wernicke's encephalopathy: new clinical settings and recent advances in diagnosis and management. Lancet Neurol, 2007, 6 ( 5 ): 442–455.

[ 2 ] Zuccoli G, Pipitone N. Neuroimaging findings in acute Wernicke's encephalopathy: review of the literature. AJR Am J Roentgenol, 2009, 192 ( 2 ): 501–508.

[ 3 ] Geibprasert S, Gallucci M, Krings T. Alcohol–induced changes in the brain as assessed by MRI and CT. Eur Radiol, 2010, 20 ( 6 ): 1492–1501.

[ 4 ] Guerrero WR, Dababneh H, Nadeau SE. Hemiparesis, encephalopathy, and extrapontine osmotic myelinolysis in the setting of hyperosmolar hyperglycemia. J Clin Neurosci, 2013, 20 ( 6 ): 894–896.

[ 5 ] Cheema H, Federman D, Kam A. Hemichorea–hemiballismus in non–ketotic hyperglycaemia. J Clin Neurosci, 2011, 18 ( 2 ): 293–294.

[ 6 ] Nardone R, Taylor AC, Höller Y, et al. Minimal hepatic encephalopathy: A review. Neurosci Res, 2016, 111: 1–12.

[ 7 ] Sheerin F, Pretorius PM, Briley D, et al. Differential diagnosis of restricted diffusion confined to the cerebral cortex. Clinical Radiology, 2008, 63 ( 11 ): 1245–1253.

# 第三篇　头　颈　部

第一章　眼部影像学

第二章　鼻部影像学

第三章　耳部影像学

第四章　咽、喉部影像学

第五章　颈部间隙及软组织常见疾病

# 第一章 眼部影像学

## 第一节 眼外伤

【概述】

眼外伤(ocular trauma)是指眼球及其附属器受到外来物理性或化学性因素的作用,造成眼组织器质性及功能性的损害,是眼科常见的急诊病症之一。引起眼外伤的种类很多,分类方法多样,根据外伤的致伤因素,可分为机械性和非机械性。机械性眼外伤最为常见,通常分为闭合性和开放性两大类。非机械性眼外伤常包括热烧伤、电离辐射伤和化学伤等。

【病理生理】

闭合性眼外伤中无眼球壁的全层裂开,钝挫伤为其常见原因。钝挫伤中,眼内许多相互附着的精细结构彼此分离,如睫状小带破裂导致晶状体脱位等。开放性眼外伤中存在眼球壁全层裂开,常见的原因有刀、剪、针或高速飞进的细小金属碎片等,眼球异物常见。

【临床表现】

眼外伤患者大多存在不同程度的出血、畏光、眼痛、头痛、复视、视力下降等症状,部分患者可能无光感。若眼外肌受损可表现为眼球运动障碍、斜视、复视等。

【影像学表现】

1. X线片 可观察到眼眶壁较明显的骨折,对于微小骨折诊断能力有限。此外,高密度异物可在X线片上显示,并可进行定位,但不能显示等低密度异物。由于CT能够良好地显示眼眶壁的骨折及眶内异物,为眼外伤常规检查方法,眼眶X线片应用日渐减少。

2. CT

(1)异物:金属异物表现为异常高密度,周围有明显的放射状金属伪影。非金属异物又分为高密度和低密度异物,高密度非金属异物包括砂石、玻璃等,一般无金属伪影;低密度异物包括植物类、塑料等。异物可位于眼球内、眼球壁或眼球外,需观察异物与周围结构如视神经、眼外肌的关系。较小的低密度异物在CT上可能难以发现。(图3-1-1)

(2)骨折:CT对于眶壁骨折显示较佳,眼眶骨折CT表现包括直接征象和间接征象。直接征象为眶壁或视神经管壁的骨质连续性中断、粉碎及骨折片移位。间接征象包括眼外肌增粗、移位、嵌顿及离断,血肿形成或眶内容物疝出。(图3-1-2)

(3)软组织损伤:玻璃体出血表现为玻璃体内斑片状高密度影,晶状体脱位表现为晶状体位置改变,外伤性白内障表现为晶状体密度减低,眼球破裂表现为眼环不连续、局部增厚、眼球变小、变形及球内积气等(图3-1-3),视神经损伤可表现为视神经增粗、边缘毛糙、视神经中断等。

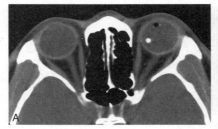
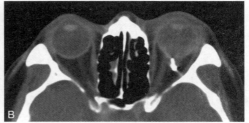

**图3-1-1 眼部异物**

A. 眼球异物(金属),CT图像示左眼球内结节状高密度影,眼球前方可见气体密度影;

B. 眼眶异物(石块),CT图像示左眼球后方可见条状高密度影,与眼球后壁分界不清

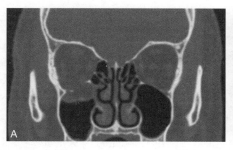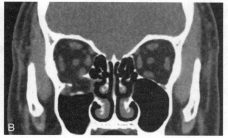

图 3-1-2　眶壁骨折

A. CT 冠状面骨窗显示右眼眶下壁骨质断裂；B. 软组织窗显示眶内脂肪部分疝入上颌窦，下直肌增粗并部分下移

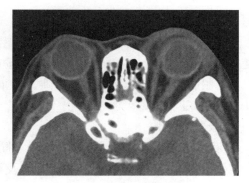

图 3-1-3　眼球破裂

CT 横断面软组织窗显示左眼球变形、变小，眼环不均匀增厚，另可见眼睑软组织弥漫增厚

3. MRI

（1）异物：由于铁磁性金属异物在磁场中会发生位置移动而导致邻近组织损伤，为 MRI 检查的禁忌证。非金属异物通常表现为低信号，在玻璃体 $T_2WI$ 高信号及眼眶脂肪高信号衬托下显示好。MRI 对于显示异物与软组织关系具有优势。

（2）骨折：骨折直接征象在 MRI 中显示不佳，但可显示骨折继发征象，如眶壁变形、眶内容物疝入邻近鼻窦等。

（3）软组织损伤：MRI 对显示软组织损伤具有优势，除可显示眼球、眼外肌、视神经等形态学改变外，还可显示内部信号变化，提示出血或水肿等。

【诊断要点】

首先需有明确的外伤史。眼眶内明确的异常高密度影，可诊断异物，需注意异物与眼球的关系。眼眶单个或多个骨壁骨质断裂，可诊断眶壁骨折，同时需观察邻近眶内脂肪间隙及眼外肌的情况。眼环形态不规则、球内密度异常为眼球损伤的征象。

【鉴别诊断】

1. 眼眶高密度异物主要需与眼球内钙化斑、球后眶内钙化鉴别。球内钙化斑见于视网膜母细胞瘤、脉络膜骨瘤等，视网膜母细胞瘤可见眼球内肿块及钙化，脉络膜骨瘤为沿眼球壁的短条状钙化，周围无金属伪影，无外伤史。球后钙化最常见为滑车钙化，位于眼眶内上象限，通常双侧对称。其次还见于肿瘤如脑膜瘤及血管性病变等，可见明确的软组织肿块。

2. 眶内木质异物需与眶内积气鉴别，二者均为低密度，异物具有固定形状，且周围结构紊乱，边缘略毛糙；气肿边缘锐利，且短期复查后形态多变化，体积可缩小。

3. 眶壁骨折需与眶壁正常孔道如眶上孔及眶下孔鉴别，同时还需与眶壁骨缝鉴别。眶壁正常孔道及骨缝通常双侧对称，走行自然，邻近软组织无渗出及疝出等改变。

4. 玻璃体出血需与眼球内肿物及视网膜下积血鉴别。眼球内肿物增强扫描可见明显强化。视网膜下积血呈眼球后部"V"字形表现，尖端连至视盘区。

5. 视神经损伤需与视神经肿瘤鉴别。视神经损伤边缘毛糙，眶内脂肪间隙多模糊，视神经肿瘤边界多清晰，眶内脂肪间隙亦无渗出表现。

【治疗】

对于眼眶异物的患者，处理原则是：首先清创及预防感染，彻底止血，合并眼球伤口应同期处理。

眶壁骨折的治疗原则是：对于大多数眼眶爆裂性骨折患者，根据症状及体征选择确定手术治疗或保守观察。早期手术治疗的目的在于消除和改善功能性复视，预防和矫正眼球内陷，修复和重建眼眶形状,矫正和改善眼眶畸形。对于一些边缘患者,如复视症状缓慢减轻,应在外伤后 1~3 周内仔细检查患者,根据情况变化选择合理的治疗方案。

【拓展】

CT 多平面重建技术对于观察眶壁骨折可提供更多信息,同时还可以直观显示眼外肌的移位和变形情况。MRI 对于眶内软组织的损伤显示较好,如眼外肌的离断、骨膜下血肿等,在严重外伤中,MRI 还可显示颅内损伤情况。

## 第二节　眼部炎性病变

【概述】

炎性病变可累及眼部眶隔前及眶隔后结构,按照是否有特定原因或确切区别于其他病变的特征,分为特异性和非特异性(特发性)。特异性炎症可为感染性(如蜂窝织炎和脓肿等)或非感染性(如 Wegener 肉芽肿等),非特异性炎症均为非感染性,主要为炎性假瘤。根据病变部位,炎性假瘤分为泪腺炎型、肌炎型、眶前部炎症型、眶尖炎症和弥漫型等。

【病理生理】

感染性炎症中,眼内化脓性感染称为眼内炎,组织破坏快速而严重。慢性感染性炎症可表现为肉芽肿反应。非感染性炎性病变与慢性感染相似,也可表现为肉芽肿反应。对于病因及发病机制尚不明确的非特异性炎症,可表现为非肉芽肿性炎性反应,镜下可见淋巴细胞及浆细胞存在。

【临床表现】

根据发病部位不同,其临床表现亦不相同。泪囊及泪道炎性病变主要表现为溢泪,可有分泌物增多。眼眶炎症表现为眶内疼痛、眼球突出或移位、结膜充血水肿等。

【影像学表现】

1. **泪道炎症**　在 X 线泪囊造影中,泪道炎症造成鼻泪管阻塞可见造影剂存留于泪囊及鼻泪管内,并可显示阻塞部位。泪囊炎可见泪囊扩大。(图 3-1-4)

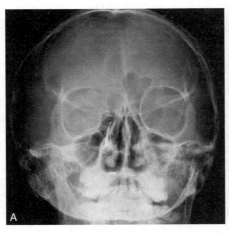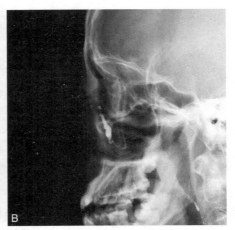

**图 3-1-4　泪道炎症,泪道梗阻**
X 线泪囊造影。A. 正位片；B. 侧位片。见右侧鼻泪管不均匀增宽,下端狭窄

2. **眼球筋膜炎**　CT 及 MRI 可表现为眼球壁局部增厚,边缘毛糙,增强后明显强化,邻近球后脂肪间隙模糊。部分患者可伴有眼外肌增粗,肌腱和肌腹同时增粗,周围脂肪间隙模糊。

3. **眼部蜂窝织炎和脓肿**　CT 及 MRI 可表现为眼内结构边界消失,脂肪间隙模糊,可同时存在眼睑肿胀、泪腺增大、眼外肌增粗及眼球壁增厚。增强后病变不均匀强化,脓肿形成时可见中心脓腔无强化区。(图 3-1-5)

4. **炎性假瘤**　在影像上表现较为多样,CT 可表现为灶状或弥漫性软组织肿块,可累及眶内或眶尖,同时可出现眼外肌增粗、视神经增粗、眼睑软组织肿胀、泪腺增大等。根据病变细胞成分不同,MRI 可表现为 $T_1WI$ 等、低信号,$T_2WI$ 低或高信号,增强后中度至明显强化。(图 3-1-6)

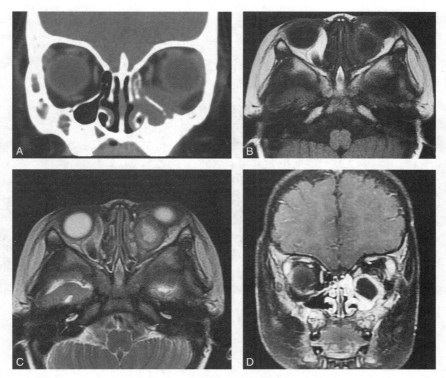

图 3-1-5　眼眶蜂窝织炎及脓肿形成

A. CT 冠状面软组织窗显示左眼眶下部软组织密度影,眶壁骨质不连续,左侧上颌窦内可见软组织密度影;B. 横断面 $T_1WI$,显示病变呈等信号,中心呈低信号;C. 横断面 $T_2WI$,病变呈较高信号,中心呈明显高信号;D. 冠状面增强后脂肪抑制图像,显示病变呈环形强化。提示鼻源性眶内感染伴脓肿形成

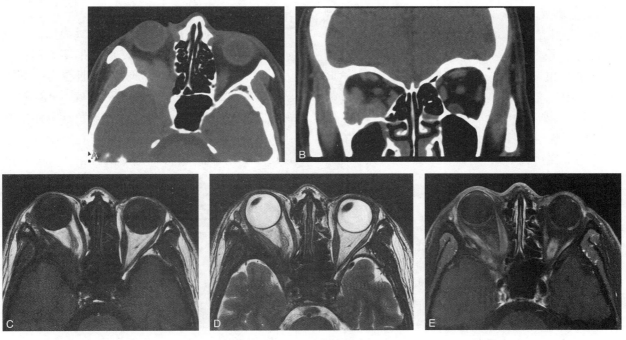

图 3-1-6　炎性假瘤

A. CT 横断面显示有眼眶软组织密度影,累及眶尖;B. CT 冠状面显示病变位于眼眶下部,下直肌及外直肌增粗;C. MRI 横断面 $T_1WI$,显示病变呈等信号;D. 横断面 $T_2WI$ 显示病变呈等略低信号;E.增强后脂肪抑制图像,显示病变轻中度强化

5. **甲状腺相关眼病** 影像表现为眼球突出、眶脂体增厚、眼外肌肥大及眶壁压迫性改变。其中眼外肌肥大较为显著,特点为双侧、多发、对称。主要为肌腹增粗,肌腱不增粗。以下直肌、内直肌肌腹增粗最为多见,其次是上直肌和上睑提肌。增粗的眼外肌 $T_1WI$ 呈等或低信号,急性期 $T_2WI$ 呈稍高信号,中晚期呈等或稍低信号,增强扫描可见轻至中度强化。(图 3-1-7)

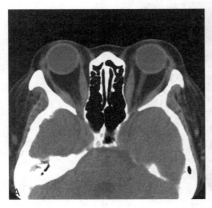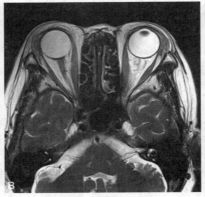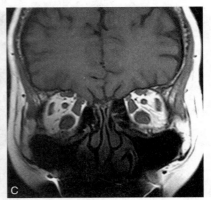

图 3-1-7 甲状腺相关眼病

A. CT 横断面软组织窗,显示双侧内直肌肌腹增粗,密度均匀,边界清晰;B. MRI 横断面 $T_2WI$,双侧内直肌增粗,呈等信号,信号均匀;C. MRI 冠状面 $T_1WI$,显示双侧下直肌、内直肌明显增粗

【诊断要点】

泪道炎症,临床表现为溢泪,泪道造影可见造影剂存留于泪囊及鼻泪管中。

眼球筋膜炎发病突然,影像学表现为眼环增厚、模糊,增强后明显强化。

眼部蜂窝织炎和脓肿临床表现为发热、眼痛和红肿,影像学表现为眼眶内结构弥漫受累,出现骨膜下脓肿及骨髓炎。

眼眶炎性假瘤可出现泪腺增大、眼外肌肌腹和肌腱增粗、眼睑软组织肿胀增厚、眶内脂肪间隙见 MRI 低信号软组织影、眼环增厚及视神经增粗,同时需排除肿瘤性病变。

甲状腺相关眼病如出现眼球突出同时伴有甲状腺功能亢进,临床即可确诊。影像学见多发眼外肌肌腹增粗。

【鉴别诊断】

1. **眼球筋膜炎与淋巴瘤鉴别** 眼球淋巴瘤多侵犯结膜或眶前部,MRI 表现具有特征性:$T_1WI$、$T_2WI$ 呈等或略低信号,增强后中等至明显强化。

2. **甲状腺相关眼病与炎性假瘤鉴别** 甲状腺相关眼病眼肌增粗较少累及肌腱,炎性假瘤累及眼肌时通常为肌腹、肌腱同时增粗。

3. **炎性假瘤累及视神经需与视神经鞘脑膜瘤鉴别** 视神经鞘脑膜瘤为单一肿块,增强扫描可见"靶征"或"双轨征",炎性假瘤常伴眶内其他结构受累。

【治疗】

对于眼眶急性炎症,首先需抗炎治疗,若伴有脓肿形成,成人一般需要手术引流。眼眶炎性假瘤患者,若症状明显,只要患者全身条件允许,应给予糖皮质激素冲击治疗,然后改为口服维持;激素治疗无效的患者应进行活检,明确病变性质。

【拓展】

CT 和 MRI 均能较好地显示眼眶内结构的形态变化。对于增粗的眼外肌,上直肌、下直肌在冠状面和斜矢状面上、内直肌、外直肌在横断面上显示较好,多方位成像使评价更准确。MRI 对于病变的信号特征显示较清,可发现急性炎症中脓肿的形成,在甲状腺相关眼病中可鉴别眼外肌早期肌肉水肿及后期纤维化,对选择治疗方法帮助较大。

## 第三节 眼部肿瘤和肿瘤样病变

【概述】

眼部组织结构多样,肿瘤类型繁多,但发病率具有相对集中的特点。成人眼眶常见的肿瘤主要为泪腺多形性腺瘤及眼眶海绵状血管瘤等,恶性多见于泪腺腺样囊性癌及脉络膜黑色素瘤。儿童眼眶最常见为血管瘤,眼球内最常见为视网膜母细胞瘤。此外皮样囊肿与表皮样囊肿在儿童及青少年中较为多见。

【病理生理】

眼眶肿瘤依靠组织学起源进行分类。良性肿瘤通常界限清晰或有包膜包裹，仅在局部缓慢生长。恶性肿瘤边界不清且不规则，无包膜包裹，生长迅速伴有局部和远处扩散。

【临床表现】

根据肿瘤发生部位不同，出现不同的临床表现。儿童毛细血管瘤多发生于眼睑，表现为眶周局限性青紫色隆起。球内肿物主要表现为视力下降或遮挡感，视网膜母细胞瘤多出现白瞳。球后肿瘤多表现为眼球突出或移位，可伴有或不伴有视力下降及眼球运动障碍。

【影像学表现】

1. 毛细血管瘤　病变位于眼睑深层或眶隔前，形态不规则，边界尚清，多数与眼外肌呈等密度，$T_1WI$ 呈等或略低信号，$T_2WI$ 呈等或高信号，增强后轻度至明显强化。

2. 视网膜母细胞瘤　CT 的典型表现为眼球内肿块伴钙化，MRI 对于钙化显示不佳，表现为眼球内肿块，$T_1WI$ 呈等或略低信号，$T_2WI$ 呈明显低、略低或等信号，增强后中度至明显强化。（图 3-1-8）

3. 海绵状血管瘤　病变多位于眼球后肌锥内间隙，呈卵圆形，边界清晰，CT 呈等密度，MRI $T_1WI$ 呈等或略低信号，$T_2WI$ 呈较高信号，增强后病变内部强化范围逐渐增大的渐进性强化模式为其特征表现。（图 3-1-9）

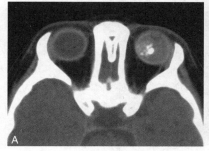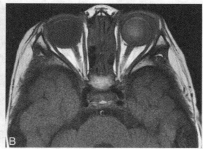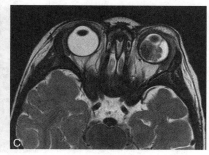

图 3-1-8　视网膜母细胞瘤

A. CT 横断面，左眼球可见略高密度肿块影，内可见块状钙化；B. MRI 横断面 $T_1WI$，示左眼球内肿块呈略高信号；C. MRI 横断面 $T_2WI$，示左眼球内肿块呈等低信号

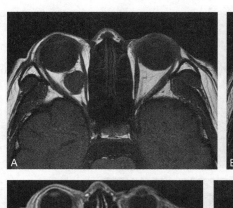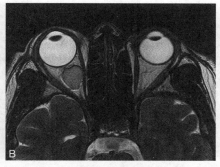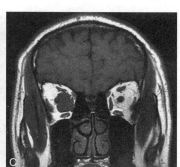
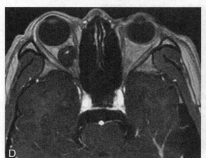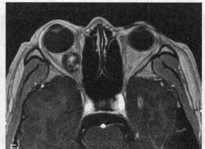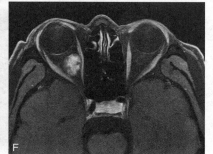

图 3-1-9　海绵状血管瘤

A. 横断面 $T_1WI$，示右眼眶肌锥内间隙类圆形肿块，呈等信号；B. 横断面 $T_2WI$ 示病变与眼外肌相比，呈较高信号；C. 冠状面 $T_1WI$ 示病变位于肌锥内间隙视神经内侧；D~F. 动态增强扫描显示病变呈"渐进性强化"

**4. 神经鞘瘤**　病变多位于眼眶肌锥外间隙，眶上方多见，呈圆形、卵圆形或梭形，边界清楚。CT 及 MRI 显示病变密度、信号多不均匀，增强后不均匀强化。（图 3-1-10）

**5. 泪腺多形性腺瘤**　病变多发生于泪腺眶部，位于眼眶外上象限泪腺窝区，呈圆形或卵圆形，边界清楚，与眼外肌呈等密度，$T_1WI$ 呈等信号，$T_2WI$ 呈等高混杂信号，信号不均匀，增强后轻中度强化。正常泪腺组织局部与病变分界不清。（图 3-1-11）

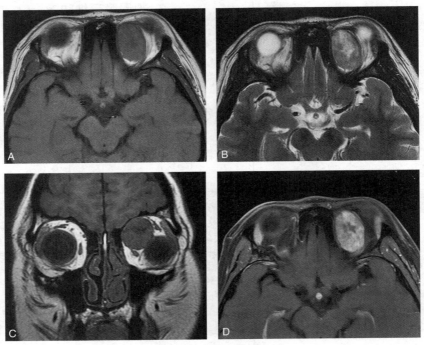

图 3-1-10　神经鞘瘤

A. 横断面 $T_1WI$，显示病变呈等信号，信号不均匀；B. 横断面 $T_2WI$，病变呈等略高信号，信号不均匀；C. 冠状面 $T_1WI$，显示病变位于眼眶内上象限，跨肌锥内、外间隙；D. 增强后脂肪抑制图像，显示病变明显强化，强化不均匀

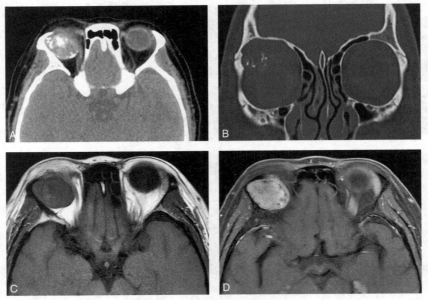

图 3-1-11　泪腺多形性腺瘤

A. CT 横断面软组织窗，显示右侧泪腺窝区卵圆形肿块，内见多发钙化；B. CT 冠状面骨窗，显示右侧泪腺窝扩大，边缘光滑，未见骨质破坏；C. MRI 横断面 $T_1WI$，显示病变呈等略低信号；D. 增强后脂肪抑制图像，显示病变明显强化

6. **泪腺腺样囊性癌** 肿瘤位于泪腺窝区,形态不规则,多呈扁平状,沿眶外壁向眶尖生长,与外直肌分界不清。病变呈等或略高密度,密度不均匀,T₁WI 呈等信号,T₂WI 呈略高信号,增强后不均匀明显强化。常见眶壁骨质破坏。(图 3-1-12)

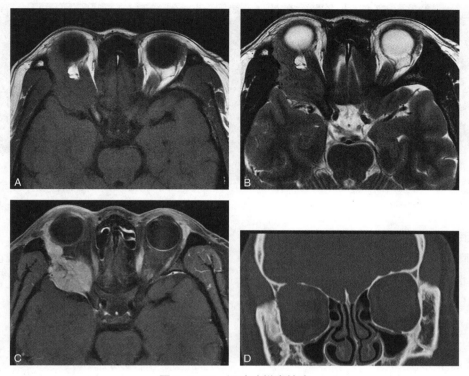

图 3-1-12 泪腺腺样囊性癌

A. MRI 横断面 T₁WI,显示右侧泪腺区等信号肿块,向后蔓延;B. MRI 横断面 T₂WI,病变呈等略低信号;C. 增强后脂肪抑制图像,显示病变明显强化,范围广泛,颅内可见累及;D. CT 冠状面骨窗,显示右侧泪腺窝骨质破坏

7. **脉络膜黑色素瘤** CT 表现为球壁向玻璃体突出的半球形或蘑菇状肿块,呈较高密度,对于较小病灶,CT 可显示不清。MRI 具有特征性表现,T₁WI 为高信号,T₂WI 为低信号,增强扫描中度至明显强化。

8. **视神经鞘脑膜瘤** 表现为沿视神经生长的管形或块状肿块,边界清楚,呈等密度,可有线状、斑片状或点状钙化。多数肿瘤 T₁WI 及 T₂WI 均与脑组织呈等信号。增强扫描肿块明显强化,中央视神经不强化,形成"双轨征",冠状面表现为"靶征",为视神经鞘脑膜瘤典型表现。(图 3-1-13)

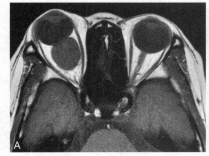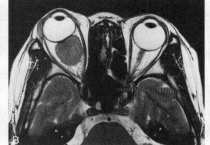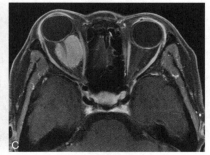

图 3-1-13 视神经鞘脑膜瘤

A. 横断面 T₁WI,右眼眶肌锥内间隙卵圆形肿块,呈等信号,边界清;B. 横断面 T₂WI,病变呈等信号,信号均匀;C. 增强后脂肪抑制图像,可见病变均匀强化,内走行的视神经无强化,呈"双轨征"

**9. 视神经胶质瘤** 表现为视神经梭形或管形增粗、迂曲，边界清楚，与脑白质呈等密度，T$_1$WI 呈略低信号，T$_2$WI 呈略高信号，增强扫描轻度至明显强化。如果视神经胶质瘤同时累及视神经眶内段、管内段和颅内段时，表现为"哑铃状"，较具特征性。（图 3-1-14）

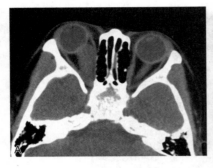 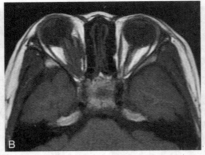 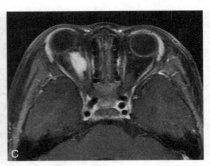

**图 3-1-14 视神经胶质瘤**

A. CT 横断面软组织窗，右侧视神经增粗，走行迂曲，呈等密度，密度均匀；B. MRI 横断面 T$_1$WI，可见病变呈等信号；C. 增强后脂肪抑制图像，病变明显强化

**10. 眼眶皮样囊肿和表皮样囊肿** 表现为眼眶肌锥外间隙囊性病变，呈卵圆形或分叶状，边界清楚，皮样囊肿呈脂肪样极低密度，表皮样囊肿呈液性密度。MRI 呈脂肪高信号或液体 T$_1$WI 低、T$_2$WI 高信号，增强后无强化。病变多邻近眶周骨壁，相邻眶骨呈压迫性凹陷或骨质缺损表现，边缘光滑。

**【诊断要点】**

眼部肿瘤及肿瘤样病变首先需进行定位诊断，判断病变是否来源于眼睑眶隔前、泪腺、视神经、玻璃体、球壁、球后肌锥内间隙或肌锥外间隙；其次需观察病变密度、信号特征及强化模式，如视网膜母细胞瘤的典型钙化、脉络膜黑色素瘤典型的 T$_1$WI 高、T$_2$WI 低信号、海绵状血管瘤的"渐进性强化"、神经鞘瘤的不均匀密度/信号、视神经鞘脑膜瘤的"双轨征"及视神经胶质瘤的视神经迂曲增粗等。对于泪腺病变，主要表现为肿瘤位于泪腺窝区或附近，且与泪腺分界不清，同时需要观察邻近眶壁骨质有否破坏。

**【鉴别诊断】**

**1. 眼球内肿瘤鉴别诊断**

（1）视网膜母细胞瘤：婴幼儿发病，肿瘤内钙化为其主要特征。

（2）脉络膜黑色素瘤：成人最常见的原发恶性肿瘤，MRI T$_1$WI 高信号、T$_2$WI 低信号可帮助进行鉴别。

（3）视网膜下积液：可见眼球后部弧形异常密度/信号，前缘呈 V 字形，尖端连至视盘为其特征，增强后无强化。

（4）脉络膜血管瘤：眼球后部梭形病变，与玻璃体信号相比，T$_1$WI 呈中等信号，T$_2$WI 呈中等或偏低信号，典型表现为增强后迅速明显强化。

（5）脉络膜转移瘤：原发肿瘤病史，病变形态为多结节扁平隆起，可见强化。

**2. 视神经来源病变鉴别诊断**

（1）视神经胶质瘤：儿童好发，视神经增粗迂曲，呈轻中度强化。

（2）视神经鞘脑膜瘤：成年人好发，表现为视神经不规则增粗或肿块与视神经局部相连，增强后"双轨征"为其特征。

（3）视神经炎：病变发生快，视神经轻度增粗或不增粗，T$_2$WI 呈高信号，增强后可见强化。

**3. 球后脂肪间隙病变鉴别诊断**

（1）海绵状血管瘤：病变边界清，T$_2$WI 信号较高，可见典型"渐进性强化"。

（2）神经鞘瘤：肌锥外间隙外上部多见，密度/信号不均匀，可见多发斑片状囊变坏死区，增强后不均匀强化。

（3）泪腺肿瘤：与泪腺关系密切，局部分界不清。呈均匀或不均匀 T$_2$WI 高信号，增强后明显强化。恶性病变可造成眶壁骨质破坏。

（4）淋巴瘤：多围绕眼球呈铸型生长，密度/信号一般均匀。

（5）炎性假瘤：可伴眼外肌肥大、眼环增厚、视神经增粗等，典型者 T$_2$WI 信号偏低，抗感染治疗效果明显。

**【治疗】**

眼部肿瘤多数以手术治疗为主，对于恶性病

变或易复发病变,需结合化学治疗及放射治疗。临床症状较轻、进展缓慢者,可定期观察。

【拓展】

CT、MRI 联合使用,可为眼眶肿瘤的诊断或治疗提供更多的信息。CT 对于显示肿块内钙化、邻近眶壁骨质情况等独具优势。MRI 显示病变范围、病变信号特征及强化模式更为清晰,可提供更多诊断及鉴别诊断信息,DWI 成像有助于帮助判断肿块内细胞分布情况,从而初步鉴别病变良恶性。

# 第四节　影像检查技术应用的拓展

## 一、超声成像

超声成像于 20 世纪 50 年代应用于眼科。超声诊断具有简便、经济及实时的特点,通过检查者的手法可以观察到眼部的绝大部分组织结构,为眼部疾病的诊断尤其是屈光间质混浊状态下的疾病诊断提供了一种新的检查方法。彩色多普勒血流成像(color doppler flow imaging, CDFI)技术的出现,弥补了二维超声诊断对血流成像的不足,可以显示以一定速度运动的眼局部的血流情况,为眼部疾病尤其是与血流相关的疾病提供了新的诊断方法。谐波成像是新近应用于眼部超声造影技术的基础,随着谐波成像技术的出现,极大地提高

了超声图像的分辨率;造影剂的应用提高了组织之间的声阻抗差,增强了超声对眼组织的分辨能力,尤其对肿瘤内血管显示的分辨率,为眼部肿瘤的诊断提供了一种新的检测方法。

## 二、CT 成像

CT 不仅可以用于眼外伤后眼内(眶内)异物的扫描,还可以对构成眼眶的骨骼进行扫描,除外眼眶骨折。目前 CT 主要用于诊断眼眶占位病变、肿瘤、炎症及血管畸形等。与超声诊断相比,CT 的成像范围更广,而且可以将眼部的病变密度与正常眼眶组织的密度相对照,以确定病变的性质。

## 三、MRI 成像

MRI 不但适用于 CT 扫描的适应证,而且在脉络膜黑色素瘤、眼部软组织病变及视路病变的诊断方面优于 CT 扫描。随着 MRI 技术的发展,MRI 对眼部病变的显示更加细致、清晰,同时一些功能成像也日益引起人们关注,三维容积扫描及功能成像是眼科影像学将来的趋势。三维容积扫描技术包括 $T_1$ 加权三维磁化强度预备梯度回波序列($T_1$WI–3D–MPRAGE)、$T_2$WI 可变翻转角的三维快速自旋回波(3D–SPACE)、三维稳态进动结构相干(3D–CISS)序列等越来越多地运用于眼部相关微细解剖结构的显影。功能成像包括弥散加权成像、灌注成像和分子成像等新技术的应用将对病灶的定性诊断和定量分析提供很大的帮助。

（王振常　张征宇）

# 参 考 文 献

[1] 王振常,鲜军舫,张征宇. 同仁眼科影像诊断手册. 北京:人民军医出版社,2013.

[2] 陈青华,王振常,李彬,等. 葡萄膜黑色素瘤 MRI 及动态增强研究. 中国肿瘤影像学,2009,5(20):12–16.

[3] Zhenchang W, Junfang X, Fengyuan M, et al. Diagnostic Imaging of Ophthalmology: A Practical Atlas. Berlin: Springer, 2017.

[4] 王飞,陈旺生,陈峰,等. 急性眼眶炎性病变 CT、MRI 表现. 临床放射学杂志,2015,34(2):190–193.

[5] Spence-Shishido AA, Good W V, Baselga E, et al.

Hemangiomas and the eye. Clinics in Dermatology, 2015, 33(2):170–182.

[6] 霍蕾,夏爽. MRI 在甲状腺相关眼病分期中的研究进展. 磁共振成像,2015,6(1):62–65.

[7] 王振常,鲜军舫,贾文宵,等. 中华临床医学影像学头颈分册. 北京:北京大学医学出版社,2016.

[8] 王振常,鲜军舫,兰宝森. 中华影像医学头颈部卷. 第2 版. 北京:人民卫生出版社. 2010.

[9] 田国红,万海林,沙炎. 影像学技术在神经眼科疾病诊断中的应用. 中国眼耳鼻喉科杂志,2017,17(5):309–317.

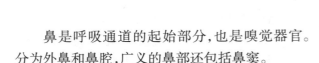

# 第二章　鼻部影像学

鼻是呼吸通道的起始部分,也是嗅觉器官。分为外鼻和鼻腔,广义的鼻部还包括鼻窦。

外鼻由鼻骨、鼻软骨、鼻肌及被覆皮肤而成,保护鼻腔。外鼻位于面部中线处,呈倒置的三角锥体形状,由上至下分为鼻根、鼻梁和鼻尖,两侧分别为鼻背、鼻翼,下缘借鼻小柱分为两侧前鼻孔,与外界相通。鼻骨位于额骨之下、双侧上颌骨之间,上部窄而厚,下部宽而薄,左右成对。上与额骨鼻突形成鼻额缝,中线相接可有鼻骨间缝,外接左右两侧上颌骨额突形成鼻颌缝,后面以鼻骨嵴与筛骨正中板相接,下缘可不光整,以软组织与鼻外侧软骨相接。每侧鼻骨可有自然孔道、沟管,其内有神经血管走行。骨孔为与鼻骨垂直或斜交的骨管,沟管多为鼻骨内面、沿鼻骨长轴上下走行的骨性凹槽,形态规则,边缘整齐。由于鼻骨突出于面部正中,容易受到直接外力打击造成损伤,是面部最常见的骨折部位。随外力作用鼻骨的位置、方向和强度不同,鼻骨骨折的范围、种类也不相同,可为单发性骨折、粉碎性骨折。鼻骨骨折最好发生于鼻骨的中下段,还常伴有鼻旁骨如上颌骨额突、鼻中隔、眼眶内壁及眼眶下壁骨折,导致鼻出血、鼻塞、复视及视力下降等症状。

鼻腔被纵行的鼻中隔分为左右两腔,前经鼻孔与外界相通,向后通于鼻咽腔,可分为前部的鼻前庭及后部的固有鼻腔。鼻前庭由两侧的鼻翼围成,内衬有皮肤,生有鼻毛,起滤过作用。固有鼻腔由鼻软骨及鼻骨内衬黏膜围成前壁,鼻腔黏膜根据部位分为嗅部和呼吸部,黏膜被覆假复层纤毛柱状上皮,含有腺体,能分泌黏液,可温暖湿润、净化被吸入的空气。正常人的鼻中隔完全居中的不多,大多数都有些鼻中隔偏曲,使两侧鼻腔的大小和形态多不对称。若鼻中隔偏曲明显、或者鼻中隔局部明显骨性突起(称为鼻嵴),造成鼻腔狭窄影响通气,导致鼻塞、头痛、鼻出血等,则称为鼻中隔偏曲。

每侧鼻腔有上、下、内、外四个壁,借此与前颅窝、口腔及筛窦、上颌窦和蝶窦相邻。鼻腔内壁即为鼻中隔,呈前后方向走行的薄板状,由前上部的筛骨垂直板、前下部的鼻中隔软骨和后下部的犁骨组成,表面覆盖黏膜。鼻腔上壁也称顶壁,呈穹窿状与颅前窝相邻,由鼻骨、额骨、筛骨筛板和蝶骨构成,中部中线处有菲薄的骨板,有几十个小孔呈筛网状而称为筛板,是外伤性或自发性脑脊液鼻漏最易发生的部位。筛板容纳鼻腔嗅区黏膜的嗅丝穿过进入颅内,嗅区黏膜分布于鼻腔顶部、鼻腔外壁上部及鼻中隔上部,可因外伤、炎症及肿物导致嗅觉减退或消失。筛板薄而多孔,也是鼻腔鼻窦与颅内病变相互蔓延的通道,即颅-鼻沟通性病变,以嗅神经母细胞瘤、鼻腔癌及脑膜瘤较为多见。鼻腔下壁即为鼻腔底部,由前3/4的上颌骨腭突和后1/4的腭骨水平部与口腔相隔,一般较为平坦,发育不良可导致鼻底上抬。鼻腔外壁结构较为复杂,分别由上颌骨、泪骨、鼻甲、筛骨迷路、腭骨垂直板及蝶骨翼突构成,有上、中、下三个鼻甲向鼻腔内弯曲,上鼻甲和中鼻甲由筛骨内侧壁发出,下鼻甲由上颌骨的上颌窦内壁发出,鼻甲呈前后方向走行的长条状骨片,表面覆盖黏膜,由上至下鼻甲骨片增大、黏膜增厚,常因鼻中隔偏曲而鼻腔增宽侧的下鼻甲代偿性肥大,还可因慢性炎症刺激、过敏反应出现病理性增生肥厚,晚期可萎缩变薄。鼻甲下方的鼻腔空间称为鼻道,由上至下分别为上鼻道、中鼻道及下鼻道。各鼻甲与鼻中隔之间称为总鼻道。

鼻窦也属于广义的鼻部,是鼻腔周围颅骨及

面骨内的含气空腔，也称鼻旁窦。一般左右成对，分别为上颌窦、筛窦、额窦和蝶窦，借窦口与鼻腔相连通，额窦、上颌窦及前中群筛窦开口于中鼻道，后组筛窦、蝶窦开口于上鼻道。鼻窦常有发育变异，大小和形态各有不同。鼻窦的发育主要在出生之后，20岁左右发育完善。上颌窦及筛窦气化较早，出生即已经气化，但鼻窦气化并不与年龄增长同步。上颌窦两侧发育大多较为对称，窦腔较大，窦口位置偏高；不发育者罕见，可致面部凹陷畸形。筛窦一般发育较好，每侧由3~18个大小不一含气空腔的筛房构成，以中鼻甲附着处分为前组、中组及后组。筛泡是前筛最大、最恒定的气房，外观状如气泡，是一个中空、壁薄、圆形的骨性突起，它以眶纸板为基底，突入中鼻道，恰好在钩突之后，若筛泡增大，可致上颌窦窦口变窄。后组筛窦可发育不良，由蝶窦充填；也可过度气化，若延伸至眼眶与上颌窦之间时，称为筛上颌窦，即Haller气房；而延伸至蝶窦外侧或上方时，称为蝶筛气房，即Onodi气房。额窦及蝶窦4岁左右开始气化，随年龄增大逐渐增大，但以6~7岁气化迅速；特别是额窦变异较大，可不发育或发育较小，两侧额窦发育多不对称，以女性更为常见；蝶窦有时两侧大小差异明显，按气化程度分型：甲介型、鞍前型、半鞍型、全鞍型、鞍枕型。鼻窦围绕窦腔的骨质称为窦壁，发育不良的鼻窦窦腔小、窦壁厚。双侧筛窦中部及后部的外上壁可见向内走行的管状凹陷，容纳筛前、筛后动脉及神经通过，称为筛前孔及筛后孔，筛前孔约有近半数的副筛孔，形成前后3个喇叭口样结构，了解筛孔位置及毗邻关系是鼻功能性纤维内镜手术及各种经眶内壁手术成功的关键。筛窦外壁中份的骨质菲薄，也称筛骨纸样板；上颌窦上壁有眶下沟（管），容纳眶下神经及血管，骨壁菲薄，是鼻窦骨折好发部位。

鼻窦内衬以黏膜，与鼻腔黏膜相延续，一般厚度小于2mm。鼻窦窦口附近分布很多的纤毛，不断向着窦口方向摆动，起着输送分泌的黏膜和排除异物的作用。鼻腔和鼻窦的解剖与个体发育密切相关，每个个体的鼻腔和鼻窦都有所不同，而鼻窦窦口与鼻腔鼻道的通畅性与鼻窦炎及其手术并发症相关。鼻内镜手术已成为鼻-颅底病变的

常规技术，术前不仅需要对病变进行定位、定量诊断，还需要了解患者的鼻和鼻窦的解剖发育情况。窦口鼻道复合体（ostiomeatalex，OMC）就是随鼻内镜手术治疗带来的解剖概念，是指以筛漏斗为中心的附近区域，包括中鼻道、中鼻甲、钩突、筛泡、筛漏斗、半月裂、前组鼻窦开口等一系列结构，其解剖结构较为复杂且变异多样，是影像检查需观察的重点内容。

鼻部的影像检查方法有常规X线检查、计算机体层成像（CT）及MRI。常规X线检查包括X线片、CR和DR，方便快捷，简单易行，但密度分辨力差，图像重叠，仅用于鼻部的初步影像检查，大致显示鼻腔的鼻甲及鼻道，以及各鼻窦气化、黏膜厚度及窦壁骨质情况。计算机体层成像（computed tomography，CT）密度分辨率较高，横断面扫描，无结构重叠，能清楚显示鼻部软组织及骨性结构的细节，特别是螺旋CT容积扫描，扫描数据连续，能进行冠状面MPR重组及仿真内镜成像等图像后处理，可较好地显示鼻部病变，也可为鼻功能性纤维内镜手术起导航作用，被公认为鼻部影像检查的首选方法。MRI无电离辐射，软组织密度分辨率高，明显优于CT，能直接任意平面成像，成像参数及扫描序列较多，可显示病变内一些病理生理改变，帮助了解鼻部病变的性质、以及病变向周围结构的侵犯情况，并可功能性成像，特别是MRI动态增强扫描（dynamic contrast enhanced magnetic resonance imaging，DCE-MRI）是以平扫为基础，采用静脉快速团注对比剂后对病变区进行一系列快速连续扫描而评价其强化率的一种方法，根据绘制时间-信号强度曲线对一些参数进行分析，反映组织的血管微循环等功能信息，是评价血流信息的最佳方法，可作为常规增强MRI扫描的补充手段。MRI弥散加权成像（diffusion weighted image，DWI）是唯一能够检查活体组织水分子弥散运动的无创性方法，在鼻腔鼻窦疾病的诊断和鉴别诊断、肿瘤定性诊断及放化疗的疗效预测和早期监测评估方面发挥不可替代的作用。磁共振波谱（magnetic resonance spectroscopy，MRS）通过无创性定量检测组织内胆碱、肌酸、脂肪、氨基酸及乳酸等，以波谱和影像方式表达组织的代谢及功能，是最典型的分子成

像技术,可用于鼻腔鼻窦病变的诊断和鉴别诊断。MRI 是目前最先进的影像诊断方法,但对细微的骨质改变及钙化的显示不如 CT。

# 第一节 鼻和鼻窦外伤

## 一、鼻骨骨折

### 【概述】

鼻骨骨折(nasal bone fracture)是面部最常见的骨折部位。鼻骨位于额骨之下、双侧上颌骨之间,突出于面部正中,容易受到直接外力打击造成损伤,且随外力作用的位置、方向和强度不同,骨折的范围、种类也不相同,可为单发性骨折,亦可为粉碎性骨折。骨折最好发生于鼻骨的中下段。常伴有鼻旁骨如上颌骨额突、鼻中隔、眼眶内壁及眼眶下壁等骨折。

### 【病理生理】

外力作用于外鼻,可出现鼻背软组织、鼻腔黏膜血管内皮损伤,血管通透性增加,导致液体渗出、水肿造成软组织肿胀。鼻骨、鼻软骨骨折时,可导致骨折片塌陷、鼻骨偏移,鼻腔黏膜撕裂,出现鼻出血、鼻塞,还可出现擤鼻后可气体进入软组织内形成的皮下气肿。

### 【临床表现】

一般有外伤史,临床表现与外力及鼻骨骨折的类型相关。常见患处鼻部疼痛、鼻背软组织肿胀甚至出血,鼻部外形变形、塌陷、鼻骨偏移,还可有患侧鼻出血、鼻塞。伴有眶壁骨折时,可出现眼球运动受限、眼球内陷、复视及视力下降等。查体局部压痛,可有骨擦音。

### 【影像学表现】

1. **X 线检查** 常规行鼻骨侧位片检查,也可联合鼻骨轴位片检查。鼻骨骨折表现为鼻骨骨质中断、塌陷、变形甚至碎裂,断端移位,鼻背软组织肿胀、增厚。目前临床已较少应用。

2. **CT** 是颌面部外伤的首选影像检查方法,CT 扫描选择骨函数重建,可发现微小骨折。横断面和冠状面相结合为主,多数鼻骨骨折能够准确诊断。直接征象为鼻骨骨质中断,可见一条或多条骨折线,断端分离、移位或成角,还可见鼻骨塌陷、偏移、骨缝增宽、骨折处鼻背软组织及鼻腔黏膜肿胀、皮下积气(图 3-2-1)。可伴有鼻旁骨如鼻中隔、眼眶内壁及下壁骨折、眼内直肌及下直肌损伤。有时骨折不易与鼻骨自然孔、沟管和骨缝相鉴别。结合容积重建(VR)可以立体、逼真显示鼻骨外观,有助于全面了解鼻骨解剖及骨折情况。

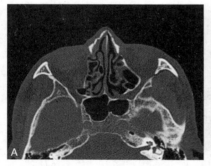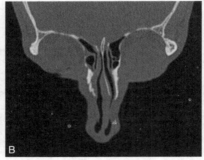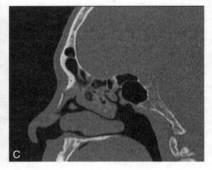
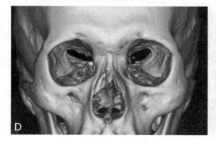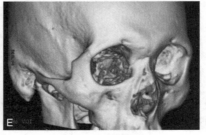

**图 3-2-1 鼻骨骨折**

A~C. 鼻骨横断面图像及冠状面、矢状面 MPR 重组,见右侧鼻骨骨质中断,断端成角凹陷,鼻颌缝对位欠佳,周围软组织肿胀,鼻腔变窄;D、E. VR 重建图像见双侧鼻骨不对称,右侧鼻骨中下部凹陷

3. MRI　单纯鼻骨或伴有鼻旁骨骨折，CT即可诊断，且可诊断微小骨折，优于 MRI，故一般无需 MRI 检查。

【诊断要点】

有明确的外伤史，鼻部肿胀、疼痛，可有鼻出血、鼻塞，严重者外鼻明显变形，鼻背塌陷、偏斜，查体有压痛、骨擦音。X 线片、CT 表现为鼻骨骨质中断、塌陷、骨缝增宽、软组织肿胀甚至皮下气肿。

【鉴别诊断】

主要是鼻骨的新鲜骨折与陈旧性骨折、骨折线与鼻骨自然沟管和骨缝的鉴别。新鲜骨折有近期外伤史，影像上骨折处软组织肿胀，且与临床鼻部肿胀、疼痛及压痛点一致，查体有骨擦音。鼻骨自然沟管内走行神经血管，骨孔为与鼻骨垂直或斜交的骨管，沟管为沿鼻骨长轴上下走行，形态规则，边缘整齐，无周围软组织肿胀。骨折线有时不易与鼻颌缝鉴别，鼻颌缝多两侧对称，两端骨质对位平滑，与骨折线不同，可结合三维图像重建观察。

【拓展】

当怀疑骨折造成脑脊液鼻漏和颅脑损伤时，需要行 MRI 进一步检查。MRI 水成像可以显示颅底脑脊液漏出的位置。

## 二、鼻窦骨折

【概述】

鼻窦骨折（fracture of paranasal sinuses）多为直接暴力所致，或为复合性颌面部骨折或颅底骨折的一部分。

【病理生理】

外力直接作用于鼻窦、颌面骨及颅骨骨折延伸均可致窦壁骨折；外力作用于眼球，也可导致眶内压力剧增、眼眶 - 鼻窦共壁的窦壁骨折，称"爆裂性骨折"。绝大多数发生于菲薄的筛窦纸样板、上颌窦上壁的眶下沟（管）处。严重的窦壁骨折断端分离、塌陷，骨片可脱落窦内，鼻窦黏膜撕裂出血，黏膜软组织肿胀增厚，窦腔积液积血。毗邻眼眶的鼻窦窦壁骨折常伴有骨膜撕裂，眶内积气。面部软组织可肿胀、积气。

【临床表现】

有明确的外伤史。鼻窦骨折处疼痛，可有面部局部变形、塌陷或肿胀，多有鼻出血。伴颅内损伤时，可有头痛、呕吐、意识不清；颅底孔骨折还可伴脑神经功能障碍或颅内出血。伴有眶壁或视神经管骨折时，可出现眼球运动受限、眼球内陷、复视及视力下降等。

【影像学表现】

1. X 线检查　通常采用鼻窦柯氏位（Caldwell位）、华氏位（Water 位）检查，主要分别用于观察额窦、上颌窦和筛窦病变。由于图像重叠，目前窦壁骨折已很少应用。上颌窦上壁骨折时，有时仅可见上颌窦上壁悬挂的球状、边缘光滑的增浓影，即"水滴征"，为眶内脂肪或伴有眼下直肌通过窦壁骨折处疝入上颌窦内而成。眶内积气时，亦常提示存在窦壁骨折。

2. CT　CT 为首选影像检查方法。直接征象为窦壁骨质连续性中断、移位，窦腔变形，骨片分离（图 3-2-2A、B）。间接征象为窦腔内软组织样密度影、黏膜肿胀及气液平面（提示窦腔内积气、积液、出血）。也可出现相邻眼眶内容物损伤改变，如眼外肌移位、增粗、嵌顿、脂肪间隙模糊、突眼、皮下血肿形成等。上颌窦、额窦骨折多为直接暴力损伤所致，筛窦骨折易出现于眼眶的爆裂性骨折，蝶窦位置深在，多是颅底骨折的延续。后组鼻窦骨折注意观察视神经管、圆孔、卵圆孔和海绵窦等结构。前、中颅底骨折注意观察有无脑脊液鼻漏。结合 VR 图像能立体了解骨折的情况（图 3-2-2C）。

3. MRI　一般的鼻窦骨折，无需 MRI 检查，CT 即可诊断且优于 MRI。若可疑伴有颅内损伤等情况时，可进行 MRI 检查。

【诊断要点】

有明确的外伤史，骨折处疼痛、软组织肿胀，可有鼻出血。CT 表现为窦壁骨质中断、断端移位、窦腔变形、骨片分离、黏膜肿胀、窦内积血，周围软组织肿胀及气肿。

【鉴别诊断】

主要与鼻窦自然孔道鉴别。如筛窦外上壁骨折需与筛孔鉴别，骨折时见骨质中断，骨折边缘锐利，常有断端移位、塌陷，还可有骨膜下血肿、

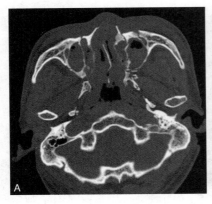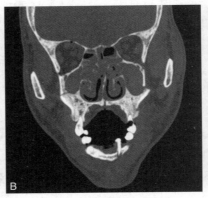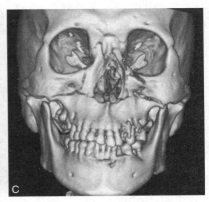

图 3-2-2　鼻窦骨折

A、B. CT 横断面和冠状面示双侧上颌窦前壁、内壁及后外壁、双侧鼻泪管、双侧鼻甲、双侧筛窦筛房、鼻中隔及左侧翼突可见多发线状骨质中断,断端分离、塌陷,双侧鼻窦较多积液,右侧眼眶眶顶可见点状气体密度影,双侧面部软组织肿胀;C. VR 图像直观显示骨折线走行情况,双侧眼眶下缘受累,鼻骨、梨状孔变形

眶内血肿;而双侧筛孔基本对称,且常伴有副筛孔,边缘光滑。还需与上颌窦上壁眶下沟(管)鉴别。

【拓展】

鼻窦自然孔道处骨折,有时骨折线较细微,CT 扫描也不易发现,可结合 MR 平扫甚至增强扫描,观察通过自然孔道内走行的神经有无形态增粗、水肿信号、强化效应及周围软组织水肿,了解有无骨折的存在。

# 第二节　鼻和鼻窦炎性病变

## 一、鼻窦炎

【概述】

鼻窦炎(nasal sinusitis)是一个或多个鼻窦发生的炎症,为临床常见病。多为感染、变态反应、鼻窦窦口阻塞及鼻内纤毛功能减弱等原因引起。急性鼻窦炎,病程小于 4 周,多由上呼吸道感染引起。慢性鼻窦炎,临床更为常见,病程大于 12 周,为急性炎症治疗不及时或不彻底,反复发作迁延,常为多个窦腔同时受累。

【病理生理】

(1)黏膜肿胀、增生、息肉样肥厚,镜下可见多种炎症细胞浸润,鼻腔和窦腔内脓性分泌物聚集,可形成黏膜下囊肿,可伴有鼻息肉等。部分黏膜萎缩和纤维化。窦壁骨质因长期炎症刺激可出现硬化、肥厚。

(2)潴留囊肿分为两种,黏膜囊肿为黏膜内腺体分泌物潴留在腺体内形成,体积较小。浆液囊肿又称黏膜下囊肿,为黏膜下组织渗出的浆液潴留在黏膜下形成,较大,密度较低。

【临床表现】

主要表现为鼻塞、脓涕、局部疼痛及头痛,有的出现嗅觉下降、患侧牙痛。

【影像学表现】

1. X 线检查　通常采用鼻窦柯氏位、华氏位检查。由于分辨力低,已逐渐被临床淘汰。

2. CT

(1)平扫:①黏膜增厚,多为沿窦壁走行环形增厚,也可波浪状或伴息肉状隆起;②窦腔积液,为黏液或脓液聚集在窦腔形成,可有气液平面;③黏膜囊肿,为黏膜向窦腔内突出的丘状稍低密度结节影;④急性期可见骨质吸收,严重时骨质破坏,易形成骨髓炎或向邻近结构蔓延引起蜂窝织炎;慢性期多见窦壁骨质硬化、肥厚,窦腔缩小(图 3-2-3)。

(2)增强:一般无需增强扫描,多用于病变鉴别诊断困难时。

3. MRI

(1)平扫:黏膜增厚呈 $T_1WI$ 等低信号、$T_2WI$ 高信号,窦腔内分泌物可因含蛋白和水分的多少不同使信号多样,常为 $T_1WI$ 低信号、$T_2WI$ 高信号。当分泌物含蛋白较多时,$T_1WI$、$T_2WI$ 均呈高信号,蛋白浓度进一步提高后,$T_2WI$ 信号逐渐下降。

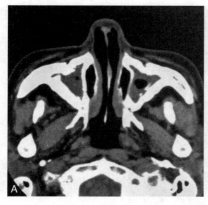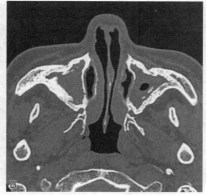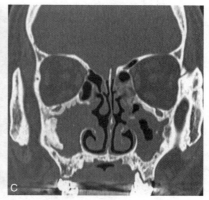

图 3-2-3　慢性鼻窦炎

A. CT 软组织窗；B、C. CT 骨窗横断面和冠状面，示双侧上颌窦黏膜增厚，部分可见条片状钙化，窦壁骨质明显增厚硬化，窦腔变小

（2）增强：增厚的黏膜明显强化，窦内分泌物不强化。窦壁骨质强化提示骨髓炎。

【诊断要点】

临床上可有鼻塞、流脓涕甚至头痛。CT 表现为黏膜增厚，有的呈波浪状或息肉样，可伴有黏膜囊肿，窦腔积液，窦壁骨质急性期可吸收破坏，慢性期多硬化、肥厚。

【鉴别诊断】

主要与鼻窦软组织肿瘤鉴别，后者种类多并常伴鼻窦炎。尤以恶性淋巴瘤、鼻窦癌等易与鼻窦炎混淆，二者黏膜增厚肿块样，形态不规则，常伴窦壁骨质破坏。

## 二、真菌性鼻窦炎

【概述】

真菌性鼻窦炎（fungal sinusitis）是临床常见的鼻窦炎症。病原体多为曲霉和毛霉。最好发生于上颌窦。普通药物治疗无效，需手术彻底清除治疗。

【病理生理】

分为真菌球（fungus ball）、变应性真菌性鼻窦炎、急性暴发性真菌性鼻窦炎、慢性侵袭性真菌性鼻窦炎四型。真菌球为最常见的一种类型，是一种慢性非侵袭性的真菌感染，镜下可见密集的真菌菌丝伴有非过敏性黏蛋白，坏死真菌球内可见磷酸钙和硫酸钙沉积。

【临床表现】

一般症状轻微，与慢性鼻窦炎症状相似，典型症状为鼻涕带有污秽的痂皮、碎屑或褐色胶状分泌物，常有异臭味。

【影像学表现】

1. CT　是首选的检查方法。CT 表现为①黏膜增厚；②窦腔内斑片状或团块状钙化样高密度影，为典型表现；③窦壁骨质增厚、硬化（图 3-2-4A）。一般无需增强扫描。

2. MRI

（1）平扫：$T_1WI$ 呈等或低信号，$T_2WI$ 呈低信号（图 3-2-4B）。

（2）增强：真菌球无强化，周围炎性黏膜强化（图 3-2-4C、D）。

【诊断要点】

CT 检查鼻窦黏膜增厚，窦腔内见斑片状或团块状钙化样高密度影，为典型影像表现。

【鉴别诊断】

需与内翻性乳头状瘤的钙化灶鉴别，后者钙化灶多较小，可呈斑点状或簇状，周围瘤体包绕，CT 增强扫描肿瘤轻度强化，MRI 见典型的"脑回征"，常伴阻塞性慢性鼻窦炎改变。

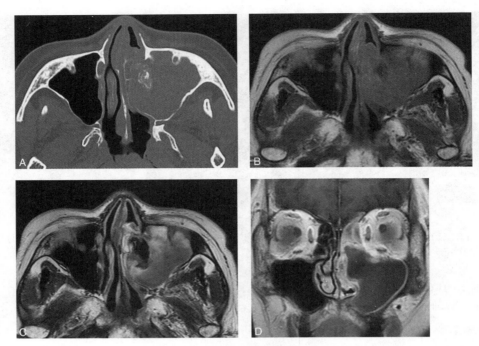

图 3-2-4 上颌窦真菌球

A. CT 平扫,见左侧上颌窦窦口处团块状异常密度影,伴有条状、片状钙化,上颌窦及筛窦
窦腔内充满软组织密度影;B~D. MRI 平扫及增强扫描,左侧上颌窦窦口处低信号影,同侧
上颌窦、筛窦内阻塞性炎症,增强后上颌窦、筛窦黏膜增厚强化

## 第三节 鼻和鼻窦肿瘤及 肿瘤样病变

### 一、骨纤维结构不良

【概述】

骨纤维结构不良(fibrous dysplasia)又称骨纤维异常增殖症,是一种病因不明的良性纤维性骨病变,目前认为与胚胎原始间充质发育异常有关。临床较常见。幼年发病,成年后逐渐出现面部畸形及颅底脑神经受压症状。常累及多块骨骼。有自限性。

【病理生理】

病变区正常骨组织由不成熟的纤维组织和新生骨组织取代,纤维组织间含纤维母细胞、束状或旋涡状胶原纤维及编织骨小梁,病变骨膨胀,骨皮质不均匀变薄,髓腔消失。

【临床表现】

病变部位肿大膨隆,面部不对称,鼻塞、眼球突出、牙齿松动,侵犯颅底出现相应脑神经受损症状和体征。

【影像学表现】

1. X 线检查 面部骨质膨大,密度增高,多呈磨玻璃样,与正常骨界限不清楚。

2. CT

(1)平扫:是本病首选检查方法。病变骨体膨胀,与正常骨分界不清,骨密度因病变的纤维组织、骨样组织、新生骨小梁的比例和分布而决定。Fries 等根据影像表现将本病分为三种类型,分别是①变形性骨炎型:硬化和纤维化的透亮区混合改变;②硬化型:骨质增厚,密度增高,外观呈磨玻璃样(图 3-2-5),为典型的 CT 表现;③囊肿型:球形或卵圆形透亮区,外围有致密骨壳包绕。同一患者可同时具有以上三种改变。晚期可致骨自然孔道狭窄。

(2)增强:一般无需增强扫描。

3. MRI

(1)平扫:因骨性和纤维性成分不同而有所差异,$T_1WI$ 多为等、低信号,$T_2WI$ 表现为不均匀低信号。

(2)增强:多用于需要与其他病变鉴别时,病变内有不同程度的强化。

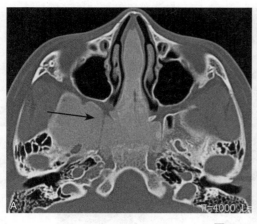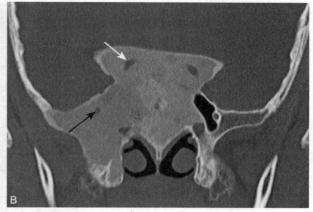

**图 3-2-5 骨纤维结构不良**

A、B. CT 横断面和冠状面,示鼻中隔、蝶骨体、右侧蝶骨大翼、双侧蝶骨小翼骨质增生肥厚,呈磨玻璃样改变,密度均匀。双侧视神经管(B 图白箭)、右侧圆孔(B 图黑箭)、右侧翼管(A 图黑箭)狭窄

【诊断要点】

青年人,面部隆起变形,脑神经受损症状,CT 检查见局部骨膨胀,骨皮质变薄,髓腔消失,代以磨玻璃样密度影,MRI 以 $T_2WI$ 低信号为主,增强扫描有不同程度的强化效应。

【鉴别诊断】

主要与骨化性纤维瘤鉴别,两者生长方式及病灶边界的病理学特征不同。后者为良性骨肿瘤,以筛窦多见,单骨受累,膨胀性生长,边界清楚,影像上表现为完整、厚薄不均的骨壳内 CT 等密度或低密度,MRI 上 $T_2WI$ 不均匀低信号,囊变处呈高信号,骨质小体呈骨针、骨岛、骨小梁或钙化散在分布在纤维间质中,CT 呈高密度、MRI 呈低信号。

【拓展】

骨纤维结构不良可致骨皮质变薄甚至消失,恶变发生率为 0.5%,最常恶变为骨肉瘤,其次为软骨肉瘤、纤维肉瘤等,临床表现为症状突然加重,疼痛加剧。

## 二、鼻息肉

【概述】

鼻息肉(nasal polyp)为鼻腔鼻窦黏膜炎性肿胀,赘生于鼻腔或鼻窦形成的软组织肿物,多为慢性鼻窦炎所致,息肉常多发,也称鼻息肉病,为临床鼻科常见病和多发病,好发生于筛窦、中鼻道。

【病理生理】

由高度水肿的疏松结缔组织组成,致黏膜下垂,突出至鼻腔及鼻窦腔内,窦口多受压扩大,邻近鼻甲多因长期受压、血液循环不畅呈萎缩改变。

多发鼻息肉在慢性鼻窦炎基础上发生,常为双侧多组或全组鼻窦黏膜肿胀肥厚,窦腔积液。

【临床表现】

多见于 30~60 岁。鼻塞、鼻涕增多、嗅觉减退、头痛、闭塞性鼻音等。鼻内镜检查可见淡红色新生物,表面光滑,半透明状,质地柔软,可活动,触之不易出血。

【影像学表现】

1. CT

(1)平扫:冠状面 CT 为首选检查方法。多发鼻息肉常见单侧或双侧、多发鼻窦黏膜增厚,窦腔膨胀,密度增高,窦壁吸收及增厚并存;鼻腔鼻道内不规则软组织影,以中上鼻道及总鼻道多见,邻近鼻甲萎缩(图 3-2-6A、B)。

(2)增强:无强化效应,但表面黏膜线条状强化;鼻窦黏膜明显强化。

2. MRI

(1)平扫:多发鼻息肉 $T_1WI$ 鼻窦鼻腔呈等低信号,局部高信号;$T_2WI$ 大部分为较高信号,局部低信号(图 3-2-6C、D)。

(2)增强:息肉无强化,黏膜面线状强化(图 3-2-6E、F)。

3. 功能成像 DWI 息肉呈等信号,但窦腔积脓可为高信号。

【诊断要点】

多发鼻息肉多有多组甚至全组鼻窦炎改变,CT 等低密度,MRI 呈 $T_1WI$ 低信号、$T_2WI$ 高信号,无强化效应;鼻窦黏液潴留,窦壁可变薄或硬化增厚,可有窦腔扩大。

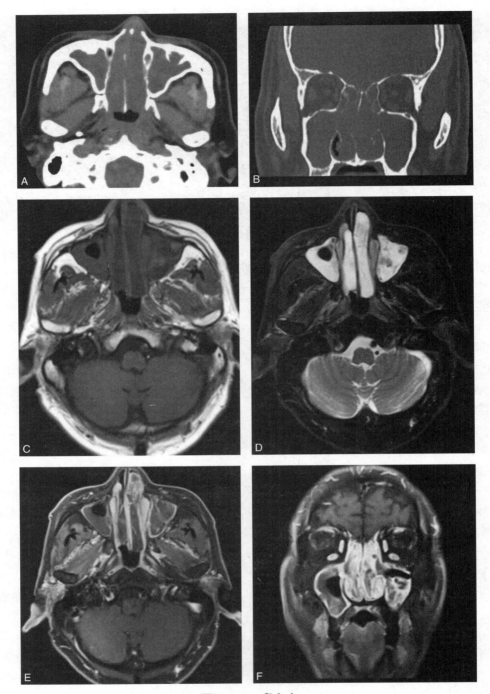

图 3-2-6　鼻息肉

A、B. CT 平扫横断面及冠状面，双侧上颌窦、筛窦及鼻腔充满软组织密度影，密度略不均匀，窦壁骨质增厚硬化，双侧上颌窦窦口扩大，双侧鼻腔增宽，鼻甲受压，鼻中隔右偏；C、D. 双侧上颌窦、筛窦黏膜增厚、窦腔积液，双侧鼻腔可见"铸型"长条状 $T_1WI$ 低信号、$T_2WI$ 高信号肿物影；E、F. 增强扫描双侧鼻窦黏膜、鼻甲强化，鼻腔肿物未见强化

【鉴别诊断】

1. 变应性真菌性鼻窦炎　多个鼻窦受累，窦腔因变态反应含较多黏蛋白呈 CT 高密度影。

2. 黏膜囊肿　黏膜囊肿为黏膜下局限液体聚集或黏膜腺管阻塞积液形成囊肿，多为有张力的规则球形，但无下垂感。

## 三、血管瘤

【概述】

鼻腔鼻窦血管瘤（hemangioma of the paranasal sinuses）可起源于骨、黏膜和黏膜下组织，鼻腔多见于鼻中隔、鼻腔外侧壁和下鼻甲，鼻窦则以上颌窦及筛窦多见,并可同时累及鼻腔。以中年女性多见,临床多表现为鼻塞、鼻出血。

【病理生理】

病理上分为毛细血管瘤、海绵状血管瘤和蔓状血管瘤。鼻腔鼻窦以海绵状血管瘤多见,质软,暗紫红色,包膜完整,瘤内血管窦充满血液,间质为纤维组织,含黏液样成分。

【临床表现】

鼻塞和反复性鼻出血,检查鼻腔内可见暗红色或褐色肿块。起源于鼻中隔或鼻骨肿瘤可致局部变形。眼眶受压时可出现眼球突出、视力下降。

【影像学表现】

1. CT

(1)平扫:①孤立性软组织结节,膨胀性生长,可致窦腔扩大;②肿瘤边界清楚;③大多呈等密度,部分可见局限性出血、囊变低密度区,少数可见高密度的静脉石;④可通过孔道、窦口向周围蔓延;⑤周围结构受压改变。

(2)增强:动脉期肿瘤中心斑片状明显强化,静脉期强化范围扩大,密度稍减低,呈典型的"渐进性强化"。

2. MRI

(1)平扫:典型表现为$T_1WI$等信号、$T_2WI$高信号;部分呈$T_1WI$、$T_2WI$略低信号(图3-2-7A、B)。静脉石一般呈小圆形低信号影,边缘光滑。

(2)增强:动脉期显著不均匀强化(图3-2-7C、D),随时间延长可强化范围扩大,病灶内的瘢痕、血栓强化不明显,呈斑点状、斑片状低信号。

3. DSA 肿瘤较大、出血较多时可在术前行血管造影及栓塞治疗。造影时动脉期可见肿瘤边缘点状、团状造影剂浓染,并逐渐扩大,滞留长达至静脉期。

【诊断要点】

中年女性,鼻塞及反复鼻出血,检查见鼻腔暗红色质软肿块,CT及MRI表现明显强化,并呈"渐进性强化",部分可见静脉石。

【鉴别诊断】

1. 炎性息肉 多见于双侧鼻腔,常有双侧多组或全组慢性鼻窦炎,增强扫描无强化效应。

2. 出血坏死性息肉 多见于上颌窦和鼻腔,以出血为特征的慢性炎症。CT平扫肿块分叶状,密度不均,MRI的$T_2WI$不均匀高信号、周边低信

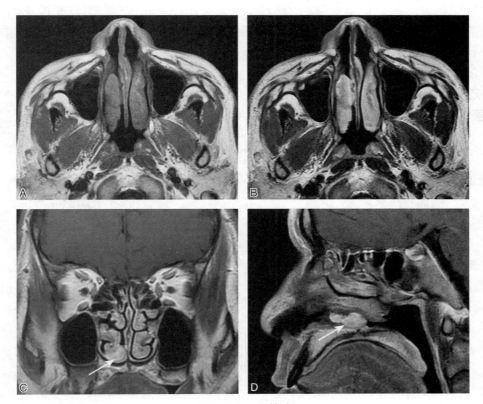

图 3-2-7 血管瘤

A~D. MRI平扫和增强,右侧下鼻甲下方见椭圆形肿物,呈长$T_1$、长$T_2$信号,增强明显均匀强化,边缘清晰

号,多发斑片状强化,常伴骨质破坏。

**【介入治疗】**

肿瘤较大、出血较多时,可在术前行介入栓塞治疗,经股动脉穿刺至颈外动脉,进行血管造影及靶血管栓塞,使肿瘤缩小后再实施手术摘除。

**【拓展】**

海绵状血管瘤可伴有微出血、铁沉积、静脉石甚至小畸形血管。SWI 对血液代谢性产物、静脉血管及钙化很敏感,可呈斑点状、团片状极低信号影,有助于病变的诊断。

### 四、内翻性乳头状瘤

**【概述】**

内翻性乳头状瘤(inverted papilloma, IP)为鼻部最常见的良性上皮性肿瘤,局部外观及影像表现状似息肉,易误诊。最多见于鼻腔外壁近中鼻道处,并常累及上颌窦;其次是上颌窦、筛窦。肿瘤可侵袭周围组织和骨质,术后易复发,多次复发易恶变,绝大多数恶变为鳞状细胞癌。因此,一般认为是交界性肿瘤,以手术彻底切除为主。

**【病理生理】**

上皮组织高度增生并向下方血管丰富的间质内翻入,呈指状、管状或分支状生长,基底膜完整,为典型的病理学特征。肿瘤外观呈乳头状或息肉状,灰白色或粉白色,触之易出血。

**【临床表现】**

多见于 50~70 岁中老年人,以男性居多。多单侧发病。进行性鼻塞、涕中带血或反复鼻出血,偶有嗅觉减退及头痛,晚期可因浸润眼眶及颅内而出现眼球突出、头痛等症状。

**【影像学表现】**

1. **CT**

(1)平扫:①鼻腔、鼻窦或鼻腔鼻窦内软组织密度肿块,鼻窦肿瘤多呈分叶状,鼻腔肿瘤多呈长条状,鼻腔鼻窦均受累时窦口扩大(图 3-2-8A);②中等密度,多较均匀,少数可见肿瘤内斑点状钙化灶;③可压迫、侵蚀周围骨质,骨质变薄、缺失;④慢性鼻窦炎改变。

(2)增强:肿瘤轻中度强化,密度较均匀。

2. **MRI**

(1)平扫:$T_1WI$ 呈等低信号,有时边缘可见局部条状高信号。$T_2WI$ 呈稍长 $T_2$ 信号,瘤体内全部可见有高、低相间条纹样或"栅栏"状,称为"脑回征"(图 3-2-8B~D),代表水肿的间质组织和上皮组织。鼻窦内常有阻塞性黏液潴留,信号可高低不同。

(2)增强:肿瘤中等程度强化,有"脑回征",且与 $T_2WI$ 的高低信号对应,为肿瘤间质内丰富的血管所形成的强化效应(图 3-2-8E、F)。窦腔潴留黏液无强化。

(3)功能成像:DWI 呈中等信号。

**【诊断要点】**

中老年男性,进行性鼻塞、鼻出血,鼻内镜检查可见息肉状、灰白色肿物,CT 检查见鼻腔鼻窦实性占位,MRI 的 $T_2WI$ 和增强扫描可见特征性的"脑回征"。

**【鉴别诊断】**

1. **鼻息肉** 慢性鼻窦炎基础上,鼻腔鼻窦黏膜长期炎症水肿、增生而突入鼻道的长条状软组织,质软,表面光滑,半透明状,呈 CT 低密度、MRI 的 $T_2WI$ 高信号,无强化效应。

2. **真菌球型鼻窦炎** 伴有慢性鼻窦炎改变,窦壁肥厚硬化,黏膜增厚,窦腔见团片状钙化样高密度影,周围无实性肿物,无强化效应,MRI 的 $T_2WI$ 呈低信号,且无"脑回征"。

**【拓展】**

1. 内翻性乳头状瘤绝大多数有一个生发中心,局部骨质常硬化增粗,被视为确定肿瘤始发位置可靠的影像改变,CT 为首选影像检查方法,有助手术医生彻底切除瘤体。

2. MRI 肿瘤"脑回征"常以根蒂为中心放射状延伸,可据此预测肿瘤的原发位置。"脑回征"消失或出现斑片状坏死长 $T_2$ 信号,常提示恶性变。其他肿瘤也可局部出现"脑回征"。

3. 怀疑肿瘤有恶变时,局部水分子弥散受限程度加重,可结合 DWI 图像和 ADC 值判断。

### 五、鼻腔鼻窦癌

**【概述】**

鼻腔鼻窦癌(carcinomas of the nasal cavity and paranasal sinuses)是鼻腔鼻窦最常见的原发性上皮性恶性肿瘤,原发者少见,以鳞状细胞癌最多见,占 70%~80%,其次为腺癌、未分化癌、腺样囊

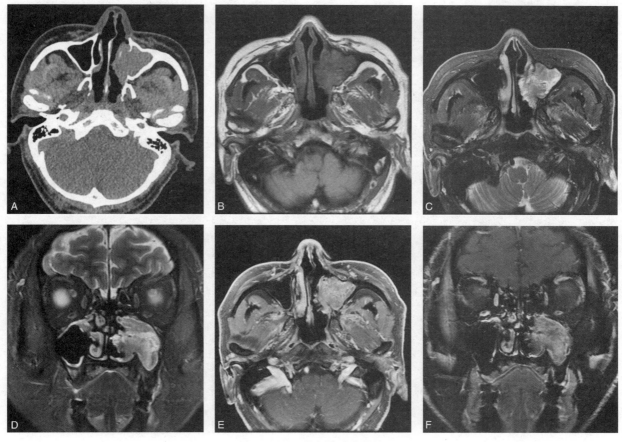

图 3-2-8 内翻性乳头状瘤

A. CT平扫，左侧上颌窦可见充满软组织密度影，呈较均匀等密度，上颌窦内壁骨质消失，肿块突入鼻腔，与鼻甲分界欠清；B~F. MRI平扫及增强扫描，上颌窦肿块信号不均匀，呈 $T_1WI$ 等低信号、$T_2WI$ 等高信号，并见"脑回征"，增强扫描轻度强化，也可见"脑回征"

性癌等。以 50~70 岁老年男性多见。临床常见鼻塞、鼻出血及鼻内肿物等症状，容易误诊。肿瘤早期首选放射治疗和手术治疗，晚期采取手术切除为主的综合治疗。

【病理生理】

鼻腔癌多发生于鼻腔外侧壁、鼻底及鼻中隔，多为鳞状细胞癌。继发于鼻窦癌居多，常见于上颌窦，鳞状细胞癌最多，腺癌次之，预后不佳。其次是筛窦，多为腺癌。

【临床表现】

鼻腔癌典型三大症状，即鼻塞、鼻出血及鼻腔肿物，鼻内镜见肿物呈息肉状或菜花状，表面不平，有出血或溃烂，质硬而脆，触之易出血。可有周围受侵症状及颈部淋巴结转移。

【影像学表现】

1. CT

（1）平扫：①肿瘤多呈菜花状、不规则状或条块状；②多为中等密度，且较为均匀，若有出血坏死则局部密度减低；腺样囊性癌可见筛状低密度；③肿瘤弥漫性破坏周围骨质，侵犯至鼻窦外；④颈部淋巴结转移可有颈部淋巴结增大、坏死甚至融合。

（2）增强：鳞癌多呈轻度较均匀强化，腺样囊性癌轻中度不均匀强化，可见斑片状或多个小囊状低密度灶（图 3-2-9A、B）。

2. MRI

（1）平扫：肿瘤多呈 $T_1WI$ 等信号、$T_2WI$ 略高信号，一般信号较为均匀，若有出血坏死可呈局部 $T_1WI$ 低信号、$T_2WI$ 高信号（图 3-2-9C~E）。

（2）增强：一般呈轻度至中度强化（图 3-2-9F），腺样囊性癌可出现筛状强化。脂肪抑制增强扫描对肿瘤的侵犯范围、包括沿神经浸润显示较好。

（3）功能成像：DWI 图像上，肿瘤多呈较高信号，但腺样囊性癌多为低信号。

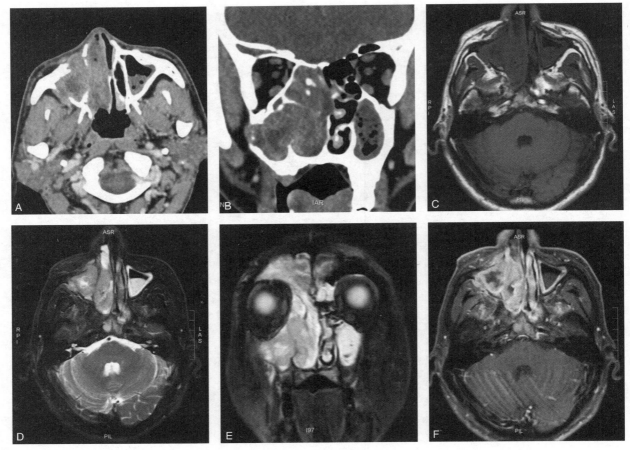

**图 3-2-9　鼻腔鼻窦癌**

A、B. CT 增强扫描，右侧鼻腔可见不规则肿块影，密度不均，破坏上颌窦骨质侵犯窦内，窦腔积液；C~F. MRI 平扫及增强扫描，右侧鼻腔及上颌窦肿块 $T_1WI$ 略低信号、$T_2WI$ 等高信号，增强扫描中度不均匀强化。双侧上颌窦黏膜增厚，窦腔积液无强化

【诊断要点】

中老年人，鼻塞、鼻出血及鼻腔肿物，或伴有眼眶、口腔及颅脑症状。CT 检查鼻腔顶部肿块，形态多不规则，中等密度，MRI 信号均匀，轻中度强化，可破坏骨质向周围侵犯。

【鉴别诊断】

1. **鼻息肉**　慢性鼻窦炎基础上，鼻腔鼻窦黏膜长期炎症水肿、增生而形成突入鼻道的长条状软组织，质软，表面光滑，半透明状，CT 呈低密度、MRI $T_2WI$ 高信号，无强化效应。

2. **内翻性乳头状瘤**　中老年男性多见，进行性鼻塞、鼻出血，鼻内镜检查见桑椹状肿块，质韧，表面不透明灰白色，触之易出血。MRI 可见"脑回征"为特征性影像表现。

3. **恶性淋巴瘤**　青壮年多见，鼻腔鼻窦不规则实性肿块，可多发，呈较均匀中等密度，增强扫描轻中度强化，可破坏骨质侵犯周围结构。

【拓展】

1. 腺样囊性癌有"嗜神经生长"特点，也可跳跃样不规则条束生长，颅底神经孔道受侵扩大，骨皮质密度减低甚至不规则破坏，其发生率最高可达 80%。

2. 肿瘤在磁共振动态增强（DCE-MRI）的时间 - 信号曲线（time signal curve, TIC）多为流出型，与良性肿瘤大多数为渐增型不同。

3. 腺样囊性癌多呈低信号，但肿瘤沿脑神经浸润，受累的神经 DWI 多呈高信号，可帮助检出及诊断。

## 六、嗅神经母细胞瘤

【概述】

嗅神经母细胞瘤（olfactory neuroblastoma, ONB）是鼻腔鼻窦少见的恶性神经外胚层肿瘤，起源于筛板、鼻中隔上份、上鼻甲和前组筛窦的嗅上皮。肿瘤血供丰富，恶性程度较低，生长较缓慢，但可局部侵袭性强,术后易复发。易发生颈部淋巴结转移及远隔部位血行转移。发病年龄呈现10~20岁及50~60岁双峰式分布。女性略多于男性。

【病理生理】

肿瘤组织排列成巢状、片状及索状结构,主要以小圆形及梭形细胞组成,可见 Homer-Wright 假菊形团,瘤细胞周围有丰富的纤维血管间质呈片状、团状,提示血供丰富。

【临床表现】

可有鼻塞、鼻出血、嗅觉丧失、眼球突出、视力障碍、头痛、颈部包块等症状。鼻内镜检查见鼻腔顶部息肉样肿物,固定不活动,表面不光滑,质地偏脆,触之易出血。

【影像学表现】

1. CT

(1)平扫:①不规则或分叶状中等密度肿块,可见局灶性坏死低密度灶、钙化灶或破坏的骨片;②溶骨性破坏和骨质增生并存现象,以溶骨性骨质破坏为主;③阻塞性鼻窦炎;④常侵袭眼眶、颅内,与眶内结构分界不清;⑤颈部淋巴引流区单发或多发结节,可融合成团。

(2)增强:多为中度-明显不均匀强化,肿瘤内及边缘呈线状、环状及花环状强化;极少数较均匀中度强化(图3-2-10A、B)。

2. MRI

(1)平扫:T₁WI 呈等、低信号,T₂WI 呈稍高信号,多数信号欠均匀,可见分隔样低信号,常见坏死T₂WI 高信号、钙化低信号影(图3-2-10C、D)。

(2)增强:中等程度或明显强化,大多数强化不均匀,典型表现为玫瑰花样不均匀状强化(图3-2-10E、F)。侵犯颅内可有脑膜增厚强化,对肿瘤浸润的显示较 CT 敏感。

(3)功能成像:DWI 图像呈略高信号,ADC值可帮助了解良恶性可能。

【诊断要点】

多见于中老年人,鼻塞、鼻出血伴嗅觉丧失等症状,鼻内镜检查鼻腔顶部固定、质脆肿物,CT 及 MRI 检查肿瘤形态不规则,多破坏骨质侵犯眼眶、

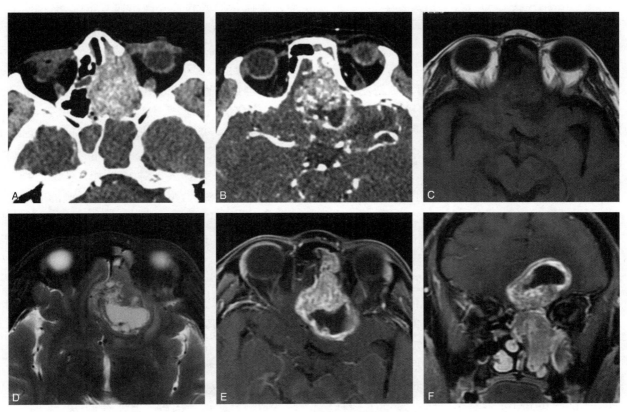

图 3-2-10 嗅神经母细胞瘤

A、B. CT 增强扫描,左侧筛窦、鼻腔可见明显强化软组织肿块影,侵入前颅窝并见部分囊性变,筛窦及鼻中隔破坏达右侧鼻腔;C~F. 肿块实性部分呈 T₁WI 稍低信号、T₂WI 稍长信号影,增强扫描轻中度强化,囊变区无强化,中鼻甲破坏消失,下鼻甲受压缩小

颅内,明显不均匀强化。

【鉴别诊断】

1. **内翻性乳头状瘤** 中老年男性多见,好发生于鼻腔外侧壁近中鼻道处。CT检查呈较均匀等密度,肿瘤发生处骨质增生硬化;MRI上$T_2WI$、增强扫描均可见特征性的"脑回征"。

2. **筛窦癌** 中老年人多见,恶性程度较高。CT见以筛窦等密度肿块,常破坏骨质侵犯周围结构。MRI多呈较均匀中等信号,增强扫描轻中度强化,显示颅内侵犯优于CT。

【拓展】

1. 嗅神经母细胞瘤在动态增强扫描多呈平台型,呈良恶性肿瘤过渡类型,需要结合增强扫描的表现进行诊断及鉴别。

2. 有研究ADC值高于其他小圆细胞肿瘤,与癌接近,可能与细胞周围间质富含血管及细胞质间存在较多小黏液池有关。仅凭ADC值不能确定恶性肿瘤的组织学诊断。

# 第四节 影像检查技术应用的拓展

近年来,随着MRI设备软、硬件的更新发展,出现了许多新的技术,如动态增强扫描(DCE-MRI)、弥散加权成像(DWI)、磁敏感加权成像(SWI)、磁共振波谱成像(MRS)及动脉自选标记(ASL)等,并逐渐应用于肿瘤的诊断,使MRI在一定程度上可以反映活体组织血流、细胞密度、代谢等功能信息,为临床的诊断和治疗拓宽了新的思路。

DCE-MRI是以MRI平扫为基础,采用静脉快速团注对比剂后对病变区进行一系列快速连续扫描而评价其强化率的一种方法。通过绘制时间-信号强度曲线,分析峰值时间、峰值增强指数、早期斜率、最大增强指数、流出率、TIC类型等,反映肿瘤的血管生成,推断肿瘤的生物学行为及患者预后。良性肿瘤多为持续增强型曲线;恶性肿瘤多为快进快出的流出型曲线。根据TIC的形态可对肿瘤的强化方式进行分类,推断病变的良恶性,也对头颈部病变的诊断及治疗提供了一种新的方法、思路,可作为常规增强MRI扫描的补充手段。

DWI是基于水分子微观运动的弥散敏感加权序列成像,可以反映不同病变的弥散特征。根据病变的信号及其ADC值,有助于判断病变的良恶性。恶性肿瘤细胞增殖旺盛,细胞密度较高,细胞外容积减少,阻止了水分子的有效运动,限制了弥散,因而ADC值降低,DWI呈高信号;良性病变正相反。DWI还可以推断肿瘤恶性程度级别。DWI直接反映组织结构、细胞密度这些直接与肿瘤分级有关的信息。研究显示,ADC值随肿瘤级别升高而减少,高级别肿瘤细胞密度高,细胞间连接更紧密,水分子弥散减慢,从而导致ADC值降低。

SWI是近年来利用组织间磁场敏感差异和血氧水平依赖效应(BOLD)成像的新对比增强技术,对血液代谢产物和静脉血管结构等十分敏感,应用于颅脑各种疾病的检查,为诊断提供了出血、静脉血管病变、铁沉积等传统MRI不能显示的信息,具有很高的临床诊断价值。头颈部一些疾病,特别是肿瘤及肿瘤样病变,即使某些功能性MRI也难以定性。而SWI可显示肿瘤的引流静脉、肿瘤内微血管形成和合并微出血等情况,有助于肿瘤性质的判断,正逐渐被应用于头颈部病变的研究和影像诊断。

MRS是检测活体内物质代谢及生化物质含量的无创性检查技术,MRS在中枢神经系统和前列腺已得到广泛应用,其临床价值也得到肯定。有关头颈部病变的MRS报道较少,随着MRS的技术日臻成熟,后处理及分析软件的功能越来越强大,而且临床工作人员对MRS相关代谢产物知识的了解更加深入,MRS在头颈部肿瘤的应用也会日益增多,但其临床应用价值仍需进一步探讨。

ASL是近年来炙手可热的功能磁共振成像技术,无需外源性对比剂即可评估组织的灌注情况,因具有完全无创、操作简单、可重复使用的优势,目前最常应用于脑组织疾病中。也有学者进行头颈部肿瘤方面的研究,取得了良好的成果。Fujima等认为pCASL与DCE灌注得到的TBF值具有较高一致性,证明能够用于头颈部鳞癌灌注成像及临床疗效评价及随访。Fujima等认为ASL对鼻腔鼻窦鳞癌与内翻性乳头状瘤、及与恶性淋巴瘤的鉴别有价值。其他头颈部病变的ASL研究随着高场强MR扫描仪的发展将越来越多。

(李松柏 黄砚玲)

# 参 考 文 献

[1] 王振常. 中华影像医学·头颈部卷. 第2版. 北京: 人民卫生出版社, 2011.

[2] 王振常, 燕飞, 田其昌, 等. 423例眼眶骨折的CT研究. 中华放射学杂志, 1995, 29: 92-94.

[3] 刘中林, 杜兴亚, 兰宝森, 等. 高分辨率CT对诊断颞骨骨折的价值. 中华放射学杂志, 1996, 6: 24-27.

[4] Johnson F, Semaan MT, Megerian CA. Temporal bone fracture: evaluation and management in the modern era. Otolaryngol Clin North Am, 2008, 41(3): 597-618.

[5] Ishman SL, Friedland DR. Temporal bone fractures: traditional classification and clinical relevance. Laryngoscope, 2004, 114(10): 1734-1741.

[6] 潘振宇, 钱晓军, 翟仁友, 等. 眶内壁筛孔的CT定位研究及其临床意义. 放射学实践, 2007.22(4): 354-357.

[7] 杨本涛, 王振常, 刘莎, 等. 慢性侵袭性真菌性鼻窦炎的CT和MRI诊断. 中华放射学杂志, 2005, 39(08): 826-830.

[8] 陈晓丽, 王振常, 鲁辛辛, 等. 不同真菌所致鼻窦真菌球的CT鉴别诊断. 中华放射学杂志, 2012, 46(07): 611-614.

[9] 刘红生, 杨军乐, 邬小平, 等. 真菌性鼻窦炎患者CT与MRI诊断分析. 中国CT和MRI杂志, 2016, 14(9): 9-11.

[10] Rai S, Tiwari R, Sandhu SV, et al. Hyalohyphomycosis of maxillary antrum. J Oral Maxillofac Pathol, 2012, 16(1): 149-152.

[11] Auw-Haedriche, Coupland SE, Kapp A, et al. Long term outcome of ocular adnexal lymphoma subtyped according to the REAL classification. Revised European and American Lymphoma. Br J Ophalmal, 2001, 85(1): 63-70.

[12] Arslan H, Aydinliogru A, Bozkurt M, et al. Anatomic variations of the paranasal sinuses: CT examination for endoscopic sinus surgery. Auris Nasus Largnx, 1999, 26(1): 39-48.

[13] Phillips CD. Screening sinus CT and paranasal sinus imaging. Applied Radiology, 2001, 5: 9-15.

[14] 鲜军舫, 田其昌, 王振常, 等. 鼻和副鼻窦解剖变异的CT研究. 中华放射学杂志, 1998, 32(1): 53-54.

[15] 杨本涛, 王振常, 刘莎, 等. 鼻窦海绵状血管瘤的CT和MRI诊断. 中华放射学杂志, 2007, 41(11): 1153-1157.

[16] 王永哲, 杨本涛, 鲜军舫, 等. MR扩散加权成像表观扩散系数鉴别鼻腔鼻窦实性肿块的价值. 中华放射学杂志, 2014, 48(3): 207-210.

[17] 薛康康, 程敬亮, 白洁, 等. 表观扩散系数值鉴别鼻腔鼻窦小圆细胞与非小圆细胞肿瘤的价值. 中华放射学杂志, 2015, 49(11): 807-812.

[18] 朱丽平, 方平, 刘业海, 等. 鼻腔鼻窦恶性淋巴瘤临床诊断分析. 临床耳鼻咽喉头颈外科杂志, 2015, 29(3): 255-257.

[19] 杨本涛, 王振常, 刘莎, 等. 鼻腔鼻窦神经鞘瘤的CT和MRI表现. 中华放射学杂志, 2008, 42(6): 618-622.

[20] 杨本涛, 王振常, 刘莎, 等. 鼻腔及鼻窦内翻性乳头状瘤的MRI诊断. 中华放射学杂志, 2008, 42(12): 1261-1265.

[21] 张卫, 苏丹柯, 林剑军, 等. MR磁敏感加权成像鉴别腮腺病变良恶性的前瞻性临床研究. 中华放射学杂志, 2015, 49(11): 813-817.

[22] 王平仲, 余强, 罗济程. 头颈部良性神经源性肿瘤$^1$H MRS的表现特点. 中国医学计算机成像杂志, 2007, 13(2): 81-84.

[23] Fujima N, Kudo K, Tsukahara A, et al. Measurement of tumor blood flow in head and neck squamous cell carcinoma by pseudo-continuous arterial spin labeling: Comparison with dynamic contrast-enhanced MRI. J Magn Reson Imaging, 2015, 41(4): 983-991.

# 第三章 耳部影像学

## 第一节 外中耳畸形

【概述】

先天性外中耳畸形（microtia and atresia）是面部最主要的出生缺陷之一。遗传、染色体畸变、内外环境等因素，如孕期（特别是孕早期）母体病毒感染、用药、胚胎在宫内受到挤压、放射性损伤等，均可造成外耳、中耳或内耳发生畸形。其中耳廓和外耳道及中耳的畸形常同时存在，是头颈部先天性畸形中最常见者。

【病理生理】

外耳畸形包括耳廓及外耳道畸形。耳廓畸形可表现为耳廓的大小、位置和形状的异常，单侧较多见。外耳道畸形可分为外耳道狭窄和闭锁。耳廓畸形常与外耳道畸形合并存在，同时还常常合并中耳畸形。先天性中耳畸形包括鼓室、听小骨、咽鼓管、面神经和耳内肌等畸形，其中以鼓室畸形和颞骨段面神经畸形较为多见。

【临床表现】

外中耳畸形临床表现多样，包括耳廓畸形如耳廓发育不良、残缺、皱缩、皮赘甚至无耳畸形；外耳道闭锁或狭窄；中耳畸形如听骨链畸形、面神经畸形等；部分伴有颌骨发育畸形。通常伴有传导性为主的听力损失。

【影像学表现】

在 HRCT 图像上，外耳道闭锁表现为无外耳道影像，代之以厚度不一的骨性闭锁板。外耳道膜性闭锁较为少见，此时骨性外耳道可正常，内充以软组织影。外耳道狭窄病例中，可见外耳道前后径或垂直径狭窄，多 ≤ 4mm，内可为气体或充填软组织影。

中耳畸形中以听骨链畸形较为常见。听骨链畸形主要表现在镫骨和砧骨。镫骨畸形表现为无镫骨影像、镫骨失去正常形态，可伴有砧骨长脚走行异常。砧骨畸形多为砧骨长脚缺损或呈纤维索条状，可伴有或不伴有镫骨畸形。前庭窗闭锁表现为前庭窗骨性封闭，常伴有镫骨畸形及面神经管鼓室段低位。鼓室腔发育不良可表现为狭窄。对于中耳畸形的观察，结合 MPR、MIP、VR 等图像后处理技术，可清楚地显示听小骨形态、前庭窗及面神经管走行。（图 3-3-1~ 图 3-3-3）

【诊断要点】

外耳畸形表现为无外耳道或外耳道骨性狭窄，前后径≤4mm。

听骨链畸形表现为听小骨形态失常：锤骨和砧骨融合呈形态不规则骨块；砧骨长脚变短或消失；镫骨缺如或形态失常；锤骨或砧骨与上鼓室壁融合。

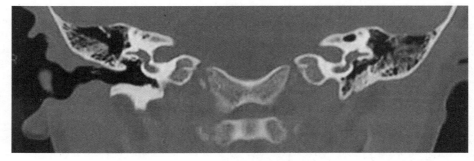

图 3-3-1 外耳道闭锁

CT 冠状面重建图未见左侧骨性外耳道，鼓室腔狭窄

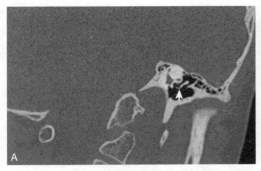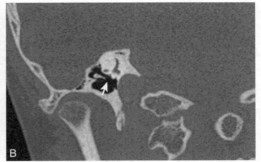

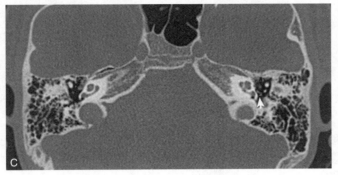

图 3-3-2 听骨链畸形

HRCT 图像，A. 左侧斜矢状面重建，箭示正常砧骨长脚形态；B. 右侧斜矢状面重建，箭示砧骨长脚正常形态不存在；C. 横断面图像，箭示左侧正常镫骨形态，右侧正常镫骨形态不存在

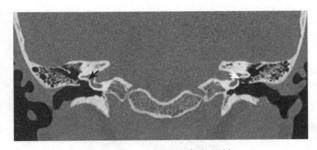

图 3-3-3 右侧前庭窗闭锁

HRCT 冠状面图像，左侧前庭窗正常形态可见（白箭），右侧前庭窗呈骨性封闭（黑箭）

前庭窗骨性封闭。

面神经管鼓室段低位或乳突段前移。

【鉴别诊断】

外耳道闭锁或骨性狭窄多数 CT 诊断较为明确，无需鉴别。外耳道膜性狭窄需与外耳道壁炎性水肿鉴别，根据临床病史及症状多可进行诊断。

听骨链畸形需与继发性听小骨骨质破坏鉴别，继发病变一般有明确病史，如中耳炎、外伤等。CT 检查可见鼓室和/或乳突气房内积液，外伤后可见颞骨骨折线。

【治疗】

以改善听力的手术治疗为主。

【拓展】

螺旋 CT 多平面重建技术可更好地显示外中耳畸形的形态改变，沿需观察结构的长轴或短轴进行重建可提供更多的形态学信息。横断面及冠状面图像对于显示听小骨畸形最佳，对于前庭窗骨性闭锁或面神经管低位等，以冠状面观察为佳。对听小骨的容积成像可直观显示畸形听小骨的形态学改变。

## 第二节 内耳畸形

【概述】

内耳畸形（inner ear malformation）是胚胎发育不同阶段受遗传因素、基因突变和/或妊娠早期病毒、药物、放射、化学等致畸因素的影响，致内耳发育停滞或变异。在正常情况下，出生前耳蜗形态已发育成熟，如果妊娠期内耳发育停滞，即出现内耳畸形。内耳畸形是导致先天性感音神经性聋的主要病因之一。

【病理生理】

在不同妊娠阶段出现内耳发育停滞可出现不同的内耳畸形类型。内耳畸形可发生于骨迷路和膜迷路的任何部分，其中约 20% 为骨迷路畸形，80% 为膜迷路畸形。膜迷路畸形发生于细胞水平，迷路解剖学形态可无异常改变，影像学检查无法显示。内耳畸形可见于一侧，也可双耳同时受累，且以双侧畸形较多。

关于内耳畸形的分型标准不统一，目前普遍接受的是 Sennaroglu 等 2002 年提出的分类方法，根据畸形的部位分为耳蜗畸形、前庭畸形、半规管畸形、内耳道畸形、前庭导水管畸形，其中耳蜗畸形较为常见。根据胚胎发育停滞的早晚，耳蜗畸形分为：Michel 畸形、耳蜗未发育、共同腔畸形、不完全分隔Ⅰ型、耳蜗发育不全及不完全分隔Ⅱ型。

【临床表现】

先天性内耳畸形患者大多患有较严重的耳聋，多数出生时即为极重度聋或重度聋。单纯性前庭导水管扩大者出生时即可出现听力差，亦可正常，正常者直至幼年或青年时出现突聋或波动性耳聋。某些内耳畸形，可发生脑脊液耳漏。

【影像学表现】

1. 耳蜗畸形　Michel 畸形中，内耳结构完全未发育，HRCT 示颞骨岩部呈骨质高密度，无耳蜗、前庭、半规管等内耳结构显示。MRI $T_2WI$ 可见迷路区无正常内耳迷路液体高信号影。

耳蜗未发育中，CT 及 MRI 颞骨迷路区完全不见耳蜗结构，半规管和前庭形态可见，可表现为畸形。

共腔畸形中，耳蜗与前庭融合成一腔，成囊状结构，CT 呈液体密度，MRI $T_2WI$ 呈水样高信号。

耳蜗发育不全中，耳蜗和前庭相互可区分，但耳蜗发育小，呈自内耳道发出的小囊状结构。

不完全分隔Ⅰ型，耳蜗表现为囊状，无蜗轴分隔，CT 呈液体密度，MRI $T_2WI$ 呈水样高信号。常伴囊状扩张前庭（图 3-3-4）。

不完全分隔Ⅱ型，最为常见，耳蜗基底周可见，正常或扩大，中周和顶周融合呈囊腔，常伴前庭导水管或前庭扩大，也可伴半规管发育不良或内耳道发育不良（图 3-3-5）。

2. 前庭畸形　前庭扩大最为常见，在 HRCT 或 MRI $T_2WI$ 表现为前庭腔增宽，横断面上前庭左右径超过 3.4mm，冠状面左右径超过 3.2mm。前庭扩大常合并水平半规管畸形，水平半规管短小或与前庭完全融合呈一囊腔。

3. 半规管畸形　半规管畸形在 HRCT 和 MRI $T_2WI$ 上的典型表现是半规管缺如或半规管的增宽、变短，表现为与前庭相通的宽、短的小囊腔，以外半规管增宽变短多见。

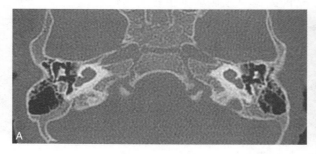
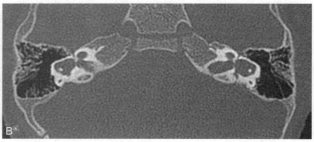

图 3-3-4　不完全分隔Ⅰ型

HRCT 横断面，A. 双侧耳蜗呈囊状，无蜗轴分隔；B. 可见伴有双侧前庭囊状扩大

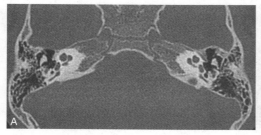
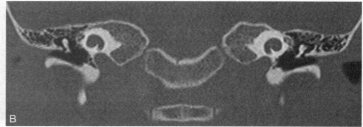

图 3-3-5　不完全分隔Ⅱ型

A、B. HRCT 横断面和冠状面，显示双侧耳蜗中周及顶周融合成囊腔，基底周可见

**4. 前庭导水管扩大** HRCT 上可见前庭导水管开口呈喇叭口状扩大或与前庭相通。同时可见内淋巴囊压迹扩大加深。MRI 可见内淋巴管和内淋巴囊明显扩大（一般为双侧），内淋巴囊呈三角形、囊状或条形扩大，贴附于小脑半球表面。（图 3-3-6）

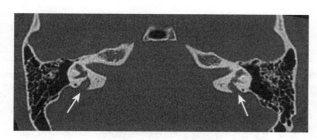

**图 3-3-6　前庭导水管扩大**
HRCT 横断面显示双侧前庭导水管呈喇叭口状扩大（箭）

**【诊断要点】**

HRCT 显示耳蜗、前庭、半规管一个或多个结构形态失常或未显示，多为双侧对称出现。

HRCT 显示前庭导水管扩大，多为双侧。

临床病史及听力学检查资料。

**【鉴别诊断】**

骨化性迷路炎：内耳结构完全未发育（Michel 畸形）需与骨化性迷路炎鉴别，骨化性迷路炎多有中耳炎或脑膜炎病史，CT 或 MRI 可表现为内耳结构不完全消失，残存部分正常结构。

**【治疗】**

单侧畸形而对侧听力正常者无需治疗。

双侧感音神经性聋有残存听力者，可使用助听器。

无任何听力但听神经存在者，可进行人工耳蜗植入术。

耳蜗未发育及蜗神经缺如者，为人工耳蜗植入术的禁忌证。

**【拓展】**

内耳畸形检查方法宜选择 HRCT 与 MRI 相结合检查。HRCT 显示内耳骨质结构优于 MRI。内听道内面神经、蜗神经、前庭神经及内淋巴囊等非骨质结构的显示 MRI 优于 HRCT，内耳水成像为显示内耳结构的最佳检查序列。

# 第三节　耳部外伤

**【概述】**

耳廓为头部的显露部分，易单独遭受各种直接外伤。耳廓外伤多不需要影像学进行评价。直接暴力（拳击、撞击等）及间接暴力（爆炸气浪、震荡等）均可引起耳深部外伤，导致中耳或内耳损伤，损伤部位包括颞骨、听骨链及迷路等，造成骨折和听小骨脱位。

**【病理生理】**

根据骨折线与岩骨长轴的关系，颞骨骨折分为三种类型：纵行骨折、横行骨折和混合型骨折。纵行骨折骨折线大致平行于颞骨长轴，常伴鼓室出血或听骨链中断。横行骨折垂直于颞骨长轴，严重者耳蜗、前庭或半规管受累。

**【临床表现】**

在发生颞骨骨折时，常伴有不同程度的颅脑外伤，出现相应的神经症状。纵行骨折常引起外耳道及鼓膜破裂，常见外耳道流血，血液亦可经咽鼓管自鼻腔及咽部流出。横行骨折耳部流血少见。纵行骨折主要损伤中耳，极少伤及迷路，故听力下降较轻，多为传导性听力下降，一般无耳鸣，面瘫发生率低。横行骨折多伤及内耳，听力损失较重，呈感音性听力下降，耳鸣重，面瘫发生率较高。

**【影像学表现】**

CT 诊断颞骨骨折的直接征象是见到骨折线，横断面图像结合冠状、矢状、斜位 MPR 有助于显示骨折线位置、长度和数量。诊断骨折时，应特别注意骨折累及的部位，如听骨链、面神经管、迷路等，对于指导临床治疗，判定预后有很大帮助。听骨链损伤最常见表现为脱位，以锤砧关节脱位常见。听小骨骨折较为少见，最常见发生部位为镫骨脚、砧骨长脚和锤骨颈。骨折累及内耳时表现为骨折线穿过前庭、半规管或耳蜗。

骨折的间接征象，如乳突气房积液或积血可提示颞骨骨折存在的可能。虽然乳突气房积液并不是颞骨骨折一个特异性表现，但外伤后的乳突气房积液或积血往往提示颞骨骨折的存在。MRI 对于颞骨骨折线的显示不佳，但可显示鼓室及乳突气房积液、积血。此外，对于迷路内积血，MRI 可显示其信号变化。（图 3-3-7、图 3-3-8）

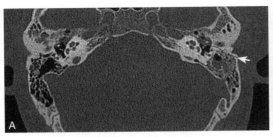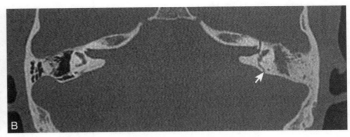

图 3-3-7 颞骨骨折

A. HRCT 横断面,可见骨折线与左侧颞骨长轴平行(箭),为纵行骨折,同时可见乳突气房及鼓室腔积液;B. HRCT 横断面,可见骨折线与左侧颞骨长轴垂直(箭),为横行骨折

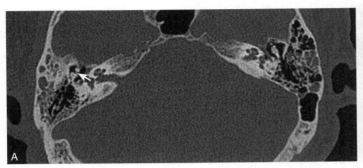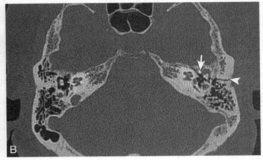

图 3-3-8 听骨链损伤

A. HRCT 横断面,右侧锤砧关节间隙增宽(箭),为锤砧关节半脱位;B. HRCT 横断面,可见左侧锤骨头向前内侧移位(箭),锤砧关节对应关系消失,为锤砧关节脱位,同时可见左侧颞骨纵行骨折(箭头)

【诊断要点】

明确的外伤史。HRCT 显示颞骨横行或纵行骨折线,听小骨形态失常,表现为骨折或脱位。HRCT 或 MRI 显示鼓室和/或乳突气房积液。

【鉴别诊断】

颞骨骨折主要需与颞骨区线形正常解剖结构鉴别,如骨缝或血管沟等,熟悉正常解剖结构为鉴别诊断基础,可双侧对照观察。

听小骨损伤需和听小骨畸形鉴别,听小骨畸形无外伤史,可合并外中耳其他部位畸形。

外伤后中耳乳突积液需与中耳乳突炎鉴别,中耳乳突炎存在相关炎症病史而无外伤史,可出现乳突骨质硬化。

【治疗】

外伤后严重的传导性耳聋需考虑手术治疗。

【拓展】

CT 的冠状位及矢状位重建有助于观察轻微的侧方脱位或骨折。MRI 对骨折、脱位诊断价值有限,有助于评价膜迷路的情况及颅脑损伤情况。对于中耳乳突内的积液,CT 常不能鉴别渗出液和出血,而 MRI 如在 $T_1WI$ 上见到高信号,提示出血。

# 第四节 炎性病变

【概述】

耳部炎性病变种类众多,病因复杂,外、中、内耳均可发生,以中耳炎为临床常见。中耳炎的分类方法很多,至今尚无统一意见。中华医学会耳鼻咽喉科学分会于 2012 年推出的中耳炎临床分类中,将中耳炎分为四大类:分泌性中耳炎、化脓性中耳炎、中耳胆脂瘤和特殊类型中耳炎。

【病理生理】

1. **分泌性中耳炎** 为中耳非化脓性炎症,中耳分泌物来自咽鼓管、鼓室及乳突气房的黏膜,可为浆液性或黏液性。中耳黏膜增厚水肿,毛细血管增多、通透性增加。中耳积液为漏出液、渗出液和黏液的混合液体。

2. **化脓性中耳炎** 为中耳黏膜的化脓性炎症,分为急性和慢性。急性化脓性中耳炎病变常累及包括鼓室、鼓窦及乳突气房的整个中耳黏膜，以鼓室为主。黏膜充血水肿，上皮细胞脱落，鼓室内积液由浆液性渗出液变为黏液脓性或血性。鼓膜可出现穿孔，脓液外泄。重症病变深达骨质，可迁延为慢性化脓性中耳炎。慢性化脓性中耳炎病理变化轻重不一，病变可局限于黏膜，亦可深达骨质，发生骨疡，形成慢性骨炎，局部形成肉芽或息肉。

3. **中耳胆脂瘤** 并非真性肿瘤，而是一种囊性结构，囊内充满脱落上皮和角化物质。胆脂瘤可破坏周围的骨质，并向周围不断膨胀、扩大。

4. **特殊类型中耳炎** 包括结核性中耳炎、AIDS 中耳炎、梅毒性中耳炎、真菌性中耳炎，在中耳乳突腔内可培养出特异性致病原。还包括放射性中耳炎、气压性中耳炎等。

【临床表现】

中耳急性炎症表现为耳痛、耳内闭塞感、听力下降，可伴有耳鸣。急性化脓性炎症鼓膜穿孔前全身症状较明显，可有畏寒、发热、急倦及食欲减退；鼓膜穿孔后耳内有液体流出。慢性化脓性中耳炎耳内流脓可为间歇性或持续性，可有不同程度的传导性或混合性听力损失。不伴感染的胆脂瘤早期可无任何症状，听力下降可能为其唯一主诉，病变累及耳蜗时，耳聋严重，可出现耳鸣。伴感染的胆脂瘤可有耳流脓，且持续不停，脓液常有特殊恶臭。

【影像学表现】

1. **分泌性中耳炎** CT 显示鼓室和 / 或乳突气房内可见均匀一致的软组织密度影，乳突气房可见气液平面，骨质无增生硬化及破坏征象。

MRI 显示鼓室和 / 或乳突内积液信号均匀，呈水样信号。

2. **化脓性中耳炎** 急性化脓性中耳乳突炎典型 CT 表现为鼓室和 / 或乳突气房内软组织密度影，可见一个或多个气液平面。早期无明显骨质破坏，晚期听小骨及乳突气房骨质可有不同程度破坏，边缘模糊。病变在 MRI $T_1WI$ 呈低信号，$T_2WI$ 呈高信号。

慢性化脓性中耳乳突炎 CT 表现为鼓室及乳突气房内软组织密度影，根据轻重不同，可表现为条索状、小片状或大片状、团块状，病变周围骨质及听小骨可无破坏征象，或表现为虫蚀样骨质破坏及听小骨破坏，可有乳突气房间隔骨质增生、硬化。病变在 MRI 上表现为 $T_1WI$ 呈低信号，$T_2WI$ 呈高信号，肉芽肿形成时可见明显强化。（图 3-3-9）

3. **中耳胆脂瘤** 根据发病部位不同，CT 可表现为：①Prussak 间隙增宽，内可见软组织密度影，听小骨受压内移、侵蚀破坏；②上鼓室扩大，内见软组织密度影，可向下突入鼓室上部；③乳突窦扩大，内充以软组织密度影，窦入口扩大，病变可向乳突其余部位及岩尖扩展；④鼓室盾板破坏、变钝，并见外耳道底软组织密度影；⑤耳蜗、外半规管及面神经管侵蚀破坏；⑥鼓室盖和 / 或乳突窦盖破坏；⑦乙状窦前壁破坏。病变破坏的骨质边缘光整、硬化。胆脂瘤在 MRI 上表现为 $T_1WI$ 低至中等信号，$T_2WI$ 高信号，可见明显扩散受限，DWI 呈高信号，ADC 图为低信号。增强后病变边缘环形强化，中心无强化。（图 3-3-10）

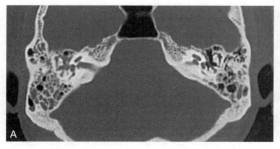
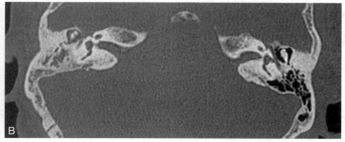

**图 3-3-9 中耳炎**

HRCT 横断面图像，A. 分泌性中耳炎，可见双侧乳突气房及右侧鼓室内软组织密度影，骨质无明显硬化及破坏征象；B. 化脓性中耳炎，右侧鼓室及乳突气房内可见软组织密度影，骨质明显增生硬化

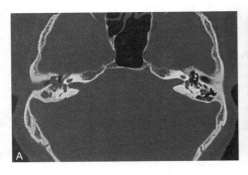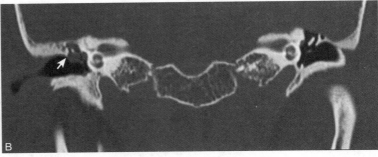

图 3-3-10 中耳胆脂瘤

A. HRCT 横断面,右侧鼓室软组织密度影,局部呈膨胀性改变,听小骨内移,形态不完整;B. HRCT 冠状面,显示病变位于 Prussak 间隙,听小骨内移,形态不完整,鼓室盾板变钝(箭)

【诊断要点】

鼓室和/或乳突气房内软组织密度影,急性者无骨质改变,慢性者多伴有骨质硬化及骨质边缘虫蚀样破坏,若出现膨胀性骨质破坏,为胆脂瘤的典型表现。

胆脂瘤增强后边缘环形强化,中心无强化。

【鉴别诊断】

1. **胆固醇肉芽肿** 病变 $T_1WI$ 及 $T_2WI$ 均为高信号。

2. **先天性胆脂瘤** 无耳流脓病史,不伴有中耳乳突炎表现。

3. **中耳肿瘤** 病变呈局限性软组织肿块,增强后可见强化,周围骨质破坏可较为明显。

【治疗】

1. 急性炎症可使用抗生素治疗。

2. 慢性单纯性炎症多采取保守治疗;骨疡型先行保守治疗,必要时手术治疗;胆脂瘤型行手术治疗。

【拓展】

CT 有助于观察骨质破坏情况,MRI 有助于观察颅内并发症及鉴别诊断,MRI 对胆脂瘤的诊断具有重要意义。

# 第五节 颞骨肿瘤及肿瘤样病变

## 一、中耳胆脂瘤

【概述】

中耳胆脂瘤(middle ear cholesteatoma)为后天继发形成的膨胀性肿瘤样软组织病变,属慢性中耳炎类型之一,并非真性肿瘤,但可因上皮不断脱落、堆积而逐渐增大,并侵蚀周围骨质,破坏中、内耳及损害颞骨内面神经,甚至蔓延颅内引起一系列耳部、脑部并发症。

【病理生理】

长期慢性中耳炎的基础上,外耳道上皮经过穿孔的鼓膜长入鼓室,由于上皮脱落、角化物质及胆固醇结晶堆积,由鳞状上皮囊包裹而形成胆脂瘤团块,可直接压迫骨质,也可产生多种酶使骨质脱钙、溶解,导致听骨链、骨迷路、面神经管破坏。严重时还可破坏乳突后壁,形成化脓性脑膜炎、脑脓肿、硬膜下脓肿、乙状窦血栓性静脉炎等颅内并发症。

【临床表现】

多见于儿童及青壮年,主要症状为长期耳部流脓,呈持续性或间歇性反复发作,听力下降。有的还可有头昏、眩晕、面部麻木、头痛、耳后肿痛等症状。耳镜检查见鼓膜内陷、穿孔,鼓室内灰白色结节,常有脓性分泌物。听力检查为传导性耳聋。

【影像学表现】

1. **CT** 为中耳病变首选影像检查方法。

(1)平扫:①乳突气化不佳,多呈硬化型或板障型;②鼓室、乳突窦内软组织结节或条块,密度稍不均匀,其内可有少量空气呈点状负 CT 值;③鼓室、乳突窦扩大,骨质破坏,边缘整齐,可有硬化,乳突窦窦口扩大;④听骨链移位、破坏不整或完全消失(图 3-3-11A、B)。

(2)增强:胆脂瘤无强化效应。

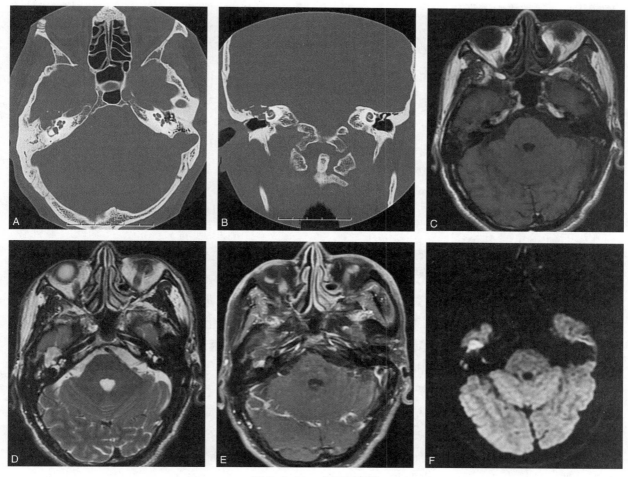

**图 3-3-11 中耳胆脂瘤**
A、B. CT 横断面及冠状面,右侧乳突硬化型,中耳鼓室扩大,鼓室天盖及前壁骨质不完整,听骨链破坏消失;C~E. MRI 平扫及增强扫描,鼓室病灶呈 $T_1WI$ 等信号、$T_2WI$ 稍不均匀高信号,增强扫描无强化效应,内缘局部肉芽肿明显强化;F. DWI,鼓室病灶呈明显高信号

2. MRI

(1)平扫:呈 $T_1WI$ 等低信号,$T_2WI$ 中等或稍高信号,典型可见同心圆状(图 3-3-11C、D)。

(2)增强:仅胆脂瘤周边基质强化,病灶中央无强化效应(图 3-3-11E)。

(3)功能成像:DWI 图像呈明显高信号(图 3-3-11F)。

【诊断要点】

慢性中耳炎病史,听力减退。耳镜检查见鼓膜穿孔,鼓室内见灰白色胆脂瘤茄皮或红色肉芽组织,有脓性分泌物。听力检查传导性耳聋。CT 检查见鼓室、乳突窦软组织密度结节影,MRI 呈稍长 $T_2$ 信号,增强扫描病灶中央无强化效应,DWI 图像呈高信号。

【鉴别诊断】

1. **面神经瘤** 鼓室段面神经瘤常充满鼓室,鼓室扩大,锤砧关节受压外移,骨质侵蚀或破坏,增强扫描病灶较明显强化,加之患者病程较长的进行性面神经麻痹,可资鉴别。

2. **鼓室球瘤** 为起自耳蜗鼓岬处化学感受器肿瘤,为中耳最常见的肿瘤。临床表现为搏动性耳鸣、传导性耳聋,耳镜检查见鼓膜后淡红色搏动性肿块。CT 检查鼓室近鼓岬处软组织结节,MRI 上 $T_2WI$ 高信号,其内见点状、曲线状血管流空无信号区,增强扫描显著强化。

3. **中耳癌** 老年人多见,听力减退,耳痛、耳出血、张口困难等。耳镜见鼓室肉芽或息肉样组织,CT 及 MRI 见中耳腔软组织肿块,可破坏骨质侵犯周围,增强扫描中度强化。

**【拓展】**

中耳胆脂瘤在 DWI 上呈特异性高信号,但有时中耳其他病变如先天性胆脂瘤（表皮样囊肿）、胆固醇肉芽肿等在 DWI 图像也是高信号,需要结合传统 CT 及 MRI 检查鉴别。

DWI 对中耳胆脂瘤有特异性诊断价值,但最好同时进行 MRI 增强扫描,以排除中耳其他良恶性肿瘤。

## 二、听神经瘤

**【概述】**

听神经瘤（acoustic neuroma）主要是起源于内听道前庭神经鞘膜的 Schwann 细胞,为神经鞘瘤,又称前庭神经鞘瘤,属良性肿瘤。多为单侧单发肿瘤,偶见双侧性,多为神经纤维瘤病 Ⅱ 型。听神经瘤是颅内最常见的脑神经肿瘤性病变,也是桥小脑角区最常见的肿瘤,肿瘤增大可压迫周围重要组织,出现严重的临床症状。

**【病理生理】**

听神经瘤绝大多数发生于前庭神经,且以前庭上神经最易发生,起源于内听道内前庭神经少突胶质细胞移行为髓鞘处,即 Obersteriner-Redlich 区。肿瘤由致密的 Antoni A 区及疏松的 Antoni B 区组成,每个肿瘤二者的比例及分布各不相同。肿瘤有包膜,表面灰红色。肿瘤增大,可沿听神经蔓延,累及听神经脑池段及内听道段,形成哑铃型肿块。

**【临床表现】**

多见于成年人,发病高峰 30~50 岁,女性多见。临床症状主要为渐进性听力下降、高音调耳鸣、反复发作眩晕,肿瘤增大压迫周围结构可出现面部疼痛或感觉减退、步态不稳、共济失调、头痛、饮水呛咳甚至偏瘫。查体眼底视盘水肿。听力检测为感音性耳聋。

**【影像学表现】**

1. CT

（1）平扫:①肿瘤较小,局限于内听道时不易检出。肿瘤增大,内听道受压或突入桥小脑角

区时,可见类圆形或分叶状软组织肿块;②肿块呈实性或囊实性,部分为完全囊性。囊变区多为大小不等水样低密度,边缘较清;③内听道开口扩大呈"喇叭口"状,内听道增宽（图 3-3-12A）;④周围结构受压变形、移位。

（2）增强:明显强化,密度不均,囊变区无强化（图 3-3-12B）。

2. MRI

（1）平扫:$T_1WI$ 呈等低信号,$T_2WI$ 呈等高信号,囊变区呈明显水样高信号。

（2）增强:肿瘤实性部分及囊壁明显强化,囊变区无强化,信号不均。可发现内听道内小肿瘤,是听神经瘤的最佳影像检查方法。典型影像表现为桥小脑角区 - 内听道哑铃状囊实性肿块,明显不均匀强化,内听道扩大（图 3-3-12C~E）。

**【诊断要点】**

成年人,出现渐进性听力减退、耳鸣、眩晕,听力检测为感音性耳聋。CT 及 MRI 见内听道、桥小脑角区实性或囊实性软组织肿块,明显不均匀强化,周围结构受压,内听道扩大。

**【鉴别诊断】**

1. 后组脑神经瘤 绝大多数为神经鞘瘤,多有囊变呈囊实性肿块,容易与听神经瘤混淆。但肿瘤位置偏低,多不侵入内听道,且无沿听神经生长趋势,听神经多为受压移位改变。

2. 脑膜瘤 桥小脑角区脑膜瘤有时可向内听道延伸,但肿瘤为实性软组织肿块,很少囊变,以宽基底附着于岩锥,增强扫描可见"硬膜尾征",无听力减退或症状出现较晚。

**【拓展】**

听神经瘤完全充满内听道或肿瘤周围脑组织受压水肿,是术后病灶残留的独立危险因素,术前影像学检查可进行预后评估。

## 三、面神经瘤

**【概述】**

面神经瘤（facial nerve tumor）可发生于面神经出脑后至腮腺段的任何部位,但以颞骨内膝状节及鼓室段最为多见,且常可累及两个或两个以

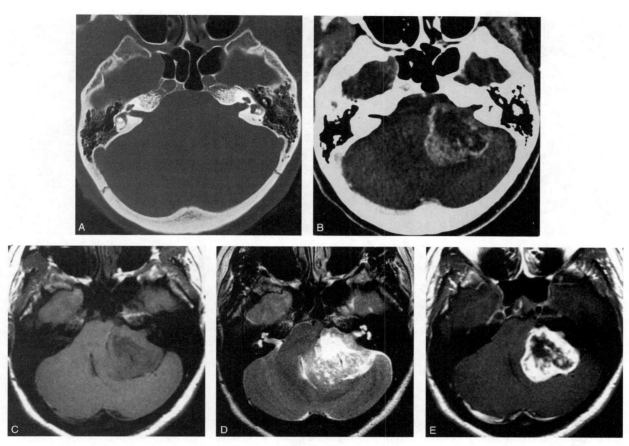

图 3-3-12 听神经瘤

A、B. CT 平扫及增强扫描,左侧内听道增宽,增强扫描可见左侧桥小脑角区不规整环形强化的囊实性肿物,延伸入内听道;C~E. 肿物实性部分呈 $T_1WI$ 等信号、$T_2WI$ 不均匀等高信号,增强扫描明显强化,囊变区无强化,肿物以窄蒂连于内听道

上节段,绝大多数为神经鞘瘤,神经纤维瘤较少。肿瘤多为良性,生长缓慢,容易误诊为面神经炎、中耳胆脂瘤及其他肿瘤等。

【病理生理】

面神经鞘瘤起源于神经鞘膜的 Schwann 细胞,由梭形细胞密集的致密 Antoni A 区和疏松 Antoni B 区组成,包膜多较完整。神经纤维瘤无包膜,质软,镜下由波浪形纤细的梭形细胞构成,疏松地分布于黏液基质和胶原纤维中,胶原纤维呈"胡萝卜"碎片样。

【临床表现】

儿童至老年人均可发病,以 30~40 岁多见,性别差异不明显。临床症状为进行性面神经麻痹,伴听力下降,听力检测多为传导性或混合性耳聋。部分患者早期可表现为面肌痉挛。

【影像学表现】

1. CT

(1)平扫:①面神经增粗或与面神经走行一致软组织肿块,常累及迷路段至乳突段其间面神经的 2~3 个节段;②类圆形或粗细不均的条块状,边缘光整,界限清楚,呈不均匀的等低密度;③面神经管扩大,鼓室段肿瘤可压迫锤砧关节脱位、外移,也可有骨质吸收、破坏;④面神经膝段肿瘤常向前上突入中颅窝,压迫颞叶;乳突段肿瘤可向下延伸至颅底外。(图 3-3-13A)

(2)增强:较明显强化,可有线状、小囊状低密度区;少数强化效应不明显(图 3-3-13B)。

2. MRI

(1)平扫:$T_1WI$ 等低信号,$T_2WI$ 略不均匀等高信号(图 3-3-13C~E),有的可见斑片状、小圆形囊变坏死高信号。

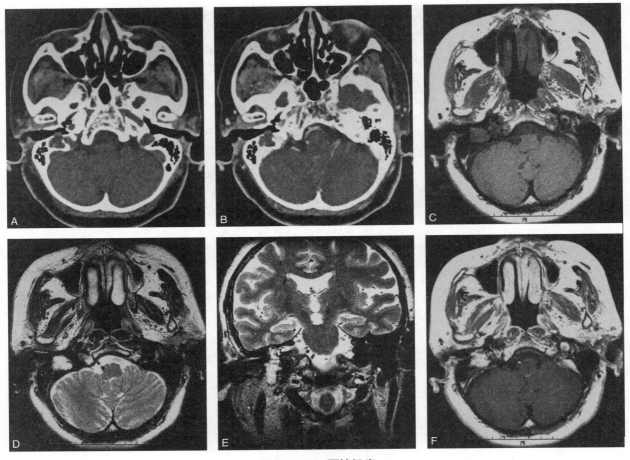

图 3-3-13 面神经瘤

A、B. CT 平扫及增强扫描,右侧颞骨面神经管乳突段扩大,其内可见分叶状软组织肿块影突入鼓室,增强扫描无明显强化效应;C~F. MRI 平扫及增强扫描,肿块呈 $T_1WI$ 略低信号,$T_2WI$ 较高信号,冠状面图像见肿瘤向下延伸至颅底外,增强扫描明显强化

（2）增强：肿瘤明显强化,信号不均匀,局部囊变坏死区为无强化低信号（图 3-3-13F）。

【诊断要点】

进行性面神经麻痹,听力下降。病程较长。CT 及 MRI 检查见颞骨内面神经增粗及肿块,密度不均匀,增强扫描较明显强化,可突入中颅窝或突出颅底外,面神经管扩大。

【鉴别诊断】

1. 中耳胆脂瘤 慢性中耳炎病史,长期耳部流脓,传导性耳聋。CT 及 MRI 检查见鼓室、乳突窦扩大,骨质破坏,边缘整齐,软组织肿块增强扫描无强化效应,DWI 图像呈高信号。

2. 鼓室球瘤 中年女性多见。搏动性耳鸣、传导性耳聋,耳镜检查见鼓膜后淡红色搏动性肿块。CT 检查鼓室内近鼓岬处软组织密度结节,增强扫描病灶显著强化。

3. 中耳癌 老年人,耳痛、耳出血,听力减退,CT 及 MRI 见中耳腔软组织肿块,不规则骨质破坏,增强扫描中度强化,可伴颅内、外耳道及颞骨外侵犯,硬脑膜增厚强化。

【拓展】

面神经瘤自茎乳孔向颅外蔓延时,需与腮腺恶性肿瘤经茎乳孔向颅内侵犯相区分,面神经瘤多累及 2~3 个节段,形态较规整,面神经管扩大;腮腺肿瘤侵犯颅内时,肿瘤主体位于腮腺内,形态不规则,界限不清楚,除沿面神经浸润生长外,也常破坏颞骨岩锥。

## 四、颈静脉球瘤

### 【概述】

颈静脉球瘤（glomus jugulare tumors，GJT）是发生于颞骨岩锥底部颈静脉孔内颈静脉化学感受器的良性肿瘤，属副神经节瘤。肿瘤血供丰富，生长缓慢，但随着肿瘤增大，可侵蚀邻近骨质，侵及脑神经及压迫周围结构，并易沿血管、神经蔓延，甚至可经血行远隔部位转移，表现出恶性生长方式。

### 【病理生理】

颈静脉孔内颈静脉血管外膜上的化学感受器小体异常增生形成的肿瘤，若同时累及中耳鼓室，称颈静脉球体瘤，均为化学感受器瘤。绝大多数无分泌性，极少数可分泌以儿茶酚胺为主的多种神经肽类激素。瘤体间质血管丰富，为扩张的薄壁血窦。

### 【临床表现】

中年女性多见。多为单发病灶。早期搏动性耳鸣、进行性耳聋和耳闷，压迫同侧颈内静脉耳鸣消失，为典型症状；肿瘤增大，可有耳部疼痛、外耳道反复出血、面部麻木、声音嘶哑、饮水呛咳等症状。耳镜检查见鼓膜呈蓝色或暗红色，有的可见鼓室内紫红色肿物搏动。

### 【影像学表现】

1. CT

（1）平扫：①颈静脉窝扩大，边缘骨质密度减低或不规则骨质吸收（图 3-3-14A）；②颈静脉窝软组织肿块，边缘毛糙不光整；肿瘤增大，可向周围蔓延；③肿块大多呈等密度，有的伴有斑点状略低密度。

（2）增强：增强扫描动脉期肿瘤即显著强化，与同平面的动脉血管密度相近，颈内静脉受压移位，管腔变扁甚至闭塞；较大肿瘤甚至可压迫乙状窦使之变窄或闭塞。

2. MRI

（1）平扫：肿瘤 $T_1WI$ 为中等信号或混杂信号，$T_2WI$ 呈较高信号，瘤内常见点状、线条状增粗血管流空无信号影，呈典型的"椒盐征"（图 3-3-14B、C）。

（2）增强：肿瘤明显强化，也可见"椒盐征"（图 3-3-14D）。对肿瘤侵犯范围及脑神经受累情况的显示，MRI 明显优于 CT。

（3）功能成像：DWI 图像上呈等低信号。

3. DSA 肿瘤由颈外动脉、或颈外动脉和椎动脉的分支血管供血，富血供，肿瘤染色明显。可同时观察颈内静脉、乙状窦有无受压及管腔狭窄情况。

### 【诊断要点】

中年女性，搏动性耳鸣，听力减退，耳道流血及后组脑神经受损症状。耳镜检查鼓膜呈蓝色或暗红色。CT 及 MRI 检查颈静脉孔扩大及软组织肿块，明显强化，有"椒盐征"。

### 【鉴别诊断】

1. **神经鞘瘤** 起源于颈静脉孔内走行的后组脑神经鞘膜上的 Schwann 细胞，影像上肿瘤的密度及强化效应与 Antoni A 区、Antoni B 区的比例和分布有关，无"椒盐征"。常有颈静脉孔扩大，但多边缘整齐。肿瘤也可向颅底外生长，为此病特点。

2. **脑膜瘤** 老年女性多见。颈静脉孔区脑膜瘤密度多较均匀，MRI 呈中等信号，增强扫描中度强化，有"硬膜尾征"，局部骨质可增厚硬化，但无"椒盐征"，颈静脉孔多无扩大。

### 【介入治疗】

一般在术前 1 周左右进行肿瘤栓塞治疗，以减少肿瘤切除术中出血。DSA 造影后对肿瘤供血动脉进行栓塞，至复查造影肿瘤染色不再显示为止。

### 【拓展】

颈静脉球瘤除可伴有鼓室球瘤外，也可伴有其他副神经节瘤，应全面观察。

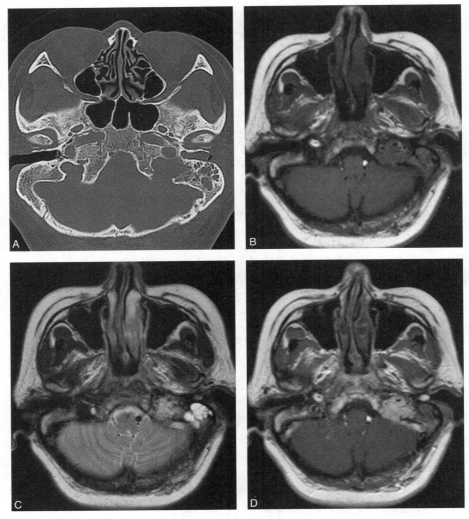

**图 3-3-14 颈静脉球瘤**

A. CT 平扫见左侧颈静脉孔明显扩大，边缘骨白线密度减低，局部消失，外耳道见铸型软组织影，乳突小房密度增高；B~D. MRI 平扫及增强扫描，颈静脉孔病灶呈 $T_1WI$ 等信号、$T_2WI$ 略高信号，增强扫描明显强化，其内可见点条状流空信号，呈典型的"椒盐征"

（李松柏　黄砚玲）

# 参 考 文 献

［1］王振常，鲜军舫，贾文宵，等. 中华临床医学影像学·头颈分册. 北京：北京大学医学出版社，2016.

［2］王振常，鲜军舫，兰宝森. 中华影像医学·头颈部卷. 第 2 版. 北京：人民卫生出版社，2010.

［3］黄选兆，汪吉宝，孔维佳. 实用耳鼻咽喉头颈外科学. 第 2 版. 北京：人民卫生出版社，2008.

［4］邹艺辉. 先天性中外耳畸形. 中华耳科学杂志，2014，12（4）：531-536.

［5］孙建军，刘阳. 中耳炎临床分类和手术分型指南（2012）解读. 中华耳鼻咽喉头颈外科杂志，2013，48（1）：6-10.

［6］吴宏，赖清泉，黄启明. 多层螺旋 CT 对中耳乳突炎骨质破坏的诊断价值. 中华耳科学杂志，2016，14（3）：400-404.

［7］Bogomil'sky MR, Baranov KK. Exacerbation of chronic suppurative otitis media in the childhood. Vestn Otorinolaringol, 2015, 80（3）：71-74.

［8］闫呈新，杨可乐，岳云，等. 多层螺旋 CT 对慢性化脓性中耳炎的诊断价值. 实用放射学杂志，2011，27（11）：1652-1655.

［9］赵芸芸,董季平,杨军乐,等 . 256 层 HRCT 及重建技术在听骨链损伤术前评估的应用 . 实用放射学杂志,2017,33（10）: 1520-1523.

［10］De Foer B, Vercruysse JP, Bernaerts A, et al. Middle ear cholesteatoma: non-echo-planar diffusion-weighted MR imaging versus delayed gadolinium-enhanced $T_1$-weighted MR imaging-value in detection. Radiology, 2010, 255（3）: 866-872.

［11］郭玥,张绍森,夏爽,等 . 听神经瘤 MR 影像学特点与术后残留相关性分析 . 中国耳鼻咽喉颅底外科杂志, 2019, 25（1）: 28-32.

［12］Wigging RH 3rd, Harnsberger HR, Salzman KL, et al. The many faces of facial nerve schwannoma. Am J Neuroradiol, 2006, 27: 694-699.

［13］中国颅底外科多学科协作组 . 听神经瘤多学科协作诊疗中国专家共识 . 中华医学杂志, 2016, 96（9）676-680.

［14］李铮,梁熙虹,鲜军舫 . MR 在颈静脉球体瘤诊断及分型中的价值 . 中华耳科学杂志, 2018, 16（5）: 593-597.

# 第四章　咽、喉部影像学

## 第一节　咽、喉部感染及炎性病变

### 一、扁桃体周围脓肿

#### 【概述】

扁桃体周围脓肿又称扁桃体脓肿（tonsillar abscess），是儿童和青壮年最常见的颈深部感染，男性多于女性。扁桃体早期感染局限于扁桃体窝形成扁桃体炎，进一步发展形成脓肿，局限于扁桃体窝（扁桃体脓肿）；晚期扁桃体脓肿穿破深层咽旁黏膜间隙、咀嚼肌间隙、颌下间隙，形成扁桃体周围脓肿。

#### 【病理生理】

最常见的致病菌是β溶血性链球菌、葡萄球菌、肺炎球菌、嗜血杆菌。脓肿可由多种细菌感染引起。肉眼见扁桃体红肿，表面有渗出物覆盖，腐臭的黄绿色液体从脓腔流出。镜下示脓肿壁由肉芽组织（微血管和成纤维细胞）和纤维结缔组织（成纤维细胞和胶原纤维）组成，中央脓液由坏死碎屑、中性粒细胞、淋巴细胞和巨噬细胞组成。

#### 【临床表现】

最常见的症状、体征：发热、咽痛、吞咽困难、颈部结节。患侧扁桃体红肿，伴有悬雍垂水肿及向对侧移位；形成脓肿后有局部软组织膨隆、波动感，继之破溃、溢脓。未及时治疗，脓肿可能破溃进入咽气道或深入咽旁黏膜间隙、咀嚼肌间隙及颌下间隙。

#### 【影像学表现】

典型表现为咽（腭）扁桃体内中央液体，伴边缘环形强化，扁桃体周围脓肿可经咽上缩肌蔓延至咽旁黏膜间隙或经下方蔓延至颌下间隙。受累扁桃体增大，通常 >2cm，双侧发病时，扁桃体内侧可相互接触（"扁桃体相吻"），气道阻塞。

**1. CT**

（1）平扫 CT：炎症时，扁桃体区软组织广泛肿胀，密度欠均匀，边界不清，口咽侧壁向口咽腔突出；脓肿形成后，肿胀软组织内见均匀低密度区，周围环以等或稍高密度环。

（2）增强 CT：扁桃体肿胀，并中心低密度，边缘环形强化（图 3-4-1），周围组织边缘模糊，尤其当脓肿蔓延至咽旁黏膜间隙、咀嚼肌间隙及颌下间隙时，表现为相应脂肪间隙模糊，密度增高；在儿童及成人，双侧颈部大量反应性淋巴结增生常见。

**2. MRI**

（1）平扫：咽扁桃体肿块 $T_1WI$ 呈低信号，$T_2WI$ 呈高信号，咽扁桃体肿胀伴周围间隙水肿；常见高信号的颈部淋巴结反应性增生。

（2）增强：蜂窝织炎时表现为扁桃体弥漫性增大；扁桃体脓肿液体边缘环形强化。

#### 【诊断要点】

扁桃体周围脓肿的诊断要点：①常见于青少年和青壮年；②发热、咽痛、吞咽困难、颈部结节；③扁桃体增大、肿胀，密度（信号）欠均，边界不清；④脓肿形成后，扁桃体肿胀，并中心低密度（MRI $T_1WI$ 低信号，$T_2WI$ 高信号），边缘环形强化；⑤蜂窝织炎时表现为扁桃体弥漫性增大；⑥周围组织边缘不清，尤其当脓肿蔓延至咽旁黏膜间隙、咀嚼肌间隙及颌下间隙时；⑦在儿童及成人，常见颈部淋巴结反应性增生。

#### 【鉴别诊断】

**1. 扁桃体淋巴样组织增生**　咽喉痛，不伴脓毒症；扁桃体突起物是双侧的、对称的；MR $T_1WI$ 增强或 CT 增强扫描可见强化分隔，常伴有腺样体增殖或颈部淋巴腺病。

**2. 扁桃体非霍奇金淋巴瘤**　临床可能出现

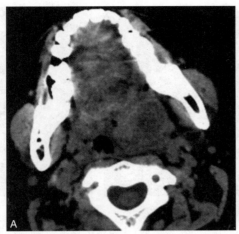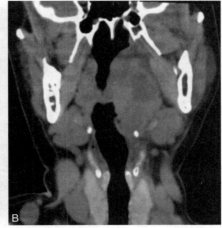

**图 3-4-1 扁桃体感染脓肿形成**
A. 横断面 CT 增强,显示左侧腭扁桃体肿大,内部可见局限性低密度脓肿形成,边界模糊;
B. 冠状面重组 CT 增强,示腭扁桃体脓肿上下范围及与邻近组织关系

全身性疾病;黏膜下肿块明显;可为单侧扁桃体肿块,边缘清楚或局部侵袭;MR $T_1WI$ 增强或 CT 增强扫描无强化分隔;伴有大的无坏死淋巴结(50%)。

## 二、颈部间隙感染

### 【概述】

颈部间隙感染最常见于儿童,成人发病有增加趋势,见于免疫缺陷或免疫力下降状态如糖尿病、HIV、酒精中毒、恶性肿瘤;男性更多见。常见的感染方式有头颈部感染如咽炎、扁桃体炎所致咽后淋巴结炎,化脓形成淋巴结脓肿,淋巴结脓肿破裂形成咽后脓肿,最常见的致病菌是葡萄球菌、嗜血杆菌、链球菌;咽部异物、手术或外伤后也是引起颈部间隙感染的原因。

### 【病理生理】

肉眼见黄绿色液体从肿胀增厚的咽后及颈部间隙流出,厚的脓肿壁是纤维结缔组织。镜下示脓液由坏死碎片、多形核白细胞、淋巴细胞、巨噬细胞组成,脓肿壁由肉芽组织和纤维结缔组织组成。

### 【临床表现】

最常见的症状、体征包括:食欲不振,吞咽困难,咽痛;脓毒症患者出现发热、畏寒、白细胞升高、血沉加快。体检:咽后壁水肿或隆起,反应性淋巴结肿大。颈部疼痛,活动受限。气道阻塞的症状、体征不常见。

### 【影像学表现】

根据受累部位及范围可表现为咽后间隙、咽旁间隙、咀嚼肌间隙感染等。咽后间隙感染 CT 表现咽后间隙内软组织肿胀增厚,内有低密度区,咽后壁向前移位,可有少量气体,脓肿为局限性低密度区,类圆形(图 3-4-2),偏一侧,同侧咽旁间隙外移或闭塞,有时可有相邻椎间隙椎间盘炎和椎体骨质侵蚀破坏。MRI 脓液呈长 $T_1$、长 $T_2$ 信号,脓肿壁呈低信号,周围脂肪间隙模糊。由结核等引起的慢性脓肿,可见邻近椎体骨质破坏、椎间隙变窄消失,椎体融合,椎前软组织肿胀。

### 【诊断要点】

颈部间隙感染的诊断要点:①最常见于小于 6 岁儿童;②食欲不振,吞咽困难,咽痛,咽后壁及颈部水肿或隆起;③咽后及颈部间隙肿胀、积液并不同方式的壁强化;④慢性型者多合并邻近椎体骨质破坏。

### 【鉴别诊断】

咽后间隙非脓肿性积液:临床常见于颈内静脉血栓、放化疗、咽炎、肌腱炎。影像上咽后积液无占位效应及壁的强化。淋巴回流受阻或过度淋巴结增生导致。不需切开引流。

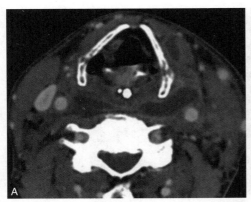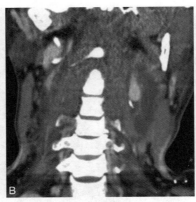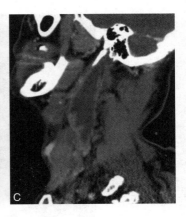

图 3-4-2　颈部间隙感染伴脓肿形成

A. 横断面 CT 增强,显示咽后间隙、颈动脉间隙脓肿形成,边界模糊;B. 冠状面 CT 重组增强,示咽后、颈动脉间隙脓肿边界范围、部位及形态;C. 矢状面 CT 重组增强,示颈动脉间隙脓肿边界范围、部位、形态及与邻近血管关系

## 第二节　咽、喉部肿瘤及肿瘤样病变

咽部由上向下分为鼻咽、口咽及喉咽(即下咽),是呼吸道和消化道的共同通道。鼻咽系咽腔最高、最宽大的部分,前壁为后鼻孔及鼻中隔,下壁以软腭为界与口咽分隔;口咽部包括腭扁桃体、舌根、软腭及其相应的咽侧壁及后壁;下咽即喉咽,位于第4~6颈椎前方,喉的两侧及后面,上界平会厌,下界平环状软骨下缘,下接食管。喉以软骨为支架,自上而下分为三区:声门上区(会厌、室带、喉室)、声门区(两侧真声带之间)及声门下区。由于咽部解剖结构复杂,解剖间隙多且相互关联,颈部引流淋巴网状管道系统发达,因此各种不同类型的原发癌和淋巴瘤好发。

咽喉部恶性肿瘤以鼻咽癌、喉癌多见,口咽及下咽部恶性肿瘤次之,主要是上皮组织癌及恶性淋巴瘤,其中90%以上组织学为鳞状细胞癌。影像学能清楚显示咽喉部肿瘤及肿瘤样病变的部位、形态、范围、周围侵犯、颈部淋巴结转移等征象,以判断肿瘤的性质及分期。

### 一、鼻咽癌

#### 【概述】

鼻咽癌(nasopharyngeal carcinoma,NPC)是发生于鼻咽黏膜、以黏膜下侵犯为特点的鼻咽部恶性肿瘤,多为鳞状细胞癌,有种族和地理差异。

国内鼻咽癌分布有明显的地区性差异,中国南部发病率较高,由男到北逐渐降低。常发生于中年人,但也可见于儿童及青少年,男性多见,男女比例为2.5:1。病因不明确,与EB病毒感染、饮食、遗传因素密切相关。

#### 【病理生理】

最常发生于鼻咽顶部,其次是侧壁,前壁和底壁少见。发生于鼻咽部黏膜,分为结节型、菜花型、黏膜下型、浸润型和溃疡型,组织学上以鳞状细胞癌多见,泡状核细胞癌次之,低分化腺癌较少。

#### 【临床表现】

男性发病率为女性的2~3倍,高危人群中从30岁开始发病,40~60岁为发病高峰。临床上可出现七大症状和三大体征。七大症状为回缩性涕血或鼻出血、鼻塞、耳鸣、耳聋、头痛、面麻、复视等症状,其中以回缩性涕血最为常见;三大体征为鼻咽部新生物、颈部淋巴结肿大、脑神经出现一支或多支麻痹。放射治疗敏感,是其首选的治疗方法。

#### 【影像学表现】

1. CT

(1)平扫:好发于鼻咽顶后壁及咽隐窝,其次为鼻咽侧壁。早期生长于黏膜下,随着肿瘤增大,引起鼻咽软组织增厚及肿块,咽隐窝变浅、消失;咽鼓管隆凸增大。

(2)增强:呈轻到中度均匀或不均匀强化;肿瘤增大推挤咽旁间隙变窄、外移;侵犯咽旁间隙时,其内结构紊乱,脂肪密度增高;向后侵犯斜坡、岩尖、破裂孔;可伴有颈部淋巴结转移征象(图 3-4-3A)。

2. MRI

（1）平扫：鼻咽部肿块与肌肉相比，T$_1$WI 为低、等混杂信号，T$_2$WI 为稍高信号（图 3-4-3B、C）。

（2）增强：软组织明显强化；颅底骨质早期骨髓浸润时，T$_1$WI 上骨髓脂肪的高信号消失，代之为软组织信号影，增强后与肿瘤同步强化；向上侵犯颅底骨质及经相关孔道，表现为通颅孔道内充满异常信号的软组织，增强扫描与鼻咽肿物同步强化；可见淋巴结转移（图 3-4-3D）。

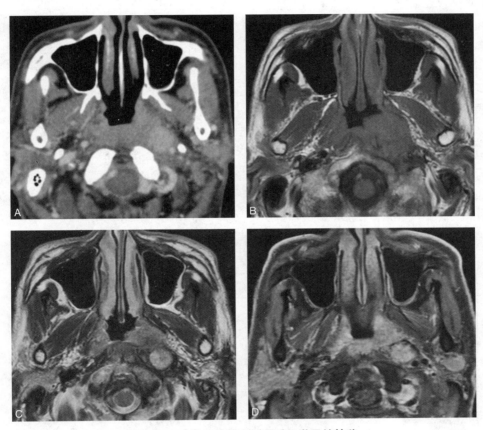

图 3-4-3  鼻咽癌伴左侧咽后组淋巴结转移

A. 横断面 CT 增强，显示左侧咽隐窝消失，局部软组织肿块；B. 横断面 T$_1$WI 平扫，显示左侧咽隐窝等 T$_1$ 信号软组织肿块；C. T$_2$WI 示软组织肿块呈等信号；D. 增强后横断面 T$_1$WI，示肿块轻度强化，左侧咽后组淋巴结增大强化

【诊断要点】

男性多见，以鼻咽部顶后壁为中心的软组织肿块，肿瘤多呈轻到中度均匀强化；伴有咽隐窝变浅消失，咽鼓管隆凸增大、咽鼓管口变窄，咽旁间隙受压移位；多伴咽肌浸润，颅底骨质破坏可进入海绵窦及中颅窝，常伴有颈淋巴结转移。

【鉴别诊断】

本病应与鼻咽淋巴瘤鉴别，鼻咽淋巴瘤为全身淋巴瘤的局部改变，鼻咽部弥漫性肿块，边缘凹凸不平；肿块密度或信号均匀，增强扫描轻度均匀强化；多合并颈部及其他部位淋巴结肿大。

## 二、咽部淋巴瘤

【概述】

咽部淋巴组织丰富，散在的淋巴结和扁桃体组成咽淋巴环，即韦氏环（Waldeyer ring），包括鼻咽部的咽扁桃体、口咽两侧的咽鼓管扁桃体、腭扁桃体及舌根两侧的舌扁桃体。口咽与鼻咽是淋巴结外非霍奇金淋巴瘤（non-Hodgkin lymphoma，NHL）常见的发病部位之一，约占全部 NHL 的 19%，其中腭扁桃体是咽淋巴环 NHL 的第一好发部位，其次为鼻咽部，咽淋巴环 NHL 为 B 细胞起源为主。

【病理】

口咽与鼻咽非霍奇金淋巴瘤多为 B 细胞来源。咽淋巴环的 NHL 以扁桃体的发生率最高,病变常为多中心、多部位受累,病灶呈跳跃性生长是咽淋巴环 NHL 的特征性表现。咽淋巴环通过淋巴管道与颈部淋巴结相连(额下、颌下、颈前、颈浅和颈深淋巴结群),常合并环外头颈部淋巴结的多中心侵犯。NHL 大体病理形态多样,分为肿块型、浸润型、溃疡型和混合型,以黏膜下巨大肿物,伴有或不伴有表面溃疡形成。

【临床表现】

扁桃体 NHL 男女发病率为 1.5~2.8 : 1,与发生于淋巴结的 NHL 相似,多见于 50 岁以上中老年人。临床表现以咽喉部不适、吞咽有梗阻感,咽部肿物或无意中发现颈部肿物,部分表现为发热及全身浅表淋巴结肿大,常以无痛性扁桃体肿大或颈部淋巴结肿大而就诊,多数为单侧肿大,少数

为双侧,肿瘤预后与临床分期及病理分型有关,分期越高,预后越差,B 细胞淋巴瘤预后好于 NK/T 细胞淋巴瘤。

【影像学表现】

口咽部淋巴瘤病变范围广,常累及两个或两个以上解剖部位,呈多个中心改变。大肿块或咽壁弥漫性浸润性增厚是其较具特征性的表现。鼻咽和咽侧壁淋巴瘤表现为不规则软组织肿物,范围较大,可向周围弥漫生长,一般无颅底和相邻骨质破坏,有时可累及鼻腔、鼻窦。患者可伴有颈深部淋巴结肿大,可不沿淋巴引流途径分布。

1. CT　相应鼻咽、口咽部位的结节或肿块影,边界清晰,密度均匀(图 3-4-4A),一般无钙化,未经治疗前多无囊变及坏死,增强后轻中度强化。肿物可突入鼻咽或口咽腔内,而黏膜相对完整。合并颈淋巴结受累时,受累淋巴结密度均匀、边缘规则、边界清晰,无融合趋势。

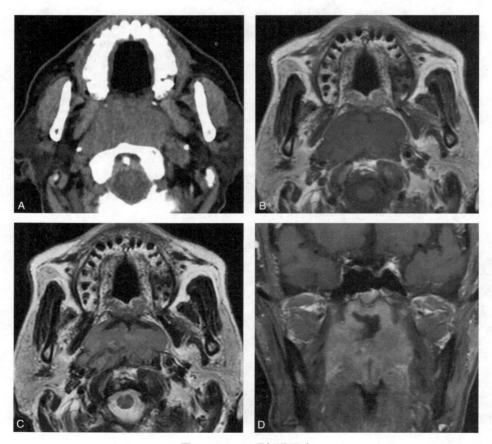

图 3-4-4　口咽部淋巴瘤

A. 横断面 CT 平扫,显示口咽部弥漫增厚软组织影,密度均匀,口咽腔狭窄;B. 横断面 $T_1WI$ 平扫,显示弥漫软组织影呈等信号;C. $T_2WI$ 显示软组织影呈等信号;D. 增强后冠状面 $T_1WI$,示弥漫软组织轻度强化,与双侧腭扁桃体分界不清

2. MRI 与邻近肌肉相比,平扫病灶 $T_1WI$ 呈等或略低均匀信号,$T_2WI$ 上呈等或稍高信号,信号均匀,多无囊变及坏死,边界清楚。增强后轻至中度均匀强化(图 3-4-4B~D);咽旁间隙 $T_1WI$ 高信号的脂肪间隙仍然存在。

【诊断要点】

好发于中老年男性,临床以咽部非特异性症状为主,扁桃体及咽淋巴环肿块或咽壁弥漫增厚,多为双侧病变,轮廓光整,边缘清晰,肿块主要向腔内生长;病变密度/信号均匀;增强扫描呈轻度均匀强化;多无咽旁间隙侵犯及颅底骨质破坏。颈部淋巴结肿大可不沿淋巴引流途径分布,受累淋巴结密度或信号均匀,边界清,很少融合。

【鉴别诊断】

1. 咽部鳞癌 侵袭性强,易向深部组织浸润、破坏,可有颅底及邻近骨质破坏,甚至容易向颅内侵犯,常单侧发病,轮廓多不规整;密度或信号不均,呈不均匀强化,多见坏死、囊变;合并淋巴结转移时亦多密度不均,边界不清,肿大淋巴结多沿淋巴引流途径分布。

2. 扁桃体炎症及周围脓肿 常有急性或慢性扁桃体炎病史,伴有发热和疼痛等临床症状。扁桃体对称、均匀性肿大,增强扫描呈环形强化,周围渗出较多。

### 三、下咽癌

【概述】

下咽癌(carcinoma of hypopharynx)又称喉咽癌,是原发于下咽部的恶性肿瘤。下咽分为三个解剖区,即梨状窝、环后区和咽后壁。下咽癌即主要指发生在上述三个部位的肿瘤。

【病理生理】

下咽癌以梨状窝癌最常见,占 80%,环后区癌次之,占 2%~4%,咽后壁癌最少见,少于 10%。梨状窝癌易向外穿过甲状软骨板侵及喉外软组织及甲状腺,向后扩散至咽后壁并可累及对侧梨状窝,向上侵犯舌根部,向内侵入喉部、声带,淋巴结转移主要在颈内静脉周围。下咽上区癌常位于会厌舌面,多呈团块状,可向上侵犯舌根部,淋巴结转移多位于颈中部。下咽后壁癌向上侵犯口咽及鼻咽,向下侵入环后区;环后癌多呈肿块状,易侵犯上段食管。

【临床表现】

好发年龄为 50~70 岁,男女之比为 7~8:1,常见症状为咽部异物感、吞咽困难、疼痛及颈部肿块。若侵犯邻近软骨、软组织或合并感染时,疼痛加剧,可向耳后放射,当肿物侵犯喉部结构及邻近神经时,可出现声音嘶哑、进食呛咳及不同程度的呼吸困难等表现。

【影像学表现】

影像学检查目的不在于肿瘤定性诊断,而在于观察肿瘤的局部浸润程度以及有无淋巴结转移,还可用于放疗定位、确定照射野等治疗方案选择。(图 3-4-5、图 3-4-6)

1. CT 梨状窝或咽后壁、环后区等或略低密度不规则软组织肿块,边界不清。增强扫描不均匀明显环形强化,边界更清晰;易向周围蔓延浸润,侵及喉软骨或颈部软组织等;淋巴结转移率高,多为双侧,以颈Ⅱ、Ⅲ区多见,增强边缘多呈环状强化。

2. MRI 与颈部肌肉相比,肿块于 $T_1WI$ 呈等低信号,信号较均匀,$T_2WI$ 不均匀高信号,增强扫描明显不均匀强化;肿瘤侵犯会厌前间隙和喉旁间隙时,间隙内正常脂肪信号消失,双侧环状-甲状软骨间隙不对称增宽提示肿瘤向后侵犯环甲间隙。环后区/咽后壁癌表现为环状软骨后/椎前软组织信号影增宽,MRI 判断喉软骨受累及淋巴结转移方面有优势。

【诊断要点】

下咽不规则肿物,破坏周围骨及软组织结构,伴有颈部肿大淋巴结及声门移位/旋转及杓椎间距、环椎间距增宽。伴喉软骨破坏。淋巴结转移率高且易融合,呈不规则环形强化。

【鉴别诊断】

1. 咽环淋巴瘤 中老年男性多见,以咽部非特异性症状为主,扁桃体及咽淋巴环肿块或咽壁弥漫增厚,轮廓光整,边缘清晰;病变密度/信号均匀;增强扫描呈轻度均匀强化;多无咽旁间隙侵犯及颅底骨质破坏。颈部淋巴结肿大可不沿淋巴引流途径分布,受累淋巴结密度或信号均匀,边界清,很少融合。

2. 化脓炎症 一般有典型的临床症状和体征。局部边界不清的团片影,增强扫描见分隔及环形强化,局部间隙内见渗出。

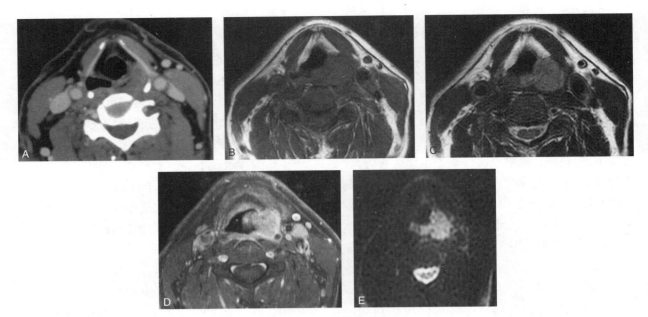

**图 3-4-5 下咽梨状窝癌**

A. CT 增强横断面显示左侧梨状窝软组织影,梨状窝狭窄闭塞,边界模糊;B. MRI 横断面 $T_1WI$ 示病变区软组织呈等 $T_1$ 信号,边界模糊;C. 横断面 $T_2WI$ 示左侧梨状窝软组织影呈等信号不规则软组织影,边界模糊;D. 左侧梨状窝软组织影 明显不均匀强化;E. DWI 序列显示左侧梨状窝区软组织影信号增高,弥散受限

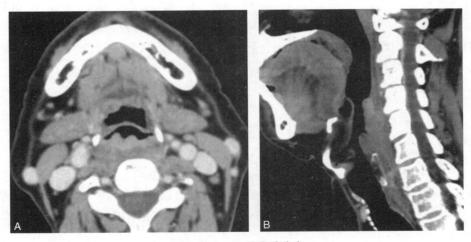

**图 3-4-6 下咽咽后壁癌**

A. 横断面 CT 示咽后壁强化软组织影,表面欠规则,均匀强化,B. 增强矢状面重组 CT 显 示咽后壁强化软组织影上下边界及范围

## 四、喉癌

### 【概述】

喉癌(laryngeal carcinoma)是喉部最常见的恶性肿瘤,50~60 岁中老年男性多见,男女之比为 10:1,依据生长部位分为①声门上区癌:原发于会厌、杓会厌襞及杓间区;②声门区癌:原发于声带或前联合,以声带前、中 1/3 处最常见;③声门下区癌:原发于声门下缘至环状软骨下缘这一段范围内。④跨声门区癌:为喉癌晚期表现,多累及整个喉腔,常伴有软组织肿块及淋巴结转移。喉癌的发生部位以声门区最多,声门上区次之,声门下区较少见,多为声门区肿瘤的向下蔓延。临床表现缺乏特异性,需要与炎性息肉、结核等鉴别,且肿瘤的部位及侵及范围对预后的评估和手术方案的确定非常重要。

### 【病理】

喉癌以鳞状细胞癌为主,大体灰白色向外突

出，呈乳头状或凹陷形成溃疡；镜下可分为高、中、低及未分化癌。依其发展程度可分为原位癌、早期浸润癌和浸润癌三种类型。

【临床表现】

声音嘶哑、咽喉部不适、吞咽困难及呼吸困难为主要症状，主要体征为淋巴结转移形成颈部包块。临床表现依生长部位而不同：声门上区癌临床表现以梗阻为主，且肿瘤细胞分化差，血供和淋巴组织丰富，肿瘤生长迅速，体积多较大，易发生淋巴转移。声门区癌临床表现多以声音嘶哑为主，癌细胞分化较好。声门下区癌临床症状相对较轻，易漏诊。

【影像学表现】

1. CT　根据发病部位不同而累及的结构和范围不同，具有不同的表现。

（1）声门上区癌：主要发生于会厌、室带、喉室、杓会厌皱襞。平扫表现为病变区软组织不规则增厚，密度不均。增强扫描呈轻至中度不均匀强化，累及周围使会厌前脂肪间隙消失，喉软骨破坏征象包括软骨外缘显著增厚，不对称性硬化，邻近肿瘤的软骨皮质边缘不规则或中断。常发生颈部淋巴结转移，增强扫描呈均匀或环形强化。

（2）声门区癌：最常见，好发于声带的前、中1/3。表现为声带增厚，外形不规则，可见结节状或菜花状肿块，声带固定内收。向前侵犯前联合，向后侵犯杓状软骨，向外侧累及喉旁间隙，冠状重建可显示病变范围（图3-4-7）。

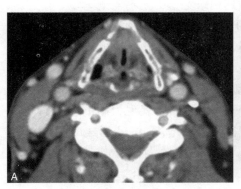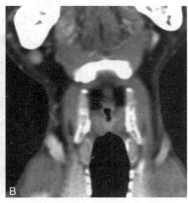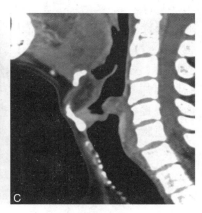

图3-4-7　声门癌侵及前联合

A. 双侧声带前端及前联合不规则增厚，轻度强化；B. 冠状位重建示双侧声带前端增厚；C. 矢状面显示病变局限于声带及喉室腔前端，声门下未见累及

（3）声门下区癌：位于声带游离缘至环状软骨之间，原发性较少，多数为声门型及声门上型向下侵犯所致。表现为气管与环状软骨之间见异常软组织，周围黏膜厚度大于1mm即为异常。

（4）跨声门区癌：多为喉癌晚期表现，累及整个喉腔，常伴有周围软组织广泛浸润及颈部淋巴结转移，表现为声门上及下区连续的软组织影，轮廓不整，侵犯会厌前间隙、喉旁间隙，肿瘤通过环甲膜、环甲间隙、破坏喉软骨蔓延至喉外。

2. MRI

（1）声门上区癌：与肌肉相比，$T_1WI$等或略低信号，$T_2WI$不均匀较明显高信号，增强后不均匀强化。喉部各间隙受侵变形，颈部淋巴结肿大坏死多见。

（2）声门区癌：一侧声带不对称性增厚，$T_1WI$呈等信号，$T_2WI$信号明显增高，增强后病变侧声带不均匀强化。

（3）声门下区癌：表现为声门下区黏膜浸润增厚或结节影。

（4）跨声门区癌：多为累及整个喉腔软组织影，伴有周围广泛浸润及颈部淋巴结转移。

【诊断要点】

中老年男性，进行性声音嘶哑为主，影像上显示喉部形态不规则软组织肿物，表面不平，不均匀强化。可侵犯喉室及喉旁间隙，常伴有喉软骨破坏和颈部淋巴结肿大。

【鉴别诊断】

1. 喉结核　喉部剧痛及吞咽困难，影像上表现喉黏膜不对称增厚,较少侵犯深部组织及喉软骨支架。发现环状薄壁强化淋巴结及肺、胃肠道结核等有助于诊断。

2. **恶性肉芽肿病变** 儿童及老年人多见,表现为会厌、杓会厌皱襞及室带肿胀增厚,病变弥漫,缺乏特异性,鼻腔、肺、肾等多部位受累有助于诊断,一般无淋巴结肿大。

## 五、涎腺肿瘤

### 【概述】

涎腺包括腮腺、颌下腺和舌下腺三对大涎腺及上呼吸道、消化道及邻近小涎腺。涎腺肿瘤是头颈部常见的肿瘤,其中恶性肿瘤约占头颈部恶性肿瘤的5%。良性肿瘤中以多形性腺瘤最常见,腺淋巴瘤次之。恶性肿瘤病理类型多样,以黏液表皮样癌最为常见,其次为腺样囊性癌、腺泡细胞癌、恶性混合瘤、鳞癌、腺癌、透明细胞癌、肌上皮癌等;发病部位以腮腺常见,颌下腺次之。涎腺肿瘤与其他病变临床表现缺乏特异性,需要影像检查提供更多的鉴别诊断信息,以指导治疗和评估预后。

### (一)涎腺多形性腺瘤

#### 【病理生理】

多形性腺瘤(pleomorphic adenoma)又名混合瘤(mixed tumor),为涎腺最常见的良性肿瘤。肿瘤中含有肿瘤性腺上皮和肌上皮组织、黏液样组织和软骨样组织,组织学形态呈显著的多形性和混合性,故名为多形性腺瘤或混合瘤。形态多呈圆形、椭圆形或分叶状,边界清楚,包膜完整,切面灰白色,囊变者内含无色透明或褐色液体。镜下肿瘤由上皮及其产物黏液样组织和软骨样组织组成。

#### 【临床表现】

多见于40岁左右中年女性,以腮腺、颌下腺多见。以单侧单发为主。临床触诊为圆形或类圆形包块,病变质韧或硬,有活动,预后较好。

#### 【影像学表现】

1. **CT** 平扫示腮腺、颌下腺内类圆形或分叶状稍低或等密度影,边界欠清。增强扫描病灶轻、中度较均匀强化,有渐进性强化的特点,在周边明显强化的正常腺体衬托下病灶边界清晰。患侧腺体体积多增大。(图3-4-8)

2. **MRI** $T_1WI$多呈等低信号,$T_2WI$呈等高信号,$T_2WI$信号增高且广泛信号不均匀常提示本病,瘤周可见完整的低信号包膜。$T_2WI$脂肪抑制序列显示更清楚,冠状扫描有助于显示面神经主干在腮腺内走行、推挤的情况。(图3-4-9)

#### 【诊断要点】

中年女性,腮腺、颌下腺内圆形或类圆形肿块,边界欠清晰,密度均匀或不均匀,可合并囊变、钙化,增强后强化明显,边界清晰,MRI $T_2WI$信号增高广泛且不均匀,常以单侧单发为主。

#### 【鉴别诊断】

1. **腮腺腺淋巴瘤** 中老年男性,有吸烟史,以腮腺的后下极多灶性和双侧腮腺同时发病为特点。圆形或类圆形,边界清楚,可见血管贴边征或贴边血管浅分叶征,有囊变无钙化;增强扫描呈"快进快出"强化形式。

2. **腮腺的恶性肿瘤** 肿块多位于腮腺深叶或跨叶生长;边界模糊、形态不规则、密度/信号不均,侵及邻近结构;增强扫描呈明显不均匀强化。常有颈部淋巴结转移,呈边缘中度环形强化。

3. **颌下腺炎** 临床表现为颌下腺肿痛。CT平扫示颌下腺弥漫增大,脓肿形成时见不规则低密度区,脂肪间隙模糊。增强扫描腺体弥漫均匀强化,脓肿壁明显强化。慢性颌下腺炎示腺体增大或缩小,边缘不规则,病灶内常见斑点状钙化。增强扫描见斑片状强化。可合并导管结石。

### (二)腮腺腺淋巴瘤

#### 【病理】

肉眼观呈圆形或类圆形,表面光滑,有完整包膜,质软,切面实性部分囊性,实性区灰白色,质地匀细,囊性区含黏液样或乳汁样物。镜下由上皮和淋巴样组织组成,上皮构成不规则腺腔或囊腔,并呈乳头状突入,上皮为假复层上皮,呈柱状和锥状镶嵌排列。

#### 【临床表现】

腮腺腺淋巴瘤又称腮腺Warthin瘤或淋巴瘤性乳头状囊腺瘤,占腮腺良性肿瘤的6%~16%。多见于50岁以上中老年男性,有长期吸烟史者。病灶多位于腮腺的后下极,有多灶性和双侧腮腺同时发病的特点,病史长短不一,肿瘤时大时小为其临床特征。

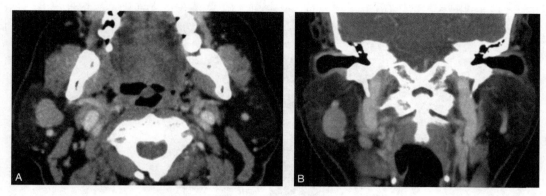

**图 3-4-8　腮腺混合瘤**

增强 CT 横断面、冠状面示右侧腮腺深浅叶交界区类圆形软组织肿块,边界清晰,内部密度均匀,增强扫描明显持续强化

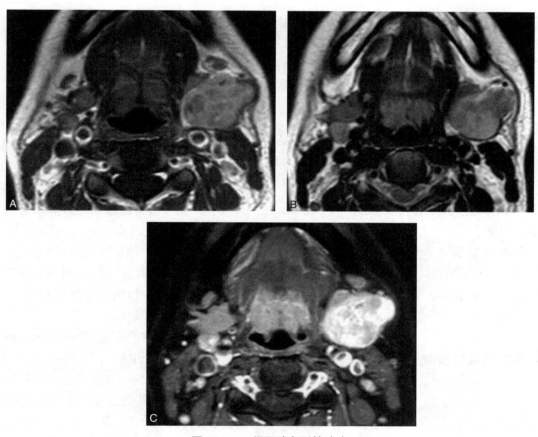

**图 3-4-9　颌下腺多形性腺瘤**

A. 横断面 $T_1WI$ 显示左侧颌下腺等信号软组织影,边界欠清晰;B. 横断面 $T_2WI$ 病变呈稍高信号影,与邻近脂肪边界清晰;C. 增强后 $T_1WI$ 横断面显示病变明显均匀强化,边界清晰

【影像学表现】

1. CT

（1）平扫：单侧或双侧腮腺后下极单发或多发肿块，圆形或类圆形，表面光滑，实性或囊实性，边界清晰，无钙化。

（2）增强：动脉期明显强化，迅速廓清，静脉期强化减退，囊变区无强化，呈"快进快出"强化形式，可见血管贴边征或贴边血管浅分叶征（图3-4-10）。

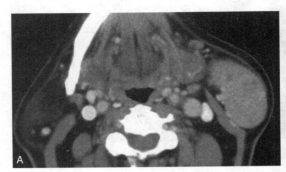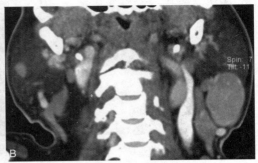

图3-4-10 双侧腮腺腺淋巴瘤

A. 横断面CT示左侧腮腺后下极较大实性肿块，边界清晰；B. 冠状面CT显示右侧腮腺后部亦见小结节，强化明显

2. MRI T₁WI肿瘤呈等或低信号，囊变区呈更低信号。T₂WI多为等低信号，囊变区为裂隙状或类圆形更高信号；瘤周见完整的薄环状稍低信号包膜；动态强化"快进快出"是腺淋巴瘤的特征性增强方式。

【诊断要点】

中老年男性，有长期吸烟史，腮腺的后下极多灶性和双侧腮腺同时发病。多呈圆形或类圆形，边界清楚，可见血管贴边征或贴边血管浅分叶征，有囊变无钙化；增强扫描明显强化。

【鉴别诊断】

1. 多形性腺瘤 多见于40岁左右中年女性，腮腺区圆形或类圆形肿块，边界清晰，密度均匀或不均匀，可合并囊变、钙化，增强后强化明显，MRI T₂WI信号增高广泛且不均匀，常以单侧单发为主。

2. 淋巴瘤或转移瘤 双侧多见，偶有发生单侧者，多发腮腺结节或肿块，淋巴瘤密度均匀，边缘清楚，囊变坏死少见。常伴有颈部淋巴结肿大，中老年男性多见，可融合成团；腮腺转移瘤多有原发肿瘤病史，常伴有其他部位淋巴结肿大及转移。

【拓展】

目前，常规影像学检查技术对头颈部肿瘤良恶性鉴别有一定的限度。借助于对比剂评价肿瘤微血管的DCE-MRI和无需对比剂的DWI和IVIM成像已被用于良恶性肿瘤鉴别，并取得了肯定的结果。

1. 动态增强MRI半定量分析 绘制时间-信号强度曲线对参数进行分析，主要包括峰值时间（Tpeak）、峰值强化指数（CIpeak）、斜率（slope）、流出率（WR）、TIC曲线类型等，应用这些参数组合，可间接反映肿瘤组织学构成特征，从血流动力学、微血管通透性等方面用于鉴别肿瘤良恶性；该技术也可定量分析，通过信号强度的变化计算出对比剂浓度变化，得到浓度-时间曲线，模拟隔室药代动力学模型，获得容积交换常数（Ktrans）、单位体积组织漏出百分比（Ve）、速率常数（Kep）等定量参数值。

2. 体素内不相干运动成像（intravoxel incoherent motion imaging，IVIM） 应用多指数模型，一次检查通过高、低不同b值来评价组织弥散和毛细血管微循环情况，通过定量分析真弥散系数（D）、假弥散系数（D*）、灌注分数（f）变化情况来反映病变组织的灌注和弥散特征，帮助术前分析病变的良恶性及病理类型，具有定量、无创、可重复随访评价等优势。

（鲜军舫 闫钟钰）

# 参 考 文 献

［1］杨慧远,杨学华,郑颖,等.咽旁间隙多形性腺瘤的CT表现.放射学实践,2012,2（5）:506-508.

［2］张嵘,谢传淼,莫运仙,等.鼻咽非霍奇金淋巴瘤的MRI表现与侵犯特点.中华放射学杂志,2011,45（2）:170-173.

［3］林蒙,余小多,罗德红.MRI与CT在鼻咽癌诊断中的应用价值及分期系统比较.中华放射学杂志,2010,41（10）:1036-1040.

［4］刘玉林,陈宪,陈军.鼻咽癌CT灌注成像及其生物学相关性研究.中华放射学杂志,2010,41（10）:907-911.

［5］Sumi M, Van Cauteren M, Sumi T, et al. Salivary gland tumors: Use of intravoxel incoherent motion MR imaging for assessment of diffusion and perfusion for the differentiation of benign from malignant tumor. Radiology, 2012, 263: 770-777.

# 第五章　颈部间隙及软组织常见疾病

## 第一节　颈部间隙及软组织先天性病变

颈部常见的先天性病变有鳃裂囊肿、甲状舌管囊肿及淋巴管瘤等。部分囊肿有典型的好发部位不难诊断;部分囊肿缺乏特异性,鉴别困难。本节重点介绍上述常见颈部先天性囊性病变的影像学诊断及鉴别诊断。

### 一、鳃裂囊肿

【概述】

鳃裂囊肿(branchiogenous cyst)又称颈侧囊肿,由胚胎发育中未完全退化的鳃裂组织发育而成,腮腺内、外均可发病,自耳屏前,向下经胸锁乳突肌前缘至锁骨的一条线上均可发生。第一鳃裂囊肿占5%~8%,常位于腮腺下极或外耳道周围;第二鳃裂囊肿最常见,占90%~95%,常见于下颌角下方;第三鳃裂囊肿多在颈内动脉之后沿颈动脉鞘下行,位于梨状窝处;第四鳃裂囊肿很少见。

【病理】

囊液多清亮,淡黄色、棕褐色,含或不含胆固醇的液体,继发感染时为黄色浑浊液体。镜下囊肿壁衬有复层鳞状上皮或假复层纤毛柱状上皮,有较多淋巴组织、纤维组织及少量炎性细胞浸润。瘘管感染时可见大量炎性细胞、纤维结缔组织和肉芽组织。

【临床表现】

偶然发现的腮腺区无痛性肿块,逐渐增大或时大时小。伴上呼吸道感染时肿胀加重伴发疼痛,肿块迅速增大;无感染时皮肤正常,触诊质软,有囊性感,深部粘连处不能移动,穿刺可抽出脓液。可伴发耳前瘘管、招风耳、小颌、副耳等畸形。鳃裂囊肿有效的治疗方法为根治性切除术。

【影像学表现】

1. CT　不同鳃裂来源的囊肿位于相应的特定部位,可位于腮腺区、胸锁乳突肌前缘、颈血管鞘外侧及颈后部。平扫为圆形或椭圆形均匀水样密度,边缘清楚,增强后囊壁轻度强化,囊内无强化(图3-5-1);继发感染时囊内密度增高、不均,囊壁可明显增厚、强化。

2. MRI　囊内容物性状(蛋白含量)不同,信号不同,一般 $T_1WI$ 均匀低信号、$T_2WI$ 均匀高信号,增强扫描无强化,边缘清楚。合并感染时边缘模糊。

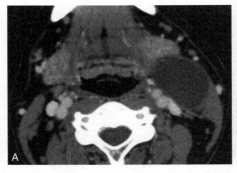
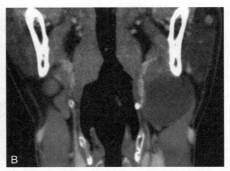

**图 3-5-1　鳃裂囊肿**

A、B. 横断面、冠状面增强 CT 显示左侧胸锁乳突肌前缘椭圆形囊性占位,增强后囊壁轻度强化,囊内未见强化,边界清晰

## 【诊断要点】

年轻患者，腮腺区无痛性圆形或椭圆形肿块，光滑质软，界限清楚；生长缓慢，继发感染时可突然增大；特定部位均匀囊性水样密度/信号的肿块，囊壁甚薄，边界清晰，增强扫描无强化。

## 【鉴别诊断】

**1. 腮腺脓肿** 典型病例表现为环形强化病灶，伴有邻近筋膜增厚和皮下脂肪层模糊，临床有红肿热痛相应表现，多考虑此病。

**2. 腮腺潴留囊肿** 腮腺内囊肿为多发灶时，尤其老年男性患者，应考虑潴留囊肿。如合并瘘管、窦道形成时应考虑第一鳃裂囊肿。

# 二、甲状舌管囊肿

## 【概述】

甲状舌管囊肿（thyroglossal tract cyst）又称舌甲囊肿，为一种先天性发育畸形，是舌根盲孔和舌骨下颈部的甲状腺床之间的甲状舌管残留，可在舌甲导管行经途中不同部位形成囊肿。瘘管形成常与舌根盲孔相通。在胚胎第 10 周后没有完全消退发展成为甲状舌管囊肿。分为中心型和偏心型两种，中心型多见。

## 【病理】

表面光滑，通常有到舌骨或盲孔的管道。镜下囊壁被覆呼吸上皮或鳞状上皮，常有相关小块的甲状腺组织沉积。

## 【临床表现】

好发于 10 岁以下儿童，占 90%，1/3 的患者在出生后即存在，为最常见的先天性颈部肿物，肿块随吞咽动作而上下运动。囊肿生长缓慢，无症状。继发感染可以形成瘘管，溢出黏液或脓液，病情容易反复。

## 【影像学表现】

**1. CT** 颈部中线部位囊性肿物，呈圆形或类圆形，大小不等，从数毫米至数厘米不等。平扫因囊液内蛋白质的含量不同，囊肿可为均匀低或等密度，囊壁光整，偶有分隔，增强后无强化（图 3-5-2）。可出现舌骨压迫性吸收及甲状软骨前联合分离。

**2. MRI** 舌骨至胸骨切迹中线附近 $T_1WI$ 均匀低信号、$T_2WI$ 为均匀高信号病灶，增强扫描无强化。

## 【诊断要点】

儿童及青少年发现舌底到气管前胸骨切迹中线颈前无痛性肿块，随吞咽动作而上下运动；CT 及 MR 为边界清晰的囊性病灶，合并感染时囊内密度/信号发生变化，边界模糊，囊壁强化。

## 【鉴别诊断】

**1. 会厌囊肿** 发生于中线区的甲状舌管囊肿需要与会厌囊肿鉴别。会厌囊肿主要为口底小腺体阻塞后的潴留囊肿，位于上颈部会厌前间隙。

**2. 鳃裂囊肿** 腮腺区无痛性圆形或椭圆形肿块，光滑质软，界限清楚；生长缓慢，继发感染时可突然增大；特定部位均匀囊性水样密度/信号的肿块，囊壁甚薄，边界清晰，增强扫描无强化。

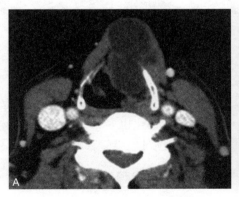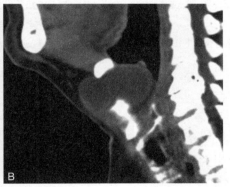

**图 3-5-2 甲状舌管囊肿**
A. 横断面增强 CT 显示舌骨与甲状软骨之间囊性低密度影，边界清晰，跨越甲状软骨内外；B. 冠状面增强 CT 显示囊性病变上下范围更加准确

## 第二节 甲状腺常见病变

临床上甲状腺疾病主要分为良性病变和恶性病变两类，常见良性病变包括结节性甲状腺肿、甲状腺炎、甲状腺腺瘤及异位甲状腺等。原发恶性病变主要有甲状腺癌和原发甲状腺淋巴瘤等。甲状腺癌病理类型主要有乳头状癌、滤泡癌、未分化癌和髓样癌，其中乳头状癌最常见，占60%~70%。单发甲状腺结节的鉴别诊断仍然是临床及影像学难点之一。

### 一、结节性甲状腺肿

【概述】

结节性甲状腺肿（nodular goiter）是单纯性甲状腺肿的一种常见类型，由于甲状腺激素合成不足，引起垂体促甲状腺素增多，刺激甲状腺滤泡上皮增生，滤泡肥大所致。可分地方性和散发性，主要原因是缺碘。30岁以上女性多见，多数伴有甲亢。

【病理】

结节性甲状腺肿发展一般分为增生期、胶质潴留期、结节期。结节大小不一，无完整包膜，可伴有出血、坏死、囊变、钙化。镜下可有腺瘤样增生结节和胶质潴留结节两种形态。

【临床表现】

主要表现为颈前无痛性结节及肿物，多不对称，多为偶然发现，随吞咽运动，一般为多发结节，质软或稍硬，光滑，无触痛，较大者可压迫气管、食管等出现呼吸、吞咽困难和声音嘶哑等症状。

【影像学表现】

1. CT

（1）平扫：甲状腺弥漫增大，内部散在多发大小不等的类圆形低、高密度结节，边界清楚。结节内及周边可见条块状及环形钙化。

（2）增强：结节实性成分均匀或不均匀强化，部分结节周围可见环形低或高密度影，囊性变可发生在大结节，也可发生在小结节，囊变区内可有间隔（图3-5-3）。

2. MRI T₁WI可为低、中或高信号（蛋白含量高的胶体、出血），信号高低取决于内部成分。T₂WI为高信号，钙化斑为无信号区，结节无包膜，边界清楚，信号不均匀。

3. 核素扫描 多发"温"或"冷"结节。

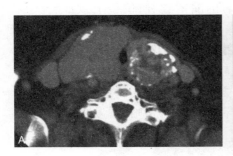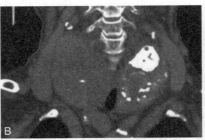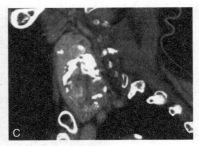

图3-5-3 结节性甲状腺肿

A~C. 同一患者增强CT图像，显示甲状腺双侧叶不规则增大，见多个高、低密度结节及点、块状钙化，低密度区未见明显强化

【诊断要点】

甲状腺不对称增大，甲状腺内多个、散在、规则的低密度结节，结节形态规则、边界较清晰，可有斑片、弧形粗大钙化。增强扫描结节边界更清晰，不均匀强化。

【鉴别诊断】

本病应与甲状腺癌鉴别，甲状腺癌形态不规则，边界模糊，不规则高密度区内混杂有不规则低密度灶，不均匀明显高强化为其典型表现，囊性变伴明显强化的乳头状结节为乳头状癌的特征性表现，颗粒状钙化也多见，颈部或纵隔淋巴结肿大具有甲状腺癌淋巴结转移特点。

### 二、甲状腺肿瘤

【概述】

甲状腺常见的肿瘤为腺瘤和腺癌。两者均发病隐匿，临床表现及实验室检查均缺乏特异性，影像表现亦多有重叠，但治疗方案及预后截然不同。腺瘤起自滤泡上皮良性肿瘤,占甲状腺上皮性肿瘤60%;甲状腺癌在人体内分泌性恶性肿瘤中居首位,病理类型包括乳头状癌、滤泡癌、未分化癌和髓样癌。预后与性别、年龄、病理类型、大小及侵犯范围有关。甲状腺乳头状癌在甲状腺恶性肿瘤中发病率最高。

【病理】

乳头状癌是甲状腺癌中最常见类型,大体病理呈灰白色实性肿物,质硬,呈浸润性生长,无明显包膜,切面可见囊性及乳头状结构,乳头中心为纤维血管束,被覆单层或复层柱状或多边形肥大癌性上皮,间质内可见沙砾体。

【临床表现】

颈前无痛性肿物,边缘规则或不规则,肿物较大时,可压迫、侵犯邻近结构,出现声音嘶哑、痰血、呼吸困难、吞咽困难等症状。女性多于男性。常为单发,活动度差,晚期可侵犯邻近器官。

【影像学表现】

1. CT　癌结节单发多见,形态多不规则,边界多模糊不清,呈均匀或不均匀略低密度。增强扫描肿瘤轻度强化(图3-5-4A、B);表浅部位肿瘤突破包膜致甲状腺局部高密度边缘连线中断,是判断恶性肿瘤的重要依据;肿瘤中心可见多发

细颗粒状(≤2mm)钙化;发生囊变时CT平扫为不规则的低密度区,囊内壁有乳头状结节,增强扫描囊壁厚薄不均,囊内乳头状结节明显强化;肿瘤较大向周围浸润,突破甲状腺包膜侵及周围组织,受侵气管壁呈锯齿状或腔内出现软组织占位;50%以上发生单侧、双侧及跳跃性颈静脉链周围、气管食管沟及上纵隔淋巴结转移。淋巴结内出现颗粒状钙化及囊腔伴内壁乳头状结节强化为甲状腺乳头状癌转移的特性(图3-5-4C)。

2. MRI　肿瘤 $T_1WI$ 呈略低、等或略高信号,$T_2WI$ 多呈高信号,均质或不均质;为不规则分叶状;瘤周可见不完整包膜样 $T_1WI$ 及 $T_2WI$ 低信号影;肿瘤与邻近结构间的 $T_1WI$ 高信号脂肪层消失,增强后病变区不均匀强化(图3-5-4D)。

3. 核素扫描　多为"冷"结节,亲肿瘤扫描有摄取。

【诊断要点】

单发不规则结节,边界模糊不清楚,密度多不均匀,较大病灶常有坏死,中心常见细颗粒状钙化;甲状腺包膜及周围组织易受侵;可出现两侧及跳跃性颈部淋巴结转移,见颗粒状钙化、囊变和明显壁结节强化。

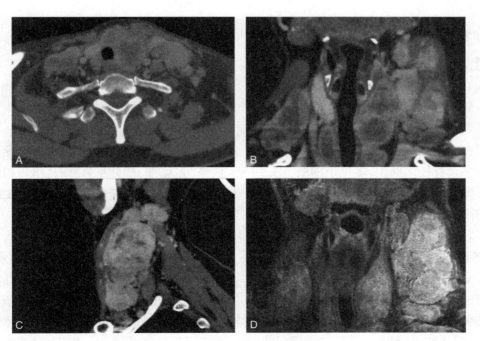

图 3-5-4　甲状腺癌

A~C. 同一患者CT增强图像横断面、冠状面、矢状面重建图像,显示甲状腺左叶边界不清的低密度灶,增强后病灶轻度强化,矢状面显示病灶内有微小钙化;D. 该患者MRI增强后冠状面图像示甲状腺左叶病变区不均匀强化,伴双侧颈Ⅱ、Ⅲ区多发肿大淋巴结

【鉴别诊断】

本病应与结节性甲状腺肿相鉴别,见本章第一节"结节性甲状腺肿"的"【诊断要点】"。

【拓展】

**1. MR 灌注成像** 由于 CT 灌注成像使用碘对比剂,而甲状腺组织具有特殊的摄碘功能,因此,CT 灌注成像受甲状腺血流灌注和摄碘功能两方面影响。MRI 使用钆对比剂,甲状腺组织不摄取,其灌注成像上信号强度的变化仅反映甲状腺血流的灌注,适于评价病变的血供情况,有助于病变的鉴别诊断。

**2. DWI** DWI 是无创性鉴别甲状腺良恶性结节的新方法。不同性质的甲状腺结节在 DWI 上信号表现不同。恶性肿瘤因细胞密度高,水分子弥散受限程度高,在高 b 值 DWI 图像上信号较高;相反,良性病变细胞密度低,水分子弥散受限程度较低。ADC 值可以反映组织的弥散状况。

# 第三节　颈部间隙及软组织肿瘤及肿瘤样病变

## 一、血管瘤

【概述】

血管瘤(hemangioma)在 WHO 肿瘤分类中归为良性肿瘤,也常被认为是先天性低流速脉管畸形。分为毛细血管瘤、海绵状血管瘤及蔓状血管瘤三种类型,临床常见海绵状血管瘤,缓慢增大。可发生在全身任何部位,多见于四肢。头颈部以耳面部及侧颈部最为多见,且可多发,好发生于皮下、咀嚼肌、舌肌、下颌间隙及胸锁乳突肌、颈动脉间隙。

【病理生理】

三种类型的血管瘤各有特点:毛细血管瘤由大量交织、扩张的毛细血管组成,呈皮肤表面平齐或稍隆起的鲜红色斑块。海绵状血管瘤由扩大的血管腔和衬有内皮细胞大小不一的血窦组成,有如海绵状结构,窦腔内充满静脉血,彼此交通,表面呈半球形或分叶状,压之体积可缩小,多为单发。蔓状血管瘤主要由扩张的动脉与静脉吻合形成动静脉瘘而成,呈念珠状或索条状。

【临床表现】

临床上多见于儿童或青年人,表现为颈部无痛性软组织肿块,肿块较大者可出现有感觉不适、局部膨隆或吞咽困难。肿瘤深在则皮肤颜色可正常,若位置表浅则呈青紫色或深红色,肿瘤质地柔软,压缩时变小。穿刺可抽出血液。

【影像学表现】

**1. 超声** 分为中强回声、低回声和混合回声型,探头加压时肿块缩小,彩色血流信号减少或消失;若探头放松时肿块增大。

**2. CT**(图 3-5-5)

(1)平扫:颈部颌下、肌间或颈动脉间隙边界清楚的软组织肿块影,可呈规整的类圆形,形态也可不规整;呈等或低密度,多较均匀,合并出血时,病灶内可见高密度影,周围结构受压。典型征象为肿块内有数目不等、直径 2~8mm 的圆形高密度的静脉石。

(2)增强:病灶大多有中度强化,但密度常不均匀,当肿块内血栓堵塞明显或肿块较大时,常表现为局部斑片状强化;延迟扫描对比剂逐渐填充呈"渐进性强化"。有的则为病灶全般性明显均匀强化。

**3. MRI**

(1)平扫:多为 $T_1WI$ 等信号,$T_2WI$ 明显高信号,静脉石为圆形极低信号影。

(2)增强:中度不均匀强化。

(3)功能成像:DWI 呈低信号。

【诊断要点】

颈部无痛性软性肿块,常可多发,CT 平扫多呈等/低密度,部分见静脉石,增强扫描中度不均匀强化,典型呈"渐进性强化";MRI 呈明显长 $T_2$ 信号,静脉石呈小圆形低信号。

【鉴别诊断】

需与神经源性肿瘤、涎腺肿瘤鉴别。

**1. 神经源性肿瘤** 位于颈动脉间隙,以神经鞘瘤多见,呈边缘光滑类圆形,影像表现与肿瘤的细胞及黏液基质含量及分布有关,神经纤维瘤形态多不规整,含脂类,增强扫描肿瘤内可见或多或少条片状等密度区伴轻中度强化。

**2. 涎腺肿瘤** 多位于涎腺内,颌下腺多形性腺瘤可突至腺体外,可有条状涎腺导管结石。

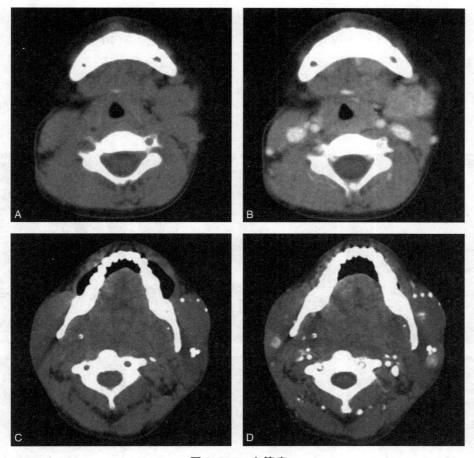

**图 3-5-5　血管瘤**

A、B. CT 平扫及增强扫描，左侧颌下间隙见椭圆形软组织肿块影，平扫呈均匀等密度，增强扫描中度强化，局部斑点状明显强化；C、D. 另一患者，左侧咬肌及双侧翼内肌可见多发小圆形钙化高密度影，增强扫描双侧咬肌、左侧腮腺可见小片状轻中度强化，咽腔闭塞

【拓展】

血管瘤增强扫描有时可见 2~3 根粗大迂曲强化血管影，为其供血血管，有助于影像鉴别。

## 二、神经鞘瘤

【概述】

神经鞘瘤（schwannoma）是周围神经肿瘤中最常见的一种，是颈动脉间隙最常见的良性肿瘤。绝大多数为良性，生长缓慢，病程较长，一般为数年，可长达十多年。极少数为恶性。颈动脉间隙的神经鞘瘤多来自迷走神经及交感神经。由于颈动脉间隙区域的病变种类较多，临床极易误诊。

【病理生理】

大体呈边缘光整的圆形或椭圆形，包膜完整，光滑柔韧。肿瘤起源于神经鞘膜 Schwann 细胞，由致密的 Antoni A 区和疏松的 Antoni B 区组成，不同肿瘤二者的比例及分布均不相同，其间可有出血、胶原纤维、微囊及钙化等。

【临床表现】

多发于 30~40 岁的成年人，无明显性别差异。可偶然发现，也可因肿瘤压迫周围结构出现颈部不适、咳嗽、声音嘶哑、舌肌萎缩及吞咽费力等症状而发现。查体见颈动脉三角区类圆形肿物，表面光滑，质韧，无压痛，可活动，左右活动度大，上下活动度小。

【影像学表现】

1. **超声**　圆形或类圆形低回声或无回声，后方回声略增强。但缺乏特异性。

2. **CT**

（1）平扫：①形态规则的圆形、椭圆形软组织肿物，边缘光滑、清晰；②不同肿瘤密度不一，可由等密度过渡至囊样低密度，但大多数肿瘤呈不均匀偏低密度，均匀的实性或完全的囊性都较少见。

（2）增强：①强化程度与肿瘤内部的组织构成相关。多表现为轻中度不均匀强化，典型表现为等、低密度穿插分布的"大理石"样外观。也有的在低密度区中伴团状高密度，有一定特点。②颈动脉、颈内动脉及颈内静脉受压移位（图3-5-6A、B）。

## 3. MRI（图3-5-6C~F）

（1）平扫：$T_1WI$ 多呈等低信号，$T_2WI$ 多呈等高信号，信号不均，可有局部斑片状、小囊状水样高信号。

（2）增强：不均匀强化，强化程度可有轻中度强化、较明显强化。

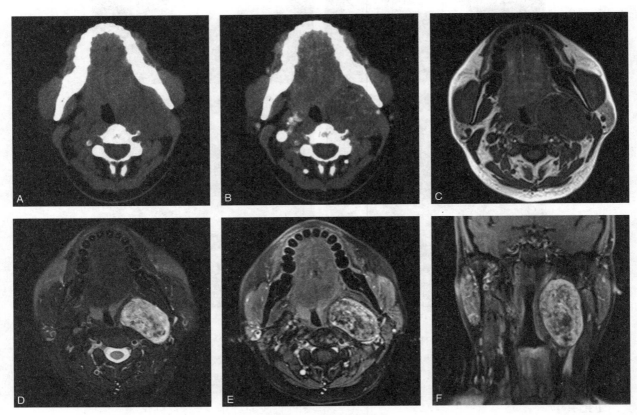

图 3-5-6　神经鞘瘤

A、B. CT平扫及增强扫描，左侧颈部颈动脉间隙略低密度类圆形软组织肿物，增强扫描轻中度见斑点状强化，颈内动脉受压外移，颈内静脉受压，管腔明显变扁；C~F. MRI平扫及增强扫描，肿物呈 $T_1WI$ 略低信号，$T_2WI$ 不均匀高信号，其内见斑片状低信号，增强扫描明显不均匀强化

### 【诊断要点】

中年人，偶然发现颈部肿块，也可因颈部不适、肿瘤压迫症状而发现。查体见颈动脉三角实性肿物，表面光滑，质韧，可活动。CT及MRI见规则形态肿块，密度不均匀，多为偏低密度，增强扫描轻中度不均匀强化。

### 【鉴别诊断】

需与淋巴结增大病变、颈动脉体瘤等鉴别。

**1. 淋巴结增大**　淋巴结增大可为巨淋巴结增生症、淋巴结结核、淋巴结转移、恶性淋巴瘤等多种疾病。巨淋巴结增生症多单发，边缘清楚光整，明显强化。淋巴结结核及淋巴结转移瘤可单发，也可多发，常因坏死呈不均匀等低密度，形态不规则，环形强化，壁厚薄不均，转移瘤还可包绕或侵犯颈部大血管。恶性淋巴瘤常为多发淋巴结增大，密度较均匀，轻中度强化。淋巴结多位于颈内静脉的前方、后外方，增大时压迫大血管向内移位。

**2. 颈动脉体瘤**　特定的颈动脉分叉处，实性不光滑肿物，显著强化，MRI可见"椒盐征"，颈内外动脉分叉开大。

### 【拓展】

颈部神经鞘瘤多起源于迷走神经或交感神经。迷走神经位于颈内动脉与颈内静脉夹角后方,肿瘤增大常压迫颈内动脉向前内移位,颈内静脉向外移位;而交感神经肿瘤位于颈内动脉内后方,常压迫动静脉向前外移位。

### 三、颈动脉体瘤

【概述】

颈动脉体瘤(carotid body tumor,CBT)发生于颈动脉分叉处的颈动脉小体,属副神经节瘤,临床较为少见。多单发,少数双侧发生者,多具有家族遗传性。绝大多数良性,生长缓慢;少数为恶性,可局部侵犯、淋巴结转移、远隔肺及骨的血性转移。治疗最佳方法是手术剥离切除,恶性者术后易复发,需结合放射治疗。

【病理生理】

颈动脉小体位于颈动脉分叉处附近,附着于血管外膜或包埋在其中。长5~6mm,宽2~4mm,粉红色,实质由密集的上皮样细胞和丰富的毛细血管组成,感受颈动脉内血氧浓度的变化,将神经冲动传入呼吸中枢,调节呼吸运动。CBT为颈动脉小体内细胞变异而生长的肿瘤,周围可见较多细小滋养血管,由颈外动脉供血。

【临床表现】

多见于中年女性。颈部不适、包块,还可有晕厥、耳鸣、声音嘶哑、血压下降等症状。查体见颈动脉三角肿物,质硬,可轻微左右移动,不能上下活动,有的可闻及血管杂音。

【影像学表现】

1. **超声** 瘤体内见旋涡状流动的血流所致的云雾状回声及均匀弱回声或不均匀血栓回声,彩色多普勒示瘤体内红、蓝相间的血流。

2. **CT**

(1)平扫:①颈动脉分叉处类圆形软组织肿块;②密度较均匀,边界清楚,边缘不光整。

(2)增强:早期即明显强化,密度接近大动脉,延迟期仍维持较高密度,可包绕大血管,瘤体周边可见多发增粗血管影。VR重建可见颈动脉分叉开大,呈"高脚杯"样改变,肿瘤表面可见多条增粗血管形成血管网(图3-5-7A~C)。

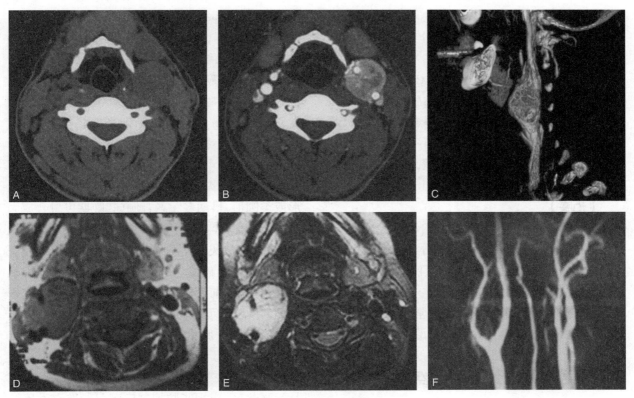

**图3-5-7　颈动脉体瘤**

A~C. CT平扫及增强扫描、VR重建,左侧颈动脉分叉处软组织密度肿块,增强扫描肿块内不均匀强化,增强早期为著;CT VR可见瘤体血管网;D~F. MRI平扫及增强扫描、MRA,右侧颈动脉分叉处椭圆形 $T_1WI$ 等信号、$T_2WI$ 明显高信号肿块,包绕颈内、外动脉,其内可见点、线状血管流空信号。MRA右侧颈动脉分叉处开大,呈"抱球状"样

**3. MRI**

（1）平扫：$T_1WI$ 等信号为主，$T_2WI$ 不均匀高信号，高信号背景下，有的可见瘤内圆点、曲线状血管流空信号，呈"椒盐征"。

（2）增强：明显强化，信号不均，常可见"椒盐征"（图 3-5-7D、E）。

（3）MRA：颈动脉分叉开大，颈内动脉被推移向后外，颈外动脉推移向前外（图 3-5-7F）。

**4. DSA** 颈动脉分叉处动脉期浓染团块影，瘤体内丰富的匐行血管，呈网状斑片或扭曲成堆呈"菊花状"，颈动脉分叉开大，呈"抱球状"。

【诊断要点】

颈部不适或颈侧部质硬肿块。查体肿块质硬，不活动，可有血管杂音。CT 及 MRI 见富血供肿块骑跨颈动脉分叉处，MRI 有"椒盐征"，颈动脉分叉开大。

【鉴别诊断】

需与颈部神经鞘瘤、巨淋巴结增生及颈动脉瘤鉴别。

**1. 神经鞘瘤** 颈动脉间隙神经鞘瘤，形态规则，呈 CT 偏低密度、MRI 上 $T_2WI$ 不均匀高信号，增强扫描不均匀强化，与颈动脉分界清楚，颈动脉受压移位，无颈动脉分叉开大。

**2. 巨淋巴结增生症** 也称 Castleman 病，是一种原因不明的慢性淋巴组织增生性疾病；分为透明细胞型及浆细胞型两种；多发生于胸部，颈部约占 14%；多单发。CT 呈略不均匀等低密度软组织肿物，边缘光整，边界清楚，增强扫描动脉期显著强化，至延迟期持续强化。

【拓展】

1. 异位颈动脉体瘤可沿颈内动脉上行，甚至达颅底下方，则无典型的颈动脉分叉开大，但肿块显著强化，密度接近动脉血管，且周边见多发小血管。

2. 颈动脉囊状动脉瘤少见，常呈窄蒂连于动脉，增强扫描密度相同，边缘多光滑。

# 第四节 颈部淋巴结病变

颈部淋巴结丰富，病变的原因也很多，良性的有结核、淋巴结反应性增生等，恶性的有淋巴瘤、转移瘤等。由于临床及实验室检查缺乏特异的诊断指标，影像学检查在颈部淋巴结病变的诊断及鉴别诊断中起着越来越重要的作用，尤其在颈深部等难以触及的淋巴结检出、定性对肿瘤的诊断及分期有重要的临床价值。

## 一、颈部淋巴结转移瘤

【概述】

颈部淋巴结是头颈部肿瘤最常转移的部位之一，也是呼吸、消化系统肿瘤的终末转移站。有无淋巴结转移，决定上呼吸道、消化道鳞癌转归及预后。对于甲状腺癌，有淋巴结转移，肿瘤复发率提高 2 倍，颈部淋巴结转移的影像学检查对临床制订治疗方案、治疗后随访及预后评估有重要价值。

【临床表现】

临床表现为中老年颈部单侧或双侧进行性增大的无痛性包块，多无明显症状。触诊质硬，边界不清楚，少部分伴有局部疼痛或压痛。

【影像学表现】

颈部转移淋巴结主要根据淋巴结大小、密度/信号、内部结构、边缘、数目和周围组织结构的改变等指标诊断。一般以头颈部鳞癌的颈静脉链转移淋巴结以最短径大于等于 8mm 为诊断标准，甲状腺癌、涎腺癌的转移淋巴结较小，直径 5~8mm 应高度警惕，对于甲状腺癌患者，气管食管沟约 3mm 大小淋巴结即需警惕转移，咽后组淋巴结最小径大于等于 5mm 作为诊断标准。（图 3-5-8）

**1. CT** 以双侧淋巴结肿大多见，多为椭圆形或类圆形，早期多无融合倾向，晚期可融合成大肿块；密度均匀或不均匀，增强后多呈边缘不规则强化，中央见不规则更低密度；多可找到原发肿瘤的证据而确诊。部分病例可见钙化，如甲状腺乳头状癌、前列腺癌、精原细胞瘤、嗅母细胞瘤等颈部淋巴结可有钙化。

**2. MRI** 肿大淋巴结信号均匀或不均匀，$T_1WI$ 等低信号为主，$T_2WI$ 中等高信号伴中心更高信号；增强扫描周边实质部分强化明显，中央是无强化区，应用脂肪抑制序列显示转移淋巴结更加清晰；DWI 呈高信号，ADC 值减低，以小于 $1.38 \times 10^{-3} mm^2/s$ 诊断淋巴结转移瘤的界值作为参考。

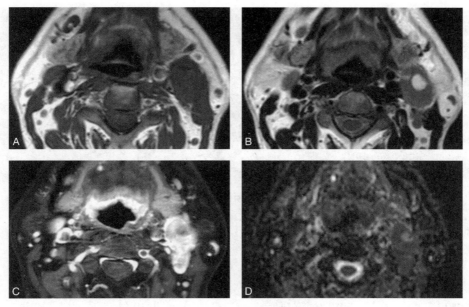

**图 3-5-8　（扁桃体癌）颈部淋巴结转移**

A. 横断面 $T_1WI$ 显示左侧颈 II 区增大淋巴结呈等信号；B. 横断面 $T_2WI$ 示增大淋巴结边缘呈等信号，中心部分等高信号，内部信号不均匀；C. 增强后增大淋巴结明显不均匀强化，呈厚壁环形强化；D. 增大淋巴结 ADC 图及定量测值

【诊断要点】

原发恶性肿瘤病史；颈部单侧或双侧多发淋巴结肿大，淋巴结短径大于等于 8mm，密度或信号可均匀或不均匀，部分可融合，增强扫描呈不均匀、不规则环形强化。颈部各原发肿瘤颈淋巴结转移有不同的影像学特点。甲状腺癌颈淋巴结最短径 5~8mm 或气管食管沟任意大小淋巴结需考虑转移。

【鉴别诊断】

**1. 颈部淋巴结结核**　青少年多见，边界不清，浸润周围脂肪组织，相互融合；出现不规则环形强化，内有多个分隔及多个低密度区，呈花环状改变，为颈部淋巴结结核的特征性改变，严重者可有窦道或冷脓肿。

**2. 颈部淋巴瘤**　多为双侧淋巴结受累，肿块较大，边界清晰，密度均匀，一般无坏死，增强扫描一般呈轻中度均匀强化。

## 二、颈部淋巴结结核

【概述】

最常见的部位是扁桃体，继而沿淋巴管扩散感染到达颈部浅、深层淋巴结或颌下淋巴结，形成结核性肉芽肿及干酪样坏死。

【病理】

颈部淋巴结结核病理可分为四型：I 型为肉芽肿型；II 型为干酪样坏死型，淋巴结包膜未坏死，与周边无粘连；III 型为浸润型，有明显的淋巴结周围炎，与周围组织有粘连；IV 型为脓肿型，肿大的淋巴结相互融合，中心形成较大坏死腔。上述各型常常混合存在。

【临床表现】

好发于儿童及青壮年。由口腔、扁桃体及肺部等结核分枝杆菌的感染引起。临床表现主要是单侧或双侧颈部无痛性肿物，部分患者有低热、盗汗、体重减轻等中毒症状，触诊质硬，边界不清，部分患者有局部疼痛或牙痛。

【影像学表现】

**1. CT**　根据病理分型不同表现多样化。I 型为颈部一侧或双侧数个淋巴结肿大，平扫呈均匀软组织密度，增强后均匀强化；II 型肿大的淋巴结中心见低密度区，增强扫描呈环状强化，周围脂肪间隙存在；III 型为多发中心低密度区，增强呈较规则的分隔状和边缘厚环状强化，周围脂肪间隙消失，肿大淋巴结有融合趋势；IV 型淋巴结融合成较大的肿块，中心有明显的低密度区，增强后呈不规则分隔状及厚壁环状强化，与邻近肌肉粘连，局部肌肉肿胀。淋巴结内见斑点状钙化为结核的典型表现。（图 3-5-9）

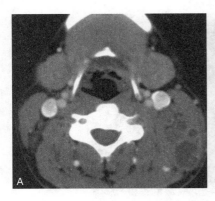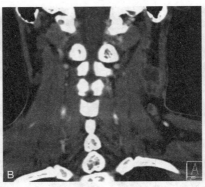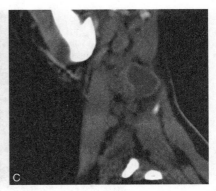

图 3-5-9 颈部淋巴结结核

A~C 为同一患，A. 横断面增强 CT 显示左侧颈 Ⅱ~Ⅴ区增大淋巴结环形强化，部分融合呈花环状改变；B. 增强冠状面 CT 示双侧颈 Ⅱ~Ⅳ区环形强化淋巴结分布范围及强化特点；C. 增强 CT 矢状面显示左侧颈鞘周围强化淋巴结分布范围及强化类型

2. MRI 单侧多发淋巴结肿大，信号均匀或不均匀，$T_1WI$ 等信号为主，$T_2WI$ 中等高信号伴中心更高信号，增强 MRI 强化形式与不同病理分期相关，肉芽肿成分呈明显均匀或不均匀强化，坏死区不强化或无强化，部分可见分隔强化，纤维化及钙化区无强化，周围组织反应性增生呈片状、条索状轻中度强化，典型花环样强化占 40%。

【诊断要点】

消瘦的年轻女性多见，颈静脉链及颈后三角区好发，以颈静脉下组及颈后三角区最为多见。单发或多发淋巴结肿大，边缘不规则，周围脂肪间隙内密度增高，边缘环状强化，内见多个分隔及低密度区，呈花环状改变，为颈部淋巴结结核典型表现。

【鉴别诊断】

1. 颈部淋巴瘤 淋巴结受侵部位广泛，常为双侧，淋巴结边缘较清楚，密度均匀，但也可呈薄壁环状，中央呈低密度或两者兼有，绝大多数 CT 增强后淋巴结无明显强化，与颈后三角区肌肉密度一致。

2. 神经源性肿瘤 颈动脉间隙、椎旁间隙多见，位于颈动脉鞘的后、内侧，常将颈动脉向前或外方移位，茎突前移，多为单发，边缘规则，CT 增强无明显强化，神经鞘瘤内部可有斑驳状高、低混杂密度。MRI 示 $T_1WI$ 与肌肉等信号，$T_2WI$ 因周边黏液性间质呈高信号，中央因纤维组织所致呈低信号，也可呈不均质高信号。

【拓展】

术前淋巴结性质的判定决定头颈部肿瘤治疗策略，目前颈部淋巴结功能影像学研究包括：

1. CT 灌注成像 通过对病变局部血流灌注的测量，了解其血流动力学变化。测量主要参数有血流量（blood flow，BF）、血容量（blood volume，BV）、平均通过时间（mean transit time，MTT）、表面通透性（permeability surface，PS）等，目前 CT 灌注成像已用于头颈部淋巴结良恶性分析方面研究。有学者研究结果显示恶性肿瘤组 BF 值、BV 值、PS 值高于良性组，MTT 值小于良性组，注入对比剂后淋巴结转移瘤时间 - 密度曲线已速升速降为主，反映了恶性肿瘤组新生血管增多、血管不成熟、基底膜不完整、血流速度快、渗透性增高等特征。

2. MRI 功能成像 DWI 提供了 3 种信息，包括 DWI 图像、ADC 图、定量 ADC 值。借助于该技术获得淋巴结病变分子水平诊断信息，帮助推断其病理改变。DWI 结合淋巴结形态学改变，对淋巴结性质判断有一定帮助，但目前各家报道结果不尽一致，有待进一步开展研究。MRS 也可用于淋巴结性质的判断，有研究表明，恶性淋巴结的 Cho 和 Cr 峰值均升高，而良性淋巴结不升高，可据此来鉴别颈部淋巴结病变。此外，磁共振超小型超顺磁性氧化铁增强成像也可用于颈部淋巴结病变的诊断。国外动物实验表明，正常或炎性增生性淋巴结均能选择性摄取铁颗粒，$T_2WI$ 信号减低；转移性淋巴结因大部分吞噬细胞受到破坏或功能抑制,不能摄取铁颗粒,$T_2WI$ 相对呈高信号。该技术方法对鉴别临界大小转移淋巴结意义更大。联合形态学和功能影像学技术,必定能提高头颈部淋巴结定性诊断的正确率,为头颈部病变临床决策提供依据。

（鲜军舫　闫钟钰）

# 参 考 文 献

［1］莫显斌,樊世富,叶健.甲状舌管囊肿的CT诊断.中国临床医学影像杂志,2004,15（1）:16-18.

［2］李晓琳,夏爽,祁吉.颈部不同区域囊性病变多层螺旋CT的鉴别诊断.中华放射学杂志,2011,45（2）:174-178.

［3］陈燕萍,赵军,黄晖,等.头颈部血管瘤及血管畸形的CT、MRI诊断.放射学实践,2006,21（11）:1128-1132.

［4］顾雅佳,王玖华,陈彤箴.颈部神经鞘瘤的CT表现及其病理基础.中华放射学杂志,2000,34（8）:551-553.

［5］王弘士,王卓颖.颈交感神经鞘瘤与迷走神经鞘瘤的CT定位诊断.中华放射学杂志,2004,38（5）

484-488.

［6］Maher M M, 0' Neill S, Conigan TP, et al. Bilatelal neck mass. Br J Radiol, 2000, 73: 223-224.

［7］韩志江,陈文辉,周健.微小甲状腺癌的CT特点.中华放射学杂志,2012,46（2）:135-138.

［8］Sasski M, Sumi M, Kaneko K, et al. Multiparametric MR imaging for differentiating betreen benign and malignant thyroid nodules: Initial experience in 23 patients. J Magn Reson Imaging, 2013, 38: 64-71.

［9］岳秀慧,陶晓峰,高欣.MR扩散加权成像在甲状腺疾病诊断中的应用.中华放射学杂志,2012,46（6）:500-504.

# 第四篇  心血管系统

第一章　心血管疾病影像学检查技术

第二章　冠状动脉疾病

第三章　心脏瓣膜疾病

第四章　心肌疾病

第五章　心脏肿瘤和心包疾病

第六章　先天性心脏病

第七章　主动脉和外周血管疾病

第八章　肺血管疾病

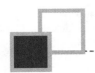

# 第一章 心血管疾病影像学检查技术

## 第一节 心血管疾病影像学检查技术的选择

心血管疾病是威胁人民群众健康的重要疾病,在我国,心血管疾病的患病率和死亡率均高居首位,对心血管疾病的准确诊断和精准治疗至关重要。心血管疾病的影像检查主要包括无创性和有创性两类,无创性方法主要包括X线检查、超声心动图、CT、MRI、SPECT等,有创性方法最常用的是心血管造影检查。

### (一)X线胸片

在心血管疾病的诊断中,X线片是一种简便、经济、有效的检查方法,它能够直观反映心脏的位置、形态、大小,主动脉和肺血管基本形态,以及肺血多、少等,为心脏和主动脉、肺血管病的诊断提供初步信息。但是,X线胸片对心腔内的结构,冠状动脉、主动脉和肺血管管腔内的病变评估受限,所以需要进一步检查。常用的摄片体位包括后前位、左侧位、右前斜位和左前斜位。

### (二)超声心动图

超声心动图可以实时、动态地观察心脏大血管的结构及内部血流情况,并对心脏的功能进行评价,是常见的各种心脏病的首选诊断技术。

超声心动图涵盖多种超声技术,包括二维超声心动图、M型超声心动图、三维超声心动图、对比超声心动图、多普勒超声心动图及斑点追踪技术等。常用的切面包括:①胸骨旁左室长轴切面;②胸骨旁心底短轴切面;③二尖瓣水平短轴切面;④左室乳头肌水平短轴切面;⑤心尖水平短轴切面;⑥心尖四腔心切面;⑦心尖五腔心切面;⑧剑突下四腔心切面;⑨胸骨上窝主动脉弓长轴切面等。

### (三)多排CT

近二十年来,随着CT技术的快速进展,时间分辨率和空间分辨率逐步提高,推动了心脏CT临床应用。尤其是冠状动脉CT血管成像技术日趋成熟,使之在冠心病筛查及诊断中发挥了重要作用。冠状动脉成像主要有以下三种模式:

(1)回顾性心电门控螺旋扫描。

(2)前瞻性心电触发序列扫描(简称序列扫描),这是临床工作中最常用的扫描模式。

(3)心电触发单心动周期扫描或大螺距扫描。

另外,在主动脉、外周血管、肺血管和先天性心脏病成像方面,CT也有独到的优势,通过多种图像后处理手段,直观显示心血管解剖及病变,成为评估心血管病变不可或缺的重要无创性方法。

### (四)MRI

心脏磁共振成像是近十年来在心血管疾病领域一种新兴的诊断方法,其最大的优点是没有电离辐射,不需使用对比剂即可显示心腔和血管结构,有较强的组织分辨能力,并且能够进行血流动力学分析,从而使其在心血管解剖结构、功能评价、心肌灌注与延迟增强等方面具有独到的优势,尤其适用于冠心病、心肌病和心脏肿瘤等疾病的诊断和鉴别诊断。常用的磁共振成像序列有:①快速自旋回波序列(HASTE);②快速梯度回波序列(True-FISP);③磁共振电影序列(True-FISP);④流速编码电影序列(VEC);⑤对比增强磁共振血管造影(CE-MRA)。

### (五)心血管造影

心血管造影通过侵入性导管检查,选择性心腔及相关血管内注射对比剂,采用不同体位、不同角度投照,显示心腔和血管的解剖及血流动力学改变。目前心血管造影主要用于冠状动脉病变的评价,某些复杂先天性心脏病的诊断,并通过心导管对各部位进行压力测量,为手术适应证的选择提供重要信息。常用心血管造影方法包括:左心系统造影、右心系统造影、主动脉造影、肺动脉造影、冠状动脉造影。

## 第二节　常见心血管疾病影像学检查流程和优选应用

### （一）冠心病影像检查优选应用

冠心病的诊断应该是解剖和功能的综合诊断,既应该包括管腔狭窄的诊断证据,也应该包括该狭窄是否导致了心肌缺血或坏死,心肌缺血的相应程度（血流储备）等。目前临床能够显示的影像学方法比较见表 4-1-1。

表 4-1-1　冠状动脉病变影像学检查方法比较

| 临床应用 | 冠脉造影 | 常规超声 | 核医学 | 多排螺旋 CT | 磁共振 |
|---|---|---|---|---|---|
| 冠脉变异 | +++ | - | - | ++++ | ++ |
| 粥样斑块 | - | - | - | +++ | - |
| 冠脉狭窄 | ++++ | - | - | +++ | ++ |
| 心肌桥 | +++ | - | - | +++ | ++ |
| 心肌缺血 | - | - | +++ | ++ | +++ |
| 心肌活性 | - | ++ | +++ | + | +++ |
| 心室功能 | ++ | +++ | + | ++ | +++ |
| 心脏结构 | ++ | +++ | - | +++ | +++ |

### （二）瓣膜病变影像学检查方法比较

瓣膜病的诊断应该包括瓣膜病变本身及其血流动力学改变的信息,前者属于病理学诊断,包括病因学;后者是病理生理学范畴。超声影像由于在这两个方面均有优势,且兼具廉价、无创、易于操作等优点,是瓣膜病诊断的首选和必做的方法。目前临床能够显示的瓣膜病的影像学方法比较见表 4-1-2。

### （三）主动脉疾病影像学检查方法比较

主动脉疾病的诊断主要是病变本身特点、累及范围和受累分支血管的显示。心血管造影已经不是常规的诊断方法,因为其有创且不能直接显

示管壁及其周围组织。CT 影像由于在这两个方面均有优势,且兼具相对廉价、无创、扫描范围大和适宜于急诊等优势,是主动脉病变诊断的首选和必做的检查。目前临床能够显示的影像学方法比较见表 4-1-3。

表 4-1-2　瓣膜病变影像学检查方法的比较

| 临床应用 | 心血管造影 | 常规超声 | 多排螺旋 CT | 磁共振 |
|---|---|---|---|---|
| 瓣膜形态结构 | - | ++++ | ++ | ++ |
| 瓣膜开放与闭合 | ++ | ++++ | ++ | +++ |
| 瓣膜脱垂 | - | ++++ | ++ | ++ |
| 瓣膜钙化 | +++ | ++++ | ++++ | - |
| 瓣膜赘生物 | - | +++ | +++ | ++ |
| 跨瓣压差等血流动力学 | ++++ | +++ | - | ++ |
| 左右心室功能 | +++ | +++ | +++ | +++ |
| 冠心病等合并症 | ++++ | - | +++ | ++ |

表 4-1-3　主动脉病变影像学检查方法的比较

| 临床应用 | 主动脉造影 | 常规超声 | 核医学 | 多排螺旋 CT | 磁共振 |
|---|---|---|---|---|---|
| 主动脉整体形态 | +++ | ++ | - | ++++ | +++ |
| 管腔显示与测量 | +++ | ++ | - | ++++ | +++ |
| 管壁观察与测量 | - | ++ | - | ++++ | +++ |
| 分支血管受累情况 | +++ | ++ | - | ++++ | +++ |
| 主动脉病变与周围组织关系 | + | + | - | ++++ | +++ |
| 腔内血流动力学 | ++++ | +++ | - | + | ++ |

### （四）肺血管病影像学检查方法比较

肺血管病的诊断主要是病变本身分布、累及范围和受累血管的显示,包括鉴别诊断。心血管造影已经不是常规的诊断方法,但却是测量肺动脉压的"金标准"。CT 影像由于在显示肺血管病变（狭窄或阻塞）方面有优势,且较为廉价、无创、扫描范围大和适宜于急诊等优势,是肺血管病变诊断的常规检查方法,但对于外围细小血管的分辨,以及肺灌注方面仍显不足。目前临床能够显示的影像学方法见表 4-1-4。

表4-1-4 肺动脉病变影像学检查方法的比较

| 临床应用 | 肺动脉造影 | 常规超声 | 核医学 | 多排螺旋CT | 磁共振 |
|---|---|---|---|---|---|
| 肺动脉整体形态 | ++++ | ++（Ⅱ级） | ++ | ++++ | +++ |
| 管腔观察与测量 | ++++ | ++（Ⅱ级） | + | +++（Ⅳ级） | ++（Ⅳ级） |
| 管壁观察与测量 | − | ++（Ⅱ级） | − | ++++（Ⅳ级） | ++（Ⅳ级） |
| 分支血管受累情况 | ++++ | ++（Ⅱ级） | − | ++++（Ⅳ级） | +++（Ⅳ级） |
| 与肺组织关系 | + | − | ++（灌注） | ++++ | ++ |
| 肺血流灌注 | +++ | − | ++++ | +++ | +++ |
| 肺动脉压和右心功能 | ++++ | +++ | + | ++ | ++ |

注：肺动脉分级，Ⅰ级指主肺动脉；Ⅱ级指左右肺动脉；Ⅲ级指叶肺动脉；Ⅳ级指段肺动脉；Ⅳ级指亚段肺动脉。

### （五）先天性心脏病影像学检查方法比较

先天性心脏病的诊断主要是解剖诊断。超声、CT、MRI和心血管造影均是先心病的准确诊断方法，应该遵循从无创到有创的优选应用原则，同时兼顾各自的优势，以及对患者造成的损伤等。因此，超声应该是首选和常规必做的检查，CT和MRI为第二梯队检查方法，主要用于对超声诊断受限的地方加以完善和补充，如主动脉弓发育、肺静脉连接、体肺侧支血管的显示等。CT因为有X射线辐射，应该尽量减少检查，必须检查时，应采用低剂量扫描方案。心血管造影适用于血流动力学的观察，如检测压力，以及对细微结构（如细小血管）的显示。临床影像学能够显示的指标见表4-1-5。

表4-1-5 先心病影像学检查方法的比较

| 临床应用 | 心血管造影 | 常规超声 | 多排螺旋CT | 磁共振 |
|---|---|---|---|---|
| 心脏与内脏排列关系 | ++ | +++ | ++++ | ++++ |
| 房室连接关系 | +++ | ++++ | ++++ | ++++ |
| 心室形态结构与功能 | ++++ | +++ | +++ | ++++ |
| 瓣膜形态及与心室关系 | ++ | ++++ | +++ | +++ |
| 主动脉和肺动脉起止排列 | +++ | +++ | ++++ | ++++ |
| 主动脉弓发育及合并畸形 | ++++ | ++ | ++++ | ++++ |
| 肺动脉发育和体肺侧支 | ++++ | ++（Ⅱ级） | +++ | ++ |
| 冠状动脉起源和走行 | +++ | ++（开口） | ++++ | ++ |
| 肺静脉引流 | ++ | ++ | ++++ | ++ |
| 心腔及血管压力和血流动力学 | ++++ | +++ | − | ++ |

（吕 滨）

# 参 考 文 献

［1］刘玉清．临床心脏X线诊断学．北京：北京出版社，1981．

［2］戴汝平．心血管病CT诊断学．北京：人民卫生出版社，2000．

［3］吕滨，蒋世良．心血管病CT诊断．北京：人民军医出版社，2012．

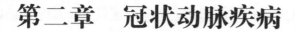

# 第二章　冠状动脉疾病

## 第一节　冠状动脉粥样硬化性心脏病

【概述】

冠状动脉粥样硬化性心脏病（coronary atherosclerotic disease，CAD），简称冠心病，其定义是冠状动脉血管发生动脉粥样硬化病变而引起管腔狭窄或阻塞，造成心肌缺血、缺氧或坏死而导致的心脏病。

由于病理解剖与病理生理变化的不同，冠心病有不同的临床表型。根据发病特点和治疗原则分为两大类：①急性冠状动脉综合征（acute coronary syndrome，ACS），包括不稳定心绞痛（unstable angina，UA）、非ST段抬高性心肌梗死（non-ST-segment elevation myocardial infarction，NSTEMI）和ST段抬高性心肌梗死（ST-segment elevation myocardial infarction，STEMI）；②慢性冠状动脉疾病，包括稳定性心绞痛、缺血性心肌病、隐匿性冠心病。

【病理生理】

冠状动脉粥样硬化病变起始于内膜中的细胞外脂质的积聚，后发展为纤维脂肪阶段，并进一步进展至促凝血因子表达和纤维帽变薄，易损或高危斑块纤维帽破裂形成急性冠脉综合征。心外膜冠状动脉血流减少导致心肌缺血，心电图有或无ST段抬高。无ST段抬高的患者可以是不稳定心绞痛或非ST段抬高心肌梗死。血清心肌坏死标记物增高：①肌红蛋白起病后2小时内升高，12小时内达高峰，24~48小时内恢复正常；②肌钙蛋白I（cTnI）或T（cTnT）起病3~4小时后升高，cTnI于11~24小时达高峰，7~10天降至正常，cTnT于24~48小时达高峰，10~14天降至正常，

这些心肌结构蛋白含量的增高是诊断MI的敏感指标；③肌酸激酶同工酶CK-MB升高，在起病后4小时内增高，16~24小时达高峰，3~4天恢复正常，其增高的程度能较准确地反映梗死的范围。

【临床表现】

典型心绞痛，疼痛部位主要在胸骨体后的左侧心前区，可以放射至左肩、左臂内侧，或至颈、咽或下颌部；胸痛性质常为压迫、发闷或紧缩性；常由体力劳动或情绪激动（如愤怒、焦急、过度兴奋等）所诱发，饱食、寒冷、吸烟、心动过速、休克等亦可诱发；一般持续数分钟至十余分钟，多为3~5分钟，很少超过半小时；在停止诱发症状的活动后即可缓解，舌下含用硝酸甘油等硝酸酯类药物也能在几分钟内缓解。

急性冠脉综合征患者胸痛是最先出现的症状，疼痛部位和性质与心绞痛相同，但诱因多不明显，程度较重，持续时间较长，可达数小时或更长，休息和含用硝酸甘油片多不能缓解。患者常烦躁不安、出汗、恐惧，胸闷或有濒死感。少数患者无疼痛，一开始即表现为休克或急性心力衰竭。心律失常见于大部分的患者，包括室性期前收缩、室颤、房室阻滞和束支阻滞。

【影像学表现】

1. X线胸片　胸部X线检查对冠心病并无特异性诊断意义，一般情况下都是正常的，但有助于了解其他心肺疾病的情况，如有无心脏增大、充血性心力衰竭、肺淤血等，帮助鉴别诊断。

2. CT　冠状动脉CT成像主要从两个方面进行评价：一是解剖学评价，包括：斑块定量分析和斑块定性分析，前者判断管腔是否狭窄和狭窄程度，后者评价斑块是否为易损斑块及其对临床预后的意义。二是功能学评价，通过CT心肌灌注成像了解该狭窄是否存在导致心肌缺血的证据。CT对冠状动脉斑块定量分析包括冠状动脉

粥样硬化的部位、形态特征、管腔狭窄的程度。根据斑块成分将其分为钙化斑块、非钙化斑块和混合斑块(同时具有钙化和非钙化成分)。2011年《心脏冠状动脉多排CT临床应用专家共识》建议冠状动脉狭窄程度分5级:即无狭窄或管腔不规则(0~25%)、轻度狭窄(<50%)、中度狭窄(50%~69%)、重度狭窄(≥70%)和闭塞(100%)。

3. **MRI** 缺血性心肌,MRI心肌灌注表现为PSI降低、TPSI延迟、MTT增加和SITCU变低,冠状动脉狭窄相对应的供血区域则可出现节段性运动障碍,延迟增强可逆性损害的心肌信号均无异常。急性心肌梗死在$T_2WI$呈高信号,梗死区表现为灌注缺损区域,延迟强化呈现高信号强化。陈旧性心肌梗死,室壁区域性变薄,室壁节段性运动异常,心肌灌注梗死区瘢痕组织大多数表现为灌注减低、延迟或缺损,延迟强化表现为从心内膜下向心外膜方向扩散,与"肇事血管"供血区域相对应,且沿血管纵轴方向延伸。

4. **冠状动脉造影** 冠状动脉造影仍是目前冠心病诊断的"金标准",可以明确冠脉有无狭窄及狭窄的部位、形态、程度和范围;受累支数、侧支循环及左室形态和功能情况。(图4-2-1)

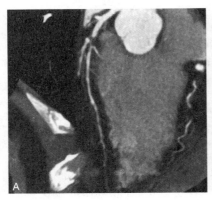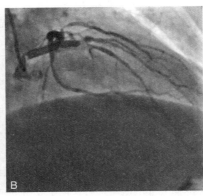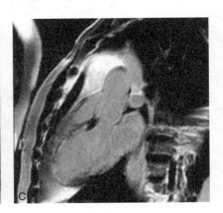

**图4-2-1 冠心病**

A. 前降支近段局限性非钙化斑块,管腔重度狭窄几近闭塞;B. 冠状动脉造影证实该病变;C. MR延迟成像示左心室前壁心内膜下延迟强化

【诊断要点】

慢性胸痛或无典型症状者,冠状动脉CT血管成像发现斑块并导致管腔狭窄≥50%即可诊断,进一步的功能学诊断可通过MR或CT心肌灌注评估有无心肌缺血,如出现心肌梗死的患者通过MR可评估心肌纤维化情况。

【鉴别诊断】

急性冠脉综合征需与急性主动脉综合征(包括主动脉夹层、主动脉壁内血肿和主动脉穿通性溃疡)、急性肺栓塞进行鉴别。急性主动脉夹层胸痛剧烈,常放射到背、肋、腰、腹和下肢,两上肢的血压和脉搏可有明显差别,可有下肢暂时性瘫痪、偏瘫和主动脉瓣关闭不全的表现,但无血清心肌坏死标记物升高。主动脉增强CT可明确显示夹层内膜片或壁内血肿累及范围,鉴别明确。急性肺动脉血栓栓塞临床多表现为阵发或持续憋闷、呼吸困难,活动时加重。有右心负荷急剧增加的表现。CT肺动脉成像可显示肺动脉栓塞的部位、大小。

【治疗】

目前冠心病的治疗主要包括三种:药物治疗、介入治疗和冠状动脉搭桥手术。药物治疗是最经典的治疗方法,仍然占有重要地位。冠状动脉搭桥手术是将大隐静脉和/或乳内动脉等作为旁路移植血管治疗冠心病。介入治疗诞生最晚但发展最迅速,它是在导管技术基础上,经皮通过周围动脉送入球囊导管或支架,解除冠状动脉狭窄或闭塞,使冠状动脉血流恢复,减轻或消除症状,提高生活质量,改善预后。

【拓展】

解剖与功能相结合,多模态影像技术提供互补的信息,是未来心血管影像、特别是冠心病影像诊断领域发展的趋势。冠状动脉CT造影已被证实可作为冠心病诊断以及再血管化治疗的"看守门人"。心脏MRI具有显示心脏结构与功能、心肌活性和瘢痕组织的优势,是冠心病不可或缺的重要检查方法。基于CT的CT-FFR和CT-MPI

技术,均分别被证实在计算 FFR 值和定量评估心肌灌注方面,是较为准确的新技术,并初步应用于临床,但是需要大规模临床研究证实其效能,具有广阔的应用前景。

# 第二节　非动脉粥样硬化性冠状动脉疾病

## 一、先天性冠状动脉疾病

### 【概述】

先天性冠状动脉疾病,也称先天性冠状动脉发育异常(congenital anomaly of coronary artery),是一类发育变异所致的冠状动脉解剖性异常,可见于约 0.3%~1.0% 的健康人群。根据先天性冠状动脉病变所位于的解剖位置不同,可将该疾病分为冠状动脉起源异常、冠状动脉走行异常和冠状动脉终止异常三大类。大部分类型的先天性冠状动脉疾病并不具有血流动力学意义,但也有部分类型的先天性冠状动脉疾病具有血流动力学意义,甚至导致心源性猝死。

### 【病理生理】

左冠状动脉起源于肺动脉者,出生后肺循环压力逐渐低于冠状动脉压力,左冠状动脉内血流逆向进入肺动脉,可引起左向右分流和显著的冠状动脉缺血、右冠状动脉代偿性瘤样扩张,与左冠状动脉间的侧支开放。

冠状动脉瘘者如瘘口较小,可不产生有意义的病理生理改变。而当冠状动脉瘘口较大、引流入左、右心腔者,病变段冠状动脉多呈显著瘤样扩张改变,可产生明显的左向右分流。

### 【临床表现】

左冠状动脉起源于肺动脉者,婴儿型患者左右冠状动脉间侧支较差,出生后早期即可出现左心功能不全和二尖瓣关闭不全症状。成人型患者由于左右冠状动脉间侧支较好,并未引起较大范围的心肌梗死,仅导致心肌缺血或心内膜下梗死,因此患者多表现为劳力性心绞痛症状。

较大的冠状动脉-心腔瘘患者,由于分流量大,会引起"冠状动脉窃血",导致心肌缺血、充血性心力衰竭和继发血栓形成。

### 【影像学表现】

1. X 线胸片　多数先天性冠状动脉发育异常的患者,如果分流量小,一般 X 线无特异性表现,但少数分流量大的病变,导致心腔扩大,肺血增多等,可在胸片上有所表现。

2. CT　左冠状动脉起源于肺动脉者,冠状动脉 CT 造影的主要表现为左冠状动脉直接开口于肺动脉干、右冠状动脉瘤样扩张,左右冠状动脉之间多发迂曲侧支形成,左心室增大。

冠状动脉-肺动脉瘘表现为冠状动脉分支与肺动脉主干之间存在迂曲的血管连接,大部分病变的瘘口较小。冠状动脉-心房/心室瘘者,由于多为高流量病变,患侧冠状动脉多呈显著瘤样扩张改变,其远端与心腔(右心多见)直接交通连接。继发血栓者,瘤样扩张冠状动脉或引流血管内可见充盈缺损。由于分流量较大,右心负荷增高,右心容积可见扩大。

3. MRI　左冠状动脉起源于肺动脉者,MRI用于评价患者的左室功能和存活心肌。由于左冠状动脉无法为左室心肌提供氧合血、右冠状动脉仅能代偿部分血供,因此 MR 心肌灌注可见左室各壁灌注降低,电影序列可见左室收缩运动功能减弱,延迟强化可见心内膜下或透壁性强化灶,这些均符合缺血性心肌病的影像学表现。

4. **冠状动脉造影**　目前主要用于对该病的精准诊断和指导介入治疗,显示瘘口位置、大小,冠状动脉走行及扩张程度,造影的同时可对部分解剖类型的病变进行介入栓塞封堵术,并实时评估封堵效果。(图 4-2-2)

### 【诊断要点】

在解剖方面,冠状动脉 CT 造影由于可显示冠状动脉起源于肺动脉干,因此可直接做出该病的诊断。同时,冠状动脉 CT 造影还可清晰显示右冠状动脉的瘤样扩张及其与左冠状动脉之间的侧支连接。此外,CMR 可以无创性显示左室心肌的灌注减低区和延迟强化所提示的梗死心肌范围,CMR 的心肌功能评估也对制订合适的治疗策略有重要意义。

冠状动脉 CT 造影对于冠状动脉瘘的价值不仅在于做出诊断,更在于对解剖细节的评价,以及指导治疗策略的制订。瘘口的位置、大小,交通支的形态和走行,以及引流部位的解剖特点均与治疗方法的选择相关。

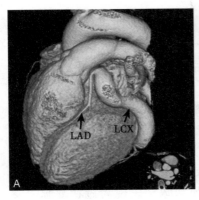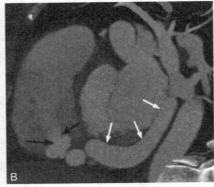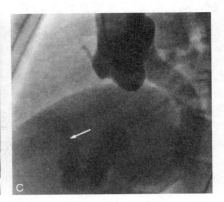

**图 4-2-2 先天性冠状动脉右心房瘘**

A. CT 容积成像示左冠状动脉回旋支扩张，LAD：左前降支；LCX：左回旋支；B. MRP 示扩张的回旋支远端与右心房相通；C. 冠状动脉造影显示回旋支扩张，远端借瘘口与右心房相通

**【鉴别诊断】**

先天性冠状动脉病变类型多种多样，包括单冠畸形、冠状动脉起源于其他冠状窦、冠状动脉起源于肺动脉、冠状动脉瘘等，通过 CT 或造影基本可以做出明确的解剖诊断。

**【治疗】**

对于无血流动力学意义的冠状动脉先天异常，一般不需要手术治疗，而出现血流动力学意义的恶性先天性冠状动脉畸形如冠状动脉起源于肺动脉、冠状动脉瘘、右冠状动脉开口于左冠窦，开口受压重度狭窄等则需要及时治疗，多采用手术治疗，如冠状动脉移植、搭桥等。

**【拓展】**

以往先天性冠状动脉异常的诊断多依赖于有创性血管造影，随着冠状动脉 CT 造影的普及应用使得该疾病的诊断大为简化，且准确率大为提高。而对于左冠状动脉起源于肺动脉除了解剖评估外，更重要的是对于左室心肌的功能和活性做出评价。心脏磁共振除了可观察左室壁收缩功能外，还可评估心肌血流灌注，以及梗死心肌范围。如左室表现为弥漫性透壁梗死，则外科手术治疗的效果不佳、预后较差。因此，冠状动脉 CT 造影与心脏磁共振相结合是目前诊断和术前评估该病的最佳影像学方法。

## 二、累及冠状动脉的其他病变

### （一）川崎病

**【概述】**

川崎病（Kawasaki disease，KD）又称小儿皮肤黏膜淋巴结综合征（mucocutaneous lymph node syndrome，MCLS），是一种以全身血管炎为主要病变的急性发热出疹性儿童疾病，由日本医师川崎富于 1967 年首先报道，并以之命名。5 岁以下婴幼儿多见，男多于女，成人及 3 个月以下小儿少见。发病原因至今未明。KD 发病可能与多种病原体进入遗传易感个体，致免疫细胞异常活化，释放大量细胞因子及炎性介质，引起血管炎及血管损伤相关。其严重的心血管并发症的发病率较高，尤其是未经治疗的患儿，发生率达 20%~25%。

**【病理生理】**

川崎病血管炎病变主要累及小 - 中动脉，特别是冠状动脉，冠状动脉病变的特点是管壁明显水肿及 CD8+T 淋巴细胞、巨噬细胞浸润。最初，单核 / 巨噬细胞在内膜下积聚，炎性浸润由外膜及腔壁向中层发展。继而，中层水肿变性，内弹力层及平滑肌细胞遭到破坏，导致血管壁变软，血管扩张或动脉瘤形成。动脉瘤内血流滞缓，多形成血栓，致血管狭窄甚至闭塞。在恢复期，因内膜增生、血管新生等血管重构改变，冠状动脉瘤可能缩小，甚至消退。但是，愈合后的冠状动脉管壁仍存在不同程度增厚，僵硬及内皮功能减低。

**【临床表现】**

KD 临床常以高热发病，热程在 5 天以上，同时伴有球结膜充血、皮肤黏膜弥漫性潮红、颈部淋巴结肿大、指（趾）端硬性水肿及膜样脱皮等表现，心血管系统的损害较为严重，主要累及中小动脉,冠状动脉受累较为突出,可造成冠状动脉瘤样扩张或血栓狭窄、心肌梗死等,甚至发生猝死。

**【影像学表现】**

1. **X线胸片** 一般无异常发现,偶尔可显示冠状动脉瘤及钙化。

2. **冠状动脉造影** 能准确评估冠状动脉狭窄、闭塞、侧支循环形成及远段病变,KD的主要造影表现包括冠状动脉扩张、冠状动脉瘤(小型直径<5mm;中型直径5~8mm)及巨大瘤(直径>8mm),多发动脉瘤时,瘤体与正常或狭窄段交替相连,呈"串珠状"改变。

3. **冠脉CTA** 典型表现为:

(1)冠脉扩张及动脉瘤分布多见于主干的近、中段,较少发生于远段;常见累及部位依次为前降支近段、右冠状动脉近段、左主干、回旋支及右冠状动脉远段。

(2)急性/亚急性期多表现为冠状动脉扩张、动脉瘤形成;恢复期大多瘤样扩张的冠脉管径逐渐恢复正常,部分瘤体缩小、甚至消退。少数甚至发展为狭窄性病变,表现为病变段血管壁钙化,血栓形成,致管腔狭窄-闭塞改变,部分伴侧支血管形成。

(3)扩张的冠状动脉多呈管条状、腊肠样改变,且大多是暂时性的,只有部分进展成真正的动脉瘤。冠状动脉瘤可呈球形或者菱形,多发者呈串珠样改变,以中、小动脉瘤居多,巨大瘤少见。

(4)冠状动脉狭窄多见于主干及主要分支的远端,以中远段交界为主,严重者可导致血管闭塞,部分伴侧支血供形成;钙化及血栓性病变往往与管腔狭窄并存,或见于动脉瘤内。

4. **心脏MRI** KD的主要MRI表现为:受累冠状动脉狭窄、扩张或者动脉瘤形成等,可有血栓形成,部分动脉瘤壁可见钙化。严重者可合并缺血性改变,表现为节段性或整体心肌收缩功能减弱,甚至心肌梗死改变。(图4-2-3)

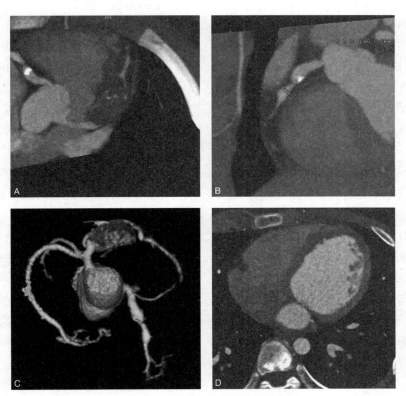

**图4-2-3 川崎病冠状动脉受累**

该病例为一例12岁男孩,5岁时高热,颈部淋巴结肿大,结膜充血,诊断为川崎病。A. MPR示前降支近中段瘤样扩张,瘤腔内血栓形成;B. MPR示右冠状动脉近中段扩张;C. VR示三支冠状动脉,其中前降支和右冠状动脉扩张;D. 横轴位示左心室增大,心内膜下心肌密度减低

【诊断要点】

川崎病冠脉受累者,影像学上多表现为冠状动脉扩张、冠状动脉瘤,偶见瘤体与正常或狭窄段交替相连时的"串珠状"改变,结合以下临床症状,一般不难做出诊断。

（1）发热 5 天以上。

（2）双侧眼结膜充血,无渗出物。

（3）口腔及咽部黏膜有充血,口唇干燥皲裂、杨梅舌等。

（4）急性期手足红肿,亚急性期甲周脱皮。

（5）出疹主要在躯干部,斑丘疹或多形红斑样。

（6）颈部淋巴结肿大,直径超过 1.5cm。

【鉴别诊断】

全身性血管炎性疾病（如结节性多动脉炎、大动脉炎、Behcet 病等）和结缔组织病（如系统性红斑狼疮、硬皮病、强直性脊椎炎等）,均可表现为受累冠状动脉的扩张、动脉瘤或狭窄改变,影像结果很难直接鉴别,需要结合全身性血管炎性疾病和结缔组织病的临床指标,如发病年龄、患者性别、临床表现及血液、抗体等实验室检查,甚至组织病理学、遗传学检查,综合分析加以区分。如结节性多动脉炎患者常有体重减轻、贫血等表现,系统性红斑狼疮患者抗 Sm 抗体、ANA 阳性等均有助于与 KD 的鉴别。

【治疗】

急性期,可采用丙种球蛋白联合阿司匹林,降低冠状动脉瘤的发生率。

【拓展】

随着 CT、MRI 等无创性检查方法的快速发展,冠状动脉造影运用逐渐减少。目前 CT 已部分代替了有创造影检查。MRI 的优势是无辐射,周围组织对比度高,无需对比剂,对血栓有较高识别能力,尤其是对于需要接受长期、多次冠脉血管成像随访的小儿患者。但 MRI 扫描时间长,小儿心率和呼吸频率快,对成像的影响较大,对钙化病灶不敏感。

**（二）大动脉炎累及冠状动脉**

【概述】

大动脉炎又称 Takayasu 动脉炎（Takayasu arteritis, TA）,是一组累及主动脉及其主要分支以及肺动脉或冠状动脉的慢性、非特异性、闭塞性、肉芽肿性炎性病变,常引起不同部位血管的狭窄或闭塞。以年轻女性多见,男女比例约 1 : 4。病因和发病机制尚未明确。

【病理生理】

大动脉炎累及冠状动脉的发生率约为 10%,系主动脉炎症蔓延至左主干或右冠脉的近端,使其内膜增生,中膜及外膜纤维化,血管壁挛缩,导致管腔狭窄。炎症破坏动脉内、中膜的弹性纤维,使管壁薄弱,血管壁扩张或形成动脉瘤,亦可导致心肌缺血。

【临床表现】

大动脉炎早期临床表现多为非特异性,包括低热、乏力、盗汗、体重下降、肌痛、关节疼痛、结节红斑等。大多数冠脉受累患者为青年女性,无高血压、糖尿病等冠心病危险因素,常表现为劳力型胸痛、胸闷或急性心肌梗死;也有个别患者无明显心肌缺血症状,仅在血管造影时偶然发现。

【影像学表现】

1. **X 线胸片** 诊断意义不大,不能直接显示冠状动脉的管壁增厚及管腔狭窄或者扩张情况。可显示主动脉管壁钙化。肺动脉受累可见肺纹理稀疏。

2. **CT** 冠状动脉受累基本 CT 征象是受累动脉壁的增厚,管腔向心性狭窄或闭塞改变,轮廓多数较光整,部分伴狭窄后扩张,甚至动脉瘤形成,还可表现为管壁钙化及附壁血栓形成。按受累动脉部位、程度不同,可见不同程度的侧支循环形成。

3. **心脏 MRI** 目前不是检查冠状动脉病变的常规技术,主要用于 CTA 检查的禁忌证,如严重碘对比剂过敏患者,怀孕妇女。冠状动脉 MRA 可以观察到冠状动脉主干及其主要分支的狭窄或者扩张病变。MRI 的优势是观察心肌继发缺血及梗死改变,以及心肌内的瘢痕组织。（图 4-2-4）

4. **冠状动脉造影** 目前仍是诊断大动脉炎累及冠状动脉的"金标准",但由于是有创检查,诊断性检查逐步被 CTA 所取代。冠状动脉造影可以详细地了解受累血管的部位、范围、血管狭窄程度及闭塞情况,以及病变段血管的侧支血管建立情况。

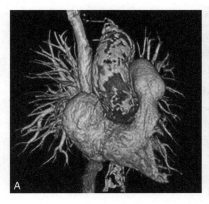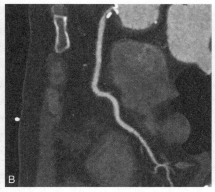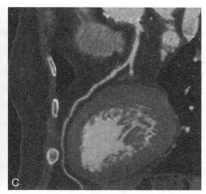

图 4-2-4 大动脉炎累及冠状动脉

A. VR 示主动脉管壁弥漫钙化；B. 曲面重建示主动脉根窦部管壁增厚、钙化，累及右冠状动脉开口；C. 曲面重建示主动脉根窦部管壁增厚、钙化，累及左冠状动脉开口

【诊断要点】

大动脉炎的诊断采用美国风湿协会 1990 年的诊断标准：

（1）发病年龄≤40 岁。

（2）间歇跛行。

（3）臂动脉搏动减弱。

（4）两上肢收缩压差大于 20mmHg。

（5）锁骨下动脉与主动脉连接区有血管杂音。

（6）动脉造影异常，除外动脉粥样硬化等其他病因。

同时具备上述 3 条以上标准诊断为大动脉炎。

【鉴别诊断】

冠状动脉粥样硬化多见于合并心血管病危险因素的患者，特点是合并斑块，造影狭窄多呈锥形，偏心性狭窄，而 TA 累及冠状动脉呈向心性狭窄，有时可伴有局限性扩张或动脉瘤样改变。

巨细胞动脉炎多发于老年人，主要累及大血管及中等血管，以颞动脉及椎动脉多见。临床主要表现为头痛、皮肤损害以及颅内动脉缺血的症状。巨细胞动脉炎累及冠状动脉非常少见，但有导致心肌梗死的个案报道。

川崎病是导致儿童（5 岁以下多见）缺血性胸痛的首要原因，典型表现有皮肤黏膜红斑、颈部淋巴结肿大等。冠状动脉受累较为常见，且动脉瘤样改变较为常见。

【治疗】

大动脉炎急性发病期一般采用激素治疗，慢性期如主动脉狭窄严重，产生血流动力学改变，可考虑狭窄处支架植入等介入治疗。

【拓展】

CTA 能更清晰地显示大动脉炎累及的冠脉部位、范围，侧支循环及管壁的改变，对于早期诊断、准确分型、及时治疗、改善预后及疗效评价有重要的指导意义，在单纯诊断方面，有望替代血管造影。MRA 也可以显示病变长度及狭窄程度、血管闭塞等情况，还可以评价受累动脉管壁的改变，在评价主动脉病变有重要价值，但在冠状动脉应用不如 CTA 普遍。

（吕 滨）

# 参 考 文 献

［1］Thygesen K，Alpert JS，Jaffe AS，et al. ESC Scientific Document Group. Fourth universal definition of myocardial infarction（2018）. J Am Coll Cardiol. 2018，72（18）：2231-2264.

［2］Ibanez B，James S，Agewall S，et al. 2017 ESC Guidelines for the management of acute myocardial infarction in patients presenting with ST-segment elevation：The Task Force for the management of acute myocardial infarction in patients presenting with ST-segment elevation of the European Society of Cardiology（ESC）. Eur Heart J. 2018，39（2）：119-177.

［3］Bulluck H，Dharmakumar R，Arai AE，et al. Cardiovascular

Magnetic Resonance in Acute ST-Segment-Elevation Myocardial Infarction: Recent Advances, Controversies, and Future Directions. Circulation. 2018, 137(18): 1949-1964.

[4] Villanueva C, Milder D, Manganas C. Ruptured left ventricular false aneurysm following acute myocardial infarction: case report and review of the literature. Heart Lung Circ. 2014, 23(12): e261-263.

[5] 2014 ACC/AHA/AATS/PCNA/SCAI/STS Focused Update of the Guideline for the Diagnosis and Management of Patients With Stable Ischemic Heart Disease. Circulation. 2014, 130: 1749-1767.

[6] ACC/AATS/AHA/ASE/ASNC/SCAI/SCCT/STS 2017 Appropriate Use Criteria for Coronary Revascularization in Patients With Stable Ischemic Heart Disease. JACC. 2017, 69: 2212-2241.

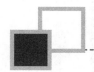

# 第三章　心脏瓣膜疾病

## 第一节　二尖瓣病变

【概述】

二尖瓣病变主要包括二尖瓣狭窄和二尖瓣关闭不全。二尖瓣狭窄：瓣膜不同程度的增厚和瓣交界粘连，瓣膜开放受限造成瓣口狭窄。二尖瓣关闭不全指二尖瓣结构异常或功能失调，导致瓣叶关闭不全，收缩期左室血流反流入左房。正常成人二尖瓣瓣口面积为 $4\sim6cm^2$。当瓣口缩小到 $2cm^2$ 为轻度狭窄，此时跨瓣压力阶差虽然增高，但尚能推动血液从左心房顺利流向左心室；当瓣口面积缩小到 $1cm^2$ 以下时，则为重度狭窄。

【病理生理】

二尖瓣狭窄：左心房室压力阶差需增高至 $20mmHg$，才能维持静息时的正常心输出量；增高的左心房压力引起肺静脉压和肺毛细血管压升高，最终导致劳力性呼吸困难。

二尖瓣关闭不全：左心室收缩期部分血液经二尖瓣反流入左心房，使左心房出现收缩期舒张的表现，左心房负担加重，造成左心房壁增厚和心腔扩张；虽然左心房压力在收缩期明显增高，但血液可以在舒张期迅速流入左心室，从而解除左心房压力。左心房的代偿作用较二尖瓣狭窄患者易于持久，对肺血管压力的影响也不那么迅速，如左心房代偿不足，肺静脉压力将增高，出现肺淤血。

【临床表现】

二尖瓣狭窄：症状的严重程度与二尖瓣狭窄程度及心脏代偿功能有关。二尖瓣狭窄的主要症状是劳力性呼吸困难，可伴有咳嗽和喘鸣。偶见声音嘶哑和吞咽困难，多由明显扩大的左心房和扩张的肺动脉压迫食管和左侧喉返神经所致。重度二尖瓣狭窄患者心输出量降低和外周血管收缩时出现典型的"二尖瓣面容"，特点是面颊上有紫红色斑片；脉搏减弱。二尖瓣狭窄的听诊特点包括第一心音亢进，心尖部闻及隆隆样舒张期杂音，亦可闻及开瓣音和肺动脉瓣第二心音亢进。

二尖瓣关闭不全患者症状的性质和严重程度主要取决于二尖瓣关闭不全的严重程度、进展速度、肺动脉压水平以及是否伴随其他瓣膜、心肌和冠状动脉的病变。轻度二尖瓣关闭不全可以无症状。中度以上可以有疲倦、乏力、心悸和劳力性呼吸困难。急性肺水肿、咯血或肺动脉栓塞很少见。

【影像学表现】

1. 超声心动图

（1）二尖瓣狭窄：主要表现为二尖瓣瓣膜增厚、圆隆和活动受限，舒张期前后瓣膜分离不充分。舒张早期流经二尖瓣瓣膜口的流速降低，从峰值流速降到一半的时间直接与二尖瓣瓣口的狭窄程度相关。

（2）二尖瓣关闭不全：收缩期左心房内高速喷血，反流的严重程度与可测得的瓣膜的距离和左心房的大小呈函数关系。二尖瓣射血绝对值 $>8cm^2$ 为重度。重度者可引起左心房、左心室增大和左心房室收缩运动的增强。

2. X线

（1）单纯二尖瓣狭窄正位片心脏呈梨形心脏或二尖瓣型心脏，肺动脉段和左心耳的膨出、主动脉结缩小。左侧位食管吞钡片上食管中下段前壁可见明显压迹。

（2）二尖瓣关闭不全可出现左心房和左心室增大，重度关闭不全时，可伴右心室增大及肺动脉高压。

3. CT

（1）二尖瓣狭窄：二尖瓣瓣膜钙化（图4-3-1A），钙化多发生在瓣叶本身，也可发生于瓣环或腱索。心电门控扫描选择舒张末期重建图像，在二尖瓣层面显示瓣叶开放受限（图4-3-1B）。可见左心

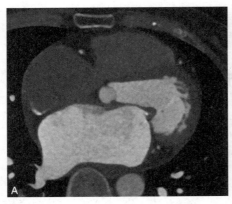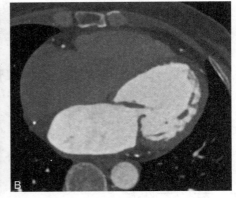

图 4-3-1　二尖瓣狭窄

患者,女,56 岁,反复心慌 10 余年,左侧肢体麻木 20 余天。A. 收缩期 CT 图像示二尖瓣
瓣膜增厚伴钙化;B. 舒张期图像示二尖瓣瓣膜开放受限,瓣口狭窄

房增大、左心房和左心耳的血栓,表现为低密度的充盈缺损。

（2）二尖瓣关闭不全:收缩期二尖瓣瓣叶无法关闭,可见瓣环扩大、钙化,腱索和乳头肌的断裂,瓣叶增厚、穿孔及赘生物等。伴随征象:左心房和左心室扩大、肺动脉高压,但在评价二尖瓣反流量方面,能力有限。

**4. MR**

（1）二尖瓣狭窄:动态电影序列可以观察二尖瓣和左室壁的活动度,测量瓣口的面积,还可以计算血流经过狭窄的二尖瓣瓣口时的流速。

（2）二尖瓣关闭不全:动态电影序列可以显示心脏收缩期左心房内反流血液造成的无信号区,轻度关闭不全无信号区局限于左心房瓣口区。中至重度则向左心房后壁扩展。可计算反流回左心房血液经过二尖瓣瓣口时的流速,从而评估二尖瓣关闭不全的反流量和严重程度。

**【诊断要点】**

二尖瓣瓣膜增厚、钙化,瓣口狭窄,二尖瓣瓣口反流。注意观察心腔情况。

**【鉴别诊断】**

二尖瓣病变一般通过影像学可明确诊断。

**【治疗】**

二尖瓣狭窄药物治疗有效,但介入和手术治疗是最有效的方法。经皮球囊二尖瓣成形术可以缓解二尖瓣狭窄。瓣叶严重钙化者可以进行二尖瓣分离术,严重瓣叶和瓣下结构钙化、畸形、不宜作分离术者及合并明显关闭不全者可采用人工瓣膜置换术。

二尖瓣关闭不全:在应用药物控制症状的基础上,进行人工瓣膜置换术或修复术。

**【拓展】**

超声心动图是二尖瓣病变的首选检查,可对瓣膜病变进行定性及定量分析。CT 平扫对钙化敏感,并可任意层厚、多角度、多方位观察瓣膜病变,回顾性心电门控扫描可以在不同层面、不同角度、不同方位重建瓣膜电影,按运动周期实现连续动态观察瓣膜活动,并有利于对心脏及肺部的改变。MR 可动态观察二尖瓣和左室壁的活动度,测量瓣口的面积。还可以计算血液经过狭窄的二尖瓣瓣口时的流速。

# 第二节　主动脉瓣病变

**【概述】**

主动脉瓣病变主要包括主动脉瓣狭窄及关闭不全。主动脉瓣狭窄由于瓣膜钙化增厚、瓣叶交界处粘连、融合而形成。主动脉瓣关闭不全是指瓣膜增厚、变硬、短缩或畸形使左心室舒张时,部分血液从主动脉反流,从而导致血流动力学障碍的心脏疾病。

**【病理生理】**

主动脉瓣狭窄后,左心室收缩时,由于主动脉瓣口缩小,射血时阻力加大,心搏出量减少,收缩期末左心室内残余血量增加,舒张期末血容量和压力也都增高,导致左心室发生代偿性扩大及肥厚,使搏出量增加,以维持正常的心输出量。主动脉瓣关闭不全导致血液在舒张期反流回左室,导致容量负荷增加、心室扩大及心搏出量增加。

【临床表现】

主动脉瓣狭窄时可持续多年无临床症状,瓣口面积小于 1cm² 才出现临床症状。很多患者为偶然听诊发现收缩期杂音诊断。主要临床症状有:心绞痛、晕厥、呼吸困难。主动脉瓣关闭不全在较长时间内无症状,一旦发生心力衰竭,则进展迅速。可出现水冲脉,随后可出现劳力性呼吸困难,阵发性夜间呼吸困难及端坐呼吸,与主动脉瓣狭窄相比心绞痛较为少见,反射性心动过速及肺淤血提示急性主动脉瓣关闭不全。

【影像学表现】

1. 超声心动图　可显示主动脉瓣瓣膜增厚,瓣叶轮廓,瓣膜钙化,可测量主动脉瓣膜口面积,检测主动脉瓣反流敏感(图 4-3-2A)。另外可以显示主动脉根部扩张、左心室后壁和室间隔对称性肥厚。主动脉瓣钙化和纤维化伴随瓣膜开放功能降低。正常瓣口面积大于 2cm²,轻度狭窄为 1.5~2cm²,中度为 1.0~1.5cm²,<1.0cm² 时为重度狭窄。

2. X 线　主动脉瓣狭窄时可表现为心脏左心缘圆隆,心尖圆钝。心力衰竭时左心室明显扩大,左心房增大,肺动脉主干突出。主动脉瓣关闭不全时,左心室向下向左扩大(图 4-3-2B),升主动脉和主动脉弓扩张,主动脉结突出,呈主动脉型心脏;左心房可增大,肺动脉高压或右心衰竭时,右心室增大;可见肺静脉充血,肺间质水肿。

3. CT　平扫对钙化敏感,心电门控下 CTA 可准确评价升主动脉及瓣膜形态,显示主动脉瓣膜的增厚、钙化以及瓣膜的融合,测量主动脉瓣瓣口的最大开放口径,还可以进行心功能评价。CTA 还可以全面了解肺部包括肺血管的改变。(图 4-3-2C、D)

4. MRI　直观地显示主动脉瓣、左室壁、左心房和主动脉根部的活动度,测量有效瓣口的面积,评估左心室功能,测量主动脉血流流速。主动脉瓣关闭不全在舒张期喷射状反流在瓣膜下形成流空信号。

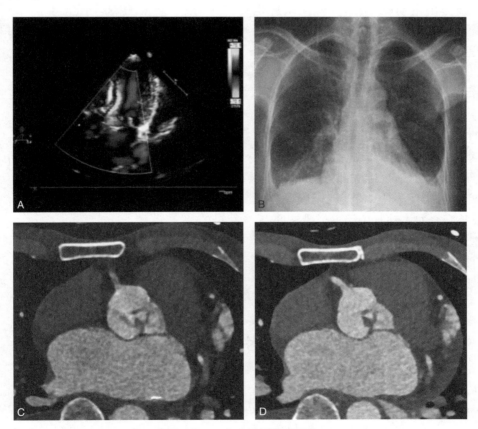

图 4-3-2　主动脉瓣关闭不全

患者,男,47 岁,反复发热 1 个月,发现心脏赘生物 9 天。A. 超声心动图主动脉瓣可见反流;B. X 线显示左心缘稍圆隆,双侧胸腔可见积液;C. 增强 CT 收缩期示主动脉瓣增厚;D. 增强 CT 舒张期示主动脉瓣口关闭不全

【诊断要点】

主动脉瓣瓣膜增厚,瓣叶轮廓,瓣膜钙化及瓣口面积的测量,观察瓣膜运动情况。

【鉴别诊断】

主动脉瓣病变一般通过影像学可明确诊断,对于出现升主动脉瘤样扩张患者需排除其他病因。

【治疗】

内科药物治疗控制,外科手术包括球囊扩张术、瓣膜置换术及经导管主动脉瓣置入术,手术方式宜根据患者年龄、瓣膜病变的性质等选择。

【拓展】

1. **超声心动图** 是瓣膜病变的首选诊断检查方法。

2. **CT** 近年来,经导管主动脉瓣置入逐渐发展成熟,成为主动脉瓣病变有效的替代治疗手段,然而这种介入手术的操作非常复杂,术前需要进行详尽、准确的影像学评估,以保证手术效果。通过CTA检查提供主动脉根结构、降主动脉走行、髂股动脉的详细解剖学评估。CTA还可以用于主动脉瓣置入术后支架瓣膜及瓣周漏的评价。

## 第三节 联合瓣膜病

【概述】

当两个或两个以上的瓣膜病变同时存在时,即称为联合瓣膜病。其病因绝大部分为风湿性心脏病,多以二尖瓣病变为主,和其他瓣膜联合发生,以二尖瓣狭窄合并主动脉关闭不全最常见。

【病理生理】

瓣膜狭窄联合关闭不全可导致左心失代偿;大多数联合瓣膜病中占主导作用的病变是影响血流动力学者。不同的联合瓣膜异常引起不同的临床症状和血流动力学改变。

【临床表现】

临床表现主要取决于联合瓣膜病中的主要病变,有时会延迟对联合瓣膜病的诊断。常见表现有劳力性心悸、气促、呼吸困难、心绞痛等。听诊时,在病变瓣膜听诊区出现相应杂音:二尖瓣听诊区可闻舒张期隆隆样杂音或收缩期吹风样杂音。主动脉听诊区可闻收缩期或舒张期杂音。体循环淤血可见肝大、肝颈静脉回流征阳性、腹水等。

【影像学表现】

1. **心脏超声** 瓣膜增厚和功能障碍取决于二尖瓣或主动脉瓣的基础疾病,可见左室扩张,心脏增大及射血分数降低;彩色多普勒对评估狭窄程度分级及反流分数的价值有限。

2. **CT表现** 影像表现取决于主要的瓣膜病变,可见左心扩大或急、慢性肺淤血;失代偿主动脉瓣病变主要表现为主动脉扩张或动脉瘤;可见一个或多个心脏瓣膜钙化。

3. **MRI** 与CT表现相似,还可提供心脏功能及血流动力学评估。

【诊断要点】

明确多瓣膜病变的存在及其血流动力学改变。

【鉴别诊断】

联合瓣膜病变一般通过影像学可明确诊断。

【治疗】

内科治疗同单瓣膜损害者,手术治疗为主要措施。

【拓展】

同单瓣膜病变损害。

(罗 松 张龙江 卢光明)

# 参 考 文 献

[ 1 ] Kim JH, Kim EY, Jin GY, et al. A review of the use of cardiac computed tomography for evaluating the mitral valve before and after mitral valve repair. Korean J Radiol, 2017, 18( 5 ): 773-785.

[ 2 ] Dal-Bianco JP, Levine RA. Anatomy of the mitral valve apparatus: role of 2D and 3D echocardiography. Cardiol Clin, 2013, 31( 2 ): 151-164.

[ 3 ] Watanabe N, Maltais S, Nishino S, et al. Functional mitral regurgitation imaging insights, clinical outcomes and surgical principles. Prog Cardiovasc Dis, 2017, 60 ( 3 ): 351-360.

[ 4 ] Habchi KM, Ashikhmina E, Vieira VM, et al. Association between bicuspid aortic valve morphotype and regional dilatation of the aortic root and trunk. Int J Cardiovasc

Imaging, 2017, 33（3）: 341-349.

[5] Liu T, Xie M, Lv Q, et al. Bicuspid aortic valve: An update in morphology, genetics, biomarker, complications, imaging diagnosis and treatment. Front Physiol, 2019, 30; 9: 1921.

[6] Popma JJ, Ramadan R. CT imaging of bicuspid aortic valve disease for TAVR. JACC Cardiovasc Imaging,

2016, 9（10）: 1159-1163.

[7] Ward RM, Marsh JM, Gossett JM, et al. Impact of bicuspid aortic valve morphology on aortic valve disease and aortic dilation in pediatric patients. Pediatr Cardiol, 2018, 39（3）: 509-517.

[8] Siu SC, Silversides CK. Bicuspid aortic valve disease. J Am Coll Cardiol, 2010, 55（25）: 2789-2800.

# 第四章　心肌疾病

## 第一节　遗传性心肌病

### 一、肥厚型心肌病

【概述】

肥厚型心肌病（hypertrophic cardiomyopathy，HCM）指存在明确左室壁肥厚，同时排除其他引起室壁肥厚的心血管疾病（高血压、主动脉瓣狭窄等）的原发性心肌病。病变可累及心室任意部分，室间隔最易受累。HCM为一种多基因遗传性疾病，由编码肌节蛋白和相关结构肌丝蛋白的不同基因突变引起，近60%的HCM是由编码心肌肌节蛋白的基因突变所致。多数情况下HCM为常染色体显性遗传，但其外显率和基因表达程度不同，在临床上可见患者及其家庭成员之间的表现多样性。

【病理生理】

HCM最根本的表现为心肌肥厚，可表现为左室和/或右室心肌整体或局部的肥厚，可累及左室任何节段，不对称性室间隔肥厚最为常见，亦可见心肌向心性肥厚、心室中部及心尖肥厚，约18%患者右心室受累。左室肥厚可导致左室流出道及左室中部梗阻，目前认为压力阶差≥20mmHg（左心导管）或≥30mmHg（超声心动图/MR）为有临床意义的血流动力学改变，称之为梗阻性肥厚型心肌病。HCM的功能障碍主要表现为心脏舒张功能障碍，晚期可出现舒张性心力衰竭，舒张功能受损同心肌纤维化，心肌细胞肥厚，排列异常以及细胞内钙离子调节异常有关；可导致心房主动收缩增强，心房功能异常，最终导致房颤形成。此外，微循环障碍及伴随的心肌缺血可能是肥厚型心肌病患者出现心室重构、心功能下降以及病情进展的主要原因之一。

【临床表现】

大多数患者可无临床症状，运动耐量下降是HCM的主要表现之一，患者也可出现心悸、胸闷及胸痛，晕厥或先兆晕厥可由流出道梗阻所致，也可是严重心律失常导致。流出道梗阻导致晕厥多在运动或体力活动时出现。HCM是年轻人心源性猝死的最常见原因，可由室性心律失常引起。

【影像学表现】

1. MRI（图4-4-1）

（1）形态表现：常采用心脏电影成像判断心脏形态、功能及心肌厚度，HCM的通用诊断标准为成人舒张末期左心室室壁厚度≥15mm（或有明确家族史患者室壁厚度≥13mm）。据报道，HCM左室心腔可正常或缩小，晚期患者可出现心腔扩大，患者常伴有左心房增大

（2）功能表现：舒张功能受损在HCM患者中更常见，MRI可通过相位对比技术评价二尖瓣血流评价舒张功能，心肌的特征追踪（feature tracking）技术可通过对于心肌形变和应变率分析（strain）反映心肌的舒张功能改变。肥厚型心肌病早期出现左室收缩功能增强，左室射血分数（LVEF）可高于正常，但是在疾病后期同样可能出现左室收缩功能减退，心腔扩大。右心室功能在肥厚型心肌病患者中可能出现受损，同疾病严重度有一定关系。

（3）心肌灌注：肥厚型心肌病患者在磁共振首过灌注中可出现心肌内灌注缺损，这反映了心肌局部纤维化替代形成，同时心肌负荷灌注显像可显示心肌灌注缺损存在，反映了微循环障碍合并心肌缺血。

（4）组织学定性：部分肥厚型心肌病可在肥厚心肌部位出现$T_2$加权高信号，机制不明，可能同肥厚心肌内缺血损伤有关。延迟强化成像可显示肥厚心肌内出现异质性强化，表现为不均匀、斑

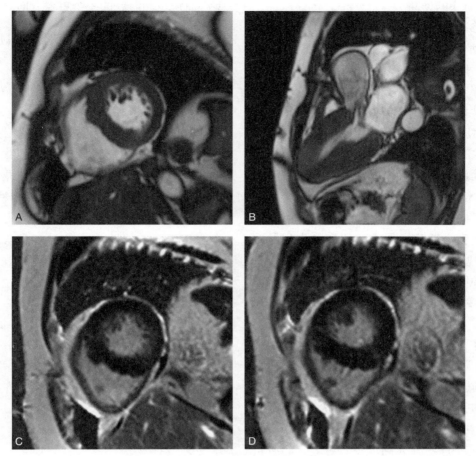

**图 4-4-1 肥厚型心肌病心脏 MRI**

患者,女,69 岁,梗阻性肥厚型心肌病,心脏 MRI 电影序列见左室心肌不均匀增厚,左室前壁及室间隔为著,舒张末期 15~19mm(A. 两腔心短轴,舒张末期),左室流出道狭窄(B. 三腔心层面,收缩末期),二尖瓣收缩期前向运动,流出道湍流形成,心肌延迟强化(C、D. 两腔心短轴基底段、中段层面)示室间隔两端插入部心肌中层小片状延迟强化

片状,常累及肥厚最重心肌节段,多见于室间隔与右室游离壁连接处(插入部)。延迟强化提示心肌内纤维化瘢痕或坏死。

(5)瓣膜:肥厚型心肌病常合并二尖瓣异常,表现为乳头肌增粗及位置异常,二尖瓣瓣叶延长,部分病例中乳头肌可直接连接至二尖瓣瓣叶末端,在合并左室流出道梗阻的情况下可见到二尖瓣收缩期前向运动(SAM)现象。

(6)血流改变:肥厚型心肌病合并左室流出道梗阻,磁共振相位编码成像可对于梗阻部位的流速进行测量,估计流出道压力阶差。

**2. 超声心动** M 型超声及二维超声可显示心肌增厚、左室心腔缩小、左室流出道狭窄、二尖瓣收缩期前向运动、左室舒张功能及顺应性减低等表现;病变心肌回声可见增强,呈毛玻璃样或斑点状强弱不等;多普勒血流分析是评价 LVOT 梗阻及二尖瓣反流的"金标准"。

**3. CT** 其高空间分辨率特性可对左室壁肥厚进行准确评价,可清晰显示冠状动脉除外冠心病,但检查存在电离辐射,适用于心脏超声不明确及 MR 禁忌证的情况。

**4. X 线** 心脏轮廓正常或增大,无特异影像表现。

**【诊断要点】**

肥厚型心肌病的临床诊断标准为影像技术(超声、磁共振或 CT)测定的左心室舒张末期室壁厚度超过 15mm,或在有明确肥厚型心肌病家族史患者中室壁厚度大于 13mm,同时需排除可导致相应心肌肥厚的病因如主动脉瓣狭窄、持续性高血压等。需注意特殊亚型如心尖型和左室中段梗阻性心肌病的诊断。

**【鉴别诊断】**

1. **运动员心脏**　室壁厚度一般男性小于16mm,女性小于14mm,停止训练后心肌肥厚可复原,同时伴随左心室舒张末期内径增加,收缩功能正常,磁共振延迟强化显像阴性。

2. **高血压病左室肥厚**　表现为左室向心性肥厚,通常室壁厚度小于18mm,心肌延迟强化罕见。

3. **主动脉瓣狭窄**　超声可见主动脉瓣瓣叶的钙化和狭窄,主动脉瓣血流速度加快,左心室肥厚多为对称性,可存在有磁共振心肌延迟强化。

4. **浸润性心肌病**　异常代谢产物堆积导致心脏室壁增厚(如Fabry病、淀粉样变性、血色素沉着症、糖原贮积症等),多为系统性疾病,左心室肥厚多为对称性,根据各自临床及影像特征表现鉴别。

**【治疗】**

限制高强度体力活动以降低心源性猝死风险;钙通道阻滞剂及β受体拮抗剂降低心律失常风险,改善左室流出道梗阻相关症状;可行室间隔心肌部分切除术或微创室间隔酒精消融术缓解左室流出道梗阻;对猝死高危患者可置入心脏自动复律除颤器(ICD)。

**【拓展】**

1. 超声心动图为HCM的首选影像检查方法,但可能低估心肌厚度,在部分成像声窗受限的患者中图像质量不佳,同时难以对心肌纤维化进行评价。心脏磁共振可同时评价心脏形态功能及心肌血流灌注,在心肌组织学特征成像方面具有独特的优势,研究显示约60%HCM患者可出现心肌内延迟强化,其与心血管不良事件发生显著相关。

2. 影像学发现左心室最大室壁厚度≥30mm为心源性猝死的明确危险因素,左室流出道梗阻、心肌延迟强化、左室室壁瘤为心源性猝死的潜在危险因素。

3. 早期识别和诊断肥厚型心肌病,特别是从中筛选高危猝死风险的肥厚型心肌病患者是未来研究的热点和难点。心脏磁共振的心肌定量分析技术如$T_1$ Mapping、弥散加权成像技术、应变分析等已经是目前研究的热点,在未来也会继续引领肥厚型心肌病研究。结合临床、基因测序以及影像表征研究的"组学"研究将会是未来突破肥厚

型心肌病机制研究的一个重要方向。

## 二、致心律失常性右室心肌病

**【概述】**

致心律失常性右室心肌病/发育不良(arrhythmogenic right ventricular cardiomyopathy/dysplasia, ARVC/D)是一种由于桥粒蛋白质编码基因突变引起的遗传性心肌病,已发现多突变位点,主要为常染色体显性遗传但外显率可变。该病以右心室心肌被脂肪纤维替代为特征,右心室形态与功能异常、室性心律失常为主要表现。目前,ARVC/D的诊断主要参照2010 ARVC/D工作组标准,结合临床、病理、电生理和影像学等不同分类信息综合判断。

**【病理生理】**

ARVC/D主要病理改变为心肌细胞凋亡、脂肪组织替代,通常认为其病变部位主要集中于右室流入道、流出道、心尖部,称为"发育不良三角"或"危险三角",≥15%的患者合并左室受累。心肌脂肪浸润通常始于心外膜,向心肌层逐渐发展,严重者可全层替代,导致心肌变薄,呈"羊皮纸"样改变。

**【临床表现】**

ARVC/D各年龄均可发病,主要集中于中青年。ARVC/D的自然病程可分为四期:

(1)隐匿期:患者无临床症状,右室结构及形态基本无改变,常常以猝死为首发表现。

(2)发作期:临床表现为心悸、晕厥及右室起源性的室性心律为主要特征,可伴明显的右室形态和功能学改变。

(3)进展期:表现为右室心肌进行性脂肪替代导致右室整体收缩功能不全和显著扩张,出现右心功能衰竭症状,伴或不伴左室功能受损。

(4)终末期:双心室受累,全心功能衰竭,类似扩张型心肌病改变。

**【影像学表现】**

1. MRI(图4-4-2B~F)

(1)心脏结构及功能异常:右心室常明显扩张,收缩功能减低,在"心肌发育不良三角区"显示区域室壁运动异常,右心室可见微小室壁瘤及增厚的肌小梁,当区域室壁运动异常或右心室收缩不同步时,并有严重(主要标准)或中等程度

的（次要标准）右室（RV）扩张及 RV 射血分数（RVEF）下降时，MR 征象符合一个 2010 ARVC/D 工作组诊断标准：

主要标准：RV≥110ml/m² （男性）；RV≥100ml/m² （女性）；RVEF≤40%。

次要标准：RV 100~110ml/m² （男性）；RV 90~100ml/m² （女性）；RVEF 40%~45%。

（2）心肌内脂肪浸润：脂肪组织在 $T_1$ 加权和 $T_2$ 加权成像上表现为高信号，信号强度可被抑脂序列所抑制，且在心肌延迟扫描序列上亦呈高信号，ARVC/D 脂肪浸润常以右心室游离壁及右心室流出道明显。

（3）心肌纤维化：在 ARVC/D 中约 88% 患者可出现右室心肌的延迟强化；61% 患者可出现左室心肌延迟强化。目前认为心脏核磁所显示的延迟强化与右室功能不全及室性心律失常发生相关。

2. CT 可见右心室增大，右室室壁可见瘤样突出，尤其对心肌内脂肪浸润显示敏感，但无法全面评估心脏的功能变化，在 ARVC/D 中的诊断价值有限（图 4-4-2A）。

3. X 线 胸部平片可见心影增大，以右心房、室增大为主，也可能心影正常。

【诊断要点】

影像学检查在 ARVC/D 诊断中具有十分重要的价值，但是不能单纯依赖影像学发现直接诊断 ARVC/D。

【鉴别诊断】

1. 心脏结节影 可类似 ARVC，出现右心室扩张、功能异常及延迟强化，但患者常有心外结节病表现，室间隔及左室受累更常见。

2. 三尖瓣病变 三尖瓣重度反流或三尖瓣下移畸形可出现明显右心房增大。通常在磁共振电影序列上可见到大量三尖瓣反流，右心室增大一般不会合并局部运动异常。如果发现三尖瓣隔瓣或后瓣明显下移，支持先天性三尖瓣下移畸形诊断。

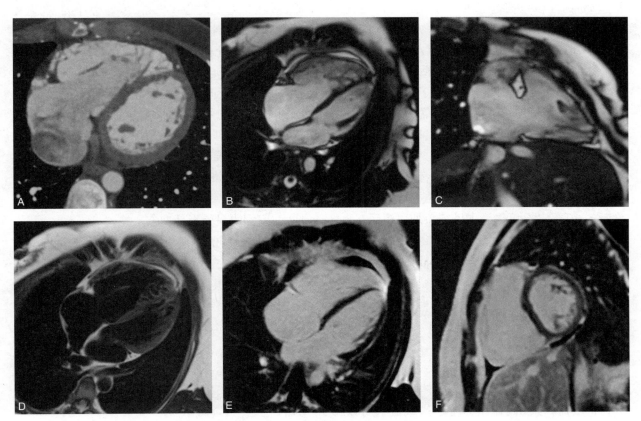

图 4-4-2 致心律失常性右心室心肌病

患者，女，36 岁。明确诊断 ARVC，A. 心脏增强 CT 可见右心房、右心室增大，右室肌小梁增多，游离壁欠平滑；B~F. 心脏 MRI 电影序列（B：四腔心层面，C：右室长轴两腔心层面）及 $T_2$W 心肌黑血序列（D：四腔心层面）示右心房、右心室明显增大，右室内肌小梁疏松增多，右室游离壁微小室壁瘤形成，延迟强化图像（E：四腔心层面，F：两腔心短轴层面）示右室游离壁菲薄，室间隔心肌中层线样延迟强化；右心室舒张末期容积 =127.6ml/m²，RVEF=41.9%，LVEF=46.3%

【治疗】

避免剧烈体育运动，未发展为严重心律失常时可选用 β 受体拮抗剂治疗，置入 ICD，终末期心脏移植。

【拓展】

1. 心脏 MRI 是评价右心室容积和功能的"金标准"，同时具有良好的软组织对比，能够很好地显示右室壁的细微形态改变，在心肌组织学评价上有独特的优势。超声心动图是心脏功能评价的一线方法，但是右室形态的不规则使超声成像受到极大限制。心脏 CT 能够对右心室形态和大小做出评价，同时也能够敏感地检出心肌内脂肪替代，但是在右心室功能特别是局部运动异常检查方面临床实用性低。

2. ARVC/D 中影像学只作为临床诊断的主要标准之一，在诊断中需结合临床及影像综合考虑。部分正常人可在右心室游离壁调节带附着位置出现局部运动减弱或异常，因此在判断右心室壁反常运动时应以基底部游离壁或流出道等区域异常更为可靠。心肌脂肪替代虽然是 ARVC/D 病理特征之一，但是在正常人特别是老年人中常有生理性的心肌脂肪浸润，同时由于右室壁很薄，右室壁外膜下脂肪浸润判断困难，因此对于脂肪心肌替代的临床意义判读应该谨慎。特别需要注意的是在 ARVC/D 诊断中，心肌脂肪浸润不能作为影像诊断依据。右室心肌纤维化在心脏磁共振延迟强化成像中可显示，部分患者可出现左心室心肌外膜下或心肌中层延迟强化，这些征象同样不能作为 ARVD 诊断的必要条件，可作为辅助征象加以提示。

# 第二节　混合性心肌病

## 一、扩张型心肌病

【概述】

扩张型心肌病（dilated cardiomyopathy，DCM）是一类混合型心肌病，无引起整体收缩功能障碍的异常负荷因素（高血压、瓣膜病）或冠状动脉疾病，发生左室扩大合并左室收缩功能障碍，伴或不伴右室扩张 / 功能障碍。DCM 可分为三种类型，即特发性 DCM、家族遗传性 DCM 和继发性 DCM。特发性 DCM 是最常见的类型（约占 50%），病因不

明确，是一种排他性诊断；家族遗传性 DCM 存在基因突变和家族遗传背景，遗传方式多样；继发于其他疾病、免疫或环境的 DCM 称为继发性 DCM，常见病因有缺血性心肌病、感染 / 免疫性心肌病、中毒性心肌病、围生期心肌病、酒精性心肌病等。

【病理生理】

DCM 特征性改变为左心室增大和心室重构导致左心室呈球形改变，心肌收缩力减弱，心脏泵血功能障碍。早期通过加快心率维持足够的心排出量，后期左心室排空受限，心室舒张和收缩末期容量增多、射血分数减低，产生相对性二尖瓣与三尖瓣关闭不全，导致充血性心力衰竭。DCM 的典型病理特征包括心肌细胞肥大、变性、纤维化，周围存在少量的淋巴细胞。心肌纤维化导致室壁硬度增加，心室收缩，舒张功能减退；同时也会引起致命性室性心律失常。

【临床表现】

DCM 主要以左心室或双心室扩大、心功能障碍、室性和室上性心律失常、传导心律异常、血栓栓塞和猝死为特征。DCM 多起病缓慢，早期无症状，晚期出现充血性心力衰竭的症状和体征，由于心肌纤维化和心功能减退，在 DCM 的任何阶段患者都可能出现晕厥、栓塞、猝死等严重的不良事件。DCM 心电图表现以心脏肥大、心肌损害和心律失常为主，房室传导阻滞或 ST 段下移，QRS 间期延长。

【影像学表现】

1. 心脏 MRI（图 4-4-3）

（1）左心室或右心室、双心室扩大，当左心室增大，室间隔呈弧形凸向右心室。

（2）心室壁早期可轻度增厚，晚期室壁变薄或薄厚不均，左心室肌小梁增粗。

（3）心脏电影能够显示出弥漫性室壁运动功能异常，左心室或双心室收缩功能下降，收缩期室壁增厚率明显减低，射血分数大多 <50%。

（4）$T_1WI$、$T_2WI$ 心肌表现为较均匀等信号，延迟增强可见心肌中层条状、斑片状延迟强化（心肌纤维化），以室间隔常见，与冠状动脉供血范围不一致。

2. CT　一般需要增强 CT 检查，表现为左心室或右心室、双心室扩大，常伴心房扩大，室壁变薄，心功能不全较重时合并心包、胸腔积液、间质性肺水肿等征象；可除外狭窄性冠状动脉疾病。

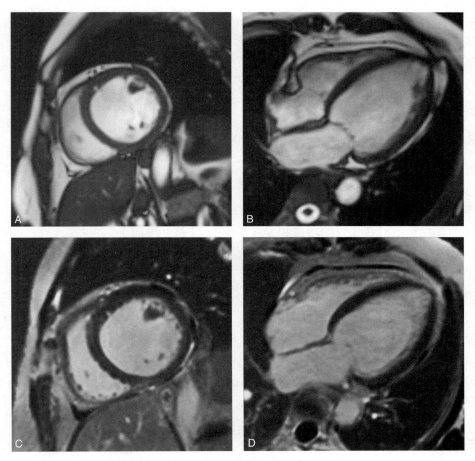

**图 4-4-3 扩张型心肌病心脏 MRI**

患者,女,62 岁,反复胸闷、憋喘 8 年,冠脉造影阴性,诊断扩张型心肌病。心脏 MRI 电影序列(A:两腔心短轴层面,B:四腔心层面)示左心房、左心室增大,左心室舒张末期短径 5.7cm,LVEF=29.8%,延迟强化序列(C:两腔心短轴层面,D:四腔心层面)示室间隔心肌中层线样延迟强化

3. **X 线** 常见心影增大,晚期常有充血性心力衰竭表现(肺淤血、肺间质水肿等)。

【诊断要点】

根据 DCM 临床诊断依据和影像学表现,左心室或双心室扩大,心功能减退,应该考虑到 DCM,诊断特发性 DCM 前应首先除外缺血性心肌病,并寻找、除外其他可能存在的病因。

【鉴别诊断】

1. **左心室心肌致密化不全** 该病是一种先天性心室肌发育不全性心肌病,按病因归于遗传性心肌病,多呈家族性发病,病理特征为心室内存在异常粗大突起的肌小梁及交错的深陷隐窝。影像学表现为左心室增大,非致密心肌和致密心肌厚度比值 >2.3(MRI:舒张末期),病变常累及心尖,DCM 患者也可出现左室心肌疏松层增厚,但

累及心尖少。

2. **肥厚型心肌病** 终末期肥厚型心肌病表现为室壁增厚并左心室扩大、心功能障碍,关注病史,延迟增强其强化形态与扩张型心肌病不同,可资鉴别。

【治疗】

DCM 最有效的治疗措施是早期诊断,并给予长期、持续、个性化的治疗方案。DCM 的治疗主要是阻止基础病因介导的心肌损害,有效控制心力衰竭和心律失常,预防猝死和栓塞,提高患者的生活质量和生存率。

【拓展】

1. 临床上主要以超声心动图作为 DCM 的首选检查,X 线胸片、CT 有助于诊断,MRI 在 DCM 的诊断和鉴别诊断中具有重要意义。

2. DCM 的影像诊断并不困难,主要难点在于病因诊断,要结合临床病史,排除缺血性心肌病、瓣膜病等其他疾病,必要时可行基因检测。近年来 DCM 预后有关风险因素研究较多,主要与心肌纤维化的程度和范围有关,已发现 MR 心肌延迟强化提示患者预后较差。

## 二、限制型心肌病

### 【概述】

限制型心肌病(restrictive cardiomyopathy,RCM)是一种以心室舒张功能受损为主要特征的心肌病,其心室腔大小正常且收缩功能相对正常,大部分为非遗传性,少部分为家族遗传性。特发性 RCM 在临床较为少见,可能与遗传及基因突变有关;继发性 RCM 的常见病因有浸润性疾病(淀粉样变、结节病、血色素沉着症、糖原贮积症),非浸润性疾病(硬皮病、糖尿病、肥厚型心肌病)及其他心肌疾病(嗜酸性粒细胞增多性心内膜纤维化、类癌性心脏病、化疗及放疗介导心肌损害等);心肌淀粉样变性是成人最常见的继发性 RCM。

### 【病理生理】

RCM 主要为心内膜及心肌纤维化使心室舒张发生障碍所致,可伴有不同程度的收缩功能障碍。心室腔缩小,使得心室的充盈受限,心室顺应性降低,静脉血回流障碍,心排出量也减小,造成类似缩窄性心包炎的病理生理变化。房室瓣受累时可出现二尖瓣或三尖瓣关闭不全。

### 【临床表现】

RCM 早期临床表现不明显,诊断较困难,临床症状往往与缩窄性心包炎或心包积液相似。主要表现为心脏舒张功能不全症状:病变以左室为主者有左心衰竭和肺淤血表现,如呼吸困难、咳嗽、咯血、肺部湿啰音等;病变以右室为主者有右心功能不全的表现,如颈静脉怒张、肝大、下肢水肿、腹水等。心电图最具特征性的表现是电压普遍减低。

### 【影像学表现】

1. MRI 原发性 RCM 心室大小、室壁厚度一般正常,心房明显增大,电影序列见心肌舒张运动减弱,继发性 RCM 可见相应的特征影像征象,如心肌淀粉样变见左右心房、心室壁不同程度增厚,伴心内膜下环形和 / 或广泛心肌强化;嗜酸性粒细胞增多性心内膜炎可表现为右心室流入道变短,心尖部心肌壁"增厚"、心腔闭塞,心肌心内膜下环形延迟强化及心室附壁血栓。(图 4-4-4)

2. CT 心脏 CTA 可准确显示和量化评价心腔大小及室壁厚度,有助于评估伴发的冠状动脉病变,除外缩窄性心包炎。

3. X 线 心影增大,常以右心房增大为主,也可以双心房增大;可出现充血性心力衰竭表现但心脏扩大不明显。

### 【诊断要点】

影像学检查显示心室没有明显扩大,室壁厚度基本正常,而心房扩大明显,心室舒张运动受限是原发性 RCM 特点。心尖壁增厚或闭塞伴右心房扩大高度提示心肌心内膜炎。

### 【鉴别诊断】

限制性心肌病主要应与缩窄性心包炎进行鉴别,两者在症状上很相似,鉴别要点是结合病史,明确心包膜有无增厚、粘连及钙化,另外超声在缩窄性心包炎患者中可室间隔摆动征象及显著的呼吸相关变化。继发性 RCM 尽量行 MR 延迟增强,不同的强化部位、方式有利于诊断不同病因的 RCM。

### 【治疗】

RCM 预后较差,尚缺乏有效的药物治疗手段。约 50% RCM 由特殊的临床疾病所致,而其余为特发过程。对于继发性 RCM 患者,首先应积极治疗其原发病;对于 RCM 本身,主要针对舒张性心力衰竭进行药物治疗;对严重心律失常可置入心脏起搏器或植入型心律转复除颤器(ICD);对顽固、难治性病例可进行心脏移植。

### 【拓展】

1. 首选影像检查为超声心动图,CT 容易显示心包膜钙化及增厚,有助于 RCM 与缩窄性心包炎鉴别;MRI 对心包积液敏感,显示心肌组织特性较好。心肌心内膜组织活检为诊断"金标准",但是假阴性率较高。

2. MRI 应用对该病的诊断与鉴别诊断提供了非常有价值的征象,早期心室舒张功能的评估、心肌应变力评价及心肌纤维化评估可能有助于本病的早期诊断。

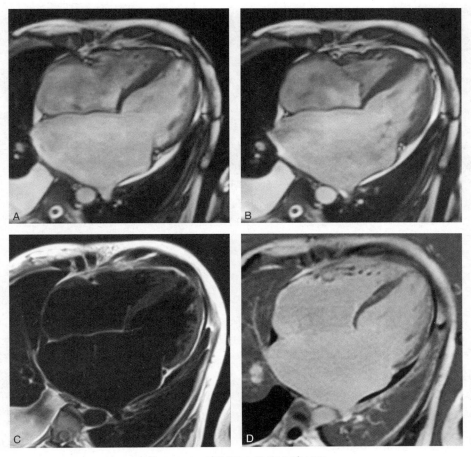

**图 4-4-4　限制型心肌病心脏 MRI**

患者，女，50 岁，家族性限制型心肌病，心脏 MRI 电影序列（A：四腔心层面，舒张末期，B：四腔心层面，收缩末期）及心肌黑血 $T_2W$（C：四腔心层面）序列示左、右心房显著增大，左右室舒张运动明显受限，收缩运动轻度减低（LVEF=44.1%，RVEF=42.4%），二尖瓣、三尖瓣关闭不全，延迟强化序列（D：四腔心层面）见室间隔心肌中层斑片状延迟强化

# 第三节　获得性心肌病

## 一、围产期心肌病

### 【概述】

围产期心肌病（peripartum cardiomyopathy，PPCM）是一种发生在妇女分娩前、后，病因不明，以心肌病变为基本特征和以充血性心力衰竭为主要表现的心脏病变。高龄、多产、多胎及有妊娠中毒史的产妇发病率较高。

### 【病理生理】

发病机制尚不明确。主要变化是心肌收缩功能损害，左心室射血前期时间延长，射血时间缩短，射血分数减低，伴随心腔的扩大，左心室舒张末压升高。

### 【临床表现】

产前 3 个月至产后 6 个月内出现症状，怀孕 36 周之前较少出现。起病缓急不一，主要症状为左心功能不全，表现为进行性加重的劳力性呼吸困难和体循环淤血体征，病程较长者有右心功能不全的症状。

### 【影像学表现】

1. **X 线**　心影呈普大心，以左心室增大为主，肺静脉充血伴或不伴有间质水肿，可出现胸水。

2. **CT**　心腔增大，左心室增大为主，可伴有左心房扩大，少量心包、胸腔积液。

3. **MRI**　类似于 DCM：①左心室或双心室扩大；②心室壁早期可轻度增厚，晚期室壁变薄或薄厚不均，左心室肌小梁增粗；③弥漫性室壁运动异常，左心室或双心室收缩功能下降，射血分数降低；④延迟增强可见心肌中层条、片状强化（心肌纤维化）。（图 4-4-5）

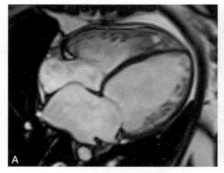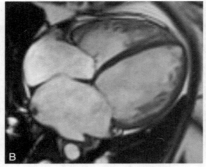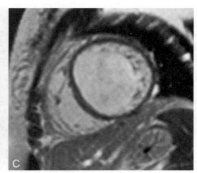

图 4-4-5 围产期心肌病心脏 MRI

患者,女,31 岁,产后 2 个月。心脏 MRI 电影序列(A:四腔心,舒张末期;B:四腔心,收缩末期)见全心增大,左室壁变薄,左室心肌致密化不全表现,左、右室壁运动弥漫减低,LVEF=22.8%,RVEF=25.3%;延迟强化(C:短轴)见室间隔心肌中层少量线状延迟强化

【诊断要点】

PPCM 的诊断必须结合病史,符合疾病定义,影像学表现类似扩张型心肌病。2010 年欧洲心脏协会(ESC)指出 PPCM 应具有如下特征:在怀孕晚期或产后最初几个月内出现心力衰竭症状;没有其他导致心力衰竭的原因;左室射血分数低于 45%,有或无左心室扩张。心脏既存的心肌或瓣膜疾病,或者肺部病变,由于怀孕期间血流动力学改变,可能表现出类似 PPCM 的症状,诊断时需加以排除。

【鉴别诊断】

1. 贫血性心脏病 全心扩大,以左心室增大为主,射血分数代偿性增高,有长期中重度贫血病史。PPCM 一般无或轻度贫血,射血分数多降低。

2. 甲状腺功能亢进性心脏病 心脏形态与功能改变类似贫血性心脏病,重点是病史,有甲状腺功能亢进。

【治疗】

PPCM 与 DCM 治疗方法类似。产前 1 个月内发生心力衰竭,心功能 Ⅱ 级以上或估计不能胜任产程应尽早行剖宫术。PPCM 患者预后与左心室大小、心功能恢复程度相关。约 50%PPCM 患者心脏功能在产后 6 个月内基本恢复正常,而持续心力衰竭患者 5 年病死率达 85%。再次妊娠复发危险性高。

【拓展】

PPCM 结合临床病史诊断并不困难,但需注意应除外其他可能造成扩张型心肌病表现的原因,MR 在其中具有特别的优势,检查无辐射,可以在显示心脏结构、功能的同时,进行心肌组织特性分析,新兴的心脏应变分析可能能够更准确地评估心脏功能受损情况。

## 二、应激性心肌病

【概述】

应激性心肌病(stress cardiomyopathy),又称 Tako-Tsubo 心肌病、心尖部气球样变综合征(apical ballooning syndrome, ABS),其主要临床特征类似急性心肌梗死,左心室造影、超声心动图可见左心室心尖部室壁运动障碍,收缩末期呈气球样变,而冠状动脉造影未见明显狭窄。

【病理生理】

具体发病机制不清楚,可能与冠状动脉痉挛、微血管病变、心肌炎,以及精神因素和应激有关。

【临床表现】

好发于女性,大多数有应激因素,其临床表现类似于急性心肌梗死,受损心肌的功能迅速恢复是本病特征之一。

【影像学表现】

1. CT 增强 CT 可见左心室心尖呈球样扩张,冠状动脉 CTA 未见有明确血流动力学意义的狭窄。

2. MRI 左心室心尖和中间部心腔扩大,心底部正常,心肌节段运动功能障碍;受累心肌水肿明显时在 $T_2WI$ 上可以呈高信号;首过灌注心肌无缺血改变,LGE 显示受累节段无延迟强化,从而与心肌梗死鉴别。

【诊断要点】

左心室心尖部与中间心腔扩大伴功能下降,心肌水肿,但心肌灌注与延迟增强未见明显异常,结合临床可以诊断本病。

【鉴别诊断】

1. **急性心肌梗死** 急性心肌梗死病变部位与冠状动脉分布一致,首过灌注有心肌低灌注区,延迟增强可见心内膜下或透壁心肌强化。

2. **心肌炎** 也可以出现类似应激性心肌病的表现,如局部室壁运动异常和肌钙蛋白升高等,但是缺乏典型的心尖部室壁运动异常,而且心脏异常表现恢复较慢。

【治疗】

目前尚无标准的治疗方案。急性期应积极去除诱发因素,治疗原发疾病,多数均能在数周到数月内恢复,预后良好。

【拓展】

早期对本病的认识不够深入,常常误诊为急性心肌梗死,CT检查具有一定的诊断意义,CTA常显示冠状动脉正常,综合MRI的诊断价值更高,形态、功能及灌注成像能明确诊断,PET/MR相关初步研究显示病变区心肌葡萄糖代谢正常或稍减低,可与急性心梗鉴别。

儿茶酚胺心肌病可出现应激性心肌病表现。

## 第四节 继发性心肌病

### 一、心脏淀粉样变性

【概述】

心脏淀粉样变性(cardiac amyloidosis,CA)是淀粉样蛋白在心脏组织沉积所致,心房、心室、心瓣膜和心脏传导系统均可受累,以轻链型淀粉样变性最为常见。

【病理生理】

心房、心室壁肥厚,类淀粉物质弥漫性沉积造成心脏组织细胞发生营养障碍、萎缩或完全被类淀粉样物取代。

【临床表现】

中老年多见,主要表现为无力、发热、消瘦、紫癜、巨舌、淋巴结肿大、肝脾大、腹痛、腹泻、心悸、气急、心脏增大、充血性心力衰竭,以及肾病和周围神经病变。

【影像学表现】

1. **X线及CT** X线与CT的诊断价值有限。

2. **MRI** 左室受累为主,但双房、右室亦可受累,心室壁较广泛或弥漫性增厚,顺应性降低,收缩和舒张功能下降,但以舒张功能障碍为著。心内膜下环形强化是心肌淀粉样变性最典型的延迟强化表现,严重者呈弥漫性强化。此外,右室壁、心房壁及房间隔,甚至房室瓣膜也呈现不同程度的强化,$T_1$ Mapping初始$T_1$值、ECV值明显增高,较其他病明显。(图4-4-6)

【诊断要点】

密切结合病史,左室壁弥漫性增厚、舒张功能受限伴心内膜下显著延迟强化时应考虑本病可能性,当双房、右室亦受累更为支持。但确诊仍需组织活检,活检结果显示刚果红染色阳性且偏光显微镜下呈苹果绿双折射为CA诊断的"金标准"。

【鉴别诊断】

1. **肥厚型心肌病** HCM多为不均匀增厚,多见于左室流出道室间隔前部与左室前壁,早期射血分数一般增加,心房扩大少见,延迟增强心肌中层斑片状强化,无心内膜下环形强化,初始$T_1$值较心肌淀粉样变性低。

2. **Fabry病** 该病也是导致心肌肥厚的病因之一,初始$T_1$值减低,与HCM和心肌淀粉样变性相反,具有重要鉴别诊断价值。

【治疗】

以积极治疗基础疾病为主,对症治疗效果欠佳。

【拓展】

CMR对心肌淀粉样变性的诊断发挥了重要作用,其延迟强化具有特征性的影像表现,近期研究显示$T_1$ Mapping及ECV测量为该病提供了定量参数,在心肌受累早期诊断、严重程度评估及预后随访中发挥了重要作用。

### 二、系统性红斑狼疮心肌病

【概述】

系统性红斑狼疮(systemic lupus erythematosus,SLE)是一种常见慢性系统性自身免疫性疾病,以全身多器官损害为临床表现。心血管系统是SLE主要受累的靶器官之一,可影响心脏的各部分结构,包括心包、心肌、心内膜、传导系统及冠状动脉病变等。

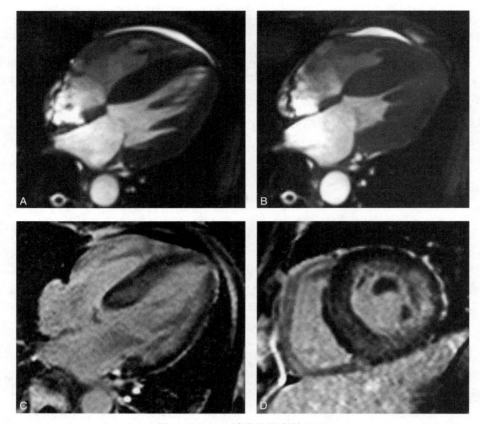

**图 4-4-6 心脏淀粉样变性 MRI**

患者,男,57 岁,肝脏活检符合淀粉样变性。心脏 MRI 电影序列( A:四腔心,舒张末期;
B:四腔心,收缩末期)见左、右室壁增厚、舒张受限,射血分数正常低限。延迟强化( C:
四腔心;D:短轴)见左、右室壁心内膜下为主的弥漫性延迟强化

【病理生理】

狼疮性心肌损害病理改变为非特异性间质性炎症反应,心肌间质水肿,可出现广泛纤维性和胶原性心肌变性,邻近心肌细胞变性坏死可释放出各种心肌酶及肌钙蛋白等内容物。

【临床表现】

可见心动过速,奔马律,心脏扩大,心前区收缩期杂音,严重者发生心力衰竭。心电图提示心动过速、束支传导阻滞、T 波低平或倒置、房颤;实验室检查血清 TnI、TnT 增高,提示心肌损伤。

【影像学表现】

1. X 线和 CT　诊断价值有限。

2. MRI　心房或心室改变一般不明显,如果病变部位较广泛,可见心室扩大,以左心室为主,可伴左心收缩运动异常,左室射血分数降低,$T_2WI$ 高信号提示心肌炎性改变,延迟增强可见非节段性心内膜下、心肌中层条状、斑片状甚至弥漫性强化灶。(图 4-4-7)

【诊断要点】

该病的影像诊断目前无明显特异性,常常需要结合临床,如果临床确诊 SLE 的患者,CMR 发现心肌水肿或纤维化,除外其他原因导致的心脏病变,可考虑诊断为狼疮性心肌病。

【鉴别诊断】

本病的鉴别诊断主要是心肌炎、肌炎或皮肌炎累及心脏,以及结节病累及心脏等。影像学鉴别较为困难,最有意义的鉴别要点是临床诊断。心肌炎与结节病常累及心外膜下。

【治疗】

狼疮性心肌病预后不良,常常是 SLE 死亡的主要原因之一,需要早期诊断并积极治疗,少数患者诊断较早,经糖皮质激素和免疫抑制剂积极治疗,扩大的心室可能恢复至正常大小,大部分患者预后不良。

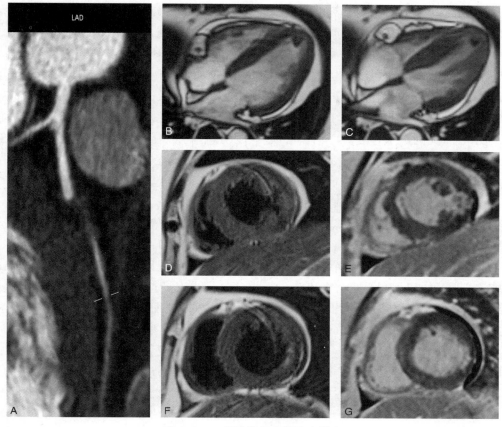

图 4-4-7　系统性红斑狼疮心肌病

患者，女，32 岁，符合 SLE 临床分类标准。冠脉 CTA（A）见前降支中段闭塞。心脏 MRI 电影序列（B：四腔心，舒张末期；C：四腔心，收缩末期）见左室运动减弱，LVEF=43.6%。黑血 $T_2$（D、F：短轴）、延迟强化（E、G：短轴）见室间隔、左室壁多发心内膜下、心肌中层延迟强化，侧壁局部呈透壁样伴炎性水肿。另见左室心腔内血栓形成

### 【拓展】

本病的影像学检查方法有限，诊断相对困难，CMR 检查较有意义，可能是目前最好的方法，$T_2WI/T_2$ Mapping、延迟增强对发现活动性炎性病灶具有重要意义，尤其是 $T_2$ Mapping 可以对弥漫性心肌水肿定量诊断。

# 第五节　心　肌　炎

### 【概述】

心肌炎（myocarditis）是指各种原因引起的心肌组织的炎症性疾病。根据病因的不同，心肌炎可分为感染性、药物性、自身免疫性及特异性。在临床上，感染性心肌炎最为多见，其中病毒性心肌炎是人类心肌炎最主要的病因，引起病毒性心肌炎的常见病毒是柯萨奇 B 组病毒、埃可病毒和流行性感冒病毒。据国外尸检研究报道，心肌炎的发病率为 1%~10%，青壮年中约 12% 的心脏猝死为心肌炎造成的，心肌炎也是其他心肌病如扩张型心肌病、致心律失常性右室心肌病一个重要的潜在病因。

### 【病理生理】

心肌炎的病理特征可分为急性期及慢性期。急性期局部和全身免疫反应激活细胞因子和免疫 B 淋巴细胞，白细胞损伤及抗体生成，导致心肌细胞水肿、坏死及淋巴细胞浸润。慢性期心肌炎则以心肌瘢痕组织形成为主要组织学特征，造成心肌不可逆性改变，导致慢性心肌炎或扩张性心肌病。虽然不同病因在发生病理生理学过程中激活的细胞及分子不同，但炎性细胞浸润、心肌细胞水肿、坏死和纤维瘢痕形成是心肌炎的共同病理特点。

### 【临床表现】

心肌炎的临床表现通常缺乏特异性的症状

和体征,轻度心肌炎患者常无临床症状,或表现为发热、咳嗽等非特异性症状。重症心肌炎患者可表现为心律失常、心力衰竭等。心肌炎患者的心电图可表现为 ST-T 改变,异常 Q 波,房室传导阻滞等。除此之外,心肌炎患者心肌酶可出现不同程度的升高,如肌钙蛋白 I、肌钙蛋白 T 及肌酸激酶,并可以提示心肌炎的严重程度。心内膜心肌活检(endomyocardial biopsy, EMB)是目前心肌炎诊断的"金标准",然而由于心肌炎性病变分布较分散导致心肌活检的灵敏度较低,且心肌活检的并发症较多,因此,对于许多心肌炎患者尤其是病情较轻的患者并不适用。

【影像学表现】

1. X 线 心肌炎可以引起心腔增大和 / 或心包积液。因此,胸片可以观察到心影增大,同时还可表现出肺静脉淤血、肺间质渗出和胸膜腔积液等征象。

2. CT CT 诊断心肌炎的价值非常有限,仅在注射对比剂后可显示心肌的延迟强化,但由于存在电离辐射等因素目前在临床工作中较少使用。

3. MRI 2009 年,*Journal of the American College of Cardiology*(美国心脏病学会杂志)发布了《心肌炎 CMR 诊断标准建议》,即路易斯湖标准(Lake Louise Criteria),此标准将反映心肌水肿的 $T_2$ 加权成像、早期钆增强(early gadolinium enhancement, EGE)、延迟钆增强(late gadolinium enhancement, LGE)纳入诊断标准:

(1)对临床疑似的心肌炎病例,如满足以下 3 条标准中至少 2 条,即可诊断为心肌炎:①$T_2$ 加权成像中局灶性或弥散性心肌信号增高,心肌与骨骼肌信号强度(signal intensity, SI)比值 ≥2.0;②钆增强的 $T_1$ 加权显像中,心肌整体 EGE 率比值增加,心肌与骨骼肌整体 SI 增强率比值 ≥4.0 或心肌增强绝对值 ≥45%(图 4-4-8);③在非缺血区域,钆增强的 $T_1$ 加权显像中至少有一处局灶 LGE。

(2)如存在 LGE,提示存在由心肌炎症引起的心肌损伤和 / 或心肌瘢痕。

(3)出现以下情况建议在首次 CMR 检查后 1~2 周再次复查:以上标准均不符合,但检查时处于发病早期,而且临床证据强烈提示心肌炎症;仅符合以上 1 项标准。

(4)出现其他支持心肌炎的证据,如左心室功能不全或心包积液。路易斯湖标准的建立有助于心脏磁共振对于心肌炎诊断标准的统一,使心脏磁共振在心肌炎的诊断中受到临床越来越多的关注。

【诊断要点】

心脏磁共振已成为国际上评估疑诊心肌炎患者心肌炎症的主要无创性检查方法。其可以识别心肌炎患者的心脏功能和形态异常,而且可以通过 $T_2$ 加权图像直接观察心肌水肿,通过 EGE 评估心肌缺血及炎症导致的毛细血管渗漏,通过

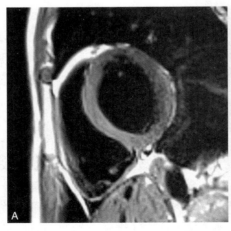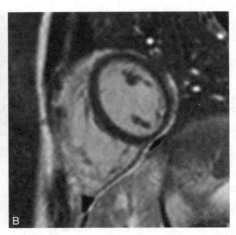

图 4-4-8 心肌炎

患者,男,17 岁,发热伴胸痛 1 周,A、B. 入院后心脏磁共振图像。$T_2$ 加权像左室短轴两腔心层面(A)示左室侧壁心外膜下局部条片状长 $T_2$ 信号;同层面心肌延迟强化(B)图像示左室侧壁心外膜下条片状延迟强化

LGE 评估心肌纤维化瘢痕形成。并结合患者病史、临床检查、ECG、血清学指标等可以进一步提高对心肌炎诊断的准确性。

**【鉴别诊断】**

临床上典型心肌炎主要需要与心肌梗死进行鉴别。心肌炎没有首过灌注缺损，而大部分心肌梗死有节段性灌注缺损。心肌炎的延迟强化多位于心外膜下，最常出现的是侧壁和下壁。而心肌梗死延迟强化多位于心内膜下，严重者可呈透壁样。

**【拓展】**

2009 年路易斯湖标准的建立使 CMR 对于心肌炎的诊断标准得到了统一，从而让 $T_2$ 加权成像、EGE 成像、LGE 成像等常规序列成熟的应用于临床心肌炎的诊断。mapping 和细胞外间隙（extracellular volume，ECV）等新技术的出现可以定量评价受累心肌的病变范围，尤其是对于弥漫性病变及微小的局灶性病变，具有较高的敏感性，为认识疾病提供了新的方法和手段。目前，mapping 技术和 ECV 在实际工作的应用中，也存在着一些问题，如磁场的质控、正常值的规定以及扫描序列的规范等。相信在不久的将来，这些问题能够得到有效的解决，使 CMR 在临床上的应用更广泛可靠。

（王怡宁 曹 剑 林 路）

# 参 考 文 献

［1］中华医学会心血管病学分会. 心肌病磁共振成像临床应用中国专家共识. 中华心血管病杂志, 2015, 43（8）: 673-681.

［2］中华医学会心血管病学分会, 中华心血管病杂志编辑委员, 中国心肌病诊断与治疗建议工作组. 心肌病诊断与治疗建议. 中华心血管病杂志, 2007, 35（1）: 5-16.

［3］吕滨, 蒋世良. 心血管病 CT 诊断. 北京: 人民军医出版社, 2012.

［4］赵世华. 心血管病磁共振诊断学. 北京: 人民军医出版社, 2011.

［5］Rapezzi C, Arbustini E, Caforio AL, et al. Diagnostic work-up in cardiomyopathies: bridging the gap between clinical phenotypes and final diagnosis. A position statement from the ESC Working Group on Myocardial and Pericardial Diseases. Eur Heart J, 2013, 34（19）: 1448-1458.

［6］Elliott PM, Anastasakis A, Borger MA, et al. 2014 ESC Guidelines on diagnosis and management of hypertrophic cardiomyopathy: the Task Force for the Diagnosis and Management of Hypertrophic Cardiomyopathy of the European Society of Cardiology（ESC）. Eur Heart J, 2014, 35（39）: 2733-2779.

［7］Barry J. Maron, Jeffrey A. Towbin, Gaetano Thiene, et al. Contemporary Definitions and Classification of the Cardiomyopathies: An American Heart Association Scientific Statement From the Council on Clinical Cardiology, Heart Failure and Transplantation Committee; Quality of Care and Outcomes Research and Functional Genomics and Translational Biology Interdisciplinary Working Groups; and Council on Epidemiology and Prevention. Circulation, 2006, 113（14）: 1807-1816.

［8］Marcus FI, McKenna WJ, Sherrill D, et al. Diagnosis of arrhythmogenic right ventricular cardiomyopathy/dysplasia: proposed modification of the Task Force Criteria. Eur Heart J, 2010, 31（7）: 806-814.

［9］Fontana M, Pica S, Reant P, et al. prognostic value of late gadolinium enhancement cardiovascular magnetic resonance in cardiac amyloidosis. Circulation, 2015, 132（16）: 1570-1579.

［10］Mavrogeni S, Markousis-Mavrogenis G, Koutsogeorgopoulou L, et al. Cardiovascular magnetic resonance imaging pattern at the time of diagnosis of treatment naïve patients with connective tissue diseases. Int J Cardiol, 2017, 236: 151-156.

［11］Eitel I, von Knobelsdorff-Brenkenhoff F, Bernhardt P, et al. Clinical characteristics and cardiovascular magnetic resonance findings in stress（takotsubo）cardiomyopathy. JAMA, 2011, 306（3）: 277-286.

［12］Sliwa K, Hilfiker-Kleiner D, Petrie MC, et al. Current state of knowledge on aetiology, diagnosis, management, and therapy of peripartum cardiomyopathy: a position statement from the Heart Failure Association of the European Society of Cardiology Working Group on peripartum cardiomyopathy. Eur J Heart Fail, 2010; 12（8）: 767.

［13］Friedrich MG, Sechtem U. Schulz-Mengm J, et al. Cardiovascular magnetic resonance in myocarditis:

a JACC White Paper.J Am Coll Cardiol, 2009, 53: 1475-1487.

[14] 刘钢,温兆赢.心肌炎的磁共振诊断价值及最新进展.心肺血管病杂志,2016,35(4): 338-340

[15] Flancone M, Carhone I, Agali L, el al. Utility of $T_2$ weighted short-tau inversion recovery(STIR)sequences in cardiac MRl: an overview of clinical applications in ischemic and non-ischemic heart disease. Radiol med, 2011, 116: 32-46.

[16] Vanessa MF, Dphil, SK, Piechnik M, et al. $T_1$ mapping for the diagnosis of acute myocarditis using CMR. Cardiovasc Imaging, 2013, 10: 3-8.

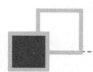

# 第五章　心脏肿瘤和心包疾病

## 第一节　心脏肿瘤

### 【概述】

心脏肿瘤分为原发肿瘤及继发肿瘤，原发肿瘤患病率较低，其中近75%为良性肿瘤，以黏液瘤多见，原发恶性肿瘤以肉瘤多见。继发性肿瘤均为恶性，为恶性肿瘤的转移或周围肿瘤的侵犯。

### 【临床表现】

心脏肿瘤的临床症状不仅取决于肿瘤的大小，在很大程度上还取决于肿瘤发生的解剖部位。如果位于关键位置，即使很小的良性肿瘤也能导致严重的临床后果。多数良性肿瘤无全身症状或栓塞表现，当肿瘤累及瓣膜、流出道引起相应部位梗阻时才会产生临床症状，如胸闷、晕厥等，肿瘤脱落可引起肺栓塞、脑部或四肢动脉栓塞；肿瘤累及上腔静脉时可使上腔静脉回流受阻。

### 【影像学表现】

**1. 超声心动图** 良性肿瘤一般形态规则，边界清楚；黏液瘤一般分叶状或绒毛状，成无蒂或有蒂的高回声影，常伴血栓沉积；心脏收缩时肿瘤可经二尖瓣或三尖瓣脱垂，并伴随反流或阻塞。

**2. CT** 黏液瘤好发于左心房，其次为右心房，多单发，表现为心腔内低密度占位，可有蒂，可伴有出血及钙化（图4-5-1）。肿瘤多呈分叶状及息肉状，部分可不规则，少数可比较光滑。恶性肿瘤具有侵袭性生长之特点，容易累及多个腔室或邻近大血管及心包，密度较为混杂，边界欠清，增强呈不均匀强化。

**3. MRI** 能很好地显示肿瘤特征，提供血流方向、速度等功能性信息。由于肿瘤内复杂结构及不同成分的存在，如黏液、出血、囊变、钙化、骨化、纤维组织，其表现信号不同。增强肿块表现为中等强化，但囊变和坏死可致病变信号混杂。电影MRI可显示肿块的活动性，包括舒张期肿瘤向二尖瓣或三尖瓣脱垂。恶性肿瘤多信号混杂，强化不均匀。

### 【诊断要点】

观察肿瘤位置，累及范围，病变性质，有无钙化，强化程度等对肿瘤进行良恶性判断。

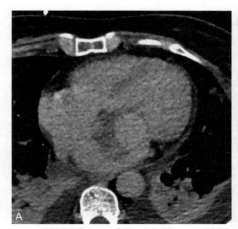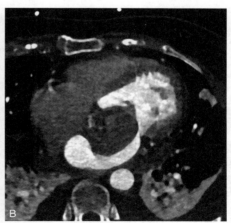

**图4-5-1　左心房黏液瘤，二尖瓣受累**

患者，女，55岁，反复胸闷、气促半个月。A. 平扫CT示左心房类圆形高低混杂密度影；B. 增强CT扫描示左心房内类圆形不均匀强化病变，有蒂与房间隔相连，肿瘤累及二尖瓣区

【鉴别诊断】

肿瘤良恶性鉴别：良性肿瘤常单发，边界清楚，无侵袭性生长特点，恶性肿瘤具有侵袭性生长特点，边界模糊，常侵及周围组织。恶性肿瘤对上腔静脉、心包等侵犯，常表现为上腔静脉内充盈缺损，心包不均匀增厚或心包积液。心脏肿瘤诊断首先需定位病变中心位置，如腔内、壁内、心外膜等。明确病变边缘是否清晰有助于区分壁内病变及心外病变。增强扫描可提示病变血供，有利于缩小鉴别诊断范围。

【治疗】

以手术治疗为主。

【拓展】

超声心动图是首选影像学检查方法。CT 和 MR 是对超声心动图的重要补充；CT 对肿瘤的位置、大小、与周围器官组织的关系可以观察清楚，依据肿瘤的形态、大小、位置、活动等情况，初步评价肿瘤性质，还可通过一次性注射对比剂同时获得灌注及增强信息。MR 电影可以在显示病变轮廓的同时，评价其对心脏功能的影响，MR 具有多角度观察、明确组织特征、评价心脏功能、显示解剖及灌注等优点。

# 第二节　心包疾病

【概述】

心包是指包裹在心脏和出入心脏大血管根部外面的纤维性浆膜囊状结构，主要有两层结构：纤维性心包和浆膜性心包。纤维性心包位于心包最外层。浆膜性心包为心包的内层结构，分为脏、壁两层。脏、壁两层在出入心的大血管根部相互移行，两者之间腔隙称为心包腔。心包病变包括心包积液、心包炎及心包肿瘤等。

心包积液是指各种原因引起的心包壁层受刺激或损伤而导致心包腔内积液增加超过正常。急性心包积液较少见，多由于外伤、医源性穿刺或主动脉夹层破裂而导致血液进入心包腔；大多数心包积液为慢性，多见于心包炎、心肌梗死、心功能不全、肿瘤等。

缩窄性心包炎是指各种原因引起的心包增厚、粘连、纤维化或钙化，使心脏各房室舒张期充盈受限，产生一系列循环障碍的病征。心脏被致密厚实的纤维化或钙化的心包所包围，使心室舒张期充盈受限而产生的一系列体（肺）循环障碍的疾病，称为缩窄性心包炎。最常见的原因是结核性心包炎。

心包肿瘤包括原发性肿瘤和继发性肿瘤。原发性良性肿瘤以心包囊肿、畸胎瘤等多见，原发恶性肿瘤以间皮瘤多见，继发性肿瘤常为转移瘤或心脏周围组织肿瘤的浸润。

【病理生理】

心包积液对心包腔内压力及血流动力学的影响与积液的量、增长速度、性质、位置及心包病变等有关，当心包腔内液体急剧增长或积液量过大时，导致心包腔内压力增高，限制心室舒张及血液充盈，出现血压下降、脉搏细弱等临床症状成为心脏压塞。

缩窄性心包炎：心包脏层及壁层慢性炎症，纤维素性渗出物沉积，并逐渐机化增厚、挛缩甚至钙化，压迫心脏和大血管根部，使心脏舒张期充盈受限，右心房、腔静脉压增高及心排出量降低，最终导致全心衰。

【临床表现】

1. **心包积液**　临床表现与病因、积液量等因素有关，可出现呼吸困难、咳嗽、胸部压迫感、心脏压塞时可出现气急、心悸、面色苍白、端坐呼吸、濒死感、意识丧失等。

2. **缩窄性心包炎**　可出现胸闷、呼吸困难、上腹胀满或疼痛。颈静脉怒张、肝大、脾大、腹水、下肢水肿、心率增快、Kussmaul 征（吸气时颈静脉明显扩张）。

【影像学表现】

1. **超声心动图**

（1）心包积液，一般心包积液均可通过超声心动图确诊。M 型超声显示心包回声和心外膜的回声之间有液性无回声区。二维超声心动图可在心前壁之前和心后壁之后均见液性暗区。

（2）缩窄性心包炎，可见心包增厚，大于 3mm 为诊断依据。

2. **X 线片**　当积液量在 300ml 以上时可有异常表现。心影呈烧瓶样改变。心包内压增高到影响静脉回流时会出现上腔静脉影增宽、肺淤血的表现。

3. CT

（1）心包积液：正常人可见少量心包积液，一般心包腔内液性密度厚度 5~15mm 为少量心包积液，15~25mm 为中等量心包积液，25mm 以上为大量心包积液（图 4-5-2）。可继发腔静脉扩张、右心室增大。CT 值常在 10~40HU 之间，近期出血性心包积液可高达 50HU 以上。

（2）缩窄性心包炎：心包不规则增厚、粘连、钙化，可呈盔甲心。心包厚度大于 3mm 为增厚（图 4-5-3），增厚的心包主要分布在右心室前壁、房室沟、左心室侧面、心室膈面、右心室流出道前壁及下腔静脉入心房处；心室轮廓变形。心房及静脉淤血。

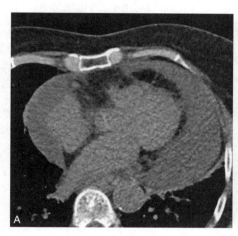
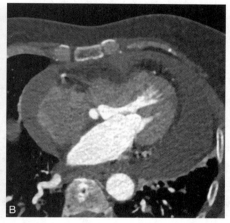

**图 4-5-2　心包积液**

患者，女，71 岁，心前区不适，胸闷、心慌，活动后加重。A. 平扫 CT 示心包腔内大量液性低密度影，厚度 30mm，密度均匀；B. 增强 CT 扫描心包腔内低密度影不强化

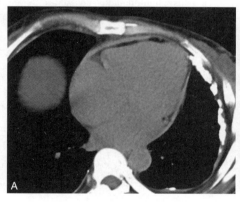
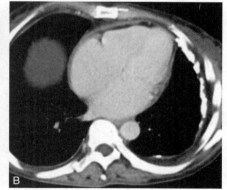

**图 4-5-3　缩窄性心包炎**

患者，女，50 岁，胸闷、上腹胀痛 1 年。A. 平扫 CT 图像示心包不均匀增厚，左侧胸膜增厚伴钙化；B. 增强 CT 扫描图像示心包增厚，轻度强化

4. MRI

（1）心包积液：信号特点与液体成分有关，无出血的心包积液 $T_1WI$ 上可呈典型低信号，而尿毒症、结核等炎性状态或外伤情况下可表现为中等信号，这种信号可能反映积液内蛋白含量较高或心包粘连限制了心包内液体流动。血性心包积液的信号强度与出血时间相关。功能成像：心脏 MRI 能够提供详细的心功能评价，观察舒张期间隔运动。

（2）缩窄性心包炎：MRI 可清楚显示纤维性心包增厚，准确测量其厚度，判断其累及范围，并能显示心脏舒张功能受限所引起的心脏大血管形态及内径的异常改变，如右室流出道狭窄及肝静脉、下腔静脉扩张等。对钙化显示不足。

【诊断要点】

心包腔内液性物质，需对其进行定量分析，结合临床及病因进行治疗。

缩窄性心包增厚、粘连及钙化，心包钙化是确诊依据。

【鉴别诊断】

心包积液通过上述的影像学方法不难做出诊断,其诊断的重点和难点是心包积液的程度及病因的鉴别。主要需要以下疾病进行鉴别诊断:

(1)心包囊肿:心包囊肿需与纵隔内其他囊肿较难鉴别,如若发现有蒂与心包相连有助鉴别。

(2)缩窄性心包炎:肝硬化、门静脉高压伴腹水,无颈静脉怒张和周围静脉压升高现象,无奇脉,心尖搏动正常。肺心病,有慢性呼吸道疾病病史,休息状态下仍有呼吸困难。心脏瓣膜疾病,风湿性心脏病二尖瓣狭窄可有风湿热史而无心包炎病史,心脏杂音存在时间较久。

【治疗】

心包积液内科治疗主要应用激素、抗炎、抗结核等针对病因进行相应药物治疗;外科治疗主要手术方式为心包开窗 + 心包引流术。

缩窄性心包炎主要手术方式为心包剥脱术,如结核性心包炎应先行药物抗结核治疗。

心包肿瘤以外科手术为主。

【拓展】

CT 平扫对心包钙化极敏感,可明确缩窄部位及钙化量,可检出有无胸肺疾病、胸腔积液等,有助于诊断。回顾性心电门控 CT 可同时动态观察心脏形态、运动;如心室变形、心房增大、腔静脉扩张等,对确定心包积液病因提供线索。MR 除了可以观察心包的形态还可以对心脏的运动及功能进行测定,对其进行更为详细的评估。

(罗　松　张龙江　卢光明)

# 参 考 文 献

[ 1 ] Pazos-López P, Pozo E, Siqueira ME, et al. Value of CMR for the differential diagnosis of cardiac masses. JACC Cardiovasc Imaging, 2014, 7(9): 896-905.

[ 2 ] Kwiatkowska J, Wałdoch A, Meyer-Szary J, et al. Cardiac tumors in children: A 20-year review of clinical presentation, diagnostics and treatment. Adv Clin Exp Med, 2017, 26(2): 319-326.

[ 3 ] Ren DY, Fuller ND, Gilbert SAB, et al. Cardiac tumors: Clinical perspective and therapeutic considerations. Curr Drug Targets, 2017, 18(15): 1805-1809.

[ 4 ] Bhattacharyya S, Khattar RS, Gujral DM, et al. Cardiac tumors: the role of cardiovascular imaging. Expert Rev Cardiovasc Ther, 2014, 12(1): 37-43.

[ 5 ] Cosyns B, Plein S, Nihoyanopoulos P, et al. European Association of Cardiovascular Imaging(EACVI)position paper: multimodality imaging in pericardial disease. Eur Heart J Cardiovasc Imaging, 2015, 16(1): 12-31.

[ 6 ] Kligerman S. Imaging of pericardial disease. Radiol Clin North Am, 2019, 57(1): 179-199.

[ 7 ] Bogaert J, Francone M. Pericardial disease: Value of CT and MR imaging. Radiology, 2013, 267(2): 340-356.

[ 8 ] Alter P, Figiel JH, Rupp TP, et al. MR, CT, and PET imaging in pericardial disease. Heart Fail Rev, 2013, 18(3): 289-306.

[ 9 ] Chetrit M, Xu B, Verma BR, et al. Multimodality imaging for the assessment of pericardial diseases. Curr Cardiol Rep, 2019, 21(5): 41.

# 第六章　先天性心脏病

## 第一节　左向右分流先天性心脏病

### 一、房间隔缺损

【概述】

房间隔缺损（atrial septal defect，ASD）是胚胎发育时期房间隔发育缺陷致房间隔连续性中断，左、右心房间存在穿隔血流，是最常见的先天性心脏病之一，发病率居先天性心脏病的第二位，仅次于室间隔缺损。

【病理生理】

一般情况下，由于右心室顺应性高于左心室、左心房压力高于右心房，引起左向右的分流，从而导致右心房、右心室及肺血流量增加，导致右心房、右心室扩张、肥厚，晚期可出现肺动脉高压，使左向右分流减少，最终导致心房水平的右向左分流，称之为艾森曼格（Eisenmenger）综合征，临床表现为发绀、右心功能衰竭等症状。

【临床表现】

缺损小时可无症状，常在体格检查时发现胸骨左缘第2~3肋间收缩期吹风样杂音而引起注意；缺损大、分流量大时，可引起肺充血、体循环血流量不足，主要表现为活动后气促、气短等。因肺循环血流量增多，常容易发生呼吸道感染。

【影像学表现】

1. **超声心动图**　单纯房间隔缺损的主要检查方法，二维超声心动图可显示房间隔回声中断，同时可显示增大的右心房、右心室。彩色多普勒超声心动图可显示左向右的穿隔血流。

2. **X线胸片**　肺血增多，右心房、右心室扩大，肺动脉段隆凸。

3. **CT**　不作为诊断单纯房间隔缺损的常规检查方法，部分病例在行心脏冠状动脉CTA检查时偶然发现；但当ASD合并肺静脉异位引流时，CT是最佳检查方法之一。直接征象：房间隔不连续，多个层面连续观察左、右心房间可见有对比剂相通。间接征象：右心室扩大、室壁肥厚，右心房扩大，肺动脉高压改变，即表现为主肺动脉横径超过同水平升主动脉横径。

4. **MRI**　横轴位和短轴位自旋回波序列上，可见房间隔连续性中断，电影序列可见穿隔血流，由于房间隔较薄，因此信号强度较弱，尤其是对小的缺损观察受限。

【诊断要点】

房间隔连续性中断、右心室及右心房扩大；若收缩期和舒张期都能见到房间隔连续性中断，诊断可信度大，若仅一期可见，则需要结合间接征象共同判断。

【鉴别诊断】

房间隔缺损应注意Ⅰ孔型与Ⅱ孔型房间隔缺损的鉴别，Ⅱ孔即中央型，最常见，Ⅰ孔型为部分型心内膜垫缺损，十字交叉结构异常。

【治疗】

房间隔缺损的治疗目前主要有经皮房间隔缺损封堵术和外科手术修补两种方法。

【拓展】

上腔静脉型房间隔缺损要注意观察是否合并肺静脉异位引流。还应注意冠状静脉窦型房间隔缺损的诊断，由于缺损位于冠状静脉窦顶部，超声心动图极易漏诊，此时CT可作为有效的补充方法。

### 二、室间隔缺损

【概述】

室间隔缺损（ventricular septal defect，VSD）

是最常见的先天性心脏病,系胚胎时期心室间隔各部分发育不全或融合不良引起的心室间血流交通,可单独存在,也可为其他复杂先天性心脏病的组成部分。

【病理生理】

室间隔缺损的分流量及分流方向取决于肺血管阻力、缺损大小、左右心室压力差以及是否存在右室流出道梗阻等。缺损小于 5mm 者,分流量小,通常不引起肺动脉压升高;缺损为 5~10mm 者,分流量较大,肺循环血量超过体循环血量,通过肺循环进入左心血量明显增加,引起左心房、左心室扩大;缺损大于 10mm 者,肺循环血流量过高,肺血管阻力增大,肺小动脉管壁内膜增厚,部分管腔变窄,右心室压力增大,当右心室压力等于或者超过左心室压力时,可出现右向左分流,出现艾森曼格综合征,患者即可出现发绀。

【临床表现】

缺损小者一般无明显症状;缺损大者,左向右分流量多,体循环血流量减少,患者可出现活动乏力、气急、多汗、气短、活动受限,易反复发生呼吸道感染,甚至导致充血性心力衰竭等。晚期发生右向左分流,即可出现发绀。

【影像学表现】

1. 超声心动图　可显示室间隔缺损的位置、数目、大小、与周围结构关系以及合并的其他畸形,可提供心室容积大小、心肌肥厚程度、心脏射血分数并估测肺动脉压等。

2. X 线胸片　小的室间隔缺损胸部 X 线大致正常;中至大量分流者胸片可见心影增大,肺血增多、肺动脉段凸起等。

3. CT　可见室间隔不连续,左、右心室间可见对比剂通过;CTA 可通过多方位重建对室间隔进行准确分型。左心室增大或者双心室增大,肺动脉增宽,提示可能存在肺动脉高压。晚期发生艾森曼格综合征时,则左心室缩小、右心室肥厚。

4. MRI　横轴位和短轴位自旋回波序列上,可见室间隔连续性中断;电影序列可见穿隔血流,准确性更高。

【诊断要点】

室间隔连续性中断,可见穿隔血流,影像学检查方法需要明确缺损的部位、大小与邻近瓣膜的位置关系等,超声检查还需要明确瓣膜有无病变,

例如瓣叶脱垂、瓣叶裂等;影像学检查还需要明确分流量大小、肺动脉压力及左心室容量负荷情况等。对于室间隔膜部瘤患者,需要明确膜部瘤顶端是否存在缺损。

【鉴别诊断】

主动脉右冠窦瘤破入右室流出道,典型病例不难鉴别,但当窦瘤较大或破口显示不清时,二者表现类似,鉴别点在于主动脉前壁下方不连续,受累主动脉窦扩张呈囊袋状。

【治疗】

在未出现肺动脉高压时,室间隔缺损的治疗目前主要有经皮室间隔缺损封堵术和外科手术修补两种方法。

【拓展】

室间隔缺损最常见于膜周部,但肌部缺损有时易漏诊,应注意全面观察。

## 三、动脉导管未闭

【概述】

动脉导管是胎儿时期主动脉与肺动脉间的生理性血流通道,一般在出生后约 48 小时便可发生功能性关闭,80% 在出生后 3 个月解剖学关闭,退化成动脉导管韧带,如果出生后 1 年仍然持续开放则形成动脉导管未闭( patent ductus arteriosus, PDA )。

【病理生理】

一般主动脉压力高于肺动脉,血液经未闭的动脉导管自主动脉向肺动脉分流,肺动脉同时接受主动脉及右心室的血流,导致肺动脉血流量增加,左心负荷增加,使左心扩张、心肌肥厚。长期大量的肺血流量使肺动脉压进行性增高,当肺动脉压力等于或高于主动脉时,可产生双向或以右向左分流为主的分流,此时患儿常常出现差异性发绀(下肢比上肢重)。

【临床表现】

导管细小者可无明显症状;当导管较粗大时可出现心悸、气短、反复呼吸道感染,严重者可出现左心衰竭;重度肺动脉高压时,患者可出现差异性青紫。

【影像学表现】

1. 超声心动图　二维超声可显示主、肺动脉之间未闭的动脉导管。彩色多普勒血流显像可探

到异常血流从降主动脉经异常导管进入主肺动脉内。

2. X线胸片　分流量较大时，X线可见肺动脉增粗，主动脉弓部呈漏斗状膨出，下方降主动脉开始处骤然内缩（"漏斗征"），左心室增大等。

3. CT　直接征象：降主动脉与肺动脉间可见管道相通。CT可分析动脉导管的类型、直径及长度。矢状位是显示导管的最佳体位。间接征象：左心增大，肺动脉扩张。

4. MRI　降主动脉上段内下壁连续性中断，与主肺动脉或左肺动脉近段之间有管状低或无信号相连。电影序列上可见降主动脉和肺动脉间异常连接的高速血流信号。沿主动脉长轴的斜矢状位是显示动脉导管的最佳位置。

【诊断要点】

主动脉弓降部或降主动脉上段与主肺动脉或左肺动脉近段间的异常管道连接。

【鉴别诊断】

窗型动脉导管未闭与主-肺动脉间隔缺损的鉴别，窗型动脉导管的位置多位于主动脉弓降部或降主动脉近段，而后者位于升主动脉，且肺动脉高压较重。

【治疗】

在未出现肺动脉高压时，动脉导管未闭的治疗目前主要有经皮封堵术和外科手术修补两种方法。

【拓展】

动脉导管未闭可作为一个单独疾病出现，也可作为其他复杂畸形的一个合并症，应注意全面观察，做出正确诊断。

# 第二节　左心系统发育异常 ——主动脉缩窄

【概述】

主动脉缩窄（coarctation of aorta，COA）是主动脉的先天性狭窄畸形，95%以上发生于主动脉弓峡部区域（左锁骨下动脉起始点与动脉导管或导管韧带附着处之间），其占先天性心脏病的5%~10%。

【病理生理】

依据是否合并动脉导管未闭，COA分为单纯型（不合并动脉导管未闭）和复杂型（合并动脉导管未闭型）；依据主动脉缩窄的部分及动脉导管相对关系可分为导管前型及导管后型。动脉导管未闭前，COA的影响不大。动脉导管关闭后，血流动力学变化主要取决于缩窄的程度以及是否合并其他畸形；升主动脉常扩张，降主动脉常见来源于锁骨下动脉及内乳动脉的侧支血管；左心室压力增高、负荷加重，逐渐出现左心室肥厚、增大。

【临床表现】

COA典型临床体征为上肢血压明显高于下肢血压，桡动脉搏动强，头部血压增高，引起头痛、头晕、耳鸣等；股动脉搏动弱或消失，下肢血供不足，表现为下肢发凉、发麻、跛行。听诊可闻及收缩期杂音或连续性杂音。心电图多为左心室肥厚。重度COA合并粗大动脉导管未闭和室间隔缺损患儿，下肢发绀，常在婴儿期发生肺部感染和心力衰竭。

【影像学表现】

1. X线　主动脉弓下缘与降主动脉连接部显示一"切迹"，降主动脉不同程度的膨凸，形成"双弓"阴影或称为"3"字征；升主动脉扩张和/或主动脉结缩小；肋骨切迹，呈局限性半圆形的凹陷，好发于4~8后肋下缘。

2. CT　直接显示主动脉弓峡部管腔不同程度狭窄，尤其多平面及容积重现可直观显示缩窄的部位、形态及程度，同时显示远、近端主动脉状况、头臂血管有无受累及程度。其次可显示粗大侧支血管形成，以锁骨下-内乳-肋间动脉系统扩张最为常见。左心室肥厚或增大。常见合并动脉导管未闭、室间隔缺损、主动脉弓发育不良等畸形。主要观察动脉导管与缩窄处的关系，从而明确主动脉缩窄分型。

3. MRI　直接显示主动脉缩窄的部位、形态、程度及远、近端主动脉状况、头臂血管受累情况；电影序列可显示主动脉缩窄段的异常低信号血流束，而PC技术可测量流速以判断狭窄前后的压力阶差。（图4-6-1）

【诊断要点】

应评估主动脉缩窄的部位、程度、范围，主动脉弓及弓上血管受累情况；是否存在动脉导管未闭及其与主动脉缩窄的关系；同时需要了解侧支循环形成情况及是否合并其他畸形。

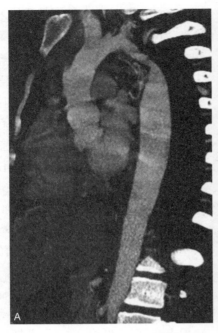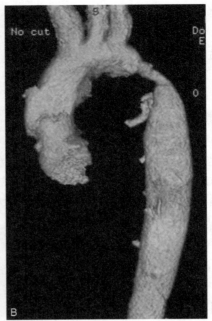

**图 4-6-1 主动脉缩窄**

A. MIP；B. VRT，主动脉 CTA 图像显示主动脉弓降部左锁骨下动脉发出以远管腔缩窄

【鉴别诊断】

重度主动脉缩窄应与主动脉弓离断相鉴别，后者升主动脉与降主动脉完全离断，降主动脉通过未闭动脉导管与肺动脉连接。

【治疗】

根据缩窄程度、范围、与左锁骨下动脉间的距离，可采用介入或外科手术，即缩窄处球囊扩张植入支架或缩窄处更换人工血管等。

【拓展】

主动脉缩窄是较为常见的主动脉先天发育异常，严重的缩窄需与主动脉弓离断相鉴别。主动脉缩窄的位置也非常重要，距离头臂动脉的距离、与未闭动脉导管的关系、主动脉弓的发育情况、是否合并主动脉弓发育不良、是否合并主动脉瓣病变、左心功能情况等，这些都对手术方式的选择及预后具有决定作用。

# 第三节 右心系统发育异常 ——法洛四联症

【概述】

法洛四联症（tetralogy of Fallot，TOF）是以肺动脉狭窄、室间隔缺损、主动脉骑跨和右心室肥厚四种病理改变为特征的先天性心脏病。其发病率约占先天性心脏病的 10%，占发绀型先天性心脏病的 50%，是肺少血型先天性心脏病中最多见的一种。

【病理生理】

血流动力学改变主要决定于肺动脉狭窄的程度、室间隔缺损的大小。肺动脉狭窄越重，室间隔缺损越大，则右向左分流越重。肺动脉重度狭窄时，肺血减少，右心室血经室间隔流入骑跨的主动脉，使动脉血氧饱和度明显下降，患者发绀严重。肺动脉中度狭窄或病情发展，肺动脉循环阻力与体循环阻力相等时，分流少，发绀轻。肺动脉轻度狭窄时，则左向右分流为主，肺血增多，发绀轻。因此，肺动脉狭窄的程度决定了血液分流的方向、分流量及临床症状。

【临床表现】

患者症状主要与肺动脉狭窄程度、缺氧程度有关。一般均存在不同程度的发绀，活动后心慌、气促及杵状指（趾），喜蹲踞；肺动脉狭窄严重者，可出现生长发育迟缓，但智力正常。心脏听诊于胸骨左缘 3~4 肋间可闻及粗糙收缩期杂音，伴震颤；肺动脉区第二心音减弱。

【影像学表现】

1. X 线胸片 X 线表现为肺血减少，心影增大呈靴型。

## 2. CT

（1）肺动脉狭窄：多为漏斗部狭窄或同时合并肺动脉瓣狭窄，也可合并肺动脉主干或分支狭窄。肺动脉瓣狭窄时，表现为瓣膜增厚。如果为局限性狭窄，往往还合并狭窄后扩张。CT对漏斗部至周围肺动脉狭窄的部位及程度均可很好地显示。肺动脉发育情况的评估对手术治疗有要意义。肺动脉主干和左右肺动脉内径及其连续情况是评估肺动脉发育状况的主要内容。左、右肺动脉内径相加与横膈水平降主动脉内径的比值称McGoon指数，当该指数>1.5时可考虑进行根治

手术。肺动脉狭窄严重者，侧支循环建立，表现为主动脉弓及降主动脉发出多条侧支血管供应肺动脉，肋间动脉及支气管动脉增粗、扭曲。

（2）室间隔缺损：常为高位的室间隔大缺损，表现为主动脉瓣下室间隔连续性中断。

（3）主动脉骑跨：主动脉明显增宽，向前向右移位，骑跨于室间隔之上。骑跨程度一般在50％左右，如超过75％则为右室双出口。（图4-6-2）

（4）右心室壁增厚：肌小梁粗大，增强检查显示异常粗大的腔内充盈缺损，宛如"丛林"状。部分病例可有右心室腔扩大。

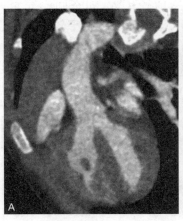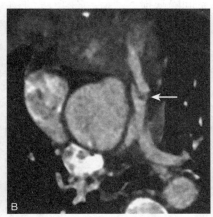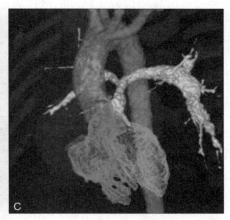

图 4-6-2　法洛四联症

A. MPR 示膜部室间隔缺损，主动脉骑跨；B. MPR 示肺动脉瓣增厚狭窄；C. VR 示主肺动脉及左右肺动脉发育不良

### 【诊断要点】

应明确以下内容：右室流出道及肺动脉形态，狭窄部位、范围及程度；室间隔缺损大小、部位；主动脉形态、骑跨程度、体肺侧支情况；左、右心室发育状况；冠状动脉起源及走行；合并的其他心脏畸形。

### 【鉴别诊断】

本病需与右室双出口相鉴别，后者主动脉骑跨率大于75％。

### 【治疗】

单纯法洛四联症首选一期根治术，适用于左心室发育良好，肺动脉狭窄较轻的患者。如果患者左心室过小或肺动脉狭窄严重且位于远端部位，宜行姑息手术，建立体－肺动脉分流，增加肺动脉内血流，促进肺动脉发育。

### 【拓展】

注意冠状动脉起源、走行是否正常，如果冠

状动脉走行于右室流出道或肺动脉前方，术中处理右室流出道狭窄时可能误伤。注意有无粗大的体－肺侧支尤其起源于头臂血管的侧支提示给临床。McGoon指数与手术预后相关性强，测量需要准确，肺动脉直径一般在冠状面图像上肺动脉分叉1cm处测量。

## 第四节　房室及大动脉连接异常

房室及大动脉连接异常主要指心房与心室和/或心室与大动脉水平的异常连接，主要包括大动脉转位和右室双出口，本章主要介绍右室双出口。

### 【概述】

右室双出口（double outlet of right ventricle，DORV）是一种复杂的发绀型先天性心脏病，一条

大动脉全部和另一大动脉的瓣环的 50% 以上起自解剖右心室,则诊断为右室双出口。

室间隔缺损是左心室的唯一出口,主动脉与二尖瓣之间无纤维连接。可同时伴有肺动脉狭窄、主动脉缩窄、主动脉弓离断、一侧心室发育不全、完全型肺静脉畸形引流等其他心血管畸形。

### 【病理生理】

本病的解剖特点是主动脉、肺动脉全部或一支大动脉全部加另一支大动脉的大部分起自于解剖右心室,室间隔缺损是左心室的唯一出口。

### 【临床表现】

临床表现取决于室间隔缺损的位置、是否合并肺动脉狭窄以及主肺动脉的位置。室间隔缺损位于主动脉瓣下合并肺动脉狭窄时,临床表现类似法洛四联症,主要表现为发绀、杵状指、生长发育迟缓等;无肺动脉狭窄时,临床表现类似于大的室间隔缺损,表现为气急、多汗、反复呼吸道感

染、充血性心力衰竭等。室间隔缺损位于肺动脉瓣下时,临床表现类似于大动脉转位伴室间隔缺损,较早便可出现发绀、反复呼吸道感染及心力衰竭等。

### 【影像学表现】

**1. X 线**　心脏大小、形态及肺血管的 X 线变化均缺乏特异性,主要取决于是否合并肺动脉狭窄。

**2. CT**　主动脉、肺动脉全部或两者中的 1 条大动脉全部、另一条大动脉大部分起自于右心室,同时测量大动脉的骑跨率;室间隔缺损,可以根据室间隔缺损的部位对右室双出口进行分型。右心房、右心室内径扩大,如室间隔完整,可伴发左心室发育不良;肺动脉狭窄较常见,见图 4-6-3。

**3. MRI**　类似于 CT 表现,多角度 MRI 电影序列在右室双出口诊断中具有重要作用。

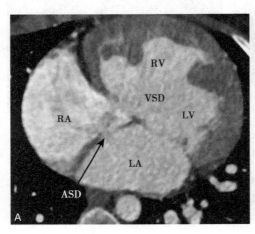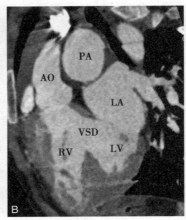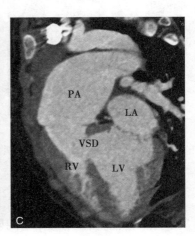

**图 4-6-3　右室双出口**

A. 横轴位示膜部较大室间隔缺损(VSD),房间隔缺损(ASD);B. MPR 示主动脉起自右心室;C. MPR 示肺动脉扩张,起自右心室

LA:左心房,RA:右心房,LV:左心室,RV:右心室,AO:主动脉,PA:肺动脉

### 【诊断要点】

主动脉、肺动脉全部或一支大动脉全部加另一支大动脉的大部分起自于解剖右心室;膜周部室间隔缺损最多见,明确其位置关系,特别是与半月瓣距离对外科手术修补十分重要。

### 【鉴别诊断】

右室双出口需要与法洛四联症和完全型大动脉转位进行鉴别,临床工作中,我们首先观察主、肺动脉起源,若肺动脉完全起自右心室,伴有主动脉骑跨时,需要判断有无肺动脉狭窄,有肺动脉狭

窄时,需通过判断骑跨率与法洛四联症鉴别,如果主动脉骑跨率大于 50% 在右心室侧,则为右室双出口,否则为法洛四联症;无肺动脉狭窄,主动脉骑跨率大于 50% 在右心室侧,亦为右室双出口,否则为室间隔缺损;若主动脉完全起自右心室,伴有肺动脉骑跨时,骑跨率大于 50% 在右心室侧,诊断为右室双出口,骑跨率大于 50% 在左心室侧,则为完全型大动脉转位并室间隔缺损。

### 【治疗】

双心室矫治术,适用于左心室足够大、房室

瓣发育均衡且没有主要腱索跨越、不合并其他难以矫治的畸形。单心室矫治术,适用于左心室和二尖瓣发育不全或合并难以矫治的畸形以及左心室与任一两大动脉均难以连接的右室双出口。

【拓展】

McGoon 指数与手术预后相关性强,测量需要

准确,肺动脉直径一般在冠状面图像上肺动脉分叉 1cm 处测量。同时"圆锥干畸形"的先心病需明确冠状动脉起源、走行是否正常,若主、肺动脉位置异常的右室双出口患者,进行大动脉调转术时要将双侧冠状动脉植入肺动脉壁上,因此需要术前评估冠状动脉的起源与走行。

（吕 滨）

# 参 考 文 献

［1］朱晓东,张宝仁. 心脏外科学. 北京:人民卫生出版社, 2007.

［2］Jaroslav F. Stark. 先天性心脏病外科学. 北京:人民卫生出版社, 1996.

［3］Horst Sievert. 先天性心脏病介入治疗学. 北京:人民军医出版社, 2010.

［4］ACC/AHA 2008 Guidelines for the Management of Adults With Congenital Heart Disease: Executive Summary. Journal of the American College of Cardiology, 2018, 52（23）: 1890–1947.

# 第七章　主动脉和外周血管疾病

## 第一节　急性主动脉综合征

【概述】

急性主动脉综合征（acute aortic syndrome，AAS）是一组累及胸腹主动脉的具有相似临床表现并不断进展、具有潜在严重后果的疾病，该病包括主动脉夹层（aortic dissection，AD）、主动脉壁内血肿（intramural aortic hematoma，IMH）、穿通性主动脉溃疡（penetrating aortic ulcer，PAU）。急性主动脉综合征流行病学资料表明，其年发病率为2.6~3.5/1 000 000，65% 为男性患者，发病年龄大约在 65 岁。AD 是这三者中最常见的，占主动脉综合征的 62%~88%，IMH 占 10%~30%，PAU 占2%~8%。高血压病是急性主动脉综合征最主要的危险因素，其他的危险因素还包括动脉粥样硬化、医源性损伤、主动脉瘤和急性主动脉综合征家族史。目前根据发病部位的不同，采用主动脉夹层的 Stanford 分型将 AAS 分为 A 型和 B 型：A 型累及升主动脉及主动脉弓，B 型累及左锁骨下动脉开口以远的降主动脉。

【病理生理】

AD、IMH 和 PAU 发病机制不同，但这几种疾病常合并存在并互相转换。

1. AD　AD 是由于主动脉中层的退行病变或者囊性坏死引起内膜的撕裂，血液从撕裂口灌注入动脉壁内，造成内膜与中层和外膜之间隔离形成一个假腔，假腔可以顺向也可以逆向扩展至主动脉的各个分支而出现相应脏器的灌注不足、填塞等综合征或者瓣叶的关闭不全等。其中最主要的因素就是未经控制的中、重度高血压，它能够加速主动脉内膜的肥厚、纤维化、钙化、细胞外脂

肪酸的沉积、细胞外基质的退行性病变，最终在斑块的边缘引起破裂。先天性因素如马方综合征，经常影响血管平滑肌细胞的分化，造成弹性组织的解离增加，最终也导致夹层形成、内膜破裂等。

2. IMH　IMH 在 AAS 中占 10%~30%。血肿位于中层，无内膜撕裂片形成。IMH 常因动脉中层滋养动脉的破裂或者粥样硬化斑块内出血造成。与 AD 不同，IMH 常发生于近血管外膜处。

3. PAU　PAU 发生于动脉粥样硬化斑块内膜缺损处，常见于伴有心血管疾病的高龄患者。PAU 最常见于降主动脉。内膜的进一步损伤使血流进入中层导致中层出血，形成 IMH（因溃疡损伤滋养动脉）或 AD。病变进一步穿透血管外膜可导致假性动脉瘤的形成，甚至会发生动脉破裂。与 IMH 和 AD 相比，PAU 的主动脉破裂率更高。

【临床表现】

急性主动脉综合征最重要的症状是突发激烈的胸前刺痛、后背部钝痛，有时向下肢放射，von Kodolitsch 等报道收集到的 1 000 名急性主动脉综合征患者数据显示，84% 的患者感觉到突发的胸痛，其中 90% 为剧烈疼痛。疼痛的位置及其相关症状可反映起始内膜撕裂的位置、可能沿着主动脉进一步撕裂或者其他主动脉分支及脏器受累情况。当疼痛放射到颈部、喉部或者下颌部表明升主动脉受累，尤其出现主动脉反流、主动脉瓣关闭不全、心包填塞或心肌缺血等症状时。如果疼痛放射到背部及腹部，则表明降主动脉受累。除胸痛外，还有 8% 表现为心包积液，4% 表现为晕厥，3% 表现为休克。

【影像学表现】

普通心电图、X 线胸片检查，血清心肌酶学检查目前在诊断 AAS 方面仍列为常规检查，可鉴别诊断胸痛是否由急性冠状动脉综合征所引

起,偶尔两者可并存,只有首先怀疑和进一步采取影像学检查才能明确诊断。影像学方法为确诊 AAS 的最重要手段,主要包括经食管超声心动图(transesophageal echocardiography,TEE)、主动脉 CTA、MRA、DSA 等。其中 CTA 由于敏感性和特异性高且无创而应用最为广泛。目前影像学在诊断 AAS 方面,不仅要求定性,而且要求定量,对破裂的入口和出口定位,明确夹层形成的大小、范围、分型(A 型病变还是 B 型病变),是否有进行急诊手术的指征(心包、纵隔、胸膜腔内出血)。

### 1. 主动脉夹层(图 4-7-1)

(1)CT:CT 是目前评价急性主动脉夹层应用最广泛的、首选的影像学检查方法。CT 平扫可发现向腔内移位的钙化,一般认为移位超过 5mm 的钙化具有诊断价值。CT 平扫还可显示一些间接征象,包括主动脉增宽、纵隔血肿、心包积液、胸腔积液等,但均不具特异性。CT 血管成像(CTA)是诊断主动脉夹层的重要方法,联合平扫 CT 及增强 CT 诊断急性主动脉综合征的敏感性为 95%,特异性为 87%~100%。特征性表现是内膜片将主动脉管腔分为真腔和假腔;破裂口表现为内膜片的连续性中断。CTA 对 Stanford B 型夹层破裂口的显示率可达 100%,对 Stanford A 型夹层破裂口的显示则受心脏搏动和主动脉瓣运动伪影的影响,心电门控扫描非常有帮助。CTA 检查除了对主动脉夹层进行诊断和分型外,还可以对主动脉直径、真腔和假腔直径、重要血管分支是否受累、破裂口与重要血管分支的关系等,进行准确地测量和分析,以指导治疗计划的制订。分支血管受累表现为内膜片延伸至血管的开口或进入其管腔内,引起血管的狭窄和/或闭塞;对于起自假腔的分支血管,其血流也会减少。如果血管支配的相应脏器在扫描范围内,则还可观察到相应脏器或组织的灌注减低,提示脏器或组织的缺血、梗死。主动脉夹层的内膜片可顺行撕裂,延续至双侧髂动脉和股动脉,也可逆行撕裂累及冠状动脉,因此所有主动脉分支均可能受累。

(2)MRI:主动脉夹层在 MRI 上的主要表现也是内膜片将主动脉管腔分为真腔和假腔。心电门控自旋回波序列为黑血技术,可以清楚显示主动脉形态、直径、内膜片及真腔和假腔,并能通过管腔内信号特征鉴别真腔和假腔。真腔血流速度快,表现为流空信号;而假腔血流速度慢且多为湍流,表现为稍高信号。稳态自由进动序列为亮血技术,其"单次激发"模式可快速排除有无夹层,但细节观察有一定限制。对比增强 MR 血管成像(contrast enhancement MR angiography,CE-MRA)可以鉴别真腔和假腔、识别夹层的类型和评估假腔的开放程度,对假腔内慢血流和血栓形成的鉴别具有重要价值。但必须注意的是,CE-MRA 源图像的观察非常重要,因为有时最大强度投影图像不能显示内膜片和破裂口。MRI 对急性主动脉破裂造成的心包积血、胸腔积血、纵隔血肿、腹膜后出血等具有特征性表现,在 $T_1WI$ 上显示为高信号。

(3)DSA:DSA 可判断包括受累分支血管在内的夹层病变范围,对主动脉直径、真腔和假腔直径、重要血管分支是否受累、破裂口与重要血管分支的关系等,提供动态图像,进行准确地测量和分析,以指导治疗计划的制订,并且有助于主动脉瓣关闭不全等并发症的检出,是外科手术和血管介入手术治疗前的必要检查。

### 2. 主动脉壁内血肿

(1)CT:CT 平扫和 CTA 联合诊断主动脉 IMH 的敏感性高达 100%,被认为是"金标准"。CT 平扫是诊断 IMH 的关键,其特征表现是主动脉壁增厚,呈新月形或环形,并纵向延伸,其范围可为局限性或弥漫性,甚至为主动脉全程。急性期的 IMH 呈高密度,CT 值为 60~70HU;随时间推移,约在 1 周后可呈等密度,在中、晚期则常常呈低密度。有时 CT 平扫也可发现内膜片钙化向腔内移位。CTA 检查时,主动脉管腔内充盈对比剂而呈高密度,而增厚的管壁无强化,而显示得更为清楚。主动脉管腔内缘光滑,一般不变形,且主动脉腔内无撕裂的内膜片,分支血管一般不受累。(图 4-7-2)

(2)MRI:MRI 具有良好的对比,可清楚显示增厚的主动脉管壁,其诊断 IMH 的敏感性亦可达 100%。在 MRI 还可根据血红蛋白退化产物的信号特征判断血肿的时期:急性期(<7 天)的氧合血红蛋白在 $T_1WI$ 上呈等或稍高信号,而亚急性期(≥7 天)的正铁血红蛋白则呈高信号。如果 IMH 的 MRI 信号特征不符合上述规律,则提示仍有新的出血存在,预后较差。亮血序列上,壁内血

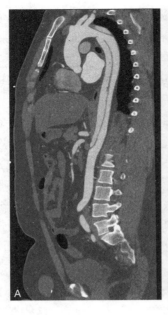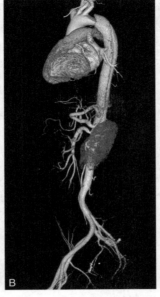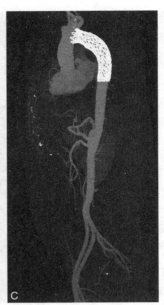

**图 4-7-1 主动脉夹层**

患者,男,52 岁,突发胸痛 6 小时。A、B. Stanford B 型主动脉夹层 MIP 及 VR 图像,可清晰显示内膜片、真腔、假腔、主动脉受累范围及各分支血供情况;C. 胸主动脉腔内修复术后复查 CTA MIP 图像

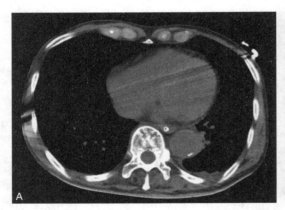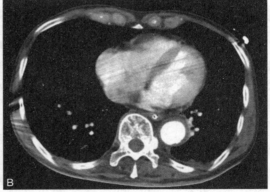

**图 4-7-2 主动脉壁间血肿**

患者,男,42 岁,高血压 5 年,突发撕裂样胸痛 1 天。A、B. 主动脉壁间血肿 CT 图像,A 为 CT 平扫,可见主动脉壁环形高密度影,内膜钙化位于血肿腔内侧,B 为动脉期图像,可见血肿无强化

肿表现为稍低或低信号环形或新月形增厚的主动脉壁,而管腔内的血液则呈高信号,完全可以与粥样硬化或附壁血栓引起的主动脉壁增厚鉴别。3D-CE-MRA 显示环形或新月形增厚的主动脉壁无强化或无对比剂进入,主动脉管腔一般不变形,且腔内无撕裂的内膜片。由此可鉴别壁内血肿与慢血流的主动脉夹层。

(3)DSA:IMH 的 DSA 表现不特异,可表现为阴性结果,也可表现为局部异常强化,诊断价值有限。

**3. 穿通性主动脉溃疡**

(1)CT:CT 平扫显示 PAU 较为困难,仅在

伴发 IMH 时,可出现 IMH 相应的 CT 表现。CTA 是诊断穿透性主动脉溃疡的首选方法。局限性的溃疡穿透主动脉内膜突入主动脉壁内,形成囊袋状有对比剂充盈的龛影,这是其特征性表现。溃疡邻近主动脉管壁的局限性增厚提示 IMH 的出现(详见 IMH 的 CT 表现)。PAU 多伴有弥漫的动脉粥样硬化病变,表现为主动脉不规则增厚、钙化。PAU 一般位于胸主动脉中段和远段;可单发,也可多发。提示穿透性溃疡进展的 CT 征象包括:①溃疡直径超过 20mm 或深度超过 10mm;②溃疡进行性增大;③伴发的壁内血肿进展。

（2）MRI：MRI的黑血序列、亮血序列和3D-CE-MRA均可显示穿透性溃疡，表现为囊袋样的龛影，但与CT相比，MRI无明显优势。

（3）DSA：DSA可显示穿透性溃疡，表现为囊袋样龛影。

【诊断要点】

内膜片将主动脉管腔分为真腔和假腔是主动脉夹层的特征性表现。

CT平扫对于诊断壁内血肿最为关键，MRI是目前唯一能够根据血红蛋白不同降解产物评价血肿病程的影像学方法，能够分析血肿的时期以及有无新鲜出血。

CT平扫虽然可以发现伴发的壁内血肿，但是穿透性溃疡必须通过CTA进行诊断和观察，特征性表现为囊袋状有对比剂充盈的龛影。

【鉴别诊断】

在CT和MRI确诊急性主动脉综合征时，首先应该对主动脉夹层和壁内血肿进行鉴别。主动脉夹层的管腔内有内膜片存在，且将其分隔为真腔和假腔，两腔之间有破裂口交通。而壁内血肿则没有内膜片存在，主动脉仍为单腔，血肿内亦无对比剂进入。

主动脉夹层假腔完全血栓化和壁内血肿还需要与动脉瘤附壁血栓形成相鉴别，尤其是梭形动脉瘤。主动脉夹层假腔完全血栓化和壁内血肿的累及范围一般较长，且内膜片及内膜上的钙化会向腔内移位；而动脉瘤伴附壁血栓形成则范围较为局限，主动脉内膜仍位于主动脉壁，即钙化位于附壁血栓外缘。另外，动脉瘤造成主动脉外径增粗或膨出往往较为明显。

壁内血肿应与主动脉炎相鉴别。主动脉炎的主动脉壁增厚多为同心圆形，病变呈节段性，节段间的管壁可正常，并且在注射对比剂后，管壁有轻度强化，在增强MRI上表现较为明显。主动脉炎的管壁增厚一般不伴有钙化，管腔可出现节段性狭窄，甚至闭塞。

【介入治疗】

A型AAS患者需要开放手术治疗。大部分的B型AD及PAU患者可通过介入治疗，即胸主动脉腔内修复术（thoracic endovascular aortic repair, TEVER）。目前，尚无充足的证据证明可以用介入治疗IMH。

【拓展】

CTA的扫描采用心电门控非常重要。

CTA的轴位图像与多平面重组技术的联合应用对于急性主动脉综合征的诊断和鉴别诊断具有重要价值。

虽然MRI检查目前的应用受到一些限制，但其具有无电离辐射、无需碘对比剂及多序列成像综合评价等优势，而且还可提供血流动力学方面的信息，未来随着扫描速度的加快以及MR兼容性监护、抢救设备的普及，其在急性主动脉综合征中的临床应用将会占有重要地位和价值。

MRI新技术的出现，如4D-flow技术、弹性成像技术等，可以评估主动脉腔内的血流动力学特征以及主动脉壁的硬度，可进一步加深我们对急性主动脉综合征的认识和理解。

# 第二节 累及主动脉的遗传综合征

遗传性主动脉疾病以主动脉扩张、主动脉瘤/夹层为特征，如马方综合征、洛伊迪茨综合征（Loeys-Dietz syndrome, LDS）、血管型Ehlers-Danlos综合征、家族性胸主动脉瘤/夹层等，其共同特点是主动脉瘤发生破裂的风险高，必须通过手术置换损伤部分动脉以避免发生致命性的动脉瘤破裂。这些疾病有着不同程度的临床表型重合，仅靠临床症状往往难以区分诊断，而基因检测在患者症状完全表现之前即可明确诊断，对于患者手术方案的选择及预后判断也有一定的指导作用。

## 一、马方综合征

【概述】

马方综合征（Marfan's Syndrome, MFS）是一种先天性遗传性结缔组织疾病，报道的发病率为1/5 000~1/3 000。此病的遗传方式是常染色体显性遗传，但25%~30%的病例表现为散发性突变。目前研究结果表明，MFS病因主要是纤维蛋白原1（$FBN1$）或者转化生长因子β受体（$TGFBR1/2$）基因的缺陷。MFS主要累及患者骨骼系统、视觉系统和心血管系统，其中心血管系统病变常为患者死亡主要原因。

【病理生理】

MFS 病理变化主要为微纤维蛋白减少,微纤维通过弹力层与附近的内皮细胞和平滑肌细胞相连,有助于结构完整,以及协调血管壁的收缩和弹性张力。微纤维异常导致弹性纤维断裂和弹性组织内环境的损害,最后导致动脉瘤和夹层的形成。而且,*FBN1* 变异影响组织生长因子信号的调节,骨过度生长、肺异常、瓣膜变化和主动脉扩张发病机制皆归因于此。

【临床表现】

MFS 累及多个器官系统,以骨骼、眼及心血管三大系统的病变为主要特征。随着年龄地增长,病变呈进行性发展,其主要表现为眼晶状体移位、蜘蛛脚样指(趾)、身材瘦高、关节活动过度、胸廓畸形(漏斗胸或鸽子胸)、脊柱侧凸或后凸畸形及扁平足、复发性髋脱位等。心血管系统病变中,升主动脉扩张可见于 90% 的 MFS 患者。扩张严重(直径超过 60mm)时可导致主动脉破裂,特别是心输出量高时,如妊娠或剧烈体育运动。主动脉夹层突然破裂是 MFS 患者最主要的死因。

【影像学表现】

马方综合征累及主动脉,主要表现为主动脉根部瘤及主动脉夹层(图 4-7-3)。

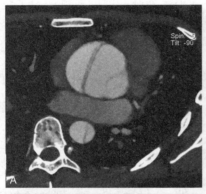
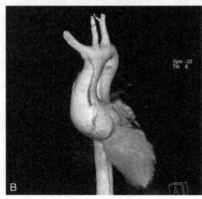
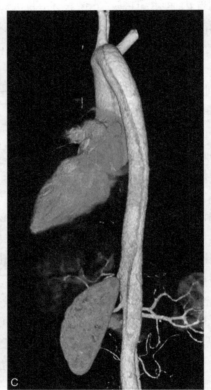
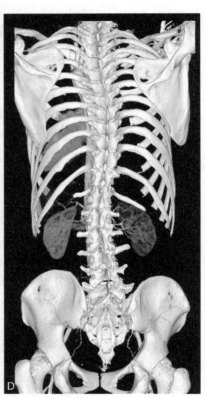

**图 4-7-3 马方综合征主动脉 CTA**

患者,男,21 岁,马方综合征。主动脉 CTA MPR(A)及 VR(B~D)图像显示主动脉根部和近段升主动脉瘤样扩张,主动脉根部呈"洋葱头样"改变,主动脉夹层形成,自升主动脉至双肾动脉水平,主动脉未见明显钙化及非钙化斑块(A~C);患者身材瘦高、轻度脊柱侧凸(D)

**1. 主动脉根部瘤**

(1)X 线:在后前位片,可显示升主动脉增宽,主动脉根部呈"洋葱头样"改变。

(2)CT:CTA 检查可以发现主动脉根部和近段升主动脉瘤样扩张,而累及升主动脉全段者少见。瘤体与正常或轻度扩张段主动脉之间分界清楚,呈"洋葱头样"改变,是 MFS 特征性表现。

(3)MRI:MRA 成像能够显示主动脉根部、升主动脉及主动脉弓的直径及合并的心外及心内畸形等的详细解剖信息,电影序列可以动态观察瓣膜开放及关闭情况。

**2. 主动脉夹层**

(1)X 线:胸主动脉全程或局部(升主动脉或弓降部以远)扩张增宽,提示继发于马方综合征的主动脉夹层。

（2）CT：对于并发主动脉夹层者，主动脉CTA可以清晰显示夹层的范围、真腔和假腔的关系、主动脉主要分支血管受累的情况。

（3）MRI：MRA成像、b-SSFP序列能够显示内膜片、真假腔的位置及累及范围，同时多平面扫描能够测量主动脉根部、升主动脉及主动脉弓的直径；通过电影序列可以动态观察内膜片摆动及真假腔管腔变化过程。

【诊断要点】

1. X线检查 X线检查对主动脉瘤及主动脉夹层的诊断缺乏特异性，但是MFS患者骨骼系统具有特征性的改变，能提供参考信息。

2. CTA CTA能明确有无主动脉根部瘤/急性主动脉夹层；如果主动脉夹层诊断明确，需进一步明确主动脉夹层的分型，进行相关主动脉形态学测量，为选择合理的术式及制订手术计划提供详细信息。

3. MRI MRI可进行任意平面和多序列成像，提供主动脉夹层形态、功能和血流信息，有利于主动脉瘤及主动脉夹层的定性诊断，并且可以同时评价心脏形态结构、功能和主动脉瓣膜功能信息以及判断心包积液的性质。

【鉴别诊断】

MFS的诊断不能只靠单一的检查，需联合利用临床、影像以及遗传学检查。本病的心血管系统表现主要需与其他心血管系统疾病鉴别：

1. 风湿性心脏病 风湿性心脏病发病年龄较大，既往常伴有感染病史。主动脉瓣瓣叶表现为有增厚、钙化等，升主动脉继发性扩张常累及范围较广泛，不会表现为"洋葱头样"管腔扩张改变。

2. 动脉粥样硬化性主动脉瘤 动脉粥样硬化在老年人中多见，病变弥漫，可累及全身所有的动脉管壁，典型表现为具有内膜钙化和沿主动脉多发的粥样硬化斑块。

【治疗】

按照2010年ACC/AHA/AATS的胸主动脉疾病指南的推荐，MFS患者应该在诊断时及诊断6个月后进行超声心动图检查，以确定主动脉根部和升主动脉的直径及其增大的速率；对于存在MFS和主动脉瘤的成人和儿童推荐使用β受体拮抗剂治疗，以降低主动脉扩大的速度。

对于MFS患者，指南推荐主动脉根部外径大于等于50mm时进行择期手术，以避免急性夹层或破裂；外径小于50mm时进行手术修复的适应证包括：快速增宽（>5mm/年），有在直径小于50mm时发生主动脉夹层的家族史，或存在进行性主动脉瓣关闭不全；有症状的胸主动脉瘤扩张通常是立即进行手术干预的一个指征。当主动脉夹层累及升主动脉（A型）或有B型主动脉夹层相关并发症时，表明需行急诊手术。

【拓展】

X线检查对骨骼系统畸形的评价具有一定意义，但对于显示心血管系统表现能力有限。而CTA和MRI除准确评价主动脉病变指导治疗外，大范围的三维影像资料能够显示其他心内及心外合并畸形，提示患者可能合并有遗传原因导致主动脉疾病。合理的利用CTA和MRI检查完善患者术前评价，结合基因检查明确诊断，优化术后随访，改善患者预后，是未来研究的一个方向。

## 二、洛伊迪茨综合征

【概述】

洛伊迪茨综合征（Loeys-Dietz syndrome，LDS）是一种常染色体显性遗传的结缔组织疾病，很多心血管系统和骨骼异常与MFS有着相似表现，曾被定义为2型MFS。2005年，Loeys等首次将其报道为一个独立的疾病。LDS以多系统参与为特征，患者常常在青年时期死于动脉瘤或夹层破裂，中位生存期为37岁，平均29.8岁首次发生心血管事件。突变基因位点通常位于转化生长因子β受体1和2，即 *TGFBR1* 和 *TGFBR2*。

【病理生理】

目前，LDS的发病机制尚不明确。对LDS患者主动脉管壁进行组织学分析后发现，主动脉中层弹性纤维结构混乱、胶原沉积。Rhodes等人的研究证实了LDS患者因TGF-β的过度活跃导致细胞外基质中弹力蛋白生成增多，但增生蛋白结构异常且功能不全，容易产生中层黏液样坏死等病理改变。这种主动脉中层结构破坏使LDS患者的主动脉更容易撕裂而形成夹层。

【临床表现】

LDS患者的临床表现主要为四肢细长，双臂平伸指距大于身长,双手下垂过膝,下半身比上半身长。长头畸形、面窄、高腭弓、耳大且低位。肌肉不发达,肌张力低,呈无力型体质。患者可有韧带、肌腱及关节囊伸长、松弛,关节过度伸展等骨骼肌肉系统表现;眼部症状主要有晶状体脱位或半脱位、高度近视、白内障、视网膜剥离、虹膜震颤等;心血管系统主要表现为全身动脉多发瘤样扩张。"主动脉瘤 – 悬雍垂裂 – 眼距增宽"三联征为其典型表现。

根据颅面部是否受累,LDS 可分为两型:Ⅰ型表现为颅面部受累,包括腭裂、颅缝早闭、眼距增宽等;Ⅱ型无颅面部受累,或仅表现为悬雍垂裂。合并颅面部受累越重,其临床症状严重程度越重。

【影像学表现】

X 线检查可显示骨骼及颅面部异常。CTA 及 MRA 可显示主动脉迂曲、主动脉根部瘤、主动脉夹层,以及其他动脉、心内畸形。

【诊断要点】

LDS 主要依靠基因检测最终确诊。影像学检查在发现青少年典型主动脉迂曲、主动脉根部瘤及主动脉夹层,同时合并颅面部及骨骼系统异常时,除了要考虑 MFS 之外,需要想到 LDS 的可能。

【鉴别诊断】

LDS 与包括 MFS 和血管型 Ehlers-Danlos 综合征在内的多种遗传性结缔组织病具有相似的临床表现,但处理策略及预后等不尽相同,因此 LDS 的早期鉴别诊断意义重大。除了特征性临床表现以外,LDS 与其他结缔组织病的最终鉴别主要依赖基因学检测。

MFS 以骨骼、视觉以及心血管系统表现为特征,也可同时伴有硬脑膜扩张、肺及皮肤等表现。MFS 与Ⅰ型 LDS 的临床表现相似,主要区别在于约三分之二 MFS 患者合并晶状体脱位,而 LDS 患者几乎无此表现。肢体细长和二尖瓣关闭不全更多见于 MFS。此外,MFS 患者动脉瘤/夹层主要局限在主动脉根部,而 LDS 引起的动脉瘤/夹层常可累及全身血管。

血管型 Ehlers-Danlos 综合征(vEDS)是一组由胶原蛋白Ⅲ合成缺乏引起的常染色体显性遗传结缔组织病,由编码Ⅲ型胶原蛋白的 COL3A1 基因突变所致。vEDS 较少表现为主动脉迂曲,这是与 LDS 主动脉表现的主要不同之处。

【治疗】

本综合征无特效疗法,主要运用外科手术进行对症治疗。如"主动脉瘤 – 悬雍垂裂 – 眼距增宽"三联征典型者,可进行降主动脉假性动脉瘤切除人工血管重建术和 Bentall's+ 全弓替换手术。全身动脉多发瘤样扩张者,可进行主动脉手术。

鉴于年轻 LDS 患者即使在外周血压正常的情况下也会出现主动脉疾病进行性加重,2010 年美国主动脉疾病诊疗指南推荐对 LDS 患者进行详尽的心血管随访。女性 LDS 患者一般可耐受妊娠及分娩,但必须意识到潜在风险,应尽早开展较为密集的心血管及产科监测,如有必要可尽早行剖宫产术。

【拓展】

X 线检查在骨骼系统畸形的评价具有一定意义,但对于显示心血管系统表现能力有限。而 CTA 和 MRI 除准确评价主动脉病变指导治疗外,大范围的三维影像资料能够显示其他心内及心外合并畸形,提示患者可能合并有遗传原因导致主动脉疾病。合理的利用 CTA 和 MRI 检查完善患者术前评价,结合基因检查明确诊断,优化术后随访,改善患者预后,是未来研究的一个方向。

# 第三节 累及主动脉的全身性疾病

## 一、大动脉炎

【概述】

大动脉炎是一种累及动脉全层的慢性非特异性血管炎性疾病,病因不清,好发于年轻女性,主要累及主动脉及其主要分支,以及肺动脉。其中以头臂血管、肾动脉、胸腹主动脉及肠系膜上动脉为好发部位,常呈多发性,可以引起动脉管腔狭窄、闭塞或扩张,甚至形成动脉瘤。

【病理生理】

大动脉炎的病理学改变主要是累及主动脉全层的慢性非特异性炎症。炎性活动期表现为渗出性炎症。慢性期表现为主要累及动脉中层和外膜的肉芽肿性炎,最终进展为弹力组织破坏、弥漫性或局灶性纤维化。

## 【临床表现】

该病早期症状不典型,包括发热、夜间盗汗、体重下降、关节痛、肌痛及轻度贫血等,随病程进展,可表现出以下特征性表现:脉搏减弱或消失,并伴有患肢无力或不适、双侧血压差增大;听诊有血管杂音;并发高血压、主动脉瓣反流;并发视网膜病变;并发神经症状,主要由高血压或缺血引起;其他症状:呼吸困难、头痛、胸痛、心肌缺血等。

## 【影像学表现】

1. X线片多表现正常。

2. CT/CTA(图 4-7-4)

（1）主动脉及其主要分支血管单发（或多发）、局限性（或节段性、弥漫性）受累。

（2）主动脉管壁环形增厚。

（3）受累段管腔狭窄（或扩张）。

（4）可伴真/假性动脉瘤、夹层形成。

（5）可伴有丰富侧支循环形成。

3. MRI　形态学表现同CT,炎症活动期$T_2WI$可显示增厚管壁水肿信号;$T_1WI$增强延迟扫描可显示增厚管壁延迟强化。

4. DSA血管造影　能够显示主动脉及其分支血管受累,周围可伴有丰富侧支循环形成。

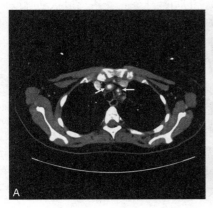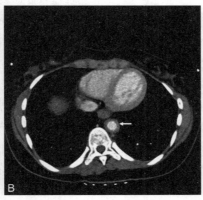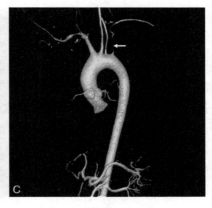

图 4-7-4　大动脉炎 CTA

患者,女,19岁,大动脉炎。主动脉 CTA MPR（A、B）及 VR（C）图像显示主动脉弓、头臂干、所及双侧颈总、左侧椎动脉起始段、双锁骨下动脉、胸主动脉管壁环周增厚,管腔不同程度狭窄,其中,左侧锁骨下动脉管腔中重度狭窄、右颈总动脉重度狭窄

## 【诊断要点】

大动脉炎除累及主动脉以外,还可以累及其主要分支以及肺动脉,并且主要临床表现是以分支受累为特点。因此,在进行 CTA 以及 MRI 图像解读时,除关注主动脉以外,还需要详细观察分支血管以及肺动脉情况,减少漏诊。

## 【鉴别诊断】

主要与动脉粥样硬化相鉴别,表现为中老年患者多见,表现为全身动脉多发动脉粥样硬化斑块,可导致动脉管腔的狭窄、闭塞或扩张。该病患者往往伴随有动脉粥样硬化临床危险因素。

## 【治疗】

大动脉炎是一种全身性疾病,应该以内科治疗为基础,外科只治疗因该病引起的血管病变。内科治疗包括抗炎治疗控制感染,阻止病情发展;激素治疗,对早期或活动期患者效果较好,可短期

内改善症状;免疫治疗;扩血管药物,改善脑和肢体血运;抗血小板药物、抗高血压药物等。经皮腔内血管成形术,目前已应用治疗肾动脉狭窄及腹主动脉、锁骨下动脉狭窄等,获得较好的疗效。球囊扩张应用较广泛,但由于动脉炎特点,支架植入需慎重应用。在病变稳定后可采取手术治疗,包括体温、血沉、白细胞计数、IgG 均正常,手术原则是在脏器功能尚未丧失时进行动脉重建。

## 【拓展】

CTA 检查具有一定辐射性,多次重复检查受限,并且对于肾功能不全或对比剂过敏者不适用。MRI 发现管壁增厚水肿与血管炎疾病进展之间没有相关性,94% 临床活动期大动脉炎患者及 56% 治疗后症状缓解的大动脉炎患者中,MRI 均可发现管壁增厚水肿。

PET/CT 显像能够发现早期大动脉炎,尤其

对于以发热为首发表现的临床症状不典型患者的诊断有重要意义；且最大标准摄取值（standard uptake value，SUV）能评价大动脉炎的疾病活动度，敏感性高于血沉、C反应蛋白等炎性标志物。

新型的检查设备PET/MR是PET和MR两者一体化组合成的大型功能代谢与分子影像诊断设备，同时具有PET和MR的检查功能，实现两者优势互补，软组织分辨率高、多序列多参数成像有效弥补PET/CT观察血管分辨率低的缺点，并有效减少辐射，在年轻患者的病情随诊方面有着良好的前景。

## 二、白塞综合征

### 【概述】

白塞综合征（Behcet syndrome）是一种病因未明的慢性复发性血管炎性疾病，以口腔、生殖器溃疡，眼炎和皮肤病变为主要特征，并可累及全身任何大小和类型的血管，合并有大血管病变称为血管白塞综合征，包括动脉/静脉血栓，浅静脉炎以及动脉狭窄、闭塞、动脉瘤形成。我国血管病变患病率为7.7%，是白塞综合征致残致死的主要原因，因此重视白塞综合征血管病变对早期诊断和治疗，改善预后具有重要意义。

### 【病理生理】

白塞综合征发病原因不明确，可能与感染、遗传、环境以及免疫功能异常等因素有关。而白塞综合征血管受累的机制亦尚未完全阐明，主要包括中性粒细胞活化、内皮细胞功能障碍和高凝状态。其中血管内皮细胞功能障碍是关键因素，高凝状态在许多白塞综合征患者中普遍存在。

### 【临床表现】

白塞综合征是以小血管炎为病理基础的多系统受累的全身性疾病，可侵犯皮肤、黏膜、关节、胃肠、心血管、泌尿、生殖、神经等，其中以口腔生殖器皮肤及眼部受累最为常见。临床典型表现为眼-口-生殖器三联征，即反复发作性口腔溃疡、眼色素膜炎及生殖器溃疡。

大血管病变以静脉受累最为常见，占血管白塞综合征的70%~75%，主要表现为在静脉炎的基础上有血栓形成，皮肤浅静脉炎，也可有栓塞性静脉炎表现。白塞综合征动脉受累的临床发生率仅为5%~15%，表现为动脉瘤、动脉狭窄和闭塞。动脉瘤包括真性动脉瘤、假性动脉瘤和夹层动脉瘤。研究显示，动脉瘤常在发病数年后出现（中位3年），偶为首发症状。常见腹主动脉瘤、肺动脉瘤和股动脉瘤，以假性动脉瘤居多（占60%），超过一半的患者为多发动脉瘤，且可合并其他类型血管损害如静脉血栓、动脉闭塞和狭窄。动脉瘤发病时病情常活动，预后较差。此外，肺动脉亦可受累，表现为肺动脉瘤和肺动脉血栓形成。

### 【影像学表现】

1. X线　白塞综合征导致主动脉瘤或假性动脉瘤形成时，在X线片上有时可表现为主动脉走行区边缘、纵隔影迂曲及增宽及局部密度增高。相邻脏器有受压移位的间接征象。当累及冠状动脉或瓣膜时，可表现为心影扩大、肺淤血、甚至肺水肿。

2. CT　CT平扫能够显示主动脉管腔扩张程度及位置，以及相邻近组织受推压移位的情况。胸腔、纵隔内、腹腔内及腹膜后可存在积液或血肿。增强扫描可显示假性动脉瘤表现，及周围广泛软组织间隙内渗出性改变及血肿，当伴有活动性出血时，血肿内部可发生强化。心电门控扫描时，当白塞综合征导致主动脉根部扩张，可造成主动脉瓣舒张期关闭不全，表现为舒张期主动脉瓣对合不良、左心房室扩大、甚至肺淤血、肺水肿等征象。

3. MRI　Cine电影序列能够动态观察主动脉瓣的开放及对合情况、瓣膜反流以及房室增大的表现。假性动脉瘤周围血肿会随时间变化而发生特定的信号改变。动脉瘤及假性动脉瘤MRI表现同CT。$T_1WI$增强序列，可观察到病变主动脉由于炎性改变导致的管壁强化，当合并有静脉受累时，还可以观察到静脉管壁强化。

### 【诊断要点】

白塞综合征临床诊断标准依赖于临床症状而非影像学表现。白塞综合征临床诊断标准：主要症状伴两项次要症状即可作出诊断。主要症状：发作口腔溃疡；次要症状：反复发作生殖器溃疡，眼部病变（葡萄膜炎、视网膜血管炎），皮肤病变（结节性红斑、假毛囊炎、丘疹脓疱、痤疮结节），针刺反应阳性（24~48小时内脓疱形成）。

白塞综合征累及主动脉时常表现为主动脉瓣关闭不全、主动脉扩张，以及假性主动脉瘤形成，同时可以合并肺动脉瘤。影像学检查可表现为相关征象。

**【鉴别诊断】**

1. **MFS** MFS 最常见的心血管表现即为主动脉根部瘤，合并主动脉瓣关闭不全。此时病变常累及三个主动脉窦、主动脉瓣环及主动脉窦管交界区，形成"洋葱头样"扩张。同时可伴有明显的马方综合征骨骼、眼等典型临床表现。

2. **其他原因造成的假性动脉瘤** 假性动脉瘤的病因较多，如外伤、感染、医源性原因、遗传性因素、退行性变以及免疫因素等。因此在鉴别假性动脉瘤的病因时，需密切结合临床病史、临床体征及实验室检查。

**【治疗】**

大血管病变的治疗免疫抑制占主导地位。免疫抑制剂能够减少血管炎症反应，有利于治疗血栓病变，减少血栓复发，并能提高动脉病变缓解率。欧洲抗风湿病联盟（EULAR）的白塞综合征治疗意见指出，对肺动脉瘤或外周动脉瘤，推荐使用糖皮质激素和环磷酰胺。对于严重血管白塞综合征患者，传统糖皮质激素和免疫抑制治疗效果不佳，或者不能耐受传统免疫抑制治疗者，使用生物制剂，尤其是 TNFα 抑制剂能够有效改善病情。血管白塞综合征的手术适应证和时机仍有争议。当动脉瘤破裂或即将破裂和动脉阻塞时，需外科手术治疗。除紧急情况，应该慎重选择手术时机。

**【拓展】**

假性动脉瘤是急性主动脉综合征中很重要的一项，往往起病急、预后差、需要急诊手术进行治疗，因此容易忽视对于其病因的分析。而病因的分析往往对于提高手术效果、改善患者预后具有重要的意义。尤其是白塞综合征引起的假性动脉瘤，忽视了病因的确定，而导致免疫治疗的缺失，会最终引起患者反复发作的假性动脉瘤，从而影响患者预后。因此，对于主动脉疾病，通过影像学手段鉴别可能的病因，是临床需要解决的重要课题。

# 第四节　外周血管疾病

## 一、外周血管动脉粥样硬化性疾病

**【概述】**

动脉粥样硬化是一种全身性系统性疾病，其临床表现主要是有关器官受累后出现的病象。下肢动脉粥样硬化是全身动脉粥样硬化在肢体的表现，也是最常见的周围动脉性疾病，主要导致一支或多支下肢动脉部分或完全闭塞，使下肢出现急性或慢性缺血症状。最常累及股、腘动脉。本病多发生于 50 岁以上人群，男女比例为 8∶1。大部分患者可通过控制高危因素、抗血小板疗法、运动康复等多种治疗方法改善症状。对部分症状严重的高危患者，可选择外科手术及血运重建术，改善患肢血流，愈合缺血性溃疡。

**【病理生理】**

下肢动脉粥样硬化的病理基础是动脉内膜脂质不断沉积，形成粥样斑块，使动脉管壁变硬、迂曲、失去弹性，大量粥样斑块及继发血栓形成，导致血管狭窄或闭塞，侧支循环建立。

**【临床表现】**

患者早期可以无症状，但是存在下肢运动功能受损的表现，包括站立平衡能力的减弱、步行速度的减慢，病变进展出现下肢供血不足导致患肢发冷、麻木，出现间歇性跛行；后期以静息痛最为突出，严重时趾、足溃疡或坏疽形成，可伴局部蜂窝织炎、骨髓炎，甚至败血症。

**【影像学表现】**

1. **CT** 下肢动脉粥样硬化在 CT 主要表现为管壁多发斑块，以钙斑及混合斑多见，管腔粗细不均匀，呈锯齿样及串珠样改变。当动脉完全闭塞时，闭塞端呈截断状、杯口状或鼠尾状，周围有较多侧支代偿血管形成。CTA 结合原始横轴位图像，能够可靠地评估斑块的成分，对于不同成分斑块的病变血管段临床治疗方案具有显著的指导意义。

2. **MRI** MRA 血管成像特征同 CT，斑块信号取决于其成分，但 MRA 显示率高，能提供血流流速情况，血管狭窄程度评估较精确，对混合斑及钙斑评估尚可，但对钙斑评估不敏感。

**【诊断要点】**

CTA 发现斑块，管腔粗细不均，呈锯齿样及串珠样改变或动脉截断，即可作出诊断。

**【鉴别诊断】**

1. **急性下肢动脉栓塞** 急性下肢动脉栓塞大部分是由心源性或血管源性栓子进入动脉，造成远端动脉管腔堵塞。腹主动脉分叉部、股动脉和腘动脉是最常见的栓塞部位。急性下肢动脉栓塞 CTA 表现为栓塞处动脉突然截断,远端无对比剂充盈,周围无明显侧支循环代偿,其他血管无明显粥样硬化表现。临床发病较急,症状严重。

**2. 大动脉炎** 多见于年轻女性,主要征象是受累动脉管壁的向心性增厚,并造成受累部位动脉管腔狭窄或闭塞。CTA 表现为受累血管狭窄或闭塞,可伴狭窄后管腔扩张,甚至动脉瘤形成,管壁可有钙化及附壁血栓形成。

**3. 血栓闭塞性脉管炎** 多见于青壮年男性,患者多有吸烟史,CTA 主要表现为受累动脉节段性的狭窄、闭塞,病变周围螺旋状的侧支血管是其特征性的表现。

【治疗】

外周血管动脉粥样硬化性疾病的治疗是一个综合性的治疗,与疾病的严重程度相关。在疾病程度较轻时,可以进行戒烟等危险因素的去除,使用抗血小板药物及他汀类药物。在医学人员的监督下进行锻炼也会缓解肢体的症状。在肢体缺血症状严重时,可以选择进行血运重建,包括介入腔内治疗、手术搭桥治疗等。

【拓展】

1. 钙化或动脉闭塞严重时容易作出诊断,动脉微小的非钙化斑块则易被忽略,观察时要仔细辨别,确认是否存在非钙化斑块。

2. 能谱成像能有效去除钙化伪影,而且能对不同组织进行区分定性,大大提高了下肢动脉粥样硬化的诊断准确性。

## 二、外周血管非动脉粥样硬化性疾病——血栓闭塞性脉管炎

【概述】

血栓闭塞性脉管炎(thromboangiitis obliterans)是一种有别于动脉粥样硬化的、节段性的炎性闭塞性血管疾病。本病起病隐匿,病情进展缓慢,呈周期性发作,主要侵犯下肢中小动脉。症状较轻者多采用非手术治疗方法,如药物治疗和物理治疗,但对症状严重的患者需行外科手术或介入进行治疗。

【病理生理】

病理改变主要为血管壁炎性反应、血管腔狭窄闭塞、伴腔内血栓形成,后期发生管壁的纤维化和机化、动静脉和神经被纤维组织包绕。

【临床表现】

主要临床表现为患肢疼痛、感觉异常、远端动脉搏动减弱、游走性浅静脉炎、间歇性跛行;病变继续发展可导致肢体持续性疼痛、间歇性跛行加重、小腿肌肉萎缩、动脉搏动消失;晚期组织缺血严重,发生坏疽或溃疡。

【影像学表现】

1. CT 主要表现为下肢中、小动脉呈节段性狭窄或闭塞,可双侧或单侧受累,未受累段血管光滑平整,无明显钙化及斑块等粥样硬化表现;病变周围侧支血管呈螺旋状改变是其特征性表现。(图 4-7-5)

2. MRI 若血栓存在,血流信号缺失;再通后,血管表现为边缘模糊且不规则的较低血流信号;梗阻近端侧支循环形成;MRA 对血栓较敏感,常表现为稍高信号;其可对新旧血栓进行判断,新鲜血栓两端呈膨隆,陈旧血栓两端呈杯口状。

【诊断要点】

CTA 发现下肢中、小动脉节段性地狭窄闭塞,无钙化及斑块等粥样硬化表现,尤其发现病变周围侧支血管呈螺旋状改变,即可作出诊断。

【鉴别诊断】

**1. 下肢动脉粥样硬化** 动脉粥样硬化病变多位于大、中动脉,血管腔广泛不规则狭窄及节段性闭塞,伴管壁多发钙化斑块;而血栓闭塞性脉管炎患者血管呈节段性狭窄闭塞,未受累段血管光滑平整,无明显钙化及斑块等粥样硬化表现。

**2. 大动脉炎** 主要侵犯主动脉及其分支的起始部,管壁向心性增厚可造成受累部位动脉管腔的狭窄或闭塞;而血栓闭塞性脉管炎多发生于下肢中、小动脉及静脉,大动脉不易受累,多无动脉粥样硬化表现。

**3. 特发性动脉血栓形成** 多并发于其他疾病,如结缔组织病(系统性红斑狼疮、结节性动脉周围炎、类风湿关节炎等)和红细胞增多症,也可发生于手术或动脉损伤后,鉴别需结合临床病史。

【治疗】

首先推荐患者戒烟,戒烟后,疾病将会缓解。此外,可以使用伊洛前列素治疗血栓闭塞性脉管炎相关性疼痛。钙通道阻滞剂常用于治疗血管痉挛。由于血栓闭塞性脉管炎患者戒烟后病况多良好,故通常不需要行外科血运重建。

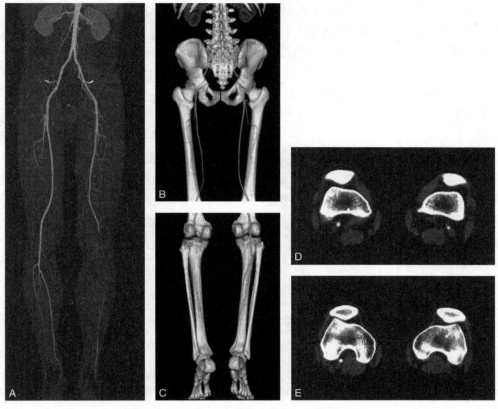

图 4-7-5 血栓闭塞性脉管炎下肢动脉 CTA

患者,男,36 岁,血栓闭塞性脉管炎,下肢动脉 CTA MIP(A)及 VR(B、C)图像显示左侧小腿胫
动脉、胫前动脉近段及腓动脉、胫后动脉全程闭塞,CT 增强轴位图像(D)显示闭塞近段腘动脉管
腔明显强化,闭塞层面图像(E)显示左侧腘动脉闭塞,未见明显钙化及非钙化斑块

【拓展】

1. **超声表现** 可见内、中膜增厚 >1.0mm,呈
广泛中低回声,内膜面粗糙,管壁可见散在、多发
强回声,严重者呈"串珠样"排列,重症患者管腔
为多段性狭窄。

2. 需注意在描述受累血管的同时,还要描述
周围有无侧支循环血管。

## 三、原发性下肢静脉曲张

【概述】

原发性下肢静脉曲张是指下肢浅静脉回流障
碍,进而迂曲、扩张、伸长,形成囊状、蚯蚓状、团状
的血管病变。

【病理生理】

生理状态下,下肢静脉回流由心脏搏动而产
生的回缩力、深静脉周围肌肉产生的泵力以及胸
腔内负压吸引力共同作用。静脉壁软弱、静脉瓣
功能缺陷、静脉内压力升高是下肢静脉曲张的主
要原因。

【临床表现】

临床表现为不同程度的乏力、酸胀不适、疼
痛、静脉性跛行等,部分患者浅静脉隆起,表浅血
管呈蚯蚓状、迂曲的团块状;患者站立时症状加
重,抬高患肢时减轻。晚期可见足背、踝部、小腿
下段肿胀,小腿部皮肤色素沉着,严重者出现慢性
溃疡、血栓性静脉炎等。

【影像学表现】

1. **X 线** 下肢静脉逆行造影表现为表浅静
脉增粗、屈曲,呈蚯蚓状改变。下肢静脉曲张的病
因诊断具有重要的临床意义。

2. **CTA**

(1)一次扫描后进行不同算法的重建,可以
双侧对比观察下肢软组织、骨骼系统和静脉血管
全貌。

(2)可以借助二维图像及 MPR、MIP 及 VR
图像整体观察静脉病变,能显示静脉腔内病变及
血管腔外致病原因,清晰显示静脉曲张所在位置、
程度、范围。

（3）多角度观察，可把下肢静脉病变全貌展示为三维立体图像，准确并全面评价病变所在位置、范围程度、与周围的关系，为手术及临床治疗提供可靠依据。

**3. MRA** MRI 亦能清晰显示迂曲、扩张的下肢静脉，但因其空间分辨率低，临床很少应用。

【诊断要点】

双下肢静脉曲张影像学表现为迂曲、扩张的血管影，但应准确描述受累的静脉部位、范围及周围组织情况，同时判断瓣膜功能，找到引起下肢静脉曲张的原因，为临床治疗提供指导。

【鉴别诊断】

与动静脉瘘及深静脉血栓性静脉炎所引起的曲张静脉相鉴别。

【治疗】

根据患者临床情况综合治疗，主要治疗方法包括压迫治疗法、药物疗法、曲张静脉硬化疗法和外科剥脱手术。

【拓展】

双下肢静脉曲张常可通过临床查体及超声诊断，X 线检查能够在发现曲张静脉同时评估瓣膜功能，CTA 在显示血管病变的同时能够显示周围软组织情况，直接 CTA 法与间接法相比对比剂注射量低、速度慢、血管强化好在临床获得广泛应用。

（金征宇　周慷　张大明）

# 参 考 文 献

[1] Erbel R, Alfonso F, Boileau C, et al. Diagnosis and management of aortic dissection. Eur Heart J, 2001; 22: 1642.

[2] Hiratzka LF, Bakris GL, Beckman JA, et al. 2010 ACCF/AHA/AATS/ACR/ASA/SCA/SCAI/SIR/STS/SVM Guidelines for the diagnosis and management of patients with thoracic aortic disease. A Report of the American College of Cardiology Foundation/American Heart Association Task Force on Practice Guidelines, American Association for Thoracic Surgery, American College of Radiology, American Stroke Association, Society of Cardiovascular Anesthesiologists, Society for Cardiovascular Angiography and Interventions, Society of Interventional Radiology, Society of Thoracic Surgeons, and Society for Vascular Medicine. J Am Coll Cardiol, 2010, 55 (14): e27-e129.

[3] 贺晶, 高凌根. 马凡综合征的分子遗传学研究进展. 中华保健医学杂志, 2015, 17 (5): 421-424.

[4] 李军, 赖颢, 王春生. Loeys-Dietz 综合征与主动脉疾病. 中华胸心血管外科杂志, 2013, 29 (12): 730-733.

[5] 董松波, 郑军, 孙立忠. 遗传综合征与主动脉瘤及夹层的关系. 心肺血管病杂志, 2012, 31 (5): 523-526.

[6] Van Laer L, Dietz H, Loeys B. Loeys-Dietz Syndrome// Halper J. Progress in Heritable Soft Connective Tissue Diseases. Advances in Experimental Medicine and Biology. Berlin: Springer. 2014: 802.

[7] MacCarrick G, Black JH 3rd, Bowdin S, et al. Loeys-Dietz syndrome: a primer for diagnosis and management. Genet Med, 2014, 16 (8): 576-587.

[8] 杨航, 罗明尧, 殷昆仑, 等. 遗传性主动脉疾病基因检测的应用. 中国循环杂志, 2016, 31 (3): 304-306.

[9] Criqui M H, Aboyans V. Epidemiology of peripheral artery disease. Circulation research, 2015, 116 (9): 1509-1526.

[10] Lawall H, Huppert P, Espinola-Klein C, et al. The diagnosis and treatment of peripheral arterial vascular disease. Deutsches Ärzteblatt International, 2016, 113 (43): 729.

[11] Olin J W. Thromboangiitis obliterans (Buerger's disease). New England Journal of Medicine, 2000, 343 (12): 864-869.

[12] Goldman M P, Weiss R A. Sclerotherapy E-Book: Treatment of Varicose and Telangiectatic Leg Veins. Amsterdam: Elsevier Health Sciences, 2016.

[13] Muratore F, Pipitone N, Salvarani C, et al. Imaging of vasculitis: State of the art. Best Pract Res Clin Rheumatol, 2016, 30 (4): 688-706.

[14] 樊琳琳, 史晓飞, 毛秋粉, 等. $^{18}$F-FDG PET/CT 显像在大动脉炎诊断中的价值. 中国实验诊断学, 2017, 21 (9): 1516-1520.

[15] 杨丽睿, 张慧敏, 蒋雄京等. 566 例大动脉炎患者的临床特点及预后. 中国循环杂志, 2015, (9): 849-853.

[16] 乔志钰, 郑铁, 朱帅, 等. 手术和药物联合治疗大动脉炎. 中华胸心血管外科杂志, 2017, 33 (6): 343-346.

[17] 张慧敏, 孙腾, 关婷, 等. 大动脉炎累及冠状动脉临床特点及预后分析. 中国循环杂志, 2012, 27: 349-

352.

[18] Prieto-González S, Espígol-Frigolé G, García-Martínez A, et al. The Expanding Role of Imaging in Systemic Vasculitis. Rheum Dis Clin North Am, 2016, 42(4): 733-751.

[19] 郑文洁. 重视白塞病血管病变. 中华风湿病学杂志, 2016, 20(12): 793-795.

[20] Jennette JC, Falk RJ, Bacon PA, et al. 2012 revised International Chapel Hill Consensus Conference Nomenclature of Vasculitides. Arthritis Rheum, 2013, 65(1): 1-11.

[21] 张卓莉, 彭劲民, 侯小萌, 等. 1996例白塞病患者的临床荟萃分析. 北京医学, 2007, 29(1): 10-12.

[22] 周佳鑫, 吴秀华, 王立, 等. 51例贝赫切特综合征合并动脉瘤患者临床特点. 中华临床免疫和变态反应杂志, 2015, 9(2): 110-114.

[23] Kobayashi M, Ito M, Nakagawa A, et al. Neutrophil and endothelial cell activation in the vasa vasorum in vasculo-Behçet disease. Histopathology, 2000, 36(4): 362-371.

[24] Hatemi G, Silman A, Bang D, et al. EULAR recommendations for the management of Behçet disease. Ann Rheum Dis, 2008, 67(12): 1656-62.

[25] Adler S, Baumgartner I, Villiger PM. Behçet's disease: successful treatment with infliximab in 7 patients with severe vascular manifestations. A retrospective analysis. Arthritis Care Res, 2012, 64(4): 607-611.

[26] Vilacosta I, Román JAS, Aragoncillo P, et al. Penetrating atherosclerotic aortic ulcer: documentation by transesophageal echocardiography. J Am College Cardiol, 1998, 32(1): 83-89.

[27] Clough RE, Waltham M, Giese D, et al. A new imaging method for assessment of aortic dissection using four-dimensional phase contrast magnetic resonance imaging. J Vasc Surg, 2012, 55(4): 914-923.

[28] von Kodolitsch Y, Schwartz AG, Nienaber CA. Clinical prediction of acute aortic dissection. Arch Intern Med, 2000, 160(19): 2977-2982.

[29] Becker HC, Johnson T. Cardiac CT for the assessment of chest pain: imaging techniques and clinical results. Eur J Radiol, 2012, 81(12): 3675-3679.

[30] Lavingia KS, Ahanchi SS, Redlinger RE, et al. Aortic remodeling after thoracic endovascular aortic repair for intramural hematoma. J Vasc Surg, 2014, 60(4): 929-936.

[31] Hagan PG, Nienaber CA, Isselbacher EM, et al. The International Registry of Acute Aortic Dissection (IRAD): new insights into an old disease. JAMA, 2000, 283(7): 897-903.

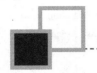

# 第八章　肺血管疾病

## 第一节　肺动脉高压

**【概述】**

肺动脉高压（pulmonary hypertension，PH）是以肺血管阻力持续增高为特征的病理生理综合征，指在静息状态下经右心导管检查测得平均肺动脉压力≥25mmHg。肺动脉高压可来源于肺血管自身的病变，也可继发于其他心、肺或系统性疾病等。

**【病理生理】**

引起肺动脉高压病因很多，但有共同的病理生理特征，即血管收缩、原位血栓及肺血管壁重构，其中血管壁增生和重构所导致的肺动脉闭塞被认为是其发病的标志。

**【临床表现】**

早期症状为劳力性呼吸困难，其他常见症状包括胸痛、晕厥、咯血、下肢水肿、声嘶和心悸等。晚期的症状包括颈静脉压升高、肝肿大、腹水、周围水肿和四肢冰凉。

**【影像学表现】**

1. **X线**　表现为右下肺动脉横径≥下肺动脉，肺动脉段明显突出或其高度≥肺动脉、肺门增大、肺动脉及其二、三级分支血管扩张伴远端外围分支纤细（“截断”征）。

2. **CT**　平扫肺实质密度不均匀，表现为“马赛克”征。CTA表现为肺动脉干及肺动脉近段管腔的扩张，主肺动脉与同水平升主动脉直径比≥1。由于外周血管收缩侧肺动脉狭窄或闭塞，导致中央肺动脉扩张，呈现“残根征”。右心室与左心室直径之比大于1。室间隔增厚并向左侧移位。双能量CT表现为斑片状，非节段性不均匀分布的灌注缺损。

3. **超声**　表现为右心房室增大、右室壁增厚、主肺动脉扩张、室间隔左移、下腔静脉扩张、心包积液等。

4. **MRI**　表现为进行性右心房、右心室扩大及肺动脉增宽。扩大的右心室使得室间隔向左偏移，在短轴切面，左心室呈“D”型，右心室由新月形变为圆形。严重时室间隔弯曲度改变，呈直线或凹向左心室。

**【诊断要点】**

肺动脉主干及近段管腔扩张，远端纤细；右心增大，右室壁增厚。

**【鉴别诊断】**

肺动脉高压通过影像学可明确诊断，对出现肺动脉主干扩张的患者需排除其他病因所致。

**【治疗】**

分为一般性治疗、支持性治疗及药物治疗。手术和介入方式也是治疗的重要方法。

**【拓展】**

CTPA可三维显示肺动脉的形态，其薄层重组图像更可显示肺、纵隔及心脏等结构，成为肺动脉高压诊断和治疗前评价的重要方法之一。MRI对诊断及明确PAH的病因、判断病情有很高的临床价值。

## 第二节　肺动脉血栓栓塞

### 一、急性肺栓塞

**【概述】**

肺动脉栓塞是由于内源性或外源性栓子堵塞肺动脉，引起肺循环障碍的临床和病理生理综合征。栓子包括内源性栓子和外源性栓子，如血栓、脂肪、羊水及空气栓子等。急性肺栓塞发病时间较短，一般在14日以内。

**【病理生理】**

急性PE导致肺动脉管腔阻塞，血流减少或中断，引起不同程度的血流动力学和气体交换障碍。其血流动力学改变导致肺循环阻力增加,肺动脉压升高。右心功能改变使室壁张力增加、肌纤维拉伸,通过代偿导致心肌缺血,进一步加重右心功能不全。

【临床表现】

多数患者因呼吸困难、胸痛、先兆晕厥、晕厥和/或咯血而被疑诊。胸痛是常见症状。体征主要表现为呼吸频率增加、心率加快、血压下降及发绀。低血压和休克罕见。

【影像学表现】

1. **X线** 肺纹理稀疏、纤细,肺动脉段突出或瘤样扩张,右下肺动脉干增宽或伴截断征,右心室扩大征。也可出现肺野局部浸润阴影、尖端指向肺门的楔形阴影、盘状肺不张、患侧膈肌抬高、少量胸腔积液、胸膜增厚粘连等。

2. **肺核素 V/Q 显像** 典型征象是与通气显像不匹配的肺段分布灌注缺损。

3. **CT** ①管腔局限性密度增高:可见于主肺动脉及左右肺动脉;②局限性密度减低:提示血栓形成时间短;③接近栓子近侧肺血管增粗,而远段肺纹理变细或缺如;④肺组织密度呈"马赛克"样改变;⑤肺梗死灶形成,以胸膜为基底的楔形实变,尖端与供血肺动脉相连,周围为磨玻璃样渗出,有时可见支气管充气征。增强 CT 显示肺动脉内完全或部分充盈缺损(图 4-8-1)。双能量 CT 表现为栓塞肺动脉所供应的肺实质灌注降低,形状呈楔形、三角形(图 4-8-1),正常肺实质灌注正常或代偿性增高。

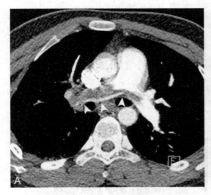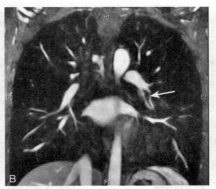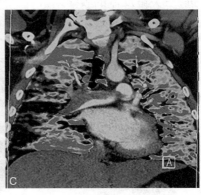

**图 4-8-1 肺动脉栓塞(中央型)**

A. CT 横断面,肺动脉主干骑跨型肺栓塞;B. 肺动脉 3D-TOF MRA 冠状位显示左下肺动脉干低信号充盈缺损影(箭);
C. 双能量 CT 冠状面图像,右中下肺灌注缺损

4. **肺动脉造影** 是诊断肺栓塞的"金标准"。直接征象有肺动脉内充盈缺损,伴或不伴"轨道征"的血流阻断。间接征象有肺动脉对比剂流动缓慢,局部低灌注,静脉回流延迟。

5. **MRI** 不仅能显示肺动脉血栓的情况,还能显示肺灌注和右心活动情况。

6. **超声心动图** 右室扩大,右室/左室直径比值增高,右室游离壁运动功能减退,三尖瓣反流速度增加,三尖瓣环收缩期位移下降,或综合以上表现。

【诊断要点】

有危险因素存在;CT 肺动脉成像见肺动脉内完全或部分充盈缺损。

【鉴别诊断】

需与慢性肺栓塞、原发性肺动脉肿瘤等鉴别。

【治疗】

对高危患者应给予支持治疗,并行抗凝治疗。直接再灌注治疗,尤其全身溶栓,是高危患者治疗的最佳选择。外科及介入治疗应用于不易于溶栓者。

【拓展】

双能量 CT 可提供肺部解剖和功能信息,是肺栓塞患者诊断和随访首选的检查。双能量 CT 半定量或自动化测量肺灌注缺损可用于评估急性肺栓塞的严重性。基于超短回波时间的非对比增强 MR 成像也用于检测肺栓塞。

## 二、慢性血栓栓塞性肺动脉高压

【概述】

慢性血栓栓塞性肺动脉高压(chronic thromboembolic pulmonary hypertension，CTEPH）是急性肺栓塞的一种长期并发症，主要是由于近端肺血管血栓栓塞及终末端肺循环重构，导致肺血管压力进行性升高及右心负荷逐渐增加。急性肺栓塞抗凝治疗 3 个月后，仍然合并有呼吸困难、体力减退或右心衰竭的患者，均应评估是否存在该病。

【病理生理】

急性肺栓塞后由于凝血及纤溶系统功能异常，少数患者栓子不能完全溶解并逐渐机化，造成肺血管床部分或完全阻塞。

【临床表现】

表现为进行性加重的劳累性呼吸困难、咯血、伴或不伴右心功能障碍的体征。有时体征较轻微，包括胸骨左缘第二心音（S2）的肺动脉成分亢进、三尖瓣反流的收缩期杂音。

【影像学表现】

1. CT（图 4-8-2）

（1）肺动脉征象：①完全闭塞时表现为袋状充盈缺损、血管突然变细和远端血管充盈；②部分闭塞时表现为管腔狭窄、内壁不光滑、带状或网状影；③血栓钙化少见；④肺动脉高压征象。

（2）肺实质征象：①肺梗死导致的肺瘢痕：表现为基底面向胸膜的楔形影，逐渐缩小被条索影取代；②"马赛克"灌注征象：因血管远端闭塞及血流重新分配到开放的血管床而表现为高低密度不均匀；③外周肺动脉血流灌注引起的局部区域磨玻璃样改变；④柱状支气管扩张：发生于段及段以下支气管，邻近肺动脉严重狭窄或完全阻塞、收缩。在双能量 CT 肺灌注图像上表现为马赛克或地图状分布，而相应肺动脉常难以检测到血栓。

2. 肺通气/灌注显像 表现为一个或多个节段性或较大的通气与灌注不匹配区；V/Q 显像正常几乎可以排除 CTEPH 的诊断。

3. 超声心动图 表现为右房、右室扩张肥厚、右室收缩功能异常、三尖瓣反流、房室间隔左移、左室缩小、左心收缩或舒张功能异常等。

【诊断要点】

有肺栓塞病史；附壁充盈缺损、管腔狭窄、内壁不光滑、带状或网状影、肺动脉壁钙化、肺血管扭曲、肺动脉高压与"马赛克"灌注征象。

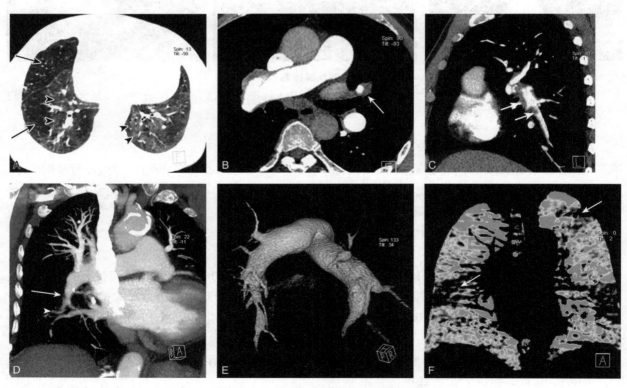

图 4-8-2 慢性血栓栓塞性肺动脉高压

A. CT 平扫肺窗横断位图像，示"马赛克"征；B、C. CTA 横断位及矢状位示左上肺动脉分支附壁血栓（箭）；D. 最大密度投影示右下肺动脉局部附壁血栓（箭），远段分支稀疏、弯曲（箭头）；E. 容积再现图像，示中央肺动脉增粗，外周肺动脉狭窄甚至闭塞，呈典型枯树枝样改变；F. 双能量肺灌注冠状位示两肺多发灌注缺损（箭）

【鉴别诊断】

需与急性肺栓塞、大动脉炎等鉴别。

【治疗】

肺动脉血栓内膜剥脱术是首选治疗方法。肺动脉球囊扩张术是部分无法外科手术治疗患者的替代治疗。

【拓展】

CT对于慢性血栓性肺动脉高压预后评估具有价值。科布角(Cobb's angle)能可靠评估患者的肺血管阻力,室间隔偏曲能提示患者的死亡率及预后。

## 第三节 肺动脉血管炎

【概述】

肺动脉血管炎是指累及肺动脉的非感染性炎性病变。大动脉炎累及肺动脉受累血管多为叶以上大动脉。结节性动脉炎多累及叶段肺动脉。坏死性肉芽肿性血管炎常累及微小肺动脉。贝赫切特病可累及大、中及微小肺动脉。

【病理生理】

血管壁内见急性或慢性炎性细胞浸润,继而导致血管阻塞和周围肺组织坏死。

【临床表现】

早期常表现为低热、身体不适、乏力等。随病情进展,出现劳力性呼吸困难、喘憋等。依据发生肺血管炎的病因不同,表现也不同。

【影像学表现】

1. 肺血管造影 肺动脉呈鼠尾状变细、闭塞改变。肺动脉走行不自然,僵硬、扭曲变形,管腔多发狭窄,分支纤细。

2. CT 主要表现动脉狭窄、扩张、动脉瘤和附壁血栓、血管壁增厚。有时表现为结节和空洞、磨玻璃密度影及肺实变。

3. MRI 增强扫描显示受累血管炎症改变及血管壁的增厚,表现为受累管壁强化。

【诊断要点】

明确不同病因引起的肺动脉血管与肺内结节的影像学改变。

【鉴别诊断】

需与感染性血管炎与肿瘤继发血管炎鉴别。

【治疗】

本病为自限性,可采用相应内科治疗。当肺动脉炎性病变稳定后,可行介入治疗解除肺血管局限性狭窄。

【拓展】

CT能提供肺动脉变化的解剖特征,MRA可以显示血管壁增厚和水肿。

## 第四节 肺动脉肿瘤

【概述】

肺动脉肿瘤是指发生于肺动脉半月瓣和/或肺动脉干的肿瘤。肺动脉肿瘤在肺动脉主干腔内生长,呈侵袭性,造成肺动脉阻塞。肺动脉肿瘤大部分为恶性,且为肉瘤,故本节主要介绍肺动脉肉瘤。

【病理生理】

肺动脉肉瘤起源于肺动脉中具有多种分化潜能的内皮细胞,目前尚无针对肺动脉肉瘤的系统研究,具体病因及危险因素不详,大多数在没有前兆的情况下自发起病。

【临床表现】

早期可无明显临床症状,当肿瘤向腔内突出造成阻塞,表现为呼吸困难、咳嗽、胸痛伴或不伴咯血,及体重减轻、发热、贫血、夜间盗汗等征象,严重时可造成死亡。

【影像学表现】

1. X线 肺门部肿块,单侧肺动脉及近端分支增粗,肺门血管呈"三叶草"征。

2. CT 平扫见肺动脉腔内不规则软组织密度灶,多为单侧,内部可有坏死、出血,增强扫描肿块可有或无强化,如病变累及纵隔,可见纵隔增宽。CTA表现酷似肺动脉栓塞,可见肺动脉内充盈缺损和/或完全闭塞。

3. MRI 主肺动脉及左右肺动脉分叉处腔内大块状异常信号,合并坏死、出血时信号不均匀,肿块边界清晰,可有分叶,增强扫描肿块可见明显不均匀强化,局部肺动脉扩张。

【诊断要点】

肺动脉腔内不规则、分叶状充盈缺损,累及壁外结构,肺动脉管壁僵硬,管腔扩张,增强后肿块明显不均匀强化。

【鉴别诊断】

需注意与肺栓塞鉴别。

【治疗】

手术是首选的治疗方法。术后化疗和放疗方面尚存在争议。

【拓展】

对临床上疑诊肺栓塞的患者,如出现溶栓或抗凝治疗无效或恶化、缺少引起肺栓塞的诱因或D-二聚体不高,需考虑本病。

# 第五节 先天性肺动静脉瘘

【概述】

肺动静脉瘘指肺部动脉系统与静脉系统的异常交通,引起血流短路。本病大多为先天性,极少数可由创伤、血吸虫病和肿瘤等原因引起。

【病理生理】

肺芽时期肺动静脉丛之间原始连接的间隔发育障碍造成毛细血管发育不全,形成肺动静脉畸形;胚胎期单支肺动静脉之间缺乏末梢毛细血管袢,易形成腔大壁薄的血管囊;胚胎期多支肺动静脉之间的肺终末毛细血管床囊性扩张形成肺动静脉畸形。

【临床表现】

部分表现为鼻出血、咯血和皮肤症状。分流量大及病史长者可出现呼吸困难,杵状指。

【影像学表现】

1. X线 单发或多发大小不等结节状或团块状影,密度均匀,少数可见钙化,边缘光滑锐利,多呈凹凸不平或浅分叶状。

2. CT 平扫表现为圆形或轻度分叶状致密影,边界清晰、光滑,密度均匀,合并出血或感染时,病灶周围可见血管样"毛刺"影。增强扫描迅速明显强化,与肺动脉强化程度一致,与其相连血管显示更加清晰。后处理图像可清晰显示供血动脉和引流静脉。

3. 肺动脉造影 单个或多个大小不等的瘤囊及肺动脉分支几乎同时显影,而引流肺静脉提前显影,与瘤囊相通的肺动、静脉分支迂曲扩张。

4. MRI 因血管流空效应呈低信号,梯度回波快速扫描时,则可表现为高信号。MRA显示瘤囊随肺动脉的显影而显影,引流静脉可提前显示,并有不同程度的迂曲扩张。(图4-8-3)

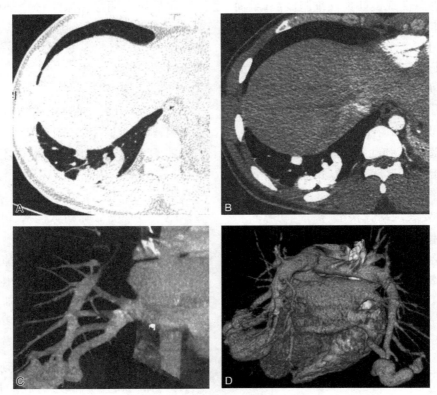

**图4-8-3 多发肺动静脉畸形**

患者,男,26岁。胸痛伴呼吸困难1天。A. 两肺下叶多发结节、团块及条带状高密度影,边界清晰;B. 增强扫描示病灶明显均匀强化,强化程度等同于肺动脉,并见病灶与肺动、静脉相连;C、D. MIP及VR图像直观地显示供血动脉、引流静脉及畸形血管团

【诊断要点】

与肺动脉同等程度明显强化,后处理图像见粗大迂曲的供血动脉和引流静脉。

【鉴别诊断】

通过增强扫描与观察血管显影情况可明确诊断。

【治疗】

介入治疗是肺动静脉畸形的重要治疗手段。

【拓展】

CTA 后处理图像,尤其是容积再现图像可直观显示肺动静脉瘘全貌。

（戚建晨　张龙江　卢光明）

# 参 考 文 献

[1] Galiè N, Humbert M, Vachiery JL, et al. 2015 ESC/ERS Guidelines for the diagnosis and treatment of pulmonary hypertension: The Joint Task Force for the Diagnosis and Treatment of Pulmonary Hypertension of the European Society of Cardiology (ESC) and the European Respiratory Society (ERS): Endorsed by: Association for European Paediatric and Congenital Cardiology (AEPC), International Society for Heart and Lung Transplantation (ISHLT). Eur Heart J, 2016, 37: 67–119.

[2] Konstantinides SV, Torbicki A, Agnelli G, et al. 2014 ESC guidelines on the diagnosis and management of acute pulmonary embolism. Eur Heart J, 2014, 35: 3033–3069.

[3] Zhang LJ, Lu GM, Meinel FG, et al. Computed tomography of acute pulmonary embolism: state-of-the-art. Eur Radiol, 2015, 25 (9): 2547–2557.

[4] Wilkens H, Konstantinides S, Lang IM, et al. Chronic thromboembolic pulmonary hypertension (CTEPH): Updated Recommendations from the Cologne Consensus Conference 2018. Int J Cardiol, 2018, 272S: 69–78.

[5] Mahmoud S, Ghosh S, Farver C, et al. Pulmonary vasculitis: Spectrum of imaging appearances. Radiol Clin North Am, 2016, 54 (6): 1097–1118.

[6] Carillo GAO, Pampín RC, Calderón JJL, et al. Primary pulmonary artery sarcoma: a new surgical technique for pulmonary artery reconstruction using a self-made stapled bovine, pericardial graft conduit. Eur J Cardiothorac Surg, 2015, 47 (1): 188–190.

[7] Etievant J, Si-Mohamed S, Vinurel N, et al. Pulmonary arteriovenous malformations in hereditary haemorrhagic telangiectasia: Correlations between computed tomography findings and cerebral complications. Eur Radiol, 2018, 28 (3): 1338–1344.

# 第五篇　胸　部

第一章　先天性病变

第二章　肺部感染性疾病

第三章　恶性肿瘤性疾病

第四章　肺良性肿瘤及类肿瘤性病变

第五章　肺间质性疾病

第六章　胸膜、胸壁及膈肌病变

第七章　胸部创伤

第八章　纵隔病变

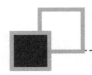

# 第一章　先天性病变

【概述】

胸部先天性病变主要指由于胚胎发育异常导致的一系列气管、支气管、肺及肺血管病变,其种类较多,涵盖范围广泛,并可同时存在或相互影响。

【病理生理】

人体在胚胎24天左右从前肠向腹侧发出肺芽,逐渐发展成肺。28天左右出现支气管芽,12~16周时70%的支气管结构形成。胚胎早期肺与支气管的血供来自腹主动脉和背动脉间的内胚丛,肺动脉来自第六对鳃弓动脉。当支气管芽长入肺实质后,内脏血管丛消失。此阶段内如发生异常,则导致各种胸部先天性病变。

【临床表现】

气管-支气管先天性病变常表现为气短、阵发性或持续性呼吸困难,症状的轻重取决于管腔狭窄程度和是否合并其他肺内畸形;若与支气管相通易并发感染;极少数患者儿童期可伴喉鸣或喘鸣,易与哮喘混淆。

肺先天病变常见表现包括进行性呼吸困难、发绀,甚至昏迷、呼吸衰竭等;能存活者可由于代偿而无临床症状,但一旦出现呼吸道感染等继发病变,则病情较一般患者重。

肺血管先天性病变可因合并感染表现为发热、咳嗽、咯脓痰、胸痛等;病变巨大可导致心、隔移位,产生呼吸窘迫;产生明显的右向左分流时,可出现发绀或左心功能不全的相应症状;并发咯血、血胸、血栓栓塞等时可威胁生命。

【影像学表现】

**1. 气管-支气管先天性病变**

(1)气管憩室(bronchus diverticulum):指发自气管中上段的含气囊肿,多位于第1~3胸椎水平,少数也可见于气管下段和气管分叉处;常见于气管右后外侧,左侧少见;呈类圆形或不规则形(图5-1-1),口部较细窄,囊壁可不规则增厚。

(2)气管性支气管(tracheal bronchus):指叶或段支气管由气管直接发出,绝大多数见于右侧。分为额外多支型(仍有正常支)和移位型。最常见表现为右肺上叶尖段支气管直接开口于分叉前的气管下段,管径通常为2~3mm(图5-1-2),也可较宽。整个右肺上叶支气管直接发自气管罕见,称为猪型支气管(pig bronchus)。

(3)气管支气管巨大症(tracheobronchomegaly):指伴有反复呼吸道感染的气管和大支气管的显著扩张,气管和中央支气管扩张,与周围气道正常管径过渡突然。本病也称为Mounier-Kuhn综合征、巨大支气管、气管支气管软化。大多数病例是先天性,可能与常染色体遗传有关,少数病例是后天获得性。X线片可显示气管管腔弥漫性扩大,若超过椎体宽度,则可诊断。CT上,深吸气末,气管和中央支气管管腔扩张,有时气管管径比升主动脉宽;深呼气末,气管、主支气管管腔显著变小或完全塌陷。MPR可显示管壁波浪状改变。

(4)先天性气管狭窄(congenital tracheal stenosis,CTS):大多数于声门下方和气管下段近气管隆嵴处局限性狭窄,少数呈较广泛狭窄。通常不伴管壁增厚。

(5)支气管闭锁(bronchial atresia):指段或亚段支气管先天性局部闭塞畸形,而远段支气管结构正常,是一种较为常见的先天性支气管发育畸形。病变常局限在一个肺段或亚段。X线片可显示肺门旁肿块影或指套样阴影,伴局部肺透亮度增高,相应肺组织的纹理稀疏。CT典型表现为肺门旁类圆形、分叶状、分支状或多发按支气管走行分布的小条样阴影,增强扫描无强化;周围伴肺气肿改变,呼气末显示空气潴留征。CT还能显示段支气管狭窄、闭塞的具体位置。MRI T$_2$WI可显示黏液的特征性高信号。

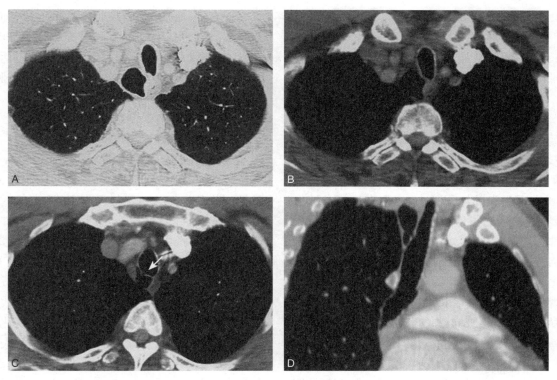

**图 5-1-1 气管憩室**

患者,男,63 岁,因胸闷不适行胸部 CT 检查。A、B. 横断面肺窗和纵隔窗,显示气管右侧类圆形囊状含气腔隙,周围为纵隔内脂肪和食管;C. 较低层面纵隔窗,显示气管与囊状影之间有沟通(箭头);D. 多平面重建,显示含气囊状影与气管的关系

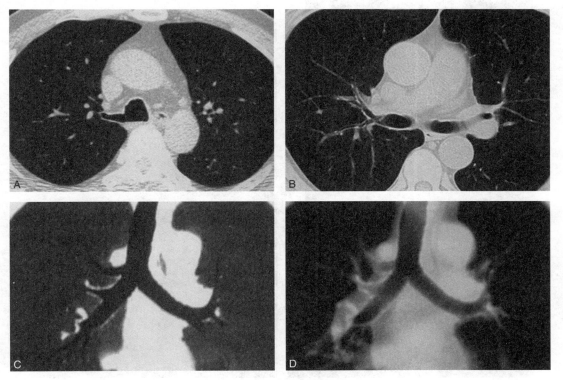

**图 5-1-2 气管性支气管**

患者,男,57 岁,无症状。A、B. 横断面肺窗,A 显示气管隆嵴上右侧较粗管状含气影,B 显示左肺上叶支气管开口同层面右侧只见右肺上叶前段及后段支气管,无尖段支气管;C. 最小密度投影;D. 平均密度投影,直接显示气管性支气管与支气管树的关系

### 2. 肺先天性病变

（1）先天性肺发育不全（congenital agenesis of lung）：一侧肺缺如。患侧肺野呈致密影，其内无正常充气的支气管和含气肺组织，纵隔向患侧移位（婴幼儿患者可居中），患侧膈肌升高，胸廓可塌陷，患侧肺动脉及支气管缺如；健侧肺代偿性过度充气，可越过中线疝至对侧，健侧肺动脉及其分支明显增粗。一侧肺不发育的表现与之类似，但可见患侧支气管呈盲囊样。一侧肺发育不全主要表现为患肺体积减小，患侧支气管及肺血管广泛明显变细，可伴肺血管畸形，健侧肺血管分支增多、增粗。

（2）先天性大叶性肺气肿（congenital lobar emphysema）：典型表现为受累肺叶体积增大，透亮度增高，其内肺血管稀疏，左上叶多见，患侧胸廓增大，纵隔和心脏向健侧移位。部分肺组织可疝入纵隔；邻近的肺叶可不张或膨胀不全。

（3）新生儿肺透明膜病（hyaline membrane disease，HMD）：早期 X 线表现为肺内颗粒影及网格状影，两下肺明显；随着病情进展，肺透亮度减低，伴不同程度的颗粒状及斑片状实变影，见部分支气管充气，心影、双侧膈肌影显示不清，肺体积无缩小；最后呈"白肺"，支气管充气征更加明显，心影、双侧膈肌影不能显示。其他征象包括粟粒影、结节影、小泡状透亮影、气胸和纵隔气肿等。其中支气管充气征和肺透亮度减低最典型，如果两者同时出现更有诊断意义。

### 3. 肺血管先天性病变

（1）肺隔离症（pulmonary sequestration）：典型 X 线表现为下叶基底段的局部致密阴影，左侧多见（图 5-1-3A）。CT 显示肿块内常有不规则的囊性成分，叶内型显著，囊壁厚薄不一，外形不规则，不具有张力（图 5-1-3B、C）；病变周围肺组织常可见肺气肿或空气潴留征象，叶外型更常见。病灶与支气管相通可出现含气征象；囊变或继发感染时病变密度不均，可见气液平面；少数病变中可见钙化。治疗前后病灶大小、密度变化较明显，但炎症吸收后，病灶缩小却不会完全消失。

CTA 和 MRA 显示异常的体循环供应动脉，多来自胸降主动脉（图 5-1-3D），部分可直接起自腹主动脉，也可发自其主要分支，如腹腔干或脾动脉。约 20% 的患者可发现多处异常供应血管。

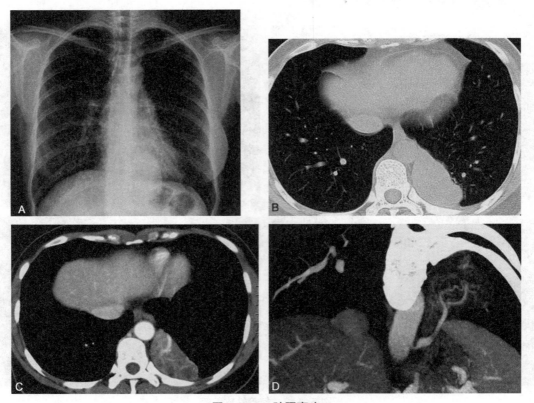

**图 5-1-3 肺隔离症**

患者，女，38 岁，无明显诱因咳嗽半年，无痰。A. 胸部后前位片，示左侧脊柱旁心影重叠处椭圆形团块影，边界清楚；B. 胸部 CT 横断面肺窗，示左肺下叶基底段类楔形病灶；C. 增强 CT 横断面纵隔窗，示该病灶与支气管不相通，其内见囊状影，并见血管影；D. 最大密度投影，显示发自胸主动脉左侧的体循环血管供应该病灶

（2）肺动脉发育不良（pulmonary artery agenesis）：为少见的先天性畸形，包括肺动脉干缺如，右或左肺动脉近端缺如，肺动脉异常起源和肺动脉狭窄等。增强 CT 和 CTA 可显示患肺动脉起源。DSA 也能显示患肺动脉缺如、纤细或异常起源。

（3）肺动静脉畸形（pulmonary arteriovenous malformation）：X 线片上典型表现为边缘清楚的结节或肿块影，密度均匀，下叶常见，少数可多发

（图 5-1-4A）。CT 增强扫描有助于更好地显示其特性，典型病灶于动脉期迅速与相邻大血管同步强化，且静脉期仍为高密度。由于病变与扫描方向的不同，肺动静脉畸形可以表现为迂曲条状影或结节肿块（图 5-1-4B），重建后可显示病变全貌（图 5-1-4C、D）。合并出血时病灶周围可见边界模糊的磨玻璃密度影。

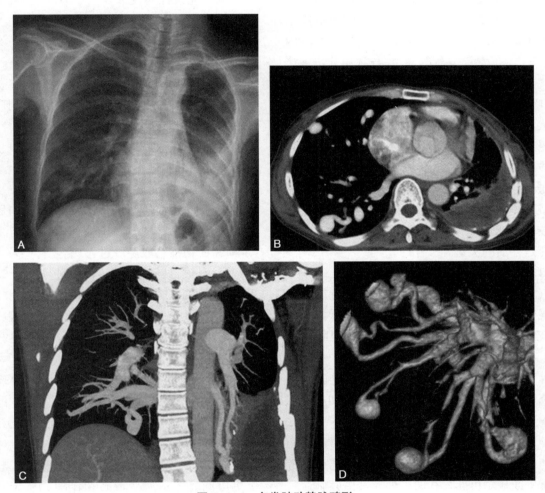

**图 5-1-4　多发肺动静脉畸形**

患者，女，43 岁，反复肢体抽搐 1 年伴头颈部、右上肢疼痛，胸部症状不明显。A. 胸部后前位片，示右下肺多发边界清楚、边缘光整的结节，左下肺小片状密度增高影，左侧胸腔积液；B. CT 横断面纵隔窗，示右肺多发结节影与条状血管影相连，左侧胸腔积液，左肺部分不张；C. 最大密度投影，示右肺病变全貌，并显示左肺类似病变；D. 容积重建，显示多发病变的形态及走行，多个结节均与肺动、静脉相连

（4）肺静脉回流异常（anomalous pulmonary venous return, APVR）：X 线片有时能显示弯管状影从中上肺野向上纵隔或右心房延伸。CT 及 MRI 常表现为左上肺静脉与主动脉弓外侧血管影相连，上行与较粗的左头臂静脉汇合；或右

上肺静脉经右肺门上方汇入上腔静脉，少数也可汇入奇静脉或右心房。弯刀综合征（scimitar syndrome）是部分肺静脉回流异常的一种特殊形式，除了右下肺静脉回流异常外，还合并右肺发育不全。

（5）肺静脉曲张（pulmonary varices）：表现为肺静脉汇入左房开口部位的瘤样扩张或局限性扩大，半数病例合并二尖瓣病变。肺静脉曲张可随二尖瓣病变的进展而增大。

（6）肺动脉吊带畸形：肺动脉吊带（pulmonary artery sling, PAS）是一种罕见的先天性心血管畸形，又称迷走左肺动脉，即左肺动脉起源于右肺动脉，经气管与食管之间，并环绕右侧主支气管和气管远段，到达左侧肺门，左肺动脉在走行过程中包绕右主支气管或气管远端，在解剖上形成不完全性血管环，即吊带结构。PAS 往往合并心内结构的畸形和气管、支气管狭窄，导致患儿出现严重的气急、喉喘鸣、呼吸困难等。对于出现反复咳喘、呼吸道感染、呼吸困难和 / 或吞咽困难等气道梗阻表现并且予一般抗感染、平喘等治疗效果不佳的患儿应考虑此病；部分成人 PAS 患者长期无症状或以消化道症状就诊。胸部多层螺旋计算机体层摄影（CT）增强扫描是确诊 PAS 以及术前评估的最佳辅助检查。PAS 合并气道受损及畸形可引起较高的死亡率，因此，早期正确诊断和及时手术治疗是存活的关键。

【诊断要点】

气管 – 支气管先天性病变的诊断要点在于判断气管、支气管的开口、管径是否存在异常。先天性支气管闭锁等主要依靠 CT、MRI 判断病变性质。

肺先天性病变的影像学表现较为明确，但需结合临床病史。新生儿肺透明膜病需要动态观察病情发展。

肺血管先天性病变主要通过观察异常走行的血管和血管形态的改变做出诊断。肺隔离症患者应注意全面显示可能存在的多处异常供应血管。

【鉴别诊断】

大部分先天性病变通过影像学检查结合临床可以直接明确诊断。

先天性气管狭窄需与气管软化鉴别，后者狭窄处动态 CT 可随呼吸时相改变，气管支气管管径在呼气相较吸气相缩小 >50%，MPR 重建能显示气管的具体变化。

先天性支气管闭锁需与其他表现为肺门旁肿块样阴影的病变鉴别，如支气管肺癌合并黏液嵌塞、叶内型肺段隔离症、支气管异物、支气管囊肿等。变应性支气管肺曲菌病表现为两侧、多发支气管扩张并黏液嵌塞，临床上常有哮喘和外周嗜酸性粒细胞增多。支气管内肿瘤增强后实性成分强化；肺动静脉畸形增强后可明确强化的血管，且病变周围不伴有肺气肿样改变。

【拓展】

胸部先天性病变涉及的患者年龄不同，主要涉及的组织结构也较广泛，正确选用合适的影像技术对于病变的检出和显示、临床治疗方案的制订具有极为重要的意义。

胸部平片是最基本的筛查方法。对于新生儿患者，床边胸片有助于动态观察如肺透明膜病等的病情变化，建议采用小焦点深吸气相摄片。

体层摄影及支气管造影检查随着 CT 技术的不断发展已基本被淘汰。

胸部 CT 对于显示气管 – 支气管、肺及肺血管先天性病变均有明显优势，尤其是肺门周围或膈下等区域的病灶。漏诊或误诊的原因主要是 CT 横断面扫描选取层厚过大、病变管径较小而未清楚显示，或诊断者对其认识不足。采用 5mm 或更薄层扫描，并适当运用各种后处理技术（如多平面重建等）做出正确诊断。此外，CT 检查还可以进一步显示邻近结构和可能合并的其他先天性异常。

MRI 尤其是增强检查有助于鉴别表现为肿块的病变性质，避免误诊为肿瘤。MRA 检查可以显示肺动脉、支气管动脉发育情况，且无电离辐射和碘过敏危险，可适当选用。MRI 对显示同时合并的先天性心脏病情况有优势，电影成像更可同时显示病变形态和伴随的血流动力学异常。

SPECT 检查能够清晰地反映肺通气灌注改变，对于胸部先天性病变的功能诊断有意义。

DSA 为检测肺血管先天性病变的"金标准"，但由于是有创检查，目前基本只在介入治疗时使用。术前 DSA 已基本被 CTA 和 MRA 取代。

（宋 伟）

# 参 考 文 献

[ 1 ] Ghaye B, Szapiro D, Fanchamps JM, et al. Congenial bronchial abnormalities revisited. Radiographics, 2001, 21: 105-119.

[ 2 ] Felson B. Pulmonary agenesis and related anomalies. Semin Roentgenol, 1972, 7: 17-30.

[ 3 ] Mata JM, Caceres J, Lucaya J, et al. CT of congenital malformations of the lung. Radiographics, 1990, 10: 651-674.

[ 4 ] 刘士远, 陈起航, 吴宁. 实用胸部影像诊断学. 北京: 人民军医出版社, 2012.

# 第二章　肺部感染性疾病

肺部感染性疾病是指因感染引起的包括终末气道、肺泡腔及肺间质在内的肺部炎症。

肺部感染性疾病一直是威胁人类健康的主要疾病之一,20世纪90年代感染性疾病致死者占全球死亡人数的三分之一,其中肺部感染高居各类感染之首。

影像学检查对于准确定位、缩小鉴别诊断范围、指导进一步诊治措施的实施及治疗后随访起着关键的作用。放射科医师不仅要熟知肺部感染的影像学征象,也要了解患者的临床背景,包括特殊的流行病学和环境的暴露史、潜在的免疫缺陷类型、免疫抑制状态持续的时间和严重程度以及临床表现进展的速度和方式等,将影像学检查与这些临床背景相结合才能使得诊断得到进一步明确。

## 第一节　细菌性肺炎

### 【概述】

细菌性肺炎是由各种细菌引起的肺部炎症,占肺炎的绝大多数,是我国常见病、多发病,约占成人各类感染性肺炎的80%左右。能够引起肺炎常见的细菌可为革兰氏阳性菌、革兰氏阴性菌和厌氧菌等,其中以肺炎链球菌、肺炎双球菌、金黄色葡萄球菌最为常见。

### 【病理生理】

1. **肺炎链球菌性肺炎**　典型肺炎链球菌感染可引起大叶性肺炎,分为四期:

（1）充血期:起病12~24小时,肺泡壁毛细血管扩张、充血、肺泡腔内浆液渗出。

（2）红色肝变期:2~3天,肺泡腔内有大量纤维蛋白及红细胞渗出物,肺组织切面呈红色。

（3）灰色肝变期:4~6天,肺泡腔内红细胞减少,代之以大量白细胞,切面呈灰色。

（4）消散期:发病1周后,肺泡腔内炎性渗出物被吸收,肺泡腔重新充气。

2. **金黄色葡萄球菌性肺炎**　是由金黄色葡萄球菌引起的急性肺部化脓性感染,可分为两种类型:

（1）原发型:是从呼吸道吸入引起的感染。

（2）继发型:一般是病原菌通过身体其他感染部位血液播散至肺内。

与肺炎链球菌肺炎相比,金黄色葡萄球菌肺炎初期主要累及肺小叶。病变最先源于气道,以后逐渐累及肺泡。早期表现为一侧肺段内分布的细支气管周围腺泡实变,该菌毒力较强,进展迅猛,小病灶可迅速扩张并融合,形成大片状实变,后病灶中心出现液化坏死,与支气管相通,形成空洞。

3. **克雷伯杆菌肺炎**　克雷伯杆菌引起的肺部病变表现为大叶或小叶融合渗出性炎症,且为黏稠的渗出液,可引起肺组织液化坏死,形成脓肿,如果侵犯胸膜,则可发生脓胸。克雷伯杆菌肺炎急性期多于胸膜表面可见纤维素性渗出,镜下可见肺泡壁充血肿胀,黏稠的渗出液充满肺泡,还可见到肺泡壁坏死,有实质破坏及脓肿形成。慢性期可有多发肺脓肿伴肺实质显著纤维化,胸膜增厚及粘连。

### 【临床表现】

1. **肺炎链球菌性肺炎**　临床症状变化较大,其轻重取决于病原体和宿主的状态,常为急性起病,高热,可伴有寒战、咳嗽、咳痰或原有的呼吸道症状加重,可出现脓痰、褐色痰或血痰,伴或不伴胸痛,外周血白细胞明显升高,C反应蛋白（CRP）升高,肺部实变体征或湿性啰音。

2. **金黄色葡萄球菌性肺炎**　金黄色葡萄

球菌性肺炎的临床表现比一般肺炎重,除具有其他细菌性肺炎的常见症状外,还有发病急、高热、咳脓血痰,重者出现精神症状、气促、心跳加快,甚至出现周围循环衰竭,临床病情危重,预后较差。

**3. 克雷伯杆菌性肺炎** 克雷伯杆菌类为革兰氏阴性条件致病菌,是医源性感染的重要病原菌之一。在机体免疫力低下时,可经呼吸道进入肺内而引起大叶或小叶融合性实变,以上叶较为多见。起病急,有寒战、高热、咳嗽、咳痰和严重胸痛,甚至出现意识障碍伴躁动不安、谵语等严重中毒症状。肺脓肿和脓胸的发生率高于肺炎链球菌性肺炎。痰液的特征呈量多黏稠、不易咳出的砖红色胶冻状。肺部实变体征或湿性啰音。

**【影像学表现】**

**1. 肺炎链球菌性肺炎** 典型的由肺炎链球菌引起的肺炎表现为大叶性肺炎,影像学上初期多为磨玻璃密度影,进展期为肺实变,消散期复为磨玻璃密度影,多见胸膜渗出,少见肺萎陷和支气管扩张。(图 5-2-1)

(1)X 线表现

1)充血期:可无阳性发现,或仅病变区肺纹理增多,肺野透亮度减低。

2)实变期:密度均匀的肺叶、段实变影,累及肺段者表现为片状或三角形致密影;累及整个肺叶时,呈现以叶间裂为界的大片致密阴影,其中可见透亮支气管影,即空气支气管征。

3)消散期:实变区密度逐渐减低,呈大小不等、分布不规则的斑片状影。炎症最终可完全吸收,或只留少量条索状影,偶可演变为机化性肺炎。

(2)CT 表现

1)充血期:病变区正常或见磨玻璃样密度影。

2)实变期:大叶或肺段分布的致密阴影,CT 显示空气支气管征较 X 线片更清晰。

3)消散期:实变区密度减低,呈散在大小不等、分布不规则的斑片状影,可完全吸收。

**2. 金黄色葡萄球菌性肺炎** 金黄色葡萄球菌常导致支气管肺炎,胸片表现为多发性、不均匀分布的斑片状或絮状阴影。CT 以中下肺叶多见,呈边界不清的小片状略高密度病灶。

肺气囊为金黄色葡萄球菌性肺炎的特征性表现,肺气囊表现为薄壁囊状结构,可含有气液平面。与肺脓肿不同的是肺膨出的内壁通常薄而光滑、规则。

出现多发性肺脓肿灶是由于金黄色葡萄球菌感染支气管周围肺组织,出现中心液化坏死,可与支气管相通,形成空洞。影像早期表现为大片状或球形高密度病灶,后发展为多发散在圆形/类圆形透光区,壁厚,内可见气液平。

金黄色葡萄球菌性肺炎可以侵犯胸膜,而产生脓胸、气胸、脓气胸。

**3. 克雷伯杆菌肺炎** 病变可发生于任何肺叶,影像表现为大叶阴影,密度均匀或有透光区,病变肺叶体积增大,叶间胸膜移位,也可以表现为两肺下野或中下野斑片状或片状融合影,病灶不均匀,边缘模糊,可合并胸腔积液。

与其他肺炎相比,单发的大片状、蜂窝状实变影伴有液化坏死是克雷伯杆菌肺炎较典型的影像特点。克雷伯杆菌感染引起肺部出现大小不等脓腔,其内充满坏死组织和黏稠不易咳出的痰液,在重力作用下,可导致 X 线胸片叶间裂下坠及 CT 肺斜裂后突呈"钟乳石征"的影像表现。患者可伴有少量胸水及胸膜增厚。

**【诊断要点】**

**1. 临床特点** 细菌性肺炎常为急性起病,高热,可伴有寒战,咳嗽、咳痰或原有的呼吸道症状加重,可出现脓痰、褐色痰或血痰,伴或不伴胸痛等。

**2. 实验室检查** 外周血白细胞明显升高,C 反应蛋白(CRP)升高。

**3. 细菌性肺炎影像学特点** 往往表现病变范围较大,多呈肺叶、肺段、一侧肺甚至两侧肺分布;非细菌性肺炎可为肺小叶或肺段分布,也可演变为肺叶病变,但少见一侧或两侧肺同时受累;病变以网织和磨玻璃影为主,局部肺萎陷,病变内可见支气管扩张影,胸膜渗出相对少见。

**4. 气腔性结节** 是细菌性肺炎的特殊表现。

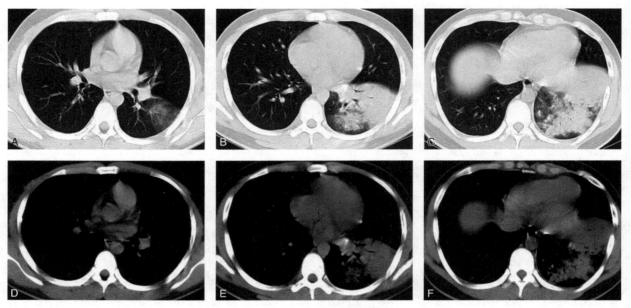

图 5-2-1 肺炎链球菌肺炎病例

患者,男,18 岁,间断发热 2 天。细菌培养肺炎链球菌生长。2017 年 9 月 20 日 CT,诊断为肺炎链球菌肺炎。A~C. 肺窗示左下肺见大片状实变影及片状磨玻璃影。D~F. 纵隔窗示左胸腔少量积液,左下肺实变影见明显支气管充气征

**【鉴别诊断】**

1. 典型肺炎链球菌引起的大叶性肺炎依据临床资料与影像学表现,多可明确诊断。CT 有利于病变早期检出和鉴别。不典型者应与肺不张、大叶性干酪性肺炎、肺炎型肺癌等进行鉴别。

(1)肺不张:影像学上表现为肺叶体积缩小、密度增高,叶间裂移位。肺不张原因众多,以阻塞性最为常见,可见近端支气管阻塞,伴肿块和肿大淋巴结时应考虑肺癌。

(2)大叶性干酪性肺炎:临床上可出现结核中毒症状,影像学上病灶密度多较高、不均匀,其中可见多发大小不等的虫蚀样空洞及空气支气管征,病灶周围或其他肺野可见支气管播散灶。

(3)肺炎型肺癌:病理上为非支气管阻塞的弥漫实质性肺浸润,呈斑片状或大叶性磨玻璃影或肺实变影,以外围分布为主,近端可见无支气管阻塞的空气支气管征;增强可见"血管造影"征。

2. 由链球菌、葡萄球菌及克雷伯杆菌等致病菌引起的支气管肺炎应与支原体、病毒等引起支气管肺炎进行鉴别。

(1)支原体肺炎:X 线表现为以两下肺分布为主的间质性浸润影,较具特征的征象是自肺门向外呈扇形或放射状延伸的局部纹理增粗增多,同时可见大小不等的斑片影,边缘模糊,在胸片上描述为云雾状、蒙面纱样、游走性阴影改变等,呈典型间质性肺炎改变。

(2)病毒性肺炎:多表现为磨玻璃密度影及肺实变影,结合临床及实验室检查可基本进行鉴别。

**【拓展】**

1. 细菌性肺炎的病原学变迁 随着大量广谱甚至超广谱抗生素的开发应用甚至滥用,肺炎的发病率和死亡率并未呈下降的趋势,相反随着多重耐药菌、泛耐药菌甚至超级细菌的出现,难治性肺炎屡见不鲜。尤其在婴幼儿、老年人以及免疫功能低下患者中。目前细菌性肺炎表现出与以往不同的重要特点。病原谱呈现多元化,以往不致病的条件致病菌变为致病菌,耐药菌株的不断增加,老年人、免疫功能低下宿主的增加等均使细菌性肺炎呈现出临床表现不典型和多样化,临床过程明显增加,预后不尽如人意。提高细菌性肺炎的病原菌诊断水平,评估患者的严重程度和治疗场所,合理应用抗生素,避免和延缓耐药菌的产生,提高对患者的支持治疗,是临床处理细菌性肺炎的关键所在。

2. **细菌性肺炎与机体免疫功能的相关性** 机体免疫功能低下的患者合并细菌性肺炎与其免疫功能状态具有相关性。有学者研究指出 CD4$^+$T 淋巴细胞 <50×10$^9$/L 的患者极易合并细菌性肺炎,与宿主年龄无明显相关性,PCT 检测可协助诊断。机体免疫功能低下的患者合并细菌性肺炎的病原菌以革兰氏阴性杆菌及葡萄球菌为主,多种病原菌混合感染,耐多药菌株居多。病原学与临床表现、肺部病变部位、分布与胸部 CT 影像征象无明显相关性,胸部 CT 动态观察肺内病灶有助于诊断。

3. **多重耐药菌或超级细菌的发现与预警** 多重耐药菌(multidrug-resistant organism, MDRO)是指对临床使用的 3 类或 3 类以上抗菌药物同时呈现耐药的细菌。常见的革兰氏阴性 MDRO 有产超广谱 β- 内酰胺酶(ESBLs)的大肠埃希菌、耐碳青霉烯类鲍曼不动杆菌、多重耐药肺炎克雷伯菌、多重耐药铜绿假单胞菌等;革兰氏阳性 MDRO 主要包括耐甲氧西林金黄色葡萄球菌(MRSA)、多重耐药凝固酶阴性葡萄球菌、耐万古霉素肠球菌(VRE)等。

近年来出现一类几乎对所有抗菌药物都显著耐药的细菌即"超级细菌"〔它包括耐甲氧西林金黄色葡萄球菌(MRSA)、耐万古霉素肠球菌(VRE)、耐万古霉素金黄色葡萄球菌(VRSA)和耐碳青霉烯类革兰氏阴性杆菌等〕,给临床用药和感染防控带来巨大挑战,国内外对细菌耐药性和 MDRO 感染防控十分关注。目前,我国卫生部办公厅印发《多重耐药菌医院感染预防与控制技术指南(试行)》,要求医疗机构加强 MDRO 医院感染管理,并且我国已建立全国细菌耐药性监测网(China Antimicrobial Resistance Surveillance System, CHINET),对 MDRO 进行监测与分析。影像学有何特点,还有待于进一步研究。

(陆普选)

## 第二节 病毒性肺炎

【概述】

病毒性肺炎是由上呼吸道病毒感染、向下蔓延所致的肺部炎症,也可继发于出疹性病毒感染,常伴随气管及支气管感染。据 WHO 估计,全球每年约 400 万人死于该疾病,占总体死亡人口的 7%。在社区获得性肺炎(community-acquired pneumonia, CAP)中,病毒感染占 5%~15%。在非细菌性肺炎中,病毒性肺炎占 25%~50%。病毒性肺炎一年四季均可发病,每种病毒均有相对流行季节,但以冬春季多见,可散发、小流行或暴发流行。病毒性肺炎的病原体多种多样,流感病毒、副流感病毒、冠状病毒、巨细胞病毒、呼吸道合胞病毒、腺病毒、鼻病毒和某些肠道病毒(如柯萨奇、埃可病毒等)均可引起病毒性肺炎。流感病毒是成年人及老年人病毒性肺炎最为常见的病原体。呼吸道合胞病毒则常是婴幼儿病毒性肺炎的最常见致病因素。近年来由于器官移植广泛开展、免疫抑制药物普遍使用以及获得性免疫缺陷综合征(acquired immune deficiency syndrome, AIDS)发病率逐年上升等原因,病毒性肺炎引起了越来越多的关注。新型冠状病毒、禽流感病毒 H1N1、H7N9 的出现,再次引起了人们对于呼吸道病毒感染导致重症肺炎的重视。

【病理】

1. **普通流感病毒性肺炎** 主要表现为呼吸道纤毛上皮细胞呈簇状脱落、上皮细胞的化生、固有层黏膜细胞的充血、水肿伴单核细胞浸润等。同时镜下可见肺泡毛细血管充血,肺泡间隔扩大,间质水肿以及白细胞浸润(主要是中性粒细胞以及一些嗜酸性粒细胞),这些细胞也可在肺泡腔内存在。典型的病理变化是肺透明膜的形成。肺泡管和肺泡间隔毛细血管以及肺部小血管内部形成纤维蛋白血栓,从而导致肺泡间隔坏死。后期改变还包括弥漫性肺泡损害、淋巴性肺泡炎、化生性的上皮细胞再生,甚至是组织广泛的纤维化。致命性流感病毒性肺炎除上述表现外,还有出血、严重气管支气管炎症和肺炎,支气管和细支气管细胞广泛坏死。腺病毒、巨细胞病毒、呼吸道合胞病毒等在肺泡细胞和巨噬细胞胞质内可见具有特征性的病毒包涵体。

2. **甲型 H1N1 流感肺炎** 典型病理表现为弥漫性肺泡损伤和坏死性支气管炎,前者表现为肺泡出血、水肿、纤维蛋白渗出物填充,肺泡壁透明膜形成,肺泡间隔增生,Ⅱ型肺泡上皮增生,小血管栓塞;后者表现为支气管黏膜溃疡和脱落。病情发展,可伴有胸膜炎、肺间质淋巴细胞浸润、肺间质水肿和纤维化。若支气管反复感染和阻塞,可出现支气管扩张和慢性肺间质纤维化。

**3. 人感染 H7N9 禽流感病毒肺炎** 主要累及肺部,病变区域肺泡壁透明膜形成,肺泡出血、水肿、炎症细胞和纤维蛋白充填,肺泡间隔增生,肺间质水肿以及纤维化。

**4. 严重急性呼吸综合征（severe respiratory syndrome, SARS）** 以各期弥漫性肺泡损伤为基本特征。SARS 肺部病变早期,由于弥漫性肺泡上皮细胞损伤,导致肺毛细血管床的浆液纤维素性渗出反应,表现为间质性肺水肿、微血栓和肺透明膜形成。随着病情的进一步发展,致使肺泡Ⅱ型上皮细胞修复性增生、脱落。被破坏的肺毛细血管床以及肺泡内的纤维素性渗出物,通过增生的纤维母细胞而机化。此外,肺泡巨噬细胞分泌促纤维化因子也导致了纤维化过程,直至广泛的肺实变,导致患者出现严重的通换气功能障碍,出现呼吸衰竭。

**【临床表现】**

**1. 普通流感病毒性肺炎** 起病缓慢,病情严重程度与病毒种类、机体免疫等有关。初期多有咽干、咽痛、喷嚏、流涕、发热、头痛、纳差以及全身酸痛等上呼吸道感染症状,有时体温可在 40℃以上,热型多不规则,平均热程 8 天,多数病例有精神萎靡或烦躁不安,病变累及肺实质可有阵发性干咳、胸痛、气短等症状。主要体征是呼吸增快、肺部湿啰音、喘鸣音等。免疫缺陷的患者,临床症状常比较严重,有持续性高热、心悸、气急、发绀、极度衰竭,可伴休克、心力衰竭和低氧血症。严重者会出现呼吸窘迫综合征。流感病例外周血常规检查一般白细胞总数不高或偏低,淋巴细胞相对升高,重症患者多有白细胞总数及淋巴细胞下降。

**2. 甲型 H1N1 流感肺炎** 甲型 H1N1 流感为急性呼吸道传染病,其病原体是一种新型的甲型 H1N1 流感病毒,在人群中传播。与以往或目前的季节性流感病毒不同,该病毒毒株包含有猪流感、禽流感和人流感三种流感病毒的基因片段。主要表现为流感样症状,包括发热、流涕、咽痛、咳嗽、头痛和/或腹泻等。少数病例病情进展迅速,可出现呼吸衰竭、多脏器功能不全或衰竭,严重者甚至死亡。实验室检查一般表现为外周血白细胞总数正常或偏低,淋巴细胞比例增高。新型甲型 H1N1 流感的特点之一为中性粒细胞比例高于正常值上限,占 63%。甲型 H1N1 流感病毒可抑制机体细胞免疫功能,表现为患者细胞免疫功能下降,表现为 CD4$^+$T 淋巴细胞绝对计数低于正常下限水平。

**3. 人感染 H7N9 禽流感病毒肺炎** H7N9 型禽流感是一种新型禽流感,人感染 H7N9 禽流感是由 H7N9 亚型禽流感病毒引起的急性呼吸道传染病,以老年男性城市居民为主,重症病例比例较多,该病毒可引起急性呼吸道传染,临床主要表现为发热（38~42℃,多在 39℃以上）、咳嗽、少痰、呼吸急促,伴有头痛、肌肉酸痛、乏力等。潜伏期一般为 7 天以内。病情短期内进展迅速,多在 5~7 天内发展为重症肺炎和急性呼吸窘迫症（acute respiratory distress syndrom, ARDS）,导致多器官功能衰竭,甚至死亡。淋巴细胞计数降低,中性粒细胞计数升高而白细胞总数一般正常或略降低,C 反应蛋白计数增高。由于 H7N9 病情进展快,应尽早使用神经氨酸酶抑制剂抗病毒治疗,同时视病情不同给予抗细菌及营养支持治疗。

**4. SARS** 严重急性呼吸综合征是由新型冠状病毒引起的急性呼吸道传染病,具有潜在的致死性。起病急,潜伏期 2~10 天,以发热为首发症状,体温大多 >38℃,热型可为稽留热或弛张热,一般持续时间为 9~12 天,可伴有头痛、肌肉酸痛、畏寒、乏力、腹泻,咳嗽多为干咳,多出现在病程的第 4~6 天,以第二周为最明显,可伴有少量白黏痰,剧烈咳嗽者可伴有血丝痰,可有胸痛,严重者出现气促、呼吸困难甚至出现 ARDS。肺部体征不明显,部分患者可闻及少许湿啰音,或有呼吸音减低等肺实变体征。

**【影像学表现】**

**1. 普通流感病毒性肺炎**

（1）X 线表现:病毒性肺炎胸部 X 线最常见

表现为间质性肺炎。合并细菌性感染时可表现为大叶性实变和胸腔积液。两肺纹理增粗、模糊,可见斑片状或弥漫性磨玻璃样密度增高影,伴有或不伴有实变以及透亮度更低的互相交错的网格状区,以肺门附近及两下肺野为著。病毒性胸膜炎可伴有或不伴有肺实质浸润,病变呈单侧或双侧,一般胸腔积液较少,病程有自限性。

（2）CT表现:早期表现为肺内局灶性实变,呈局灶性斑片状影或散在磨玻璃密度影。部分病例病变进展为重症肺炎,表现为单侧或双侧弥漫性分布、大片状实变影或磨玻璃密度影,其内可见支气管充气征。

CT表现特点:

1）病情进展期:首次CT表现为肺叶、段大片实变,其内可见充气支气管征,伴有少量散在境界不清的斑片状磨玻璃密度影及胸腔积液,反映了肺泡弥漫性损伤。随后,病变范围增大、互相融合,呈多段、叶病变,病变密度增加,积液增多。

2）病情稳定期:表现为肺实质与间质性改变并存。病变范围缩小,密度减低。CT示肺内胸膜下病灶有吸收,肺门周围病灶多沿支气管血管束呈条索、网格状影以及小斑片状实变,也可见磨玻璃密度影。HRCT可见小叶间隔增厚及胸膜下线。肺门周围部分病灶内可见因小气道阻塞、支气管活瓣作用所致的囊状扩张过度充气区域,合并磨玻璃密度影时则出现马赛克肺灌注表现,以及小叶中心性结节或树芽征。复查胸部CT时,若过度充气区域消失,肺密度均匀,则反映小气道通气功能得以改善。

3）病变恢复期:主要以肺间质炎及纤维化为主,表现为局限性索条、网格、点条状影、小叶间隔增厚以及胸膜下线等,并可见支气管牵拉扭曲、血管聚集以及肺叶膨胀不全,而肺实质病灶大部分已吸收。CT图像上这些病变的吸收时间明显延长,与临床症状的先行改善并不完全同步。

### 2. 甲型H1N1流感性肺炎

（1）X线表现:轻症病例大多数X线片无异常发现。合并较明显肺部炎症者X线片上表现为肺纹理增粗、模糊,可见散在多发小斑片状阴影。常可见肺过度充气,肺野透亮度增高。重症患者两肺透亮度明显减低。危重症患者肺内病灶进展迅速,影像学上甚至1日内病灶就有很大变化,同时发生进行性呼吸困难和低氧血症,进展到呼吸衰竭,需要气管插管、机械通气等。

（2）CT表现:初期多在发病3天以内。在HRCT上可见肺小叶中心性结节、小叶实变、树芽征、小叶间隔增厚、线样征、小斑片状的磨玻璃影以及铺路石征等。胸膜可有增厚,无明显胸腔积液。

进展期HRCT上可见小叶中央实变的结节影和比较明显的多发的磨玻璃影,可伴有局部实变影;病变继续进展,磨玻璃样病灶迅速互相融合、扩大,密度较前增高,原来的磨玻璃影被高密度实变影替代,实变病灶内有时可见支气管充气征,可见支气管内条状相对高密度的分泌物,部分病例可有少量胸腔积液。危重症患者影像学表现为双肺多发大片状实变影及支气管血管束周围广泛分布的磨玻璃密度影。

吸收期肺内病灶由大变小,病变范围明显减少,由弥漫性磨玻璃影或多发片状实变转变为较局限病变。绝大部分患者病灶吸收,部分病灶吸收不良,表现为小叶内和小叶间隔明显增厚,呈增粗的网格状阴影或纤维化病灶。

### 3. 人感染H7N9禽流感病毒肺炎

（1）X线表现:感染早期可正常,也可表现为肺纹理增粗、模糊,或散在小片状影。进展期表现为两肺透亮度不同程度减低,肺纹理模糊不清,病变表现为大片状实变致密影,边缘模糊不清,密度不均匀,在实变区可见透亮的空气支气管征。病变短期内进展迅速,床旁胸片可检测病情发展,有助于临床治疗的跟进。

（2）CT表现:该病常急性发病,进展迅速,感染在短时间内扩散至全肺。其表现常分以下几期:①早期,多在发病3天以内。以肺实质改变为主,表现为散在小斑片状磨玻璃影或实变影,病变比较局限,右肺常受累,尤其是右肺上叶及中叶。由于多数患者确诊较晚,早期CT检查不多。②进展期,病灶常迅速扩大,呈广泛分布,病灶多发,但是无典型肺内分布的趋势和特定的肺叶或肺段。多表现为双肺多发磨玻璃密度影和肺实变,疾病不同期的两种病变比例不同,在病灶之间仍可见正常通气的肺组织,形成"地图征",磨玻璃密度及肺实变区域内可见空气支气管征。胸膜病变较常见,且可合并有胸腔积液、心包积液和纵隔淋巴结肿大。③吸收期,病变范围变小,密度减低,伴有小叶间隔增厚时,可见"铺路石征"。伴有小叶中心性结节、树芽征及胸膜下线状影等,部分病例可见网状改变。④疾病迁延期,以肺间质改变为主,主要变现为肺小叶间隔增厚,可呈网格影等改变,最终间质性炎症缓慢吸收好转。部分病例可迅速进展,病变由局限转变为广泛。

**4. SARS**

(1)X线表现:肺部可见不同程度的片状、斑片状浸润性阴影或呈网状改变,部分患者疾病进展迅速,呈大片状阴影;常为多叶或双侧改变,阴影吸收消散较慢;肺部阴影与症状体征可不一致。若影像学检查结果阴性,1~2天后应予复查。部分患者在疾病进展或吸收过程中,可见某一部位病变吸收或变小,而其他部位出现新病变或其他部位病变增大。

(2)CT表现:异常胸部影像学表现是SARS的一大特点,在症状出现后1~2天甚至早于呼吸系统症状影像学检查即可发现肺部异常阴影。影像学表现有其特点:

1)病变早期:可表现为单发片状磨玻璃密度影,也可为大片状磨玻璃密度影,其内可见肺纹理穿行和空气支气管征。这是由于支气管壁和肺泡壁形成透明膜,严重影响气体交换。肺泡实变影较少见,若出现实变表示肺泡腔完全被炎症渗出所充实。病灶多为于肺野外带或胸膜下。此种分布方式目前认为是由于SARS通过近距离飞沫传播,病毒颗粒细,可沉积于末梢支气管及肺泡内。

2)病情进展期:一般出现在入院10~14天内,影像学表现上病变范围均较前有所增大,可超过一个肺段范围,主要表现为磨玻璃密度为主并有肺实变影,磨玻璃密度影和肺实变影可在相同

或不同的CT层面上出现,肺实变影也可发生在磨玻璃密度影内。也可表现为单纯磨玻璃密度影或以肺实变影为主的影像。病情进一步恶化可表现为病变部位增多,可由一侧肺发展到双侧、由少数肺野发展为多个肺野,最后融合成两肺弥漫性分布。少数SARS患者发展为急性肺损伤,ARDS甚至多脏器功能衰竭(multiple organ dysfunction syndrome, MODS)而死亡。

死亡病例CT表现多为:弥漫或大片状磨玻璃密度或肺实变;CT随访病变进展迅速;继发细菌、真菌感染。

3)病变恢复期:多发生在入院10~14天后,肺内病变由弥漫或多发转变为局限性病变,病灶由大变小。少数患者可出现明显的肺间质增生,CT表现为条索状、网状或蜂窝状影,出现胸膜下弧线影及小叶间隔增厚,并可见局限性或一侧肺野透亮度增加,患侧胸廓变小。

图5-2-2~图5-2-7为病毒性肺炎病例,患者女性,32岁,于2014年1月12日开始咳嗽、咳痰、发热(最高体温达:39.2℃),至2014年1月20日住院治疗。患者呼吸道分泌物标本H7N9病毒核酸检测阳性。确诊为人感染H7N9禽流感病毒肺炎。

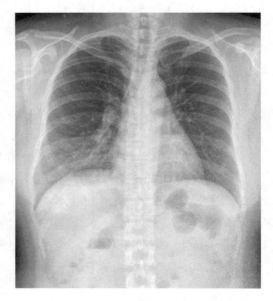

图5-2-2 2014年1月20日胸片示右下肺炎

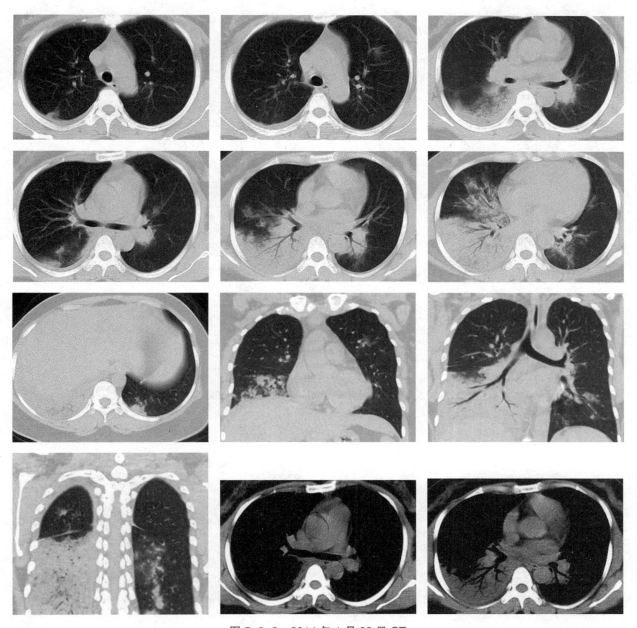

图 5-2-3　2014 年 1 月 23 日 CT

两肺斑片状磨玻璃影,右下肺大片状实变影,左下肺小片状实变影,见明显支气管充气征。右侧胸腔少量积液。与 3 天前胸片(图 5-2-2)比较病变有明显进展

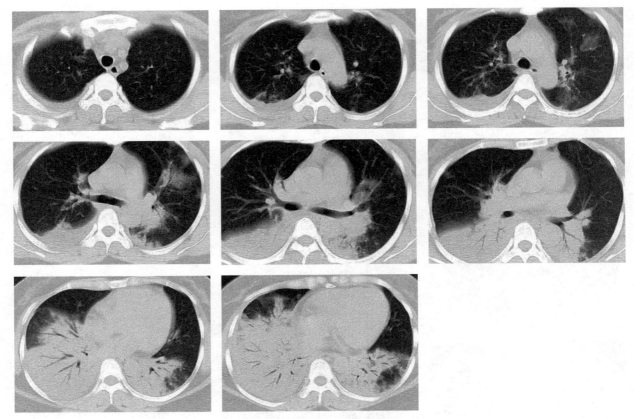

图 5-2-4　2014 年 1 月 25 日 CT

与 2 天前 CT（图 5-2-3）比较，左肺磨玻璃影及左下肺实变影明显增多扩大。提示病情进展

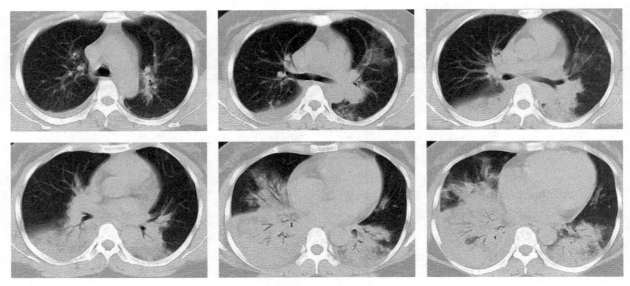

图 5-2-5　2014 年 1 月 28 日 CT

与 3 天前 CT（图 5-2-4）比较，两肺磨玻璃影及肺实变影稍有吸收。提示病情稳定

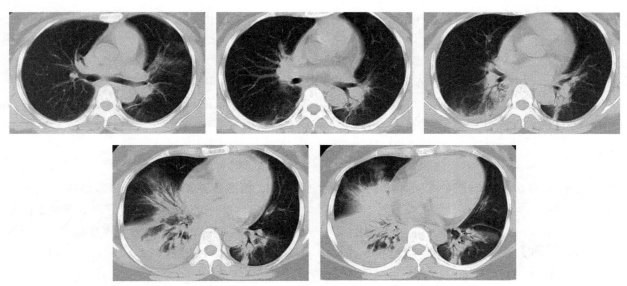

图 5-2-6　2014 年 1 月 31 日 CT

与 3 天前 CT（图 5-2-5）比较，两肺磨玻璃影及肺实变影继续吸收

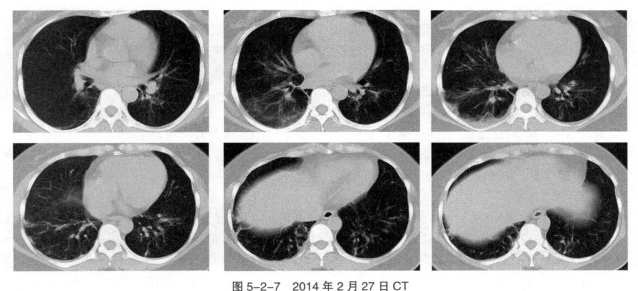

图 5-2-7　2014 年 2 月 27 日 CT

发病第 45 天出院后第一次 CT 复查，见两肺多发小叶间隔增厚及片状磨玻璃影，提示肺间质纤维化改变

## 【诊断要点】

病毒性肺炎诊断需结合其临床症状、流行病史及影像学改变，并排除由其他病原体引起的肺炎。流感类病毒性肺炎大多数有典型的流感症状与体征，普通流感、SARS、H1N1 和 H7N9 等均有好发季节，可有明确的流行病史，结合白细胞总数不高或降低，淋巴细胞计数降低，CT 显示磨玻璃密度影或伴实变，高度提示病毒性肺炎。具体病毒类型的确切诊断则有赖于病原学检查，包括病毒分离、血清学检查以及病毒抗原检测。呼吸道分泌物中细胞核内见病毒包涵体可提示病毒感染。

（1）普通流感病毒性肺炎 X 线主要表现为肺间质为主的肺炎，HRCT 则表现为多发斑片状实变、小叶中心性结节或磨玻璃密度影。

（2）甲型 H1N1 流感肺炎轻症患者 CT 上表现为多个或单个片状磨玻璃密度影和/或实变影，部分呈网格状表现，病灶多位于外周肺及下肺，常伴肺间质性改变；重症患者以青年和高危人群多见，肺内见多发大小不等的磨玻璃密度影和实变影，相互融合成大片，或两者并存。与普通病毒性肺炎相比较，甲型 H1N1 流感肺炎范围更广泛,进展快,但早期肺间质性改变较少见。

（3）人感染 H7N9 禽流感肺炎进展快,随着病情进展,病灶广泛分布且多发,多表现为多肺叶弥漫分布的磨玻璃密度影和实变影混杂,"地图征"及"铺路石征"常见,范围较广,但胸腔积液的出现与疾病严重程度无明显相关性。

（4）SARS 患者胸部 CT 表现为磨玻璃密度和肺实变,约 50% 累及两侧肺,以中、下肺野受累常见,且病变多为于肺野外带。HRCT 上可见小叶间隔增厚,伴有细支气管扩张和少量胸腔积液。

【鉴别诊断】

结合患者的流行病学史、临床表现、实验室检查及影像学检查,可得出临床诊断。确诊有赖于病原学及血清学检测结果,最可靠的方法是从呼吸道分泌物中分离出病原体。临床上应注意与 H5N1 禽流感肺炎、肺泡蛋白沉积症、其他病毒性肺炎、细菌性肺炎、支原体肺炎等疾病进行鉴别诊断。

1. **人高致病性 H5N1 禽流感肺炎** 表现为两肺大片状或斑片状密度增高影,病变范围分布广,两肺多叶多段广泛受累,病情变化快,病灶呈现游走性,由肺尖向两肺下叶扩散,肺实质、间质、胸膜可同时受累。病灶吸收慢、迁延时间长、恢复期可有纤维化表现。

2. **肺泡蛋白沉积症** 患者多为中年男性,且发病隐匿,最特征性的表现为双侧肺野磨玻璃密度影伴有光滑的小叶间隔增厚,可见"铺路石征"。确诊需要肺泡灌洗、肺穿刺或肺活检。

3. **腺病毒性肺炎** 多见于儿童、婴幼儿和免疫力低下者,好发于冬春季,肺间质改变为主。病变初期肺纹理增多、紊乱、模糊。病变进展时,两肺见小片状、点状及粟粒状结节影。严重病例可见斑片状或大片状磨玻璃密度影,也可进展为肺实变,病变单发或多发或两肺弥漫分布。

4. **细菌性肺炎** 表现为肺叶或段的实变影,病变较局限,一般多为一段或一叶病变,很少发生两肺或一侧肺弥漫性病变。病变进展速度较危重甲型 H1N1 流感肺炎慢。细菌性肺炎用抗生素可迅速治愈。

5. **支原体肺炎** 多见于青年和儿童。起病缓慢,病变以肺间质改变为主。早期表现为肺纹理增多模糊及网状改变,进展时呈局限或广泛的片状磨玻璃影、自肺门向肺野外围伸展的大片扇形阴影。CT 可以显示早期小叶中心性磨玻璃影或实变、肺间质炎症、网状阴影及小叶间隔增厚影。且患者的临床症状与 CT 改变不匹配,临床症状明显好转或消失,但是肺部阴影吸收不明显。

【拓展】

1. **流感合并重症肺炎的诊断思路** 流感合并重症肺炎的诊断标准:符合下列 1 项主要标准或≥3 项次要标准者可诊断为重症肺炎,需密切观察,积极救治,有条件时收住 ICU 治疗（ⅡA）。

主要标准:

（1）需要气管插管行机械通气治疗。

（2）脓毒症休克经积极液体复苏后仍需要血管活性药物治疗。

次要标准:

（1）呼吸频率≥30 次/min。

（2）氧合指数≤250mmHg（1mmHg=0.133kPa）。

（3）多肺叶浸润。

（4）意识障碍和/或定向障碍。

（5）血尿素氮≥7.14mmol/L。

（6）收缩压 <90mmHg 需要积极的液体复苏。

病毒性肺炎的影像学特点以斑片样磨玻璃密度影和/或实变影为主。重症病毒性肺炎可出现融合性大片状实变。影像学表现与轻症（细菌性肺炎、真菌性肺炎）部分重叠,影像诊断时,需密切结合患者症状、实验室检查及病原学证据。

重症病毒性肺炎患者以 3~6 天一次影像学检查为宜,危重患者病情进展迅速,应根据病情需要及时行影像学检查。病情允许时,应尽可能行胸部 CT 检查以便详细了解两肺累及程度。

2. **重大新发呼吸道传染病的影像学诊断价值** 在呼吸道传染性疾病中,X 线及 CT 各有优势。推荐采用低剂量胸部 CT 检查,尤其是 HRCT 检查,既可充分准确显示病灶的特征性影像学表现,评估累及范围,又可用于病毒性肺炎的复查随访。因此,CT 在重大呼吸道传染性疾病影像诊断、鉴别诊断和疗效评价中发挥重要作用。MRI 检查因检查时间长,对肺部含气组织成像差,并不常规用于病毒性肺炎的日常影像学检查。

**3. 影像表现与病毒载量的相关性问题** 甲型 H1N1 流感肺炎的胸部 CT 表现半定量评分与病毒载量无明显相关性,而胸部 CT 表现半定量评分与 H7N9 病毒载量、CD4$^+$T 淋巴细胞三者之间的动态变化存在一定相关性。了解其相关性,动态监测三者的变化,对人感染 H7N9 禽流感性肺炎的病情判断、指导治疗、预后评估有重要意义。多模态影像学比如 PET/SPECT/MRI/ 生物荧光成像等技术有望应用在呼吸道病毒感染的临床实际工作中。新兴发展的分子探针技术也可以作为检测各种病原体的新型生物标志物以及评估新的治疗方法。

(陆普选)

# 第三节 真菌性肺炎

【概述】

真菌性肺炎(或支气管炎)是指真菌感染而引起的以肺部(或支气管)炎症为主的感染性疾病,是肺部真菌病的一种类型。主要致病性真菌有酵母菌(念珠菌和非念珠菌)、真菌(曲霉和非曲霉)、双相型真菌(球孢子菌、副球孢子菌、组织胞浆菌等)和类真菌。

**1. 肺曲霉病** 曲霉广泛存在于自然界,有 130 余种,对人有致病作用的常见真菌有 5 种,其致病性有以下几种类型:

(1)原发性:正常健康人吸入大量孢子后,引起严重的肺部炎症。

(2)继发性:在原有严重慢性疾病的基础上(如糖尿病、肺结核、恶性肿瘤等),即使致病性不强的曲霉也可致病。

(3)变态反应性:因吸入的孢子而引起的变态反应。

(4)寄生性:曲霉可寄生于原有空腔/空洞中。类似于其他丝状真菌,患者吸入空气中散播的孢子感染曲霉而致病。曲霉在类似人体温度的 37℃生长最好,2~3μm 的芽孢很容易被吸入且沉积在肺内,产生多种临床症状。

肺曲霉病的临床表现由真菌和感染者之间的相互作用所决定,是一系列疾病。肺曲霉病可由多种病菌引起,最常见的为烟曲霉。

肺曲霉病的分类如下:

侵袭性肺曲霉病:①侵袭性肺曲霉病;②侵袭性气管支气管肺曲霉病。

慢性和腐生性肺曲霉病:①单纯肺曲菌球;②慢性空洞性肺曲霉病;③慢性纤维化性肺曲霉病;④曲霉结节;⑤亚急性侵袭性肺曲霉病;⑥过敏性支气管曲霉病。

**2. 肺隐球菌病** 肺隐球菌病是由于新型隐球菌感染引起,对免疫功能低下者及正常人均可致病。感染途径为吸入性,偶尔由皮肤感染蔓延。本病除有肺部病变外,常侵犯脑和脑膜。

**3. 肺念珠菌病** 肺念珠菌病由白色念珠菌引起。白色念珠菌存在于正常人口腔、消化道及呼吸道内等处,对健康人不易致病,在抗生素治疗后或免疫力低下时,易引起肺内感染。本病是免疫功能低下患者最常见的感染,常见于艾滋病、器官移植、恶性肿瘤、使用细胞毒性药物、严重烧伤和腹部手术后患者。

**4. 肺毛霉菌病** 肺毛霉菌病是由毛霉菌目毛霉科真菌引起的一种非常少见但可以致命的机会性真菌感染。其感染途径为吸入性,亦可为血行播散所致。除肺以外,毛霉菌尚易从鼻孔侵入至鼻窦、眼眶和头颅,具有侵犯血管和淋巴管引起血栓形成、梗死和组织坏死的倾向。

【病理】

**1. 肺曲霉病** 肺曲霉病的病变早期为弥漫性浸润渗出性改变;晚期为坏死、化脓或肉芽肿形成。病灶内可找到大量菌丝。菌丝穿透血管可引起血管炎、血管周围炎、血栓(菌栓)形成等,血栓(菌栓)形成又使组织缺血、坏死。

**2. 肺隐球菌病** 病理改变取决于机体状况,免疫功能正常者炎症自行吸收或形成肉芽肿,可有干酪或非干酪样坏死;免疫功能抑制患者炎症易扩散,常发生播散性病灶,肺门、纵隔淋巴结及胸膜均可受累。

**3. 肺念珠菌病** 其感染途径为血行感染及气道感染。血行感染的患者肺内有弥漫性分布的粟粒结节,结节中心有坏死,肺内同时有急性炎症;气道感染时出现急性支气管肺炎表现,可形成肺脓肿。

**4. 肺毛霉菌病** 肺毛霉菌病的病理改变除血管栓塞、肺梗死外,还可伴有肺出血、水肿、炎性渗出及炎细胞浸润等。

【临床表现】

**1. 肺曲霉病**

（1）侵袭性肺曲霉病：大量曲霉孢子被吸入后引起急性支气管炎，若菌丝侵袭肺组织，则引起广泛的浸润性肺炎或局限性肉芽肿，也可引起坏死、化脓，形成多发小脓肿。患者主要表现为高热或不规则发热、咳嗽、气促，咳绿色脓痰，伴有出血时咳咖啡色痰。胸痛、咯血、呼吸困难以及播散至其他器官引起的相应症状和体征。体检发现肺部有干、湿啰音。X 线早期可出现局限性或双肺多发性浸润或结节状阴影，病灶常迅速扩大融合成实变或坏死形成空洞；或突然发生大的、楔形的、底边对向胸膜的阴影，类似于"温和的"肺梗死。少数出现胸腔积液征象。

（2）慢性和腐生性肺曲霉病：慢性曲霉病可无免疫抑制或轻微全身免疫抑制。目前认为有肉芽肿形成，病程超过 1 个月即归为慢性。故慢性坏死型曲霉病可归类为慢性曲霉病，一般持续时间为 1~3 个月，其他类型的持续时间应 >3 个月。慢性肺曲霉病包括曲霉球、慢性空洞性肺曲霉病、慢性纤维化性肺曲霉病和曲霉结节等。肺曲霉球常在支气管扩张、肺结核等慢性肺疾病基础上发生，菌丝在肺内空腔中繁殖、聚集并与纤维蛋白和黏膜细胞形成球型肿物，不侵犯其他肺组织。多数患者无症状或表现原发病症状，部分患者在病情进展时也可出现发热、咳嗽、气急、咳黏液脓痰，其中脓痰中含绿色或咖啡色颗粒。由于菌球周围有丰富的血管网，可反复咯血。

肺部 X 线检查可见圆形曲霉球悬在空洞内，形成一个新月体透亮区，有重要诊断价值。曲霉结节症状轻微，以 3cm 以下的结节为特征，症状类似单纯曲霉球。慢性空洞性肺曲霉病曾称复杂曲霉肿，症状复杂呈慢性进展性，其所构成的衰弱综合征包括慢性肺功能不全、长期低热、咳嗽、咳血痰、脓痰等。多发生于具有支气管肺结构性病变的患者，预先具有空洞，其内可含或不含曲霉球。患者肺部具有多发空洞，是多空洞形成和扩增或预先存在的空洞扩增而成。慢性纤维化性肺曲霉病呈现广泛的肺纤维化累及至少两个肺叶伴有慢性空洞型曲霉病，导致肺功能严重受损，症状类似慢性空洞型曲霉病，但肺功能下降更严重。

（3）过敏性支气管曲霉病：一般具有特应性，

有曲霉孢子、潮湿阴暗及通风不良环境接触史。前驱症状类似上呼吸道感染，表现为发热、寒热、头痛等；典型症状包括反复发作性喘息、咳嗽、咳痰、咯血、胸痛等；31%~69% 的患者可咳出棕褐色黏液痰栓；约 90% 的患者在 ABPA 加重时出现严重的哮喘症状；具有复发与缓解交替的特征。ABPA 的确诊主要依靠影像学以及血清学检查。血清 IgE 水平可以作为疾病发作或治疗应答的标志，而烟曲霉痰培养阳性无助于诊断。

**2. 肺隐球菌病** 本病常发生于成人，男性多于女性。患者可无症状或有轻咳、咳痰和低热，一般为亚急性过程，可有急性脑膜炎表现。

**3. 肺念珠菌病** 患者有发热、气促、咳嗽等症状。听诊可闻干、湿啰音。

**4. 肺毛霉菌病** 有发热、胸痛、咳血痰及胸膜摩擦音等。

【影像学表现】

**1. 肺曲霉病**

（1）侵袭性肺曲霉病：胸部影像表现具有非特异性，主要包括结节、片状浸润以及空洞等，胸腔积液不常见。结节是侵袭性肺曲霉病患者初次发病时常见的影像学表现，可表现为多种形式，按大小分为微小结节（<1cm）、小结节（1~3cm）、大结节或团块（最大径 >3cm），不同类型的结节影常同时存在。在疾病早期，胸部 CT 上结节或实变周围常见"晕征"，其病理基础为出血性梗死周围的肺泡内出血。免疫缺陷患者胸部 CT 上出现"晕征"强烈提示曲霉感染。晕征可作为真菌感染早期诊断的提示征象，也是肺内活性真菌存在的标志。影像上如出现空气半月征和空洞，提示病灶周围坏死组织重吸收。

（2）慢性和腐生性肺曲霉病：慢性肺曲霉病的典型影像学特征为曲霉球（aspergilloma）。肺曲霉球常为偶然发现，多见于常规胸片或咯血查因。影像上，曲霉球表现为空腔/空洞内的团块影，上缘呈弧形，并与周围气体形成"空气半月征"，邻近胸膜常增厚。曲霉球偶可见钙化。曲霉球的位置可随患者体位的改变而移动。有时曲霉球在胸片上很难看到，此时，CT 检查是必要的。据相关文献报道，结核空洞壁或邻近胸膜的增厚或为曲霉球的早期影像学改变。

1）单发肺曲霉球：单发肺曲霉球是指在单

个肺空洞中含有一个单发真菌球,血清或微生物学证据提示曲霉感染,在非免疫功能低下的患者症状轻微或没有症状,随访至少3个月影像学没有任何进展。

曲霉球几乎完全由真菌菌丝和细胞外基质构成。曲霉球是CPA最常见的一种类型,具有特征性的临床影像学表现,通常可以通过胸部CT扫描观察到,常位于肺内空洞或扩张的支气管中。曲霉球是疾病晚期的表现,是沿空洞表面生长的真菌突入空洞腔内而形成的。"空气新月征"是曲霉球具有特征性的影像学表现,但该表现也可见于侵袭性肺曲霉病,空腔内的物质是含有曲霉(或其他真菌)的梗死的肺组织。

2)慢性空洞性肺曲霉病:慢性空洞性肺曲霉病是CPA最常见的形式,既往称为复杂曲霉球,通常表现为1个或多个肺空洞,可为薄壁或厚壁,可包含1个或多个曲霉球,或空洞内含有不规则物质,血清学或微生物证据提示曲霉感染,具有显著的肺和/或全身症状,炎症因子增高,随访3个月影像学进展明显,可出现新的空洞、空洞周边病变浸润范围扩大或肺纤维化增多。未经治疗,数年后这些空洞将不断扩大并融合,浸润周边组织或穿破胸膜,出现新的曲霉球。

3)慢性纤维化性肺曲霉病:慢性纤维化性肺曲霉病往往是CCPA未经治疗逐渐发展而来的。广泛的肺纤维化累及至少两个肺叶伴有CCPA导致肺功能严重受损。严重的纤维化累及一个肺叶伴有一个空洞只能称为CCPA侵及该肺叶,不能称为CFPA。

4)曲霉结节:曲霉结节表现为1个或多个结节(<3cm),通常不出现空洞,是CPA的一种少见表现。其与结核球、肺癌或其他罕见病原体相似,仅能通过组织学确诊,影像学表现为肺内结节影,粗毛刺分叶等表现类似结核结节。

5)亚急性侵袭性肺曲霉病:亚急性侵袭性肺曲霉既往称之为慢性坏死性肺曲霉病或半侵袭性肺曲霉病。SAIA与CCPA具有相似的临床和影像学特征,但进展相对更快,病程通常在1~3个月。SAIA的影像学特点包括空洞、结节、进展性实变伴有脓肿形成。组织学活检可见菌丝侵及肺组织。

(3)过敏性支气管肺曲霉病:早期多正常,急性加剧期出现典型表现,即迅速出现的肺实变、支气管壁增厚、分支状或手套状的沿支气管分布的密度增高影,或伴非干酪性支气管肉芽肿和细支气管炎。由于气道黏液栓嵌塞,病变肺体积可缩小。支气管腔内高密度黏液栓嵌塞改变、中心性支气管扩张是其特征影像学表现。中心性支气管扩张即近侧支气管扩张,而周围支气管正常。以囊状扩张为主,管径增宽明显,扩张的支气管轮廓较普通支气管扩张及继发牵拉性支气管扩张更为柔和迂曲,受累范围较长时类似静脉曲张样改变。过敏性支气管肺曲霉病主要由支气管腔内黏液栓充填、阻塞引起,且病程漫长、反复,除非到晚期,一般无支气管管壁破坏;而支气管扩张为支气管壁平滑肌、弹性纤维破坏,周围组织牵拉所致。其他表现包括游走性和反复性肺部浸润影、树芽征(即小叶中心结节)等。

2. 肺隐球菌病　肺隐球菌病的影像学表现多种多样,主要受患者的免疫状态影响。依据其基本影像学形态表现,主要分为结节团块型、肺炎型和混合型三种。

(1)肺结节:为肺隐球菌病的最常见表现,约占1/3~1/2,典型的结节位于胸膜下,可为孤立性或多发性,直径从0.5~4cm不等,部分病例酷似肺结核活动期表现,少见空洞,钙化罕见。

(2)肺炎样改变:表现为单侧或双侧肺段或肺叶实变,在一个体位观察可能表现为肿块,而不同投照体位(包括CT扫描)观察到典型浸润性病变,病灶内偶尔可见支气管充气征。

(3)播散性病变:此型罕见,胸片表现为粟粒样或弥漫性网状结节影。在免疫功能抑制患者,放射学表现与免疫功能正常患者类似,但肺泡实变更广泛,肺结节或肿块及实变内易出现空洞,播散性病变。肺门、纵隔淋巴结肿大,胸腔积液的发生率均较免疫功能正常患者高。

3. 肺念珠菌病　约半数患者胸部影像表现正常。依据肺内异常表现可分为支气管型和肺型。

(1)支气管型:由气道感染引起,影像表现为沿支气管分布的片状阴影,为非特异性,但免疫功能低下的患者肺内出现片状或多发结节影时应该想到本病的可能。

(2)肺型:以肺内实变为特点,由气道或血行感染所致。肺内有单发或弥漫分布的片状影，有的形成空洞。一些病灶吸收后可形成新的病灶。有些病例表现为粟粒性结节影像，在早期不易发现。胸腔积液及肺门淋巴结肿大少见。

**4. 肺毛霉菌病** 肺毛霉菌病的 X 线表现为节段性均匀实变和广泛肺泡实变，可有空洞形成。CT 常表现为渗出实变、多发结节、厚壁空洞等，但不具特异性。在粒细胞减少的患者中出现肺部感染，如果其胸部 CT 表现为"空气新月征"或"反晕征"则强烈提示肺毛霉菌的感染。

图 5-2-8~ 图 5-2-10 为慢性肺曲霉病病例，患者男性，50 岁。间断咯血 4 年，加重 2 个月。于 2019 年 4 月 26 日在全麻下给予"胸腔镜下右上肺楔形切除术 + 胸膜粘连烙断术"，术后病理：右上肺慢性肉芽肿性炎症伴曲霉感染。

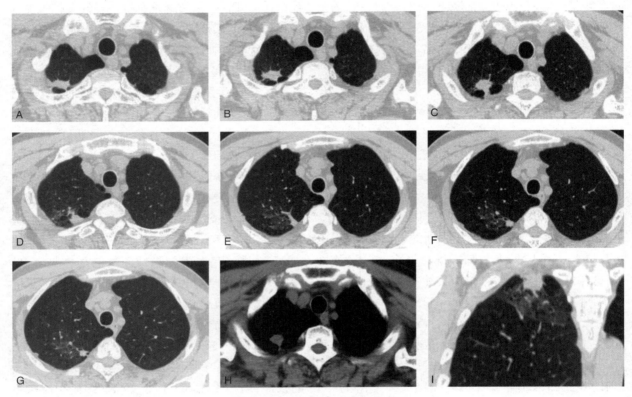

**图 5-2-8 2018 年 3 月 8 日 CT**

右上肺曲霉病。A~G. 肺窗右上肺见结节状密度增高；H. 纵隔窗见结节影，边缘清晰，结节影后部与局部胸膜相连；I. 三维重建图见结节影周围有晕征

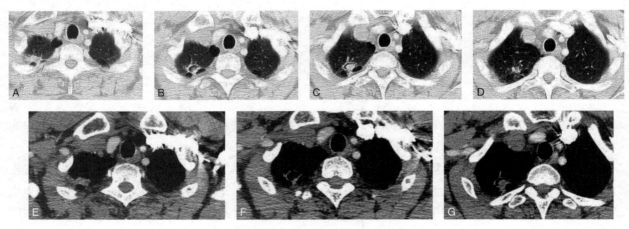

**图 5-2-9 2019 年 4 月 17 日 CT**

13 个月后复查。A~D. 右上肺结节影内见新月征，内见曲霉球。E~G. 增强见洞壁有强化，曲霉球未见强化改变

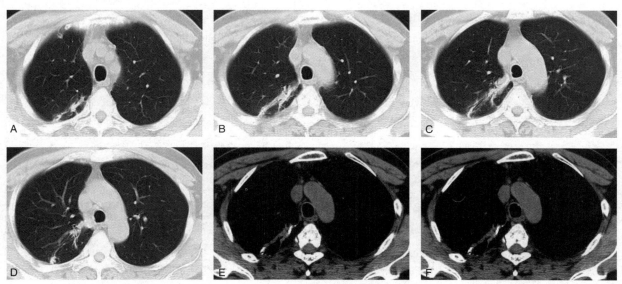

图 5-2-10　2019 年 6 月 11 日右上肺曲霉病手术切除后 CT 复查
A~D. 肺窗右上肺见条索状影；E、F. 纵隔窗见条状钙化

【诊断要点】

**1. 侵袭性肺曲霉病诊断要点**

（1）肺内结节、磨玻璃密度阴影、实变影，周围常伴"晕征"。

（2）晚期可出现新月征和空洞。

**2. 曲菌球诊断要点**　曲霉球表现为空洞中团块状阴影，占据空洞的部分或大部分，空洞的其余部分则呈半月形或新月形透光区，团块影可随体位移动如"钟摆样"，常为单个，上叶多见，也可以呈多发性分布于多个肺叶。

**3. 过敏性支气管肺曲霉病诊断要点**

（1）支气管黏液栓嵌塞。

（2）特异性表现：中心性支气管扩张。

（3）游走性和反复性肺部浸润影。

（4）树芽征 – 小叶中心结节。

（5）局限性肺不张。

**4. 肺隐球菌病诊断要点**　肺隐球菌病的影像学表现为非特异性的，临床诊断有多种方法，但在没有危险因素的情况下，往往很难对肺隐球菌病作出早期诊断，从而影响本病的治疗和预后。痰液中找到新型隐球菌的圆形厚壁孢子，对肺内新型隐球菌感染的诊断具有一定价值。但该病的确诊主要依靠病理活检，取自无菌部位如穿刺肺内病灶所得的脓液标本涂片或培养呈阳性亦有确诊意义；取自痰液、咽拭子或支气管肺泡灌洗液的标本涂片或培养呈阳性，以及乳胶凝集试验阳性有临床疑似诊断价值。

**5. 肺念珠菌诊断要点**　肺念珠菌感染的 X 现表现与其他肺感染不能鉴别。CT 可更好地显示病变范围，但在鉴别诊断方面也不能提供更多的帮助。肺念珠菌感染常常合并有细菌和其他真菌感染，使其诊断复杂化。由于正常人的痰中也可以找到白色念珠菌，因此只有多次痰检阳性对本病诊断才有意义。

**6. 肺毛霉菌诊断要点**　肺毛霉菌病病变部位以右肺多见，临床表现、影像学及支气管镜下表现缺乏特异性，目前诊断的"金标准"仍旧是肺部病变穿刺活检发现特征性的菌丝和病理改变，或肺部组织、支气管肺泡灌洗液、病变内穿刺液等培养呈阳性。

【鉴别诊断】

**1. 肺曲霉病**

（1）侵袭性肺曲霉病：本病的影像学表现为非特异性，需要与肺结核、卡波西肉瘤、肉芽肿、出血性肺转移、肺腺癌、韦格纳肉芽肿、巨细胞病毒、其他真菌感染、带状疱疹病毒性肺炎等相鉴别，这些疾病均可见肺内肿块或结节。应密切结合临床分析并通过相关实验室检查参考进行鉴别诊断，必要时活检确诊。

（2）慢性和腐生性肺曲霉病：当出现肺曲霉球时，一般依据影像特征可作出临床诊断，但需要与其他真菌球、空腔化错构瘤、肺脓肿、棘球蚴囊肿、肿瘤、血肿以及韦氏肉芽肿等相鉴别。曲霉球可以与以上任何一疾病同时存在,诊断时认识这一点很重要。

（3）过敏性支气管肺曲霉病

1）支气管哮喘:真菌致敏的严重哮喘（SAFS）无肺部浸润及中心性支气管扩张等表现。

2）支气管扩张并感染:结合支气管扩张的形态表现以及临床、实验室检查进行鉴别。

3）过敏性肺炎:有特殊职业史、家族史、过敏史或变应原接触史,有一过性、游走性肺部浸润影,支气管一般无扩张;可有非坏死性肉芽肿形成;支气管肺泡灌洗液中,以 CD8[+] 淋巴细胞显著增多为主。

2. 肺隐球菌病的影像学表现为非特异性的,肺内病变表现为孤立或多发结节、肿块时,易误诊为肺癌、肺结核或非特异性炎性肉芽肿等。肺内病变表现为肺实变者不能与其他感染性疾病鉴别。播散性病变结合临床可考虑为感染性病变,但与粟粒性肺结核、病毒感染以及其他真菌感染等许多病变过程有类似的影像表现。

3. 胸部 CT 检查是临床诊断肺念珠菌感染的重要手段,其主要征象是肺内可见结节影、局灶性或多灶性实变影等,这些表现无明显的特异性,与其他肺部机遇性感染如侵袭性曲霉或毛霉菌感染等在影像上难以鉴别。而其他病原体如病毒、支原体及奴卡菌、葡萄球菌等引起的肺部感染也常有类似的影像学表现,仅仅依靠影像学手段难以鉴别。

4. 肺毛霉菌病的影像学特征缺乏特异性,应与结核空洞、癌性空洞及肺曲霉病相鉴别。

【拓展】

1. 真菌确诊的方法及影像学诊断的价值和限度　真菌性肺炎的最终确诊需依靠病理活检或实验室培养。肺部真菌感染的影像表现各异,有些病灶胸片较难显示,给诊断造成较大困难。CT扫描能较好地显示病灶部位、密度、边缘、淋巴结是否肿大及胸膜改变;特别是薄层扫描可显示肺小结节影、网格影及小叶间隔增厚等。CT 扫描能较好地观察病灶的动态变化,评价临床疗效。在影像诊断方面,对于肺部外周多发或散在分布结节影,伴有厚壁空洞,空洞内壁不光整,呈棘状或

结节状改变,肺周围楔形实变影或结节融合呈片块状影,结节周围磨玻璃影或"晕征",这些征象提示真菌感染,或者 GPA 的可能。

2. 艾滋病合并真菌感染的问题　在我国艾滋病最常并发肺部感染的真菌是白色念珠菌、新生隐球菌、曲霉,而肺孢子菌（类真菌）仍是 AIDS患者最常见肺部真菌病病原菌。艾滋病合并肺部真菌性疾病的诊断需根据临床、影像学表现、病原学及治疗反应进行综合分析。免疫受损的 AIDS患者出现发热呼吸道及消化道症状和 CD4[+]T 淋巴细胞明显下降时需考虑真菌性肺炎。中性粒细胞减少或缺乏,激素使用及免疫缺陷,部分患者全身毒血症状不严重,尤需注意。查痰有重要价值,但须注意痰培养阳性可能是化学治疗后的呼吸道菌群失调所致。

（陆普选）

# 第四节　肺结核

【概述】

肺结核是指发生在肺组织、气管、支气管和胸膜的结核病变。2017 年,WHO 估计在世界范围内有 1 000 万例结核病新发病例,世界卫生组织列出的 30 个高结核病负担国家在全球病例中,三分之二集中在 8 个国家（67%）,包括印度（27%）和中国（9%）。国内结核病报告发病人数一直以来都处于法定甲、乙类传染病报告发病人数前列。目前结核病仍是全球前十位死因之一。

【病理生理】

基本病理变化是渗出、增殖和干酪样坏死。渗出性病变主要是肺泡内结核性炎性渗出,表现为浆液性或纤维素性肺泡炎;增殖性病变为结核性肉芽肿。三种病变,尤其是增殖和渗出病变常同时存在。当自身免疫力强或正规有效抗结核药物治疗时,结核分枝杆菌可被逐渐控制、消灭,病变逐渐吸收、纤维化及钙化,多数残存不同程度纤维瘢痕组织。病灶进展可伴有液化坏死及空洞形成,可经支气管发生肺内播散,也可经血行发生肺内或全身性播散。明显的瘢痕组织可继发引起牵拉性支气管扩张及病灶周围的肺气肿。

## 【临床表现】

1. **症状** 咳嗽、咳痰≥2周,或痰中带血或咯血为肺结核可疑症状。

肺结核多数起病缓慢,部分患者可无明显症状,仅在胸部影像学检查时发现。随着病变进展,可出现咳嗽、咳痰、痰中带血或咯血等,部分患者可有反复发作的上呼吸道感染症状。肺结核还可出现全身症状,如盗汗、疲乏、间断或持续午后低热、食欲不振、体重减轻等,女性患者可伴有月经失调或闭经。少数患者起病急骤,有中、高度发热,部分伴有不同程度的呼吸困难。

病变发生在胸膜者可有刺激性咳嗽、胸痛和呼吸困难等症状。

病变发生在气管、支气管者多有刺激性咳嗽,持续时间较长,支气管淋巴瘘形成并破入支气管内或支气管狭窄者,可出现喘鸣或呼吸困难。

少数患者可伴有结核性超敏感症候群,包括:结节性红斑、疱疹性结膜炎/角膜炎等。

2. **体征** 儿童肺结核还可表现发育迟缓,儿童原发性肺结核可因气管或支气管旁淋巴结肿大压迫气管或支气管,或发生淋巴结-支气管瘘,常出现喘息症状。

当合并有肺外结核病时,可出现相应累及脏器的症状。

肺结核早期肺部体征不明显,当病变累及范围较大时,局部叩诊呈浊音,听诊可闻及管状呼吸音,合并感染或合并支气管扩张时,可闻及湿性啰音。

病变累及气管、支气管,引起局部狭窄时,听诊可闻及固定、局限性的哮鸣音,当引起肺不张时,可表现气管向患侧移位,患侧胸廓塌陷、肋间隙变窄、叩诊为浊音或实音、听诊呼吸音减弱或消失。

病变累及胸膜时,早期于患侧可闻及胸膜摩擦音,随着胸腔积液的增加,患侧胸廓饱满,肋间隙增宽,气管向健侧移位,叩诊呈浊音至实音,听诊呼吸音减弱至消失。当积液减少或消失后,可出现胸膜增厚、粘连,气管向患侧移位,患侧胸廓可塌陷,肋间隙变窄、呼吸运动受限,叩诊为浊音,听诊呼吸音减弱。

原发性肺结核可伴有浅表淋巴结肿大,血行播散性肺结核可伴肝脾肿大、眼底脉络膜结节,儿童患者可伴皮肤粟粒疹。

## 【影像学表现】

1. **原发性肺结核** 原发性肺结核主要表现为肺内原发病灶及胸内淋巴结肿大,或单纯胸内淋巴结肿大。肺门及纵隔淋巴结增大:结核菌经淋巴管到达肺门及纵隔淋巴结内,即引起肺门及纵隔淋巴结炎,影像学表现为肺内原发病灶、淋巴管炎和肺门及纵隔淋巴结增大同时存在,即组成典型的"哑铃状"阴影称为原发综合征。儿童原发性肺结核也可表现为空洞、干酪性肺炎以及由支气管淋巴瘘导致的支气管结核。

2. **血行播散性肺结核** 急性血行播散性肺结核表现为从肺尖至肺底均匀分布、大小及密度(三均匀)基本相同的粟粒状阴影,直径约2mm左右,边缘清晰。当病灶周围有渗出时,其边缘较模糊。绝大多数病变为两肺对称。亚急性或慢性血行播散性肺结核的弥漫病灶,多分布于两肺的上中部,大小不一,密度不等,可有融合。上部肺野病灶可见渗出性、增殖性、甚至干酪性病变并存,表现为斑点状、小结节状、斑片状、斑块状多形态影像,而中肺野以小结节状及粟粒状影像为多,表现出肺上野病程较长、肺中野病变较新的特征;病灶之间或患肺下部可表现为代偿性肺气肿。儿童急性血行播散性肺结核有时仅表现为磨玻璃样影,婴幼儿粟粒病灶周围渗出明显,边缘模糊,易于融合。

3. **继发性肺结核** 继发性肺结核是指发生于原发性肺结核后任何时期的肺结核病。主要包括浸润性肺结核、干酪性肺炎、结核球、慢性纤维空洞性肺结核和毁损肺等类型。继发性肺结核是肺结核病中的一个主要类型,也是肺结核中最常见的类型。胸部影像表现多样,轻者主要表现为斑片、结节及索条影,或表现为结核瘤或孤立空洞。重者可表现为大叶性浸润、干酪性肺炎、多发空洞形成和支气管播散等。反复迁延进展者可出现肺损毁,损毁肺组织体积缩小,其内多发纤维厚壁空洞、继发性支气管扩张,或伴有多发钙化等。邻近肺门和纵隔结构牵拉移位,胸廓塌陷,胸膜增厚粘连,其他肺组织出现代偿性肺气肿和新旧不一的支气管播散病灶等。

**4. 气管支气管结核** 气管支气管结核是气管、支气管黏膜、黏膜下层、肌层、环状软骨和外层结缔组织等从腔内至腔外构成气管支气管壁的全层结核病变的总称。主要是痰液中结核分枝杆菌的直接侵犯，也可为结核性淋巴结炎破溃直接侵犯气道黏膜，或结核分枝杆菌经支气管周围的淋巴道播散所致。病变好发于主支气管，两肺上叶、右肺中叶及左肺舌叶支气管。气管及支气管结核主要表现为气管或支气管壁不规则增厚、管腔狭窄或阻塞，狭窄支气管远端肺组织可出现继发性不张或实变、支气管扩张及其他部位支气管播散病灶等。

**5. 结核性胸膜炎** 结核性胸膜炎分为干性胸膜炎和渗出性胸膜炎。干性胸膜炎为胸膜的早期炎性反应，通常无明显的影像表现；渗出性胸膜炎主要表现为胸腔积液，且胸腔积液可表现为少量或中大量的游离积液，或存在于胸腔任何部位的局限积液，吸收缓慢者常合并胸膜增厚粘连，也可演变为胸膜结核瘤及脓胸等。

图 5-2-11~ 图 5-2-13 为耐多药肺结核初治病例，患者男性，28 岁，咳嗽一个月伴有低热。涂痰结核菌阳性(+)药敏试验耐异烟肼(H)，利福平(R)，链霉素(S)，利福喷汀(RFT)。

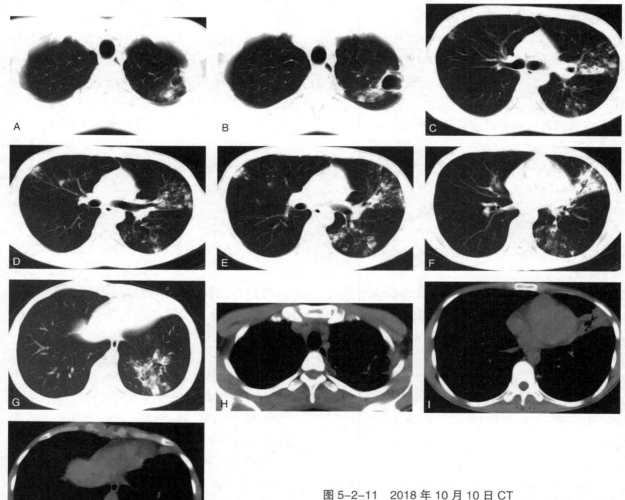

图 5-2-11　2018 年 10 月 10 日 CT
A~G. 肺窗左肺见不规则斑片状结节状影及树芽征，其中左上肺见空洞影，内壁光整。左肺舌叶见大片实变影。右上中肺见少许结节状及斑片状影。H~J. 纵隔窗见左肺病灶密度较高，局部胸膜受累，左肺舌叶实变影内充气支气管征

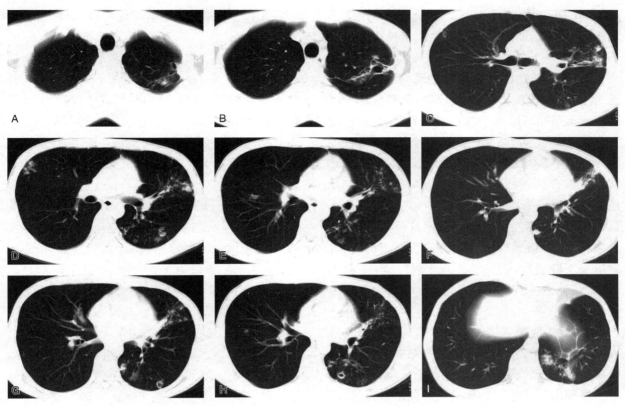

图 5-2-12 2019 年 2 月 17 日抗耐多药结核治疗 4 个月 CT 复查

A~I. 原左上肺空洞影明显吸收变小,左肺舌叶见实变影明显吸收好。但左下肺出现两个小空洞影。右上中肺见结节状及斑片状影有吸收减少

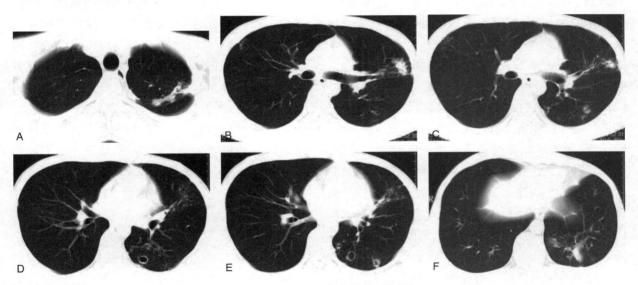

图 5-2-13 2019 年 6 月 14 日 CT

A~F. 抗结核治疗 8 个月后 CT 复查。左上肺空洞影基本闭合吸收,但左下肺小空洞影变化不大

【诊断要点】

1. **临床特点** 原发综合征多见于儿童和免疫缺陷或低下患者,继发性肺结核多见于成年人,可有低热、盗汗、食欲不振、乏力、消瘦、咳嗽、咯血、胸痛和气促等结核中毒症状。患者可有 / 无肺结核患者接触史或家族史。

2. **实验室检查** 通过实验室检查找到结核分枝杆菌是结核病诊断的"金标准";免疫学诊断方法包括结核菌素皮肤试验、血清学检测(结核分枝杆菌抗体)、γ- 干扰素释放试验(interferon-

gamma release assay, IGRA), 分子生物学技术可检测结核病的基因型等可为肺结核诊断提供依据。

**3. 典型肺结核的影像学表现**　肺结核常表现为多形性病变, 即渗出、增殖和干酪样坏死并存。活动期肺结核可见"树芽征"改变, 肺内纤维条索影及钙化病灶的存在提示病灶倾向慢性改变。影像学典型表现与不同分型肺结核相关。典型原发综合征 X 线呈"哑铃状"改变; 淋巴结结核的典型表现为增强 CT/MRI 肿大淋巴结呈环形强化; 急性血行播散性肺结核呈"三均匀"的多发粟粒结节; 继发性肺结核好发于肺上叶尖段、后段及下叶背段, 影像学表现多样; 可伴有肺不张、肺气肿、支气管结核、支气管扩张等多种继发性改变。

**4. 不典型肺结核的影像学表现**　某些特殊人群, 如 HIV、糖尿病患者合并肺结核时, 可在临床症状、体征和胸部 X 线影像及临床经过等诸多方面表现出与一般肺结核患者不同的特点, 即所谓"不典型肺结核", 较易误诊漏诊。不典型肺结核主要表现为病灶发生在非典型部位和影像表现不典型。不典型影像表现为节段实变、伴可疑恶性征象的肿块、支气管内结核病灶、胸膜病变、肿大淋巴结等。

免疫损害患者并发肺结核发病率明显增高, 病灶发病部位不典型, 范围相对较大, 常累及多叶段, 常表现为血行播散及原发综合征, 肺外结核常见。但免疫损害患者还易发生其他多种病原体的感染, 导致诊断和鉴别诊断比较困难。免疫损害患者肺内发生大片实变、粟粒样结节、空洞、肺门/纵隔淋巴结肿大和胸腔积液时, 应考虑肺结核诊断, 诊断需要结合临床表现及实验室检查, 确诊常需要组织病理学活检来获取细菌学及组织学证据。

耐多药肺结核近年明显增多, 多表现为实变、肿块、厚壁和虫蚀样空洞、较大空洞和多发空洞、黏液栓塞、双侧和多叶段受累等。

【鉴别诊断】

肺结核的基本病理变化是渗出、增殖和干酪样坏死, 影像学同样表现为多形性变化, 渗出性病变者主要需与其他感染性肺炎鉴别, 如细菌性肺炎、真菌性肺炎等; 而增殖性病变主要需与肺癌

等鉴别; 结核性空洞则需与曲霉球、癌性空洞等鉴别。

**1. 细菌性肺炎**　多呈叶、段分布, 以渗出病变为主, 抗生素治疗后可短期吸收好转。而大叶性干酪性肺炎临床上可出现结核中毒症状, 影像学上病灶密度多较高、不均匀, 其中可见多发大小不等的虫蚀样空洞及空气支气管征, 病灶周围或其他肺野可见支气管播散灶, 抗炎治疗多无明显好转。

**2. 肺癌**　周围型肺癌常见分叶、短毛刺、胸膜凹陷等征象, 与支气管关系密切, 增强后中度或明显强化; 而结核球常位于两肺后部, 形态规则, 边界清晰, 病灶内可有钙化, 周围有卫星灶, 以长毛刺为主, 需注意结核与胸膜间的粘连带易误诊为肺癌的胸膜凹陷征, 结核球增强后无强化或轻度包膜强化。中央型肺癌常无明显中毒症状, 可有痰中带血, 见肺门附近软组织肿块, 增强后中度或明显强化, 可引起阻塞支气管远端阻塞性肺气肿, 晚期引起阻塞性炎症或不张, 可形成"横S征"。

**3. 非结核分枝杆菌肺病(NTM)**　NTM 临床表现酷似肺结核病。常见临床症状有咳嗽、咳痰、咯血、发热等。影像可表现为炎性病灶及单发或多发薄壁空洞, 纤维硬结灶、球形病变及胸膜渗出相对少见。病变多累及上叶的尖段和前段。病变影像表现和分布与结核没有明显区别, 但多种病变混合存在, 并累及两肺多叶是其特点。

非结核分枝杆菌感染的病理特征以及影像学表现随着患者的免疫状态、感染途径的不同而不同, 影像学特征随不同组织学分型而有所差异。痰抗酸染色涂片检查阳性, 无法区别结核分枝杆菌与非结核分枝杆菌, 只有通过分枝杆菌培养菌型鉴别方可鉴别。其病理组织学基本改变类似于结核病, 但非结核分枝杆菌肺病的组织学上改变以类上皮细胞肉芽肿改变多见, 无明显干酪样坏死。胶原纤维增生且多呈现玻璃样变, 这是与结核病的组织学改变区别的主要特点。

【拓展】

**1. 结核病的最新分类及肺结核的分型**　根据国家卫生计生委发布的《中华人民共和国卫生行业标准 – 结核病分类(WS 196–2017)》及

《中华人民共和国卫生行业标准 - 肺结核诊断（WS 288-2017）》（以下简称"诊断标准"），结核病分为三类：

（1）结核分枝杆菌潜伏感染者。

（2）活动性结核病。

（3）非活动性结核病。

肺结核则分为以下五型：

（1）原发性肺结核。

（2）血行播散性肺结核。

（3）继发性肺结核。

（4）气管支气管结核。

（5）结核性胸膜炎。

2. **肺结核的确诊标准**　肺结核的诊断是以病原学（包括细菌学、分子生物学）检查为主，结合流行病史、临床表现、胸部影像、相关的辅助检查及鉴别诊断等，进行综合分析做出诊断。以病原学、病理学结果作为确诊依据。儿童肺结核的诊断，除痰液病原学检查外，还要重视胃液病原学检查。病例确诊方法包括：

（1）痰涂片阳性可确诊肺结核：凡符合下列项目之一者：①2 份痰标本涂片抗酸杆菌检查阳性；②1 份痰标本涂片抗酸杆菌检查阳性，同时具备肺结核"诊断标准"中的 3.3（影像学支持肺结核）中任一条者；③1 份痰标本涂片抗酸杆菌检查阳性，并且 1 份痰标本分枝杆菌培养符合"诊断标准"中的 3.4.1.b（即分枝杆菌培养阳性，菌种鉴定为结核分枝杆菌复合群）者。

（2）分枝杆菌分离培养阳性诊断肺结核：符合"诊断标准" 3.3（影像学支持肺结核）中任一条，分枝杆菌培养阳性，菌种鉴定为结核分枝杆菌复合群者。

（3）分子生物学检查阳性诊断肺结核：符合"诊断标准"的 3.3（影像学支持肺结核）中任一条及"诊断标准"的 3.4.2（结核分枝杆菌核酸检测阳性）者即可确诊。

（4）肺组织病理学检查阳性诊断肺结核：影像学支持肺结核，同时病理检查支持肺结核，即可确诊。

（5）气管支气管结核诊断：凡符合下列项目之一者：①具备"诊断标准" 3.5（支气管镜检查可直接观察气管和支气管病变，也可以抽吸分泌物、刷检及活检）及气管、支气管病理学检查符合"诊断标准" 3.4.3（结核病病理学检查阳性）者；②具备"诊断标准" 3.5 及气管、支气管分泌物病原学检查，符合"诊断标准" 3.4.1.a（涂片显微镜检查阳性）或 3.4.1.b（分枝杆菌培养阳性，菌种鉴定为结核分枝杆菌复合群）或 3.4.2（结核分枝杆菌核酸检测阳性）者。

结核性胸膜炎诊断标准为凡符合下列项目之一者：①具备"诊断标准" 3.3（影像学支持肺结核）及胸水或胸膜病理学检查符合"诊断标准" 3.4.3（结核病病理学检查阳性）者；②具备"诊断标准" 3.3（影像学支持肺结核）及胸水病原学检查，符合"诊断标准" 3.4.1.a（涂片显微镜检查阳性）或 3.4.1.b（分枝杆菌培养阳性，菌种鉴定为结核分枝杆菌复合群）或 3.4.2（结核分枝杆菌核酸检测阳性）者。

3. **耐药结核病与药敏结核病的影像学差异**　与普通结核病相比，耐药结核病的治疗时间长，治愈率低，因而具有更高的传播风险。耐药结核病的常见影像学表现包括：小叶中央小结节、分枝状线征和结节影（树芽征）、斑块或叶实变、空洞和支气管扩张。耐药结核病例倾向病变更广泛、更容易双侧发病、胸膜受累、支气管扩张，及肺体积缩小；但仅依据这些征象难以作出耐药结核病的诊断。迄今的文献提示，厚壁多发空洞病变（≥3 个）是提示耐药结核病最有意义的放射学征象。

4. **基于人工智能的肺结核影像诊断**　人工智能（artificial intelligence，AI）是在神经心理学、控制论、信息论等多种学科的配合作用下形成的一门综合性强的交叉学科。临床实验中证明，使用 AI 和机器学习的自动胸片肺结核检测系统，可以改善胸片肺结核检测质量，提高肺结核筛查诊断的准确性，数字化影像学肺结核筛查系统可以减少影像科医生阅读图像的时间，大幅度的提高工作效率和提高其对肺结核正确诊断率，对结核病防治具有重要意义。

5. **艾滋病合并肺结核的影像表现**　艾滋病合并肺结核的影像学表现与患者 CD4$^+$T 淋巴细胞水平相关，当 CD4$^+$T 淋巴细胞计数低于 $0.2 \times 10^9$/L 时，结核感染的概率显著上升。艾滋病合并肺结核的影像学表现总体上表现为出多样性和不典型性的特点，艾滋病各个时期伴发肺结核的影像学表现亦不相同。在早期，CD4$^+$T 细胞减少不明显,其影像学表现与正常人群肺结核相似;中期与后期,CD4+T 细胞数明显减少或极度减少,机体处于中、重度免疫抑制状态,多表现为原发性结核感染,即肺内实变、一个或多个肿大肺门及纵隔淋巴结。此外,在病变部位与形态上多呈非典型表现,包括多叶段实变、支气管播散、直径 10~30mm 的结节、空洞、支气管壁增厚和原发性感染的典型表现,血行播散较为常见。肺外结核的发病率高。与非艾滋病患者结核感染相比,弥漫性病变、非典型表现和淋巴结病变更常见于 HIV 阳性人群,需要警惕的是此时胸片正常或不典型改变并不能完全排除活动性病变,需密切结合临床实验室检查及胸部 CT 综合判断。艾滋病合并结核病变可概括为"三多三少"特点,三多即渗出、增殖、空洞等多种性质病灶共存,多形态病变,病灶多叶段分布,三少即纤维化、钙化、肿块样病变较少。

（陆普选）

# 参 考 文 献

[1]《中国防痨杂志》编辑委员会,中国医疗保健国际交流促进会结核病防治分会基础学组和临床学组. 现阶段结核抗体检测在我国临床应用的专家共识. 中国防痨杂志,2018,40(1):9-13.

[2] Chen Q, Puxuan L, Shpin W. Pulmonary Aspergillosis: Diagnosis and Cases. Berlin: Springer 2019.

[3] David W. Denning, Jacques Cadranel, Catherine Beigelman-Aubry, et al. Chronic pulmonary aspergillosis: rationale and clinical guidelines for diagnosis and management. Eur Respir J, 2016, 47: 45-68.

[4] Fleming L, Stefan J, Sameer A, et al. 自动化显微镜检测和数字化胸片诊断系统在肺结核筛查中的应用. 新发传染病电子杂志,2017,2(1):5-8.

[5] Thomas F. Patterson, George R. Thompson Ⅲ, David W. Denning, et al. Practice Guidelines for the Diagnosis and Management of Aspergillosis: 2016 Update by the Infectious Diseases Society of America. Clinical Infectious Diseases, 2016, 63(4): e1-60.

[6] YANG Gen-dong, LU Pu-xuan, ZHAN Neng-yong, et al. Imaging manifestations of pulmonary cryptococcosis in AIDS patients. Chin J Med Imaging Technol, 2009, 25 (9): 1581-1583.

[7] 陈宏,曹登攀,朱成杰. 肺部真菌性感染的影像学诊断分析. 中华医院感染学杂志,2013,23(11):2552-2553.

[8] 陈美恋,贾会学,李六亿. 多重耐药菌感染监测及防控现状综述. 中国感染控制杂志,2015,14(8):571-576.

[9] 邓莹莹,陆普选,杨桂林,等. 甲型 H1N1 流感肺炎胸部 CT 表现半定量评分与病毒载量的相关性研究. 放射学实践,2010,25(09):965-968.

[10] 郭启勇. 实用放射学. 第 3 版. 北京:人民卫生出版社,2013.

[11] 郭宪立,宋宁,刘跃,等. 2015 慢性肺曲霉菌病诊断和治疗临床指南解读. 临床荟萃,2016,31,(3):325-331.

[12] 姜华,李春梅,南岩东,等. 侵袭性肺毛霉菌病诊治及预后分析. 中华肺部疾病杂志(电子版),2018,11(6):659-663.

[13] 金征宇. 前景与挑战:当医学影像遇见人工智能. 协和医学杂志,2018,9(1):2-4.

[14] 陆普选,余卫业,朱文科,等. 艾滋病合并肺结核的影像学特征及其与 CD+4 T 淋巴细胞的相关性. 中华结核和呼吸杂志,2005,28(1):13-16.

[15] 毛旖川,朱静芬,李勇刚. 多重耐药肺炎克雷伯杆菌肺部感染临床与 CT 特征. 新发传染病电子杂志,2018,3(4):206-209.

[16] 邱晨,陆普选,吴诗品. 肺曲霉病临床诊治评析. 北京:人民卫生出版社,2017.

[17] 王晶. 肺炎的临床特点及诊治第 1 讲肺炎的概述. 中国临床医生,2011,39(1):29-31.

[18] 王毅翔,Myung J Ch,Aliaksandr S,等. 与耐多药肺结核相关的放射学征象的文献分析. 新发传染病电子杂志,2018,3(3):244-253.

[19] 冼新源,林益良,吴婧. 血源性金黄色葡萄球菌肺炎影像学分析研究. 影像研究与医学应用,2018,2(12):33-34.

[20] 杨艳丽,滑炎卿. 社区获得性肺炎的临床和影像学表现. 中国医学计算机成像杂志,2010,16(5):379-383.

[21] 余辉山,李宝学,秦立新,等. 支气管结核并发黏液栓嵌塞的 CT 表现与诊断. 中国防痨杂志,2012,34(10):659-663.

[22] 中国医师协会急诊医师分会. 中国急诊重症肺炎临床实践专家共识. 中国急救医学,2016,36(02):97-107.

[23] 中华医学会放射学分会传染病放射学专业委员会.

肺结核分级诊断影像学诊断专家共识. 新发传染病电子杂志, 2018, 3 ( 2 ): 118-127.

［24］中华医学会呼吸病学分会. 肺部感染性疾病支气管肺泡灌洗病原体检测中国专家共识（ 2017 年版）. 中华结核和呼吸杂志, 2017, 40 ( 8 ): 578-583.

［25］中华医学会呼吸病学分会. 中国成人社区获得性肺炎诊断和治疗指南（ 2016 年版）. 中华结核和呼吸杂志, 2016, 39 ( 4 ): 253-279.

［26］中华医学会呼吸病学分会感染学组, 中华结核和呼吸杂志编辑委员会. 肺真菌病诊断和治疗专家共识. 中华结核和呼吸杂志, 2007, 30 ( 11 ): 821-834.

［27］中华医学会结核病学分会. 肺结核诊断和治疗指南. 中华结核和呼吸杂志, 2001, 24 ( 2 ): 70-74.

［28］朱文科, 陆普选, 邓莹莹, 等. 艾滋病合并肺部真菌感染的 CT 表现. 放射学实践, 2012, 27 ( 9 ): 944-946.

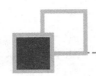

# 第三章 恶性肿瘤性疾病

## 第一节 周围型肺癌

【概述】

周围型肺癌（peripheral primary lung cancer）起源于肺段支气管以下的支气管上皮或肺泡上皮，占肺癌总数的30%~40%。以单发肺结节或肿块较常见，随着薄层CT及肺癌筛查的普及，同时性多原发性周围型肺癌的检出率有所提升，主要表现为多发的磨玻璃结节型肺癌。周围型肺癌依据密度分为实性、亚实性肺癌。亚实性肺癌包括部分实性（混杂磨玻璃）和非实性（纯磨玻璃）肺癌。

【病理】

依据WHO（2015）肺肿瘤组织学分类，周围型肺癌的主要病理组织学类型包括腺癌、鳞癌、大细胞肺癌和神经内分泌肿瘤。其中以腺癌最多见，腺癌包括非典型腺瘤样增生（atypical adenomatous hyperplasia, AAH）, 原位腺癌（adenocarcinoma in situ, AIS）, 微浸润性腺癌（minimally invasive adenocarcinoma, MIA）和浸润性腺癌（invasive adenocarcinoma, IAC）; 其中AAH和AIS为浸润前病变。浸润性腺癌根据肿瘤细胞生长方式进一步分为：附壁生长型（lepidic adenocarcinoma, LA）, 腺泡型（acinar adenocarcinoma）, 乳头状腺癌（papillary adenocarcinoma）, 微乳头型腺癌（micropapillary adenocarcinoma）, 实体型腺癌（solid adenocarcinoma）, 浸润性黏液型腺癌（invasive mucinous adenocarcinoma, IMA）, 胶样腺癌（colloid adenocarcinoma）, 胎儿型腺癌（fetal adenocarcinoma）和肠型腺癌（enteric adenocarcinoma）。

【临床表现】

早期周围型肺癌缺乏典型临床表现，往往在体检中或者肺癌筛查中发现，少数患者可有间断性痰中带血，实验室检查没有特异性，痰细胞学常常阴性。中晚期周围型肺癌以咳嗽、痰中带血为主要表现。当肿瘤发生邻近脏器的侵犯或发生转移后，可出现相应部位的临床症状和体征。如侵犯上腔静脉，可引起上腔静脉阻塞综合征；侵犯喉返神经可引起声音嘶哑；侵犯膈神经引起膈肌麻痹，透视下出现膈肌矛盾运动；侵犯迷走神经可引起同侧软腭瘫痪及吞咽、呼吸困难；侵犯交感神经引起汗腺分泌减少或无分泌；侵犯颈上交感神经引起Horner综合征；侵犯肺上沟的臂丛和血管时出现Pancoast综合征。

【影像学表现】

1. X线　早期肺癌能否在X线片上显示取决于三个方面：一是结节的大小，二是结节的密度，三是结节的部位。一般情况下实性早期原发性肺癌5mm以下的不能显示，5~10mm的显示困难，10mm以上的能够显示；但对于亚实性结节，如果其磨玻璃密度比例在70%以上，即使2cm以上也不一定能发现。对于隐匿部位如横膈附近、脊柱旁、心影后方的结节，X线片难以显示，易漏诊。中晚期周围型肺癌表现为肺野内2cm以上的结节或肿块，95%为类圆形，少数可呈不规则形态，约70%以上呈不同程度的分叶，随着病变的进展可伴有肺门增大及纵隔增宽。

2. CT

（1）病灶形态：肺癌的形态基本都是圆形或类圆形，但磨玻璃结节型肺癌可以为不规则形。

（2）边缘形态：指病灶周边的分叶征、毛刺征、棘状突起。

1）分叶征（lobulation）：对周围型肺癌有重要诊断价值，常规CT周围型肺癌分叶征的出现率为30%~50%，而HRCT对小肺癌分叶征的检出率达96%。分叶与肿瘤的大小有关，1.0~1.5cm的肺癌结节即可产生分叶，但一般3cm以下的肺癌分叶多较浅，而随着肿瘤体积的增大，分叶可以逐渐明显而加深。

2）毛刺征（spiculation）：表现为自结节边缘向周围伸展的放射状、无分支、直而有力的细短线条影，近结节端略粗，是较有特征性的肺癌征象。典型毛刺在 CT 肺窗上表现为瘤周放射状排列的细短小刺，称放射冠，周围还可见不同程度的气肿带。但亚实性结节型肺癌的毛刺征出现的概率较实性肺癌低。

3）指样或棘状突起（spine-like process）：是一种粗大而较钝的结构，与肺组织的交界面至少有一个膨隆的边缘，表现为自肿瘤边缘向外围伸展的圆钝指形突起，数目可多可少。

（3）瘤肺界面：肺癌的瘤肺界面以清楚毛糙界面为主，少数可表现为清楚光整的界面。

清楚毛糙界面（well-defined but coarse interface）指肿瘤与肺组织交界面清楚，但凹凸不平、呈锯齿状，不能勾画出其轮廓。清楚光整界面（well-defined interface）指肿瘤与肺组织交界面清楚、光滑，能勾画出其轮廓。

（4）内部结构：空泡征在早期周围型肺癌较常见，CT 支气管征、空洞在中晚期周围型肺癌多见，钙化少见。

1）空泡征（vacuole sign）：指病灶内小于5mm 的透光区，形状可以不规则。由于体积很小，常规 CT 扫描很容易漏检，HRCT 可以提高其检出率。

2）CT 支气管征（CT bronchus sign）：管状低密度支气管到达结节，可进入或不进入结节内。它包含了结节内和结节-肺界面的支气管，能全面反映结节-支气管关系。多见于 3cm 以下的小肺癌，表现为瘤体内管状或分枝状的低密度影，当扫描层面与之垂直时，表现为连续几个层面的圆形或椭圆形点状低密度，此时应与空泡征鉴别。但值得注意的是，支气管扩张扭曲及支气管走行自然在亚实性结节型肺癌中出现的概率较实性肺癌高。

3）空洞（cavity）：肺癌的坏死多发生于 3cm 以上的肺癌，坏死区位于肿块中央，大小自几毫米至数厘米，边界模糊，增强扫描显示清楚，可见自坏死区至肿瘤边缘强化逐渐明显。肿瘤坏死物经支气管排出后即形成空洞，80% 以上见于鳞癌，其他组织类型较少见。CT 上典型表现为厚壁或厚薄不均的空洞，内壁凹凸不平或呈结节状，壁外缘具备周围型肺癌形态。少数表现不典型的洞壁可非常薄。对于薄壁空洞型肺癌或囊腔型肺癌，空洞或囊腔内部经常可见分隔、支气管或血管结构。

（5）邻近结构：肺癌邻近结构的改变主要包括胸膜凹陷征和血管集束征，其中胸膜凹陷征（pleural indentation）最常见，典型表现为瘤灶与邻近胸壁间三角形影或喇叭口样影，其内为水样密度；或者表现为一条或多条线状影；也可表现为邻近叶间胸膜的曲线影，此型表现多见于亚实性结节型肺癌。血管集束征（vascular convergence sign）指肿瘤周围的肺动脉或肺静脉分支可向肿瘤集中，到达肿瘤边缘或与肿瘤相连，并伴有血管的狭窄、截断改变。

（6）强化特征：肺癌的增强扫描特征包括 CT 净增值、强化模式及动态曲线三方面。肺癌的 CT 净增值多在 30Hu 以上（40~60Hu 居多），良性病变多不均匀强化，CT 净增值多在 30Hu 以下，炎性病灶净增值与肺癌有部分重叠，但前者往往更高，多在 60Hu 以上；肺癌较小的大多呈均匀强化，较大的由于发生液化坏死而呈不均匀强化；动态曲线常常表现为快升慢降型。CT 值测量时要注意"三对应"，即平扫和增强的扫描条件对应（包括层厚、电压、毫安、视野、算法等）、测量的层面对应以及兴趣区对应（包括大小、形态和位置），只有这样获得的 CT 值才是有价值的。

3. MRI　由于 MRI 空间分辨率差，对 1cm 以下的肺结节显示比较困难，对周围型肺癌形态学的显示价值有限。但 MRI 软组织对比度好，显示瘤灶内坏死、纤维化、细支气管充气征等比 CT 更敏感，但对钙化的显示不如 CT。MRI 对瘤周继发改变显示的优势主要在于胸膜凹陷是否存在、位置、形态及内容物显示方面。胸膜凹陷被牵拉的是脏胸膜，其内容物为胸膜腔内液体，在 $T_2WI$ 脂肪抑制序列为高信号，具有一定的特征性。

4. PET/CT　肺癌的 $^{18}F$-FDG 标准摄取值（standard uptake value，SUV）多增高，一般大于2.5。但 FET-CT 存在假阳性和假阴性，如一些炎性或感染性结节（结核性肉芽肿、类风湿结节等）SUV 值亦可升高，出现假阳性，5mm 以下的肺癌亦可出现假阴性。

图 5-3-1~ 图 5-3-4 为周围型肺癌病例。

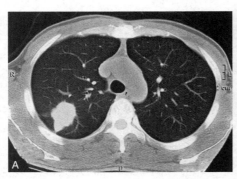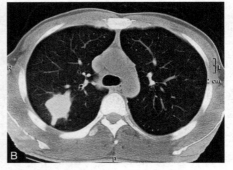

**图 5-3-1　右肺上叶周围型腺癌**

A. 右肺上叶后段卵圆形结节,有浅分叶、毛刺,远肺门侧棘状突起,边界清楚毛糙;B. 近肺门侧和远肺门侧均可见棘状突起

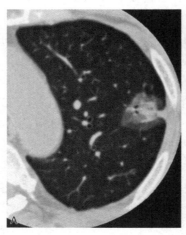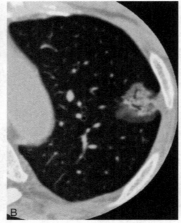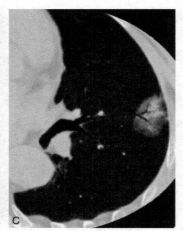

**图 5-3-2　左肺上叶腺癌**

A. 左肺上叶混杂磨玻璃密度结节,类圆形,分叶,边界清楚,空泡征,胸膜凹陷征;B. CT 支气管征,在病灶内部走行;C. 支气管在病灶内走行自然

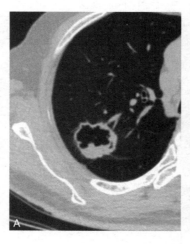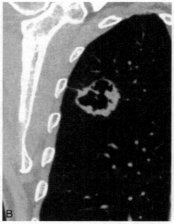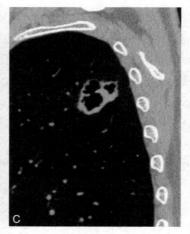

**图 5-3-3　右肺上叶鳞状细胞癌**

A. 右肺上叶结节,类圆形,外缘分叶,边界清楚,空洞征;B. 空洞壁厚薄不均,内壁凹凸不平,内可见分隔;C. 邻近胸膜向肿瘤侧凹陷,未见胸膜增厚改变

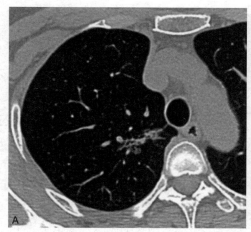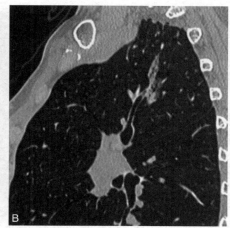

**图 5-3-4　右肺上叶浸润性肺腺癌**

A. 右肺上叶尖段见一不规则形混杂磨玻璃密度结节,边界清楚,病灶内见空泡征;B. 右肺
上叶尖段支气管截断,右肺上叶结节部分边缘平直、内凹,病灶内见细支气管充气征

【诊断要点】

　　周围型肺癌典型的诊断要点包括结节出现分叶、毛刺、清楚毛糙的界面、空泡征、胸膜凹陷征等恶性征象。但对于亚实性结节分叶、清楚毛糙界面和胸膜凹陷是重要的恶性征象;不规则形、支气管扩张扭曲和支气管走行自然在恶性亚实性肺结节中的比例也较高。对于囊腔型肺癌,若在随访过程中病灶的囊腔扩大、囊壁增厚,或囊腔缩小、病灶实性成分增加甚至出现软组织密度结节时,高度提示恶性。

【鉴别诊断】

　　**1. 错构瘤**　亦可称为软骨样错构瘤或软骨样腺瘤。较常见,男性多于女性。影像学表现为瘤周界面清楚光整的球形病灶,略呈分叶状,多单发,大小不等,可从数毫米到 15cm,甚至充填整个胸腔。20%~30% 可见钙化,典型者为爆米花样钙化,CT 增强后无明显强化,表现不典型者容易误诊。

　　**2. 炎性假瘤**　炎性假瘤的组织结构复杂,构成瘤体的细胞成分繁多,病程长短不一,发生的继发变化亦不相同。从本质上讲是由肺内多种细胞成分发生炎性增生所形成的肿块,并非真性肿瘤。女性多见,一般位于下肺野外围;圆形或椭圆形,少数可为不规则形;边界清楚,光滑锐利,CT 平扫密度偏高,内部结构均匀,增强后可有或无明显强化,这主要取决于其内部血管增生的程度。炎性假瘤一般均无明显淋巴结肿大。

　　**3. 肺内肉芽肿性炎**

　　（1）结核球:结核球是最常见的炎性肉芽肿性病变,直径多在 3cm 以下,边缘光滑,有些可有长毛刺或尖角,周围常可见到卫星灶,多数有不同程度的钙化,钙化的形态以环形、弧线状及层状钙化为主。对于有钙化而且有卫星病灶的结核球 CT 一般均能作出准确的诊断,较有难度的是无钙化的病灶,尤其是同时无卫星灶的病变。这些病灶除了细致分析其形态学特点外,行 CT 或 MRI 增强对诊断很有帮助。结核球平扫 CT 值一般较高,增强后瘤灶无明显强化,但包膜多呈环形强化。

　　（2）空洞性肺结核:浸润性肺结核病灶内部干酪样坏死物质彻底排出后,易形成结核性空洞,部分征象与含囊腔肺癌或空洞性肺癌有重叠。但分叶征、短毛刺、清楚光整的界面、内部分隔及血管穿行、磨玻璃征的比例在肺癌中明显高于肺结核;而长毛刺、尖角、清楚毛糙的界面、卫星灶、内壁光整的比例肺结核明显高于肺癌。

　　（3）机化性肺炎:是一种尚未形成假包膜的慢性炎症,大小不等,形态不规则居多,边界可清楚或模糊,有长毛刺及尖角,病灶密度均匀,有时可见支气管充气征,增强后根据病期的不同可明显强化或强化不明显,邻近胸膜由于炎症刺激多有不规则的增厚及粘连。追问病史可有急性炎症或发热史。

　　**4. 肺内其他恶性肿瘤**

　　（1）肺肉瘤:肺内的其他原发恶性肿瘤主要是各种肉瘤,其中半数以上为纤维肉瘤及平滑肌肉瘤,其他尚有脂肪肉瘤、横纹肌肉瘤、软骨肉瘤、神经纤维肉瘤、癌肉瘤、淋巴肉瘤及恶性纤维组织细胞瘤等。肉瘤多发生于 40~49 岁的青壮年,也可见于儿童。均发生于肺间质，一般单发，少数可多发。体积较大，以 3~15cm 常见，平均在 5cm 以上，个别可达数十厘米，甚至充填整个胸腔。瘤体多发生在肺外围，边缘形态以分叶状居多，光滑，少见毛糙或毛刺。瘤体可以均匀，也可发生大片坏死，甚至形成厚壁空洞。瘤体内钙化的发生率高于肺癌，多呈斑片状或点条状。由于病变位于肺外围，所以很少发生阻塞性肺炎或肺不张，但易侵及胸膜引起胸腔积液。肺门纵隔淋巴结转移出现少而且晚。少数患者可表现为肺内的广泛浸润性病灶，主要见于网状细胞肉瘤及淋巴肉瘤。

（2）肺低度恶性肿瘤：肺低度恶性肿瘤包括类癌、腺样囊腺癌、黏液表皮样癌等。好发于中年女性，一般瘤体体积较小，边界光滑锐利，可有分叶，瘤体结构均匀，少有坏死。与无钙化的良性肿瘤及部分肿瘤样病变不易区分。

（3）肺内单发转移性肿瘤：肺内的单发转移比较少见，主要见于肾癌、睾丸肿瘤及直肠癌等。单发转移瘤以双肺下叶多见，边缘光整，可有分叶，密度多均匀。单从影像学表现有时难与原发性肺癌或某些良性肿瘤区分，但这种鉴别又是至关重要的，因为两者的临床处理截然不同。密切结合病史对鉴别诊断会很有帮助，对于无明确肺外原发肿瘤病史且影像学难以下结论者，进一步做其他部位的检查及病灶的穿刺活检常常是必要的。

【治疗】

早期周围型肺癌多以手术治疗为主，包括肺叶切除、肺段楔形切除，中晚期肺癌则以放化疗或靶向治疗为主；也可行粒子植入等治疗。

【拓展】

肺结节的精准定量分析，对于诊断及鉴别诊断、病理组织学亚型的预测、随访评估及治疗策略的制订均具有十分重要的意义。肺结节的 CT 定量分析主要包括大小、体积、密度及密度直方图等。正确评估实性成分的有无及大小，是进一步确定肺结节良恶性的重要预测指标之一。近年来，关于结节内部实性成分的判断标准，国际上尚未达成共识：有学者认为采用纵隔窗评估，即在纵隔窗上可见的视为实性成分；有学者认为采用肺窗评估；有学者认为使用中间窗。鉴于正确识别实性成分对结节性质判断的重要性，刘士远教授团队首次提出了对肺磨玻璃结节分类的新方法，即如何定

义和显示磨玻璃密度结节内的实性成分以区分纯磨玻璃密度结节和混杂磨玻璃密度结节；继而通过 CT 密度直方图、实性成分的三种定义方法（依据纵隔窗分类准确性 75.6%；肺窗 66.5%；肺血管密度 65.2%）和 11 个中间窗对肺磨玻璃结节分类和病理学的侵袭性进行了全方位的对照，提出了采用中间窗设置 -50 窗宽 /2 窗位（特异度 82.5%，准确度 75.6%）可以实现对 GGN 实性成分的精准分类，不但优于纵隔窗，也优于 CT 直方图的定量分析（特异度 73.3%，准确度 76.5%），简单易行。这一研究结果为影像医师及临床医师提供了简单、快速的 GGN 分类方法，而且可以同时预测肺结节的侵袭性；在临床工作中易于推广应用。影像组学是借助计算机科学将常规图像转换可供挖掘的高通量数据，并加以分析获得定量、定性、预后等信息的研究方法。基于影像组学目前可以进行肺结节术前浸润性、远处转移、预后预测及基因突变的分析，实现了对肺结节更早期、更精准的诊断及预测，有助于改善患者预后。

（刘士远 范 丽）

## 第二节 中央型肺癌

【概述】

中央型肺癌是指发生于肺段及肺段以上较大支气管黏膜上皮或腺体的恶性肿瘤。早期中央型肺癌是指病变局限于管壁或管腔内，尚未突破管壁。支气管改变是根本病理变化，主要表现为支气管腔局限性狭窄，狭窄远端发展为梗阻或突然截断。在狭窄、梗阻部位的支气管壁有不规则增厚并常形成明显肺门肿块，还可形成癌性淋巴管炎。

【病理生理】

中央型肺癌组织病理学上一般分为 4 型：鳞状细胞癌、腺癌、小细胞癌、大细胞未分化癌。鳞状细胞癌（squamous cell carcinoma，SCC）最常见，鳞状细胞癌是一种起自支气管上皮，显示角化和 / 或细胞间桥的恶性上皮肿瘤。肿瘤好发于50~70 岁男性，男女之比为 6.6~15：1，90% 以上患者有长期吸烟史。大多数 SCC 位于中央，起自主支气管、叶支气管或段支气管，约 1/3 肿瘤位于周围。组织学上，SCC 显示角化、角化珠形成和 / 或细胞间桥，依据这些特点的分化程度可分

为高分化、中分化和低分化三级。2015 版 WHO 肺癌组织学分类将肺鳞状细胞癌分为原位鳞状细胞癌（squamous cell carcinoma in situ）、角化性鳞状细胞癌（keratinizing squamous cell carcinoma）、非角化性鳞状细胞癌（nonkeratinizing squamous cell carcinoma）、基底细胞样鳞状细胞癌（basaloid squamous cell carcinoma）

【临床表现】

早期中央型肺癌可无任何症状，典型症状为刺激性干咳，但通常的症状则是一般的呼吸道症状如咳嗽、咳痰，可伴有断断续续的痰中带血，合并阻塞性炎症时可出现感染症状，反复同一部位的炎症应警惕存在肺癌。中晚期中央型肺癌常见呼吸道症状为咳嗽、咳痰，并常可伴有痰中带血，甚至大口咯血；合并阻塞性炎症时出现感染症状；侵犯纵隔内、气管旁淋巴结压迫上腔静脉引起上腔静脉综合征；侵犯喉返神经有声嘶，侵犯神经有膈肌麻痹和气急；肺外副肿瘤综合征，即由肿瘤引起的一系列异位激素性和代谢性症状综合征，包括肿瘤的异位内分泌症状、过多分泌 5- 羟色胺引起的类癌综合征及肺性骨关节病等。

【影像学表现】

1. X 线　早期中央型肺癌的 X 线可能没有任何异常表现。局限性肺气肿常常为早期中央型肺癌的唯一征象，表现为局限性肺透光度增高，以呼气相明显。中晚期中央型肺癌胸部 X 线片显示肺门肿块影，边缘清楚，可有分叶。阻塞性肺炎表现为肿瘤支气管所属肺叶、段的斑点状、斑片状及索条状阴影。支气管完全阻塞后出现肺不张，表现为类楔形、类三角形致密阴影，邻近叶间裂向病变移位，亦可表现为一侧肺不张，伴纵隔向患侧移位。右上叶肺不张时，肺叶体积缩小并向上移位，其凹面向下的下缘及肺门肿块下凸的下缘相连，形成反置或横置的"S"状外缘，称为反"S"或横"S"征。

中晚期出现肺门淋巴结转移表现为同侧肺门影增大，但往往与原发肿瘤融合而不易区分。纵隔淋巴结转移可出现纵隔影增宽。肺内血行转移形成肺内单发或多发结节。胸膜转移引起胸壁肿块及肋骨破坏。胸膜、心包转移形成胸腔及心包积液。

2. CT　CT 可以清晰地显示中央型肺癌的直接征象和间接征象。中央型肺癌直接征象为支气管壁的局限性病变，如管壁增厚、管腔狭窄、腔内息肉等，间接征象表现为阻塞性肺气肿。中晚期肺癌则以直接征象为主，表现为肺门肿块，支气管管壁增厚，管腔狭窄、中断等，肺门肿块可有浅分叶，瘤肺界面多为清楚毛糙界面，可有细毛刺，内部密度均匀或不均匀；支气管狭窄范围较局限，管腔不规则。支气管梗阻常合并管腔狭窄或截断，断端表现为平直、杯口状或锥状。支气管壁在狭窄、梗阻部位常有不规则增厚，伴有腔内软组织结节。间接征象则为三阻征象，即阻塞性肺气肿、阻塞性肺炎和阻塞性肺不张。胸内淋巴结转移表现为肺门、纵隔淋巴结增大。转移淋巴结可单发，亦可融合。肺内结节、胸膜结节多见于血行转移。（图 5-3-5、图 5-3-6）

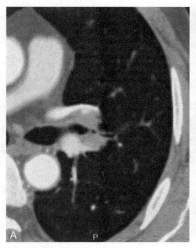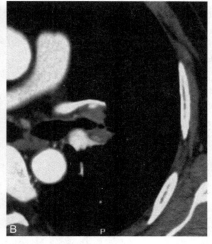

**图 5-3-5　左肺上叶早期中央型鳞癌**
A. 肺窗示左上叶支气管管腔狭窄；B. 纵隔窗示左上叶支气管管壁增厚

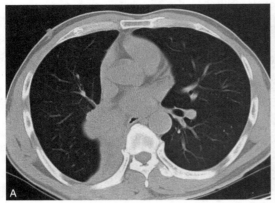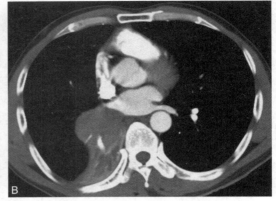

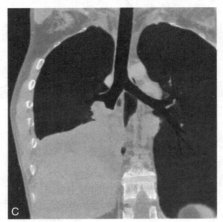

图 5-3-6　右肺中晚期中央型鳞癌

A. 横断面肺窗示右肺门肿块,远端条形不张的肺组织;B. 增强扫描示肺门肿块强化程度低于远端不张的肺组织,肿块包绕右下肺静脉,同时在不张肺组织内可见到分支状的黏液嵌塞;C. 冠状面最小密度投影示右肺中间段水平以下支气管完全截断

3. MRI　MRI 可显示支气管壁增厚、管腔狭窄及腔内结节。MRI 有助于区分阻塞性肺不张内的肺门肿块,T₂WI 肺不张信号高于肿瘤,且增强后肺不张强化较肿瘤明显。MRI 上较易显示肿瘤对心脏大血管、胸壁及肋骨的侵犯,有助于 TNM 分期。

【诊断要点】

中央型肺癌诊断的关键是叶段支气管和主支气管的管壁增厚、管腔狭窄;早期中央型肺癌的关键征象是间接征象即阻塞性改变,阻塞性肺气肿和反复发作的阻塞性肺炎是重要的间接征象。如果有明显的肺门肿块形成,则此肺门突出的肿块阴影与不张肺的边缘构成 X 线上典型的反“S”征或 Golden 征。CT 可以充分显示早期中央型肺癌的支气管病变,表现为宽基底的腔内肿块(呈微小凸起或明显的菜花样或息肉状),支气管管壁局限性不规则增厚、管腔环形或偏心性狭窄甚至闭塞,但没有腔外侵犯和肿块。肺门肿块和支气

管狭窄、截断是中晚期中央型肺癌的典型特点,CT 可以很好地显示各种形态的支气管病变及其周围的软组织肿块。受累支气管表现为管壁局限性不规则增厚、管腔环形或偏心性狭窄甚至闭塞;闭塞可为渐进性漏斗状或偏心性逐渐阻塞,也可为管腔突然截断,断端平直或呈反杯口状。肺门及纵隔淋巴结转移表现为肿大、融合、坏死等。

【鉴别诊断】

1. 支气管内膜结核　支气管内膜结核影像上可以表现为支气管的狭窄、管壁的增厚,与中央型肺癌有时鉴别困难。根据病理及影像表现,支气管内膜结核可分为:

(1)支气管狭窄型:最常见,为黏膜或黏膜下结核分枝杆菌浸润导致黏膜充血、水肿、淋巴细胞浸润,进而黏膜发生干酪样坏死、溃疡及肉芽组织形成,进一步发展为纤维增生、管腔的狭窄。CT 表现为支气管管腔广泛不规则狭窄,有时狭窄与扩

张断续分布,呈串珠状改变,支气管内壁毛糙,管腔内常有黏液样分泌物。而中央型肺癌的支气管往往表现为局限性杯口状或鼠尾状狭窄或截断。

（2）支气管管壁增厚型:支气管邻近的结核病灶浸润支气管外膜、纤维软骨引起支气管壁的增厚,亦可为黏膜下结核分枝杆菌向外侵犯导致支气管壁的全层增厚。CT 表现为支气管僵硬、管壁明显增厚,管腔内表面凹凸不平,常伴有支气管壁或支气管周围的斑点状钙化。

（3）肺不张型:支气管病变进展或干酪物质脱落可以导致管腔闭塞,使得相应肺叶通气不良,肺组织萎陷、不张。CT 表现为阻塞支气管远端肺叶的实变、不张,叶间裂移位。实变或不张病灶内可见"支气管充气征"或指套样的黏液嵌塞。支气管结核引起的肺不张为可复性,即有干酪物质堵塞支气管时所属肺叶发生不张,而干酪物质排出后肺组织可以复张。另外,在病变所辖肺叶或邻近其他肺叶,可以有斑点状、斑片状以及粟粒样的播散病灶。支气管阻塞处往往无软组织肿块,不同于中央型肺癌,鉴别诊断需要结合临床症状、痰培养、结核抗体测定等实验室检查,必要时可行支气管镜检查协助诊断。

2. **支气管良性肿瘤** 发生于支气管的良性肿瘤少见,包括错构瘤、腺瘤等。发生于肺段支气管者多表现为支气管梗阻,发生于肺叶支气管或主支气管者可表现支气管梗阻或支气管腔内结节,无邻近支气管壁的增厚。多层螺旋 CT 薄层重建可见瘤内成分。纵隔内一般无肿大淋巴结。临床病史较长,与中央型鳞癌不难鉴别,但与类癌、黏液表皮样癌等难以鉴别。

3. **支气管内转移瘤** 源自肺外肿瘤的气管或支气管内转移罕见,其发生率取决于支气管内转移瘤的定义。狭义支气管内转移瘤指肺外恶性肿瘤直接转移至支气管壁而形成结节样腔内肿块。广义的支气管内转移瘤包括肺外肿瘤直接转移至支气管壁、肺实质转移灶侵犯支气管、肺门或纵隔淋巴结转移侵及支气管、周围型转移瘤沿近侧支气管蔓延等。广义支气管内转移瘤的发生率高达 25%~50%,而狭义支气管内转移瘤发生率为 1%~2%。支气管内转移瘤的影像学表现多样,可呈管腔内肿块、支气管壁局限性增厚或肺门肿块,可伴阻塞性肺气肿。肺炎、肺不张,需结合原发肿瘤病史。

【治疗】

中央型肺癌的治疗主要取决于肿瘤的部位。在手术可切除范围内仍以手术治疗为首选,并辅以放化疗。

（刘士远 范 丽）

## 第三节 肺癌筛查及处理策略

肺癌筛查始于 20 世纪 70 年代,早期采用胸片和痰脱落细胞学进行筛查,自 90 年代开始采用低剂量 CT 进行筛查。直到 2011 年,美国肺癌筛查随机对照试验发现,低剂量 CT 与普通胸片相比,能降低肺癌 20% 的死亡率。目前国际上比较著名的筛查计划包括国际早期肺癌行动计划（International Early Lung Cancer Program, I-ELCAP）,美国国家癌症研究所（National Cancer Institute, NCI）发起的大型肺癌筛查随机对照研究——国家肺癌筛查试验（National Lung Screening Trial, NLST）,荷兰-比利时的多中心随机对照研究项目——荷兰-比利时随机对照肺癌筛查试验（Dutch-Belgian Randomized Lung Cancer Screening Trial, NELSON）,意大利的 LDCT 肺癌筛查的随机对照研究项目（ITALUNG 和 DANTE）,韩国、日本和我国也正在开展大规模的肺癌筛查计划。

目前 LDCT 筛查建议使用 16 层或以上多层螺旋 CT 进行肺癌筛查。扫描范围为肺尖至肺底。患者仰卧,双手上举,采取吸气末单次屏气扫描;螺旋扫描模式,建议螺距设定≤1,机架旋转时间≤10s,扫描矩阵设定不低于 512×512（具体技术参数依不同机型而定）。并采用大视野（FOV=L）;没有迭代重建技术的可使用 120kVp、30~50mAs 的扫描参数,有新一代迭代重建技术的可使用 100~120kVp、低于 30mAs 作为扫描参数;若重建层厚≤0.625mm 可以无间隔重建,若重建层厚介于 0.625~1.250mm 之间,则重建间隔≤层厚的 80%;采用标准算法和肺算法同时进行重建。建议扫描时开启"dose report（剂量报告）"功能,以便将机器自动生成的剂量报告进行常规存储。

LDCT 肺癌筛查关键的问题包括高危人群和阳性结果的定义。国际主要肺癌筛查项目的高危人群及阳性结果定义见表 5-3-1、表 5-3-2。

表 5-3-1 国际肺癌筛查项目高危人群定义

| | 年龄 | 吸烟史 | 其他 |
|---|---|---|---|
| NLST | 55~74 岁 | 吸烟史≥30 包/年或戒烟<15 年 | — |
| I-ELCAP | ≥40 岁 | 吸烟史、被动吸烟史 | 家族肿瘤病史、粉尘或辐射职业暴露等 |
| NELSON | 50~75 岁 | 现在吸烟（吸烟≥25 年，每天≥15 支或吸烟≥30 年，每天≥10 支）或戒烟<10 年 | — |
| ITALUNG | 55~69 岁 | 近 10 年的吸烟≥20 包/年；戒烟<10 年 | 无癌症（黑色素皮肤癌除外）、无胸部手术 |
| South korea | 高危人群:吸烟史≥20 包/年 低危人群:≥45 岁,吸烟史<20 包/年或不吸烟者 | | — |

表 5-3-2 国际肺癌筛查项目阳性结果定义

| | 阳性（positive） | 不确定性（indeterminate） |
|---|---|---|
| NLST | 最长径≥4mm 的非钙化结节 | N/A |
| I-ELCAP | 至少 1 个直径≥5.0mm 的实性或部分实性结节；或至少 1 个直径≥8.0mm 的非实性结节；或支气管内实性结节 | N/A |
| NELSON | 非钙化实性部分体积大于 500mm$^3$（直径大于 9.8mm） | 最大实性结节或部分实性结节的实性部分的体积在 50~500mm$^3$（4.6~9.8mm）；或者是 8mm 以上的非实性结节（3~6 个月内体积增加大于 25% 认为是阳性结节） |
| ITALUNG | 至少一个平均直径 >5mm 的非钙化实性结节；至少一个平均直径 >10mm 的非实性结节；任何大小的部分实性结节 | N/A |
| South korea | 任何大小的非钙化结节 | N/A |

我国肺癌筛查高危人群定义:2015 年中华医学会放射学分会心胸学组制定了低剂量螺旋 CT 肺癌筛查专家共识。高危人群定义如下:

（1）年龄 50~75 岁。

（2）至少合并以下 1 项危险因素:①吸烟≥20 包/年,其中也包括曾经吸烟,但戒烟时间不足 15 年者;②被动吸烟者;③有职业暴露史（石棉、铍、铀、氡等接触者）;④有恶性肿瘤病史或肺癌家族史;⑤有慢性阻塞性肺疾病或弥漫性肺纤维化病史。建议具备综合实力的国内医疗机构积极地在肺癌高危人群中开展 LDCT 肺癌筛查,以推动中国肺癌筛查研究的不断前行以及筛查方案的不断完善。

肺癌筛查肺结节的处理策略:通常将 LDCT 筛查发现的结节分为两大类:①肯定良性结节或钙化结节:边界清楚,密度高,可见弥漫性钙化、中心钙化、层状钙化或爆米花样钙化;②性质不确定结节:通常指非钙化结节,包括实性结节、部分实性结节和非实性结节。目前国际上肺癌筛查研究所推荐的肺结节处理方案不尽一致,但通常都是根据结节的大小或体积、密度、位置、分布等特点提出处理意见。目前应用较广泛的是 2011 年美国国家综合癌症网络（National Comprehensive Cancer Network, NCCN）指南、2017 年 Fleischner 学会发布的指南,2015 年中华医学会放射学分会心胸学组依据国际指南,结合我国实际情况发布了《肺亚实性结节影像处理专家共识》。

（刘士远 范 丽）

## 第四节 肺癌 TNM 分期

准确的 TNM 分期是肺癌诊断、治疗以及判断预后的重要因素。2015 年 9 月国际肺癌研究协会（IASLC）公布了新修订的第八版肺癌 TNM 分期系统（表 5-3-3、表 5-3-4），并于 2017 年 1 月正式颁布实施。新分期标准采纳了来自 16 个国家的 35 个数据库，包含了自 1999—2010 年间新发病的 94 708 例肺癌病例，其中欧洲 46 560 例，亚洲 41 705 例，北美 4 660 例，澳洲 1 593 例，南美 190 例。因为未知或不同的病理或不完整的分期信息，经筛选共 77 156 例患者备以分析，其中 70 967 例 NSCLC，6 189 例小细胞肺癌（small cell lung cancer），除了欧洲患者以晚期肺癌为主，

表 5-3-3　第八版 TNM 分期

| TNM 分期 | T 分期 | N 分期 | M 分期 |
|---|---|---|---|
| 原发灶不明确 | Tx | 0 | 0 |
| 0 期 | Tis | 0 | 0 |
| ⅠA1 期 | T1a | 0 | 0 |
| ⅠA2 期 | T1b | 0 | 0 |
| ⅠA3 期 | T1c | 0 | 0 |
| ⅠB 期 | T2a | 0 | 0 |
| ⅡA 期 | T2b | 0 | 0 |
| ⅡB 期 | T1a, b, c; T2a, b | 1 | 0 |
|  | T3 | 0 | 0 |
| ⅢA 期 | T1a, b, c; T2a, b | 2 | 0 |
|  | T3 | 1 | 0 |
|  | T4 | 0, 1 | 0 |
| ⅢB 期 | T1a, b, c; T2a, b | 3 | 0 |
|  | T3 | 2 | 0 |
|  | T4 | 2 | 0 |
| ⅢC 期 | T3, 4 | 3 | 0 |
| ⅣA 期 | 任何 T | 任何 N | M1a, b |
| ⅣB 期 | 任何 T | 任何 N | M1c |

表 5-3-4　肺癌第六、七、八版分期比较

| TNM 分期 | 第六版 | 第七版 | 第八版 |
|---|---|---|---|
| 肿瘤直径 ≤1cm | T1 | T1a | T1a |
| 肿瘤直径 >1cm, ≤2cm | T1 | T1a | T1b |
| 肿瘤直径 >2cm, ≤3cm | T1 | T1b | T1c |
| 肿瘤直径 >3cm, ≤5cm | T2 | T2a | T2a（>3cm 至 ≤4cm），T2b（>4cm 至 ≤5cm） |
| 肿瘤直径 >5cm, ≤7cm | T2 | T2b | T3 |
| 肿瘤直径 >7cm | T2 | T3 | T4 |
| 支气管受累距隆凸 <2cm，但不侵犯隆凸，和伴有肺不张/肺炎 | T3 | T3 | T2 |
| 侵犯膈肌 | T3 | T3 | T4 |
| 同肺叶内其他肺结节 | T4 | T3 | ①M1a 局限于胸腔内，包括胸膜播散（恶性胸腔积液、心包积液或胸膜结节）以及对侧肺叶出现癌结节归为 M1a；②远处器官单发转移灶为 M1b；③多个或单个器官多处转移为 M1c |
| 在同一侧其他肺叶结节 | M1 | T4 |  |
| 胸膜播散（包括恶性胸腔积液及孤立胸膜结节） | T4 | M1a |  |
| 心包播散（包括恶性心包腔积液及孤立心包结节） |  | M1a |  |
| 胸腔内转移 | M1 | M1a |  |
| 胸腔外转移 | M1 | M1b |  |
| T2b N0M0 | Ⅰb | Ⅱa |  |
| T2a N1M0 | Ⅱb | Ⅱa |  |
| T4N0–1M0 | Ⅲb | Ⅲa |  |
| IA 期 |  | T1a, T1b | T1a, T1b, T1c |
| T3N1M0 |  | Ⅱb | Ⅲa |
| T3N2 |  | Ⅲa | Ⅲb |
| T3-4N3 |  | Ⅲb | Ⅲc |
| M 分期 |  |  | M1a 和 M1b 更新为 Ⅳa，M1c 更新为 Ⅳb |

其他地区特别是亚洲以早期肺癌为主,约85%的患者接受了手术治疗、手术联合化疗或放疗。亚洲患者中,中国、日本、韩国贡献了大量的病例资料,一方面,我们看到国际的肺癌分期更多地考虑了亚洲患者的人群特征;另外一方面,我们也看到在亚洲,肺癌尤其是肺腺癌近年来发病率逐步提高这一不争的事实。第八版肺癌新分期数据库不仅分析了 T、N、M 三个因素的相关临床特征,同时还分析了 23 个非解剖因素:患者相关因素(年龄、性别、种族、吸烟史、体重下降、PS 评分等)、肿瘤相关因素($SUV_{max}$ 值、原发肿瘤生长部位、病理学类型、血管受侵状况等)、环境相关因素(来源国家、治疗模式、治疗后肿瘤残留情况等)。新分期(表 5-3-5~ 表 5-3-7)联合解剖学和非解剖学因素建立了新的预后模型,大大提高了新 TNM 分期系统在判断患者预后方面的重要地位。

表 5-3-5 原发肿瘤 T 的定义

| 分期 | 定义 |
| --- | --- |
| Tx | 未发现原发肿瘤,或者通过痰细胞学或支气管灌洗发现癌细胞,但影像学及支气管镜无法发现 |
| T0 | 无原发肿瘤的证据 |
| Tis | 原位癌 |
| T1 | 肿瘤最大径≤3cm,周围包绕肺组织及脏胸膜,支气管镜见肿瘤侵及叶支气管,未侵及主支气管 |
| T1a(mi) | 微浸润性腺癌 |
| T1a | 肿瘤最大径≤1cm |
| T1b | 1cm< 肿瘤最大径≤2cm |
| T1c | 2cm< 肿瘤最大径≤3cm |
| T2 | 3cm< 肿瘤最大径≤5cm;侵犯主支气管(不常见的表浅扩散型肿瘤,不论体积大小,侵犯限于支气管壁时,虽可能侵犯主支气管,仍为 T1),但未侵及隆凸;侵及脏胸膜;有阻塞性肺炎或者部分肺不张。符合以上任何一个条件即归为 T2 |
| T2a | 3cm< 肿瘤最大径≤4cm |
| T2b | 4cm< 肿瘤最大径≤5cm |
| T3 | 5cm< 肿瘤最大径≤7cm。直接侵犯以下任何一个器官,包括:胸壁(包含肺上沟瘤)、膈神经、心包;全肺不张 / 肺炎;同一肺叶出现孤立性癌结节。符合以上任何一个条件即归为 T3 |
| T4 | 肿瘤最大径 >7cm;无论大小,侵及以下任何一个器官,包括纵隔、心脏、大血管、隆凸、喉返神经、主气管、食管、椎体、膈肌;同侧不同肺叶内孤立癌结节 |

表 5-3-6 区域淋巴结 N 的定义

| 分期 | 定义 |
| --- | --- |
| Nx | 无法评估区域淋巴结 |
| N0 | 无区域淋巴结转移 |
| N1 | 同侧支气管周围和 / 或同侧肺门淋巴结以及肺内淋巴结转移 |
| N2 | 同侧纵隔和 / 或隆凸下淋巴结转移 |
| N3 | 对侧纵隔、对侧肺门、同侧或对侧前斜角肌及锁骨上淋巴结转移 |

表 5-3-7 远处转移 M 的定义

| 分期 | 定义 |
| --- | --- |
| M0 | 无远处转移 |
| M1 | 有远处转移 |
| M1a | 对侧肺内结节,胸膜或心包转移性结节或恶性胸腔或心包积液 |
| M1b | 单一器官的孤立转移灶 |
| M1c | 单一器官多发转移灶或多器官转移灶 |

(刘士远 范丽)

## 第五节　其他恶性肿瘤

肺部其他恶性肿瘤主要包括肺神经内分泌肿瘤、肺涎腺型肿瘤、原发性肺肉瘤样癌、恶性间叶组织肿瘤以及其他未分化癌。临床上以类癌和腺样囊性癌较多见。

### 一、类癌

【概述】

类癌是一种低度恶性肿瘤，全身各处均可发生，最好发于胃肠道（67.5%），其次为肺、支气管（25.3%）。肺类癌（pulmonary carcinoid）约占所有原发性肺肿瘤的2%，起源于支气管树黏膜上皮和黏膜下腺体的神经内分泌细胞，也可以起源于支气管上皮的Kulchitsky细胞，好发于成人，40~50岁多见，发病年龄早于肺癌患者，儿童和青少年发病率低，男女发病比例报道不一。60%~70%的类癌为中央型，多为典型类癌，周围型以不典型类癌居多。发病率男性略高，男女比例3.6∶1。两种类癌中，20%~40%患者是不吸烟的。

【病理生理】

根据核分裂计数的多少和/或是否存在坏死进一步分为典型类癌和不典型类癌，其发病比例约为9∶1。典型类癌镜下形态具有典型的神经内分泌肿瘤特征，即血窦丰富的肿瘤组织排列成梁状、索状、腺样或实性细胞巢，周围型常表现为梭形细胞形态；细胞大小一致，染色质均匀或稍粗糙，核仁小或不明显，个别情况下可以出现核大深染的异型细胞，主要诊断依据是<2个核分裂象/2mm²（10HPF），缺乏坏死。不典型类癌镜下表现相似，或异型稍明显，主要诊断依据是2~10个核分裂象/2mm²（10HPF），或有点状坏死，偶见局灶性片状坏死，无大片弥漫坏死区域。

【临床表现】

根据肿瘤本身及有无内分泌障碍临床症状可分为无症状、呼吸道症状及类癌综合征三种。中央型者多有咳嗽、咯血、呼吸困难及反复感染等呼吸道症状。周围型者多无明显症状，常为体检发现。类癌由于肿瘤本身能产生5-羟色胺（5-hydroxytryptamine，5-HT）、激肽类、组织胺等生物学活性因子，因此会产生类癌综合征，特别是肠类癌较为多见，约5%出现类癌综合征，临床表现为间歇性面部潮红、胃肠道症状、毛细血管扩张或紫癜等。

【影像学表现】

类癌以单发为主，多发类癌罕见。类癌分为中央型和周围型，影像表现与支气管肺癌类似。

1. X线　中央型常显示为边缘清楚的肺门或肺门旁肿块，独立或伴有远侧肺实质相关改变，包括肺不张、阻塞性肺炎等。周围型表现为孤立的、边界清楚的结节或肿块，呈圆形或类圆形，边界清楚，分叶状。

2. CT　中央型类癌发生于肺段以上支气管，常表现为支气管腔内结节、肺门周围肿块、远端支气管阻塞表现；周围型类癌常表现为发生在亚段支气管周围孤立性结节。类癌大多数血供丰富，常表现为明显强化，不均匀强化多见于不典型类癌。几乎所有的类癌都可以有肺门或纵隔淋巴结肿大，但其中只有25%是淋巴结转移，其余多为淋巴结反应性增生。（图5-3-7）

【诊断要点】

符合中央型或周围型肺癌的特点，同时出现明显的强化，高度提示类癌的诊断。

【鉴别诊断】

1. **中央型支气管肺癌**　支气管肺癌早期与类癌相似，但病程进展较快，常在3~6个月内病变发展变化，出现肺不张、肺门区肿块，较大的肿块常出现坏死而导致密度不均匀，较类癌更易出现肺门、纵隔淋巴结转移和胸腔积液。类癌引起支气管局限性增厚形成轮廓光滑的支气管内结节或息肉，而支气管肺癌多因其沿支气管浸润性生长引起支气管管壁不规则增厚及管腔弥漫性变窄甚至闭塞。中央型类癌多发生于较大支气管，鉴别诊断有困难时，最后定性取决于支气管镜检及活组织检查。

2. **周围型肺癌及其他良性肿瘤**　周围型肺癌的边缘不光滑，常见分叶及短毛刺征、胸膜凹陷，且多有偏心性空洞，易出现远处转移。周围型类癌多无自觉症状，常为体检发现，常表现为肺实质内圆形或卵圆形软组织结节或肿块，边缘光滑，内部密度均匀，可见钙化，坏死、空洞较为少见。瘤体多较小，直径为2~3cm者较为多见，5cm以上罕见，上述表现与肺内良性肿瘤、肺结核球等良性病变很难鉴别，最后确诊亦有赖于穿刺活检。

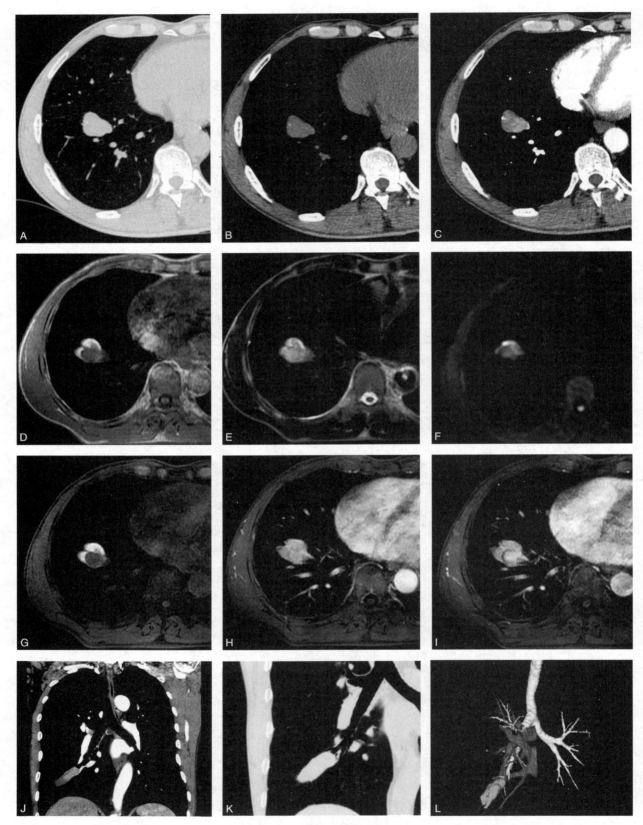

**图 5-3-7　周围型典型类癌**

A~C. 高分辨率 CT 扫描,右肺下叶前基底段类圆形软组织肿块,密度欠均匀,边界清,边缘见囊性水样密度,增强扫描实性部分明显强化;D~I. MRI 检查,右肺下叶前基底段支气管管腔内长条状异常信号,病灶局部分叶状,$T_1$WI 呈等信号,$T_2$WI 呈等低信号,DWI 局部呈高信号,边界尚清,边缘及远端见高信号影包绕,增强扫描病灶见明显均匀强化;J~L. 多曲面重建及容积重建

【治疗】

气管类癌唯一有效的治疗方式是完全切除原发肿瘤。外科手术方式有完全切除术（如全肺切除术、肺叶切除术）、保守切除术（如肺段切除术、楔形切除术、袖形叶切除术、袖形支气管切除术）。有局部淋巴结转移但并不影响外科手术，预后也较好。

## 二、腺样囊性癌

【概述】

腺样囊性癌（adenoid cystic carcinoma，ACC）在原发性气管恶性肿瘤中占第2位，约30%~35%，仅次于鳞状细胞癌。本病可发生于任何年龄，以中老年常见，男女发病比例无明显差异，发病率及预后与是否吸烟无关。

【病理生理】

腺样囊性癌（adenoid cystic carcinoma，ACC）来源于支气管黏膜的腺管或腺体的黏液分泌细胞，多数发生在中央气道，较少发生于段支气管，几乎不发生于肺实质内，呈息肉样或环形在壁内浸润生长。本病生长速度缓慢，低度恶性，局部复发常见，转移少见，转移以血行转移为主，淋巴结受累较少见。

【临床表现】

本病生长缓慢，临床病程相对较长，临床症状出现较晚且缺乏特异性，最常见的是进行性呼吸困难、刺激性咳嗽、咯血、喘鸣等，常被误诊为哮喘或慢性支气管炎。

根治性手术切除加术后辅助放疗是治疗本病最有效的方法，由于肿瘤沿支气管黏膜下浸润生长，实际浸润范围远远超过肉眼所见，彻底切除困难，推荐对支气管残端阳性患者行辅助放疗。对于能行完全切除腺样囊性癌患者其5年生存率为100%，其10年生存率为90%。对于不能行完全切除的腺样囊性癌生存期降低，5年及10年生存率仅为33.3%和53%。

【影像学表现】

CT扫描和气道三维重建是早期发现本病的首选检查手段，可显示病灶沿支气管分支蔓延及腔内外生长情况。根据影像学形态可分为四型：

**1. 腔内外肿块型** 病灶沿支气管壁呈不同程度的浸润性生长，穿透气管/支气管软骨壁侵犯周围组织及肺实质，形成腔内外结节或肿块，病灶宽基底与增厚支气管管壁分界不清。

**2. 管壁浸润型** 表现为管壁弥漫性增厚，壁增厚多不均匀一致，易引起管腔狭窄，管腔内外无明显结节、肿块。

**3. 腔内结节型** 病灶呈息肉或结节状突向腔内，以宽基底与管壁相连，瘤体与气管壁分界不清，同时伴管壁局限性增厚，管腔变窄，瘤体与管壁夹角多成钝角，有时可见"半月征"。

**4. 周围肿块型** 单纯表现为腔外生长肿块，靠近支气管及肺门。前两种类型较为常见，约占87%。

CT平扫病灶密度较低且均匀，增强扫描无特征性，强化方式多样，多数病灶强化不明显，这可能因瘤体内含有导管上皮、肌上皮双层细胞构成的腺体，呈小管状或筛状结构，其中常可见扩张的假囊肿，其内含黏液或嗜酸性基底膜样物质，间质内血管成分较少，易发生黏液样或透明变性。（图5-3-8、图5-3-9）

【诊断要点】

原发性肺ACC常发生在中老年人，中央型多见，周围型少见，形态上以腔内外肿块型及弥漫管壁浸润型多见，若CT检查上发现大气道软组织肿块，沿气管、主支气管管壁蔓延生长，侵及气管、支气管外壁，应考虑到肺ACC的诊断。

【鉴别诊断】

ACC的发病年龄相对较小，与吸烟没有相关性；其最大的特点是沿黏膜下侵犯，CT表现为支气管内壁光滑，外壁增厚，若肿瘤较大引起管腔狭窄则可出现支气管阻塞的相应改变。因此，ACC需与引起大气道狭窄的病变鉴别：支气管肺癌、类癌、气管支气管结核等。

**1.** 支气管肺癌尤其是鳞状细胞癌多发生于大气道，好发于60~70岁的老年人，且与吸烟有明确的相关性。SCC通常是向外膨胀性生长或浸润性生长，好发于气管下2/3的后壁。鳞状细胞癌CT表现多为圆形或类圆形肺门肿块，边缘毛糙，多伴厚壁偏心性空洞，内部密度不均匀多有坏死，但钙化不常见；支气管壁不均匀增厚，管腔偏心性狭窄或闭塞；并可见相应的阻塞性改变（阻塞性肺气肿、阻塞性肺炎或阻塞性不张）；增强扫描多表现为不均匀强化。

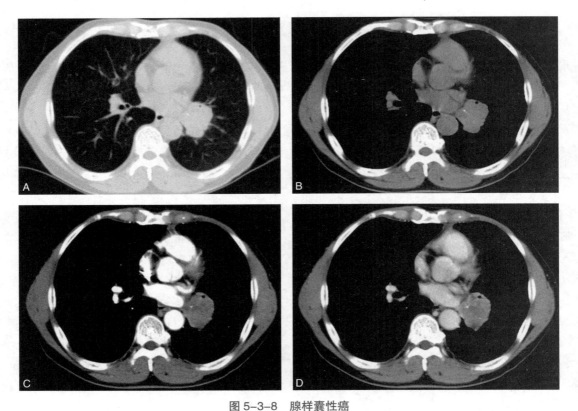

**图 5-3-8 腺样囊性癌**

A~D. 左肺门不规则软组织肿块影,长经约为 4.8cm,密度欠均匀,内见点状钙化影,病灶呈分叶状,边缘见毛刺,邻近胸膜牵拉,增强扫描呈不均匀强化。左肺下叶支气管狭窄,远端见少许肺不张影

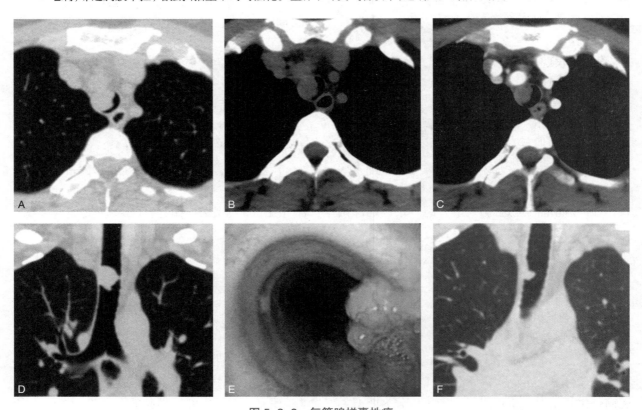

**图 5-3-9 气管腺样囊性癌**

A~D. 上胸段气管内偏右侧见一软组织肿块影,增强呈轻度强化,周围气管壁增厚;E. 支气管镜可见菜花样凸起;F. 术后 4 个月后 T₃ 水平气管右侧壁局部增厚,见新发突入腔内结节影,大小约 8mm × 4mm,增强扫描不均匀强化

**2. 中央型类癌** 肺门肿块边缘多较光整且多位于气管支气管分叉处；空洞发生率低；钙化多见，表现为偏心性点状或弥漫性钙化；内部密度相对均匀；血供丰富，增强后明显均匀强化。

**3. 气管支气管内膜结核** 由于支气管黏膜充血、水肿、溃疡、肉芽组织增生和瘢痕形成，引起支气管的狭窄和阻塞，从而导致远端肺组织的不张和炎症。支气管内膜结核的CT表现：病变范围较广，常有多个支气管受累；支气管常为狭窄和扩张交替进行；支气管壁的增厚主要由黏膜病变造成，只有内径缩小，外径一般不增大；局部无明显肿块；可存在支气管播散病灶；肺门和纵隔常无淋巴结增大。

**【治疗】**

目前认为根治性手术切除加术后辅助放疗是支气管腺样囊性癌最有效的治疗方法。肿瘤完全切除是非常重要的，若有残存肿瘤则术后局部复发率高。Maziak 等对 ACC 随访 32 年的研究表明，肿瘤完全切除可以明显提高患者的 10 年生存率，肿瘤完全切除患者的 10 年生存率达 69%，显微镜下证实肿瘤残存的 10 年生存率只有 30%。由于肿瘤可沿支气管黏膜下层浸润性生长，实际浸润范围远较肉眼所见广泛，达到彻底切除比较困难；但对放疗有一定敏感性，建议对支气管残端阳性患者可行辅助放疗。

（刘士远 范 丽）

# 参 考 文 献

［1］刘士远，陈启航，吴宁. 实用胸部影像诊断学［M］. 北京：人民军医出版社，2012.

［2］刘士远，范丽，萧毅. 加强肺内纯磨玻璃密度结节的影像学研究，提升临床处理水平［J］. 中华放射学杂志，2017，51（7）：481-483.

［3］邹勤，刘士远，管宇，等. 超高分辨率 CT 对 3cm 以下肺磨玻璃密度结节的诊断价值［J］. 临床放射学杂志，2017，36（4）：484-488.

［4］Rampinelli C, Origgi D, Vecchi V, et al. Ultra-low-dose CT with model-based iterative reconstruction（MBIR）: detection of ground-glass nodules in an anthropomorphic phantom study［J］. La Radiologia Medica, 2015, 120（7）: 611-617.

［5］Fan L, Liu SY, Li QC, et al. Multidetector CT features of pulmonary focal ground-glass opacity: differences between benign and malignant. Br J Radiol, 2012, 85（1015）: 897-904.

［6］望云，刘士远，范丽，等. 含薄壁囊腔周围型肺癌的 CT 特征及病理基础分析［J］. 中华放射学杂志，2017，51（2）：96-101.

［7］李栋. 早期中央型肺癌的影像诊断研究进展［J］. 实用肿瘤杂志，2014，29（2）：196-198.

［8］Wood DE, Kazerooni EA, Baum SL, et al. Lung Cancer Screening, Version 3. 2018, NCCN Clinical Pratice Guidelines in Oncology. J Nati Compr Canc Netw, 2018, 16（4）: 412-441.

［9］中华医学会放射学分会心胸学组. 低剂量螺旋 CT 肺癌筛查专家共识［J］. 中华放射学杂志，2015，49（4）：328-335.

［10］中华医学会放射学分会心胸学组. 肺亚实性结节影像处理专家共识［J］. 中华放射学杂志，2015，49（4）：254-258.

［11］MacMahon H, Naidich DP, Goo JM, et al. Guidelines for management of incidental pulmonary nodules detected on CT images: from the Fleischner society. Radiology, 2017, 23: 161659.

［12］American College of Chest Physicians. New Lung Cancer Guidelines Recommends Offering Screening to High Risk Individuals［DB/OL］.［2014-10-15］. http://www.chest-net.org/News/Press-Releases/2013/05/New-lung-cancer-guidelines-recommends-establishment-of-screening-programs.

［13］Oudkerk M, Devaraj A, Vliegenthart R, et al. European position statement on lung cancer screening. Lancet Oncology, 2017, 18（12）: e754.

［14］Ramiporta R, Bolejack V, Crowley J, et al. The IASLC Lung Cancer Staging Project: Proposals for the Revisions of the T Descriptors in the Forthcoming Eighth Edition of the TNM Classification for Lung Cancer［J］. Journal of Thoracic Oncology, 2015, 10（7）: 990-1003.

［15］Asamura H, Chansky K, Crowley J, et al. The International Association for the Study of Lung Cancer Lung Cancer Staging Project: Proposals for the Revision of the N Descriptors in the Forthcoming 8th Edition of the TNM Classification for Lung Cancer.［J］. Journal of Thoracic Oncology, 2015, 10（12）: 1675-1684.

［16］Eberhardt WE, Mitchell A, Crowley J, et al. The IASLC Lung Cancer Staging Project: Proposals for the Revisions of the M Descriptors in the Forthcoming Eighth Edition of the TNM Classification for Lung Cancer. [J]. Journal of Thoracic Oncology, 2015, 10 (11): 1515–1522.

[17] 王鑫, 支修益. 国际肺癌研究协会(IASLC)第八版肺癌 TNM 分期解读[J]. 中华胸部外科电子杂志, 2016, 3(2): 70–76.

[18] Lococo F, Cesario A, Paci M, et al. PET/CT assessment of neuroendocrine tumors of the lung with special emphasis on bronchial carcinoids[J]. Tumour Biol, 2014, 35(9): 8369–8377.

[19] Wolin E M. Challenges in the Diagnosis and Management of Well-Differentiated Neuroendocrine Tumors of the Lung (Typical and Atypical Carcinoid): Current Status and Future Considerations[J]. Oncologist, 2015, 20(10): 1123–1131.

[20] Falk N, Weissferdt A, Kalhor N, et al. Primary Pulmonary Salivary Gland-type Tumors: A Review and Update[J]. Adv Anat Pathol, 2016, 23(1): 13–23.

[21] Resio B J, Chiu A S, Hoag J, et al. Primary Salivary Type Lung Cancers in the National Cancer Database[J]. Ann Thorac Surg, 2018, 105(6): 1633–1639.

[22] Kang D Y, Yoon Y S, Kim H K, et al. Primary salivary gland-type lung cancer: surgical outcomes[J]. Lung Cancer, 2011, 72(2): 250–254.

[23] Girelli L, Locati L, Galeone C, et al. Lung metastasectomy in adenoid cystic cancer: Is it worth it? [J]. Oral Oncol, 2017, 65: 114–118.

# 第四章　肺良性肿瘤及类肿瘤性病变

## 第一节　肺硬化性肺泡细胞瘤

【概述】

肺硬化性肺泡细胞瘤（pulmonary sclerosing pneumocytoma，PSP），最早由 Liebow 等于 1956 年报道，曾被称为肺硬化性血管瘤（sclerosing hemangioma of the lung，SHL），是发生于肺的罕见良性上皮肿瘤，占肺部良性肿瘤的 18%，常见于中年妇女，尤其在东亚地区好发，常为偶然发现。

【病理】

1999 年和 2004 年 WHO 肺肿瘤分类将肺硬化性血管瘤归入"其他肿瘤"之中。随着免疫组化技术的发展，认为肺硬化性血管瘤起源于呼吸道上皮细胞，2015 年 WHO 肺肿瘤分类将其更名为肺硬化性肺泡细胞瘤，归入"腺瘤"类别。多年前已意识到硬化性血管瘤并不是一种血管源性肿瘤。有研究表明，该肿瘤实际上源于原始呼吸道上皮细胞，肿瘤细胞表面表达 TTF-1；主要由基质圆形细胞和表面立方细胞组成（类似于 II 型肺泡细胞）。

肺硬化性肺泡细胞瘤主要有 4 种组织类型：乳头结构、硬化结构、实性结构及血管瘤结构，多数肿瘤具有 3 种以上结构。术前经皮或经支气管穿刺组织细胞学检查定性容易出错，且术中快速冰冻病理诊断亦困难，有报道诊断准确率为 44.1%，有 10% 的病例被误诊为恶性肿瘤。普通病例诊断亦存在难度，易被误诊为腺癌或类癌，常需要免疫组化诊断。免疫组化分析，肿瘤表面立方细胞 AE1/AE3 和 CK7 阳性，基质圆形细胞 AE1/AE3 阴性，但 CK7 阳性，两种细胞 TTF-1 及 EMA 均阳性。

【临床表现】

PSP 多在体检或因其他疾病检查中偶然发现。绝大多数 PSP 患者无症状，少数患者伴有咳嗽、咳痰、咯血、胸痛、胸闷等非特异性症状。当肿瘤较大压迫其他器官可能出现相应症状，但 PSP 增长缓慢。

【影像学表现】

1. X 线　多位于下肺及脏胸膜下，表现为圆形或椭圆形孤立球形结节，边缘光整，密度均匀，可伴有钙化，无卫星病灶。由于瘤体毛细血管增生、气道变形，或瘤体出血破裂与气管相通，形成肿瘤内游离气腔，即空气半月征。

2. CT　PSP 多为单发结节或肿块，直径在 3cm 左右，CT 典型表现常为椭球形或球形，边缘光滑清晰，少数病例可边缘不光滑，密度可均匀或不均匀，少数为浅分叶或毛刺状，外周有点样及斑点样钙化，邻近胸膜时可与胸膜粘连。增强后多在快速上升到峰值后持续均匀性强化，平均上升约 35HU，CT 值可在 65~125HU 之间波动，且强化持续时间长。

肺窗图像有些 PSP 周围可见"空气新月征"，即肿瘤边缘新月形或环形无肺纹理高透亮区，是由于气管周围的肺泡间质细胞增殖和透明变，束缚包裹小气道，导致气管远端充气扩张，此特征对诊断 PSP 较为特异，但出现的概率较小。有些 PSP 周围肺窗可见"晕征"，即肿瘤周围环形或半环形磨玻璃密度影，是由于肿瘤向周围浸润或周边伴出血引起。某些 PSP 可见"血管贴边征"，即增强时病灶周围可见明显强化的血管断面，具有一定的特征性。增强 CT 显像 PSP 均匀或不均匀强化。PSP 在强化 CT 图像上的表现与肿瘤的组织成分有关，以血管瘤成分为主时肿瘤表现为明显强化，以实性成分和硬化成分为主时表现为轻中度强化。在强化 CT 上 PSP 边缘可见强化的

"假包膜",包膜可不完整,厚薄较均匀,假包膜为PSP周围受压的肺组织。

有报道极少数病例表现为多发小结节,亦有文献报道一例PSP呈多发结节伴周围磨玻璃密度影。PSP绝大多数不伴有区域淋巴结肿大,个别病例可发生引流区域淋巴结受累,增强CT受累淋巴结强化。

3. MRI MRI图像上PSP在$T_1$或$T_2$加权像可表现为高信号或低信号,PSP内实性和硬化成分在$T_1$加权像为高信号,PSP内纤维化成分在$T_2$加权像为低信号。PSP内血管瘤成分在$T_2$加权像为高信号,如PSP存在出血灶则根据出血时相表现为相应的$T_1$和$T_2$信号强度,陈旧出血囊变则在$T_2$为高信号。静脉注射Gd-DTPA后肿瘤明显强化。

4. PET/CT 由于PSP具有良性肿瘤生长缓慢的特点,[18]FDG PET/CT显像PSP多呈低或中度代谢增高,而肺部原发恶性肿瘤或转移瘤则多呈显著高代谢,有助于PSP与肺部恶性肿瘤鉴别。PSP的过高[18]FDG摄取可能与细胞增殖活跃有关。多数文献报道PSP的SUV$_{max}$介于本底与5.3之间。有报道认为[18]FDG的较高摄取与PSP内的血管瘤和乳头成分有关,但关于PSP对[18]FDG的高摄取机制尚无定论。[18]FDG PET/CT在帮助PSP与肺部恶性肿瘤鉴别方面优于CT平扫及增强CT检查。

图5-4-1、图5-4-2为肺硬化性肺泡细胞瘤病例。

【诊断要点】

中年妇女,无症状情况下偶然发现肺部结节时,CT上边缘光滑、清晰,密度均匀,生长缓慢,具有良性肿瘤的特征,当病变存在"空气新月征""晕征""血管贴边征"及强化"假包膜征"等征象时提示PSP。但有些PSP可表现各异,需与周围型肺癌、肺类癌、肺部转移瘤等鉴别。在PSP与肺部恶性肿瘤鉴别方面,[18]FDG PET/CT显像优于CT平扫及增强CT检查,PSP绝大多数呈低到中度[18]FDG代谢增高,而肺部恶性病变绝大多数呈高度显著[18]FDG高代谢。PSP的最终确诊常需要病理检查来诊断。

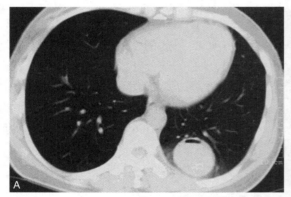
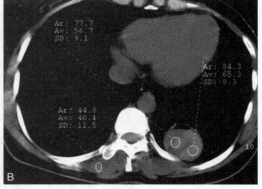
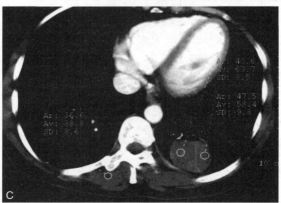

**图5-4-1 肺硬化性肺泡细胞瘤病例**

患者临床上表现为咳嗽、咳痰、咯血。A. CT平扫肺窗可见病灶边缘光滑,周围可见磨玻璃密度,提示出血;B. 纵隔窗平扫可见病灶内部密度较高,上部可见半月形气影;C. CT增强后病灶无明显强化,内部可见分隔,可见血管贴边征

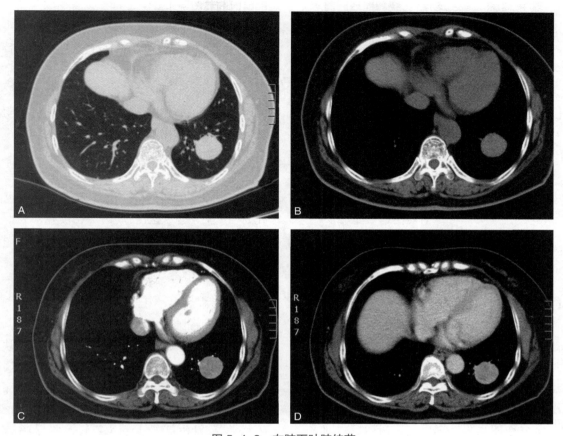

**图5-4-2　左肺下叶肺结节**

A~D. 左肺下叶肺结节边界清楚、光滑,平扫内部密度均匀,增强扫描后呈明显强化,可见血管贴边征

**【鉴别诊断】**

1. **周围型肺癌**　周围型肺癌病灶多呈不规则形结节或肿块,边缘多伴细小毛刺、深分叶、胸膜凹陷征及支气管截断或受压变窄,内部可伴空泡征、含气支气管征等,较大肿瘤可见血管集束征。增强扫描明显不均匀广泛强化,一般强化程度较PSP低;可伴有肺门及纵隔淋巴结转移、肿大。动态观察周围型肺癌增长速度明显快于PSP。

2. **肺类癌**　肺类癌是一种分化较好、低度恶性的神经内分泌肿瘤,轮廓较规整,边界清楚,密度均匀,边缘光滑锐利,少数有浅分叶。多呈明显均匀强化,少数呈不均匀强化。通过影像检查与PSP常鉴别困难。

3. **肺错构瘤**　肺错构瘤多位于肺周围实质,少数靠近肺门,亦可位于气管腔内。瘤体多较小,病灶边缘光滑,多呈圆形或类圆形,无或少毛刺征,瘤体较大的可有浅分叶征。肿块多为软组织密度肿块,其内多含有脂肪密度区,为其典型CT表现。脂肪密度表现为点圆形、条状或线状等。

瘤内常伴有钙化,钙化形态不一,可呈点状、条状、环状、弧线状和不规则状。典型钙化为爆米花状,但具有此特征者少见。钙化或脂肪并存,为错构瘤特征性改变。增强后肿块无强化或仅有轻度强化。肺错构瘤内脂肪密度成分有助于与肺PSP鉴别。

4. **肺结核球**　肺结核球密度多不均匀,可有中心坏死、弥漫斑点状或层状钙化,有的可见边缘裂隙样空洞。周围多伴有大小不一多发卫星灶。增强CT扫描示边缘性强化或不强化。肺结核患者肺内常陈旧及新发病灶同时存在。可结合临床资料(结核病史、结核相关实验室检查)与肺PSP鉴别。

5. **肺曲霉球**　肺曲霉球常为单个,多见于上叶,亦可多发,多表现为空洞内致密软组织团块,占据空洞的部分或大部分,一般位于空洞或空腔最低处,空洞其余部分呈半月形或新月形透光区,常随体位改变而移动位置,此为典型特征。一般增强无强化。

**6. 肺转移瘤** 肺转移瘤多边缘光滑,边界清楚,密度均匀,常为多发、大小不一,亦可为单发。多见于中下肺野及胸膜下区。少数转移瘤可见内部空洞、边缘不规则等。增强多均匀强化或边缘强化。原发肿瘤病史,对诊断具有重要意义。

【拓展】

PSP 治疗多采用切除术,PSP 切除后仍有少数病例发生复发。PSP 发生转移者极少见,有报道 PSP 可引起引流区淋巴结受累,亦有报道 PSP 引起对侧肺转移或骨转移。

（刘士远　范　丽）

# 第二节　肺错构瘤

【概述】

肺错构瘤(pulmonary hamartoma)是最常见的肺部良性肿瘤,占全部肺肿瘤的 1.5%~3.0%,国内文献报道最高为 8.0%。该肿瘤生长速度缓慢,极少恶变。错构瘤最早在 1904 年由 Albrecht 提出,用于描述包含异常混杂组织成分的病变或器官内正常存在的组织比例异常。错构瘤目前定义为一种良性间叶组织来源肿瘤,包含软骨、脂肪、纤维黏液样结缔组织、平滑肌和骨组织。其病因尚不清楚,错构瘤可以发生在任何组织或器官。根据含有组分不同分为两类:肺软骨瘤型错构瘤(pulmonary chondroid hamartomas,PCH)和肺纤维平滑肌瘤型错构瘤(pulmonary fibroleiomyomatous hamartomas,PLH)。根据发生部位不同肺错构瘤分为肺内型和支气管内型。

【病理】

PCH 大体解剖为多房的实性肿块,白灰色,内可见沙砾样或爆米花样钙化。PCH 组织病理主要为小叶状的成熟软骨,周围被间叶组织包绕,比如脂肪、平滑肌、纤维血管组织及骨组织等。间叶组织成分所占比例少,且组分不固定。肺错构瘤内可含有呼吸道上皮组织,多位于叶状间叶组织的间隙内,常沿夹缝排列。气管内 PCH 多以脂肪组织为主,上皮组织少或无。软骨样错构瘤的组织细胞学诊断依靠识别肿瘤内的间叶组分。免疫组化对肺错构瘤的诊断帮助不大。在病理上需与软骨肉瘤及肺软骨瘤鉴别,软骨肉瘤细胞的异型性高,而肺软骨瘤常不伴有呼吸道上皮组织。

【临床表现】

好发于成人,男性多于女性。临床上一般没有症状,肿瘤较大、刺激或压迫支气管造成管腔狭窄或阻塞时,出现咳嗽、胸痛、发热、气短、血痰等症状,偶有咯血及发绀。体检多无阳性体征,或有局限性呼吸音减弱及哮鸣音。伴有炎症或阻塞性肺不张时可出现相应肺部体征。

【影像学表现】

**1. X线** 胸片上大多表现为均匀致密的结节,部分结节密度不均匀,可有斑片状或点状钙化,典型者呈爆米花样,周边部密度相对较低。"爆米花征"是肺错构瘤较有特征性的表现,但不多见,且并非错构瘤所独有。

**2. CT** 病变分为肺内型和支气管内型。位于肺内者病灶多小于 5cm,边缘光滑,多呈圆形或类圆形,无毛刺征,可有轻度分叶。典型者其内含脂肪密度区,可见爆米花状钙化,增强后肿块无强化或仅轻度强化。近一半的肺错构瘤内部密度均匀,无钙化及脂肪密度成分,此时与肺部其他良性肿瘤鉴别困难。近年来,有学者利用 CT 直方图像素分析法来分析 CT 上无明显脂肪及钙化成分的肺错构瘤,该方法可明显提高 CT 负值成分及脂肪成分检出率,显著提高 CT 对肺错构瘤的诊断鉴别能力。支气管内型错构瘤的病灶通常较小,多为类圆形结节,表面光滑,向支气管腔内突出。大部分呈软组织密度,平扫密度欠均匀,部分病灶内可见钙化和 / 或脂肪成分(图 5-4-3),其钙化多表现为单个或多个小点状钙化,具有诊断意义,周围肺组织可伴不同程度的阻塞性肺炎、肺不张,这取决于病灶的部位及大小,且在远端不张的肺组织内常可见到含气的支气管。

**3. MRI** 典型结节或肿块内可见到脂肪成分和斑点状低信号的钙化影。有文献报道 MRI 化学位移成像可帮助探测肺错构瘤内脂肪成分,尤其是 CT 显像不能明确是否含有脂肪时。肺错构瘤内含的脂肪在细胞内,表现为在同相位脂肪成分呈高信号,反相位脂肪成分呈低信号。

**4. PET/CT** $^{18}$F-FDG PET/CT 显像肺错构瘤多为 $^{18}$FDG 代谢不高或代谢轻度增高($SUV_{max}$ 2.0),即代谢程度与纵隔血池相当,或低于纵隔组织。但极少数病例也存在 $^{18}$FDG 的略高摄取,尤其在不含脂肪或脂肪含量少的病变。

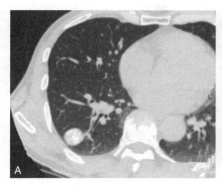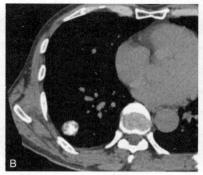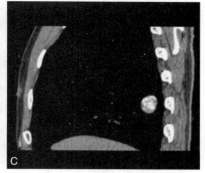

图 5-4-3　右肺下叶肺错构瘤

A. 薄层肺窗图像（1mm）；B. 纵隔窗图像（1mm）；C. 矢状位重建图像，示右肺下叶外侧基底段孤立性肺结节，边界清楚，边缘光滑，内见爆米花样钙化

【诊断要点】

病变多位于肺内，少数可靠近肺门，亦可位于气管腔内。病灶多小于 5cm，边缘光滑，多呈圆形或类圆形，无毛刺征，可有轻度分叶。典型者其内含脂肪密度区，可见"爆米花"状钙化，增强后肿块无强化或仅轻度强化。

【鉴别诊断】

1. **周围型肺癌**　周围型肺癌轮廓可呈浅或深分叶状，且有细小毛刺，呈软组织密度，极少数可有细小的沙砾样钙化，部分病灶可见空泡征、支气管充气征、肿瘤血管集束征、胸膜凹陷征等。肺错构瘤轮廓光整，无分叶和毛刺，肿块内可有多种不同密度，如脂肪、钙化、软组织等。

2. **肺结核球**　结核球由纤维包膜包裹干酪样物质构成，多发生于上肺尖后段和下肺背段。瘤体边界可不光滑，瘤内可有裂隙样小空洞存在，周围可见卫星灶。其内也可见钙化，但多呈斑片状或不规则形，无脂肪成分。增强扫描时多呈环形强化。

3. **肺炎性假瘤**　肺炎性假瘤多有感染病史，表现为边缘光滑的类圆形结节时较难与错构瘤鉴别。如病灶由慢性炎性结节发展而来，边缘可见长毛刺、"桃尖征""平直征"等，则鉴别比较容易。部分肿块内可见小空洞。

4. **肺转移瘤**　少数肺转移瘤的结节（特别是骨肉瘤转移）也可见钙化，但常为多发结节，多位于周边部，有原发肿瘤的病史。典型的错构瘤内含有脂肪及"爆米花"样钙化，但对既无钙化又无脂肪的错构瘤，则需通过综合征象予以鉴别，结合有无肿瘤病史对诊断有帮助。

5. **其他支气管内型错构瘤**　需与中央型肺癌、支气管内膜结核、支气管息肉、支气管腺瘤、支气管异物等鉴别。其中主要应与中央型肺癌鉴别，因两者发病年龄相近，但治疗与预后有很大差别。中央型肺癌病灶常边界不清，沿支气管壁生长，表现为支气管壁增厚，管腔不规则狭窄和阻塞，支气管截断，且肿瘤可突破支气管向周围浸润生长形成肿块，病灶内无脂肪成分，并常见肺门肿块及纵隔、肺门淋巴结肿大；诊断困难时，结合纤维支气管镜检有助于两者鉴别。支气管内膜结核常表现为支气管壁不规则增厚、狭窄，狭窄扩张相间隔，肺内常可见播散灶。支气管息肉和支气管腺瘤无高密度的钙化和低密度的脂肪，容易鉴别，但与不典型支气管内型错构瘤鉴别需行纤维支气管镜活检。

【拓展】

X 线胸片是错构瘤重要的检查手段，大多数病例胸片可以发现病变并作出诊断；但对内部结构除钙化以外显示不清的，CT 扫描可以明显提高错构瘤的确诊率，尤其是薄层重建及多种后处理技术对病灶内部的脂肪和钙化显示更加清楚。

支气管内型错构瘤发病率较低，术前确诊率不高，易漏诊误诊。主要原因是其发病年龄与中央型肺癌接近，当支气管周围肺组织有阻塞性炎症时，会掩盖支气管内较小病变，因而忽略对支气管内病变的观察；再者虽然发现病变，但是没有仔细分析支气管内病灶的 CT 特征（密度、强化特征、支气管的情况等），特别是在轴面观察病灶欠佳时。因此应重视薄层重建及多种后处理技术来多方位展现病变特征，对诊断有一定价值。

错构瘤主要由软骨组成,血管含量少,血供不丰富是其强化不明显的组织学基础。因此肺错构瘤与周围型肺癌相鉴别时可以行增强 CT 扫描。

恶性和活动性炎症孤立性结节增强峰值、灌注量均高于良性肺结节。肺灌注扫描在肺错构瘤与肺癌的鉴别中具有一定的作用。

肺内型错构瘤多位于肺表浅部位,可行单纯肿瘤摘除术或楔形切除术。若肿瘤居于较深的实质内或肿瘤较大时需行肺叶切除术。电视胸腔镜下楔形切除位于肺周边较小的错构瘤,具有术后恢复快、损伤小的优点。支气管内型错构瘤若早期发现,且未引起肺不张和阻塞性肺炎时可切开支气管壁或行内镜下激光摘除。若肺部反复发生炎症或实变与肺癌无法鉴别时,应行肺叶或全肺切除。

（刘士远　范　丽）

## 第三节　其　他

肺良性肿瘤占原发性肺部肿瘤的 5%~10%,多数位于肺野的周边,表现为肺结节性病变,仅少数起源于肺门区大支气管壁。其种类繁多,除了前两节介绍的肺硬化性肺泡细胞瘤、肺错构瘤外,依肿瘤组织起源及组织成分不同还可分为乳头状瘤、腺瘤、脂肪瘤、平滑肌瘤、软骨瘤、海绵状血管瘤、炎性肌纤维母细胞瘤等。

临床上肺部良性肿瘤发病年龄偏低,20~40 岁青年多见,多数良性肿瘤一般无症状,常为体检时偶然发现。肿瘤较大,刺激或压迫支气管造成管腔狭窄或阻塞时,可出现咳嗽、胸痛、发热、气短、血痰等症状。

本节重点介绍肺平滑肌瘤和肺炎性肌纤维母细胞瘤的临床、病理及影像学表现。

### 一、肺平滑肌瘤

#### 【概述】

平滑肌瘤(leiomyoma)是起源于平滑肌的良性肿瘤,多见于子宫。平滑肌瘤也可以见于消化道及肺内,发生于肺内平滑肌瘤罕见。原发肺平滑肌瘤(pulmonary leiomyoma)占肺内良性肿瘤的2%,男女发病比例约为 2:1。

#### 【病理】

肺平滑肌瘤起源于支气管或细支气管的平滑肌细胞,发病原因尚不清楚。其可以发生于肺实质(51%)、支气管(16%)、细支气管(33%)。

#### 【临床表现】

肺平滑肌瘤的临床表现与肿瘤的位置、大小及对气管的压迫或阻塞程度有关。近 90% 的患者无症状,尤其肺内平滑肌瘤患者,常在体检或由于其他疾病就诊时检查发现。存在症状者多表现为咳嗽、咳痰、胸闷、胸痛等。支气管内平滑肌瘤可以引起阻塞性肺炎,会导致患者咳嗽、发热等症状。个别患者可有痰中带血丝及咯血。

#### 【影像学表现】

肺内原发肺平滑肌瘤,典型 CT 表现为单发肺内结节或肿块,边缘光滑,密度均匀,内部常无钙化,边缘多无毛刺,少数病例可见浅分叶,病变与肺组织分界清。无胸膜牵拉征、血管集束征、支气管截断征等表现,周围无卫星灶。肺平滑肌瘤内含血管少,增强 CT 常为轻度强化或无强化。如其他肺良性肿瘤,肺平滑肌瘤生长缓慢,CT 随访病变增长不明显。但仅凭影像学检查多难以与其他肺内单发肿瘤鉴别,尤其是良性肿瘤,常需活组织病理检查确诊。(图 5-4-4)

支气管内平滑肌瘤典型表现为支气管内宽基底肿物,突入支气管腔,边缘光滑,可见浅分叶,密度均匀,无支气管壁破坏。病变较大时可阻塞支气管腔,并引起远端阻塞性肺炎,甚至导致肺不张。支气管内平滑肌瘤通过影像学检查常难以与其他支气管内肿瘤鉴别。

影像学检查对指导治疗也具有重要意义,可观察病变位置、大小及对周边组织的关系,可观察支气管内平滑肌瘤对支气管的阻塞情况,指导切除术的进行。

#### 【诊断要点】

原发肺平滑肌瘤,典型 CT 表现如前所述。仅凭影像学检查多难以与其他肺内单发肿瘤鉴别,常需活组织病理检查确诊。但如遇到肺内单发病变具有上述表现,应考虑到肺平滑肌瘤可能性。

支气管内平滑肌瘤典型表现为支气管内宽基底肿物,突入支气管腔,边缘光滑,可见浅分叶,密度均匀,无支气管壁破坏。支气管内平滑肌瘤通过影像学检查亦常难以与其他支气管内肿瘤鉴别,需支气管镜活组织病理检查确诊。

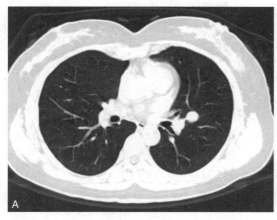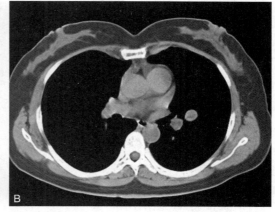

**图 5-4-4　肺平滑肌瘤**

A、B. CT 肺窗及纵隔窗示左肺上叶近肺门处结节,边界清楚,呈软组织密度,较均匀。病理为肺平滑肌瘤

　　肺平滑肌瘤的诊断依靠综合病理和影像学检查结果,另需除外由子宫或消化道平滑肌瘤转移到肺内的情况。

【鉴别诊断】

　　**1. 肺良性转移性平滑肌瘤**　肺良性转移性平滑肌瘤多为双肺内多发大小不一类圆形结节或肿块,边缘光滑,密度均匀。少数病例表现为肺内弥漫多发粟粒样结节,与原发肺平滑肌瘤不难鉴别。肺良性转移性平滑肌瘤多于子宫平滑肌瘤术后发生或与子宫平滑肌瘤同时发现。肺良性转移性平滑肌瘤约 13% 为单发,其影像学表现与原发肺平滑肌瘤一致,但借助患者子宫平滑肌瘤或消化道平滑肌瘤病史,可进行鉴别。少数肺良性转移性平滑肌瘤伴有胸膜或腹膜平滑肌转移瘤。

　　**2. 周围型肺癌**　周围型肺癌典型 CT 表现为肺内孤立不规则形病灶,边缘多伴细小毛刺、深分叶、胸膜凹陷征及支气管截断或受压变窄,内部可伴空泡征、含气支气管征等,较大肿瘤可见血管集束征。如无坏死病灶密度多均匀,部分呈点状钙化。增强扫描明显不均匀广泛强化,一般强化程度明显高于肺平滑肌瘤;周围型肺癌可伴有肺门及纵隔淋巴结转移、肿大。动态观察周围型肺癌增长速度明显快于肺平滑肌瘤。

　　**3. 肺类癌**　肺类癌是一种分化较好、低度恶性的神经内分泌肿瘤,轮廓较规整,边界清楚,密度均匀,边缘光滑锐利,少数有浅分叶。多呈明显均匀强化,少数呈不均匀强化。通过影像检查常可与肺平滑肌瘤鉴别。

　　**4. 肺炎性肌纤维母细胞瘤**　肺炎性肌纤维母细胞瘤属低度恶性肿瘤,多为单发软组织结节或团块,病灶呈楔形、类圆形或不规则形,可见长毛刺,多位于肺的表浅部位,邻近胸膜可引起粘连,少部分可见液化坏死区。多无钙化及脂肪。增强扫描呈均匀或不均匀中度至显著强化,较肺平滑肌瘤强化明显。

　　**5. 肺硬化性肺泡细胞瘤**　肺硬化性肺泡细胞瘤好发于中年女性,边缘光滑、清晰,密度均匀,生长缓慢,具有良性肿瘤的特征。但当病变存在"空气间隙征""晕征""血管叠加征"及强化"假包膜征"等征象时提示肺硬化性肺泡细胞瘤。肺硬化性肺泡细胞瘤强化显著,呈血管样强化,与肺平滑肌瘤的轻度强化明显不同,故强化 CT 对两者鉴别诊断帮助大。

　　**6. 肺结核球**　肺结核球好发于上叶尖后段及下叶背段,结核球密度多不均匀,可有中心坏死、弥漫斑点状或层状钙化,有的可见边缘裂隙样空洞。周围多伴有大小不一多发卫星灶。增强扫描无强化或环形强化。患者常有结核病史,结合结核相关实验室检查,可与肺平滑肌瘤鉴别。

　　**7. 肺转移瘤**　肺转移瘤多边缘光滑,边界清楚,密度均匀,常为多发、大小不一,亦可为单发,当单发时需与肺平滑肌瘤鉴别。肺内转移瘤多见于中下肺野及胸膜下区。少数转移瘤可见内部空洞、边缘不规则等。增强多均匀强化或边缘强化。原发肿瘤病史,对诊断具有重要意义。

【拓展】

　　肺平滑肌瘤的治疗方式选择主要取决于其发病部位、大小及是否引起严重的症状等。肺平滑肌瘤可行局部切除术或胸腔镜局部切除术,支气管内平滑肌瘤可行支气管镜切除术,但极少数患者切除术后可能会复发。

## 二、肺炎性肌纤维母细胞瘤

【概述】

肺炎性肌纤维母细胞瘤(inflammatory myofibroblastic tumor, IMT)是一种少见的间叶源性真性肿瘤,临床表现为良性,但具有局部侵袭、复发甚至远处转移等恶性肿瘤的生物学潜能。IMT曾有多种名称,包括浆细胞肉芽肿、组织细胞瘤、纤维黄色瘤、炎性肌纤维组织细胞增生、黏液样错构瘤、假性淋巴瘤、炎性纤维肉瘤和炎性假瘤等。IMT的病因尚不清楚,过去曾认为其起源于炎性病变,但目前普遍认为其为间叶组织来源的真性肿瘤。IMT可发生于软组织和内脏器官,可位于全身各部位,最常见于肺。亦可见于其他部位:大网膜和肠系膜、纵隔、胃肠、胰腺、生殖器、口腔、乳腺、神经、骨和中枢神经系统等。肺IMT最早由Brunn H于1939年报道,占肺原发肿瘤的0.04%~0.7%,常为单发,极少数病例也可呈多原发灶。少部分病例IMT位于气管内。肺IMT好发于儿童和青少年,平均年龄10岁,也可发生在成年人,女性略多见。肺IMT是最常见的儿童肺部肿瘤。IMT多生长缓慢,但可侵犯周围组织。少部分病例可发生转移,如转移到纵隔淋巴结、肝脏等。

【病理】

2015年WHO肺肿瘤组织学分类将其分类为间叶性肿瘤。其含有分化的肌纤维母细胞性梭形细胞,常伴有大量浆细胞和/或淋巴细胞。免疫组化显示梭形细胞有肌源性蛋白的表达,其中Vimentin、SMA、Desmin阳性表达较有特异性。IMT约50%伴有间变性淋巴瘤激酶(Anaplastic Lymphoma kinase, ALK)基因阳性,ALK基因阳性患者发生远处转移的风险低,ALK是否阳性与局部复发无明显关联。ALK阳性肿瘤代表肿瘤为低级别,此外ALK阴性预示预后不良及远处转移风险高。

【临床表现】

IMT临床表现取决于发病部位,起病多较隐匿,多数患者无临床症状。临床症状多由肿块本身及其压迫或阻塞气管引起,可有咳嗽、发热、咯血、胸痛、体重下降等。症状和体征多在肿瘤切除后消失。

【影像学表现】

肺IMT的影像表现是多变的,各种影像诊断的特异性差。(图5-4-5)

1. X线　肺IMT在胸片上多表现为肺外周带孤立类圆形或不规则形结节影,有些病变平片可看到边缘毛刺。部分较大者与胸膜、胸壁紧邻;部分伴有阻塞性肺炎和肺不张。

2. CT　CT表现常分为浸润型、肿块型、结节型,以肿块型更多见。

肺IMT典型表现为肺内边界清楚的单发结节或肿物,多位于肺的外带、近胸膜处,下叶居多,呈球形或不规则形,可见分叶,部分病例边缘可见毛刺,密度可均匀或不均匀,少数伴有沙砾样钙化,钙化在较大病变及儿童患者中更常见。肺IMT少数可伴有空洞或囊变。肿瘤可侵犯、压迫气管或支气管。少数病例为双肺多发结节或肿块。肺IMT可与胸膜粘连、甚至形成条索牵拉胸膜。偶可伴有胸腔积液。少部分病例病变某一层面可见边缘平直,被称为"刀切样改变",可能是由于纤维化牵拉所致,另肿块内侧缘可呈尖角样突起,被称为"桃尖征"。但这些特征不具有特异性,也可能见于其他病变,仅在某些病变存在这些征象时需要考虑到肺IMT的可能性。

气管内IMT表现为突入气管腔内宽基底肿物,边缘光滑或欠光整,可导致气管阻塞,引起阻塞性炎症或肺不张。增强CT对显示气管内IMT帮助大,肺IMT增强扫描呈均匀或不均匀中度至显著强化,无明显特异性表现,如病变内伴有坏死、囊变,坏死和囊变部分无强化。

3. MRI　MRI表现常为:$T_1$加权像为中度信号,$T_2$加权像呈高信号。增强检查中度或显著明显延迟强化,一般认为存在延迟强化的病变常是由于富含纤维组织成分如肌成纤维细胞等。

4. PET/CT　[18]FDG PET/CT显像肺IMT可呈轻度到高度显著[18]FDG代谢增高,$SUV_{max}$ 3.3~49.0。[18]FDG的摄取与IMT所含细胞异质性、增殖指数、炎性细胞(浆细胞)的比例及炎性细胞的活跃程度有关,细胞异质性、增殖指数、浆细胞比例及炎性细胞的活跃程度越高IMT摄取[18]FDG越多。[18]FDG PET/CT显像可观察IMT对治疗的反应,查找隐匿的转移灶。由于[18]FDG PET/CT显像IMT也表现为高代谢,故其对鉴别肺IMT与肺恶性肿瘤帮助不大。

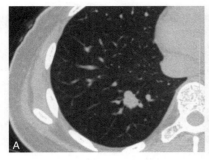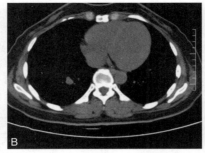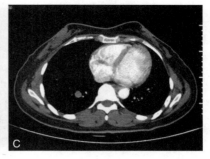

图 5-4-5　肺炎性肌纤维母细胞瘤

A. 肺窗薄层横断面,右肺下叶后基底段结节,边界清楚,可见分叶;B. 纵隔窗示病灶内部密度均匀,未见明显钙化征象;C. 增强扫描动脉期横断面,增强扫描呈明显均匀强化。术后病理证实为肺炎性肌纤维母细胞瘤

**【诊断依据】**

当肺周围实质内发现孤立不规则结节或肿块,边缘不规整,且伴有毛刺,增强 CT 强化较明显,影像学检查随访生长缓慢时,应考虑到肺 IMT 可能。但肺 IMT 影像学检查特异性差,常较难进行准确诊断,甚至某些时候 CT 引导经皮穿刺活组织病理检查及气管镜活组织病理检查也不能明确诊断,最终诊断常需要完整切除后的病理检查。

**【鉴别诊断】**

**1. 周围型肺癌**　肺癌多发生于老年人,肺 IMT 多发生于少年儿童和部分中年人。肺癌与肺 IMT 两者均可出现分叶、毛刺、气管截断及胸膜凹陷征等影像表现,但肺癌出现概率更高。肺 IMT 增强 CT 强化程度较肺癌略高。另影像检查随访中肺癌病变增大往往较肺 IMT 快。总体而言肺 IMT 与肺癌仅凭影像检查常鉴别困难,多需活组织病理检查进行鉴别。

**2. 肺结核球**　肺结核球好发于上肺尖后段及下肺背段,多可见钙化及卫星病灶,一般强化不明显或仅边缘强化,而肺 IMT 多位于肺边缘部,周围无卫星灶,强化较明显;但结核累及胸膜产生结核性胸膜炎与伴有胸水的肺 IMT 较难鉴别,

需结合结核相关实验室检查及抗结核治疗动态观察进行鉴别。

**3. 肺硬化性肺泡细胞瘤**　肺硬化性肺泡细胞瘤好发于中年女性,边缘光滑、清晰,密度均匀,生长缓慢,具有明显良性肿瘤的特征。尤其当病变存在"空气间隙征""晕征""血管叠加征"及强化"假包膜征"等征象时常提示肺硬化性肺泡细胞瘤。另肺硬化性肺泡细胞瘤强化显著,呈血管样强化,较肺 IMT 强化更明显,可借助上述征象对两者进行鉴别。

**【拓展】**

影像学检查对肺 IMT 的发现、诊断及指导治疗具有重要意义,但误诊漏诊率高。气管镜活组织病理检查及 CT 引导经皮穿刺活组织病理检查,甚至术中冰冻均难以做出准确诊断,不易与肉瘤、恶性纤维组织细胞瘤、恶性浆细胞瘤及淋巴瘤鉴别,最终诊断需肿瘤切除后病理检查。治疗以局部完全切除为主,少数病例可切除后可复发,但 5 年生存率 >91%。有文献报道 IMT 切除术后 9 年仍有复发或转移发生,所以有必要对 IMT 患者进行 10 年以上的随访。

（刘士远　范　丽）

## 参 考 文 献

[1] Zhu J. Analysis of the clinical differentiation of pulmonary sclerosing pneumocytoma and lung cancer [J]. J Thorac Dis, 2017, 9(9): 2974-2981.

[2] Travis WD, Brambilla E, Nicholson AG, et al. The 2015 World Health Organization Classification of Lung Tumors: Impact of Genetic, Clinical and Radiologic

Advances Since the 2004 Classification [J]. J Thorac Oncol, 2015, 10(9): 1243-1260.

[3] Soo IX, Sittampalam K, Lim CH. Pulmonary sclerosing pneumocytoma with mediastinal lymph node metastasis [J]. Asian Cardiovasc Thorac Ann, 2017, 25(7-8): 547-549.

［4］Jiang L, Huang Y, Tang Q, et al. F-FDG PET/CT characteristics of pulmonary sclerosing hemangioma vs. pulmonary hamartoma［J］. Oncol Lett, 2018, 16（1）: 660-665.

［5］Chung MJ, Lee KS, Han J, et al. Pulmonary sclerosing hemangioma presenting as solitary pulmonary nodule: dynamic CT findings and histopathologic comparisons［J］. AJR Am J Roentgenol, 2006, 187（2）: 430-437.

［6］Cheung YC, Ng SH, Chang JW, et al. Histopathological and CT features of pulmonary sclerosing haemangiomas［J］. Clin Radiol, 2003, 58（8）: 630-635.

［7］Radosavljevic V, Gardijan V, Brajkovic M, et al. Lung hamartoma—diagnosis and treatment［J］. Med Arch, 2012, 66（4）: 281-282.

［8］De Cicco C, Bellomi M, Bartolomei M, et al. Imaging of lung hamartomas by multidetector computed tomography and positron emission tomography［J］. Ann Thorac Surg, 2008, 86（6）: 1769-1772.

［9］Rasalkar D, Chu W, To K, et al. Radiological appearance of inflammatory myofibroblastic tumour［J］. Pediatr Blood Cancer, 2010, 54（7）: 1029-1031.

［10］Dong A, Wang Y, Dong H, et al. Inflammatory myofibroblastic tumor: FDG PET/CT findings with pathologic correlation［J］. Clin Nucl Med, 2014, 39（2）: 113-121.

［11］Yoon YC, Lee KS, Kim TS, et al. Benign bronchopulmonary tumors: radiologic and pathologic findings［J］. J Comput Assist Tomogr, 2002, 26（5）: 784-796.

［12］Park JS, Lee M, Kim HK, et al. Primary leiomyoma of the trachea, bronchus, and pulmonary parenchyma—a single-institutional experience［J］. Eur J Cardiothorac Surg, 2012, 41（1）: 41-45.

# 第五章　肺间质性疾病

## 第一节　特发性间质性肺炎

间质性肺疾病（interstitial lung disease，ILD）是以弥漫性肺实质、肺泡炎症和间质纤维化为病理基本病变，以活动性呼吸困难、限制性通气障碍、弥散功能降低和低氧血症为临床表现的不同种类疾病群的总称。ILD不仅累及肺间质，也累及肺泡上皮细胞、血管内皮细胞等实质。因此，实际上称ILD为弥漫性实质性肺疾病（diffuse parenchymal lung disease，DPLD）更为恰当。

目前国际上比较公认的DPLD的分类方法将DPLD分为四大类。

（1）已知病因的DPLD：如药物诱发、职业或环境有害物质（铍、石棉）诱发疾病，胶原血管病（collagen vascular disease，CVD）等的DPLD。

（2）特发性间质性肺炎（IIP）。

（3）肉芽肿性DPLD：如结节病、GPA肉芽肿等。

（4）其他形式的DPLD：如淋巴管肌瘤病、朗汉斯细胞组织细胞增多症、嗜酸细胞性肺炎等。

2013年美国胸科学会/欧洲呼吸病学会（ATS/ERS）更新了2002年美国胸科学会/欧洲呼吸病学会（ATS/ERS）IIP分类指南中的相关内容（表5-5-1）。

表5-5-1　2013年ATS/ERS修订后的特发性间质性肺炎分类

---

1. 主要的特发间质性肺炎

（1）特发性肺纤维化（idiopathic pulmonary fibrosis，IPF）

（2）特发性非特异性间质性肺炎（idiopathic nonspecific interstitial pneumonia，iNSIP）

（3）呼吸性细支气管炎-间质性肺病（respiratory bronchiolitis–interstitial lung disease，RB–ILD）

（4）脱屑性间质性肺炎（desquamative interstitial pneumonia，DIP）

（5）隐源性机化性肺炎（cryptogenic organizing pneumonia，COP）

（6）急性间质性肺炎（acute interstitial pneumonia，AIP）

2. 罕见的IIP

（1）特发性淋巴细胞性间质性肺炎（idiopathic lymphoid interstitial pneumonia，iLIP）

（2）特发性胸膜肺实质弹力纤维增生（idiopathic pleuroparenchymal fibroelastosis，iPPEE）

3. 不能分类的IIP

---

主要的IIP又分为下列疾病。

（1）慢性致纤维化性间质性肺炎（包括IPF和NSIP）。

（2）吸烟相关性间质性肺炎，包括：①呼吸性细支气管炎伴间质性肺疾病（RB–ILD）；②脱屑性间质性肺炎（DIP）。

（3）急性/亚急性间质性肺炎，包括：①隐源性机化性肺炎（COP）；②急性间质性肺炎（AIP），（表5-5-2）。

同时强调临床医生、影像医生与病理医生之间的动态交流互动来得出最终诊断。尤其是，诊断流程是一个动态过程，因而在有新数据或相关信息时，有必要修改和重新做出诊断。

无论何种原因所导致的肺间质纤维化，当病变发展到一定阶段常伴有肺体积缩小与肺密度的增加，影像学表现具有多样性的特点。通过CT定量测量技术，可以观察肺体积和肺密度的改变，可以一定程度上反映ILD的严重程度，或者观察病变的进展（图5-5-1~图5-5-3）。

表 5-5-2 主要的特发性间质性肺炎的分类

| 分类 | 临床 – 影像 – 病理诊断（CRP 诊断类型） | 相关的影像和病理组织类型 |
| --- | --- | --- |
| 慢性致纤维化性间质性肺炎 | 特发性肺纤维化（IPF） | 寻常型间质性肺炎（UIP） |
| | 特发性非特异性间质性肺炎（NSIP） | 非特异性间质性肺炎（NSIP） |
| 吸烟相关性间质性肺炎 | 呼吸性细支气管炎 – 间质性肺疾病（RB-ILD） | 呼吸性细支气管炎（RB） |
| | 脱屑性间质性肺炎（DIP） | 脱屑性间质性肺炎（DIP） |
| 急性 / 亚急性间质性肺炎 | 隐源性机化性肺炎（COP） | 机化性肺炎（OP） |
| | 急性间质性肺炎（AIP） | 弥漫性肺泡损伤（DAP） |

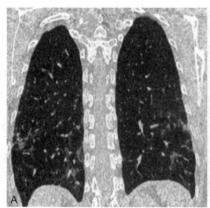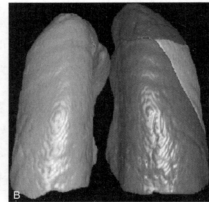

图 5-5-1 男性，40 岁，IPF

A. 冠状位肺窗，按照 Ashcroft 8 级及 Jacob 4 级评分法，肺间质中等程度纤维化，肺泡结构无明显破坏，为 3 分，轻度纤维化病变。B、C. 定量测量显示全肺容积 3 840.19ml，未明显缩小，肺密度改变不显著，全肺肺气肿容积及占比明显增大

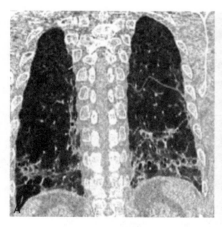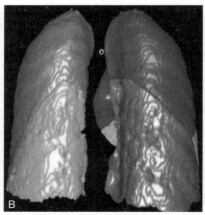

图 5-5-2 男性，62 岁，UIP

A. 冠状位肺窗，按照 Ashcroft 8 级及 Jacob 4 级评分法，肺组织结构破坏，明显纤维化，纤维组织增生，为 5 分，中度纤维化病变。病变累及 1/3~2/3 肺泡间隔和细小支气管周围肺间质，双肺下叶体积缩小 20%~40%。B、C. 定量测量显示双肺上叶容积代偿性增大 20%~30%

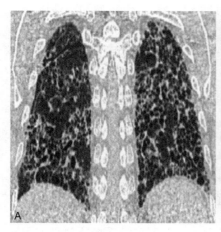
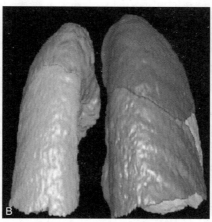

男性，62岁，IPF

| 序号 | 体积（ml） |
| --- | --- |
| 右上肺叶 | 853.96 |
| 右中肺叶 | 501.29 |
| 右下肺叶 | 640.68 |
| 左上肺叶 | 703.58 |
| 左下肺叶 | 532.33 |

图 5-5-3　男性，62 岁，IPF

A. 冠状位肺窗，按照 Ashcroft 8 级及 Jacob 4 级评分法肺泡间隔严重破坏，伴蜂窝肺形成，为 7 分，重度纤维化病变。病变累及大于 2/3 的肺泡间隔和细小支气管周围肺间质。B、C. 定量测量显示两肺下叶体积缩小 30%~50%，全肺容积缩小约 38%。全肺密度升高，两肺下叶明显，全肺肺气肿容积及占比增大，两肺上叶明显

## 一、寻常型间质性肺炎

IPF 的组织病理学表型为寻常型间质性肺炎（usual interstitial pueumaonia, UIP），IPF 的诊断需要排除间质性肺病的其他已知病因。如果患者的 CT 图像上表现为 UIP 模式，则无需手术活检即可诊断，或者存在其他 CT 特征的需要开胸肺活检，其组织学结果也可以获得确诊。吸烟与 IPF 的发生有密切相关，约有 2/3 的 IPF 患者是目前或以前的吸烟者。IPF 病程进展的最高风险为最近戒烟的患者，吸烟也对 IPF 患者的病程产生不利影响。本病进展和预后速度不一，大多数患者经历快速进展，有些患者则比较稳定，中位生存期小于 5 年。

### 【临床表现】

1. 典型的特发性肺间质纤维化患者发病年龄主要集中在 50 岁及以上。主要表现为不明原因的、缓慢进展的劳力性呼吸困难、咳嗽及双肺的爆裂音，可伴有杵状指，无其他系统性疾病的临床表现。患者会逐步出现呼吸困难和日益严重的咳嗽。

2. 许多患者在确诊之前的几个月甚至几年前，就出现了轻微的症状。该病男性稍多于女性，且多有吸烟史，但是总体没有性别差异。特发性肺间质纤维化的组织学特征是出现分散的成纤维细胞灶。

3. 通常情况下，肺部累及程度不一，病变肺出现间质炎症和蜂窝，病变肺组织和正常肺组织存在交叉。通常在临床表现前几个月出现劳力后呼吸困难、干咳、右心衰竭的征象。

4. 50 岁以前起病的 IPF 患者罕见，此时需要警惕是否存在潜在的结缔组织病（connective tissue disorder, CTD）或家族性肺纤维化。胃食管反流、慢性病毒感染（包括 EB 病毒、丙型肝炎病毒等）、家族性间质性肺疾病（familial interstitial pneumonia, FIP）等都是 IPF 的危险因素。

疾病过程在中还可以并发有多种合并症，包括肺气肿、肺癌、肺动脉高压、睡眠呼吸暂停及冠心病等。大约有 30% 的散发或家族性肺纤维化患者存在肺纤维化相关的遗传易感基因。

### 【实验室检查】

1. 对于进行 ILD 初步评估的患者，血清学检查可能有助于鉴别亚临床类风湿性疾病。

2. 当疑诊 IPF 时，通常需检测抗核抗体、抗环瓜氨酸肽抗体和类风湿因子。抗合成酶抗体（如抗 -Jo-1）、肌酸激酶、醛缩酶、干燥综合征抗体（抗 -SS-A、抗 -SS-B）和硬皮病抗体［抗 - 拓扑异构酶（scl-70）、抗 -PM-1］等其他检测的获益尚不明确，但对某些病例可能有帮助。通过外科肺活检或者 HRCT 联合多学科评估确认为 IPF 的患者中，循环中抗核抗体（≥1：40）的存在率为 17%~25%，类风湿因子阳性率为 5%~18%，具体数值取决于所研究人群。

3. **肺功能检查**　几乎所有疑诊为 ILD 的患者

均要行完整的肺功能试验（PFT）、静息时和运动时脉搏血氧饱和度检查，PFT包括肺量计检查、肺活量和一氧化碳弥散量（diffusing capacity for carbon monoxide, DLCO）。这些检查有助于确认肺损伤的类型（如限制型、阻塞型或混合型）并评估损伤的严重程度。在IPF患者中，PFT通常表现为限制型模式：用力肺活量（forced vital capacity, FVC）下降，但第一秒用力呼气量（FEV₁）/FVC的比值正常，随着疾病进展，6分钟步行距离下降。

**【影像学表现及分型】**

**1. 影像学表现** 目前主要采用HRCT对肺间质纤维化进行分析，其主要影像学表现如下：

（1）蜂窝肺：指主要集中在双下肺胸膜下的集簇的薄壁囊腔，一般大小一致（直径为3~10mm，甚至更大），常伴有网格影、牵张性支气管或细支气管扩张。

（2）牵张性支气管扩张或细支气管扩张：这是肺纤维化的重要影像学表现，可以表现为支气管/细支气管腔明显扩张变形；在UIP型的ILD中，主要表现为外周、胸膜下分布，且常伴有蜂窝影。

（3）磨玻璃影：鉴别单纯的磨玻璃影，还是在细网格影基础上的磨玻璃影甚为重要，单纯的磨玻璃影不是UIP型ILD的典型表现，而UIP则是在细网格影基础上出现磨玻璃影，这类患者常常合并牵张性支气管或细支气管扩张（图5-5-4）。

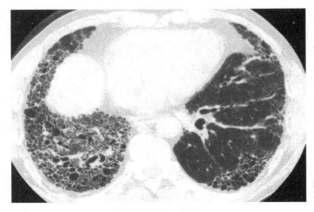

**图5-5-4 UIP**

患者，女，77岁，咳嗽气短3年。右肺下叶和左肺下叶胸膜下有蜂窝肺表现，左下肺有磨玻璃样改变，两下肺有牵拉性支气管扩张

**2. 影像学诊断分型** 目前主要从胸部HRCT、肺活检组织病理学检查两方面，统一将IPF的形态学表型（包括影像学表型和组织病理学表型）

分为UIP型、可能UIP型、不确定型和其他诊断4个类型。

（1）UIP型：UIP型CT表型特征是必须有蜂窝影；可伴有外周分布的牵张性支气管或细支气管扩张。典型的UIP型表现为下肺为主、近胸膜分布的病灶，一般两肺对称分布。CT对UIP型诊断正确率可高达90%~100%。该类患者，可伴有纵隔淋巴结肿大，在网格影基础上可以出现磨玻璃影，肺内钙化结节、肺气肿等。UIP型也可以出现在急性加重的患者中（图5-5-5）。

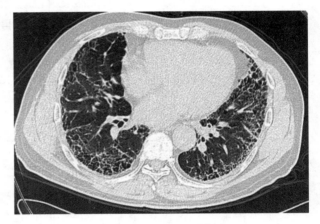

**图5-5-5 UIP型**

患者，男，63岁，吸烟40年，平均每天1包。两下肺尤其胸膜下肺小叶间隔增粗、扭曲呈网格状、有蜂窝影形成，支气管血管束增粗，边缘不光滑，胸膜下相邻之胸膜有增厚

（2）可能UIP型：下肺近胸膜分布为主的网格影，伴有牵张性支气管或细支气管扩张的CT表现定义为"可能UIP型"。这类患者常常伴有磨玻璃影（图5-5-6）。

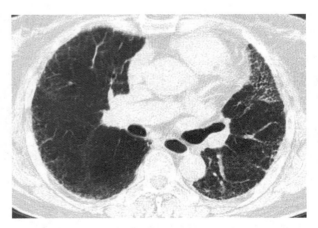

**图5-5-6 可能UIP型**

患者，女，72岁，咳嗽，气短3年。左肺舌叶胸膜下磨玻璃密度影及细网状影，伴有牵拉性支气管及细支气管扩张

（3）不确定 UIP 型：约有 30% 的 UIP 或 IPF 患者（经组织病理学证实）的高分辨率 CT 表现不典型，仅表现为少许近胸膜分布的磨玻璃影或网格影（图 5-5-7）。

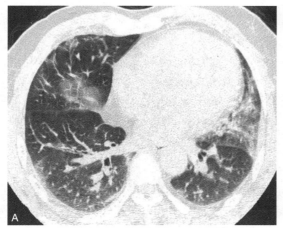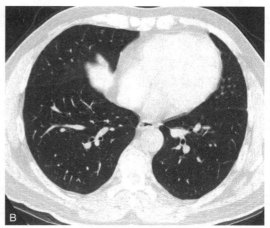

图 5-5-7　不确定 UIP 型

患者，女，52 岁，咳嗽，发热待查。A. 两肺下叶有沿支气管血管束分布的斑片状磨玻璃影，两肺血管支气管束增粗；B. 经过激素治疗 6 年后复查两肺内磨玻璃密度影基本完全消失

（4）其他诊断：①临床表现结合血清学化验疑诊 IPF，但高分辨率 CT 表现不符合：UIP 型、可能 UIP 型、不确定型的表现。如：表现为以上肺分布为主的支气管中心型的纤维化，或伴有显著的马赛克征，则常见于外源性过敏性肺泡炎；肺门周围分布的纤维化伴牵张性支气管扩张，则常见于结节病；远离胸膜分布的广泛的磨玻璃影，则常见于非特异性间质性肺炎（图 5-5-8）。②高分辨率 CT 表现为 UIP 型、可能 UIP 型或不确定型，但临床表现或其他辅助检查提示存在导致肺纤维化的病因。若无基线高分辨率 CT，在 UIP 型 CT 表现的基础上出现磨玻璃影或实变影时，也高度提示 IPF 急性加重。

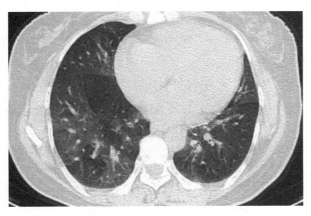

图 5-5-8　UIP 其他诊断

患者，女，43 岁，发热待查，抗核抗体阳性及类风湿因子阳性。右下肺有明显的马赛克征

【诊断】

1. 主要诊断标准

（1）排除了其他已知的间质性肺病（比如：药物的毒性作用，环境暴露和结缔组织疾病）。

（2）肺功能异常，包括限制性（肺活量减少，常伴有 $FEV_1/FVC$ 比值增加）和气体交换障碍（$PaO_2$ 增加，休息或运动时 $PaO_2$ 减少，或 DLCO 减少）。

（3）高分辨率 CT 两肺下叶基底段网格样改变伴微小磨玻璃影。

（4）经支气管肺活检或支气管肺泡灌洗没有表现出支持另一种疾病诊断特征。

2. 次要诊断标准

（1）年龄大于 50 岁。

（2）隐匿性发作或其他原因不明的呼吸困难。

（3）病程超过 3 个月。

（4）两肺听到吸气时 Velcro 啰音。

【鉴别诊断】

1. 非特异性间质性肺炎　更广泛的磨玻璃影，但胸膜下通常少见，晚期病例中蜂窝样改变亦少见。

2. 石棉肺　当存在广泛的蜂窝状改变时，可能无法与 UIP 区分，出现不连续的胸膜钙化斑及石棉暴露史可能有助于鉴别诊断。

3. 过敏性肺炎　如果过敏性肺炎表现为胸

膜下和下叶分布为主的蜂窝样改变将很难与 IPF 鉴别。过敏性肺炎支气管周围血管蜂窝状改变有一定的特异性（也可见于结节病），肺气肿常见。在过敏性肺炎中由于细胞性细支气管炎所以表现为模糊不清的小叶中心结节。

**4. 进行性系统性硬化症** NSIP 特征比 UIP 特征更常见，除非晚期蜂窝样改变不常见；通常出现皮肤病变（硬皮病、表皮钙化、面容拉长）。

**5. 药物性肺病** 当存在广泛的蜂窝样改变时可能无法与 IPF 相区别；典型过敏药物包括呋喃妥因或化疗药物。

## 二、非特异性间质性肺炎

临床上诊断非特异性间质性肺炎（nonspecific interstitial pneumonia，NSIP）比较困难。相较于 IPF，NSIP 患者对皮质类固醇有更好的反应，因此，明确诊断很有价值。NSIP 的临床表现、影像学和病理特征常常存在不一致性，从临床、放射学、病理学的观点看，NSIP 是一组不能被归类为其他主要 IIPS 的间质性肺炎的患者。NSIP 的形态学特征与一些常见疾病有关，如结缔组织疾病、过敏性肺炎或药物暴露。一旦确定了 NSIP 的形态学特征，临床医生还应该排除这些二级形式的 NSIP。

【临床表现】

1. 典型的 NSIP 发病年龄在 40~50 岁之间，较 IPF 发病晚约 10 年。无性别差异，吸烟也不是 NSIP 发生、发展的明显危险因素。

2. NSIP 的临床症状与 IPF 相似，但通常较温和。患者在几个月内呼吸困难逐渐加重，并且常有疲劳和体重减轻。NSIP 患者的治疗是基于使用全身皮质类固醇结合细胞毒性药物，如环磷酰胺和环孢素，并且大多数患者通过该治疗病情得到稳定或改善。

【实验室检查】

1. 多数患者表现有潜在的自身免疫异常的特征，如抗核抗体（antinuclear antibody，ANA）≥1：320（弥散型、斑点型、均质型），ANA 为任意滴度且呈核仁型或 ANA 为任意滴度且呈着丝点型；类风湿因子≥正常上限的 2 倍；存在抗环瓜氨酸肽抗体（antibodies to cyclic citrullinated peptide，anti-CCP）、抗双链（ds）DNA 抗体、抗 Ro（SS-A）抗体、抗 La（SS-B）抗体、抗核糖核蛋白

（ribonucleoprotein，RNP）抗体、抗 Smith 抗体、抗拓扑异构酶（Scl-70）抗体、抗 tRNA 合成酶（例如 Jo-1、PL-7、PL-12）抗体、抗 PM-Scl 抗体或抗黑素瘤分化相关基因 5（melanoma differentiation-associated gene 5，MDA-5）抗体异常等阳性发现。

**2. 肺功能检测** 肺功能检测以限制性通气功能障碍和弥散功能障碍为主要表现，一般是弥散功能的下降程度较肺容积减少更为严重，少数患者可有轻度的气流阻塞表现。

【影像学表现】

早期 NSIP 患者胸片可能正常，X 线诊断价值不大。在晚期疾病中，双侧肺实变是最突出的异常表现，以两下肺及胸膜下分布为主，但通常难以见到明显的双肺下叶基底段胸膜下病变，这在 UIP 中上反而是常见的。高分辨率 CT 通常表现为胸膜下对称分布的肺异常影像，最常见的表现包括斑片状磨玻璃影（图 5-5-9），伴有不规则的线性或网状阴影和散在的微结节。

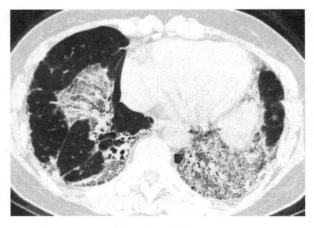

图 5-5-9 NSIP

患者，女，54 岁，咳嗽咳痰半年，无发热。两肺下叶与胸膜下有磨玻璃密度影，伴小叶间隔增厚，可见轻度牵拉性支气管扩张

在疾病晚期，可以看到牵引性支气管扩张。区别于 IPF 均匀的间质炎症，典型的 NSIP 患者中磨玻璃影是其最明显的 HRCT 特征。晚期 NSIP 的其他发现包括胸膜下囊腔，但与 UIP 相比，这些囊较小，范围有限。术语"微囊蜂窝"用于 NSIP 中的这些囊性变化，与 UIP 中所见的巨囊蜂窝不同。

【诊断】

NSIP 的确诊需要对手术肺活检样本进行组织病理学分析，并尽可能采取多学科评估。

1. 有已知 CTD 且临床病程和 HRCT 表现为双侧间质性改变、两肺斑片状磨玻璃影等典型特征的患者通常不需要肺活检。

2. 如果怀疑为药物诱导的 NSIP（如，呋喃妥因、氟卡尼、胺碘酮、甲氨蝶呤、卡莫司汀、他汀类药物），应停用致病药物，观察停药后反应，再考虑进行肺活检。

3. 若患者有过敏性肺炎相关物质暴露，应通过有针对性的血清学检测来评估并尝试避免暴露。如果支气管肺泡灌洗液显示淋巴细胞增多（>20%），特别是在 CD4/CD8 淋巴细胞比 <1 时，行纤维支气管镜检查可能会有所帮助。如果无法通过非侵入性手段可靠排除过敏性肺炎，通常需要进肺活检（经支气管活检、手术活检）。

4. 对于没有上述基础疾病或暴露的患者，是否进行手术肺活检取决于肺部疾病的严重程度。轻度呼吸功能损害的患者可能更愿意在出现病情进展证据后再行肺活检。而有严重呼吸功能损害的患者，需要仔细权衡确切诊断的益处与手术活检的风险。多学科讨论有助于得出最准确的诊断。

【鉴别诊断】

1. **寻常型间质性肺炎**　寻常型间质性肺炎在胸膜下网格样改变组织，肺下叶更明显；蜂窝状以胸膜下改变更为常见。

2. **过敏性肺炎**　HRCT 显示小叶中心结节、马赛克型空气潴留和病灶以肺上叶分布为主则提示为过敏性肺炎而不是 NSIP。

3. **药物性间质性肺疾病**　药物可诱发 NSIP 样反应；潜在致病药物有：甲氨蝶呤，呋喃妥因，胺碘酮，博莱霉素等，在影像上与 NISP 难以鉴别。

### 三、隐源性机化性肺炎

隐源性机化性肺炎（cryptogenic organizing pneumonia, COP）的诊断源于病理学上的机化性肺炎。2013 年，ATS/ERS 将特发性间质性肺炎重新分为主要的、罕见的及不可分类的 3 类，COP 被划为主要的特发性间质性肺炎，至今尚无确切流行病统计资料。

目前已知，大部分机化性肺炎有明确的致病原因，如感染因素、医源性因素、恶性肿瘤及其他原因等。但临床上有一些病例难以找到病因或者病因仍不能确定，COP 就是指这些没有明确致病原或其他临床伴随疾病的机化性肺炎。其组织病理学特征主要为远端气腔内的机化性炎症，肺泡内的机化是由一系列的过程诸如肺泡损伤、肺泡内纤维蛋白沉积、成纤维细胞增殖、纤维蛋白定植等最终形成，当这一系列病理改变结合临床及影像学资料，且排除任何已知的或相关的疾病时，方形成所谓"COP"的"临床 – 影像 – 病理诊断"。

【临床表现】

1. COP 于各个年龄层均可发病，以 40~60 岁多见，平均发病年龄 55~60 岁，偶见于青少年，发生于儿童案例较少，仅有个别案例报道，男女发病概率相等。

2. 本病常年发病，好发于春季。

3. COP 发病与吸烟无明显相关性，机制不清，有报道无吸烟史或已戒烟者的 COP 发病率约为吸烟者的 2 倍，特别是女性患者。

4. COP 起病隐匿，通常亚急性起病，病情较轻，病程多在 3 个月内，病初常有发热、刺激性咳嗽、全身乏力、食欲减低等流感样症状，易被诊断为下呼吸道感染。

5. 偶有急性起病者，临床表现为 ARDS，如不及时治疗，很快因急性呼吸衰竭而死亡。COP 患者的临床表现缺乏特异性，甚至部分患者无任何临床症状，而在体检时 X 线胸片发现，因此诊断常被延误。

6. 体检时受累肺区可闻及散在湿啰音或吸气末 Velcro 啰音，多出现在两肺中下部，偶有哮鸣音。部分患者可无阳性体征，与特发性肺纤维化不同，COP 常无杵状指。

【实验室检查】

1. **肺功能检查**　肺通气功能测定主要表现为轻至中度限制性通气功能障碍和弥散功能的降低。有吸烟史或慢性阻塞性肺疾病（chronic obstructive pulmonary disease, COPD）等病史的患者可同时存在阻塞性通气功能障碍。约有 90% 病例可以出现静息或运动后轻度低氧血症或 I 型呼吸衰竭。疾病呈进行性发展的患者可出现严重低氧血症及第 1 秒用力呼气容积升高，但是也偶有肺功能正常病例。

2. **纤维支气管镜检查及 BALF**　BALF 有助于排除其他肺部疾病（如感染性肺炎及肺部肿瘤），找出机化性肺炎的病因。COP 患者 BALF 检查显示白细胞总数增加,淋巴细胞、中性粒细胞和嗜酸性粒细胞同时增加,其中以淋巴细胞增多最为显著(20%~40%),其次是中性粒细胞(约10%)、嗜酸性粒细胞(约5%),其他细胞如肥大细胞、浆细胞也可轻度上升。T淋巴细胞亚群检测显示淋巴细胞被激活,CD8 T淋巴细胞增加为主,CD4/CD8比值下降。

**3. 血液学检查** 包括血沉增快、C反应蛋白明显增高、白细胞总数增多伴中性粒细胞比例升高、嗜酸性粒细胞和血小板轻度增多、血清IL-6、IL-8及TGF-β1明显升高等。

**【影像学表现】**

COP的CT影像学特征呈多样性。有学者将COP的影像学特点总结为"五多一少":即多态性、多发性、多变性、多复发性、多两肺受累,蜂窝肺少见。常见的影像学表现如下:

**1. 多发斑片状肺泡实变影(典型病变)** 具有以两下肺、胸膜下及沿血管支气管周围分布为主的特点(图5-5-10),约占COP90%。病变大小不等,密度可从磨玻璃影进展到实变影。单侧或双侧,其内可见轻度扩张的支气管。大多数COP病灶具有明显迁徙性或游走性,包括大小和形态的变化,游走性是本病较为特征性的影像学改变。

**2. 单独局灶结节影或肿块影(局灶性病变)** 8~10mm大小不等,可以单发(图5-5-11),也可以多发,部分肿块或结节内可形成空洞,可能与合并感染有关。

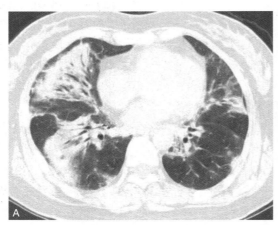
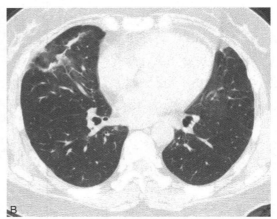

**图5-5-10　隐源性机化性肺炎**

患者,女,62岁,无吸烟史,咳嗽,呼吸困难两个月余。A. 入院肺部HRCT两下肺多发沿支气管血管束分布的实变影,以两肺下叶为主,并可见轻度支气管牵拉扩张;B. 经过激素治疗6个月后复查肺部HRCT,右肺中叶残留少许条片影及磨玻璃密度影,其余肺野内病变基本完全吸收

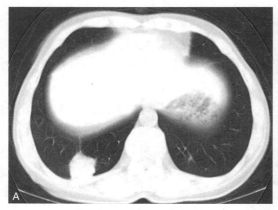
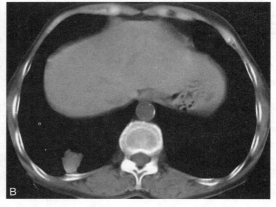

**图5-5-11　隐源性机化性肺炎**

患者,女,53岁,胸痛。A. 右肺下叶后基底段软组织密度肿块影,外形不规则;B. 纵隔窗示病变内密度均匀,未见支气管充气征,局部胸膜下脂肪间隙存在

**3. 弥漫性渗出阴影（渗出性的 COP）** 常常由肺间质病变与小的肺泡实变影相叠加，起初多为胸膜下的网状影，后期少数出现蜂窝肺（图 5-5-12）。

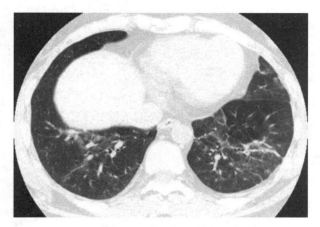

**图 5-5-12 隐源性机化性肺炎**
患者，女，43 岁，活动后气短 1 年半。两下肺有弥漫性分布的斑片状磨玻璃密阴影，胸膜下及两肺下叶基底段有肺小叶间隔增厚

**4. 其他少见的 CT 改变** 网格状影、小结节影、线样影、条带状阴影、胸膜下弧形线、支气管壁增厚、肺泡扩张、结节内多发空腔、反晕征。反晕征是 COP 较为特异性的征象，病灶的多灶性，两肺分布胸膜下及支气管血管束旁分布的实变（图 5-5-13）。

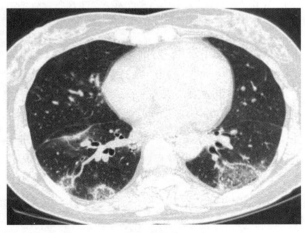

**图 5-5-13 肺活检穿刺病理诊断 COP**
患者，女，37 岁，反复咳嗽，咳痰 3 年余，加重 2 个月。两下肺胸膜下多发斑片状阴影，呈反晕征，有支气管管壁增厚，小叶中心结节影及树芽征，以左肺下叶为著

**【诊断】**

1. COP 的诊断需要建立机化性肺炎的基础上，然后排除任何可能原因（可能是相对明显的

或者需要更复杂的病原学的调查）。

2. COP 镜下肺活检和病理学诊断的特征性病理改变表现为远端气腔（包括细支气管、肺泡管、肺泡腔）内的机化性炎症，由疏松的结缔组织将成纤维细胞和肌成纤维细胞包埋构成，病变可通过肺泡孔从一个肺泡扩展到邻近的肺泡，形成典型的"蝴蝶影"，伴有轻度间质性慢性炎症；病灶以小气道为中心向远端延伸，呈片状分布；但病灶间肺部正常结构未被损害。

3. 要最终做出隐源性肺炎的诊断，必须在获得机化性肺炎病理诊断的基础上，结合临床、影像及其他辅助检查资料进行综合分析，排除可能导致机化性肺炎的其他疾病后，才可以考虑 COP 的诊断。

**【鉴别诊断】**

1. **非特异间质性肺炎** 主要表现为以淋巴细胞和浆细胞为主的慢性炎症细胞浸润肺泡间隔，随着疾病的进一步发展朝纤维化发展。CT 表现是磨玻璃影，通常为双侧性并对称分布，主要位于小叶，较少出现纤维化改变和蜂窝肺。

2. **寻常型间质性肺炎** CT 表现是多种多样的，纤维化肺区域与正常肺区域混杂，包括网格状影、蜂窝肺及牵拉性支气管扩张，病变主要位于基底部及胸膜下，伴有下肺容积减少。

3. **过敏性肺炎** CT 表现为磨玻璃影，小叶间隔增厚，多呈均匀性分布。过敏性肺炎可出现局灶性机化性改变，其病变不但累及肺泡腔和细支气管，同时还累及肺间质和肺血管。

## 四、急性间质性肺炎

急性间质性肺炎（acute interstitial pneumonia，AIP）是一种突发起病、快速进展为呼吸衰竭并需机械通气的间质性肺疾病，常因呼吸衰竭导致患者短期内死亡，预后极为不佳。2013 年，ATS/ERS 将特发性间质性肺炎重新分为主要的、罕见的及不可分类的 3 类。AIP 确切的病因及发病机制尚不清楚，但其临床表现及病理特点类似于 ARDS。AIP 与 ARDS 的主要区别是，前者经仔细的临床评估仍找不到任何原因，而后者可以发现诱发因素。

**【临床表现】**

1. AIP 的临床表现与 ARDS 基本相同，经常以流感样症状起病,与吸烟无关,男女发病率基本相同,大多数患者40岁以后发病,平均年龄为50~55岁。最初表现可有肌痛、头痛、咽痛、咳嗽、发热和呼吸困难等症状,约有一半的患者有发热症状。

2. 主要体征有呼吸急促、心动过速、两肺湿性啰音或哮鸣音。急性发作可有气短,晚期类似于呼吸窘迫综合征症状,其原因不明,感染所致可有发热和全身症状,对药物过敏者可仅有呼吸困难(如口服胺碘酮、吉非替尼片),也可有发热;有的查不出原因。病灶出现快,发展快,病程短,1~3周内可发展为急性呼吸衰竭,大多数患者需要呼吸支持治疗,病死率极高。

3. AIP的临床表现无特异性,无基础肺脏疾病和其他已知可累及肺脏的疾病,通过临床评估和实验室检查确定无肺部感染证据是诊断AIP的重要依据。

4. 在临床上出现ARDS时,在病理上为纤维增殖期,大量皮质激素应用可改善临床症状,急性间质性肺炎预后较差,可死于出现临床症状两周到六个月,死亡率高达60%。

【实验室检查】

1. 血气分析 多提示Ⅰ型呼吸衰竭。

2. 纤维支气管镜 对AIP的诊断有帮助,支气管肺泡灌洗液检查对排除弥漫性肺泡出血、过敏性肺炎、嗜酸性粒细胞肺炎、某些特殊感染(如耶氏肺孢子菌肺炎)、巨细胞病毒肺炎等有价值。经纤维支气管镜行肺脏活组织检查往往缺乏更多的诊断价值。由于绝大多数患者最终都要行机械通气治疗,产生气压伤的可能性增大。因此,经纤维支气管镜行肺脏活组织检查应慎重。

3. 本病没有特异型临床诊断指标,确诊依赖临床资料和肺活检,但由于AIP病情凶险,很难在急性期行肺活检,所以CT具有重要的诊断价值。

【影像学表现】

AIP的影像学表现不具特异性,主要呈急进性的影像学变化,其影像学改变有相应的病理学基础。

1. 急性渗出期(发病1周) 表现为弥漫性的、两肺肺泡的透过度减低。早期胸部CT较胸片显示病变敏感,主要为两肺中下肺胸膜下散在分布的实变阴影及磨玻璃影,可呈地图状分布,累及

纵隔胸膜及叶间胸膜下肺组织,受累的概率及严重程度为侧胸膜下肺组织 > 叶间胸膜下肺组织 > 纵隔胸膜下肺组织。

2. 亚急性期(发病2~3周) 此期AIP的病理上渗出与增生重叠,病变由肺的外周向中轴蔓延,从中下肺向上扩展,影像主要表现为两肺弥漫分布磨玻璃影,可见散在分布的实变影,但以磨玻璃影为主,并可见小叶间隔及小叶内间隔增厚,增厚的小叶间隔光滑一致(图5-5-14)。此时期磨玻璃影内可见灶状分布的正常肺组织,由未被纤维化的残存肺泡组成。可出现轻度支气管扩张。

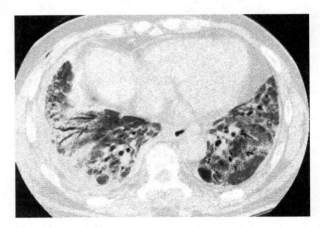

图5-5-14 急性间质性肺炎
患者,女,76岁,加重伴呼吸困难1周。两肺弥漫分布的浅淡磨玻璃影,病变内有支气管气象,支气管血管束增粗及牵拉性支气管扩张

3. 慢性期(发病3周以上) 后期AIP的病理上以纤维化为主,影像学表现为急进性间质纤维化和进行性肺组织及肺结构的破坏。支气管扩张和蜂窝状影是其最显著表现。牵拉性支气管扩张呈串珠样改变,扩张的程度代表了纤维化的程度,但常与网状影或蜂窝影的严重性不成比例。

【诊断】

1. AIP的临床表现为一个无原因的ARDS过程,实验室及检查无特异性,确诊有赖于临床病史及肺活检。AIP的诊断需要下述两点:特发性ARDS的临床表现和病理有机化性弥漫性肺泡损伤的确认。这需要开胸或胸腔镜肺活检确诊。

2. 对于大多数病例而言,在肺活检之前一般需要做经支气管镜肺泡灌洗,这样可以明显缩小鉴别诊断的范围。

3. 一般认为,既往身体健康(正常肺)发生急性间质性肺炎;短时内发展难以纠正的呼吸衰竭(主要为Ⅰ型呼吸衰竭)而无明显诱因和病因;肺活检(开胸或纤维支气管镜肺活检)具备弥漫性肺泡损伤的可考虑本病。

【鉴别诊断】

1. 急性呼吸窘迫综合征　临床表现和病理过程与 AIP 极其相似,影像学表现难以区分,但 ARDS 常有原发病和明确的病因,糖皮质激素治疗无效;影像学表现以两肺肺泡弥漫渗出、肺实变为主要特征,晚期因广泛肺水肿和肺实变表现为"白肺",但其晚期纤维化程度和肺结构的破坏程度都不如 AIP。

2. 单纯性间质性肺水肿　AIP 早期病理改变中存在肺间质水肿,需与单纯性间质性肺水肿进行鉴别。间质性肺水肿的小叶间隔常增厚,但其增厚的程度有明显的重力优势分布,且常伴不同程度的胸腔积液,支气管扩张和蜂窝状影极为少见。

3. 寻常型间质性肺炎和脱屑性间质性肺炎　鉴别要点包括疾病早期特点、影像学和病理学特点、临床经过及对治疗的反应等。临床表现最主要的区别是疾病持续时间,影像学表现为两肺支气管血管束紊乱、肺小叶间隔增厚,两下肺弥漫网格影,以双侧胸膜下分布为主。AIP 常突然起病,而脱屑性间质性肺炎有一个从数周到数月的亚急性过程,寻常型间质性肺炎病程常超过1年。

## 五、呼吸性细支气管炎并间质性肺病

呼吸性细支气管炎并间质性肺病(respiratory bronchiolitis-associated interstitial lung disease,RB-ILD)是呼吸性细支气管炎(respiratory bronchiolitis,RB)和间质性肺疾病(interstitial lung disease,ILD)的结合。在 ATS/ERS 的 2013 指南中将 RB-ILD 与 DIP 一起划归为主要的特发性间质性肺炎中吸烟相关的肺部疾病。但是本病与吸烟相关的肺部疾病的发病机制目前尚未阐明。

【临床表现】

1. RB-ILD 通常见于 30~40 岁吸烟者,男性略多于女性,患者起病隐匿,主要表现为咳嗽、胸闷的症状,可有少量咳痰及活动后气促。

2. 一些 RB-ILD 患者无明显临床症状,主要通过肺功能损害和胸部 X 线或 HRCT 异常而发现并诊断。在大多数情况下,RB-ILD 不是致残性疾病,患者仅表现出轻微症状,部分患者可能因为广泛的 ILD 而有明显的呼吸困难和低氧血症。

3. 胸痛和消瘦在 RB-ILD 中较少见,偶发的咯血和发热可能是由下呼吸道感染等基础疾病引起的。肺部体检双侧肺底多可闻及吸气相爆裂音,患者罕见有杵状指(趾)。

【实验室检查】

1. RB-ILD 的患者实验室检查多无特异性,仅肺功能表现为阻塞性、限制性或混合性通气功能障碍,较轻的气流阻塞而有明显的弥散功能障碍。

2. 支气管肺泡灌洗液发现含色素巨噬细胞的存在一定程度上支持本病,但部分文献表明 RB-ILD 患者的支气管肺泡灌洗发现通常与正常健康吸烟者没有明显区别,包括细胞总数增加、细胞分析正常或巨噬细胞百分比增加。

【影像学表现】

在 HRCT 上特征性表现为小叶中心结节和磨玻璃影(图 5-5-15),部分患者可有网状影,常伴以上肺叶为主的小叶中心型气肿(50%~70%),气肿一般不严重。少数病例可见斑片状的低密度区,以下肺叶为著,这种低密度区可能是小气道疾病引起的空气潴留,然而小气道疾病的典型表现"树芽征"和蜂窝肺却罕见报道。

【诊断】

目前诊断标准为:患者吸烟、典型的 HRCT 表现、支气管肺泡灌洗发现巨噬细胞且无淋巴细胞,这些肺泡巨噬细胞含有褐色、金色或黑色的烟草色素夹杂物,在没有这些细胞的情况下应考虑其他诊断。此外,也可能存在中性粒细胞适度增加的情况。RB-ILD 的诊断通常无需外科活检病理证实,如需排除 RB-ILD 可行外科活检。

【鉴别诊断】

1. 呼吸性细支气管炎　HRCT 上呼吸性细支气管炎主要表现为两肺血管,支气管束增多,增粗,树芽征等,可见肺气肿,轻度的小叶间隔增厚等表现,无 RB-ILD 所表现的小叶中心结节及磨玻璃影。

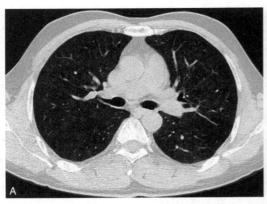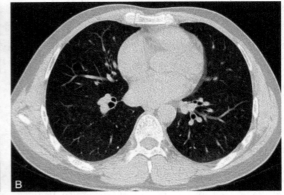

**图 5-5-15 呼吸性细支气管炎并间质性肺病**

患者，男，43 岁，20 年吸烟史。A、B. CT 示两肺有肺弥漫性分布的小片状磨玻璃影和边缘模糊的多发微结节阴影

**2. 脱屑性间质性肺炎** HRCT 上 DIP 可见磨玻璃影，但范围一般较 RB-ILD 广泛，且无 RB-ILD 特征性的小叶中心结节。此外，DIP 可见不同程度的条索影及网状影，而 RB-ILD 一般无此征象。

**3. 特发性肺纤维化** 特发性肺纤维化虽常见磨玻璃影，偶可见微结节，但其特征性表现为胸膜下和基底部的网状影及蜂窝影，而 RB-ILD 罕见蜂窝影。

## 六、脱屑性间质性肺炎

脱屑性间质性肺炎（desquamative interstitial pneumonia，DIP）是一类与吸烟密切相关的少见疾病。2013 年 ATS/ERS 对于特发性间质性肺炎的分类将 DIP 分为吸烟相关性间质性肺炎，但相继有研究发现 DIP 的患者不一定均与吸烟相关。病毒感染、结缔组织病（类风湿关节炎、系统性红斑狼疮及硬皮病）、吸食毒品、吸入粉尘（如矽尘、石棉、滑石粉等尘埃）、吸入燃料的塑料气味、服用呋喃坦啶或西罗莫司等也可诱发此病。

【临床表现】

DIP 多发生于 40~50 岁的患者，男女比例为 2：1，本病多为亚急性起病（病程数周至数月），主要临床表现为干咳和进行性加重的活动后气促，部分患者有少量黏痰或痰中带血，亦可有胸痛或胸骨后疼痛，严重者体重明显减轻，有乏力、肌痛、多汗等表现。肺部体检两肺底多可闻及吸气相爆裂音，部分患者可见发绀及杵状指（趾）。

【实验室检查】

DIP 患者的实验室检查多无特异性，但几乎所有的 DIP 患者都有不同程度的肺功能损害，大多数表现为肺活量下降，肺顺应性降低，残气量增加，晚期有弥散功能下降等表现。支气管肺泡灌洗标本内可见大量巨噬细胞的存在。

【影像学表现】

迄今为止所有国内外报道的 DIP 患者 CT 图像上均可见磨玻璃影，是本病的特征性征象，主要位于肺外围且中下肺更多见，亦可见不规则条状影及网状影（图 5-5-16）。少数情况下磨玻璃影弥漫且均匀。蜂窝影少见且仅见于病变广泛者，通常较轻并局限于下肺外围。激素治疗后磨玻璃影可完全消失，少数进展为网状影。

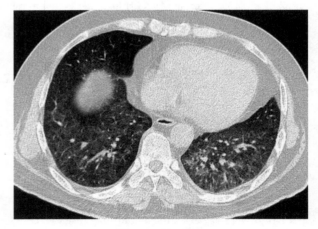

**图 5-5-16 DIP**

患者，男，54 岁，有多年吸烟史。两肺多发磨玻璃影，以两肺下叶外围明显，支气管血管束和肺小叶间隔增粗

【诊断】

1. 患者多有长期吸烟病史，干咳和进行性加重的活动后气促为 DIP 典型的临床表现。HRCT 图像上主要分布于外带及中下野的磨玻璃影是其特征性表现，亦可见条索影及蜂窝网格影。支

气管肺泡灌洗液内大量巨噬细胞的存在也有利于DIP 的诊断。

2. 病理诊断是目前 DIP 诊断的"金标准"，对于诊断不明确的间质性肺疾病，选择性的进行肺活检是可以确诊的手段。

【鉴别诊断】

1. COPD　吸烟为 COPD 重要发病因素，且COPD 患者临床表现为咳嗽、咳痰、气促，但 COPD 病程较长，为慢性病变。HRCT 上 COPD 患者表现为肺气肿，伴或不伴有支气管壁增厚，一般无磨玻璃影与网状影等间质性炎表现。

2. RB-ILD　RB-ILD 病理改变与 DIP 类似，但 RB-ILD 病变相对局限于呼吸性细支气管及其周围气腔，远端气腔不受累，故 HRCT 上病变范围不如 DIP 弥漫，且一般无条索影及网状影。

3. NSIP　NSIP 多数表现为双肺较对称的磨玻璃影，蜂窝影罕见，一般可通过临床病史及影像学检查进行诊断，当综合考虑临床病史、HRCT 表现及实验室检查等因素仍诊断不明时可考虑行肺活检。

## 七、淋巴细胞性间质性肺炎

淋巴细胞性间质性肺炎（lymphoid interstitial pneumonia，LIP）是一种罕见的特发性间质性肺炎（idiopathic interstitial pneumonia，IIP），其特征为肺泡和肺泡间隔淋巴细胞以及数量不等的浆细胞浸润。2013 年的美国胸科协会 / 欧洲呼吸学会特发性间质性肺炎 IIP 分类，将它列为罕见的特发性间质性肺炎（IIP）之一。

目前认为该病与自身免疫性疾病或 Epstein-Barr 病毒、HIV 以及其他病毒感染引起的非特异性免疫反应有关。研究发现 25% 的 LIP 病例合并有 Sjögren 综合征，14% 的 LIP 病例发现同时存在其他的自身免疫性疾病，如：SLE、RA、桥本甲状腺炎。皮质类固醇仍然是治疗 IIP 的主要手段，其他免疫抑制剂如环磷酰胺、硫唑嘌呤、秋水仙碱和环孢菌素 A 的效用不明确。不同患者对治疗药物的反应也不相同。

【临床表现】

1. 淋巴细胞性间质性肺炎的日常症状包括持续数周的干咳和进行性劳累性呼吸困难。一些LIP 患者可能症状轻微或可能没有症状，此类患者仅于胸部 X 线检查时发现异常。

2. 胸部听诊时，可闻及两肺基底吸气性爆裂音。

【实验室检查】

1. 肺功能　LIP 的肺活量测定研究发现肺部对一氧化碳的低扩散能力和体积减小，有文献报道肺功能测试仅适用于 8/13 明确的 LIP 患者。大多数 LIP 患者（6/8）肺体积明显减少（限制性肺功能）。预测中值百分比用力肺活量（forced vital capacity，FVC）为 77%（范围 60~103），一秒钟用力呼气容积（forced expiratory volume in one second，FEV$_1$）64%（52~100），FEV$_1$/FVC 比率为87%（范围 77~97）。

2. 可以通过适当的经支气管取活检进行组织学检查明确诊断，但不应采用开胸肺活检的方式，以减少并发症的产生。使用 B 细胞和 T 细胞标记物的额外染色，可以发现在 LIP 病例标本中CD8 细胞来源的细胞是优势细胞，另外还存在大量 CD20 阳性 B 细胞和 CD8 与 CD4 比值升高。

【影像学表现】

LIP 患者的胸部 HRCT 的改变比较多样化。较为特征性的表现为小叶中心和胸膜下结节（图 5-5-17），非特异性的表现为增粗的支气管血管束、磨玻璃样改变、囊性结构（图 5-5-18）、小叶间隔增厚、胸腔积液和纵隔淋巴结肿大等。

对于合并有肉芽肿性淋巴细胞间质性肺病（granulomatous lymphocytic interstitial lung disease，GLILD）的 LIP 病例，CT 或 MRI 检查，能发现肿

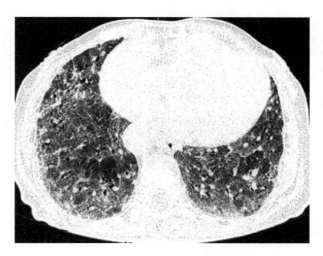

**图 5-5-17　淋巴细胞性间质性肺炎**
患者，男，36 岁，HIV 阴性。两下肺分布有磨玻璃样阴影，肺小叶间隔增粗，有多微结节分布于肺实质内和胸膜下

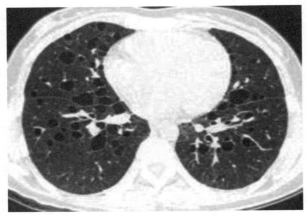

图 5-5-18　淋巴细胞性间质性肺炎

患者，女，27 岁，咳嗽气短 2 个月。两肺多发，散在分布的大小不等的薄壁囊状透光区，胸膜下有肺小叶间隔增厚

大的淋巴结病变。而 FDG PET/CT 可以显示肺外淋巴结的 FDG 摄取水平，提示这种病症的多系统代谢活跃属于淋巴组织增生的性质。

【诊断】

1. LIP 的明确诊断基于肺活检结果，特别是病变早期阶段的确诊。

2. 在显微镜下，LIP 肺组织主要显示间质细胞浸润，其远端间隔组织弥漫性受累。浸润物由成熟的小淋巴细胞、浆细胞和组织细胞组成，这些细胞使得肺泡间隔增厚，并包围小气道和血管。

【鉴别诊断】

LIP 主要与过敏性肺炎、非特异性间质性肺炎、普通型间质性肺炎、黏膜相关淋巴组织（mucosa-associated lymphoid tissue, MALT）淋巴瘤、卡氏肺囊虫、真菌和分枝杆菌感染，以及淋巴组织增生性疾病进行鉴别诊断，实验室检查、X 线检查、CT 检查等对鉴别诊断意义不大，需要活检明确诊断。

（郭佑民）

# 第二节　结缔组织相关间质性肺病与肺血管炎

## 一、系统性红斑狼疮

系统性红斑狼疮（systemic lupus erythematosus，SLE），好发于青年女性，病因至今尚不明确。在 SLE 患者中，呼吸系统受累相当多见，病变可以累及胸膜、肺实质、气道、肺血管和呼吸肌等器官表现为相应的临床症状。病理学特征为弥漫性肺泡损伤、肺水肿和肺泡出血。3%~8% 的患者发生为慢性 ILD，而且随病程进行性增加，最常见的病理类型为 NSIP，其次为 UIP，少数表现为 OP，极少数患者可以伴发 LIP。

【临床表现】

1. 临床表现为发热、蛋白尿、蝶形红斑等，侵犯肺部时可有咳嗽、咳痰、气促、胸闷，呼吸困难等。亚临床受累也很普遍，在没有呼吸系统主诉时，就可以发现许多患者肺功能异常。

2. 胸膜炎是最常见的肺部表现，大概在 40%~60% 患者中出现，表现为胸腔积液。

3. 急性肺炎与肺泡出血是 SLE 的两种罕见并发症可能危及生命；5% 的 SLE 患者会发生间质性肺疾病，主要表现为 UIP 和 NSIP，大部分继发于急性肺炎。

4. SLE 累及膈肌，导致膈肌麻痹，出现膈肌抬高及邻近肺不张。

【实验室检查】

1. 实验室指标 CRP、血淋巴细胞数、系统性红斑狼疮疾病活动指数（systemic lupus erythematosus disease activity index, SLEDAI）评分、补体 C3 的变化常作为 SLE 的活动性指标，这对早期辅助区分原发性肺部病变和继发性肺部病变有意义。

2. SLE 患者出现原发性肺部病变时，SLEDAI 评分增高，补体 C3 下降。CRP 是炎症指标多在合并急性炎症时升高。自身抗体检查中抗核抗体阳性，活动期抗 ds-DNA 抗体、抗 Sm 和抗 nRNP 抗体升高。

【影像学表现】

SLE 较少累及肺间质，多数在病程中的某一阶段出现异常影像，主要是继发性肺部感染，但是 SLE 也可以引起肺部病变，原发性肺部病变可分为胸膜病变，肺血管病变，肺实质病变和呼吸肌病变。

胸膜病变主要表现为胸膜增厚和胸腔积液，以胸腔积液常见（图 5-5-19）。50% 的患者可以出现胸膜炎，男性多于女性，表现为胸痛和胸腔积液。胸腔积液一般为少到中量，同时伴有心包积液。如果在患者的胸腔积液中找到狼疮细胞，具有特异性。

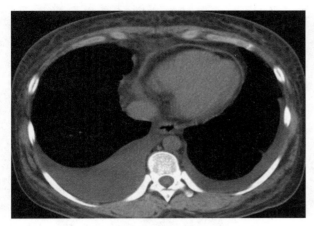

图 5-5-19　系统性红斑狼疮
患者,女,29 岁,双侧胸腔少量积液,心包增厚

SLE 若累及肺间质,则可以表现为 AIP,在 HRCT 上表现为两肺弥漫性分布的斑片状,或表现为磨玻璃密度影、实变阴影(图 5-5-20),主要累及两肺下垂部位。病变严重的表现为弥漫性肺泡出血(diffuse alveolar hemorrhage,DAH),(图 5-5-21)。

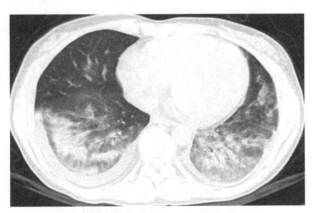

图 5-5-20　系统性红斑狼疮
患者,女,37 岁,间断发热伴咳嗽,咳痰 2 个月,确诊 SLE 12 年,急性间质性肺炎,两肺弥漫分布的磨玻璃密度影,两肺下叶可见斑片状及片状实变影,内可见支气管充气征。双侧少许胸腔积液

【诊断】

1. 符合美国风湿病学会(ACR)1997 年推荐的 SLE 分类标准或 2009 年系统性红斑狼疮国际合作组(SLICC)修改的 ACR SLE 分类标准。同时符合 2018 中国结缔组织病相关间质性肺病诊断和治疗专家共识。

2. 肺部 HRCT 主要表现为 AIP,胸腔积液,胸膜增厚,肺动脉高压及血管炎的相关表现,弥漫性肺泡出血。

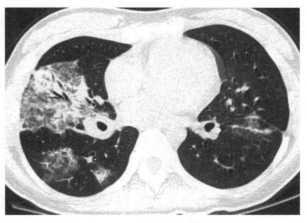

图 5-5-21　肺泡出血(SLE)
患者,女,24 岁,SLE 患者,咯血。两肺肺多发散在磨玻璃样密度阴影,边界较为清楚,右肺下叶实变区内可见支气管气象

3. **肺功能**　有异常的患者表现为弥散功能下降及限制性通气障碍。

4. 除外感染、肺水肿、肺泡出血及肿瘤。

DAH 的诊断标准为符合以下 4 条标准中的至少 3 条并除外急性肺水肿、肺栓塞、特发性含铁血黄素沉着症、严重凝血系统疾病等其他可出现下述表现的疾病。

1. **肺部症状**　咯血、呼吸困难、低氧血症等。

2. 肺部影像学有新出现的浸润影。

3. 原因不明情况下,24~48 小时血红蛋白下降 15g/L 以上,且与咯血量不匹配。

4. 血性支气管肺泡灌洗,痰液或可见含铁血黄素巨噬细胞。

【鉴别诊断】

1. **药物毒性肺部疾病**　常引起间质性肺炎或肺纤维化的免疫抑制剂有甲氨蝶呤、环磷酰胺、两性霉素 B、博来霉素、苯妥英钠、丝裂霉素等。有明确的用药病史,用药后出现症状或肺部阴影,停药后症状改善。影像上主要表现为两肺对称性,散在或弥漫分布的多发斑片状模糊影和磨玻璃密度影,由于重力作用,多以下叶及胸膜下为主。常常伴有支气管血管束增粗,支气管壁增厚,胸膜下网状影或胸膜下线影,慢性期表现为小叶间隔扭曲,支气管牵拉扩张甚至蜂窝影。

2. **伊氏肺孢子菌肺炎**　SLE 患者激素使用过程中可能会并发肺部真菌感染,尤其是伊氏肺孢子菌肺炎,需要与急性狼疮性肺炎鉴别,前者表现为两肺弥漫性磨玻璃密度影,以肺门为中心,可以累及胸膜下,肺尖及肺底受累较少,病情进一步发展在磨玻璃密度影内可以间杂有沿支气管血管束分布的模糊斑片影。慢性期可以表现为以肺门为中心的索条影,网状影,其内间杂磨玻璃密度影。和狼疮性肺炎病变分布位置有差别。此外伊氏肺孢子菌肺炎很少引起胸腔积液。

3. **病毒性肺炎** 免疫受损的患者经常由潜伏病毒,尤其是巨细胞病毒和单纯疱疹性病毒引起肺部感染,患者临床症状较重,病情进展快,严重者可以发生急性呼吸窘迫综合征。影像上表现为两肺多发沿叶段分布病变,且分布不均匀,主要发生于双侧肺门区及下肺野。

## 二、类风湿关节炎

类风湿关节炎(rheumatoid arthritis,RA)是一种常见的系统性炎症性疾病,其特点为对称性关节炎和滑膜炎症,导致渐进性关节毁损,最终导致畸形。40%的RA患者具有关节外表现,其中肺是最常见的关节外受累器官。胸部表现多种多样,包括胸膜炎和胸腔积液、气道疾病,如闭塞性细支气管炎、类风湿结节和间质性肺疾病(interstitial lung disease,ILD)。

【临床表现】

(1)RA多起病隐匿,表现为发热、乏力,晨僵,关节肿痛等。

(2)RA患者累及肺部的临床症状是非特异性的。劳力性呼吸困难是最常见的症状。由于关节病变限制了患者运动,在疾病的早期阶段劳力性呼吸困难可能并不明显;其他症状包括咳嗽、咳痰、喘息和胸痛。

(3)部分患者处于亚临床阶段,即使胸部CT具有很明显的病变,但患者临床上无明显的症状,只有肺功能检查异常。体征可表现为湿啰音、哮鸣音及肺间质纤维化引起的肺底部爆破音。

【实验室检查】

1. **肺功能检查** 大约1/3的患者肺功能检查异常,大部分表现为限制性通气障碍伴有FVC(预测值为60%~70%)、DLCO(预测值为40%~60%)的降低,也可表现为混合型阻塞性通气障碍。因此肺功能检测推荐作为RA-ILD肺组织早期受损的筛查手段及随访工具。

2. **支气管肺泡灌洗** 灌洗中细胞数尤其是中心粒细胞计数升高,但并非诊断必需的检查。

3. **生物学标记物** RF阳性,ANA阳性,抗RA-33抗体阳性,抗Sa抗体阳性,瓜氨酸肽特异性存在于RA-ILD患者,但是需要进一步的研究证实。

【影像学表现】

1. **类风湿关节炎相关性间质性肺炎** RA-ILD患者最常见的肺部影像学征象为网状影与磨玻璃密度影,病变进展时出现间质纤维化导致的肺实质结构扭曲,牵拉性支气管扩张及蜂窝影。小叶中心结节及淋巴管周围结节亦可以见到,可独立出现,也可伴随小叶间隔增厚。

RA-ILD患者肺部最常见的表现为UIP,特征性表现为胸膜下、基底段分布为主的网状影,牵拉性支气管扩张,蜂窝影,不伴有结节、磨玻璃密度影及实变影(图5-5-22)。

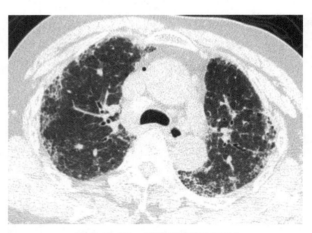

**图5-5-22 间质性肺炎(UIP)**
患者,女,60岁,类风湿关节炎,两肺中上叶有纤维化分布于胸膜下

其次为NSIP,表现为双肺磨玻璃密度影,伴有细网状影及少许蜂窝影,病变主要分布于胸膜下及基底段,再次为OP,表现为沿胸膜下及支气管血管束分布的斑片状气腔实变影和磨玻璃密度影。

RA相关性UIP或NSIP有时可以发生急性进展,或由于弥漫性肺泡损伤导致肺内出现新的致密影,影像表现为重叠于UIP和NSIP背景之上的广泛磨玻璃影和实变影(图5-5-23)。RA初始肺部病变表现为弥漫性肺泡损伤者罕见。

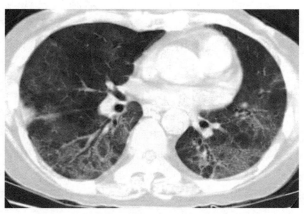

**图 5-5-23　类风湿关节炎合并间质性肺炎**
患者,女,55 岁,两肺下叶可见磨玻璃影和细网状阴影

RA 患者肺部可以出现坏死性结节影,称为类风湿结节 ( 图 5-5-24 ),是一种类肿瘤样病变,常位于胸膜下或小叶间隔旁,也有报道位于支气管内膜下,偶见位于胸壁,与脏胸膜分解不清,常多发,直径约数毫米到几厘米,边界不清,以肺外带胸膜下或胸膜面多见,结节有融合趋势,可以伴发空洞,空洞洞壁较厚,内壁光整,空洞大小与关节炎的病情相关,病情改善时,空洞壁可变薄并逐渐消失,当病情加重时,空洞内因炎性分泌物增多,使得洞壁显示不全;结节钙化少见。

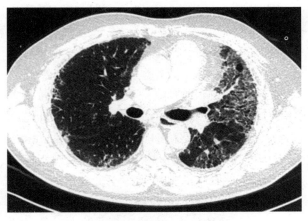

**图 5-5-24　类风湿结节**
患者,男,47 岁,类风湿关节炎。左肺舌叶、下叶肺密度增高,呈磨玻璃样阴影,支气管血管束不规则增粗,肺小叶间隔扭曲变形,其内可见牵拉性支气管扩张。左下肺和右肺下叶胸膜下可见小结节阴影,考虑类风湿结节

某些 RA-ILD 患者肺部损害严重时可以出现磨玻璃样阴影、树芽征、肺部结构破坏及肺体积减小。闭塞性细支气管炎代表小气道疾病的进展,是 RA 少见但致命的并发症。

**2. 类风湿关节炎相关性气道疾病**　RA 通常累及小气道,可以表现为支气管内径变小,管壁增厚,支气管扩张等表现,随着肺纤维化程度的加重,后期可以引起肺动脉高压 ( 图 5-5-25、图 5-5-26 )。

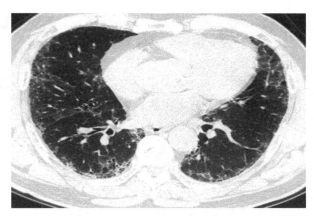

**图 5-5-25　间质性肺炎**
患者,男,66 岁,诊断类风湿关节炎 10 年,近 1 个月病情加重。右肺中叶、左肺舌叶胸膜下有磨玻璃阴影,肺小叶间隔增厚、结构扭曲变形,右肺下叶后段胸膜下线影和牵拉性支气管扩张

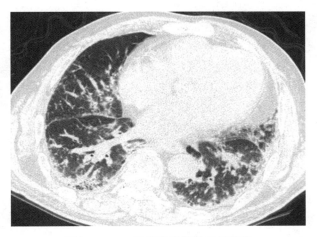

**图 5-5-26　间质性肺炎并支气管炎**
患者,男,78 岁,类风湿关节炎。两肺下叶支气管血管束增粗,血管直径大于支气管,支气管壁增厚,内径缩小,有广泛磨玻璃密度影,胸膜下可见实变影,左侧胸膜下有多发微结节。超声 TI 法估测肺动脉压为 55mmHg 提示有肺动脉高压

滤泡性细支气管炎及闭塞性细支气管炎在 RA 患者的发生率仅仅低于支气管扩张,前者的影像学表现为多发小结节影,以小叶中心性,胸膜下和支气管周围分布为著,结节直径常为 1~4mm,最大可达 1cm,偶然也可出现类似于淋巴

细胞间质性肺炎表现的肺气囊。

闭塞性细支气管炎多见于女性患者,其主要症状为突发气短,有时伴有干咳,影像学上典型表现为马赛克征伴有中央型或周围型支气管扩张,少数情况下表现为 2~4mm 的小叶中心性分支状致密影及小叶中心模糊结节影。

**3. 类风湿关节炎相关性胸膜病变** 胸膜病变是类风湿关节炎最常见的胸腔受累表现,包括胸腔积液、胸膜增厚、胸膜结节、气胸、纤维素性胸膜炎,以胸腔积液及胸膜增厚最为常见。

**4. 类风湿关节炎相关性血管病变** RA 患者最典型的肺部血管疾病是类风湿性血管炎,病理学特征性表现为小、中血管壁内大量炎症细胞浸润。肺原发性类风湿性血管炎非常罕见。RA 也会继发肺动脉高压,但程度比较轻,出现肺动脉高压者表现为中央肺动脉增粗。独立的肺血管炎少见,多伴有其他肺部表现,如肺纤维化和类风湿结节影。

【诊断】

1. 符合 2010 年欧洲抗风湿联盟和美国风湿病协会(EULAR/ACR)关于 RA 的综合评分标准,同时符合 2018 中国结缔组织病相关间质性肺病诊断和治疗专家共识。根据 RA 的病史,临床表现,实验室检查符合诊断标准。

**2. 存在 ILD 的相关临床表现** 如呼吸困难(劳累或休息)或咳嗽。

**3. 肺部 HRCT 主要表现为 ILD,气道病变,胸膜病变及肺血管炎改变。**

**4. 肺功能** 大部分表现为限制性通气障碍,肺一氧化氮弥散量(diffusion of lung and CO, DLCO)的降低,也可表现为混合型阻塞性通气障碍。

5. 除外其他原因所致的肺部疾病。

【鉴别诊断】

**1. 中毒性肺部疾病** 毒物使用后出现症状或肺部阴影,药物清除后症状改善,并除外其他感染性病变,影像上主要表现为两肺对称性的、散在的或弥漫分布的多发斑片状实变影和磨玻璃密度影,由于重力作用,两肺下叶血流丰富,因此病灶以下叶及胸膜下为主。常常伴有支气管血管束增粗,支气管壁增厚,慢性期表现为小叶间隔扭曲,支气管牵拉扩张甚至蜂窝影。

**2. 特发性肺间质纤维化** 除肺部表现为 UIP 外,无滑膜炎,雷诺现象,血清学无法提示结缔组织疾病。此外 RA-ILD 肺间质纤维化程度较低,发展缓慢,常伴有肺外的症状。

## 三、干燥综合征

干燥综合征(Sjögren syndrome, SS)是一种慢性炎性自身免疫性疾病,主要侵犯外分泌腺、泪腺及唾液腺;也可侵犯呼吸道、消化道、泌尿道等组织。可分为原发性干燥综合征(pSS)和继发性干燥综合征。

【临床表现】

pSS 患者肺脏受累的患病率随病程逐年增加并且症状隐匿;临床症状除了胸闷气短和/或咳嗽咳痰、关节肿痛和发热症状外,在 ILD 组患者出现口干、眼干、猖獗齿、气促、肺底爆破音的比率明显高于非 ILD 组。SS-ILD 常继发淋巴细胞间质性肺炎(LIP),LIP 起病缓慢,主要表现为进行性胸闷、呼吸困难。

【实验室检查】

(1)自身抗体:ILD 组 pSS 患者血清中可检测到多种自身抗体,其中抗 SSA 抗体占 77.8%,抗 SSB 抗体占 33.3%,且 SSA 抗体在 ILD 组阳性率高,同时 ILD 组中 ESR、CRP、球蛋白、CA125 明显高于非 ILD 组,提示病情活动,高球蛋白水平可能与肺间质纤维化相关。国内学者研究显示 ILD 组 CA125 水平高于非 ILD 组。

(2)支气管肺泡灌洗液:48%~69% 的患者 BALF 细胞计数和分类存在异常,表现为淋巴细胞比例升高,嗜酸性粒细胞比例多为正常。淋巴细胞比例越高患者病情越严重,咳嗽及呼吸困难越常见,同时肺外表现更为多见,此外淋巴细胞比例的升高提示患者预后较好。

(3)肺功能检查:主要表现为弥散功能障碍和限制性通气功能障碍,肺间质纤维组织增生,弥散距离增加,引起弥散功能降低,肺纤维化后肺顺应性降低引起限制性通气功能障碍,但也有由于肺间质淋巴细胞浸润致小气道管腔狭窄而表现为阻塞性通气功能障碍。

【影像学表现】

(1)气道受累:主要表现为滤泡性细支气管炎、闭塞性细支气管炎,CT 上表现为细支气管扩张,支气管管壁增厚,呼气时气体潴留征象,以及痰液排出不畅形成黏液痰栓致密影。也可以表现为肺内广泛分布的微结节(图5-5-27)。

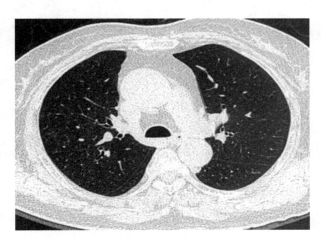

图5-5-27 原发干燥综合征

患者,女,71岁,两肺上叶可见中外带广泛分布的微结节

(2)肺间质受累:多呈普通型间质性肺炎(UIP)改变,表现为两肺下野的磨玻璃影、小叶间隔增厚及不规则线条影(图5-5-28),进一步发展为网格样或网状结节影,纤维化的终末期则出现蜂窝样改变。

还可表现为淋巴细胞性间质性肺炎(LIP)改变(图5-5-29),表现为磨玻璃影,边缘模糊的小叶中心结节和胸膜下小结节影,伴有小叶间隔增厚及支气管血管束周围间质增厚,特征性表现为两肺下叶,沿支气管血管束分布的薄壁囊腔影,直径1~30mm不等,有报道最大可达10cm,小叶中心结节可进展为囊腔。

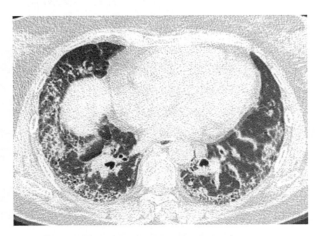

图5-5-28 原发干燥综合征

患者,女,53岁,活动后气促2年。两肺下叶和胸膜下可见细网格状阴影,支气管血管束增粗、扭曲变形

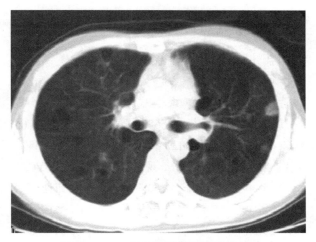

图5-5-29 原发干燥综合征继发LIP

患者,女,26岁。两肺多发,散在分布的大小不等的薄壁囊状透光区,右肺下叶和左肺舌叶胸膜下有斑片状渗出

【诊断】

(1)符合2016美国风湿病学会/欧洲风湿病联盟原发性干燥综合征的分类标准,及2018中国结缔组织病相关间质性肺病诊断和治疗专家共识。

(2)存在肺部及呼吸道受累相关临床表现:如鼻腔干燥,声音嘶哑,干咳、劳力性呼吸困难、肺底爆裂音等。

(3)胸部HRCT具有ILD特征或/和气道受累的影像学表现。

(4)肺功能:主要表现为弥散功能下降及限制性通气障碍。

(5)除外感染、肺水肿、肺泡出血和肿瘤。

【鉴别诊断】

(1)呼吸性细支气管炎:呼吸性细支气管炎是吸烟相关性间质性肺病,常见于中青年,男性发病率明显高于女性,几乎所有患者均有长期的吸烟史,也可以见于被动吸烟者。主要表现为慢性呼吸困难和咳嗽。当患者停止吸烟和/或皮质类固醇治疗后,肺部异常可以消失。肺功能改善。胸部HRCT上表现为支气管管壁增厚,边界模糊的小叶中心结节和多灶性磨玻璃密度影,一般为弥漫性分布,上肺为著,半数以上的患者同时伴有小叶中心型肺气肿。结合病史一般不难鉴别。

(2)肺淋巴管平滑肌瘤病:肺淋巴管肌瘤病多发生于育龄期女性,表现为两肺弥漫分布,大小不等,薄壁囊腔影,囊腔之间为正常的肺组织,无支气管壁增厚,小叶结构增厚及沿支气管血管束分布的磨玻璃影。

## 四、系统性硬化病

系统性硬化（systemic sclerosis, SSc）是一种系统性自身免疫性疾病,其特征在于免疫活性异常、血管病变和纤维化。根据欧洲硬皮病研究协会的一项大样本研究显示 3656 例 SSc 患者中由胸片检查表现为弥漫性 ILD 者为 53%,局灶性为 35%。大约 40% 的 SSc 患者表现出中等程度（FVC 为 50%~75%）到重度（FVC<50%）的限制性肺通气障碍,后者病情严重,首次发病后 10 年内死亡率为 42%。此外,ILD 的组织学类型与临床预后无明显相关性,仅仅反映肺组织损害程度及肺功能下降程度。

【临床表现】

（1）初发症状无特异性,如雷诺现象,乏力,肌肉疼痛,低热等。这些症状持续几周或几个月才会出现其他症状。

（2）皮肤的改变可分为水肿期,硬化期及萎缩期。

（3）90% 的患者出现消化道症状,表现为吞咽困难、腹痛和肠梗阻、吸收不良,以食管症状最为严重。

（4）SSc 患者中肺部受累的发生率很高,表现为运动后气短、干咳,肺动脉高压患者可引起右心功能不全的相应症状。

【实验室检查】

（1）免疫学检查:约 90% 的患者 ANA 阳性,多为斑点型或核仁型,抗着丝点多为阳性。抗 Scl-70 抗体为 SSc 的特异性抗体,但是阳性率仅为 20%~30%。

（2）肺功能检查:结果高度不稳定,肺功能随着病变程度进展而下降。

（3）支气管肺泡灌洗液:33%~100% 的患者 BALF 细胞计数和分类存在异常,表现为中性粒细胞和 / 或嗜酸性细胞的升高。

【影像学表现】

SSc 肺部表现主要为 NSIP 模式,肺部影像中磨玻璃密度影的发生率较高（图 5-5-30）,但是经过治疗后吸收率并不高,表明磨玻璃密度影主要是由纤维组织增生所致,并非炎细胞浸润,这也符合 SSc-NSIP 最常见的病理学表现,通过随访观察,病变区的磨玻璃密度将可以进展为蜂窝肺、牵拉性支气管扩张及网状阴影。

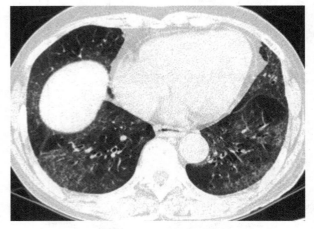

图 5-5-30　间质性肺炎（系统性硬化）

患者,女,59 岁。两肺基底段有广泛分布的磨玻璃样阴影,肺小叶间隔有增厚

其他肺外表现主要为胸膜弥漫性增厚,边缘不光整,呈粘连状突起,钙化少见,胸腔积液多为少量;无症状性食管扩张是本病区别于其他弥漫性肺间质性疾病的最显著特征,主要表现为食管管腔扩张,管壁未见增厚,蠕动减弱甚至消失,黏膜皱襞变平甚至消失。纵隔淋巴结增大常见（约 70%,尤其是伴有 ILD 的患者）,表现为散在肿大的淋巴结。

【诊断】

（1）符合 2013 年美国风湿病学会 / 欧洲风湿病联盟提出的 SSc 的分类标准,及 2018 中国结缔组织病相关间质性肺病诊断和治疗专家共识。

（2）确定的掌指关节附近皮肤增厚以延伸至手指。

（3）如果缺乏上述症状,则应用 7 个附加项目,总分大于或等于 9 分:手指的皮肤增厚（2 分）、指尖损伤（2 分）、毛细血管扩张（3 分）、甲床毛细血管异常扩张（2 分）、间质性肺病或肺动脉高压（2 分）、雷诺现象（3 分）和 SSc 相关自身抗体（3 分）。

（4）存在肺部受累的相关临床表现:干咳,劳力性呼吸困难。

（5）肺部 HRCT 主要表现为 NSIP,少数患者表现为 UIP。

（6）肺功能:有异常的患者表现为弥散功能下降及限制性通气障碍。

（7）除外感染、肺水肿、肺泡出血及肿瘤。

【鉴别诊断】

（1）药物毒性肺部疾病:有明确的用药病史,

用药后出现症状或肺部阴影,停药后症状改善,并除外其他感染性病变,影像上主要表现为两肺对称性的,散在的或弥漫分布的多发斑片状模糊影和磨玻璃密度影,由于重力作用,多以下叶及胸膜下为主。常常伴有支气管血管束增粗,支气管壁增厚,胸膜下网状影或胸膜下线影,慢性期表现为小叶间隔扭曲,支气管牵拉扩张甚至蜂窝影。

（2）IPF：SSc 患者晚期肺部 HRCT 的主要表现为 UIP 模式,影像上难以与 IPF 鉴别,但是 IPF 患者无食管扩张现象,而且蜂窝影更为显著,无 SSc 的皮肤改变,免疫学指标无明显异常。

## 五、多发性肌炎和皮肌炎

多发性肌炎（polymyositis，PM）和皮肌炎（dermatomyositis，DM）是一组由于自身免疫功能异常引起的结缔组织疾病,常累及多个脏器,其中以累及肺部较为常见。NSIP 和 OP 是最常见肺部表现。快速进展型的 ILD 多表现为阻塞性细支气管炎伴机化型肺炎（bronchiolitis obliterans organizing pneumonia，BOOP）改变。

**【临床表现】**

（1）早期症状有面部水肿和红斑,肌肉疼痛和乏力。肌炎的主要表现为近端肌群无力和萎缩,肌肉疼痛及吞咽困难等全身肌病症状,可合并肺损害,可先于或掩盖肌肉和皮肤的表现,肺部疾病的临床表现差异较大,根据发病的缓急程度分为快速进展型和慢性型两型,部分患者肺部 CT 扫描存在 ILD,但无呼吸系统症状。常见的症状为咳嗽、呼吸困难,并且容易继发肺部感染。

（2）快速进展型 ILD 患者,肌炎症状不明显,表现为进行性呼吸困难,发绀,动脉血氧分压急骤下降,继而出现呼吸衰竭,死亡率高。

**【实验室检查】**

（1）肌酸激酶（CK）：CK 正常或升高不明显的 DM/PM 患者易合并 ILD,特别是快速进展型,且对皮质类固醇治疗反应差。

（2）抗氨酰基 -tRNA 合成酶抗体检测。

（3）支气管肺泡灌洗液：50%~100% 的患者 BALF 细胞计数和分类存在异常,表现为中性粒细胞和 / 或淋巴细胞的升高。

（4）血气分析：伴有 ILD 的 DM/PM 患者血气分析显示,动脉血氧分压（$PaO_2$）降低,但动脉血氧饱和度（$SaO_2$）和动脉血二氧化碳分压（$PaCO^2$）一般在正常范围内。

（5）肺功能检查：以弥散功能减退为主,主要表现为 DLCO 下降,可伴或不伴小气道损害,其次是 FVC 降低以及限制性通气功能障碍。

**【影像学表现】**

半数以上的 PM/DM 患者有肺部损害,累及肺部可引起肺部浆膜、肺血管、肺间质、实质等各类组织的各种各样的影像学表现。以间质性肺疾病表现多见。

（1）磨玻璃密度影：主要分布于肺野后胸胸膜下,或肺野外带,或者呈全肺野分布,一般两上肺都会有局限性的肺透光度增强。

（2）小叶间隔及小叶内间隔改变：小叶间隔、小叶内间隔增厚,呈网格状改变以周围或胸膜下为著,其次是下肺部及背侧肺为著（图 5-5-31A、B）

（3）支气管血管束增粗：表现为支气管血管周围间质增厚。后期可以有肺动脉高压,右心室增大等（图 5-5-31C、D）

（4）其他表现：胸膜改变包括胸膜肥厚,纵隔淋巴结增大,部分患者可以出现食管增宽,张力减低,以食管中上部扩张为主,膈肌受累者可以出现两下肺盘状肺不张或肺体积减小等。

**【诊断】**

（1）符合 2004 年欧洲神经肌肉疾病中心和美国肌肉研究协作组（ENMC）多发性肌炎 / 皮肌炎的分类标准。

（2）存在肺部受累的相关临床表现：如干咳、劳力性呼吸困难、肺底爆裂音、杵状指。

（3）胸部 HRCT 符合 ILD 特征：病变常对称性位于双侧、胸膜下。

（4）肺功能：呈弥散功能下降。

**【鉴别诊断】**

（1）中毒性肺部疾病：有明确的毒物接触病史,毒物停止接触后肺部症状无明显缓解,并除外其他感染性病变,影像上主要表现为两肺对称性的、散在的或弥漫分布的多发斑片状模糊影和磨玻璃密度影,常常伴有支气管血管束增粗,支气管壁增厚,胸膜下网状影或胸膜下线影,慢性期表现为小叶间隔扭曲,支气管牵拉扩张甚至蜂窝影。

（2）肺孢子菌病：结缔组织病相关性间质性肺炎患者需要通过激素及免疫抑制剂的长期治

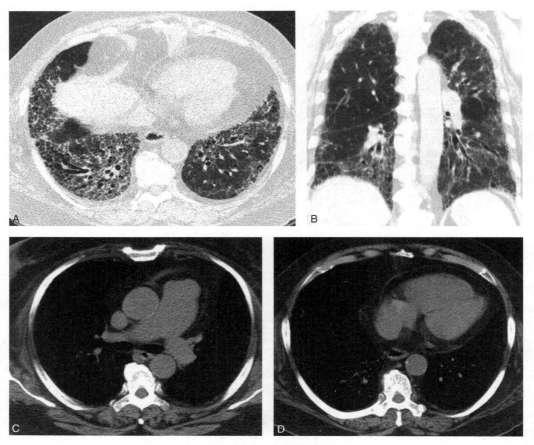

图 5-5-31 间质性肺炎

患者，女，66岁，间断性咳嗽伴活动后气短2年，肌炎患者。A. 两肺胸膜下及基底段（背侧为著）的弥漫性磨玻璃密度影，伴肺小叶间隔增厚、变形，有牵拉性支气管扩张；B. 两肺上叶可见局限性肺透光度增加；C、D. 食管扩张，肺动脉增粗，右心室增大

疗，治疗过程中患者症状加重，尤其是喘憋症状明显加重，肺内磨玻璃密度影范围增大，累及两肺上叶及肺门区，而且表现为胸膜下密度较淡时，需要考虑合并肺孢子菌感染。

## 六、混合性结缔组织病

混合性结缔组织病（mixed connective tissue disease，MCTD）是一种血清中有高滴度的斑点型抗核抗体（ANA）和抗 UIRNP（nRNP）抗体，临床上有雷诺现象、双手肿胀、多关节痛或关节炎、肢端硬化、肌炎、食管运动功能障碍、肺动脉高压等特征的临床综合征。部分患者随疾病的进展成为某种确定的结缔组织病。

【临床表现】

（1）患者可表现出组成本疾病的各种结缔组织病（SLE、SSc、PM/DM 或 RA）的临床症状，然而 MCTD 具有的多种临床表现并非同时出现。

重叠的特征可以相继出现，不同的患者表现亦不尽相同。在该病早期与抗 UIRNP 抗体相关的常见临床表现是双手肿胀、关节炎、雷诺现象、炎性肌病和指端硬化等。

（2）大多数患者有肺部受累，但是在早期通常没有症状，或者仅有干咳、呼吸困难、胸膜炎性胸痛。病变后期的肺动脉高压是 MCTD 最严重的并发症，一些患者的心肌受累常常继发于肺动脉高压，心包炎是心脏受累最常见的临床表现。

（3）对于有雷诺现象、关节痛或关节炎、肌痛、手肿胀的患者，同时肺部 HRCT 有异常表现，血清有高滴度斑点型 ANA 和高滴度抗 UIRNP 抗体阳性，而抗 Sm 抗体阴性者要考虑 MCTD 累及肺组织的可能，高滴度抗 OIRNP 抗体是诊断 MCTD 必不可少的条件。

【实验室检查】

（1）血清学：存在高滴度的抗 UIRNP 抗体

（大于或等于1∶1 600），相应斑点型ANA滴度大于或等于1∶1 200。

（2）肺功能检查：半数以上的患者表现为限制性通气障碍，90%的患者有肺弥散功能异常。

（3）支气管肺泡灌洗液：大部分患者显示淋巴细胞肺泡炎，中性粒细胞肺泡炎。

【影像学表现】

（1）肺部受累可表现为间质性肺部疾病，肺动脉高压。

（2）MCTD肺部受累的常见CT表现包括磨玻璃密度影，胸膜下微结节，小叶间隔增厚和网状影（图5-5-32、图5-5-33）、蜂窝影。以非特异性间质性肺炎（NSIP）表现最为常见，其次为UIP、LIP和OP，少数情况下可以表现为NSIP和LIP的混合型，但是确诊则需要通过开胸肺活检证实。

（3）胸膜受累表现为胸腔积液（约50%），积液量一般不大，可以自行吸收。

（4）两肺肺门及气管隆凸前可见增大淋巴结影。

【诊断】

（1）符合美国的Sharp标准及2018中国结缔组织病相关间质性肺病诊断和治疗专家共识标准。

（2）存在肺部受累的相关临床表现：如干咳、劳力性呼吸困难、肺底爆裂音、杵状指。

（3）胸部高分辨率CT符合ILD特征。

（4）肺功能：主要表现为弥散功能下降，少数表现为限制性通气障碍。

（5）除外感染、肺水肿、肺泡出血和肿瘤。

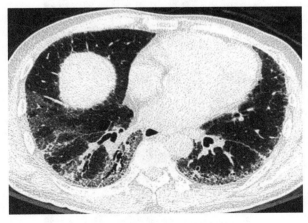

图5-5-32　混合性结缔组织病

患者，女，66岁，无明显肺部症状。两下肺胸膜下有磨玻璃密度阴影，细网状阴影和牵拉性支气管扩张

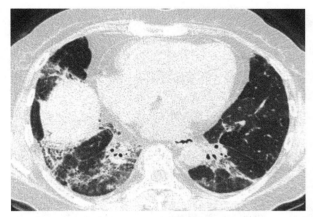

图5-5-33　混合性结缔组织病

患者，女，49岁。两肺下叶沿支气管血管束分布的实变阴影和磨玻璃密度阴影

【鉴别诊断】

（1）药物毒性肺部疾病：常引起间质性肺炎或肺纤维化的免疫抑制剂有甲氨蝶呤、环磷酰胺、两性霉素B、博来霉素、苯妥英钠、丝裂霉素等。有明确的用药病史，用药后出现症状或肺部阴影，停药后症状改善，并除外其他感染性病变可怀疑药物性肺病。

（2）肺–肾综合征：发生率低但死亡率极高的免疫性疾病。该病可以发生于任何年龄阶段，但以青年人多见，但婴儿几乎不会发生。该病临床特征为咯血，水肿，贫血及尿检异常及进行性肾功能减退。磨玻璃密度影主要见于肺泡出血期，累及一侧肺或双肺，双肺下叶为著，肺尖很少累及，沿肺门向周围扩散，肺门影不大，病变进展可以融合成大片絮状或团块状阴影。

（3）MDCT出现肺动脉高压：肺内可无明显的病变，这不同于其他胶原病导致的肺动脉高压。因此临床怀疑有肺动脉高压的患者，应该检查自身抗体，高滴度的u1RNP是诊断MCTD的必要条件。

## 七、肉芽肿性多血管炎

肉芽肿性多血管炎（granulomatosis with polyangiitis，GPA），既往称为韦格纳肉芽肿（Wegener's granulomatosis，WG），属自身免疫性疾病。该病病变累及小动脉、静脉及毛细血管，偶尔累及大动脉，其病理以血管壁的炎症为特征，主要侵犯上、下呼吸道和肾脏，通常以鼻黏膜和肺组织的局灶性肉芽肿性炎症为开始，继而进展为血管的弥漫性坏死性肉芽肿性炎症。

【临床表现】

（1）常见临床表现：多有鼻炎和副鼻窦炎、

肺部病变和进行性肾功能衰竭。还可累及关节、眼、皮肤，亦可侵及眼、心脏、神经系统及耳等。

（2）无肾脏受累者被称为局限性肉芽肿性血管炎，其诊断包括临床、影像学表现及血清抗中性粒细胞 C-ANCA 检查。

（3）GPA 临床表现多样，可累及多系统。典型的 GPA 有三联征：上呼吸道、肺和肾病变。

【实验室检查】

血沉加快，C 反应蛋白升高，血清 C-ANCA 阳性。

【影像学诊断】

（1）结节或肿块（图 5-5-34）：是最常见的影像学表现，通常为多发和双侧性，主要累及胸膜下，其次是支气管血管束周围，结节或肿块边缘光滑，也可以不规则。

（2）结节或肿块可伴空洞，可为厚壁或薄壁空洞，部分病例中结节或肿块周围伴磨玻璃影（称为晕征），增强后大部分结节或肿块呈中央低强化区，周围伴强化或不强化（图 5-5-35、图 5-5-36）。

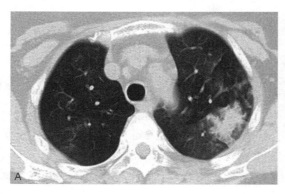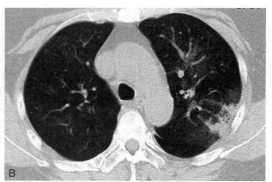

图 5-5-34 GPA（C-ANCA 阳性）

患者，女，53 岁。A、B. CT 肺窗示左上肺肿块样病变，病变周围有渗出性病灶和磨玻璃样阴影

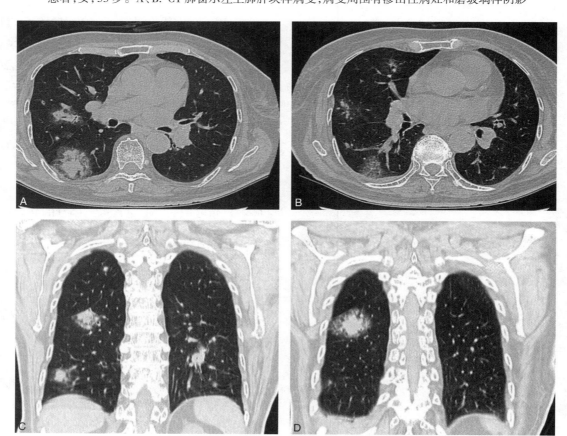

图 5-5-35 GPA

患者，女，33 岁。A~D. CT 示两肺多发沿支气管血管束分布肿块与结节、部分病变边缘有晕征

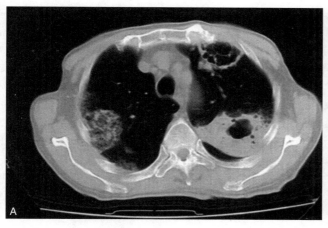
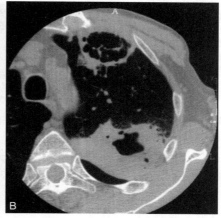

图 5-5-36 GPA

患者,男,63 岁。A、B. CT 肺窗示左肺上叶后段可见厚壁空洞性病变,有斜裂后缀表现,两上肺在胸膜下还可见反晕征

（3）部分 GPA 可表现为斑片状实变、磨玻璃影（图 5-5-37），可以单独出现也可以伴随结节或肿块出现,其他肺实质病变见于小部分患者中,包括小叶中心结节影、小叶间隔线和分支状线影。

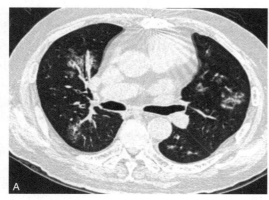
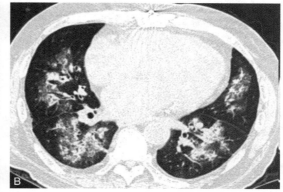

图 5-5-37 GPA

患者,男,45 岁。A、B. CT 肺窗示两肺对称性渗出灶,为弥漫性肺泡出血

（郭佑民）

# 参 考 文 献

［1］陈起航.特发性间质性肺炎的 HRCT 诊断及新分类法解读［J］.放射学实践,2014,29:40-44.

［2］郭佑民,陈起航,王玮.呼吸系统影像学.第 2 版［M］.上海:上海科学技术出版社,2016.

［3］董馥闻,沈聪,银楠,等.基于 CT 定量指标对间质性肺疾病肺损害程度的评估［J］.实用放射学杂志,2018,34（11）:1678-1681,1716.

［4］Raghu G, Remy-Jardin M, Myers JL, et al. Diagnosis of Idiopathic Pulmonary Fibrosis. An Official ATS/ERS/JRS/ALAT Clinical Practice Guideline［J］. Am J Respir Crit Care Med, 2018, 198:e44-e68.

［5］Gonzalez G, Ash SY, Vegas-Sanchez-Ferrero G, et al. Disease Staging and Prognosis in Smokers Using Deep Learning in Chest Computed Tomography［J］. American Journal of Respiratory and Critical Care Medicine, 2018, 197:193-203.

［6］Salisbury ML, Lynch DA, Van Beek EJR, et al. Idiopathic Pulmonary Fibrosis:The Association between the Adaptive Multiple Features Method and Fibrosis Outcomes［J］. American Journal of Respiratory and Critical Care Medicine, 2017, 195:921-929.

［7］Richeldi L, Collard HR, Jones MG. Idiopathic pulmonary

fibrosis［J］. Lancet, 2017, 389: 1941-1952.

［8］ Raghu G, Wells AU, Nicholson AG, et al. Effect of Nintedanib in Subgroups of Idiopathic Pulmonary Fibrosis by Diagnostic Criteria［J］. American Journal of Respiratory and Critical Care Medicine, 2017, 195: 78-85.

［9］ Jacob J, Bartholmai BJ, Rajagopalan S, et al. Mortality prediction in idiopathic pulmonary fibrosis: evaluation of computer-based CT analysis with conventional severity measures［J］. European Respiratory Journal, 2017, 49: 1601011.

［10］ Jacob J, Bartholmai BJ, Rajagopalan S, et al. Automated computer-based CT stratification as a predictor of outcome in hypersensitivity pneumonitis［J］. European Radiology, 2017, 27: 3635-3646.

［11］ Jacob J, Bartholmai BJ, Rajagopalan S, et al. Unclassifiable-interstitial lung disease: Outcome prediction using CT and functional indices［J］. Respiratory Medicine, 2017, 130: 43-51.

［12］ Humphries SM, Yagihashi K, Huckleberry J, et al. Idiopathic Pulmonary Fibrosis: Data-driven Textural Analysis of Extent of Fibrosis at Baseline and 15-Month Follow-up［J］. Radiology, 2017, 285: 270-278.

［13］ 中国医师协会风湿免疫科医师分会风湿相关肺血管／间质病学组, 国家风湿病中心. 2018 中国结缔组织相关间质性肺病诊断和治疗专家共识［J］. 中华内科杂志, 2018, 57: 558-565.

［14］ Conway R, Low C, Coughlan RJ, et al. Methotrexate and lung diseasein rheumatoid arthritis: ameta-analysis of randomized controlled trials［J］. Arthritis Rheumatol, 2014, 66: 803-812.

［15］ Hallowell RWHM. Interstitial lung disease in patients with rheumatoid arthritis: spontaneous and drug induced ［J］. Drugs, 2014, 74: 443-450.

［16］ Perez-Alvarez R, Perez-de-Lis M, Diaz-Lagares C, et al. Interstitial lung disease induced or exacerbated by TNF-targeted therapies: analysis of 122 cases［J］. Semin Arthritis Rheum, 2011, 41: 256-264.

［17］ Ednalino C, Yip J, Carsons SE. Systematic Review of Diffuse Alveolar Hemorrhage in Systemic Lupus Erythemato: Focus on Outcome and Therapy［J］. J Clin Rheumatol, 2015, 21: 305-310.

［18］ Cavagna L, GonzalezGay MA, Allanore Y, et al. Interstitial pneumonia with autoimmune features: a new classification still on the move［J］. Eur Respir Rev, 2018, 27: 180047.

［19］ Ito Y, Arita M, Kumagai S, et al. Serological and morphological prognostic factors in patients with interstitial pneumonia with autoimmune features［J］. BMC Pulm Med, 2017, 17: 111-111.

［20］ Oldham JM, Adengunsoye A, Valenzi E, et al. Characterisation of patients with interstitial pneumonia with autoimmune features［J］. Eur Respir J, 2016, 47: 1767-1775.

［21］ Sambataro G, Sambataro D, Torrisi SE, et al. State of the art in interstitial pneumonia with autoimmune features: a systematic review on retrospective studies and suggestions for further advances［J］. Eur Respir Rev, 2018, 27: 148.

［22］ 李圣青. 肺血管炎的临床与影像学特点解析. 国际呼吸杂志［J］. 2017, 37（20）: 1575-1581.

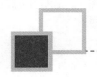

# 第六章 胸膜、胸壁及膈肌病变

**【影像检查方法的选择】**

1. **X线** 可以发现胸膜、肋骨、膈肌等的异常表现，但密度分辨率不足以及结构重叠，不能很好显示病变的范围、形态、密度、与邻近脏器的关系等情况，同时对胸壁软组织病变的发现有明显的局限性。

2. **CT** 具有良好的密度分辨率，对胸腔积液、胸膜增厚性病变、骨质破坏等较敏感。可以了解胸膜、胸壁病变的性质；明确胸膜、胸壁肿瘤的侵犯范围。CT检查对胸壁软组织病变有一定局限性。

3. **MRI** 可以较好地显示胸膜、胸壁及膈肌病变的范围、程度，并且通过信号的特点，帮助判断病变的良恶性。对胸壁软组织内病变显示优于CT，但对病变中钙化成分无法显示。

4. **PET/CT** 最大优势为扫描范围大，为功能性影像，显示生物体代谢情况，对判断病变的良恶性以及肿瘤TNM分期更准确。

5. **B超** 对胸腔积液敏感，并且可以定位，指导临床穿刺治疗及活检。对胸壁肿块的囊实性鉴别以及血供情况有帮助。

**【诊断思路及难点】**

胸膜的基本病变包括胸膜的增厚、粘连、积液、积气（气胸）、钙化以及占位性病变等。胸膜病变的诊断，首先要将胸膜病变与肺内胸膜下病变及胸膜外病变加以区分。胸膜下肺内病灶往往边缘模糊，轮廓不规则，呈分叶状或有毛刺，病灶内偶见支气管充气征；肿块常与胸壁的夹角呈锐角。而胸膜病变肿块的外侧缘与胸壁影不能分辨，仅内侧缘常轮廓光滑、清楚，与胸壁夹角通常呈钝角，有时可见"胸膜尾征"（即肿块的一端或两端与胸膜影相延续）。胸膜外病变即起源于胸壁的肿块，一般同时向胸壁方向和肺内生长，与胸壁夹角也呈钝角，常可见肋间脂肪层和筋膜层界

线消失，肋骨破坏，偶见肋间隙增宽改变。

在一些病例中，上述典型征象并不存在，诊断及鉴别诊断较困难。例如病变与胸壁的夹角有时并非可靠的征象，较大的肺内肿块偶尔可与胸壁呈钝角关系，而起源于胸膜带蒂肿块突向胸膜腔和肺内时，与胸壁可呈锐角。当胸膜肿瘤侵犯肋骨或胸壁肌肉时，与胸壁肿块几乎难以区分。

骨性胸廓病变种类繁多，例如骨折、炎性病变和肿瘤性病变，其中骨折和炎性病变依据病史和典型影像学表现多可明确诊断。肿瘤性病变中良性肿瘤最多的是软骨瘤，恶性肿瘤以转移瘤多见。胸壁软组织病变以胸壁感染和肿瘤性病变最常见。遇到胸壁病变，应首先区分病灶的起源，然后根据病灶的大小、形态、边缘、密度等情况考虑病灶的性质，包括感染、原发肿瘤、转移性肿瘤、肿瘤样病变等。

膈肌病变以膈疝、膈膨升最常见，占位性病变相对较少，包括原发病变和转移瘤。原发于膈肌的占位性病变，如脂肪瘤、纤维瘤、囊肿、纤维肉瘤及横纹肌肉瘤等。转移瘤以肺、肝脏和胃的恶性肿瘤直接侵犯多见，少数为其他部位恶性肿瘤的远处转移。怀疑膈肌病变时，首先要仔细辨别病变与膈肌以及邻近器官的关系，明确病变是膈肌本身的病变还是邻近器官的移位或侵犯，然后再从病变的形态、边缘、密度等方面考虑该病变可能的性质。

## 第一节 常见胸膜病变

### 一、胸膜间皮瘤

**【概述】**

胸膜间皮瘤（pleura mesothelioma）发病率很低，发病原因不明，好发于40~60岁年龄组。占全部肿

瘤的 0.02%~0.04%，在所有胸膜肿瘤中不足 5%。

【病理】

胸膜间皮瘤起源于胸膜的间皮细胞及纤维组织细胞，可发生于胸膜腔的任何部位。根据大体病理及影像学改变分为局限性及弥漫性。局限性胸膜间皮瘤约占间皮瘤的 10%，多起源于胸膜下纤维结缔组织，80% 原发于脏胸膜，20% 发生于壁胸膜。由于间皮细胞前体具有双向分化的能力，可分化为成纤维细胞或上皮细胞，病理上按细胞形态分为上皮型、纤维型和混合型。局限性胸膜间皮瘤多数为良性，但约有 30% 的局限性病变有恶性倾向；弥漫性胸膜间皮瘤均为恶性，通常累及壁和脏胸膜，病变广泛，进展迅速，组织类型分为上皮型、肉瘤型、混合型和促结缔组织增生型，其中最常见的类型为上皮型。

【临床表现】

临床表现为进行性的呼吸困难和/或固定位置胸痛、胸闷、咳嗽、气急、体重下降、发热、疲乏、夜间盗汗，部分肿瘤较大者可出现内分泌症状，如低血糖、低血钠、杵状指等，少部分患者无明显临床症状。

【影像学表现】

1. X 线 胸片可以表现为局限性或弥漫性胸膜密度增高、增厚，可以是单侧或双侧，表面常凹凸不平；恶性间皮瘤可伴有胸腔积液表现。患侧胸廓可变小、胸廓塌陷，纵隔向患侧或健侧移位。

2. CT

（1）局限性胸膜间皮瘤：多源于脏胸膜，肿瘤呈圆形或椭圆形，长轴与胸膜走向一致，可突向肺内，与胸壁夹角呈钝角，肿块大小不一，多小于 5cm（图 5-6-1）。肿瘤边界清楚，平扫及增强密度较均匀，强化程度约 25Hu。位于叶间胸膜者有时难以与肺内病变相鉴别，此时薄层高分辨 CT 及三维重建技术可帮助分辨肿块与叶间胸膜的关系。

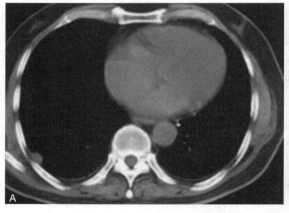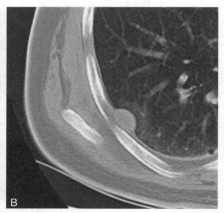

**图 5-6-1 局限性间皮瘤**

A. 纵隔窗图像；B. 肺窗图像。图示右侧胸膜处椭圆形肿块影，境界清晰，生长于脏、壁胸膜之间，与胸壁呈钝角

（2）恶性胸膜间皮瘤：起源于壁胸膜或纵隔胸膜。CT 表现为胸膜广泛增厚，呈不规则结节状或胸膜肿块，往往伴有大量胸水，胸水少时则以环状胸膜增厚多见。增厚胸膜可融合成盔甲状，胸膜厚度大于 1cm，可包绕肺组织，或侵犯纵隔、心包，造成纵隔固定、心包增厚、积液，称此为"冻结征"，可为恶性胸膜间皮瘤的典型表现（图 5-6-2）。受累侧的胸腔容积减小，半数以上纵隔向患侧移位。约 20% 的患者胸壁受累，可破坏肋骨，亦可扩散到纵隔、心包内，甚或到对侧胸腔或腹腔、腹膜后间隙。纵隔、胸骨后、膈肌旁淋巴结可肿大。极少数胸膜可钙化。恶性胸膜间皮瘤有时呈低密度，可误认为是胸腔积液，增强扫描间皮瘤可强化，有助于两者的鉴别。

3. MRI 局限性胸膜间皮瘤 $T_1WI$ 上表现为等信号，$T_2WI$ 上呈等、稍高信号，境界较清，周围组织无侵犯。弥漫性胸膜间皮瘤呈弥漫性生长，胸膜不均性增厚，$T_1WI$ 上呈等信号，$T_2WI$ 上常呈高信号，增强后可见明显强化，周围组织可见侵犯。合并胸腔积液时可显示血性胸水征象。

4. PET/CT 恶性胸膜间皮瘤呈高摄取，SUV 值明显高于正常肺组织和良性胸膜病变，如胸膜炎性病变、石棉相关的胸膜增厚等（图 5-6-2）。

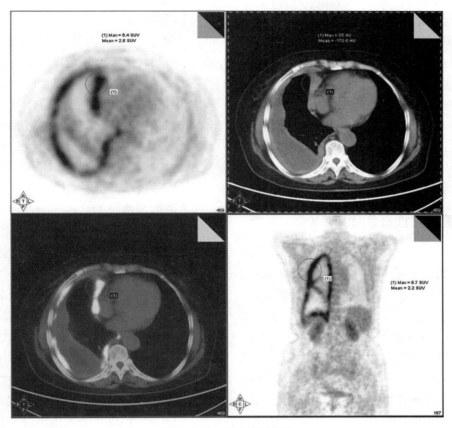

**图 5-6-2 弥漫性间皮瘤**

PET/CT 显示胸膜及叶间胸膜广泛性增厚，FDG 呈高摄取，$SUV_{max}$=6.4，$SUV_{mean}$=2.8，并可见包裹性积液

5. B 超　局限性胸膜间皮瘤呈中 - 高回声实性结节，边界清楚。弥漫性胸膜间皮瘤则表现为网状结构，胸腔内有多个分隔回声带分成大、小不等的房腔，均与胸膜相连。

【诊断要点】

局限性胸膜间皮瘤表现为胸膜处肿块影，与胸膜孤立性纤维瘤在影像学上难以鉴别。当出现不规则胸膜增厚并伴有难治性胸腔积液时，除外转移瘤后，要考虑弥漫性胸膜间皮瘤的可能性。

【鉴别诊断】

1. 结核性胸腔积液伴胸膜肥厚　胸膜肥厚相对局限，且很少呈波浪状或结节状，纵隔胸膜受累亦相对少见，多无纵隔"冻结"征，但同侧胸廓有变小趋势。

2. 纵隔型肺癌并发胸膜转移　在近肺实质一侧肿块边缘常有分叶或毛刺，当胸膜出现结节或广泛性增厚时，胸腔积液常为中等量到大量，而且胸膜增厚没有间皮瘤明显，很少形成大块状胸膜肥厚。

3. 侵袭性胸腺瘤　弥漫性胸膜间皮瘤以纵隔为主要表现时，需与侵袭性胸腺瘤鉴别。但胸腺瘤首先向局部浸润，很少引起广泛性胸膜包括叶间裂胸膜在内的结节状增厚。若广泛转移时，较少局限于一侧胸膜和肺内，而胸膜转移多以胸腔积液表现为主，胸膜广泛性增厚则少见。

4. 周围型肺癌　局限性胸膜间皮瘤可以造成其邻近肺纹理移位，而周围型肺癌则造成其周围的肺纹理于肿块边缘突然中断或进入肿块内，边缘常呈分叶及细毛刺状改变。

【拓展】

在胸膜间皮瘤的影像学诊断及病情评估中，传统的胸部 X 线片是基础检查方法，能首先发现病变并对其进行筛选。CT 是最常用的有价值的检查方法，可清楚显示不同程度的胸膜增厚，增强扫描可以发现大量胸腔积液中的胸膜结节状肿块，特别在评价肿瘤 TNM 分期方面明显优于

X线胸片。MRI对该病的诊断有重要的价值,即在需要显示胸壁、膈肌等受累时,可将其作为补充性解决疑难问题的影像学检查。PET/CT对鉴别诊断该肿瘤的良恶性质有很大帮助,其最主要的价值是对该肿瘤进行TNM分期及预后评价,是对其他影像学检查的补充,限于此项检查价格昂贵,不作为常规使用。

总之,应结合临床资料,合理地利用各种影像学检查手段,从而使胸膜间皮瘤患者得到及时的诊断和正确的病情评估。

## 二、胸膜孤立性纤维瘤

### 【概述】

胸膜孤立性纤维瘤(solitary fibrous tumors of the pleura, SFTP)是一种少见的间叶梭形肿瘤,可能由成纤维细胞衍生而来,由Wagner于1870年首先报道,Klemperer及Rabin于1931年首次报道其病理学特征并将其列为一种独立的病变。发病率低,在所有胸膜肿瘤中不足5%。60%~90%为良性,10%~90%为恶性。

### 【病理】

常规染色常难以明确肿瘤来源。镜下肿瘤细胞呈梭形或卵圆形,胞质少,核染色质均匀,核仁不明显,罕见或可见核分裂象,瘤细胞的排列方式多种多样。约10%的SFTP为非典型性或恶性,组织学表现包括细胞密度增加、核异型性明显、核分裂象易见(>4/10HPE)、坏死和出血、向周围组织内浸润生长。SFTP中CD34阳性,上皮和间皮标记阴性;而间皮瘤中梭形细胞酪氨酸激酶(casein kinase, CK)、波形蛋白等常阳性,CD34阴

性有助于鉴别。

### 【临床表现】

男女的发病率几乎相等(女性稍高),各年龄组均可发病,但大部分患者为45~65岁,发病高峰在50岁以上。大多数的SFTP无症状,可在常规胸片检查时偶然发现。肿瘤较大的患者可出现咳嗽、胸痛或呼吸困难等症状。少数患者可出现典型的伴发临床表现,包括肥大性骨关节病、杵状指或低血糖的症状。该类患者通常症状不明显,生长缓慢,据报道可长达20年。

### 【影像学表现】

1. **X线** 表现为与胸膜关系密切的肿块影。

2. **CT** ①胸腔下部稍多见,没有明显的侧别优势。②一般为孤立性,边界清楚,有时呈分叶状,软组织密度,以胸膜为基底,无胸壁侵犯。部分肿瘤可通过蒂附着于胸膜的表面,这样就能够活动,因此在吸气和呼气相,或仰卧和俯卧位分别扫描CT,其形态可以发生改变。CT发现带蒂,则高度提示为良性SFTP,预后良好。③较小的病变与胸壁呈钝角,但较大的病变常与胸壁呈锐角。呈锐角时,可见肿物逐渐变细的边缘。较小的病变多为均匀密度,较大的病变由于坏死、囊变和出血,内部可有低密度。④根据纤维瘤的血管化、大小和成分,常可形成均匀或不均匀的强化,强化的程度等于或大于其他正常的软组织。当肿瘤出现坏死、出血、囊变,大小超过10cm时,提示恶性SFTP可能性大。少数SFTP可伴有胸腔积液,而这更常见于恶性病变。约26%的病例病灶内可见小的钙化(图5-6-3);少数伴有胸腔积液。

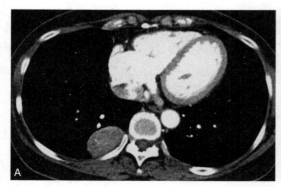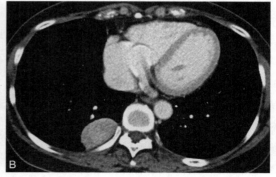

**图5-6-3 胸膜孤立性纤维瘤**
A. 右后胸壁可见类圆形软组织密度影,密度均匀,与胸膜宽基相连;B. 增强扫描呈较明显强化,强化较均匀

3. MRI　来自于胸膜的肿块,可显示孤立性肿物以广基底与胸膜相连,界限清晰;$T_1WI$呈稍低信号,$T_2WI$根据肿块大小可呈稍低,或低、稍高混杂信号,增强可见强化。磁共振能进一步评估胸壁有无受累及受累情况。

4. PET/CT　可见 FDG 高摄取。

【诊断要点】

SFTP 是一种少见病,目前确诊主要依靠病理学检查及免疫组化。遇到一些具有特征性征象的病灶时,要想到本病的可能。这些特征性的征象包括:边界清楚,体积可较大,密度不均,与胸膜呈宽基底相连,邻近骨质无破坏;病灶呈轻到中度强化;MRI 上 $T_2WI$ 呈不均匀等低信号。

【鉴别诊断】

SFTP 需要与多种胸膜及胸壁肿瘤、边界清楚的周围型肺癌相鉴别。位于下胸部的肿瘤需要与膈膨出、膈疝、心包脂肪垫鉴别。若病变与纵隔关系贴近,还需要与纵隔内胸腺瘤、淋巴结病变相鉴别。

1. **胸膜间皮瘤**　孤立性纤维瘤与局限性胸膜间皮瘤鉴别困难,如果能发现肿瘤带蒂或具有一定的活动度,则对孤立性纤维瘤的诊断帮助很大。较大的病变与胸壁呈锐角的概率也较间皮瘤高。

2. **胸膜转移瘤**　胸膜转移瘤为恶性病变,边界往往不太光滑清楚,与胸壁呈宽基底相连,常伴有胸腔积液、附近胸壁受侵犯等伴随征象,增强多呈不均匀明显强化。仔细观察,不难鉴别。

### 三、胸膜转移瘤

【病理与临床表现】

转移瘤占累及胸膜恶性肿瘤的绝大多数,是最常见的胸膜肿瘤。除中枢神经系统肿瘤外,绝大多数恶性肿瘤都可以发生胸膜转移。肺癌、乳腺癌、淋巴瘤以及卵巢癌总共占胸膜转移瘤的 3/4以上。腺癌是转移到胸膜的最可能的细胞类型。临床表现主要以原发病变以及胸膜转移所致胸腔积液的症状为主。患者可以无明显症状,或表现为胸痛,伴胸水及压迫性肺不张者可以有胸闷、憋气和呼吸困难等症状。

【影像学表现】

1. **X 线**　常表现为患侧的胸腔积液或胸膜不规则增厚。

2. **CT**　可以表现为胸膜软组织肿块、结节状胸膜增厚、不均匀状胸膜增厚、包裹性胸腔积液等,大部分病例有两种或两种以上的 CT 征象。增强扫描胸膜软组织灶或结节呈中等度以上强化,CT 值 >20Hu,小病灶强化均匀,直径大于 3cm者常合并低密度坏死灶。有时胸膜转移瘤可包绕整个肺,包括纵隔胸膜及膈胸膜,表现与弥漫型胸膜间皮瘤类似。包裹性胸腔积液是最常见的 CT表现。纵隔淋巴结增大、肺结节、肋骨侵蚀或皮下肿块支持胸膜转移瘤的诊断。

3. **MRI**　胸膜结节、不均匀胸膜增厚,$T_1WI$呈等信号,$T_2WI$ 常呈高信号。MRI 较容易发现被胸腔积液所掩盖的胸膜肿块、结节影。增强可见胸膜肿块、结节及增厚胸膜强化。

4. **PET/CT**　胸膜转移处可见 FDG 高摄取(图 5-6-4)。

【诊断要点】

胸膜转移瘤大部分可以发现原发病灶,因此,结合病史及其他检查可以帮助诊断。其中 PET/CT 对发现原发病灶很有帮助。

【鉴别诊断】

1. **感染或石棉相关的胸膜疾病**　感染或石棉相关的胸膜疾病常产生胸膜增厚,却罕见产生转移瘤的结节及不规则表现。

2. **恶性胸膜间皮瘤**　胸膜转移瘤有时难以与恶性胸膜间皮瘤鉴别。两者均可导致胸腔积液、孤立性胸膜结节、弥漫性或结节性胸膜增厚,在一些病例可包裹肺。

3. **纵隔肿瘤**　位于纵隔胸膜面的单发转移瘤还需要和纵隔肿瘤进行鉴别。

【拓展】

X 线检查因结构重叠很难观察细节,CT 可以较好地观察病变,MRI 可以观察被胸腔积液所掩盖的病变,PET/CT 可以提供更多有用的信息以明确诊断。

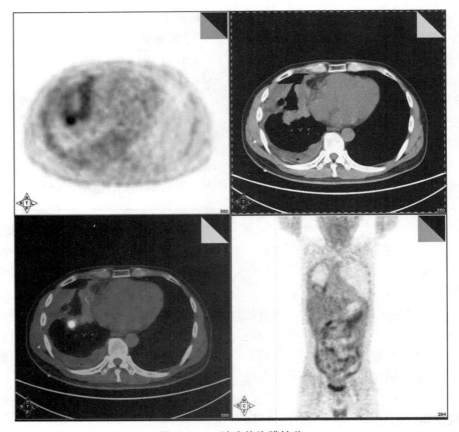

图 5-6-4　肺癌伴胸膜转移

PET/CT 上可见肺内原发灶、胸膜转移灶以及胸腔积液

（宋 伟）

# 第二节　常见胸壁病变

## 一、胸壁脂肪瘤

### 【病理和临床】

脂肪瘤是累及胸壁的最常见的软组织肿瘤。可位于皮下、肌肉内或胸膜外，大部分胸壁脂肪瘤位于胸壁的深部，罕见的病例为侵袭性及弥漫性，称之为胸壁的脂肪瘤病是最合适的。多数为单发，多发病变较少见，脂肪瘤内若有其他间叶组织成分，如纤维、黏液、软骨、肌肉，分别称为纤维脂肪瘤、黏液脂肪瘤、软骨脂肪瘤、肌肉脂肪瘤，其中以纤维脂肪瘤最常见。

### 【影像学表现】

脂肪瘤通常边缘清晰锐利，结构甚少，除非出现薄的薄膜或分隔。利用 CT 典型的均匀脂肪密度（-90~-40Hu）可很容易地做出诊断。部分脂肪瘤内因坏死、囊变、出血、钙化而表现密度不均匀。增强扫描脂肪瘤不强化，但内部纤维分隔呈轻度强化。MR 上脂肪瘤也有特征性信号，抑脂序列有助于明确脂肪成分。

脂肪肉瘤典型者密度不均匀，除了基质中的脂肪外含有软组织密度成分或软组织密度成分代替了脂肪成分，肿瘤较大，具有浸润性。在 CT 或 MRI 图像上通常和脂肪瘤较容易区分，非常罕见的情况下，分化良好的脂肪肉瘤可类似脂肪瘤。

### 【鉴别诊断】

主要与脂肪肉瘤鉴别。脂肪肉瘤呈浸润生长，边界不清。密度高于正常脂肪组织，肿瘤内部可见云雾状、絮状软组织密度、条索状或软组织分隔，软组织成分可强化。高分化的脂肪肉瘤难以和囊变、坏死、出血、钙化等密度不均的脂肪瘤鉴别。在 CT 或 MRI 上脂肪瘤与周围脂肪组织难以区分。但脂肪瘤位于胸膜外脂肪时，可推压胸膜，跨壁脂肪瘤可使肋间隙增宽，导致邻近肋骨的压力性侵蚀。

## 二、胸壁神经鞘瘤

### 【病理和临床】

神经鞘瘤（schwannoma）是起源于神经髓鞘施万细胞的肿瘤，可发生于任何有神经分布的组织和器官，头颅和四肢的软组织好发，发生于胸壁者临床较罕见，仅占胸壁肿瘤的 5.4%。胸壁神经鞘瘤起源于脊神经的胸神经前支（肋前神经和肋下神经）和后支，在此神经分布区均可出现，肿块与周围组织分界明显，有完整包膜，实体性，多为圆形或椭圆形，边界光滑，生长缓慢，临床症状多不典型。病理上胸壁神经鞘瘤有两种成分，即高分化细胞成分（antoni A 型组织）和疏散的黏液成分（antoni B 型组织）。

### 【影像学表现】

1. X 线　与胸壁关系密切的肿块影，境界较清晰。

2. CT　①胸壁处类圆形阴影，密度均匀，无毛刺，无分叶，病灶密度与软组织影相似（图 5-6-5），内可出现囊变，有时可见钙化；增强可呈均匀或不均匀强化。②与胸膜和肋骨的关系密切，常呈钝角改变。③肋骨可有压迫性改变或无改变。

3. MRI　与肿瘤成分有关，高分化成分 $T_1WI$ 呈等或稍低信号，$T_2WI$ 呈稍高混杂信号，增强可见强化；黏液成分 $T_1WI$ 呈低信号，$T_2WI$ 呈高信号，增强无明显强化。

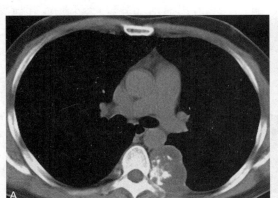
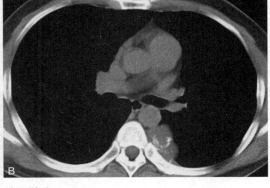

**图 5-6-5　神经鞘瘤**

A、B. 不同层面纵隔窗图像，左后胸壁处见类圆形高密度软组织影，无毛刺，无分叶，内可见钙化，与胸壁呈钝角改变

### 【诊断要点】

胸壁神经鞘瘤无特征性表现，病变如发生在胸神经分布区，增强呈不均匀性强化，肋骨有压迫性改变，要考虑神经鞘瘤的可能。

### 【鉴别诊断】

1. 局限性胸膜间皮瘤　多无肋骨改变，两者病灶本身鉴别较困难。

2. 周围型肺癌　多与胸壁呈锐角相交，边缘常呈分叶及细毛刺状改变。

## 三、胸壁肉瘤

胸壁的软组织肉瘤包括硬纤维瘤、恶性纤维组织细胞瘤、纤维肉瘤、横纹肌肉瘤、平滑肌肉瘤、恶性周围神经鞘瘤、滑膜肉瘤以及其他不常见的肉瘤，在 CT 上其表现相似。这些表现是非特异的，伴或不伴坏死的低密度区，且常出现不同程度的不均匀强化。偶尔出现脂肪能鉴别分化良好的

脂肪肉瘤和其他肿瘤。骨骼、血管或肌肉的侵犯或者胸内延伸可能是胸壁肉瘤恶性本质的提示。然而，其和良性病变有很大的重叠，通常利用 CT 和 MRI 不能完全进行鉴别。

（宋　伟）

# 第三节　常见膈肌病变

## 一、膈疝

### 【病理和临床】

膈疝的形成除先天性膈肌融合部缺损和薄弱点外，还与下列因素有关：①胸腹腔内的压力差异和腹内脏器的活动度；②随着年龄增长，膈肌肌张力减退和食管韧带松弛，使食管裂孔扩大，贲门或胃体可以经过扩大的食管裂孔突入后纵隔；③胸部外伤，尤其胸腹联合伤引起膈肌破裂。

膈疝的临床表现：

（1）创伤性膈疝：患者症状较为严重。除胸部外伤症状外，尚可伴有腹内脏器破裂引起出血、穿孔和胸腹腔严重污染。由于疝入胸内脏器的占位，压迫肺组织和心脏，纵隔向对侧移位，使肺容量明显减少，患者出现气急和呼吸困难，严重时有发绀，心脏移位使大静脉回心血流受阻、心搏出量减少，引起心率加快、血压下降，甚至导致休克状态。如疝入胸内脏器发生梗阻或绞窄时，可出现腹痛、腹胀、恶心呕吐和呕血便血等梗阻症状，严重者可引起中毒性休克。体格检查发现患侧胸部叩诊呈浊音或鼓音，呼吸减弱或消失，有时可听到肠鸣音。

（2）先天性膈疝：主要按疝的位置、大小、疝的内容物和疝入胸内脏器功能的变化进行分类，最常见的为短食管型食管裂孔疝。胸骨旁裂孔疝因裂孔较小，常在成年后才出现症状，主要表现为上腹部隐痛，X线检查时可发现胸骨后存在胃泡和肠曲阴影而被确诊。如疝入小肠或结肠发生嵌顿，则可产生急性肠梗阻或肠绞窄的临床症状。

【影像学表现】

1. X线　一侧膈肌异常升高，并可见肠腔气体影；或下纵隔处密度增高影，内有时可见气体影。

2. CT　①CT扫描可显示膈肌疝入胸腔的内容物，疝侧胸腔胃表现为宽大气液平面；疝侧胸腔肠管可见多个中、小气液平面，或蜂窝或多囊状积气，并见大网膜组织（图5-6-6）。②肺组织受压不张，心脏、纵隔向健侧移位。③如患者有明显的外伤史，当一侧横膈（多为左侧）膈面消失，且同侧胸腔内显示部分胃、大小肠或其他腹腔脏器疝入胸腔，可诊断为创伤性膈疝。

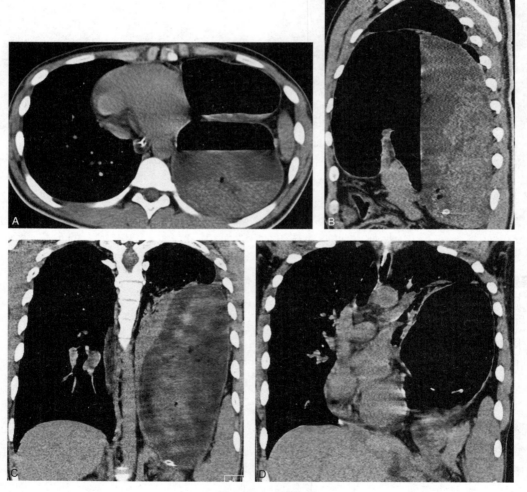

**图5-6-6　膈疝**

A. 纵隔窗图像；B. 矢状面MPR图像；C、D. 冠状面MPR图像。见左侧胸腔内巨大充气胃影及小肠影，左侧肺组织受压，纵隔向右侧移位

【鉴别诊断】

膈疝需要与一些邻近膈肌的食管变异相鉴别,如食管膈壶腹、食管下段憩室。除此之外,尚需与下列征象鉴别:

1. **液气胸** 肺外缘受压向肺门区聚拢,见压缩肺外缘及外带无肺纹理区,而膈疝见肺下缘受压上移,肺外缘无受压内移,加服低密度对比剂CT扫描见气液平内有对比剂显示即可确诊。

2. **先天性肺囊性病变** 纵隔无移位,能见到膈面,未并发感染时无症状或症状轻微,膈疝CT表现膈面模糊,消化道少或无气。

3. **先天性膈膨升** 系膈肌先天发育不全,局部薄弱而膨出,无症状,多见于右膈肌中央部,边缘光滑,肺野无异常,胃泡及肠道气影均位于膈下。

4. **肺隔离症** 该病与膈疝均可出现气液平面或肿块影,但肺隔离症同时可见肺血管纹理增粗,病变周围有条索状致密影与降主动脉相连,增强可见与降主动脉同步强化的异常供血动脉。

## 二、膈肌肿瘤

膈肌肿瘤很少见,原发性更少。良性和恶性肿瘤发生率相仿。良性肿瘤以脂肪瘤最为常见,其他为间皮瘤、纤维瘤、神经纤维瘤、血管瘤、纤维肌瘤、淋巴管瘤、畸胎瘤、错构瘤、皮样囊肿等。原发性恶性膈肌肿瘤大部分为纤维组织、肌肉组织、血管组织和神经组织发生的肉瘤,其中以纤维肉瘤最多见。继发性恶性肿瘤可直接由邻近器官的肿瘤蔓延而来,亦可通过血行或淋巴转移至横膈。多数自肺、食管和胃转移,少数可来自肠道、生殖道、甲状腺、肾脏。

临床早期可无症状且无特征表现。胸部X线检查时方始发现。巨大肿瘤可引起下胸部疼痛,并于深吸气时加重,肿瘤侵犯膈肌时,疼痛可放射至肩部。恶性肿瘤常有乏力、体重减轻和畏食。肿瘤累及肺可引起咳嗽、咯血或气急。左膈肿瘤由于压迫胃部而产生胃肠症状。右膈肿瘤压迫肝脏可出现疼痛和肝脏向下移位。上腹部可扪及肿块。个别患者出现呃逆。神经源性膈肌肿瘤可有杵状指(趾)和肥大性骨关节病。

【CT表现】

向胸腔生长的横膈肿瘤在CT上可能出现的征象有:①肿瘤与横膈有蒂相连;②肺组织被压缩向上推移,可能会出现肺不张征象;③肿瘤最大横断面多位于横膈平面;④纵隔与肿瘤边界清晰;⑤可出现胸腔积液。

肿瘤向腹腔内生长时,右侧横膈大部分覆盖在肝脏表面,会对肝脏形成压迫、推移,易误诊为肝脏肿瘤;左侧向膈下生长的横膈肿瘤易误诊为胃、胰腺、脾、腹膜后来源的肿瘤。

【鉴别诊断】

需与肺部及腹腔内原发肿瘤鉴别,多排CT容积扫描多平面重建有利于观察肿瘤与膈肌的关系。

(宋 伟)

# 参 考 文 献

[1] 潘纪成,张国桢,蔡祖龙.胸部CT鉴别诊断学.北京:科学技术文献出版社,2003.

[2] 杭俊德,陈培青,苏惠群,等.胸膜间皮瘤影像学诊断的优选.中华放射学杂志,1996,30(8):515-519.

[3] 韩艺东,李茂进,林怡蔼,等.磁共振信号强度在胸膜疾病中的诊断意义.实用放射学杂志,2000,16(5):285-287.

[4] 白建军,井勇,雷学斌,等.胸部孤立性纤维瘤影像学表现及其病理基础.实用放射学杂志,2012,28(4):527-529.

[5] 陈自谦,陈君坤,张家孝,等.胸部神经鞘瘤CT与病理对照研究(附35例分析).中华放射学杂志,1999,

33:534-537.

[6] Mune S, Rekhi B, More N, et al. A giant solitary fibrous tumor of the pleura: diagnostic implications in an unusual case withl iterature review. Indian J Pathol Microbiol, 2010, 53(3): 544-547.

[7] Boiselle PM, Patz EF Jr, Vining DJ, et al. Imaging of mediastinal lymph nodes: CT, MR, and FDG PET. Radio Graphics, 1998, 18(5): 1061-1069.

[8] Ukihide Tateishi, Gregory W, Gladish, et al. Chest wall tumors: radiologic findings and pathologic correlation. Radiographics, 2003, 23: 1477-1508.

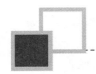

# 第七章 胸部创伤

胸部创伤是创伤患者中第三常见的损伤,仅次于头部创伤和四肢创伤。胸部创伤死亡率为10.1%,其中心脏、气管-支气管以及食管损伤的患者死亡率较高。此外,胸部创伤的患者如同时存在多系统创伤,其死亡率显著增高。胸部创伤分钝性创伤和胸部穿通伤或锐器伤,胸部创伤大部分为钝性胸部创伤。钝性胸部创伤中,超过2/3的胸部创伤是由交通事故引起,其余主要是由坠落或钝物打击造成。胸部穿通伤或锐器伤相对少见,但常常导致开放性损伤,伤情往往比较严重。

### 【影像检查方法的选择】

影像检查在胸部创伤的诊断中发挥着重要作用,普通X线检查通常是最初的影像检查方法。移动式数字放射照相术(digital radiography, DR)可以显示张力性气胸、大量血胸、纵隔移位以及其他需要紧急治疗的情况。

CT已经越来越多地用于胸部创伤的诊断,它可以诊断出最初胸片检查表现正常的严重损伤(如胸主动脉损伤)。CT检查能更准确、全面显示胸廓、肺实质及纵隔、横膈的异常。CT比平片能更准确地评估肺挫伤,从而做到早期预测呼吸损伤。CT对胸椎骨折的诊断也有重要价值,特别是在颈、胸连接处,这是平片很难诊断的。此外,CT有助于胸部血管损伤的诊断,从而减少血管导管造影检查。MRI除了用于胸椎骨折及脊髓损伤诊断外,一般不用于胸部创伤的诊断评估。

### 【胸部创伤的诊断思路】

本章主要介绍胸部创伤的常见损伤,主要包括胸膜腔(气胸、血胸)、肺(肺挫伤、肺撕裂伤)、气管(支气管撕裂伤、气管撕裂伤)、食管、心脏(心包损伤、心脏瓣膜和心房、心室的损伤)、主动脉和大动脉(胸主动脉损伤、主动脉弓分支的损伤)、膈肌、胸壁(肋骨骨折、连枷胸、肩胛骨骨折、胸骨骨折)损伤。需要注意的是,一个患者可能同时存在多处损伤。

## 第一节 胸膜腔损伤

### 一、气胸

#### 【病理与生理】

气胸(pneumothorax)是指气体在胸膜腔内聚集,是胸部创伤中常见的损伤,占所有患者的15%~40%。气胸由肺组织、支气管破裂所引起,主要原因是胸腔内压力突然增大、胸部钝性挤压或突然制动,伴或不伴肋骨骨折。

#### 【临床表现】

临床症状和气胸量有关,少量气胸通常不引起症状;单侧肺压缩超过25%,临床主要表现为胸痛、气促、发绀、呼吸困难。张力性气胸时,患者胸痛、发绀和呼吸困难进行性加重,张力性气胸可以影响血流动力学而出现生命危险。

#### 【影像学表现】

1. X线 X线胸片上的典型表现是肺野中、外带无肺纹理透亮区,并可见向肺门方向收缩的肺压缩边缘。10%~50%的患者由于病情的限制只能仰卧位摄片,由于仰卧位时胸膜腔内的气体主要聚集在前中纵隔,胸片可能难以发现,而CT可以很好地诊断,所以把只能在CT上发现的气胸称为隐匿性气胸(occult pneumothorax)。当给予正性机械通气或者全麻下气管插管时,即使少量的隐匿性气胸也可致气体增多从而引起明显的临床症状。一张"仰卧位"X线片的以下几个征象提示有隐匿性气胸可能:①局部下胸及上腹透亮度增加;②肺野中出现"深沟"征象;③"双重横膈"征象;④异常锐利的纵隔轮廓。

2. CT CT可以很好地显示胸膜腔内积气和肺压缩边缘。临床主要难题是如何确定哪些患者应该接受胸腔引流的治疗。测量肺萎陷边缘与胸壁的距离估计气胸的量通常是不准确的,因此,目前紧急治疗气胸主要依赖每个患者的症状和生理反应。

当空气聚集在胸膜腔内压力超过大气压,且胸膜裂口呈活瓣样,气体只进不出或易进难出,称张力性气胸(tension pneumothorax)。张力性气胸会引起纵隔移位、静脉回流障碍和同侧肺的完全压缩,需要尽早处理。张力性气胸是一种临床诊断,但是影像上除了气胸表现外,出现以下征象时提示有张力性气胸:①纵隔向对侧移位;②同侧的膈面低平;③同侧胸腔的膨胀过度(图5-7-1)。

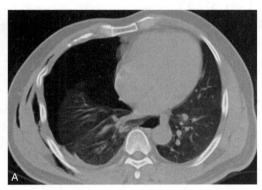
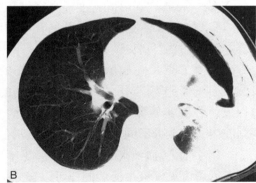

**图 5-7-1　气胸**

A. 右侧气胸及胸壁皮下积气,右肺未完全萎陷,纵隔向左侧移位,要警惕张力性气胸的可能性;

B. 左侧少量气胸,胸片特别是卧位胸片容易漏诊

### 【影像检查方法的选择】

普通 X 线检查是一种快速、有效的影像检查方法;当病情允许的情况下,CT 作为一种更准确的检查方法,可以给临床提供更多的信息。

### 【诊断与鉴别诊断】

气胸主要需与肺表面较大的肺大疱鉴别,肺表面肺大疱虽也可类似张力性气胸,体积可逐渐增大,但增大速度很慢,只能在随访中发现。肺大疱位置固定,一般不随体位变化而变化。气胸发病急,临床表现明确而严重,X 线检查尤其是 CT 检查能够发现病变明确诊断。

## 二、血胸

### 【病理与生理】

血胸(hemothorax)是指血液出现在胸膜腔内,可能来源于各种各样的胸部损伤(如累及肺、胸壁、心脏或大血管)或腹部损伤(肝、脾损伤与横膈破裂)。大量血胸的定义是:胸膜腔内血液量超过 1L,伴有休克和低灌注、胸腔积液征象。

### 【影像学表现】

1. X 线　立位时表现为患侧肋膈角变浅、消失、膈面模糊,中、下肺野均匀密度增高影,呈外高内低的弧形分界,内下缘与膈肌、心影无法分清。当有气胸时可出现气液平面。可伴有纵隔向健侧移位。仰卧位时表现为患侧胸腔密度较对侧增高,部分患者可见"肺尖帽征"。

2. CT　在 CT 检查中,可以很容易测量胸膜腔内液体的 CT 值。血液的 CT 值为 35~70Hu,高于单纯胸腔积液 CT 值。胸膜腔液体的 CT 值可以区分胸部创伤的出血与普通胸水(图 5-7-2)。积血中局限性高密度影常提示血凝块形成。

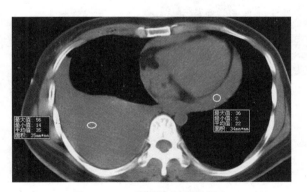

**图 5-7-2　胸腔及心包腔积血**

右侧胸腔及心包腔可见片状液体密度影,CT 值约 36Hu

## 第二节　肺和气道损伤

### 一、肺挫伤

### 【概述】

肺挫伤(pulmonary contusion)是胸部创伤中最常见的肺部损伤,患病率为 17%~70%。它代表

了创伤性肺损伤中肺泡出血,但是没有明显的肺泡破裂。肺挫伤在受伤的同时发生,通常发生在直接受撞击的部位;受伤相对的部分肺组织也可出现肺挫伤,即对冲伤。肺挫伤是评估肺部创伤严重性的一个重要指标,范围大的肺挫伤往往会演变为创伤后呼吸窘迫综合征。

【影像学表现】

典型的影像学表现是不按支气管-肺的解剖节段分布的散在斑片状模糊影或境界模糊的融合实变影,通常位于肺外周区域,邻近脊柱、肋骨或胸骨。CT 常可在受伤后立即检出肺挫伤,而 X 线往往到 6 小时后才可以发现肺挫伤(图 5-7-3)。肺挫伤最明显的肺部表现一般在受伤后 24~48 小时,完全吸收在 7~14 天,可遗留有少许索条瘢痕影。肺挫伤不同时期的进展对分析创伤患者肺部透亮度下降的不同病因很有帮助。损伤后 24 小时或更晚出现的肺实变影,提示可能有挫伤以外的诊断,包括吸入性肺炎、脂肪栓塞等;而且肺挫伤患者出现继发性肺炎和呼吸窘迫综合征的风险增大了。

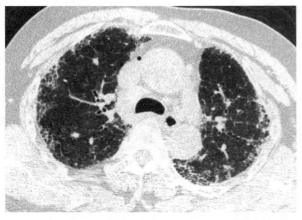

**图 5-7-3 肺挫伤**
左肺野内可见多发磨玻璃样高密度影,边界显示不清

## 二、肺撕裂伤

【概述】

肺撕裂伤(pulmonary laceration)是指发生在肺实质的撕裂伤,导致肺内出现空腔。因为正常的肺组织有弹性回缩,撕裂伤口周围肺组织向撕裂相反方向回缩,在 CT 上撕裂伤表现为一个圆形或椭圆形空腔,而在其他实质性器官,撕裂伤往往是线状的。

根据受伤机制、CT 表现和相关部位的肋骨骨折,肺撕裂伤可以分为四种类型:Ⅰ型挤压断裂损伤是最常见的肺撕裂伤,是指直接压迫导致深部肺组织撕裂。Ⅱ型挤压剪切损伤是指下半胸部受到严重的、突然的打击,导致脊柱旁的肺下叶突然远离脊柱的移动所致撕裂伤,常位于椎旁。Ⅲ型肋骨骨折性撕裂位于发生肋骨骨折处的肺组织外周,通常合并有气胸。Ⅳ型附着力撕裂是指有胸膜粘连的地方出现的撕裂伤,通常是手术中或尸检中发现。肺撕裂伤常见于儿童和年轻人,因为他们的胸壁更有弹性,在肺损伤中发生撕裂伤的可能性增大。

【病理生理】

创伤的空腔可能充满了空气、血液或同时含有空气和血液。肺撕裂伤愈合明显慢于肺挫伤,可能持续几个月。随着时间的推移,空腔内气体首先被吸收,空腔中充满了血液,然后血液慢慢吸收。在急诊患者中,肺撕裂伤周围有肺挫伤存在,因此在常规 X 线检查中肺撕裂伤经常被掩盖,而 CT 可以发现几乎所有的急性撕裂伤。

【影像学表现】

1. **X 线** 局部类圆形低密度或高密度影,境界清晰,可以单发或多发,立位时可见气液平面;可以合并肺挫伤、肋骨骨折、气胸等。

2. **CT** CT 能明确显示肺各型撕裂伤的位置及囊腔成分。肺撕裂伤的部位根据机制的不同可以发生在肺实质深部,也可以在肺边缘。空腔根据腔内所含成分不同可以表现为类圆形低密度(气体)、高密度(血液)及高低混合密度(气体和血液),后者可见气液平面。同样可以合并肺挫伤、肋骨骨折、气胸(图 5-7-4)。CT 可早期发现肺挫伤区域合并的肺撕裂伤。

## 三、气道损伤

【概述】

气道损伤在临床实践中很难看到,因为大多数患者在到达急诊科之前已死亡,原因可能是相关重要结构损伤、出血、张力性气胸或是气道损伤导致的呼吸衰竭。据报道,在临床工作中,气管-支气管的创伤占所有胸部创伤的 0.2%~8%。减速伤害可以导致气道损伤,可能因为胸骨和胸椎之间的气道压力增大,剪切力作用在固定点;或

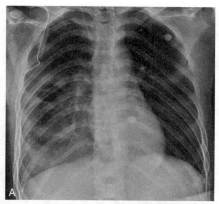

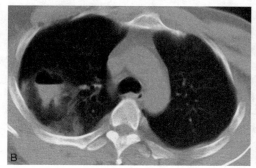
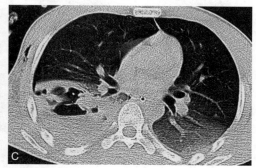

**图 5-7-4　肺撕裂伤**

A. 右中、下肺野密度不均匀增高,内可见囊状透亮区;B. 右上叶可见一空腔,内可见出血,形成气液平面,周围可见肺挫伤,并可见少量气胸;C. CT 显示实变肺组织中可见撕裂的空腔

高位胸廓内由于声门闭合而造成的压力增高。气管、支气管损伤通常发生在气管隆嵴 2.5cm 的范围内,右侧较左侧相对常见。因为发生率低,临床表现及影像学改变不典型,气道损伤往往容易误诊。

**【影像学表现】**

支气管撕裂伤较气管撕裂伤更为普遍,支气管撕裂通常平行于支气管的软骨环。常见的影像学表现是由于支气管损伤所致的纵隔气肿和气胸,气胸的出现说明损伤累及到胸膜腔。如果在有胸腔引流管放置和引流治疗时气胸依然持续存在,应高度注意有无支气管撕裂伤。

气道损伤的最佳证据是 CT 上直接显示气管的撕裂、气管管壁的破裂或断裂。多平面重组图像有时能观察到气管支气管的突然改变或突然成角。气管撕裂伤的伤口通常是纵向垂直于气管软骨和膜部连接处。通常会发现颈部皮下气肿和纵隔气肿。在 70%~100% 的病例中,CT 可以帮助识别气管撕裂的部位。如果 CT 检查提示气管、支气管树的损伤,支气管镜检查可以明确诊断,并进一步评估损伤的部分及范围。气管、支气管损

伤潜在的并发症包括气道阻塞、肺炎、支气管扩张、脓肿等。

气道损伤需要与胸膜或食管损伤所引起的气胸、纵隔气肿相鉴别。

# 第三节　膈肌损伤

**【概述】**

横膈损伤不常见,发病率为 0.16%~5%。通常由腹压或胸膜腔内压突然增加所致。横膈撕裂伤通常较大且常位于后半膈,也可发生在中心或膈附着部位。右半膈损伤较左侧少见,可能与其受肝脏保护有关。脏器可能会通过膈损伤部位疝出,膈疝可以发生在损伤同时,也可以稍后发生。脏器疝出可能导致器官的压闭、扭转、穿孔等。疝内容的类型取决于损伤的部位和大小。肝、小肠、大肠可能通过右膈疝出,胃、小肠、大肠或脾则在左侧。比较少见的创伤性膈疝是食管裂孔疝和心包疝。

**【影像学表现】**

膈损伤的影像学表现与损伤的部位、疝出的

脏器及是否合并胸膜或肺损伤有关。平片可发现含气的脏器疝入胸腔,其他征象有膈的抬高、膈轮廓的消失。多排 CT 的冠状面和矢状面重建可以显示即使是很小的横膈不连续,并且帮助识别疝入的脏器。横膈损伤通常伴有血胸、腹腔积血。血液在横膈两侧的胸、腹腔同时出现而没有明显的腹部损伤时,应高度怀疑膈肌损伤(图 5-7-5)。

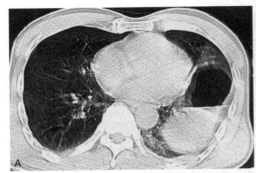
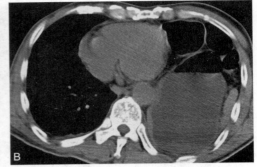
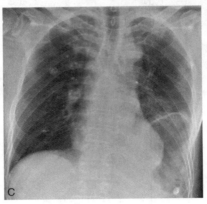

**图 5-7-5　膈肌破裂**
A、B. CT 显示胃及肠腔疝入胸腔;C. 胸片示左侧膈肌不清,有含气脏器进入胸腔

## 第四节　胸壁损伤

胸壁损伤在临床实践中非常常见,主要由于车祸、坠落及钝物撞击所致。受伤的范围包括胸壁挫伤、胸壁血肿或积气以及骨折。

### 一、肋骨骨折

胸部创伤最常见的骨骼损伤是肋骨骨折,大约 50% 的患者可有肋骨骨折。单侧的单一骨折很少危及生命。但多发或双侧肋骨骨折提示严重的胸廓损伤,可增加致死率和致残率。肋骨骨折可能合并胸腹联合伤。第 1~3 肋骨由于受肩胛骨、锁骨及肌肉保护,不易骨折,若发生,则可能伴有臂丛或锁骨下动脉的损伤。第 10~12 根肋骨骨折可能合并肝、脾、肾的损伤,极少会伤及肺。老年人由于肋骨骨折所致的疼痛或夹板固定会限制呼吸运动,从而导致肺不张和继发肺炎,增加死亡率和致残率。X 线胸片的敏感性虽较差,但仍是常规的检查方法,肋骨骨折平片的效果较好,但 CT 最敏感,可以确定骨折的部位和数量,更重要的是能发现合并损伤。怀疑肋骨骨折,首选 X 线胸部平片,当胸片怀疑肋骨骨折或需要显示合并胸部损伤时,可选择 CT 扫描检查。

当肋骨骨折达两处或以上的连续三根及以上肋骨的骨折时称连枷胸,通常发生在中、下肋骨的前或前侧位。在自主呼吸的患者中,连枷骨折部分和未骨折胸壁可以产生矛盾运动。平片可以发现骨折,但呼吸的矛盾运动却需临床检查。连枷胸是胸内损伤的标志,大部分患者需要外科治疗并需要机械通气(图 5-7-6)。

### 二、胸骨骨折

由减速伤或直接打击前胸壁所致。骨折通常

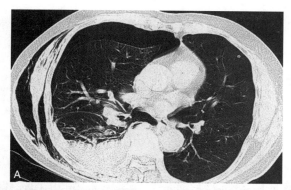

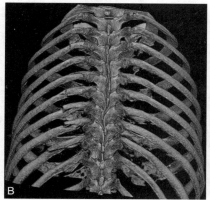 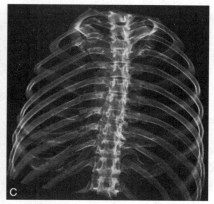

**图 5-7-6 肋骨骨折合并气胸**

A. 肺窗,可见右侧气胸、右侧胸壁软组织气肿伴右肺挫伤;B、C. VR 重建,可以明确显示肋骨多发性骨折

涉及胸骨体和胸骨柄。胸骨骨折通常是强烈冲击所致,但也可单独发生。错位性胸骨骨折和胸骨柄体连接处破裂常常合并胸廓、心脏和脊髓的损伤。最好的检查方式是CT多平面重建,特别是矢状面重建。有时候,轴位CT发现不了骨折线,但前纵隔的血肿可提示骨折。

胸部创伤是一种常见外伤,可以带来不同器官、不同程度的损伤,影像学检查是一种非常快速、准确的检查方法,特别是多排CT检查后多平面重建和容积重建可以更清楚地显示这些损伤。因此掌握胸部损伤的直接和间接影像征象是十分重要的,可以为临床医生提供重要的诊断依据。

(宋 伟)

# 参 考 文 献

[1] Miller LA. Chest wall, lung, and pleural space trauma. Radiol Clin North Am, 2006, 44: 213-224.

[2] Omert L, Yeaney WW, Protetch J. Efficacy of thoracic computerized tomography in blunt chest trauma. Am Surg, 2001, 67: 660-664.

[3] Martel G, Al-Sabti H, Mulder DS, et al. Acute tracheoesophageal burst injury after blunt chest trauma: case report and review of the literature. J Trauma, 2007, 62: 236-242.

[4] Mirvis SE, Shanmuganathan K. Diagnosis of blunt traumatic aortic injury 2007: still a nemesis. Eur J Radiol, 2007, 64: 27-40.

# 第八章　纵隔病变

纵隔为胸腔的一部分,它前面是胸骨,后面是脊柱,两侧为纵隔胸膜,上与颈部相连,下至膈肌。其内有心脏、大血管、食管、气管、神经、胸腺、胸导管、丰富的淋巴组织和结缔脂肪组织。纵隔内组织和器官较多,胎生结构来源复杂,故纵隔病变种类繁多,因此选择有效的检查方法尤为重要。

**【影像检查方法的选择】**

纵隔的影像检查方法如下:

1. **常规 X 线**　常规 X 线胸片经常是患者首次检查采用的方法,具有快速、简单、经济的优点。但由于纵隔在胸片上为重叠影像,只有当纵隔病变突出于纵隔轮廓或病变大小足以改变纵隔密度时才能发现。而且胸片对病变的本身特点、与邻近组织的关系都无法良好显示,因此常规胸片对纵隔病变的诊断价值非常有限。

2. **CT**　CT 密度分辨率明显高于胸片,可分辨密度差仅 0.3%、直径为 4mm 的物体,是目前纵隔病变的首选检查技术。CT 平扫结合增强扫描,可以观察病变的部位、大小、形态、边缘、密度、强化特点等征象,结合临床可做出诊断。

3. **MRI**　低场强 MRI 在纵隔病变的应用受到一定的限制,未能广泛应用于临床,其原因为心血管和呼吸运动引起的信号丢失以及广泛的气体－组织界面导致的磁敏感性伪影等均影响纵隔 MRI 的成像质量。随着 MRI 系统的不断完善,扫描技术的不断改进,特别是高场强 MRI 设备的应用,使得成像质量有了进一步提高。在检查过程中,采用心电门控和呼吸补偿,同时筛选和优化相关的检查序列,减少图像采集时间,可以降低伪影对图像的影响,因而能够更清晰地显示病灶。MR 多方位成像能对病变组织的不同成分进行良好区分,良好地显示其与邻近大血管、胸膜等的关系,在纵隔肿瘤及肿瘤样病变的定位、定性及术前评估等方面具有重要价值。同时,弥散加权成像(diffusion weighted imaging,DWI)的应用对判断病变的良恶性有帮助。

4. **PET/CT**　PET/CT 常用于 CT、MRI 难以定性的患者,恶性病变多表现为放射性异常浓聚,而绝大部分良性病变则不摄取 FDG 或少量摄取。同时分析病变的形态及标准摄取值(standardized uptake value,SUV)可以明显提高纵隔恶性病变诊断的敏感性和特异性。

5. **超声**　超声检查纵隔病变因受肋骨、胸骨的干扰而受到一定程度的限制,因此不作为常规检查方法。

**【诊断思路及难点】**

纵隔病变包括占位性病变、炎症和气肿等。凡遇纵隔占位病变,首先应与邻近肺内病变(如肺上沟癌)鉴别,然后确定病变在前纵隔、中纵隔或后纵隔,根据分区考虑可能出现的占位性病变(表 5-8-1),再结合病灶的大小、形态、边缘、密度以及强化特点等征象,进一步分辨是否含有脂肪性、囊性、实性以及囊实性等成分(表 5-8-2),大致推断病变的性质。其分析思路为先定位、后定性。

表 5-8-1　纵隔病变按部位分析思路

| 前纵隔 | | | 中纵隔 | 后纵隔 |
|---|---|---|---|---|
| 血管前 | 心前区与横膈接触 | 罕见 | | |
| 淋巴结病变 | 心外膜脂肪垫 | 淋巴管畸形 | 淋巴结病变 | 食管病变 |
| 胸内甲状腺肿 | 驼峰样膈肌 | 血管瘤 | 主动脉弓动脉瘤 | 食管裂孔疝 |
| 胸腺病变 | 心包囊肿 | | 扩大的肺动脉 | 前肠囊肿 |

续表

| 前纵隔 | | | 中纵隔 | 后纵隔 |
|---|---|---|---|---|
| 血管前 | 心前区与横膈接触 | 罕见 | | |
| 生殖源性肿瘤 | 淋巴结病变 | | 前肠囊肿 | 降主动脉瘤 |
| | | | 气管病变 | 神经源性肿瘤 |
| | | | 心包囊肿 | 椎旁脓肿 |
| | | | | 横向脊膜膨出 |

表 5-8-2　纵隔病变按病变内密度分析思路

| 含脂肪性病变 | 囊性病变 | 实质性病变 |
|---|---|---|
| 纵隔脂肪瘤 | 支气管囊肿 | 胸内甲状腺肿 |
| 纵隔畸胎瘤 | 胸腺囊肿 | 胸腺瘤 |
| 纵隔脂肪堆积 | 皮样囊肿 | 生殖源性肿瘤 |
| 纵隔脂肪疝 | 食管囊肿 | 血管瘤 |
| | 淋巴管囊肿 | 神经源性肿瘤 |
| | 神经源性囊肿 | 淋巴结病变 |

　　纵隔病变有相当多的病变影像学表现是交叉的,在这些疾病的诊断中一定要密切结合临床表现、临床生化检查、其他部位的影像检查等资料进行综合分析,做出合理的诊断。

# 第一节　胸内甲状腺肿

## 【概述】

　　胸内甲状腺肿(intrathoracic goiter)为胸骨后或纵隔内单纯甲状腺肿大或甲状腺肿瘤,因其位于胸骨后或纵隔内,不易被发现,占切除的纵隔肿瘤的 2%~5%。

## 【病理生理】

　　胸内甲状腺肿可部分或全部位于胸内,依其发生的来源分为两类:

　　(1)胸骨后甲状腺肿:均位于上纵隔,与颈部甲状腺有直接联系,又称继发性或坠入性胸骨后甲状腺肿。绝大多数胸骨后甲状腺位于前上纵隔,当肿瘤发生于侧叶的后侧面时,可下降至后上纵隔。

　　(2)真性胸内甲状腺肿:是胚胎发育期甲状腺胚基随心包和大血管进入纵隔并发育形成,又称为先天性胸内迷走甲状腺肿。其进入胸内后,位于大血管的内后方,与气管很近,此类胸内甲状腺肿与颈部甲状腺仅有血管和纤维索相连或无任何相连。无任何相连者亦可称为原发性或迷走胸内甲状腺肿,多位于中、后纵隔,位于下纵隔的仅占10%~15%,少数可接近膈肌水平。

## 【临床表现】

　　临床上无症状病例约占 30%,临床症状主要是由于肿块压迫周围器官引起。如压迫上腔静脉引起上胸部及颈部表浅静脉怒张、上肢水肿等上腔静脉综合征;压迫气管引起呼吸困难、喘鸣;压迫食管引起吞咽困难。如有声音嘶哑甚至失声,常为肿瘤压迫喉返神经所致。Horner 综合征为肿瘤下降至后纵隔压迫交感神经所引起,但不多见。

　　体格检查:胸骨后甲状腺肿可在颈部触及肿大的甲状腺,并向胸内延伸,往往触不到下极。真性胸内甲状腺肿患者,颈部很难触及肿块。

## 【影像学表现】

　　1. X线　胸片上可以表现为前上纵隔增宽,或上纵隔向外突出,上界往往不清,有时可见支气管受压移位。

　　2. CT　①多数病灶与颈部甲状腺相延续,位于气管前间隙内,亦可伸入到气管与食管之后方;②肿块缘光滑,密度多不均匀,伴单个或多个低密度区,常见点状或不规则钙化;③平扫肿块 CT 值高于周围肌肉组织,常为 50~70Hu,有时可达 110~130Hu,囊性区 CT 值 15~35Hu,增强后实质强化明显,且持续时间较长,密度与正常甲状腺相仿略低;④多数病例纵隔大血管及气管有典型推移表现(图 5-8-1)。

　　下列征象提示恶性病变:①病灶内低密度区边缘不规则且有结节状突起;②邻近淋巴结增大;③肿块与邻近结构间脂肪层消失;④邻近结构受侵犯等。

　　3. MRI　多方位观察容易发现纵隔内病变与颈部甲状腺相连,病灶信号混杂,实性部分 $T_1WI$ 常呈等或稍高混杂信号,$T_2WI$ 呈高信号;囊

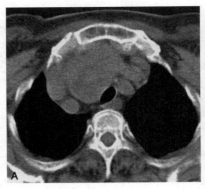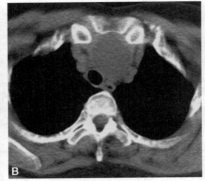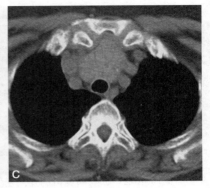

图 5-8-1 胸内甲状腺肿

A~C. 不同层面 CT 横断面平扫图像,上纵隔可见囊实性病灶,与甲状腺右叶相连,实性成分较多,周围血管、气管受压移位

性结节因成分可以呈复杂多变信号。增强实性部分可见较明显强化,囊性部分不强化。病变如有钙化,显示不如 CT,表现为无信号区。

4. PET/CT 良性胸内甲状腺肿常呈低摄取,SUV 小于 2.5,如恶变常呈高摄取,SUV 大于 2.5。

【诊断要点】

胸内甲状腺肿病变大小不一、密度不一。在继发性甲状腺肿的诊断中,观察病变与颈部甲状腺的关系,以及甲状腺强化时间持续较长的特点,是诊断的要点。PET/CT 检查有助于良恶性的鉴别。

【鉴别诊断】

1. 在颈胸联合处的单发肿块,如囊性淋巴瘤、神经源性肿瘤等易于鉴别,前者几乎均为囊性,后者多位于食管气管沟内,甲状腺被推压前移。

2. 迷走胸内甲状腺肿与胸腺瘤、神经源性肿瘤的鉴别。迷走胸内甲状腺病变多位于前上纵隔,10%~15% 位于中后纵隔,与甲状腺无明显的组织相连,容易误诊。迷走胸内甲状腺肿往往密度不均匀,伴有点状、环状钙化或囊变,CT 值高于周围的肌肉组织,与甲状腺密度接近。胸腺瘤多为软组织密度,多较均匀,可有囊性变,亦可有钙化,很少有脂肪样低密度,增强较迷走胸内甲状腺程度轻,持续时间短。后纵隔神经源性肿瘤 CT 平扫密度较低,钙化较少。

3. 甲状旁腺瘤 CT 上肿块缺乏钙化,有时在肿瘤与甲状腺之间可见脂肪低密度间隔线,与甲状腺肿块不同。

【拓展】

X 线可以发现一部分病变,但对定性无帮助;CT、MRI 检查可以对病变进行较准确的定位、定性,特别是 CT,因甲状腺含碘,CT 值较其他软组织高,有助于定性诊断。

# 第二节 胸腺病变

胸腺病变包括胸腺增生、胸腺瘤、胸腺癌、胸腺类癌、胸腺淋巴瘤及胸腺囊肿等,其中以胸腺瘤最为常见。

## 一、胸腺瘤

【概述】

胸腺是随年龄变化而变化的器官,新生儿至青春期是胸腺生长发育最旺盛的时期,20 岁以后胸腺逐渐萎缩,不断被脂肪组织替代,60 岁以上几乎被完全取代。胸腺瘤(thymoma)是前纵隔最常见的肿瘤,约占前纵隔肿瘤的 50%,占胸腺肿瘤的 90%。

【病理生理】

胸腺瘤为来源于胸腺上皮细胞的肿瘤,目前认为所有的胸腺瘤均有潜在恶性。影像学上依据有无包膜浸润、周围器官侵犯或远处转移分为非侵袭性和侵袭性两种。一般来说,30% ~40% 的胸腺瘤是侵袭性的。2015 年,WHO 制定了一种最新的胸腺上皮肿瘤分类法,它采用 Muller-Hermelink 分类法,并根据上皮细胞形态及淋巴细胞与上皮细胞的比例进行分类,将胸腺上皮肿瘤分为胸腺瘤和胸腺癌。胸腺瘤分为 A、B、AB 三型,A 型肿瘤由梭形肿瘤上皮细胞构成,不含非典型或肿瘤淋巴细胞;B 型肿瘤由圆形上皮样细胞组成;AB 型为两者混合表现,与 A 型相似,但含肿瘤淋巴细胞。根据上皮细胞成比例的增加和不典型肿瘤细胞的出现,又将 B 型肿瘤分成三种亚型:B1 型、B2 型、B3 型。所有的胸腺癌均为 C 型。

【临床表现】

胸腺瘤的临床表现各异。30%~50%的胸腺瘤患者可无症状,仅在偶然行X线检查时发现。有症状的患者主要表现有:①肿块引起的症状,如咳嗽、胸痛、呼吸困难,也可见声音嘶哑、喘鸣、吞咽困难、Horner综合征、上腔静脉综合征及心包填塞等;②全身症状,有发热、体重下降、食欲减退、盗汗等。值得重视的是,胸腺瘤具有特异性表现——合并多种副瘤综合征(paraneoplastic syndromes),其中重症肌无力是最常见的一种,1/3~1/2的胸腺瘤患者伴重症肌无力,5%~10%的患者存在红细胞发育不良,5%的患者伴低丙种球蛋白血症,还可合并多肌炎、系统性红斑狼疮、类风湿关节炎、甲状腺炎、干燥综合征(Sjögren syndrome)等十余种疾病。一些研究还发现,胸腺瘤患者第二种肿瘤的发病率较高,平均约为15%(9%~27%)。研究发现,15%的重症肌无力患者患有胸腺瘤,55%有胸腺异常增生。胸腺瘤最常见的转移是胸内转移(如胸膜和心包),胸外和血行转移少见。

【影像学表现】

1. 非侵袭性胸腺瘤

(1)X线:胸片上可以是阴性,也可以表现为前上纵隔向一侧或两侧突出的弧形密度增高影,其外缘境界清晰,轮廓光整。

(2)CT:①胸腺瘤常表现为前中、上纵隔内的实质性肿块,圆形或类圆形,密度均匀,相当于胸大肌,平扫CT值50~70Hu。少数可同时累及前上、中、下纵隔。②非侵袭性胸腺瘤边界多光滑清晰,密度均匀,较少出现囊变、坏死,肿瘤心脏大血管接触面呈光滑弧形,两者间脂肪间隙均匀存在。

③增强常为均匀一致强化(图5-8-2)。④少数病例肿瘤内有出血囊变。当胸腺瘤内部出现液化、坏死时可使病变密度不均匀,呈囊实性改变。胸腺瘤囊变多见于放、化疗后,局部囊变时,囊壁薄厚不均,可见分隔,如有广泛囊变,则病变大部分呈水样密度,但囊壁仍见明确的胸腺瘤体或壁结节。

(3)MRI:在$T_1WI$上呈中等信号,信号强度与肌肉相似或稍高,但低于脂肪信号,在$T_2WI$上信号强度接近或超过脂肪信号。增强后可见均匀性强化。与周围组织境界清晰。

(4)PET-CT:常表现为胸腺区FDG摄取增加的肿块。

2. 侵袭性胸腺瘤

(1)X线:前上纵隔肿块,但境界往往不清晰,轮廓不规则。

(2)CT:①肿块位于前中、上纵隔内,呈分叶状、结节状或扁平状不规则软组织肿块;②肿瘤心脏大血管接触面形状相互适应,凹凸不平,脂肪间隙不清或消失;③肿块常呈侵袭方式生长,多沿血管间隙延伸到纵隔固有间隙内,纵隔内正常脂肪间隙模糊、消失;④平扫密度较均匀,但增强后多表现为不均匀强化(图5-8-3)。

(3)MRI:$T_1WI$上呈中等信号;$T_2WI$上,胸腺瘤的信号强度接近或超过脂肪信号,增强常呈不均匀强化。坏死囊变区由于蛋白含量的不同或者出血,在$T_1WI$上可表现出不同的信号强度,而在$T_2WI$上则为高信号。

(4)PET-CT:亦表现为高摄取的肿块影,其SUV较非侵袭性胸腺瘤增高,同时可以发现肺内转移(图5-8-4)。

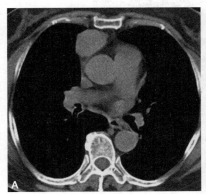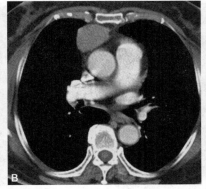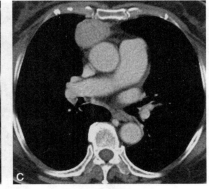

图5-8-2 非侵袭性胸腺瘤

A. 横断面CT平扫图像;B、C. 横断面CT增强图像。前上纵隔内结节状肿块,平扫内部密度均匀,周围脂肪间隙清晰,增强后病灶强化均匀

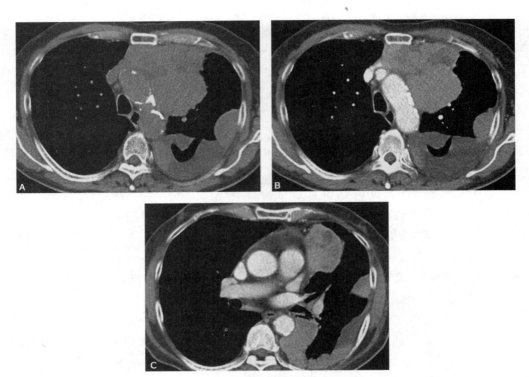

**图 5-8-3　侵袭性胸腺瘤伴胸膜转移**

A. 横断面 CT 平扫图像；B、C. 横断面 CT 增强图像。左前上纵隔内呈分叶状、结节状肿块，左侧胸膜亦可见多发团块样软组织肿块；增强后病灶明显不均匀强化。肿瘤心脏大血管接触面形状相互适应，凹凸不平，脂肪间隙消失

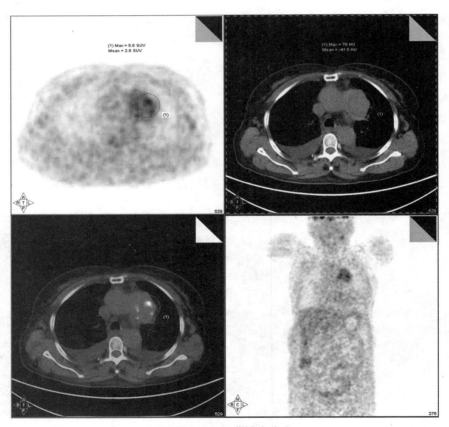

**图 5-8-4　侵袭性胸腺瘤**

PET/CT 上可见胸腺区高摄取肿块影，$SUV_{max}$=5.6，$SUV_{mean}$=2.8，同时可见胸腔积液

【诊断要点】

胸腺区出现的软组织肿块首先要考虑胸腺瘤的可能性,并且通过病灶的生长方式、与周围脏器的关系分析其是否具有侵袭性。

【鉴别诊断】

1. **胸内甲状腺肿** 常位于胸骨后间隙,也可发生于纵隔的任何部位,气管常受压移位。肿块常向颈部延伸。钙化比较常见。增强扫描可有明显强化。

2. **畸胎瘤** 发病年龄小于胸腺瘤。肿块内可见多种成分结构,如脂肪、骨、钙化等,囊变多见。

3. **胸腺增生** 胸腺弥漫性增大,尤其是厚度增加,但仍保持其正常形态,一般密度均匀,在HRCT上有时可见密度不均匀,偶见细小钙化。与周围正常结构分界清楚。一部分胸腺增生可以表现为结节样凸出,与胸腺瘤难以区分。

4. **淋巴瘤** 肿大的淋巴结主要位于血管前间隙及气管周围,亦可在纵隔内弥漫浸润,常融合成团块状,包绕周围结构,其密度均匀或少数中心低密度坏死。多为双侧性分布,分叶明显。

5. **胸腺囊肿** 当胸腺囊肿合并出血或感染时密度增高,不易与胸腺瘤鉴别,两者的鉴别是胸腺瘤明显强化,而胸腺囊肿不强化。

【拓展】

X线胸片对本病诊断意义不大。CT、MRI可以根据病变的发生部位、肿块本身平扫和增强的特点及与周围脏器的关系提出较可靠的诊断。PET/CT不仅可以清晰显示病灶的解剖形态,还能显示病灶的功能情况以及有无其他脏器转移,对判断肿块良恶性很有帮助。

## 二、胸腺囊肿

【概述】

胸腺囊肿(thymic cyst)较少见,占纵隔肿瘤和囊肿的1%~2%、胸腺肿瘤的5%左右。

【病理生理】

胸腺囊肿可为先天性或后天获得性。先天性被认为是由于胸腺小体的退化及胸腺咽导管的部分残留而导致;后天获得性的常见原因是感染,也可以是胸腺肿瘤囊性变,以先天性多见。先天性胸腺囊肿可发生于胚胎期胸腺移行途中颈部至纵隔的任何部位,但最常见于前上纵隔胸腺区。

【临床表现】

颈部胸腺囊肿最常见于3~8岁儿童,纵隔胸腺囊肿多见于成人。多数无症状,偶在查体时发现,或因囊肿大有压迫症状如胸闷不适、胸痛而行检查时被发现。

【影像学表现】

1. **X线** 可以是阴性,如果病变较大,表现为前上纵隔类圆形或椭圆形高密度影,突出纵隔轮廓,境界较清晰。

2. **CT** 先天性胸腺囊肿常表现为:①前纵隔圆形或卵圆形囊性病变,多位于前纵隔上部,边缘光滑,周围脂肪间隙清楚,边界清楚,壁薄或无明确囊壁;②密度均匀,类似水,CT值0~20Hu,增强扫描囊壁强化,囊内容物无强化;③后天性胸腺囊肿可以是多房性,囊壁厚薄不均;④当囊内有出血或胆固醇结晶时,密度可增高且不均匀,但增强后亦是囊内无强化,囊壁可见强化(图5-8-5)。

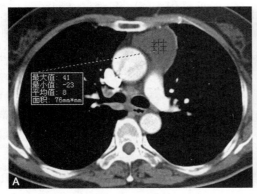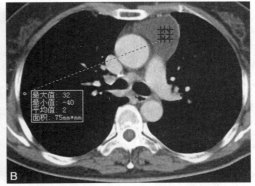

**图5-8-5 胸腺囊肿**

A、B. 横断面CT增强图像。前纵隔胸腺区可见椭圆形囊性病灶,境界清晰,增强后无强化,无明确囊壁;测CT值表现为水样密度

3. MRI　先天性胸腺囊肿 $T_1WI$ 呈低信号，$T_2WI$ 呈高信号，囊壁薄，无强化；后天性胸腺囊肿因囊肿内成分不同，$T_1WI$ 可以呈不同信号，$T_2WI$ 呈高信号，囊壁厚薄不均，可强化。

4. PET/CT　先天性胸腺囊肿无 FDG 摄取。

【诊断要点】

前上纵隔出现的均匀性、无强化囊性病灶，首先要考虑先天性胸腺囊肿；而后天性胸腺囊肿则要和其他肿瘤鉴别。

【鉴别诊断】

1. **囊样畸胎瘤（也称皮样囊肿）**　位置相对较低而且多较大，内容物密度欠均匀，部分有脂肪、毛发、牙齿等密度影；囊壁可见钙化，增强后可见囊壁强化。

2. **心包囊肿**　一些位置较高的心包囊肿鉴别起来较困难。

3. **淋巴管瘤**　罕见。发生在前纵隔的淋巴管瘤也表现为无强化的囊性病灶，鉴别较困难。

4. **支气管囊肿**　好发于中纵隔气管两旁或气管分叉处，与气管或主气管关系密切。

# 第三节　生殖细胞瘤

纵隔生殖细胞瘤（germ cell tumors，GCT）约 90% 发生于前纵隔，占前纵隔肿瘤的 15%，在成人前纵隔肿瘤中占第三位，仅次于胸腺瘤和淋巴瘤。GCT 以成熟畸胎瘤最多见，约占 75%。非畸胎类包括精原细胞瘤、内胚窦瘤、胚胎癌、绒癌及有不同成分的混合型，均属恶性，好发年龄为 10~30 岁，几乎均见于男性。

## 一、畸胎瘤

【概述】

纵隔畸胎瘤（teratoma）是较常见的纵隔肿瘤，在原发性纵隔肿瘤中，其发病率仅次于神经源性肿瘤和胸腺瘤，约占成人纵隔肿瘤的 15%，占儿童纵隔肿瘤的 19%~25%。

【病理和生理】

纵隔畸胎瘤为胚胎期胸腺始基（第 3 对鳃弓）发育时，部分多潜殖力组织脱落并随着心血管的发育携入胸腔演变而成。纵隔畸胎瘤分为囊性畸胎瘤和实质性畸胎瘤两大类：①囊性畸胎瘤也称皮样囊肿，是组织较简单的畸胎瘤，通常是单房，囊壁的主要成分类似于表皮组织，内容物主要是皮脂样液体，内可含毛发和脂肪；②实质性畸胎瘤组织学上包括三种胚层的各种组织，凡人体内任何器官的组织都可出现，主要以不规则软组织成分为主。

囊性畸胎瘤略多于实质性畸胎瘤。10%~20% 的畸胎瘤可为恶性，恶性畸胎瘤具有肿瘤细胞幼稚性和侵袭性，肿瘤细胞多由胚胎性幼稚细胞构成，生长快，包膜不完整，肿瘤细胞易向周围组织侵袭。

【临床表现】

早期症状大多轻微甚至无症状，可由常规体检发现；随着肿瘤逐渐长大，可由于压迫牵拉等原因而出现胸前不适、前胸钝痛、胸闷气促、活动后症状加剧等表现；继发感染或恶变时，可出现发热、咳嗽、肿痛、消瘦等表现；穿破周围组织器官时，可产生相应部位的积液或咳出皮脂、毛发等。

【影像学表现】

1. **X 线**　胸片表现为纵隔肿块，可见环形或不规则钙化。

2. **CT**

（1）囊性畸胎瘤：①发生于前纵隔中、下部的囊性肿块；②囊壁薄，囊壁可发生钙化；③囊内多为液性密度，可有脂肪性低密度，密度不均匀，当出现脂肪-液体平面时诊断有特征性；④增强扫描囊壁可呈环形强化，囊内容物一般不强化。

（2）实质性畸胎瘤：①混杂密度软组织块影，边缘形态多样，包膜基本完整；块影内密度不均匀，可见软组织、脂肪、液体、钙化、骨骼或牙齿等各种组织成分（图 5-8-6）。②增强扫描时，软组织成分可呈轻至中度强化。

（3）恶性畸胎瘤：绝大多数属于实质性畸胎瘤。其与良性实质性畸胎瘤的主要不同表现在病变与周围组织间脂肪间隙消失，明显推移挤压周围组织，对周围大血管呈全包绕或大半包绕状态（病变与血管的接触面达血管直径的 3/4 以上）。

3. **MRI**　畸胎瘤成分复杂，因此 MRI 上信号往往呈混杂信号；MRI 对钙化灶检出不敏感。出血、高蛋白囊液也有可能与脂肪信号相混淆，需用抑脂序列予以鉴别。

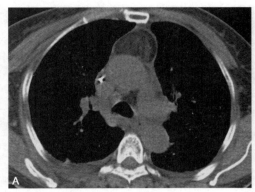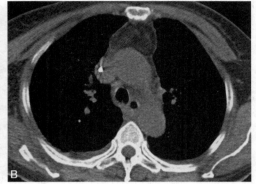

**图 5-8-6　纵隔畸胎瘤**
A、B. 横断面 CT 平扫图像。前纵隔胸腺区可见椭圆形病灶，内可见脂肪和软组织密度影

【诊断要点】

纵隔畸胎瘤在组织成分上较有特征性，因此，发现病灶中脂肪、毛发、牙齿等密度影，对畸胎瘤的诊断很有帮助。同时要仔细观察病灶与邻近器官的关系，了解有无恶变的可能性。

【鉴别诊断】

1. **胸腺瘤**　好发于 40~60 岁，无性别差异。呈软组织肿块影，内可见囊变区，一般无明显钙化，也无脂肪密度影。

2. **先天性胸腺囊肿**　发病年龄较畸胎瘤相对较大，多见于前纵隔的中、上部，囊壁较薄，分隔不明显，无脂肪密度影。

【拓展】

在畸胎瘤的诊断中，发现病变不同组织成分很重要。CT 对病灶中钙化、骨骼、牙齿的组织较敏感，而 MR 检查对病灶中脂肪成分较敏感，两者结合可以增高诊断的准确率。

## 二、精原细胞瘤

【概况】

纵隔内原发性精原细胞瘤（seminoma）是一种极少见的纵隔肿瘤，最早由 Friemen 于 1951 年描述。原发性纵隔精原细胞瘤呈低度恶性，好发于前纵隔，占所有纵隔肿瘤的 1%~5%。

【病理生理】

精原细胞瘤的组织发生可能源于胚胎发育时期的一些原始生殖细胞，在移行至生殖嵴的过程中发生迷走，中途停留或移行到别处，少数未退化细胞保留分化潜能，在致瘤因素作用下分化成生殖细胞肿瘤。该病的好发人群为年轻男性，90% 以上的患者为 20~40 岁男性。此类肿瘤生长隐匿且缓慢，肿块发现时较大，症状多出现在病程晚期。

【临床表现】

主要表现为肿块压迫局部的症状，如胸闷、胸痛、咳嗽、呼吸困难等，全身症状少见。部分严重者可伴发热、体重下降及上腔静脉综合征。约 10% 的患者无自觉症状，仅为健康体检或常规 X 线胸片所发现。该病大部分患者伴有血清乳酸脱氢酶（LDH）的升高，10% 的单纯原发性纵隔精原细胞瘤患者有 β- 人绒毛膜促性腺激素（beta-human chorionic gonadotrophin，β-HCG）的轻度升高，但甲胎蛋白（alpha-fetoprotein，AFP）水平不高。

【影像学表现】

1. **X 线**　无特征性表现。

2. **CT**　①前纵隔内呈分叶状的实质性肿块，边缘不规则；②极少含脂肪或钙化成分，密度均匀或不均匀；③增强见不均匀或均匀强化，与邻近结构间脂肪层消失，常侵犯或推压邻近脏器（图 5-8-7）。

3. **MRI**　其信号与肌肉信号类似，与邻近器官的脂肪间隙常消失。

【诊断要点】

纵隔精原细胞瘤本身并无特征性表现，但当患者为年轻男性，前上纵隔出现软组织肿块，应考虑本病的可能性，并辅以甲胎蛋白（AFP）、β-人绒毛膜促性腺激素（β-HCG）、血清乳酸脱氢酶（LDH）等检查予以鉴别。若与前纵隔肿瘤仍难于鉴别时，因其对放射线及化疗敏感，可以试行诊断性放疗。

【鉴别诊断】

1. **侵袭性胸腺瘤**　在发生部位及影像学表现上很难鉴别。

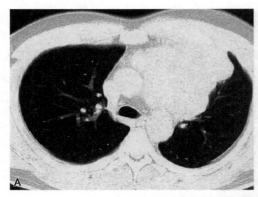
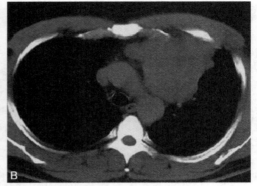
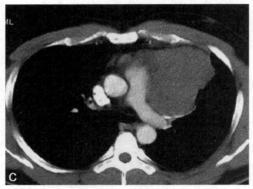

图 5-8-7 纵隔精原细胞瘤

A. 肺窗图像；B. 纵隔窗图像；C. 增强横断面图像。前纵隔一软组织密度实性肿块，略呈分叶状，密度均匀，与肺动脉分界不清，增强扫描呈明显均匀强化

2. **非精原生殖细胞瘤** 常见非精原生殖细胞瘤为畸胎瘤，可见钙化及脂肪成分；与其他少见非精原生殖细胞瘤鉴别困难。

3. **恶性淋巴瘤** 恶性淋巴瘤范围常超出前纵隔，向两侧发展，多累及主动脉弓上方，边缘呈凹凸不平分叶状，平扫或增强可见其密度均匀或不均匀。

# 第四节 淋巴结病变

## 【概述】

纵隔淋巴结的病变有很多种，主要包括淋巴结炎、淋巴瘤、淋巴结转移、淋巴结结核、巨淋巴结增生症、结节病等。淋巴结病变的定性对临床工作非常重要，直接影响到临床治疗方案的制订以及对患者治疗效果的评估、预后的判断。影像检查中 CT、MRI 及 PET/CT 对纵隔淋巴结病变的定位、定性诊断有着十分重要的价值。

## 【病理与生理】

淋巴瘤（lymphoma）为全身淋巴网状系统的原发性肿瘤。纵隔淋巴瘤病变大都与周身淋巴结病变同时出现，但也可单独发生于纵隔，纵隔淋巴瘤在纵隔病变中约占 20%。淋巴瘤在病理上按是否含里 - 施细胞（Reed Sternberg cell）可分为霍奇金淋巴瘤（Hodgkin disease，HD）和非霍奇金淋巴瘤（non-Hodgkin lymphoma，NHL）两类。淋巴瘤特别是 HD，67% ~84% 侵犯纵隔淋巴结。

纵隔淋巴结结核（mediastinal tuberculous lymphadenitis）好发于儿童，近年来其在成人中的发病率有明显增加。淋巴结结核的病理改变可分为四期：第一期为淋巴样增生，以结核结节及肉芽肿形成为主要改变；第二期为肉芽肿内部出现干酪样坏死，并可进而发生液化坏死；第三期淋巴结包膜破坏，易致相邻淋巴结融合或淋巴结与周围组织粘连；第四期为干酪样物质破溃形成空洞，但这种改变较少发生于纵隔。

巨淋巴结增生症（giant lymphnode hyperplasia）又称 Castleman 病（Castleman disease，CD），是一种慢性淋巴组织增生性疾病，可发生在任何有淋巴结存在的部位，但超过 70% 的患者位于胸部。该病于 1956 年由 Castleman 首先描述，又称血管滤泡性淋巴组织增生症或巨大淋巴结病、血管瘤性淋巴错构瘤等。其总体发病率较低,其中局灶型胸部 Castleman 病临床更为罕见。Castleman 病临床上分为局灶型 CD(localized CD, LCD)和多中心型 CD(multicenter CD, MCD)。组织学分为透明血管型、浆细胞型、混合型。LCD 病理学以透明血管型多见,占 70%~90%,多以无痛性淋巴结肿大就诊。肿大的淋巴结可发生于任何部位,纵隔淋巴结肿大最多见,其次为颈部、腋下、腹部及腹膜后,但结外组织病变较少;可单发或多个聚集,部分可融合。MCD 患者的发病高峰为 50~60 岁,女性多见,病理学主要为浆细胞型或混合型。

【临床表现】

大约不到 10% 的原发性纵隔恶性淋巴瘤患者没有任何症状。HD 大部分有纵隔侵犯表现,可同时伴有颈部淋巴结肿大,受侵犯的淋巴结生长缓慢。NHL 在纵隔的肿块巨大,呈浸润性生长,生长速度快,常伴有胸腔积液和气道阻塞。约 50% 的患者仅有纵隔占位的症状,表现为局部症状,如疼痛(胸骨、肩胛骨区,有时与呼吸无关)、紧束感、咳嗽(通常无痰)、呼吸困难、声音嘶哑(为局部压迫所引起)。

纵隔淋巴结结核患者有不同程度发热、咳嗽、消瘦、乏力等结核中毒症状,一部分有胸痛、胸闷等症状。

巨淋巴结增生症中,LCD 患者大多数表现为无痛性淋巴结肿大;MCD 常见临床表现为多发、分散的肿大淋巴结,常伴有全身症状,如发热、贫血、消瘦,体征上多伴有肝脾大,实验室检查可有贫血、血沉加快、γ 球蛋白增高、多克隆高丙种球蛋白血症、粒细胞增多和骨髓浆细胞比例增高等。

【影像学表现】

1. X 线 均无特征性改变。当病变较大时,可见纵隔向两侧轮廓外突出的肿块影,轮廓可以不规则。

2. CT

(1)纵隔淋巴瘤:①常多组淋巴结同时受累,其中以血管前组、气管旁组、主动脉窗组及隆嵴下组受累机会大。内乳淋巴肿大,在除外乳癌转移及结节病时,提示淋巴瘤可能。②当中上纵隔内多发淋巴结肿大,沿血管组织间隙浸润,呈现冰冻纵隔时,对淋巴瘤诊断有一定特异性(图 5-8-8)。

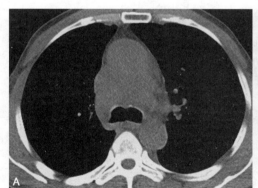
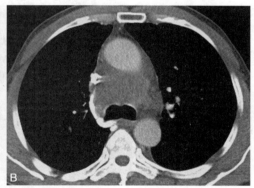
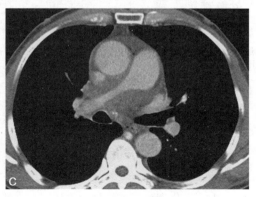

图 5-8-8 纵隔淋巴瘤

A. 横断面 CT 平扫图像;B、C. 横断面 CT 增强图像。纵隔内可见多发淋巴结增大、融合,增大淋巴结沿血管间隙浸润,右侧主肺动脉变细

③肿块形态以多结节融合型多见,密度稍低于软组织,大多均匀,内部钙化少见。④增强后,病灶大多轻-中度均质强化,部分病灶内可见低密度坏死。⑤可伴颈部、腋下肿大淋巴结。⑥可伴发胸腔、心包积液,并侵犯肺部。

（2）纵隔淋巴结结核:①肿大淋巴结以多发为主,单侧多于双侧,右侧多于左侧;②肿大淋巴结形态多较规则,边界清楚,病变早期较少融合,后期相邻区域淋巴结因包膜破溃也可融合为较大不规则团块;③肿大淋巴结CT平扫多表现密度均匀,部分较大病灶可显示中心稍低密度坏死区,部分病灶内可见钙化灶;④增强扫描可显示病变强化特征,即结节状、环状、分隔状及不均匀强化,同一患者可同时出现多种淋巴结强化方式,但以环状强化和分隔状强化更多见且更具诊断特异性（图5-8-9）;⑤部分患者肺内可以发现结核灶。

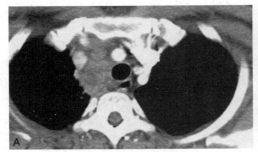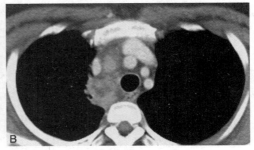
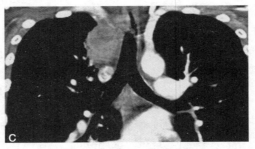

**图 5-8-9　纵隔淋巴结结核**

A、B. 横断面 CT 增强图像;C. CT 增强冠状位 MPR 重建图像。右侧纵隔可见多发肿大淋巴结,增强可见呈不规则环形强化,中心坏死区域呈现低强化

（3）巨淋巴结增生症:①单发淋巴结肿大,多见于透明血管型（hyaline vascular type,HV型）,平扫密度均匀;增强后肿大淋巴结明显强化,有时中心可见分支状钙化及星芒状瘢痕组织;其周围尚可见多数斑点状高密度影,并呈弧形环绕,此为血管丰富的表现,可能为HV型巨大淋巴结增生的特征性表现。②浆细胞型（plasma cell type,PC型）CT表现多为多发淋巴结肿大或淋巴结融合,增强后呈轻度强化,钙化少见,缺乏特异性。③继发性改变,如胸腔积液、腹水和肝脾大等（图5-8-10）。

3. MRI

（1）纵隔淋巴瘤:$T_1WI$呈中等偏低信号,$T_2WI$呈中等偏高信号;增强后可见明显强化,病变周围脂肪间隙模糊、消失。

（2）纵隔淋巴结结核:$T_1WI$呈中等偏低信号,$T_2WI$呈中等偏高信号,如有坏死,$T_2WI$信号可呈不均匀更高信号;增强可以出现分隔状或不均匀强化。

4. PET/CT

（1）纵隔淋巴瘤:常呈FDG高摄取（图5-8-11）。

（2）纵隔淋巴结结核:表现为实质性部分高摄取,坏死部分摄取区缺失。

【诊断要点】

当纵隔出现多发肿大淋巴结时,要分析淋巴结分布特点、生长特点以及与邻近脏器关系,做出是否为淋巴瘤的诊断。PET/CT可以提供更多有用的信息。

CT、MRI增强扫描对淋巴结结核的诊断有相当大的作用,特别是肿大淋巴结出现中心坏死,有环形、分隔状强化时,在排除转移性肿瘤后,要高度怀疑淋巴结结核。

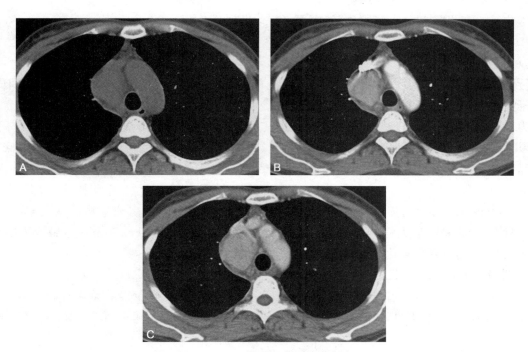

**图 5-8-10 纵隔巨淋巴结增生症**

A. 横断面 CT 平扫图像；B、C. 横断面 CT 增强图像。纵隔见右侧腔静脉后软组织肿块影，边界清楚，增强扫描呈均匀明显强化，周围脂肪间隙尚可见

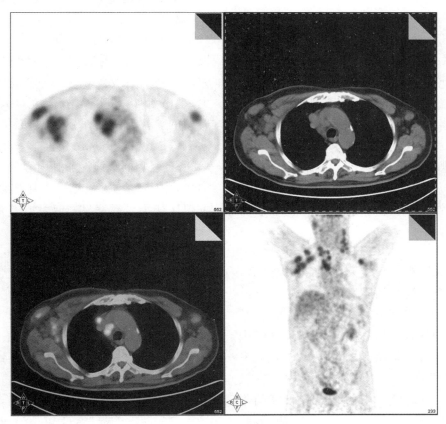

**图 5-8-11 非霍奇金淋巴瘤**

PET/CT 图像，显示纵隔、颈部、腋下多发高摄取的增大淋巴结

当纵隔内有巨大孤立性淋巴结肿大,增强呈均匀性强化,内可见斑点、分支状钙化,诊断要考虑到 LCD 的可能性;而 MCD 常无特征性影像学表现,诊断较困难。

【鉴别诊断】

1. **侵袭性胸腺瘤** 可根据临床症状,若有重症肌无力,病灶内有钙化,出现胸膜种植转移,病灶较局限时,则支持侵袭性胸腺瘤诊断。另外,恶性淋巴瘤即使局限于前纵隔时,其内往往可以显示多结节融合状态。

2. **转移性肿瘤** 多来源于肺癌,可见肺部病灶,常为单侧性,按淋巴道引流分布,较大淋巴结内可见坏死,增强时呈环形强化。

3. **结节病** 以肺门组淋巴肿大明显,病灶边界清,往往两侧对称,少有融合倾向。若出现肺部病变时,肿块往往缩小,与恶性淋巴瘤进行性加重不同。

# 第五节 纵隔囊性病变

【概述】

支气管囊肿(bronchogenic cyst)是一种常见的前肠囊肿,几乎占纵隔囊肿的 2/3,系由胚胎发育障碍引起。通常发生于纵隔和肺,后者又称为肺囊肿。

心包囊肿(pericardial cyst)是先天性原发性纵隔囊肿,其占纵隔肿瘤和囊肿的 2%~15.2%,占原发性纵隔囊肿的 33%。

纵隔囊性淋巴管囊肿(lymphangioma)是一种少见的纵隔良性肿瘤,占纵隔肿瘤和囊肿总数的 3.8%。

【病理】

支气管囊肿为支气管先天性发育异常所致。支气管芽自腹侧的前肠间质发出后,实心索状结构发展成管状化支气管树的过程若发生异常,不能发展成贯通的管状结构,造成其远端支气管内分泌物潴留、聚集,膨胀而形成囊肿,故该病可发生于气管 – 支气管树的任何部位,其中 85% 发生于纵隔内,大多数位于中后纵隔气管隆凸附近,且多在右侧,其余见于前纵隔、肺实质、胸膜等处。由于支气管芽的分支过程自胚胎第 4 周起,可持续到 14 岁,因而纵隔支气管源性囊肿既可于出生时即有(先天性囊肿),也可在出生后才出现。

心包囊肿起源于原始心包发育不全,心包腹侧壁层间质隐窝组织未能融合,残留发育而形成。其囊壁由纤维结缔组织构成,内衬单层间皮,与胸膜囊肿同称为间皮囊肿。

淋巴管瘤的形成可能与淋巴管 – 体静脉吻合异常导致淋巴回流受阻有关,也可能来源于颈部淋巴管原基,于心包下降时被带入胸内,故可见于纵隔各处,多位于前纵隔中上部。肿块大小不一,可单房或多房或呈蜂窝状,分为颈 – 纵隔型、腋 – 纵隔型、纵隔型及颈 – 腋 – 纵隔型四种类型。

【临床表现】

大多数病例无症状,临床症状主要是病变巨大时压迫所造成,可表现为胸闷、呼吸不畅、吞咽困难等。

【影像学表现】

1. **X 线** 可表现为纵隔占位性病变,轮廓较规则,境界较清晰。

2. **CT**

(1)支气管囊肿:①可发生于纵隔任何部位,以中纵隔邻近气管或大支气管旁多发,右侧气管旁及隆嵴水平最为常见。②多呈圆形或卵圆形,少数呈分叶状,直径大小不一。约 50% 的病变呈典型的囊性密度影,另有近半数的囊肿 CT 值呈软组织样密度,极少数由于囊液为钙化样物质而呈高密度,但同一病例囊肿内容物密度均匀一致,增强后内容物均无强化。③由于囊壁菲薄,故 CT 平扫往往不显囊壁,增强后约 1/3 囊壁可见轻度强化(图 5-8-12)。

(2)心包囊肿:①心包囊肿多见于右侧心膈角区,占 55.3%~70%,左心膈角区次之,占 22%~31.6%,仅有 8%~11.5% 见于其他心脏周围区域。②呈单房囊性肿块,圆形或卵圆形,水样密度。壁薄而均一,边缘光滑。大小为 2~16cm,很少钙化(图 5-8-13)。③囊肿与心包不易分开,与周围组织分界清晰,周围脂肪间隙均存在。④增强后,囊壁及病灶内部均不强化。

(3)淋巴管囊肿:①可位于纵隔的各部分;②呈圆形、椭圆形或不规则形状的肿块影,肿块轮廓清楚光滑,合并感染时轮廓模糊;③内呈水样

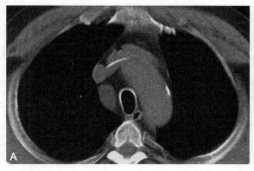
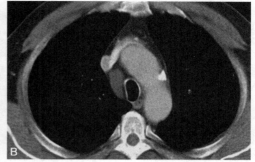

**图 5-8-12　纵隔支气管囊肿**

A. 横断面 CT 平扫图像；B. 横断面 CT 增强图像。中纵隔上腔静脉与主气管可见类圆形囊性低密度影，边界清楚，增强扫描未见明显强化

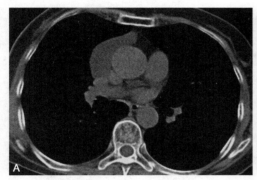
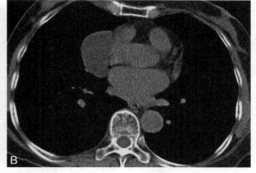

**图 5-8-13　心包囊肿**

A、B. 横断面 CT 平扫图像。升主动脉右前缘可见椭圆形囊性低密度影，边界清楚，内呈均匀水样密度，与心包不易分开

密度，合并感染、出血时，密度可不均匀增高，增强时无强化；④囊内可有分隔，囊壁薄，可强化，无钙化。

3. MRI

（1）支气管囊肿：典型 $T_1WI$ 呈等、稍低信号，$T_2WI$ 呈均匀高信号，境界清晰，增强后囊壁可强化，内容物无强化。如合并感染、钙化，信号可不典型。

（2）心包囊肿：囊内呈长 $T_1$、长 $T_2$ 信号，周围境界清晰。

（3）淋巴管囊肿：常呈长 $T_1$、长 $T_2$ 信号；合并感染、出血时，$T_1WI$ 上信号可增高。

【诊断要点】

在中纵隔气管、大支气管周围出现的囊性或无强化软组织密度病灶，首先要考虑支气管囊肿的可能性，但其无特征性表现。

心膈角区域的囊性病灶如密度均匀，境界清晰，增强无强化，则心包囊肿的可能性较大。

淋巴管囊肿常为无特征性囊性病灶，如囊内

发现均匀分隔，可考虑本病的诊断。

【鉴别诊断】

1. **食管囊肿**　多位于后纵隔脊柱和食管旁，与后纵隔的支气管源性囊肿不易鉴别。

2. **胸腺囊肿**　多位于主动脉弓上水平，两者密度与形态结构相似，与前纵隔支气管源性囊肿鉴别困难。

3. **囊性畸胎瘤**　囊壁较厚，增强可见强化，病变内部有脂肪成分或骨化影，可出现脂肪-液体平面。

4. **淋巴管瘤**　好发于前上纵隔，可呈单房或多房囊状，可跨越多个纵隔分区呈蔓延生长。

# 第六节　神经源性肿瘤

【概述】

神经源性肿瘤在纵隔肿瘤中最为常见，约占纵隔肿瘤的 30%。绝大多数神经源性肿瘤发生于后纵隔脊柱旁沟，紧贴椎体外侧椎间孔附近，部分肿瘤可存在于椎管内。

【病理生理】

神经源性肿瘤根据其组织起源分为三类：周围神经起源的神经鞘瘤、神经纤维瘤及恶性神经鞘瘤；交感神经节起源的神经节瘤、神经节母细胞瘤及神经母细胞瘤；副神经节细胞起源的嗜铬细胞瘤、化学感受器瘤。神经源性肿瘤可发生于任何年龄，但以青年人发病率高。在成年人中以神经鞘瘤最为多见。

【临床表现】

病灶较小时，可无任何临床症状，部分病例可在体检时发现。肿瘤较大可产生压迫症状或神经症状，如胸或背部的疼痛是由于肋间神经、骨或胸壁受压或被浸润；咳嗽和呼吸困难是因为支气管树受压；Pancoast 综合征是臂丛神经受累；Horner 综合征是颈交感链受累；声音嘶哑是肿瘤侵犯喉返神经。有 3%~10% 的患者因肿瘤侵入脊椎，在椎管内呈哑铃状膨胀生长可出现脊髓受压症状，下肢麻木，活动障碍。

【影像学表现】

1. X 线　常为阴性，也可表现为后纵隔肿块。

2. CT　①常位于脊柱旁，呈圆形或椭圆形，境界清晰。②一般密度均匀，与肌肉密度相似，但少数病例因含有脂类物质，其 CT 值可稍低；部分病例可有囊变及钙化（图 5-8-14）。③相邻椎体或肋骨可有边缘光滑的压迹，若肿瘤部分位于椎管内、部分位于椎管外，则椎间孔可扩大。④增强扫描，肿块有不同程度强化。

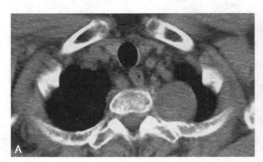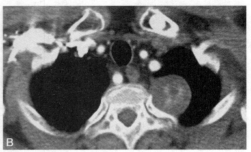
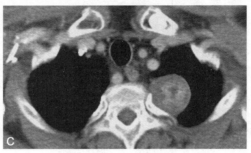

图 5-8-14　后纵隔神经鞘瘤

A. 横断面 CT 平扫图像；B、C. 横断面 CT 增强图像。脊柱左侧旁可见类圆形软组织肿块影，境界清晰，平扫内部密度尚均匀，增强呈不规则环形强化

3. MRI　$T_1WI$ 呈等信号，$T_2WI$ 呈高信号，增强后可见强化。

【诊断要点】

位于后纵隔，可见不同程度强化的肿块，首先要考虑神经源性肿瘤的可能性；如果观察到椎间孔的压迫性扩大，则更符合神经源性肿瘤的诊断。

【鉴别诊断】

后纵隔的支气管囊肿：当蛋白含量高时，其密度较高，CT 平扫与本病表现相似，但增强后不强化，而神经鞘瘤可有强化。

脊膜膨出：为脊膜经椎间孔或伴发的脊柱先天性缺损区突出椎管外形成，肿块内为均一的脑脊液成分，无实性成分也没有强化。

（宋　伟）

# 参 考 文 献

［1］卢光明. 临床 CT 鉴别诊断学. 南京: 江苏科学技术出版社, 2011.

［2］严洪珍. 纵隔影像学解剖与纵隔肿块诊断. 中华放射学杂志, 2001, 35 ( 5 ): 341-352.

［3］孙忠华, 于红, 刘恒顺, 等. 侵袭性胸腺瘤的 CT 诊断及评价. 中华放射学杂志, 1998, 32 ( 1 ): 15-18.

［4］张星, 何国祥. 纵隔肿瘤影像学的特点的探讨. 实用放射学杂志, 2004, 10 ( 24 ): 908.

［5］赵峰, 鞠晓英, 张卓, 等. 胸腺瘤的影像学诊断. 中国医学影像学技术, 2001, 17 ( 9 ): 898-899.

［6］雷晓燕, 刘红娟, 郭佑民, 等. 纵隔囊性病变的 CT 诊断及鉴别诊断. 实用放射学杂志, 2001, 17 ( 8 ): 595-597.

［7］刘甫庚, 潘纪戌, 吴国庚, 等. 成人纵隔淋巴结结核的 CT 诊断. 中华放射学杂志, 2001, 35 ( 9 ): 655-658.

［8］王仁贵, 宾怀有, 那佳, 等. 胸部 Castleman 病的 X 线和 CT 表现与病理对照. 临床放射学杂志, 2002, 21 ( 8 ): 605.

［9］范娣, 王德延. 肿瘤病理诊断学. 第 2 版. 天津: 天津科学技术出版社, 1999.

［10］Kim TJ, Han JK, Kim YH, et al. Castleman disease of the abdomen imaging spectrum and clinic pathologic correlations. Comput Assist Tomogr, 2001, 25 ( 2 ): 207-214.

［11］Tomiyama N, Muller NL, Ellis SJ, et al. Invasive and noninvasive thymoma: distinctive CT features. J Comput Assist Tomogr, 2001, 25 ( 3 ): 388-393.

［12］Tomiyama N, Johkoh T, Mihara N, et al. Using the World Health Organization classification of thymic epithelial neoplasms to describe CT findings. AJR Am J Roentgenol, 2002, 179: 881-886.

［13］Erasmus JJ, McAdams HP, Donnelly LF, et al. MR imaging of mediastinal masses. Magn Reson Imaging Clin N Am, 2000, 8 ( 1 ): 59-89.

# 第六篇 乳 腺

第一章 概述

第二章 乳腺肿瘤

# 第一章 概述

乳腺腺体是受性激素、环境和社会等多种因素影响终身都在发生变化的器官,乳腺的结构与功能在月经初期、妊娠、哺乳、绝经期都存在着不同。在青春期,女性乳房受卵巢合成的类固醇激素——雌激素的影响,乳腺上皮开始形成多个具有末端分支的导管,称为末端导管小叶单元;青春期后,只有极少数的腺泡增殖。在妊娠期,卵巢雌激素浓度增加,乳腺受到雌激素刺激,雌激素控制着导管的延伸;卵巢中的孕激素会增加导管侧面分支;垂体生成的催乳素控制着乳腺泡的发育。这些激素的刺激导致了乳腺泡上皮扩增。只有在催乳素存在下,通过卵巢激素的协同作用,乳腺才可以产生乳汁。婴儿出生后,泌乳的乳腺对雌激素不再敏感;在退缩期,乳腺又开始对雌激素刺激敏感。这时起分泌作用的乳腺泡破碎,乳腺又恢复到和孕前相似但更复杂的结构。如此复杂的组织结构和多种刺激因素的存在,使得乳腺也是肿瘤和其他增生性疾病好发的靶器官。

乳腺癌(breast carcinoma)是一个在世界范围内严重危害女性健康的恶性肿瘤。国际癌症研究机构最新公布的数据表明,2018 年全球约有201 万乳腺癌新发病例,在高和极高人类发展指数(human development index, HDI)的地区其发病率高达 54.4/10 万,死亡率为 11.6/10 万,而中低人类发展指数的地区其发病率为 31.3/10 万,死亡率 14.9/10 万。2019 年中国肿瘤登记年报公布的数据表明,乳腺癌仍是我国女性最常见的恶性肿瘤,2015 年有 30.4 万乳腺癌新发病例,发病率为45.29/10 万,而死亡率位居第五位,约 10.5/10 万,女性乳腺癌的发病则从 30 岁左右开始上升。尽管乳腺癌的预后较好,目前五年生存率为 82.0%,但仍与美国等发达国家存在差距(90.9%),出现这种差距的主要原因是临床就诊早期病例少、早诊率低以及晚期病例临床治疗不规范。因此,乳

腺癌的早期筛查尤为重要。同时随着生活水平的提高,女性对自身的乳房更加关爱和重视,为乳房病变求医者越来越多,因此乳腺影像学的需求呈上升态势。

近年来,乳腺影像学检查技术层出不穷。在我国,乳腺 X 线摄影和超声仍是乳腺病变筛查和诊断的两大主要手段。MRI 具有较高的软组织分辨力和诊断敏感性,有助于显示多中心、多灶性及对侧乳腺病变;MRI 新技术的开发和应用,如灌注成像、弥散加权成像、体素内不相干运动(intravoxel incoherent motion, IVIM)、弥散张量成像、磁共振波谱成像等,为乳腺影像学开辟了广阔的天地。基于深度学习的人工智能(artificial intelligence, AI)在医学影像领域的开发,也逐渐在临床工作中崭露头角。

(周纯武　赵莉芸)

## 第一节　乳腺癌的筛查

乳腺癌是可以通过筛查降低死亡率的常见肿瘤之一。欧美国家进行乳腺癌筛查工作已数十年,积累了很多的经验,并随着医学技术的发展不断进行筛查技术的调整和优化。我国的乳腺癌具有发病早、筛查普及率低等特点,如能早期发现和及时治疗,生存率可进一步提高。在乳腺癌的筛查工作中,应按是否有乳腺癌高危因素制订不同的筛查方案。

### 一、患乳腺癌高危因素的分析

乳腺癌是一种高度异质性的复杂疾病,其发生、发展与遗传因素和非遗传因素密切相关。基因因素、乳腺癌家族史、生育、内分泌因素(包括口服避孕药、绝经后的激素替代治疗)、个人乳腺疾病史、年龄、肥胖、生活方式等均与乳腺癌的发

病风险相关。此外不同的国家、地区、民族和种族，引起乳腺癌发病的风险因素不完全相同，在乳腺癌发病过程中所起的作用存在差异。已有多个国家和地区基于不同的基因及流行病学资料建立了不同人群的乳腺癌风险评估模型，为乳腺癌防治提供依据。目前各种研究认为，乳腺癌的高危因素有：①有明显的乳腺癌遗传倾向者；②既往有乳腺导管或小叶中重度不典型增生或小叶原位癌患者；③既往行胸部放疗者。

对高危个体进行风险预测和筛查，采取有针对性的干预措施，实现高危人群的早发现、早预防和早治疗，可有效降低乳腺癌的发病率，对乳腺癌的防治具有非常重要的意义。

## 二、乳腺癌筛查的影像学技术

用于乳腺筛查的影像学检查主要是乳腺X线摄影（mammography）、超声（ultrasound, US）及MRI等。

目前乳腺X线摄影为乳腺癌早期诊断、筛查的首选检查方式，在检出乳腺的微小钙化灶方面具有其他影像学方法无可替代的优势。欧美国家均以乳腺X线摄影作为筛查手段。meta分析显示，定期乳腺X线摄影普查可使普查人群的乳腺癌死亡风险降低16%。目前对50岁以上妇女进行1次/1~2年的乳腺X线摄影在许多欧美国家已是常规。美国国立综合癌症网络（national comprehensive cancer network, NCCN）的《临床实践指南》和《中国抗癌协会乳腺癌诊治指南与规范（2019年版）》均推荐年龄≥40岁的妇女每年进行乳腺X线摄影。但乳腺X线摄影对致密型乳腺以及近胸壁、腋窝处的病变检测具有局限性。

较传统的屏-片系统，全数字化乳腺X线摄影对致密型乳腺及年轻女性的诊断准确率有显著提高。此外，多项研究结果显示，2D数字乳腺X线摄影联合数字乳腺断层合成技术（digital breast synthesis, DBT）可降低召回率，提高乳腺癌检出率。

超声乳腺检查包括二维超声及彩色多普勒血流成像（color doppler flow imaging, CDFI），具有无创伤、无辐射、操作简便等优势，可在一定程度上反映组织的血流信息，现与乳腺X线摄影一起作为乳腺癌筛查的"黄金搭档"。但超声检查对于设备及检查医师有依赖性，检查的可重复性差，对微小钙化不敏感，且容易遗漏致密型乳腺中的较小病灶。近年来，随着超声技术的发展，超声弹性成像及造影技术开始应用于临床，它们分别通过弹性系数和微血管灌注水平的检测反映组织的硬度和血流灌注信息，提高了超声检查的敏感性和特异性。自动乳腺全容积成像（automated breast volume scanning, ABVS）在保持常规超声诊断能力的同时，实现了图像采集和诊断模式的改变，在乳腺疾病筛查和诊断中有着广阔的前景。

尽管大量研究结果显示，超声检查作为乳腺X线摄影的辅助手段可提高乳腺癌检出率。NCCN指南中不推荐超声用于乳腺癌X线筛查的补充手段。我国女性乳腺密度较西方女性致密，乳腺癌发病年龄高峰相对前移，乳腺X线检查容易漏诊。欧美国家建立的基于乳腺X线检查的筛查模式是否适用于中国有很大的争议。美国放射学会影像学研究（American college of radiology imaging, ACRIN）及北京协和医院牵头的乳腺超声与X线摄影比较的前瞻性随机对照研究均证实，对高危女性乳腺超声筛查的敏感性与X线摄影相当甚至优于X线摄影。而且超声筛查比X线摄影便宜，无辐射，结合中国的国情，部分学者倡导以超声为主的筛查模式。

近年来我国多个地区启动了乳腺癌筛查项目，筛查技术包括临床检查、超声和乳腺X线摄影或联合筛查。但不同筛查项目其目标人群、筛查起止年龄、筛查技术等存在差别，不同研究间评价方法及结果可比性较差，尚不能确定何种筛查方案最适用于我国大陆人群。

乳腺MR检查较其他影像学检查方法具有任意平面成像、无辐射损伤、软组织分辨力高等优势，对于早期乳腺癌、直径<1cm乳腺癌的诊断敏感性、特异性均较高。缺点在于假阳性率高，对导管内癌及微小钙化性病变显示不满意。乳腺MR检查有别于身体其他部位，具有一定的特殊性。针对乳腺MRI的应用，《NCCN临床实践指南：乳腺癌筛查和诊断》及中华医学会放射学分会乳腺学组对检查设备和医师提出要求：乳腺MRI必须采用专门的乳腺相控阵线圈，推荐采用高场强（1.5T及以上）MRI机；对扫描序列熟悉并可优化动态扫描的经验丰富的医生和技术团队；具备

在 MR 引导下进行针吸活检或放置定位导丝的能力。

乳腺 MR 检查的适应证主要是乳腺癌患者的临床分期以及乳腺癌高发危险人群的筛查。乳腺癌患者 MR 检查主要是术前精确评价病灶的范围,是否有同侧乳腺多中心病灶,显示肿瘤与胸壁的关系,评价对侧乳腺正常与否,有利于决定治疗方案,以期改善患者的生存率和减少局部复发的可能;同时检出腋窝淋巴结肿瘤转移。美国癌症协会(America Cancer Society,ACS)和 NCCN 指南共同推荐在高危人群中将乳腺 MRI 检查作为乳腺 X 线摄影的辅助筛查方法。乳腺 MRI 检查可以作为乳腺 X 线检查、乳腺临床体检或乳腺超声检查发现的疑似病例的补充检查措施,可与乳腺 X 线联合用于 *BRCA1/2* 基因突变携带者的乳腺癌筛查。对于一般风险人群,不推荐常规进行乳腺 MRI 筛查。

影像学检查发现乳房肿块,如不能排除恶性肿瘤的可能,应进行影像学介导的穿刺活检以取得组织学证据,包括 X 线、超声或 MRI 引导下穿刺定位及活检。

(周纯武　李二妮)

# 第二节　乳腺影像报告和数据系统

乳腺影像报告和数据系统(breast imaging reporting and data system,BI-RADS®)是第一个影像专用的标准化术语系统,它从影像报告结构、影像术语两大方面来规范乳腺影像报告书写,不仅有效地减少了对于乳腺影像解读和处理建议的沟通误解,更使得收集同行评审和影像检查的质控数据成为可能,这些都有利于提高乳腺诊疗质量。

1992 年在美国国家癌症研究所、美国疾病控制与预防中心、美国食品和药品管理局、美国医学会、美国外科医师学会和美国病理学家学会的协作下,由美国放射学院(American College of Radiology,ACR)于 1993 年注册和出版了第 1 版 BI-RADS®,内容包括报告结构构成、乳腺 X 线征象描述、最终评估分类、相关处理建议的指南。第 1 版 BI-RADS® 还定义了筛查性与诊断性乳腺 X

线之间的区别。1995 年和 1998 年 ACR 发布了更新版本。2003 年 BI-RADS® 第 4 版出版,除原有的乳腺 X 线部分之外,新增了第 1 版乳腺超声与乳腺 MR 部分;同时,为了方便与临床及病理医师的进一步沟通,将 BI-RADS® 4 进一步细分为 4A(低度恶性可能)、4B(介于 4A 和 4C 间)和 4C(高度恶性可能)。

目前使用的最近版本是 2013 版 BI-RADS®(即第 5 版乳腺 X 线 BI-RADS® 第 2 版超声 BI-RADS® 与第 2 版乳腺 MR BI-RADS®),它更加注重不同的检查方法间术语的统一,同时更多地关注了“乳腺密度”这一概念并对乳腺密度的评估分类做了一定修订。根据乳腺检查影像学技术的不同,BI-RADS 系统分别对乳腺病变进行乳腺 X 线摄影、超声和 MRI 的诊断评价分类。对每一种技术都主要按三个部分编排主要内容,这三个部分是术语词典(breast imaging lexicon)、报告系统(reporting system)和使用指南(guidance)。在乳腺 X 线摄影部分还包括了两个附录,即附录 A:乳腺 X 线摄影体位(mammographic views)和附录 B:乳腺 X 线摄影术语分类总结表格(mammography lexicon classification form)。

## 一、BI-RADS® 乳腺 X 线摄影部分

### (一)乳腺 X 线摄影的影像征象

新版 BI-RADS® 以术语词典的形式列出了八类乳腺 X 线摄影影像征象,其中主要的征象包括肿块、钙化、结构扭曲和不对称。

**1. 肿块(mass)**　肿块在两个体位均可见,具有三维立体特征,可看到全部或部分外凸的边缘,中心密度比外周高。如果仅在一张体位上被发现高密度影,应归入“不对称性改变 / 病变”。

需从以下四个方面观察肿块影:大小、形态、边缘和密度。其中边缘征象对判断肿块的性质最为重要。

(1)形态(shape):分三种,卵圆形(oval)、圆形(round)和不规则形(irregular)(图 6-1-1A)。不规则形要除外恶性可能,还要结合其他征象综合考虑。

(2)边缘(margin):“边缘”征象包括以下五种:清晰、遮蔽、小分叶、模糊和毛刺状边缘。

1)边缘清晰(circumscribed):是指超过 75%

的肿块边界与周围正常组织分界清晰、锐利,剩下的边缘可被周围腺体遮盖,但无恶性证据。

2)遮蔽状(obscured):是指肿块被其上方或邻近的正常组织遮盖而无法对肿块边缘作进一步判断,一般用在报告者认为这个肿块的边界是清晰的,仅仅是被周围腺体遮住的情况下。如果征象不够明确,应尽量少用这个描述,可通过局部加压摄影来清晰显示边缘征象后作出判断,以免误诊。

3)小分叶边缘(microlobulated):是指边缘呈小波浪状改变,此描述一般也用于描述可疑病灶。

4)模糊边缘(indistinct):是由于肿块与周围纤维腺体组织无明确分界,且不是由于周围腺体

遮盖所致;此征象多用于提示可疑病灶。

5)毛刺状边缘(spiculated):可见从肿块边缘发出的放射状线影。

小分叶、模糊和毛刺状边缘常为恶性征象(图6-1-1B)。对鉴别"遮蔽"和"模糊"有时会有一定困难,但却是非常重要的,前者多为良性改变,而后者是恶性征象。如果不能肯定病灶的边缘征象,通过局部加压摄影、辗平摄影技术对显示边缘特征是有帮助的。

(3)密度(density):密度是通过肿块与其周围相同体积的乳腺组织相比,分为高、等、低(不包括脂肪密度)和脂肪密度四种描述。大多数乳腺癌呈高或等密度;乳腺癌不含脂肪密度,脂肪密度为良性表现(图6-1-1C)。

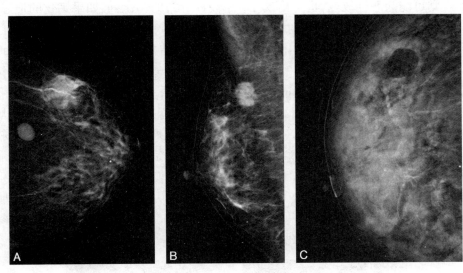

**图6-1-1 乳腺肿块**

A. 乳腺X线摄影左乳CC位片显示外侧近中线区偏后部边缘清晰的椭圆形等密度肿块,病理证实为囊肿;外侧区(近腺体外缘区)中后部另见形态不规则、边缘不清的稍高密度肿块,病理证实为浸润性癌;B. 乳腺X线摄影右乳MLO位片显示右乳外上偏后部高密度、毛刺状边缘的肿块,病理证实为浸润性癌;C. 乳腺内低密度肿块,病理证实为脂肪瘤

**2. 钙化(calcification)** 钙化的分析主要从钙化的形态和分布特征着手。新版首先列出了9类典型的良性钙化,然后列出了可疑钙化的4类形态特点和钙化的5种分布特点。

(1)典型良性钙化:典型良性钙化包括9种表现。①皮肤钙化:较粗大,典型者呈中心透亮改变,不典型者可借助切线投照予以鉴别。②血管钙化:呈管状或轨道状。③粗糙或爆米花样钙化(coarse or "popcorn-like"):直径常大于2~3mm,为纤维腺瘤钙化的特征表现。④粗棒状钙化(large rod-like):连续呈棒杆状,偶可见分支,直

径通常大于0.5mm,可能呈中央透亮改变,边缘光整,沿着导管分布,聚向乳头,常为双侧乳腺分布,多见于分泌性病变。⑤圆形和点状钙化(round punctate):小于1mm甚至0.5mm,常位于小叶腺泡中,簇状分布者要引起警惕。⑥环形钙化(rim):旧称"蛋壳样钙化、中空样钙化"(eggshell or lucent-centered)。环壁较薄(常小于1mm)的钙化,多见于脂肪坏死或囊肿;环壁较厚的钙化,常见于脂肪坏死、导管内钙化的残骸,偶可见于纤维腺瘤。⑦营养不良性钙化:常在放疗后或外伤后的乳腺内见到,钙化形态不规则,多大于

0.5mm，呈中空状改变。⑧钙乳：为囊肿内钙化，在头足轴位（craniocaudal，CC）表现不明显，为绒毛状或不定形状，在90°侧位上边界明确，根据囊肿形态的不同而表现为半月形、新月形、曲线形或线形，形态随体位而发生变化是这类钙化的特点。⑨缝线钙化：是由于钙质沉积在缝线材料上所致，尤其在放疗后常见，典型者为线形或管形，绳结样改变常可见到。

（2）可疑钙化的形态特点：①不定形钙化（amorphous）旧称模糊钙化（indistinct），形态上常小而模糊，无典型特征，弥漫性分布常为良性表现，而簇状分布、区域性分布、线样和段样分布（分布特征见以下描述）需提请临床活检。②粗糙不均质钙化（coarse heterogeneous）多大于0.5mm，形态不规则可能为恶性改变，也可出现在良性的纤维化、纤维腺瘤和外伤后的乳腺中，需结合分布情况考虑。③细小的多形性钙化（fine pleomorphic）大小形态不一，直径常小于0.5mm。④细线样或细线样分支状钙化（fine linear or fine-linear branching）细而不规则的线样，常不连续，直径小于0.5mm，这些征象提示钙化是从被乳腺癌侵犯的导管腔内形成的。

（3）钙化的分布：钙化分布包括以下5种分布方式。①弥漫性（diffuse）：旧称散在分布（scattered），指钙化随意分散在整个乳腺，如果钙化相对均质，且为双侧性分布时，多为良性改变。

但当形态多形性的钙化弥漫分布，尤其是在一侧乳腺内弥漫分布时，恶性改变也不能完全排除。②区域状分布（regional）是指较大范围内（>2cm）分布的钙化，常超过一个象限的范围，但又不能用导管样分布来描写，这种钙化分布的性质需结合钙化形态综合考虑。③团簇状分布（grouped），旧称簇状（clustered）是指至少有5枚钙化占据在一个较小的空间内（<2cm），良恶性病变都可以有这样的表现，要结合钙化的形态综合分析（图6-1-2）。④线样分布（linear）的钙化排列成线形，可见分支点，提示源于一支导管，多为恶性改变。⑤段样分布（segmental）常提示病变来源于一个导管及其分支，也可能发生在一叶或一个段叶上的多灶性癌，尽管良性分泌性病变也会有段样分布的钙化，但如果钙化的形态不是特征性良性时，首先考虑其为恶性。（图6-1-3）。

3. 结构扭曲（architectural distortion） 是指腺体实质正常结构被扭曲但无明确的肿块可见，包括从一点发出的放射状影和局灶性收缩，或者在腺体实质边缘轮廓的扭曲。结构扭曲也可以是一种伴随征象，即可为肿块、不对称致密或钙化的伴随征象。如果没有局部的手术和外伤史，结构扭曲可能是恶性或良性放射状瘢痕的征象，应提请临床切除活检，因为穿刺活检，即便是空心针活检所得的组织对这类病变的正确诊断可能都是不够的。

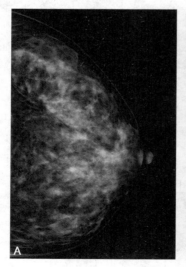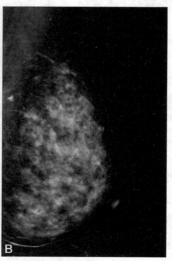

**图6-1-2 团簇状分布的细小多形性钙化**

A、B. 乳腺X线摄影左乳CC位片与MLO位显示左乳内下密集微细钙化簇，钙化灶大小、密度、形态不一。病理证实为以中级别导管原位癌形象为主的浸润性癌

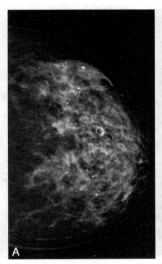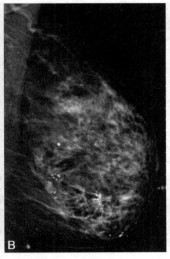

图 6-1-3 段样分布的细线分支样钙化

A、B. 乳腺 X 线摄影左乳 CC 位片与 MLO 位显示：左乳散在多发小环型良性钙化，外下近中心区中部多量细线分支样钙化，呈节段性分布。病理证实为浸润性癌并高级别导管原位癌

**4. 不对称（asymmetries）**：新版 BI-RADS® 中共有四种不对称类型：

（1）不对称（asymmetries）：两侧乳腺正常纤维腺体实质分布不对称（通常仅一个体位可见，其边缘轮廓是凹面的，其内常间杂脂肪组织。多数来源于腺体实质在不同体位和投照角度下的重叠伪影。

（2）大范围不对称（global asymmetries）：此术语的规范中文翻译尚有争议，有翻译为"整体不对称"，亦有译为"宽域性不对称"，该征象强调的是表现为范围较大至少达一个象限的大团状致密影。这个征象需与对侧乳腺组织比较方能作出判断，常代表了正常变异，或为激素替代治疗后的结果。常常表现为一个较大的团状腺体组织，密度较正常乳腺组织为高或可见较明显的导管，无局灶性肿块形成，无结构扭曲，无伴随钙化。一般情况下，这个征象无临床意义，但当与临床触及的不对称相吻合时，则可能提示为病变。

（3）局灶性不对称（focal asymmetries）：不能用其他形状精确描述的致密改变，且较前面所提及的"大范围不对称"征象的范围要小。这个征象在两个投照位置均显示，但缺少真性肿块特有的突出的边缘改变。它可能代表的是一个正常的腺体岛，尤其当其中含有脂肪时。但由于其缺乏特征性的良性征象，往往需要对其做进一步检查，由此可能会显示一个真性肿块或明显的结构扭曲改变（图 6-1-4）。

（4）进展性不对称（developing asymmetries）：对比既往影像学检查，有新发的、变大或更明显的局限性不对称，称为进展性不对称。约 15% 的进展性不对称最终证实为恶性病变。此征象并不常见，一旦发现，需要召回或活检。

**5. 乳内淋巴结** 最常见部位是外上象限，但偶尔也可出现在其他区域。正常淋巴结的典型表现为肾形，可见有淋巴结门脂肪所致的透亮切迹，常小于 1cm。当淋巴结较大，但其大部分被脂肪替代时，仍为良性改变，有时一个淋巴结由于明显的脂肪替代看上去像多个圆形结节影。

**6. 皮肤病变** 如果在两个投照体位上都显示，并与乳腺组织相重叠，则可能会被误认为乳腺内病变，通过放置标记并将皮肤病变转至切线位可帮助鉴别。

**7. 孤立性导管扩张** 乳头后方的管状或分支样结构可能代表扩张或增粗的导管。此种征象少见，如果不同时伴有其他可疑的临床或影像征象，其意义不大。

**8. 相关征象** 常与肿块或钙化或结构扭曲征象并存，也可为不伴有其他异常征象的单独改变。包括以下几种情况：

（1）皮肤凹陷：皮肤被拉到非正常位置处。

（2）乳头凹陷：乳头向内收缩或内陷。

（3）皮肤增厚：分局限性或弥漫性。

（4）小梁增厚：乳腺纤维间隔增厚。

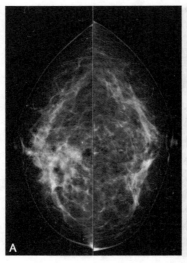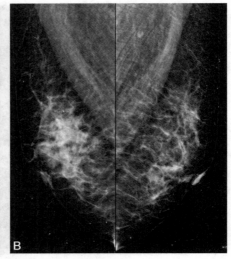

**图 6-1-4　局灶性不对称**

A、B. 乳腺 X 线摄影双乳 CC 位片与 MLO 位显示右乳内上近中线区中后部小
团片状不对称性腺体密度影分布。病理证实为腺病样改变

（5）腋下淋巴结肿大：对肿大的无脂肪替换
的淋巴结需描述，但乳腺 X 线片对肿大淋巴结的
评价是不可靠的。

（6）结构扭曲：可以是一个单独征象，也可
以作为一个合并征象。

（7）钙化：可以是一个单独征象，也可以作
为一个合并征象。

**（二）乳腺 X 线摄影报告系统**

报告系统应力求简洁并完整包括下列几个组
成部分：

1. 检查指征（indication for examination）
本次检查原因（无症状筛查、筛查后召回或诊断
性检查等等）。

2. 对乳房整体组成情况的简要描述（succinct
description of the overall breast composition）
即后述的乳腺密度分类。

3. 清楚地描述任何重要的影像征象（clear
description of any important findings）

4. 与先前的检查的比较（comparison to previous
examination）

5. 评估（assessment）　即对本次乳腺 X
线摄影检查的总体印象进行评估分类，这是 FDA
的强制要求，但 FDA 要求的评估意见中不包括处
理建议。

6. 处理（management）　如有影像学异常
发现，在无临床禁忌的情况下，影像科医师是否建

议活检。

**（三）乳腺 X 线摄影的诊断评估分类与处理
建议**

1. 评估是不完全的　需要进一步的影像学
评估或者与既往检查对比。

0 级：需要其他影像检查进一步评估或与前
片比较。常在普查情况下应用，在完全的影像学
检查后以及与前片比较后则很少用。推荐的其他
影像检查方法包括点压摄影、放大摄影、补充投照
体位摄影、彩色多普勒超声及磁共振成像等。

2. 评估是完全的　最终的评估分类。

1 类：阴性。无异常发现。

2 类：良性发现。

包括钙化的纤维腺瘤、多发的分泌性钙化、含
脂肪的病变（脂性囊肿、脂肪瘤、输乳管囊肿及混
合密度的错构瘤）、乳腺内淋巴结、血管钙化、植入
体、有手术史的结构扭曲等。总的来说并无恶性
的 X 线征象。

3 类：可能是良性发现，建议短期随访。

有很高的良性可能性，期望此病变在短期
（小于 1 年，一般为 6 个月）随访中稳定或缩小来
证实判断。这一级的恶性率一般小于 2%。无钙
化边界清晰密度不高的肿块、局灶性不对称且临
床触诊相应部位未见异常、成簇圆形和 / 或点状
钙化这三种征象被认为良性改变可能大。

对这一级的处理，首先乳腺 X 线摄影短期随

访（6个月患侧），再6个月（双侧，以后均双侧）、再12个月随访至2年甚至更长稳定来证实判断。2~3年的稳定可将原先的3级判读（可能良性）定为2级判读（良性）。这一分级用在完全的影像评价之后，一般不建议用在首次的普查中；对临床扪及肿块的评价用这一分级也不合适；对可能是良性的病变在随访中出现增大，应建议活检而不是继续随访。

4类：可疑异常，要考虑活检。

这一类包括了一大类需临床干预的病变，此类病变无特征性的乳腺癌形态学改变，但有恶性的可能性。这一级别再继续分成4A、4B、4C三个亚类，临床医师和患者可根据其不同的恶性可能性对病变的处理做出最后决定。

4A：包括了一组需活检但恶性可能性较低的病变。对活检或细胞学检查为良性的结果比较可以信赖，可以常规随访或半年后随访。将可扪及肿块的X线表现为边缘清晰而超声提示可能为纤维腺瘤的实质性肿块、可扪及肿块的复杂囊肿和脓肿均归为这一亚类。

4B：中度恶性可能。放射科医师和病理科医师对这组病变穿刺活检结果达成共识很重要。对边界部分清晰、部分浸润的肿块穿刺为纤维腺瘤或脂肪坏死的可以接受，并予随访。而对穿刺结果为乳头状瘤的则需要进一步切取活检予以进一步确认，有一部分这样的病例对切取活检后的组织病理学会成为导管原位癌，甚至浸润性导管癌，也就是穿刺证实的乳头状瘤有一定程度的低估。

4C：更进一步怀疑为恶性，但还未达到5类那样典型的一组病变。形态不规则、边缘浸润的实质性肿块和成簇分布的细小多形性钙化可归在这一亚级中。

对影像判读为4类的，不管哪个亚类，在有良性的病理结果后均应定期随访。

5类：高度怀疑恶性，临床应采取适当措施（几乎肯定的恶性）。

这一类病变有高度的恶性可能性。检出恶性的可能性大于等于95%。形态不规则星芒状边缘的高密度肿块、段样和线样分布的细小线样和分支状钙化、不规则星芒状边缘肿块伴多形性钙化均应归在这一类中。如果有两个或两个以上征象伴发，只要有其中的一个征象提示为恶性，则就

应将其归在这一级别中。

6类：已活检证实为恶性，应采取适当措施。

这一分类用在病理已证实为恶性但还未进行彻底治疗的影像评价上。主要是评价先前活检后的影像改变，或监测手术前新辅助化疗的影像改变。

**（四）新版BI-RADS®中修订和增加的几个部分**

1. **乳腺构成（breast composition）** 亦称乳腺密度（breast density），根据乳腺X线摄影片上纤维腺体组织所占的比例将乳腺构成分为四类，为了不与BI-RADS®诊断评估类别混淆，第5版中乳腺构成的类别以a，b，c和d来表示。新版的BI-RADS®乳腺构成分类中不再规定纤维腺体组织的百分比，这样做是因为乳腺密度的分类和描述主要是为了反映致密纤维腺组织的遮蔽效应，因为BI-RADS®委员会认为在临床上，乳腺密度对于乳腺X线摄影敏感性的影响远大于其对于乳腺癌风险的预测作用。（图6-1-5）

（1）a类：乳腺内几乎全是脂肪组织（the breasts are almost entirely fatty）。

（2）b类：乳腺内散在的纤维腺体密度影（there are scattered areas of fibroglandular density）。

（3）c类：乳腺组织不均匀致密，可能会遮蔽小肿块（the breasts are heterogeneously dense，which may obscure small masses）。

（4）d类：乳腺组织极其致密，可能会使乳腺X线摄影的敏感性减低（the breasts are extremely dense，which lowers the sensitivity of mammography）。

2. **关于乳腺病变的位置（location of lesion）的描述进行了详细规范** 对于病灶位置的描述，鼓励同时采用钟面定位和象限定位两种方法（患者面对检查者的方向），这样还能避免左右侧混淆的可能（比如1点钟对于左侧乳腺的外上象限的区域，但对于右侧乳腺则是内上象限的区域）。对于位置的描述，包括：

（1）侧别（laterity）：左侧或右侧。

（2）位置（quadrant and clockface）：象限定位包括外上象限、外下象限、内上象限和内下象限四个区域。中央区（central）是指各个投照体位上直接位于乳头-乳晕复合体后的区域；乳晕后区（retroareolar）是指靠近乳头的乳房前1/3的中央

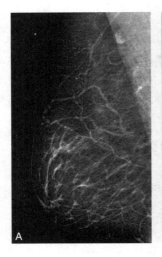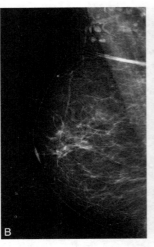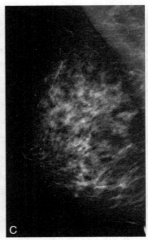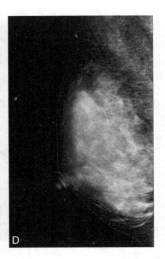

图 6-1-5　不同类型的乳腺构成

A. 乳腺内几乎全是脂肪组织（脂肪型）；B. 乳腺内少量腺体实质分布（少量腺体型）；C. 乳腺内有不均匀致密腺体实质；D. 腺体组织均匀致密（致密型）

区；腋尾区（axillary tail）是指靠近腋窝区的乳腺外上象限部分。四个象限定位分区常与钟面定位结合使用，但后面三个位置区域（即中央区、乳晕后区和腋尾区）不要求额外的钟面定位。

（3）深度（depth）：前 1/3、中 1/3、后 1/3。乳晕下区、中央区和腋尾区不要求深度定位，乳晕后区和中央区均位于乳头乳晕后方，前者指乳头乳晕后方的浅部区域，后者指乳头乳晕后方的深部区域。

（4）（病变）至乳头距离（distance from the nipple）。

## 二、BI-RADS® 乳腺超声摄影部分

### （一）乳腺超声诊断征象

乳腺病变的超声影像征象包括背景回声、肿物、钙化、特殊征象和血管结构等。背景回声可能影响检出病灶的敏感性，分为均匀的背景回声、不均质背景回声；肿物的征象包括形状、方向、边缘、病灶界限、回声类型、后方回声特征和周围组织改变；钙化又分为粗大钙化、微钙化；特殊征象包括簇状微囊肿、复合囊肿、皮内或皮肤表面肿物、异物、乳腺内和腋窝淋巴结；血管结构分布是发现肿物时应用的另一个特征，血管分布模式可为未探及、血管于紧邻病灶处出现和周围组织内血管弥漫增多等。

### （二）乳腺超声诊断评价

#### 1. 未完全的评估

0 类：需要其他影像学检查

#### 2. 最终分类

1 类：阴性。

超声未见异常，如肿块、结构扭曲、皮肤增厚或微小钙化。为了更有信心地确认一下阴性检查结果，可尝试将超声与 X 线摄影所关注区域的表现相结合。

2 类：良性发现。

无恶性征象。包括单纯囊肿、乳腺内淋巴结（也可分类为 1）、乳腺假体、稳定的术后改变和在系列超声检查中无变化考虑可能为纤维瘤的病变。

3 类：可能良性——建议短期随访。

随着临床经验的积累和乳腺 X 线摄影的增多，我们已经知道那些边缘清晰、椭圆形、水平方向、很可能是纤维腺瘤的实性肿块应该具有不到 2% 的恶性可能。虽然多中心数据可能会进一步证实基于超声发现进行随访而非活检的安全性，短期随访作为一种处理措施的应用正在增加。不能触及的复合囊肿和簇生微囊肿也可置于短期随访这一类。

4 类：可疑异常——应考虑活检。

此类病灶为癌的可能性居于中间类别，范围从 3% 到 94%。此类病灶的恶性可能性可以进一步划分为低度、中间或中度可能为癌。通常，判为 4 类的病灶需组织活检。穿刺活检可提供细胞或组织学诊断。

5 类：高度可疑恶性——应采取适当处理措

施(基本确定恶性)。

超声发现的异常病变判为此类需具有95%或更高的恶性可能性,要马上考虑具体治疗。目前随着应用前哨淋巴结成像评价淋巴转移,以及新辅助化疗治疗进展期肿瘤或分化差乳腺癌的应用日益增多,经皮活检常常是影像引导的穿刺活检,可提供组织病理学诊断。

6类:活检已证实恶性——应采取适当处理。

此类型病灶包括经活检证实的未经治疗的恶性病灶,治疗包括新辅助化疗、外科切除或乳房切除术等

### 三、BI-RADS® 乳腺磁共振成像部分

#### (一)乳腺 MRI 影像学病变征象

乳腺 MRI 影像学病变征象包括:肿块性、非肿块性强化病变和点状强化病灶,动态增强的强化曲线模式,病变对称性与否和其他征象。

1. **肿块性病变** 是指三维显示的占位性病变,可从形态、边缘及增强特点几个方面进行分析。肿块形状分为圆形、卵圆形、分叶状及不规则形。除圆形、卵圆形及分叶状以外的都称为不规则形。肿块边缘分为边缘光滑、边缘不规则及毛刺,毛刺征常见于恶性病变或放射状瘢痕。在静脉注入含钆对比剂后肿块增强的模式分为均匀强化、不均匀强化和周边强化。周边强化指肿块周边增强更显著,常见于高级别的浸润性导管癌、脂肪坏死或伴有炎性反应的囊肿。肿块内结构增强的特征表现为:不强化的内部间隔,强化的内部间隔及中心增强。一般认为,边界光滑的圆形或分叶状病变,内部伴有不强化的间隔,是纤维腺瘤的典型表现;而强化的内部间隔常见于恶性病变。中心增强指肿块内部瘤巢的强化比周边更显著,常见于高级别的导管癌和富血管的肿瘤。

2. **非肿块性强化病变** 是指静脉注入钆对比剂后发生于乳腺一定区域内的异常强化,而非发生于肿块内的强化。分析增强后的强化分布特征、内部强化方式有助于理解其病理基础。非肿块性强化病变的分布可分为局灶性、线样、导管样、节段性、区域性、多区域性及弥漫性分布七类。BI-RADS 中对于每一个征象都进行了明确描述,以此来规范标准术语。局灶性分布指病变增强范围局限,小于一个乳腺象限的25%区域。线样分布指病变呈线样增强,与导管走行不一致;导管样分布指线样增强与导管走行一致,可有分支。节段性分布呈三角形或锥形增强,尖端指向乳头,代表导管及其分支的区域;导管样分布或节段性分布的病变可能为导管内癌、浸润性导管癌、不典型导管增生、乳头状瘤或硬化性腺病。区域性分布指较大范围的呈地图样增强,与导管分布区不符。多区域性分布指两个以上大范围的增强区,呈多个地图样或片状增强,与导管分布不符。

3. **点状强化病灶** 是指直径小于5mm的单个或多个小点状增强灶,无法准确描述其形态学特征和准确测量其血流动力学曲线,需结合其他特殊征象的分析判断其临床意义。

4. **病变的对称性** 是指双侧乳腺病变的分布情况。

5. **其他乳腺病变伴随征象** 包括:①没有异常;②水肿;③乳头内陷;④淋巴结肿大;⑤乳头受侵犯;⑥胸大肌受侵犯;⑦平扫显示的导管样高信号;⑧胸壁受侵犯;⑨皮肤增厚(局限性);⑩血肿;⑪皮肤增厚(弥漫性);⑫长的流空信号;⑬皮肤受侵犯;⑭囊性病变。

6. **MRI 动态增强曲线的评价** MRI 动态增强扫描(dynamic contrast enhanced magnetic resonance imaging, DCE-MRI)是静脉内快速团注钆对比剂后快速多期扫描,要求至少每分钟采集一次,持续至7分钟,然后测量评价局部组织的血流动力学改变用于诊断的影像学技术。正确测量、描述病变的血流动力学表现是鉴别其良恶性的前提。感兴趣区(region of interest, ROI)应选取病变中强化最快、最可疑的区域。对曲线的分析包括两个部分:早期强化特征和延迟期强化特征。早期是指注射对比剂2分钟以内或曲线开始变化之前,早期上升速率分为缓慢、中度及快速增强;延迟期是指注射对比剂2分钟后或曲线开始变化之后,分为渐进型、平台型、流出型。流出型和平台型多见于恶性肿瘤,而渐进型通常见于良性病变如纤维腺瘤、瘢痕和激素相关的良性病变。Veltman 等认为,如果病变早期呈快速或中速增强而延迟期呈平台型或流出型,应高度怀疑为恶性,流出型曲线的恶性可能性为87%。Goto 等研究认为 DCE-MRI 对鉴别良恶性病变的敏感性很高,但是特异性相对低。

## （二）乳腺 MRI 诊断评价分类

对乳腺 MRI 进行诊断评价时，首先应对乳房内纤维腺体组织进行大体评估，目的是提示其他检查所发现的病变可能被正常腺体组织所掩盖的相对可能性。乳房构成类型：①乳房几乎全部为脂肪；②乳房由散在的纤维腺体组织构成；③乳房由不均质的纤维腺体和脂肪组织构成；④乳房大部分为纤维腺体组织。乳腺 MRI 诊断分类如下：

### 1. 未完全的评估

0 类：需要进一步影像学评估

### 2. 最终分类

1 类：阴性。

没有发现异常强化；建议常规随访。没有可以评说的表现。双乳对称并且没有增强肿块、结构扭曲，或没有出现可疑的强化区域。

2 类：良性发现。

该类别可以用于一些良性发现，如透明样变的非强化的纤维腺瘤、囊肿、陈旧的非强化瘢痕；含脂肪的病变，如油样囊肿、脂肪瘤、积乳囊肿和混合密度的错构瘤。阅片者可以描述带有植入体的乳房而仍然给出没有恶性征象的结论。

3 类：可能良性发现——建议短期随访。

该类别的影像发现与恶性病变有很大的区别，应当具有很高的可能性为良性病变，不认为随访过程中会发生变化，但是放射科医生仍然倾向采用短期随访来证实其稳定性。研究数据表明，短期随访是有效的，而当前多数处理方法是凭直觉。随着有关随访的正确性、随访的间隔时间，以及何种影像学发现需要随访等的数据积累并日渐丰富，这一类别可能会得到进一步修订。

4 类：可疑异常——应当考虑活检。

这些是没有典型乳腺癌的形态特征但是的确具有低到中等度恶性可能性的病变。放射科医生有足够的理由来关注并敦促患者进行活检。如有可能，有关的可能性应当被提到，以帮助患者和医生决定最终所采取的措施。

5 类：高度可疑恶性——采取适当措施（几乎确定是恶性）。

这些影像发现具有高度恶性病变的可能性。

6 类：已知活检证实恶性——采取适当措施。

组织学已经确诊为乳腺癌，病变在 MRI 影像得到确认，并与先前活检的病变相符合。

（杨 帆）

# 参 考 文 献

[1] 郑荣寿,孙可欣,张思维,等.2015 年中国恶性肿瘤流行情况分析.中华肿瘤杂志,2019,(41)1:19-28.

[2] Bray F, Ferlay J, Soerjomataram I, et al. Global cancer statistics 2018: GLOBOCAN estimates of incidence and mortality worldwide for 36 cancers in 185 countries[J]. CA Cancer J Clin, 2018, 68(6): 394-424.

[3] 中国抗癌协会乳腺癌专业委员会。中国抗癌协会乳腺癌诊治指南与规范（2017 年版）.中国癌症杂志,2017, 27(9): 695-759.

[4] McDonald ES, Oustimov A, Weinstein SP, et al. Effectiveness of digital breast tomosynthesis compared with digital mammography: outcomes analysis from 3 years of breast cancer screening. JAMA Oncol, 2016, 2(6): 737-743.

[5] Berg WA, Bandos AI, Mendelson EB, et al. Ultrasound as the primary screening test for breast cancer: analysis from acrin 6666. J Natl Cancer Inst, 2016, 108(4), djv367.

[6] Shen S, Zhou Y, Xu Y, et al. A multi-centre randomised trial comparing ultrasound vs mammography for screening breast cancer in high-risk chinese women. Br J Cancer, 2015, 112(6): 998-1004.

[7] 王乐,石菊芳,黄慧瑶,等.我国乳腺癌筛查卫生经济学研究的系统评价.中华流行病学杂志,2016, 37 (12): 1662-1669.

[8] 中华医学会放射学分会乳腺学组.乳腺 MRI 检查共识.中华放射学杂志,2014, 48(9): 723-725.

[9] Rao A.A.A Pictorial Review of Changes in the BI-RADS Fifth Edition. Radiographics, 2016, 36(3): 623-639.

[10] Spak D.A. BI-RADS ® fifth edition: A summary of changes. Diagnostic and Interventional Imaging, 2017, 98(3): 179-190.

[11] Erguvan-Dogan, B. BI-RADS-MRI: a primer. AJR Am J Roentgenol, 2006, 187(2): W152-160.

[12] Kinkel, K. The never-ending success story of BI-RADS. Diagnostic and Interventional Imaging, 2017, 98(3): 177-178.

# 第二章 乳腺肿瘤

## 第一节 乳腺纤维腺瘤

### 【概述】

乳腺纤维腺瘤（fibroadenoma of breast，FA）是乳腺最常见的良性肿瘤，约占乳腺良性疾病的四分之三，主要是内分泌失调引起的上皮和间质均参与的肿瘤性增生，以纤维组织为主并伴有腺体增生的良性肿瘤。乳腺纤维腺瘤主要好发于青年女性，其发病年龄从儿童到超过70岁，60%以上的患者在30岁以下，其中20~25岁最多见，月经初潮前及绝经后女性少见。乳腺纤维腺瘤发生癌变的概率极低，绝大多数的乳腺纤维腺瘤都是良性的，主要由于卵巢功能旺盛，雌激素水平相对或者绝对水平过高引起乳腺上皮组织和纤维组织过度增生，结构紊乱，形成肿瘤，同时也与饮食习惯有一定关系。

### 【病理生理】

乳腺纤维腺瘤主要是发生于乳腺小叶内纤维组织和腺上皮的混合瘤，根据瘤体的生长部位、体积大小、生长特点、组织结构和成分的多少，又可将乳腺纤维腺瘤分成以下类型：①腺瘤样纤维腺瘤；②管内型纤维腺瘤；③管周型纤维腺瘤；④囊内纤维腺瘤；⑤混合型纤维腺瘤；⑥巨大纤维腺瘤；⑦多型性纤维腺瘤；⑧副乳腺纤维腺瘤等。

大体检查：纤维腺瘤有假包膜，与周围乳腺组织分界清楚，通常呈圆形或卵圆形，也可呈分叶状，切面肿瘤膨胀性生长，多呈灰白色并可见小的斑点状灰黄或灰红色质软区域，常可见裂隙。肿瘤大多直径<3cm，体积较大的纤维腺瘤（>10cm）常见于青春期女性，又称为巨大纤维腺瘤。

镜下所见：纤维腺瘤既有上皮又有间质成分，其组织学特征取决于哪种成分为主。上皮成分形成界线清楚的腺样和导管样腔隙，被覆立方或柱状上皮。间质成分由结缔组织构成，含有不等量

的酸性黏多糖和胶原。在陈旧性病变和绝经后患者，间质可发生玻璃样变、钙化。按纤维腺瘤内纤维和上皮成分的增生程度及相互交织的形态方式，可将纤维腺瘤分为3个基本类型。各型之间无绝对界限，几种类型可在同一肿瘤内共同存在。各类型间的生物学特征亦无本质性差别。①管周型纤维腺瘤：腺体成分较多，增生的腺体成分大小不一，可呈圆形，腺管细长可伴有弯曲或分支。腺体由两层细胞构成，内衬单层立方上皮或柱状上皮，外为胞质透亮的肌上皮。增生的纤维组织围绕在腺管周围，大多较疏松而纤细，伴有黏液变性或为较致密的纤维组织，或伴胶原化或玻璃样变性。纤维组织增生的结果是从周围挤压腺管，但不突入管内。②管内型纤维腺瘤：特点为增生的纤维组织压迫腺管，使其变长，弯曲变形，有时呈狭长分支状裂隙，在瘤组织横切面上，好似纤维组织伸入管内，故名为管内型纤维瘤，实际上纤维组织仍在管外。腺管上皮因受挤压往往萎缩变扁或消失。如果发生在大导管旁的纤维腺瘤可突入高度扩张的大导管腔内形成囊内型纤维腺瘤，亦属于管内型纤维瘤的一种。肿块的外面被覆一层囊壁，囊内纤维腺瘤有蒂与囊壁相连，肿块可从囊内完整翻出，扩张的导管内衬单层立方上皮或扁平上皮。③腺病型纤维腺瘤：主要表现为腺管增生和少量的纤维组织。

纤维腺瘤的间质形态多样，但基本保持同质性。间质的细胞密度与肿块大小无关。少见的间质类型包括平滑肌化生，还可见到脂肪分化，具有多个深染细胞核的巨细胞，这些细胞并不影响病变的临床过程。绝经后女性常见骨软骨化生。有时可见明显的黏液变。纤维腺瘤的上皮成分可以发生鳞状化生、囊肿、导管增生、腺病和大汗腺化生。

复杂性纤维腺瘤是指纤维腺瘤伴有乳腺其他增生性改变，如硬化性腺病、腺病、乳头状大汗腺

化生、导管上皮增生、直径大于 3mm 的囊肿或上皮钙化等,约占 50%。可见明显的上皮增生。其发生乳腺癌的危险性较普通型纤维腺瘤高。

幼年性纤维腺瘤(juvenile fibroadenoma)占所有纤维腺瘤的 4%,多数患者年龄小于 20 岁。显微镜下,幼年性纤维腺瘤以细胞丰富的间质和上皮增生为特征,形态常为管周型。

纤维腺瘤在妊娠和哺乳期可发生部分、次全或全部梗死。有人认为是可能由于乳腺代谢活动增加而相对供血不足所致。

【临床表现】

纤维腺瘤是乳腺最常见的良性肿瘤,在无症状女性中其发生率高达 25%。肿瘤起源于终末导管小叶单位的上皮和间质。其发生可能与乳腺组织对雌激素反应过强有关。其发病年龄从儿童到超过 70 岁,平均年龄约 30 岁,中位年龄约 25 岁。

患者最常见的症状为自检到无痛、质硬、边界清楚的孤立肿块,质坚硬有韧性,表面光滑,与周围无粘连,可推动,活动度好,与皮肤及深方组织无粘连。纤维腺瘤瘤体初期常较小,且生长缓慢,大多数瘤体直径在 1~3cm,超过 5cm 的较少见。通常位于单侧,好发于乳房的外上象限(75%),约 20% 为单侧或双侧多发。大多数患者均无明显自觉症状,多是在洗澡或体检时发现。部分患者有轻微疼痛,但不影响生活学习。其疼痛一般与月经变化无关,仅少数疼痛在月经前加重,月经后减轻;部分患者月经有紊乱现象。在妊娠或哺乳期的纤维腺瘤可有增大,但哺乳后可逐渐恢复到原先大小。有少数急骤增大,称巨纤维腺瘤,一般无腋窝淋巴结肿大。如果静止多年后肿瘤突然迅速增大,出现疼痛及腋窝淋巴结肿大等表现,要高度怀疑已经发生恶变。

纤维腺瘤是否增加乳腺癌的相对风险取决于病变上皮增生的程度(复杂性纤维腺瘤)、周围乳腺组织的增生以及乳腺癌的家族史。

纤维腺瘤在临床上将其分为 3 型:

1. **普通型纤维腺瘤** 此型最多见,瘤体较小,一般在 3cm 以内,很少超过 5cm,生长缓慢。

2. **青春期纤维腺瘤** 月经初潮前发生,临床上较少见,特点为生长较快,瘤体较大,病程在 1 年左右即可占据整个乳腺,最大可达 20cm,使乳腺表皮紧张,发亮,静脉扩大曲张,似恶性肿瘤,但并不与皮肤粘连,不痛,活动,腋窝淋巴结不肿大。

3. **巨纤维腺瘤** 也称为分叶型纤维腺瘤,分叶状囊肉瘤。此型肿瘤可生长较大,可达 10cm 甚至更大,多见于青春期或绝经前期。

【影像学表现】

乳腺 X 线和超声检查是纤维腺瘤的主要影像学诊断方法,而 MRI 检测则有助于进一步确诊及鉴别诊断。

1. **X 线** 纤维腺瘤通常表现为:①圆形或卵圆形肿块,亦可呈分叶状,轮廓及边缘光滑整齐;密度近似或稍高于正常腺体密度;肿块周围有时可见晕圈征(图 6-2-1),是由于肿瘤压迫周围的脂肪组织所形成。②部分肿瘤内可见钙化,位于边缘部分或中心;可呈蛋壳状、粗颗粒状、树枝状或爆米花样;钙化可逐渐发展,相互融合为大块状钙化或骨化,而占据肿块的大部或全部。

纤维腺瘤的 X 线检出率因肿瘤的发生部位、大小、病理特征、钙化情况及乳腺本身类型而异,

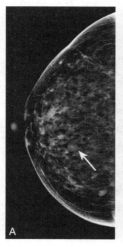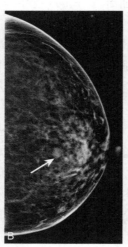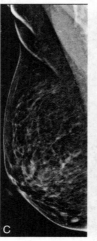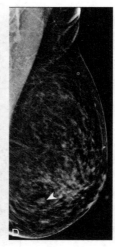

图 6-2-1 乳腺纤维腺瘤
乳腺 X 线检查(MG),A. 右乳 CC 位;B. 左乳 CC 位;C. 右乳 MLO 位;D. 左乳 MLO 位。患者为女性,23 岁,体检发现左乳肿块,左乳晕外后方见一边缘光整、高密度的椭圆形肿块(箭),肿块后方见低密度的晕圈征(箭头)。病理:左乳纤维腺瘤

如发生在致密型乳腺中,由于纤维腺瘤的密度近似于周围正常腺体组织,缺乏自然对比而呈假阴性,此时行乳腺三维X线摄影(DBT)或MRI检查可更加清晰地显示肿块边缘、血供情况,有助于正确诊断。但X线检查对于脂肪型乳腺中的纤维腺瘤检出率非常高。

2. 超声　纤维腺瘤声像图常表现为:①圆形或卵圆形,边缘光滑锐利,界限清楚,横径通常大于纵径;有时可见包膜回声;内部为均匀或比较均匀的低回声,可伴有光点,肿块后方回声正常或增强,常有侧方声影。②CDFI显示病变内通常无彩色血流或血流较少。③少数纤维腺瘤由于大量

的胶原纤维增生或钙化而显示肿块后方声影以及形态不规则的内部不均匀回声,超声容易误诊为乳腺癌,故要结合临床判断。

3. MRI　纤维腺瘤的MRI表现:①与其组织成分有关,平扫$T_1WI$上,肿瘤多表现为低信号或中等信号圆形、卵圆形或分叶状肿块,边界清晰;$T_2WI$上,依肿瘤内细胞、纤维成分及含水量不同而表现为不同的信号强度,纤维成分含量多的纤维腺瘤信号强度低,而细胞及水含量多的纤维腺瘤信号强度高;大多数纤维腺瘤内有胶原纤维形成的分隔(图6-2-2),其在$T_2WI$上表现为低或中等信号强度,此征象为纤维腺瘤较特征性表现;发生在年轻

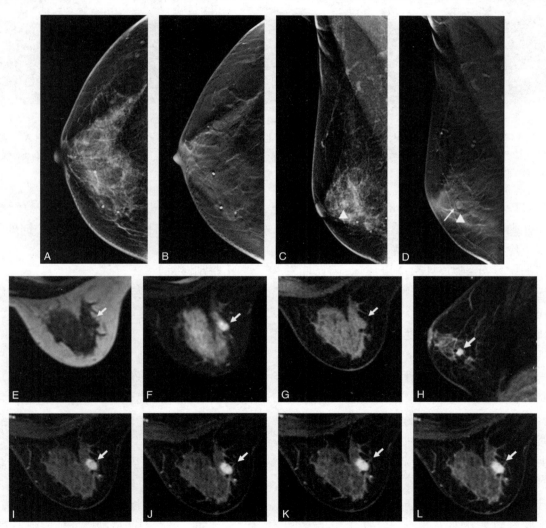

**图6-2-2　乳腺纤维腺瘤**

A、C. 乳腺X线检查(MG),A图为CC位,C图为MLO位;B、D. 数字乳腺断层融合X线成像DBT检查(TOMO),B图为CC位,D图为MLO位;E~L. MRI检查,E图为$T_1WI$,F图为$T_2WI$,G图为增强前蒙片,H图为延迟矢状位,I图为增强第一期,J图为增强第二期,K图为增强第三期,L图为增强第四期。患者女性,57岁,MG示右乳外侧中带高密度卵圆形肿块,部分边缘遮蔽,DBT示右乳外侧中带见一高密度卵圆形肿块(三角形标记),边缘清楚,大小约8mm×9mm,内见低密度分隔(白箭)。MRI示:右乳外下中带见一卵圆形肿块(白箭),边界清楚,大小约10mm×6mm,$T_1WI$稍低信号,$T_2WI$高信号,增强后明显强化,呈持续性强化,内见低信号分隔。术后病理:(右乳肿块)纤维腺瘤

女性的纤维腺瘤通常细胞成分较多,而老年女性的纤维腺瘤纤维成分较多。②钙化灶在 $T_1WI$ 和 $T_2WI$ 上均呈无信号。③DWI 检查,纤维腺瘤的 ADC 值多较高。④动态增强 MRI 检查,纤维腺瘤表现各异,但大多数表现为缓慢渐进性的均匀强化（图 6-2-3）或由中心向外围扩散的离心样强化;少数肿瘤亦可呈快速显著强化,有时难与乳腺癌鉴别。所以乳腺纤维腺瘤的准确诊断除依据强化程度、时间 – 信号强度曲线类型外,还需结合病变平扫 MRI 及 DWI 表现进行综合判断,以减少误诊。

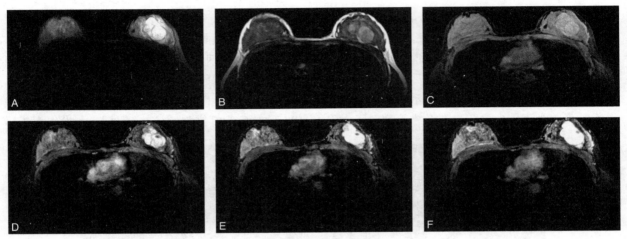

**图 6-2-3　乳腺纤维腺瘤**

患者女性,43 岁,体检发现左乳肿块,乳腺 MRI 显示左乳内上中带一边界清楚、边缘小分叶状椭圆形肿块,A. $T_2WI$ 高信号,内见低信号分隔;B. $T_1WI$ 等信号;C. 增强扫描前为稍高信号;D~F. MRI 增强第一期、第二期、第三期,增强后呈持续强化。病理:左乳纤维腺瘤

4. CT　除了乳腺 X 线、B 超及 MRI 外,CT 对乳腺纤维腺瘤也有一定的诊断意义。CT 对纤维腺瘤的检出及诊断能力要优于钼靶片。CT 具有较高的密度分辨力,且系体层成像,因而能发现一些被致密腺体遮蔽的纤维腺瘤。纤维腺瘤的 CT 表现:①平扫表现为圆形、类圆形或分叶状肿块,轮廓整齐,边缘光滑,密度一般较淡,部分肿瘤内伴钙化。肿块内的钙化一般可清晰显示,肿块密度一般为 15~20HU。当肿瘤发生在致密型乳腺内时,由于密度与腺体组织接近,CT 平扫常常漏诊。②CT 增强扫描,纤维腺瘤一般仅有轻度、均匀强化,强化后 CT 值常增高 30~40HU。但少数血供较为丰富的纤维腺瘤亦可有较明显的强化而类似于乳腺癌的表现。

【诊断要点】

乳腺纤维腺瘤的诊断要点是:①患者多为 40 岁以下的年轻女性,无明显症状,常为偶然发现;②X 线检查表现为类圆形肿块,边缘光滑、锐利,可有分叶,密度均匀且近似或稍高于正常腺体密度,部分瘤内可见粗颗粒状钙化;③多数纤维腺瘤在 $T_2WI$ 上可见内部呈低或中等信号分隔的特征性表现;④MRI 增强检查,大多数纤维腺瘤表现为缓慢渐进性均匀强化或由中心向外围扩散的离心样强化。

【鉴别诊断】

乳腺纤维腺瘤与常见的乳腺癌鉴别:①乳腺癌患者的年龄多在 40 岁以上,常有相应的临床症状;②X 线检查,乳癌形态不规则,边缘不整,常有毛刺,密度较高,钙化多细小;③MRI 动态增强检查,乳腺癌信号强度常具有快速明显增高且快速减低的特点,强化方式也多由边缘向中心渗透呈向心样强化,DWI 上大多数乳腺癌 ADC 值较低。

巨大乳腺纤维腺瘤也需要与乳腺叶状肿瘤相鉴别,由于两者均是纤维上皮性肿瘤,临床表现与影像学表现均有相似之处,且有文献报道两种病变可同时存在,但两种肿瘤处理原则不同,其鉴别要点为:①叶状肿瘤好发于 40~50 岁的女性患者,其生长较为迅速,尤其是长期稳定的乳腺肿块短时间内迅速增大为其特点,大多数纤维腺瘤起初生长较快,之后生长缓慢;②多次手术原位复发的"纤维腺瘤"以及迅速增大的肿瘤导致皮肤变薄,静脉怒张,甚至局部皮肤溃烂和迁延不愈的创口等表现多应考虑为叶状肿瘤;③X线检查,叶状肿瘤常常较大,呈分叶状,边界较清,大者形态呈波浪形多囊状,巨大肿瘤几乎充满整个乳房。④B超检查,叶状肿瘤常表现为圆形,边界清楚,含裂隙或囊腔的包块,有时伴粗糙的钙化;⑤MRI检查,叶状肿瘤内部信号常不均,$T_1WI$ 低信号为主,$T_2WI$ 多为等信号或不均匀较高信号,瘤内可伴有出血、坏死或黏液变,其信号发生相应变化;增强扫描实性部分呈明显强化,囊腔和分隔显示更加明显,延迟相肿瘤呈不均匀强化。

另外致密性积乳囊肿也应与乳腺纤维腺瘤鉴别,前者有产后有积乳病史,后者密度较前者低,可有分叶状改变。超声显示致密性积乳囊肿为囊性均质的低回声区,后方声影减弱。

【治疗】

乳腺纤维腺瘤主要依靠手术治疗,不同的患者根据年龄及个体情况选择不同的时机及方式。

对于 40 岁以下的患者若临床体检、影像学检查及穿刺活检均提示良性肿瘤,为了保持其乳房的外形美观,一般建议以三联检查随访,但必须告知患者延误诊疗的可能性。对于这部分人群,出现以下情况时建议手术:①患者强烈要求手术,以明确病理性质,消除心中疑虑。②肿块在某次随访过程中增大明显。③未孕妇女计划怀孕前,或妊娠时发现的肿块。妊娠与哺乳可能导致肿瘤生长甚至恶变,为避免妊娠期乳房肿块给诊断和治疗带来困难,建议手术治疗。④患者有乳腺癌的高危因素,临床需要明确病理性质的。⑤其他临床医生觉得应该手术的时机。

对于 40 岁以上的患者,一旦临床体检、影像学检查及穿刺活检确诊为乳腺纤维腺瘤,应及时手术治疗,手术应切除肿瘤周围部分腺体以预防复发。

手术切口的选择:根据肿瘤的不同部位决定不同的手术切口。乳晕附近的肿瘤可取环乳晕弧形切口,皮内缝合切口,伤口恢复后瘢痕不易察觉。乳房下部的肿块可沿乳房下缘行弧形切口,这样伤口更为隐蔽。年轻患者若肿瘤 <3cm 可行微创旋切术,该手术为微创手术,通常在乳腺边缘较为隐蔽的部分选取 5mm 左右的微小切口,术后几乎不留瘢痕,经过加压包扎以及无菌技术的应用,术后出血、感染等并发症亦可避免。但微创旋切术在应用中需要注意患者的凝血功能;是否月经、哺乳或者怀孕期;肿块是否 >3cm(因为不易切除彻底)。乳房较小且肿块过于靠近皮肤或乳头、胸壁,也会影响切除效果。

乳腺纤维腺瘤是一种生长缓慢的良性肿瘤,如按上述方法完整切除,预后良好,多数不复发。但由于致病的内分泌环境持续存在,10% ~25% 患者,可同时多发,也可先后多发,不应该将这种多发性倾向视作复发。

# 第二节 乳 腺 癌

【概述】

乳腺恶性肿瘤中约 98% 为乳腺癌( breast carcinoma )。我国乳腺癌发病率较欧美国家低,但近年来在大城市中的发病率呈逐渐上升趋势。无论是发达国家还是发展中国家,乳腺癌已成为女性发病率及死亡率最高的恶性肿瘤,严重威胁着女性的健康。乳腺癌通常为单发,但也可为多发、双侧性,或发生于副乳。乳腺癌的病因尚不清楚。乳腺是多种内分泌激素的靶器官,其中雌酮及雌二醇与乳腺癌的发病有直接关系,20 岁以后发病率逐渐上升,45~50 岁较高。月经初潮年龄早、绝经年龄晚、不孕及初次足月产的年龄晚与乳腺癌发病均有关。另外,营养过剩、肥胖、脂肪饮食,可加强或延长雌激素对乳腺上皮细胞的刺激,从而增加发病机会。环境因素及生活方式与乳腺癌的发病有一定关系。

【病理生理】

病理上通常将乳腺癌分为三类:①非浸润性癌;②浸润性非特殊型癌;③浸润性特殊型癌。

1. 非浸润性癌 乳腺癌病变仅局限于乳腺导管或乳腺腺泡内,并未突破基底膜时称非浸润性癌。可分为小叶原位癌和导管内癌。

1)小叶原位癌:起源于小叶导管及末梢导管上皮的癌,约占乳腺癌的 1.5%。切面呈粉红色半透明稍硬颗粒状区,病变大多呈多灶性,癌细胞体积较大,形态一致,但排列紊乱,导管周围基底膜完整,常累及双侧,发展缓慢。

2)导管内癌:发生于中心导管的原位癌,病变累及导管范围广或呈多中心,散在分布,切面呈颗粒状带灰白或淡黄色小点，犹如皮肤粉刺样内容物。

**2. 浸润性非特殊型癌** 根据癌组织和间质组织分为：单纯癌、硬癌、髓样癌。

1）单纯癌：约占乳腺癌 50% 以上。癌组织主质和间质成分接近，癌细胞常集聚成小巢，片状或粗索状。

2）硬癌：癌巢小而少，间质结缔组织多，质地硬。约占乳腺癌总数的 1%。

3）髓样癌：约占乳腺癌的 10%~20%。瘤体可达巨大体积，切面灰白色，中心部常有坏死。根据间质中淋巴细胞浸润程度的不同，可分为两个亚型：淋巴细胞浸润少的为非典型髓样癌，浸润多者为典型髓样癌。

**3. 浸润性特殊型癌** 分为乳头状癌、黏液腺癌、湿疹样癌。

1）乳头状癌：大导管内癌，极少由大导管内乳头状瘤演变来，多见于 50~60 岁妇女，肿块单发或多发，部分有乳头溢液，大多血性，溢液涂片可找到癌细胞。切面呈棕红色结节，质脆，结节内有粉红色腐肉样或乳头状组织。此癌生长缓慢，转移也较晚。

2）黏液腺癌：又名胶样癌，较少见。发病年龄大，生长缓慢，境界清楚，切面半透明胶冻样物，癌组织中含有丰富黏液，恶性程度较低，腋下淋巴转移较少见。

3）湿疹样癌：又称乳腺派杰氏病。此癌形态上特征为：乳头、乳晕皮肤呈湿疹样改变和表皮内出现一种大而有特征性的派杰氏细胞。

乳腺癌的不同病理类型，其预后情况不同，原位癌预后良好，其次是早期浸润癌，浸润癌的预后较差，其中，浸润性特殊癌的预后优于浸润性非特殊癌。不同的病理类型对于临床治疗方案的选择有重要意义。

**【临床表现】**

乳腺癌好发于绝经期前后的 40~60 岁妇女，仅约 1% 的肿瘤见于男性。临床通常表现为乳腺肿块、伴或不伴疼痛，也可有乳头回缩、乳头溢血等，肿瘤广泛浸润时可出现整个乳腺质地坚硬、固定；腋窝及锁骨上有时可触及增大的淋巴结，也可发生纵隔淋巴结、肝脏、骨等转移而出现相应的症状和体征。

导管原位癌临床表现通常较隐匿，可触及的肿块仅占约 10%。小叶原位癌临床常无特征性表现，多数病例是因其他乳腺疾病就诊时偶然发现。浸润性导管癌以乳腺疼痛为主要症状，一般在月经来潮前加重，经后疼痛减轻或消失，大多数疼痛位于乳腺外上侧，也可呈双乳弥漫性胀痛。浸润性小叶癌多见于中老年女性，早期多无临床症状和体征，有时较大肿瘤也难以触及；典型的临床征象：触到局限性分叶状肿块或广泛的韧硬区域。黏液癌常见于绝经后妇女。单纯型黏液癌病程进展缓慢，临床多能触及圆形肿块，边界清，移动性良好，很少发生腋窝淋巴结转移，易误诊为良性肿瘤。炎性乳腺癌临床特点主要为急性炎症的表现，乳房增大、沉重、有张力、疼痛、皮温增高、红斑，皮肤早期呈红色或紫红色，皮肤广泛水肿、增厚及橘皮样外观，早期即可向腋下及锁骨上淋巴结转移。一般认为皮肤红肿范围占到乳腺的 1/3 可作为临床诊断标准。

**【影像学表现】**

乳腺 X 线和超声检查为乳腺癌的主要影像检查技术。MRI 对乳腺癌的诊断、术前分期及临床选择适当的治疗方案非常有价值，是 X 线和超声检查的重要补充手段。数字乳腺断层合成 X 线成像（DBT）新技术，减少传统 X 线图像中的乳腺肿块与纤维腺体组织的重叠，有利于乳腺癌的显示和检出。

**1. X 线** 乳腺癌常见的 X 线表现包括肿块、钙化、肿块伴钙化、结构扭曲或结构扭曲伴钙化等：①肿块是乳腺癌常见的 X 线征象，其显示率因乳腺本身类型及肿瘤病理类型而异，在脂肪型乳腺显示率高，而在致密型乳腺显示率则相对较低；肿块的形状多呈不规则形或卵圆形；肿块的边缘多呈小分叶、毛刺或模糊，或兼而有之；肿块密度通常高于同等大小的良性肿块，其内可有多发细小钙化。②钙化是乳腺癌另一个常见的 X 线征象，形态多呈细小多形性、线样分支样，大小不等，浓淡不一；分布上常集群样、线样或段样走行；钙化可单独存在，亦可位于肿块内或外；钙化的形态和分布是鉴别良、恶性病变的重要依据，大多数导管原位癌就是由乳腺 X 线检查发现特征性钙化而明确诊断的，而临床触诊并无肿块。③部分乳腺癌亦可表现为乳腺结构扭曲或局灶性不对称。④此外,还可见与乳腺癌相伴随的异常征象包括导管征、血供增加、皮肤增厚和局限凹陷、乳头内陷和淋巴结增大等。⑤数字乳腺断层合成X线成像对诊断表现为肿块伴毛刺及结构扭曲的乳腺癌具有优势。

2. **超声** ①肿块形态不规则,纵径(前后径)通常大于横径,与周围正常组织分界不清,边缘可表现为模糊、成角、微分叶或毛刺,无包膜回声;肿块内部多为不均匀的低回声,如有钙化可出现强回声光点,部分有声影;肿块后方回声衰减,侧方声影少见。②CDFI显示乳腺肿块有较丰富的高阻血流信号;③部分患者可探及患侧腋窝处回声较低的增大淋巴结。

3. **MRI** ①在平扫 $T_1WI$ 上,乳腺癌表现为低信号,当病变周围有高信号脂肪组织围绕时,则轮廓清楚,若周围为与之信号强度类似的腺体组织,则轮廓不清;肿块形态常不规则,呈星芒状或蟹足样,边缘可见毛刺;在 $T_2WI$ 上,肿瘤信号通常不均,信号强度取决于肿瘤内部成分,成胶原纤维所占比例越大则信号强度越低,细胞和水含量高则信号强度亦高。②动态增强MRI检查时,乳腺癌信号强度趋于快速明显增高且快速减低的特点,且强化多不均匀或呈边缘强化;强化方式多由边缘强化向中心渗透而呈向心样强化;而表现为非肿块性病变的乳腺癌,可呈导管或段性分布强化,易见于导管内原位癌。③在DWI上,大多数乳腺癌呈高信号,ADC值较低。④在 $^1H-MRS$ 上,部分乳腺癌于3.2ppm处可见胆碱峰。

动态增强MRI是乳腺癌诊断及鉴别诊断必不可少的检查步骤,不仅使病灶显示较平扫更为清楚,且可发现平扫上未能检出的肿瘤。然而,由于MRI对比剂Gd-DTPA对乳腺肿瘤并无生物学特异性,其强化方式并不取决于病变的良、恶性,而与微血管的数量及分布有关,因此,良、恶性病变在强化表现上有一定的重叠,某些良性病变可表现类似恶性肿瘤的强化方式,反之亦然,故诊断时除评价病灶增强后血流动力学表现外,还需结合形态学、DWI和 $^1H-MRS$ 所见进行综合考虑。

图6-2-4、图6-2-5为乳腺癌病例。

【诊断要点】

病史、体格检查以及乳腺超声、乳腺X线及MRI时临床诊断的重要依据。确诊乳腺癌,要通过组织活检进行病理检查。乳腺癌的诊断要点是:①患者多为40~60岁的妇女,有相应的临床症状;②X线片上,肿块形状不规则,边缘不光滑,多有小分叶或毛刺,密度高;钙化常表现为细小多形性、线样分支样,大小不等,浓淡不一,分布上集群样、线样或段样走行;③MRI增强检查,病变信号强度趋向快速明显增高且快速减低的特点,DWI上大多数乳腺癌ADC值较低。

【鉴别诊断】

乳腺癌需与乳腺纤维腺瘤、乳腺增生性病变、导管内乳头状瘤病及浆细胞性乳腺炎等疾病鉴别。

1. **乳腺纤维腺瘤** 患者多为40岁以下的年轻女性,无明显自觉症状,多为偶然发现;纤维腺瘤边缘光滑、锐利,可有分叶;X线上密度均匀且近似正常腺体密度,部分可见粗颗粒钙化;部分纤维腺瘤在MRI $T_2WI$ 上可见内部呈低或中等信号分隔特征性表现;MRI增强扫描,大多数纤维腺瘤表现为缓慢渐进性的均匀强化或由中心向外围扩散的离心样强化;时间-信号强度曲线呈渐增型;ADC值无明显减低。

2. **乳腺增生性病变** 临床特点是乳房胀痛,肿块大小与质地可随月经周期变化。肿块或局部乳腺腺体增厚与周围乳腺组织分界不明显。影像学上应观察强化分布、内部强化特征和两侧病变是否对称,如呈导管样或段性强化常提示恶性病变,尤其是DICS;区域性、多发区域性或弥漫性强化多提示良性增生性改变;多发的斑点状强化提示正常的乳腺实质或纤维囊性改变;而双侧乳腺对称强化多提示良性。

3. **导管内乳头状瘤病** 多见于40~50岁的经产妇,临床上以乳头溢液为主要症状,多位于乳晕区大导管内,肿瘤大小常小于1cm。导管内乳头状瘤在MRI $T_1WI$ 上多呈低或中等信号,$T_2WI$ 上呈较高信号,边界规则,增强扫描时纤维成分多、硬化性的乳头状瘤无明显强化,而细胞成分多、非硬化性的乳头状瘤有明显强化,时间-信号曲线可呈流出型,类似于恶性肿瘤的强化方式,此时活检尤为重要。单纯依靠影像学检查诊断导管内乳头状癌或导管内乳头状瘤非常困难,要结合临床症状、患者有无乳腺癌家族史等方面,要准确诊断还是要依赖于病理切片。

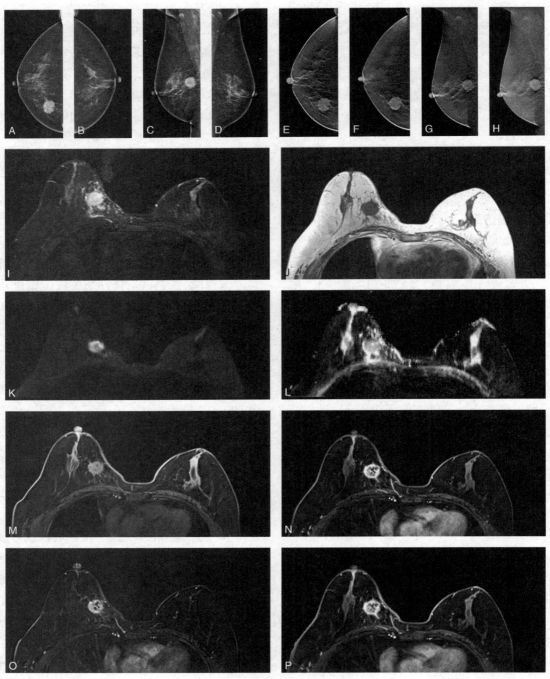

图 6-2-4 乳腺癌

A~D. 乳腺 X 线片（MG）图像，A 图为右乳 CC 位，B 图为左乳 CC 位，C 图为右乳 MLO 位，D 图为左乳 MLO 位；E~H. 数字乳腺断层融合 X 线成像（DBT）图像，E、F 图为右乳 CC 位，G、H 图为右乳 MLO 位；I~P. MRI 图像，I 为 $T_2WI$，J 为 $T_1WI$，K 为 DWI，L 为 ADC，M 为增强前蒙片，N~P 分别为增强第一、二、三期。患者为 64 岁女性，自诉 1 年多前无明显诱因突然发现右乳内上方一核桃大小肿块，无疼痛及其他不适。MG 及 DBT 示右乳内侧后带见高密度肿块，边缘呈分叶状，大小约 2.0cm × 2.6cm，双乳内见点状钙化灶。MRI 示右乳内上象限见一不规则形肿块影，约 2.40cm × 2.15cm × 2.20cm，边缘模糊，边界不清，$T_1WI$ 上呈稍低信号，$T_2WI$ 上高信号，DWI 高信号，内部信号不均，增强后早期明显不均匀强化伴环形强化，延迟期强化程度明显降低，其内侧可见非肿块样强化，相邻皮肤增厚。术后病理：右乳浸润性导管癌伴坏死

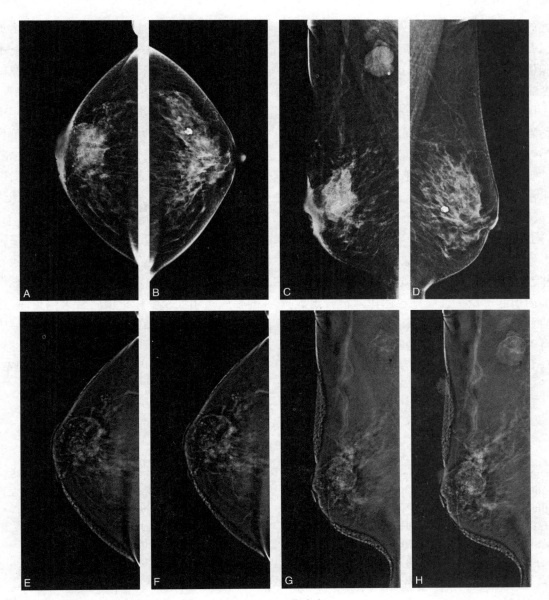

图 6-2-5 乳腺癌

A~D. 乳腺 X 线片（MG）图像，A 图为右乳 CC 位，B 图为左乳 CC 位，C 图为右乳 MLO 位，D 图为左乳 MLO 位；E~H. 数字乳腺断层融合 X 线成像（DBT）图像，E、F 图为右乳 CC 位，G、H 图为右乳 MLO 位。患者为 63 岁女性，外院 B 超示右乳肿块来院就诊。右乳晕后中央区象限见一稍高密度不规则形肿块影，边缘模糊，其内密度不均，病变大小 2.8cm×3.6cm，周围腺体纠集，相邻皮肤增厚，乳头牵拉回缩凹陷，内见簇状分布细小多形性钙化。左侧腺体内见粗大、点状钙化灶。右侧腋下见肿大的淋巴结，最大者约 2.5cm。术后病理：右乳浸润性癌

4. 浆细胞性乳腺炎　一种乳腺的无菌性炎症，炎性细胞中以浆细胞为主。临床上 60% 呈急性炎症表现，肿块大时皮肤可呈橘皮样改变。40% 患者开始即为慢性炎症，表现为乳腺肿块，边界不清，可有皮肤粘连和乳头凹陷。乳腺 X 线主要表现为患侧乳腺的大片密度增高，边缘不清，有时可在病灶区域内看到迂曲透亮的扩张导管影。MRI 呈 $T_1$ 等低信号，$T_2$ 高信号，动态增强呈不均匀明显强化，脓肿形成后脓肿壁环形强化，DWI 呈高信号，时间 - 信号曲线多为 I 型或 II 型。

【治疗】

乳腺癌的治疗采用的是以手术治疗为主的综合治疗策略。对早期乳腺癌患者，手术治疗是首选。全身情况差、主要脏器有严重疾病、年老体弱不能耐受手术者属手术禁忌。

手术治疗方式包括保留乳房的乳腺癌切除术、乳腺癌改良根治术、乳腺癌根治术、全乳房切除术、前哨淋巴结活检术及腋淋巴结清扫术。手

术方式的选择应结合患者本人意愿,根据病理分型、疾病分期及辅助治疗的条件而定。对可切除的乳腺癌患者,手术应达到局部及区域淋巴结最大程度的清除,以提高生存率,然后再考虑外观及功能。化疗在整个治疗中占有重要地位。术前化疗又称新辅助化疗,多用于局部晚期的病例。与传统治疗方法相比,术前新辅助化疗的优势在于缩小肿瘤体积、降低肿瘤分期,为更多患者提供保乳手术治疗机会。此外,治疗方式还包括内分泌治疗、放射治疗及靶向治疗等。

【拓展】

影像组学即"从放射影像中高通量提取成像特征并创建高维数据集",此概念一经提出便在全球范围内引起广泛关注。此技术由六部分组成:图像的采集和重建、病灶区域的标定、病灶的分割及重组、病灶的图像特征的提取和量化、数据库的建立与共享及个体数据的解析。近年来,关于影像组学在不同癌症应用方面的研究大幅增加。影像组学可提供以往基因检测或病理检查才能提供的信息,因此临床医生能根据早期图像得到有利于诊断的信息,从而做出更好的临床决策,减轻患者的负担。目前影像组学在乳腺癌应用中的研究多集中在疾病诊断、鉴别分子分型、评价化疗疗效、评估预后、复发评分、放射基因组学等方面。但是该技术尚处于起步阶段,方法、技术、设备及实验设计等方面还有待进一步优化。影像组学在乳腺癌其他方面的应用还需进一步探索与验证。此外,部分研究结果存在样本量过少及临床实用性不强的问题,有待临床实践的考证。随着潜在影像学图像特征的发掘及技术的完善,影像组学的临床实用性及临床价值将会大幅提高,这一无创性检测新技术将在未来乳腺癌诊治领域中发挥巨大作用。

(彭卫军)

# 参 考 文 献

[1] Amin A L. Benign Breast Disease. Surgical Clinics of North America, 2013, 93(2): 299–308.

[2] Celine Y W K R. What you see is not always what you get: Radiographic–pathologic discordance among benign breast masses. Breast disease, 2019, 38(3–4).

[3] 方建强. 超声造影及常规超声在乳腺叶状肿瘤与纤维腺瘤鉴别诊断中的价值. 肿瘤影像学, 2018, 27(5): 421–425.

[4] 刘佩芳, 乳腺影像诊断必读. 北京: 人民军医出版社, 2007.

[5] Bezic, J, J. Srbljin. Breast fibroadenoma with pseudoangiomatous (PASH–like) stroma. Breast Disease, 2018.37(3): 155–157.

[6] 林帆. 磁共振纹理动态特征鉴别乳腺良恶性肿块. 放射学实践, 2017, 32(10): 1037–1040.

[7] KUHL CK. Current status of breast MR imaging. Part 2. Clinical applications. Radiology, 2007, 3(3): 672–691.

[8] M, L.F. Discrimination of breast cancer from benign tumours using Raman spectroscopy. PloS one, 2019, 14(2).

[9] 吉芃, 邵志敏. 中国乳腺癌临床流行病学特点 [C]. / 中国临床肿瘤学会. 第 19 届全国临床肿瘤学大会暨 2016 年 CSCO 学术年会论文集 .2016: 353–357.

[10] Siegel R L, Miller K D, Jemal A. Cancer statistics, 2016.CA Cancer J Clin, 2016, 66(1): 7–30.

[11] 陈孝平, 汪建平, 赵继宗. 外科学. 第 9 版. 北京: 人民卫生出版社 .2018.

[12] 步宏, 李一雷. 病理学. 第 9 版. 北京: 人民卫生出版社 .2018.

[13] Kaufmann M, von Minckwitz G, Bear HD, et al. Recommendations from an international expert panel on the use of neoadjuvant (primary) systemic treatment of operable breast cancer: new perspectives 2006.Ann Oncol, 2007, 18(12): 1927–1934.

[14] 马晓雯, 罗娅红. 影像组学在乳腺癌应用中的研究进展. 磁共振成像, 2018, 9(8): 86–89.

[15] Xie T, Wang Z, Zhao Qiufeng, et al. Machine Learning-Based Analysis of MR Multiparametric Radiomics for the Subtype Classification of Breast Cancer. Front Oncol, 2019, 9: 505.

[16] Eun NL, Kang D, Son EJ, et al. Texture Analysis with 3.0–T MRI for Association of Response to Neoadjuvant Chemotherapy in Breast Cancer. Radiology, 2020, 294(1): 31–41.

# 第七篇 腹 部

第一章　肝脏常见疾病

第二章　胆系常见疾病

第三章　胰腺常见疾病

第四章　脾常见疾病

第五章　胃肠道常见疾病

第六章　泌尿系统疾病

第七章　生殖系统疾病

第八章　肾上腺疾病

第九章　腹膜腔内及腹膜后常见病变

第十章　急腹症

# 第一章  肝脏常见疾病

## 第一节  肝脏正常变异与先天畸形

### 一、肝段及肝叶分段及解剖

传统上对肝脏的划分是以肝表面解剖作为标志,即以镰状韧带、脐静脉裂为界线,将肝简单地分为右叶和左叶,这种分法与血管分布不符,已不能适应现代外科肝叶切除的要求。1954 年 Couinaud 经过大量的尸肝解剖研究,提出肝脏的功能分段应以门静脉鞘系供血在肝内的分布作为依据,各段均有 Glisson 系统的一个分支供血并引流胆汁,以引流相邻肝段回心血液的肝静脉为分段界限来描述肝段解剖,将肝分为左、右半肝,4 部及 8 段,每一肝段均可视为肝的功能解剖单位。Couinaud 肝段法是以 3 个肝静脉作垂直平面形成纵行主裂(正中裂、左叶间裂及右叶间裂),并以左右门静脉主干进行分段。正中裂有肝中静脉经过,将肝分为左右两半;左叶间裂有肝左静脉经过,将左半肝分为左内区和左外区;右叶间裂有肝右静脉经过,将右半肝分为右前区和右后区。每一个区又被一个通过左右门脉支的假想平面分为上下段,共分为血流动力学上独立的 8 个肝段。1982 年,有研究者在 Couinaud 肝段法的基础上,结合 Goldsmith 和 Woodbume 肝段命名法,用亚段代替段进行命名,即尾状叶( I 段);左外侧上亚段( II 段)、左外侧下亚段( III 段);左内侧亚段( IV 段,左内侧上、下两亚段均用 IV );右前下亚段( V 段)、右前上亚段( VIII 段);右后下亚段( VI 段)以及右后上亚段( VII 段)。为避免左内侧上、下两亚段的混淆,Sugarbaker 提出修改方案分别以 IV a、IV b 亚段指代其上、下亚段(图 7-1-1)。

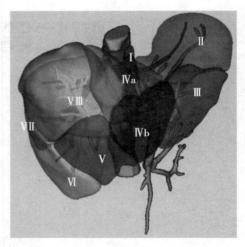

图 7-1-1  肝脏分段示意图

### 二、肝段及肝叶发育变异

肝脏先天发育异常主要包括发育过度和发育不全两大类。

#### (一)肝脏先天发育过度

发育过度主要包括先天性肝叶肥大、肝副叶等。先天性肝叶肥大以左叶肥大常见,尾状叶次之。左叶肥大常表现为肥大的左叶仍呈楔形,最大前后径大于右叶,或是异常延长有时可达上腹部左外侧壁与脾脏接近或突入并包绕脾的后面(图 7-1-2)。尾叶大小也不一致,有的很小,有的

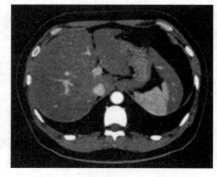

图 7-1-2  CT 增强门脉期图像
示肝左叶狭长,延伸至左上腹,包绕脾脏

向内明显突出,称为尾叶乳状突,有时和胰头部占位不易区分。肝右叶向下伸展的距离不一,可长可短,有时可见形成呈球状突起的无蒂副叶,即所谓的 Reidel 叶(图 7-1-3),多见于女性,在系列扫描图上可见到右叶向下逐级减小,继续向下时扩大成球状。

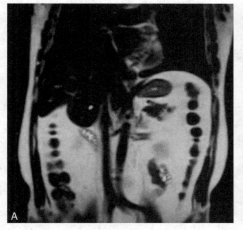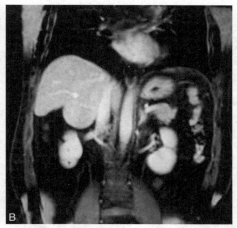

图 7-1-3 肝右叶发育变异

A、B. T₂WI 冠状面及增强延迟期冠状面,示肝右叶向下延伸呈球状凸起的副叶

### (二)肝脏先天发育不全

发育不全主要包括肝叶缺如(未发育)、结构正常但体积较小(发育不良),或者结构异常并且体积减小(发育障碍)。这种发育异常,大多累及整个肝叶,但仅少数累及一个肝段。他们需要与获得性的肝叶萎缩相鉴别,后者常由于血管、胆道疾病或手术所致。缺乏供血血管或者胆管扩张更支持真性发育不良的诊断,而非早期的肝叶萎缩。先天性肝叶缩小以左叶常见,左侧缘不超过腹中线。先天性肝叶缺如以右叶缺如居多(图 7-1-4),多合并胆囊缺如,左叶代偿性增大,常合并胆管疾病、门静脉高压及其他畸形,如伴肝内胆管轻度扩张,增强扫描可见门静脉主干及左支增粗,右支不显影。

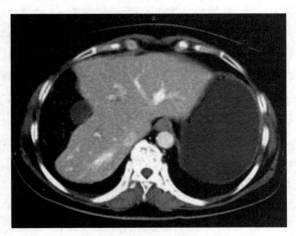

图 7-1-4 CT 增强门脉期图像示肝脏右前叶缺如

### (三)其他

肝脏其他少见先天性变异如:分叶肝、肝脏异位翻转、全内脏反位等。其中分叶肝表现为肝脏边缘凹凸不平呈分叶状,如合并肝裂增宽者,可见间位结肠。分叶肝仅肝外形轮廓呈分叶状,但肝实质的密度和信号无异常,增强后肝实质无异常强化,肝内血管及分支走行正常,需与自身免疫性肝炎、肝硬化等鉴别,后者多有自身免疫功能低下、肝功能异常、腹水等,一般结合病史不难区分。

### 三、肝动脉解剖变异

肝动脉的解剖变异甚多,现将常见和少见类型介绍如下:经典肝动脉源于腹腔动脉。

#### (一)腹腔动脉

腹腔动脉在胸 12~ 腰 1 椎体水平从腹主动脉前壁发出,根据其不同的组成可分为下列 8 型:

(1)肝、脾、胃干型:此为经典的腹腔干结构,肝动脉、胃左动脉和脾动脉以共干起自腹主动脉。

(2)肝、脾干型:腹腔动脉干分出肝总动脉及脾动脉,胃左动脉从腹主动脉或肝动脉发出。

(3)肝、胃干及肠系膜干型:腹腔动脉干分出胃左动脉和肝总动脉,而脾动脉直接从腹主动脉发出或起自肠系膜上动脉,后者称为脾肠系膜干。

(4)肝、脾、肠系膜干型:腹主动脉在原腹腔动脉部位发出胃左动脉,在另一部位发出腹腔动脉干,分出肝总动脉、脾动脉及肠系膜上动脉。

（5）脾、胃干型：腹腔动脉干分出胃左动脉及脾动脉,肝动脉起源于其他部位（图7-1-5）。

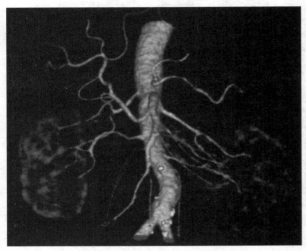

**图 7-1-5　上腹部 CTA**
VR 重建分别示腹腔干分出胃左动脉及脾动脉,肝动脉起源于肠系膜上动脉

（6）腹腔肠系膜干型：极为罕见,腹腔动脉干分出胃左动脉、肝总动脉、脾动脉及肠系膜上动脉（图7-1-6）。

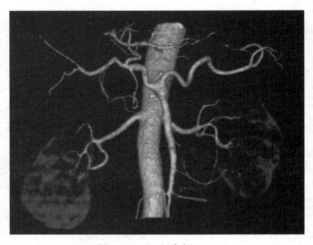

**图 7-1-6　上腹部 CTA**
VR 重建示腹腔干分出胃左动脉、肝总动脉、脾动脉及肠系膜上动脉

（7）腹腔结肠干型：很少见,腹腔动脉干除分出胃左动脉、肝总动脉、脾动脉外,尚发出中结肠动脉或左结肠动脉。

（8）腹腔干缺如型：3支重要动脉直接起自腹主动脉。

## （二）肝动脉

肝总动脉通常从腹腔动脉干发出,以不规则水平方向从左向右行进,至幽门处分出胃十二指肠动脉后成肝固有动脉,肝固有动脉向上分出肝右、肝中及肝左动脉,此型最为常见。肝动脉变异常见有：①肝左动脉来自胃左动脉。②肝右动脉来自肠系膜上动脉。③肝左动脉来自胃左动脉,肝总动脉发出肝中动脉,腹腔动脉或肠系膜上动脉发出肝右动脉。④胃左动脉发出副肝左动脉。⑤肠系膜上动脉发出副肝右动脉。⑥胃左动脉发出副肝左动脉,肠系膜上动脉发出副右肝动脉。⑦肝右动脉发自肠系膜上动脉,肝左、中动脉来自肝总动脉,胃左动脉发出副肝左动脉,或副肝右动脉发自肠系膜上动脉,肝右、中动脉来自肝总动脉,胃左动脉发出肝左动脉。⑧整个肝总动脉发自肠系膜上动脉。⑨胃左动脉发自肝总动脉。此外,我们在临床上还可见下列变异：胃十二指肠动脉发出副肝右动脉；肝总动脉先于脾动脉近腹腔动脉根部发出；肝右或肝左动脉直接起源于肝总动脉,肝固有动脉再发出肝左、中动脉或肝右、中动脉等。

## 四、门静脉解剖变异

正常门静脉由脾静脉和肠系膜上静脉在胰颈后方汇合而成,在肝十二指肠韧带内行于胆总管和肝固有动脉的后方向右后上方斜行,于第一肝门区呈"T"型分为左支及右支,门静脉分叉可位于肝内或肝外,左支先横行向左,称为横部,再以90°~120°的角度弯向前方,称矢状段,于横部左端发出左外叶上段支,行向左后上方,于矢状段末端左侧壁发出左外叶下段,行向左前方,矢状段末端右侧壁发出左内叶支至左内叶；右支较粗短,于肝内分为右前支和右后支,右后支为门静脉右支的直接延续,又分为右后叶上、下段支。门静脉左支较细,向前上方走行发出分支至左肝相应部位。门静脉 CTA 可显示正常人门静脉的6级以上分支,呈辐射状,从主干至各级分支门静脉管径逐级变细,密度均匀（图7-1-7）。文献报道,上述典型肝内门静脉分支构型占86.6%。另外有5.6%的人门静脉主干在肝门处呈三叉状直接分为左支、右前支和右后支；4.9%的人门静脉先分出右后支,然后上行分为左支和右前支；2.9%门静脉右前支源于左支。其他罕见变异包括门静脉左支水平段或右支缺如、门脉主干呈襟状进入肝右叶并在肝实质深部发出分支等。

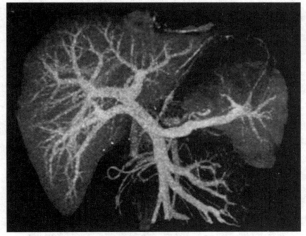

图 7-1-7　正常门静脉 CTA

门静脉主干在第一肝门处分为左右支，在肝内逐级分为更细的分支，走向自然，呈辐射状，管壁光滑，管腔内对比剂充盈均匀

## 五、肝静脉解剖变异

肝静脉引流入下腔静脉。3 支主要的肝静脉——肝右、肝中、肝左静脉位于肝脏的后上方，并在膈肌下方汇入下腔静脉。除肝主静脉外，还有不同数目的小的背侧肝静脉，将肝右叶后部和尾状叶的血液直接引流至下腔静脉。肝右静脉位于肝右叶的前段和后段之间，引流 V、VI 和 VII 段的血液。肝中静脉位于叶间裂平面内，主要引流 IV、V 和 VIII 段。肝左静脉走行于肝左叶内、外侧段之间的矢状面内，引流 II 和 III 段。大约在 90% 的病例中，肝中和肝左静脉在汇入下腔静脉前形成一个共干。此外，约 70% 的人有 3 支肝静脉汇入下腔静脉，其余 30% 有副肝静脉发生（19% 有 2 支肝左静脉，8% 有 2 支肝右静脉，2% 有 2 支肝中静脉）。下腔静脉缺如十分罕见，并且伴随完全内脏反位，也可伴随部分内脏反位。在这种情况下，肝静脉直接汇入心房之一，而奇静脉取代下腔静脉，从膈脚后部进入胸腔（图 7-1-8）。

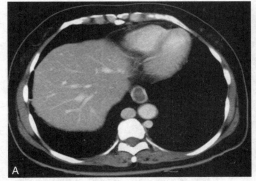
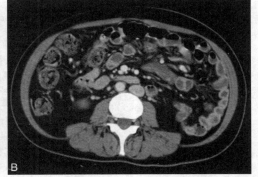

图 7-1-8　肝静脉解剖变异

A. 肝静脉直接汇入右心房，下腔静脉肝段缺如，奇静脉扩张；B. 该患者合并肠旋转不良，小肠位于腹腔右侧，结肠位于左侧

（严福华　杨琰昭）

# 第二节　肝脏感染性疾病

## 一、肝脓肿

肝脓肿是肝组织的局限性化脓性炎症，可发生于肝脏的任何部位，以肝右叶多见。根据致病微生物的不同可分为细菌性肝脓肿、真菌性肝脓肿、阿米巴性肝脓肿等，其中细菌性肝脓肿最多见。

### （一）细菌性肝脓肿

【概述】

全身或腹腔内邻近脏器化脓性感染的细菌及其脓毒栓子，通过门静脉、肝动脉、胆道或者直接蔓延等途径到达肝脏，或开放性肝损伤时细菌随异物或从创口直接侵入肝脏，形成局限性化脓性炎症。

【临床表现】

临床上主要表现为发热、白细胞升高、肝区疼痛、触痛等急性感染表现,有时可出现肝脏肿大,少数患者可出现黄疸。

【病理生理】

早期肝脓肿主要表现为蜂窝状肝组织液化坏死,病变组织充血水肿,脓肿未液化或小部分液化。随着病变进展,炎症组织因受细菌产生的毒素或酶的作用,发生坏死溶解,形成脓腔;周围肉芽组织增生形成脓肿壁,脓肿壁在组织学上为3层结构,从内到外依次为纤维组织膜、纤维肉芽组织、炎性水肿带,具有吸收脓液和限制炎症扩散的作用。脓肿后期可随着肉芽组织逐渐增多,脓腔吸收缩小。也可随着病变发展,脓腔不断扩大,甚至穿破、侵犯周围组织器官引起继发性脓肿,如继发膈下脓肿、肺脓肿、脓胸等。

【影像学表现】

1. CT(图 7-1-9)

(1)平扫:表现为肝实质内圆形或卵圆形低密度区,边缘模糊,内部可有分隔,中央为脓腔,密度均匀或不均匀,根据脓腔成分不同而有所不同,CT 值多高于水而低于邻近正常肝实质。少数脓肿腔内可出现小气泡,有时可见液平面。急性期脓肿壁外周可出现环状水肿带。

(2)增强:CT 增强扫描时,动脉期可见脓肿壁及分隔强化,周围水肿带无强化;门静脉期及延迟期脓肿壁及分隔仍进一步持续性强化;脓腔在各期均无强化。在动脉期,环形强化的脓肿壁和周围无强化的低密度水肿带构成了所谓环征。病灶所在肝叶或肝段邻近肝实质在动脉早期可出现一过性的楔状、斑片状异常强化,其原理可能与肝脓肿周围门静脉狭窄、肝静脉受阻同时存在,而肝动脉受累较轻,肝动脉血流代偿性增加所致。

2. MRI(图 7-1-10)

(1)平扫:肝脓肿的 MRI 表现为圆形或类圆形病灶,脓腔在 $T_1WI$ 呈均匀或不均匀的低信号,$T_2WI$ 表现为高信号,DWI 呈明显高信号。环绕周围的脓肿壁,在 $T_1WI$ 信号强度高于脓腔而低于周围正常肝实质,$T_2WI$ 呈中等信号。脓肿壁外侧的水肿带 $T_1WI$ 呈低信号、$T_2WI$ 呈明显高信号。

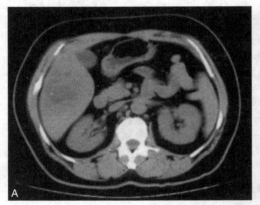
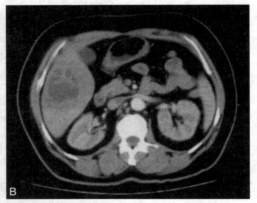
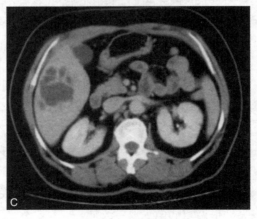

图 7-1-9 肝右叶脓肿

A. 平扫,示片状低密度灶,边缘模糊;B. 增强后动脉期,脓肿壁及分隔强化,周边水肿带;C. 增强后门脉期,脓肿壁及分隔持续强化,腔内仍为低密度,无强化

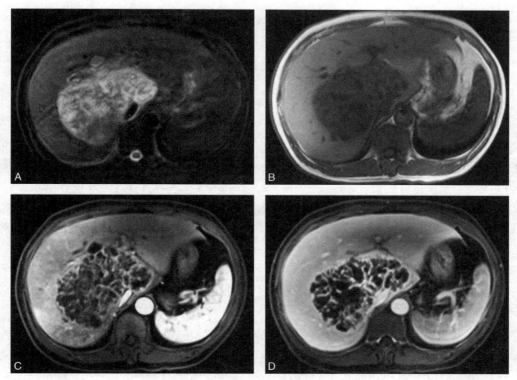

图 7-1-10 肝脓肿

A. T₂WI 抑脂相示肝右叶及尾叶巨大占位性病变,呈高低混杂信号;B. T₁WI 呈不均匀低信号;
C. 动脉期病灶周边及内部分隔强化,其旁肝实质可见高灌注改变;D. 门脉期病灶持续强化,内部
液化坏死区无强化,呈蜂窝状

（2）增强：MRI 多期增强检查强化表现似增强 CT 所见。

【诊断要点】

细菌性肝脓肿一般有肝大、肝区疼痛以及全身感染的表现,CT 及 MRI 发现厚壁的囊性灶,出现环征和腔内小气泡为其特征性表现。MRI 信号改变可反映脓肿各个时期的病理改变,对诊断和治疗效果观察有较高价值。

【鉴别诊断】

早期肝脓肿液化未形成,可呈软组织肿块,与肝肿瘤鉴别不易,需结合临床表现、或抗炎治疗后是否有吸收作以鉴别,必要时穿刺活检确诊。多发性肝脓肿还需要与囊性转移癌鉴别,两者区别在于转移瘤壁厚薄多不均,周围常无水肿带,无全身感染症状,且多有原发肿瘤病史。

（二）真菌性肝脓肿

【概述】

真菌致病能力较弱,只有机体免疫力低下时,真菌进入血液循环到达肝脏才有机会引起感染,形成真菌性肝脓肿。

【临床表现】

临床表现为发热、肝大及肝功能损害。

【病理生理】

真菌在肝组织内产生变态反应,引起肝组织损伤、坏死,脓肿壁因有组织细胞、淋巴细胞浸润,一般较厚。有时候感染可形成真菌性肉芽肿。

【影像学表现】

本病影像学诊断主要依赖 CT 扫描。在免疫力低下的患者,发现肝内多发小低密度灶。有时候脓肿中心可见点状高密度影,可能是真菌丝积聚影,称为靶征。肉芽肿愈合可出现钙化。当脾脏和/或双肾同时多发时,则应考虑本病。

（三）阿米巴性肝脓肿

【病理生理】

阿米巴脓肿的发展特点是引起肝组织的局部破坏,病变早期由坏死组织形成,并包含富有活力的阿米巴。脓肿增大后中央空洞的形成为其标志性表现。

【影像学表现】

CT 表现与细菌性肝脓肿近似,无明确特征性改变,通常还应结合临床表现和实验室资料进行分析。

## 二、肝脏寄生虫病

寄生虫寄生于肝脏及胆道系统引起相应器官的疾病,常见寄生虫病有肝包虫病、肝华支睾吸虫病、血吸虫病、溶组织阿米巴、蛔虫病等。此处主要介绍肝棘球蚴病。

【概述】

肝棘球蚴病,是一种人畜共患的寄生虫病,是棘球绦虫的幼虫寄生于肝脏而发生的寄生虫病。该病主要流行于牧区,我国以新疆、青海、宁夏、甘肃、内蒙古和西藏等地多见。棘球蚴病分为细粒棘球蚴病和泡状棘球蚴病,前者多见。

【临床表现】

患者多有牧区生活史、生肉食用史或与犬、羊及其皮毛密切接触史。临床病程呈慢性经过,早期多无症状,随病灶增大,可出现腹胀、肝区疼痛、恶心呕吐等不适,寄生虫累及胆道可引起梗阻性黄疸。实验室检查血清嗜酸性粒细胞可增加;囊液抗原皮内试验(casoni试验)可为阳性;血清IgA、IgE、IgG可升高。

【病理生理】

细粒棘球蚴虫卵经消化道进入人体后,在小肠内孵出六钩蚴,后者可进入肠壁毛细血管内,经肠系膜静脉进入门静脉系统,到达肝脏寄生逐渐发育成肝包虫囊肿。包虫囊肿壁分为内囊和外囊。外囊是棘球蚴生长过程中肝脏实质炎症反应形成的较厚的纤维性包膜,常发生钙化。内囊即棘球蚴本身,由其生发层和角皮层组成。

泡状棘球蚴在肝脏常呈实质性肿块,由无数小囊泡组成。小囊泡角皮层发育不完整,生发层以外殖芽方式向周围浸润,病灶与正常肝组织界限不清,病灶中央可由组织变性或液化坏死形成空腔,周围肝实质可因炎症反应、纤维化和钙盐的沉积。

【影像学表现】

1. CT

(1)平扫:肝脏细粒棘球蚴病可表现为单纯囊肿型,即肝内大小不等的圆形或椭圆形水样低密度影,密度均匀,边缘光滑锐利,囊壁较薄,伴有感染时可出现囊内密度增高和囊壁增厚,囊壁钙化常见。母囊内出现子囊是该病的特征性表现。母囊内出现数量不等、大小不一的类圆形更低密度影,边界清楚,子囊沿母囊内壁排列,小囊壁纤细,使病灶呈现出轮辐状、蜂窝状等多房状的外观。内外囊剥离可表现为飘带征、双环征等。病程较长的包虫囊肿一般外囊壁增厚,伴囊壁长短、厚薄不一的弧形钙化,部分可表现为厚壳状钙化。囊内容物(母囊碎片、退化的头节和子囊)也可以发生钙化,呈片状或条状。肝泡状棘球蚴病多表现为密度不均匀的实质性或囊实性肿块,形态不规则,边缘模糊不清,病灶内部见小囊泡和广泛的颗粒状或不定型钙化构成地图样外观,较大病灶内部常发生液化坏死,呈溶洞样改变。

(2)增强:增强扫描病灶一般无明显强化。

2. MRI 肝脏细粒棘球蚴病表现为单发或多发的圆形或椭圆形病灶,边界清楚,$T_1WI$ 为低信号,$T_2WI$ 为高信号,其信号多不均匀,因有蛋白成分或细胞碎片的存在,子囊信号略低于母囊,呈现"囊中囊"特点;$T_2WI$ 可清楚显示囊壁和分隔,为低信号;囊壁及内容物均可发生钙化,MRI对钙化显示不敏感,在 $T_1WI$ 和 $T_2WI$ 均呈低信号,不易与低信号囊壁区分。肝泡状棘球蚴病灶多呈不规则实性或囊实性病灶,呈浸润性生长,边界欠清,在 $T_1WI$ 上为地图样的低信号区,$T_2WI$ 可较好地显示病灶内的小囊泡的,病变也可累及肝内胆管,导致局部胆管的狭窄和梗阻,引起肝内胆管不同程度的扩张。(图7-1-11)

【诊断要点】

当肝脏细粒棘球蚴病出现子囊结构、内外囊剥离及钙化等特征性表现时,不难诊断。

【鉴别诊断】

单纯囊肿型细粒棘球蚴病需与肝脏单纯性囊肿鉴别,前者多壁较厚且有钙化。病灶合并感染时难与肝脓肿鉴别,需结合临床病史及实验室检查。肝泡状棘球蚴病有时不易与肝细胞癌鉴别,病灶增强无明显强化,其内小囊泡出现和广泛的颗粒状或不定型钙化构成地图样外观是其鉴别要点。

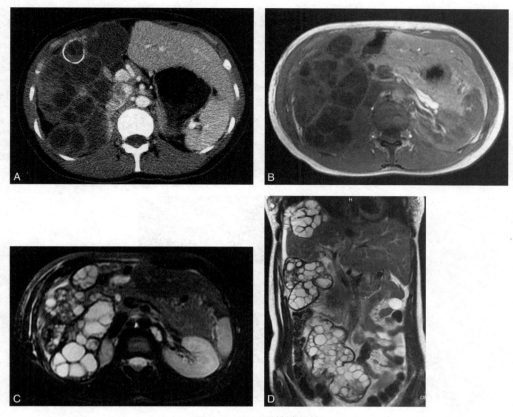

图 7-1-11　肝棘球蚴病

A. CT 平扫示肝右叶多房囊性病灶,囊壁钙化;B. 病灶在 $T_1WI$ 呈等低信号;C. $T_2WI$ 呈高低混杂信号,囊壁较厚;D. 冠状位 $T_2WI$ 示肝外腹腔内病灶

（严福华　杨琰昭）

## 第三节　肝脏良性肿瘤与肿瘤样疾病

### 一、肝囊肿

【概述】

根据不同病因,肝囊肿可分为 3 类,寄生虫型肝囊肿、先天性或发育异常引起的肝囊肿和继发性囊肿。本节主要讨论的是肝脏真性(上皮源性)和非寄生虫性囊肿,主要分为孤立性囊肿和多囊性囊肿。

【临床表现】

一般无临床症状,但巨大囊肿可压迫肝脏和邻近脏器,产生相应症状,如上腹部不适、恶心或疼痛等。

【病理生理】

肝脏真性囊肿由小胆管丛扩张演变而成,囊壁衬以有分泌功能的上皮细胞。孤立性肝囊肿可为单个或多个(一般小于 10 个)。多囊肝是常染色体显性遗传性疾病,往往合并多囊肾或多囊胰,部分病例可合并出血、破裂甚至恶变。

【影像学表现】

1. CT　病灶多呈圆形或类圆形,部分为分叶状,边界清楚,密度均匀,呈水样密度,囊壁一般不易显示,增强扫描无强化。合并感染时,边界变模糊,内容物密度增高不均匀,壁增厚。

2. MRI　孤立性肝囊肿病灶 $T_1WI$ 多呈均匀低信号,$T_2WI$ 呈水样高信号,边界清晰,增强扫描无强化,合并感染时囊内信号不均匀。多囊肝可因其囊内成分不一,合并出血等改变,MRI 信号表现多样。(图 7-1-12)

【鉴别诊断】

肝囊肿合并感染和出血时,需要与肝脓肿鉴别,但前者一般边界仍可见,强化较脓肿不明显,经抗炎治疗后一般囊肿仍存在。(图 7-1-13)

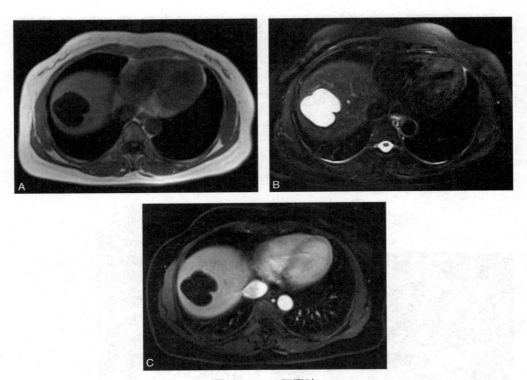

图 7-1-12 肝囊肿

A. 病灶在 $T_1WI$ 呈均匀低信号；B. 在 $T_2WI$ 呈均匀高信号；C. 边缘光整锐利，无强化

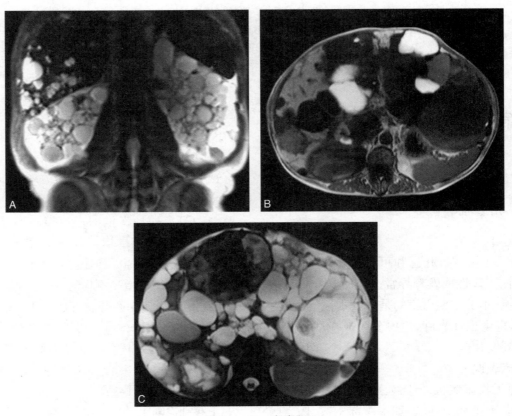

图 7-1-13 多囊肝

A、B. 肝脏体积增大，内见弥漫分布囊性病灶，部分病灶在 $T_1WI$（A）呈高信号，在 $T_2WI$（B）呈高或低信号影，可见液平面，为继发出血所致；C. 患者尚合并多囊肾

## 二、肝海绵状血管瘤

### 【概述】

海绵状血管瘤（cavernous hemangioma）是最常见的肝良性肿瘤，发病率为1%~20%，男女发病比率为1:（2~5）。多见于30~60岁。

### 【临床表现】

临床上可无任何症状，偶然在体检中发现。病变较大时可压迫周围结构导致腹痛、黄疸等，也可因外伤、穿刺而破裂出血，自发性破裂者少见。多数病灶长期保持稳定，少数可缓慢生长或自然消失。

### 【病理生理】

病理上，海绵状血管瘤内由大小不等的扩张的异常血窦组成，内衬覆单层血管内皮细胞，窦腔大小不一、形态不规则，血窦间为纤维组织所分隔形成海绵状结构，在较粗的大分隔中可有小动脉分支及小胆管结构。巨大的血管瘤（>6cm）多继发血栓、钙化、纤维化、动静脉分流、出血、透明样变及黏液变等。

### 【影像学表现】

1. CT

（1）平扫：平扫检查示肝实质内圆形或类圆形低密度肿块，边界尚清，CT值约30HU。

（2）增强：动态增强扫描时，海绵状血管瘤的典型表现为动脉期边缘强化，呈结节状、片状或环状，强化程度接近腹主动脉，门脉期强化区逐渐向病灶中央扩展，延迟后病灶呈等或略高密度，表现为"快进慢出"强化方式。

2. MRI（图 7-1-14）

（1）平扫：在 $T_1WI$ 上血管瘤多表现为圆形或卵圆形的低信号，边界清楚、锐利。海绵状血管瘤具有长 $T_2$ 弛豫时间，在 $T_2WI$ 呈高信号，且随 TE 时间延长（>160ms）信号逐渐增高，称之为"亮灯征"。巨大的海绵状血管瘤（>6cm）信号多不均匀，在 $T_2WI$ 仔细调节窗宽窗位更易于观察其内部不均质特征。囊变及黏液成分呈 $T_1WI$ 更低、$T_2WI$ 更高信号，纤维瘢痕在 $T_1WI$ 及 $T_2WI$ 均呈显著低信号，如纤维瘢痕组织内有出血或血栓，$T_2WI$ 上可为高信号。

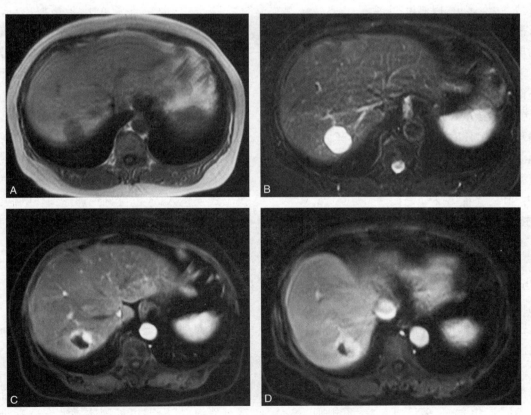

图 7-1-14　海绵状血管瘤

A. $T_1WI$ 示肝脏 S7 段占位，呈低信号，边缘光整锐利；B. $T_2WI$ 呈显著高信号；C. 增强动脉期周边结节样强化；D. 门脉期可见对比剂向心性充填

（2）增强：在动态增强图像上，表现同 CT 增强扫描呈"快进慢出"强化方式。另外，极少数病灶在动态增强各期始终未出现强化表现，这类血管瘤管壁厚，管腔小，病灶内有大量的纤维组织增生使对比剂也难以进入。

【诊断要点】

多期增强扫描时，肝内肿块出现典型的强化方式，一般诊断不难。若同时发现 MRI 的灯泡征可以提高正确诊断率。

【鉴别诊断】

海绵状血管瘤常需要与富血供的肝细胞癌和转移瘤鉴别。后两者多出现动脉期明显强化，但持续时间多较短，多数在门脉期及延迟期出现对比剂廓清。

### 三、肝血管平滑肌脂肪瘤

【概述】

血管平滑肌脂肪瘤（angiomyolipoma, AML）是起源于肝脏间叶组织的良性肿瘤。AML 多见于肾脏，而发生于肝脏的极为少见。其发病机制尚不清楚，女性多见，以右叶居多。

【临床表现】

临床上可无任何症状，偶然在体检中发现。病变较大时可压迫周围结构导致腹痛、黄疸等，也可因外伤、穿刺而破裂出血。

【病理生理】

病理上，AML 由平滑肌细胞、厚壁血管及脂肪细胞混合组成，根据各成分比例可分为混合型、脂肪瘤型、肌瘤型和血管瘤型。混合型 AML 最为常见，占 70% 左右。

【影像学表现】

1. CT

（1）平扫：平扫检查示肝内类圆形肿块，大小不一，边界清晰或欠清晰。平扫密度因其病理成分不同而不同。若病灶以脂肪成分为主，则表现为脂肪密度为主的混杂密度肿块；若以平滑肌成分为主，则表现为稍低于肝实质 CT 值的软组织密度肿块，内伴或不伴少量脂肪密度影。（图 7-1-15）

（2）增强：增强扫描依病灶内血管成分的多少而有不同强化方式，多呈斑片状、不规则、条索状不均匀强化，且强化持续时间长，门静脉期及延迟期仍呈高密度。

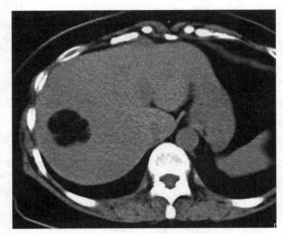

图 7-1-15　HAML（混合型）
CT 平扫示肝右叶低密度灶，内见脂肪密度

2. MRI

（1）平扫：因 AML 组成成分的比例各不相同，其 MRI 表现也多种多样。平扫信号多不均匀，在 $T_1WI$ 呈高低混杂信号，$T_2WI$ 呈不同程度的高信号。脂肪成分的存在是 AML 的特征之一，在 $T_1WI$、$T_2WI$ 均呈高信号，加用脂肪抑制后信号下降。$T_1WI$ 化学位移成像有助于检出少量脂肪。

（2）增强：大多数 AML 是富血供的，在动脉期实质部分明显强化，但不均匀。"中心血管影"的显示高度提示 AML，表现为粗大或扭曲细小的血管影，特别是脂肪成分中见到血管影更具诊断意义。

【鉴别诊断】

脂肪瘤型 AML 需要与单纯性脂肪瘤鉴别，前者病灶内一般可见持续强化的纤维间隔。上皮样 AML 是肝脏 AML 的一个特殊类型，具有恶性潜能，其通常不含脂肪成分，增强扫描可呈快进快出式强化方式，也可见到环形强化的假包膜，与 HCC 影像表现多有重叠，"中心血管影"对鉴别诊断有帮助。（图 7-1-16）

### 四、肝细胞腺瘤

【概述】

肝细胞腺瘤（hepatocellular adenoma, HCA）是少见的肝细胞源性良性肿瘤，女性多见，男女比例约 1:9，多与口服避孕药相关，且发病率随服药剂量及时间而增加，部分肿瘤停药后可自行缩小甚至消退，妊娠期可见瘤体增大。也有研究支持腺瘤与糖尿病、糖原贮积症及使用雄性激素及同化类固醇激素有关。

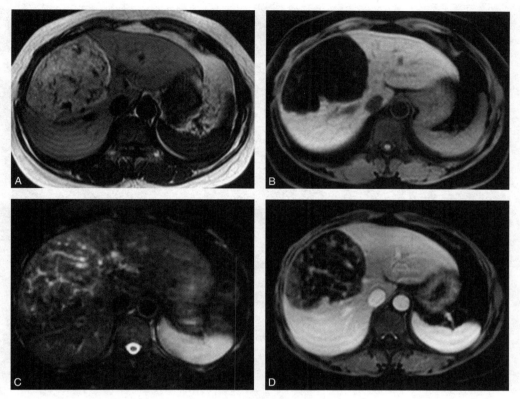

**图 7-1-16　HAML（混合型）**

A. $T_1WI$ 示肝脏 S8 段占位，呈明显高信号，内见条状血管影，在 $T_1WI$ 呈低信号；B. 抑脂 $T_1WI$ 信号减低，提示存在脂肪成分；C. 抑脂 $T_2WI$ 示病灶呈等信号，瘤内血管呈高信号；D. 增强门脉期肿瘤实性成分和血管影明显强化

【临床表现】

多数患者为影像检查偶然发现，少数患者可有腹痛、腹部肿块及肝功能异常。

【病理生理】

腺瘤细胞似正常肝细胞，大小一致，呈梁状或条索状排列，偶可见腺管状排列，分隔间可见扩张的肝血窦，肿瘤细胞内富含糖原及脂肪，无成熟胆管结构及门脉分支，很少含有库普弗细胞（Kupffer cell）。

【影像学表现】

1. CT

（1）平扫：肝腺瘤右叶多见，80% 单发。平扫检查多呈类圆形略低密度灶，多有包膜，边界清楚，少数可呈等密度影，病灶内可有钙化；病灶内陈旧出血、脂肪或坏死时可表现为相应的低密度影。肿瘤新鲜出血则表现为高密度影。若为混合出血，则可呈高低混杂密度。

（2）增强：增强扫描实性成分动脉期呈明显均匀强化，门静脉期及延迟期呈等或略低密度，部分可呈稍高密度。出血、坏死、脂肪区无明显强化。部分病灶于增强扫描可显示强化的包膜。

2. MRI（图 7-1-17）

（1）平扫：肝腺瘤因病灶内部脂肪、出血、坏死、粗大肿瘤血管及紫癜性肝炎的存在，在 MRI 上信号多不均匀。$T_1WI$ 上高信号成分多对应出血或脂肪成分，化学位移成像可以予以区分，脂肪在反相位图像信号减低，而出血则无明显信号改变；$T_2WI$ 上高信号成分多对应出血坏死。包膜为纤维包膜或者受压肝组织，$T_1WI$ 呈低信号，$T_2WI$ 信号不一。

（2）增强：在动态增强图像上，肝腺瘤多表现为动脉期显著强化，门脉期呈等或稍高信号。少数肝腺瘤也可表现为乏血供。肝细胞特异性对比剂 Gd-EOB-DTPA 有助于不典型腺瘤的诊断，肝腺瘤病灶常不含有正常肝细胞不摄取肝细胞特异性对比剂，肝胆期呈稍低信号。多发腺瘤与口服避孕药无关，常有肝功能异常，可表现为融合肿块型或多结节型，其 MRI 表现同单发腺瘤。

【诊断要点】

肝细胞腺瘤多发生于青年女性，一般无慢性

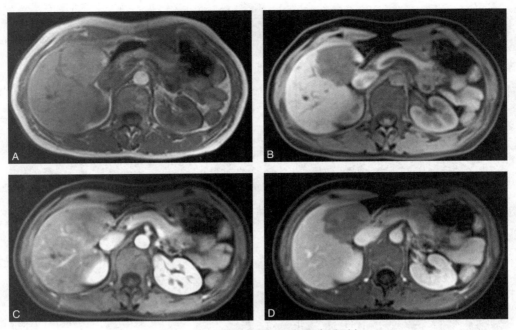

图 7-1-17　肝腺瘤（HNF1α 失活型）

A. $T_1WI$ 示肝脏 S5 段占位，呈明显高信号；B. 抑脂 $T_1WI$ 呈低信号，提示存在脂肪成分；C. 增强动脉期中等强化，D. 门脉期可见对比剂廓清，呈低信号

肝炎、肝硬化背景，多与口服避孕药相关。

【鉴别诊断】

影像表现有时难与 FNH、分化较好的肝细胞癌鉴别；FNH 多强化更明显，可伴中央瘢痕改变；HCC 多有肝炎、肝硬化病史，部分患者 AFP 升高。

## 五、肝局灶性结节增生

【概述】

局灶性结节增生（focal nodular hyperplasia，FNH）占肝脏肿瘤及肿瘤样病变的 8%，仅次于海绵状血管瘤，以女性多见，男女之比约 1：8。其发病机制尚不明确，可能是肝内局灶性血管畸形致肝实质血供增加，进而发生肝细胞反应性增生；也有学者认为可能是肝细胞胆管化生的结果。

【临床表现】

一般无临床症状。肿物较大时可出现腹部包块，偶有肿块破裂出血等。

【病理生理】

组织学上见肝细胞形态正常，围绕富于胆管和血管的纤维结缔组织间隔生长，无正常肝小叶结构。含有正常功能 Kupffer 细胞及胆管结构，但不与周围胆道交通。中央可见星状的瘢痕样纤维组织，形成间隔向四周放射而分隔肿块。纤维组织基底部可见异常增粗的动脉，纤维间隔内含有增生的胆管及血管。

【影像学表现】

1. CT（图 7-1-18）

（1）平扫：FNH 多为单发，多呈圆形，边界清楚，大小不一，平扫呈等或稍低密度肿块。

（2）增强：FNH 血供极为丰富，由肝动脉供血，血液引流至病灶周围肝组织的中心静脉、肝静脉或血窦。增强扫描动脉期肿块明显强化，门脉期强化程度逐渐下降；中央星状纤维组织动脉期不强化，但随着增强时间的延长，逐渐强化呈等或高密度，为 FNH 特征性表现。这与瘢痕内血管畸形、管壁增厚、管腔狭窄所致对比剂进入缓慢有关，在延迟期通常表现为持续强化，这是由于瘢痕内的纤维成分限制了对比剂的廓清。

2. MRI（图 7-1-19）

（1）平扫：FNH 因实质细胞无明显异型其信号强度通常与正常肝实质相仿，在 $T_1WI$ 呈等或稍低信号，$T_2WI$ 呈等或稍高信号。少数 FNH 实质信号不均匀，可能是与血窦扩张、脂肪浸润、局灶性充血及出血有关。DWI 成像病灶水分子弥散运动轻微受限，呈稍高信号。病灶出现中央瘢痕在 $T_1WI$ 呈低信号，$T_2WI$ 呈高信号，主要是由于瘢

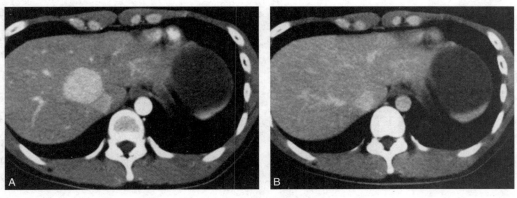

图 7-1-18　肝局灶性结节样增生

A. CT 增强扫描动脉期,病灶强化均匀一致,未见中心瘢痕;B. CT 增强扫描门静脉期,病灶为等密度,邻近血管受压

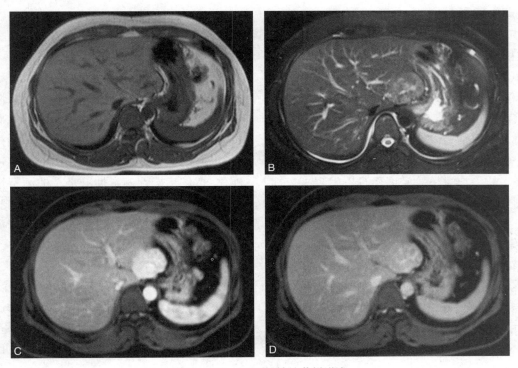

图 7-1-19　肝局灶性结节样增生

A、B. 病灶在 $T_1WI$ 呈稍低信号、$T_2WI$ 呈稍高信号,中心瘢痕呈 $T_1WI$ 低、$T_2WI$ 高信号;C. 动脉期病灶明显均匀强化;D. 门脉期可见中心瘢痕延迟强化

痕内富含血管、胆管增生及炎性反应等,当纤维成分多、血管组织少或机化时在 $T_2WI$ 也可呈低信号。

（2）增强:增强扫描强化方式同 CT 表现。FNH 在病理上无真正包膜,但 10%~37% 的 FNH 影像上可见到延迟期环形强化影（假包膜）,可能是由受压的肝实质、血管、扩张血窦及炎性反应等因素形成。

【诊断要点】

中央星状瘢痕延迟强化为 FNH 特征性表现,

结合 MRI 病灶信号表现可作出相应诊断。

【鉴别诊断】

部分不典型病灶与肝细胞癌鉴别困难,后者多有肝炎、肝硬化病史。对于诊断困难的病例,肝细胞特异性对比剂（Gd-BOPTA 和 Gd-EOB-DTPA）具有重要价值。FNH 含有正常功能肝细胞,可以摄取对比剂表现为动脉期强化,但内部胆管结构不与胆道交通致排泄受阻,在肝胆期呈高信号,HCC 及腺瘤在肝胆期通常为低信号及等信号。

## 六、肝脏炎性假瘤

【概述】

肝脏炎性假瘤，是少见的良性非肿瘤性占位性病变，为致炎性因子引发的肝局部以组织炎性细胞浸润和纤维组织增生为主要病理特征的瘤样病变。

【临床表现】

目前确切病因不明。可能与感染或自身免疫性疾病有关。可发生于任何年龄，中年人多见，男女均可发病。一般无临床症状，少量出现发热、右上腹疼痛。AFP、HBsAg 检测阴性，肝功能正常。

【病理生理】

组织学上表现多种多样，可见浆细胞、淋巴细胞、泡沫样组织细胞、嗜酸性细胞等慢性炎症细胞浸润及纤维基质增生。

【影像学表现】

1. CT

（1）平扫：平扫时病灶形态多样，可呈圆形、类圆形、葫芦形、不规则形低密度肿块，边界多不清；部分病灶平扫时呈等密度而难以发现。炎性假瘤病灶可为多发，也可互相融合。

（2）增强：炎性假瘤绝大多数病灶乏血供，增强动脉期无明显强化，仍呈低密度，边界仍不清。门静脉期及延迟期肿块边缘出现边缘环形强化，中央无强化，病灶范围较平扫或动脉期相对缩小，边界相对清楚，提示病灶边缘有炎症细胞浸润和纤维组织增生，而中央为凝固性坏死。少数病灶可呈均匀一致强化，与周围肝实质呈相对等密度，与病灶内大量组织炎性细胞浸润和较多纤维组织增生有关。

2. MRI

（1）平扫：MRI 对该病的诊断有很大价值。病灶于 $T_1WI$ 多呈稍低信号或等信号，检出率低。$T_2WI$ 呈稍高信号，与炎性细胞浸润含水量增多有关，病灶中由于凝固性坏死、纤维组织增生及不同炎性细胞浸润，信号可不均匀。

（2）增强：增强扫描强化方式多样同 CT 表现，增强早期多无强化，延迟扫描周边环形强化及分隔强化最为常见。

【诊断与鉴别诊断】

肝脏炎性假瘤影像学表现缺乏特异性，需与肝细胞癌、胆管细胞癌、肝脏转移瘤等鉴别，有时有一定困难。$T_2WI$ 表现有鉴别诊断价值，炎性假瘤多呈等或稍高信号夹杂少许高信号，而肝细胞癌、胆管细胞癌、肝脏转移瘤多呈高信号，多伴液化坏死。此外，HCC 多有肝炎、肝硬化病史；转移瘤常多发，有原发肿瘤病史，可有特征性"牛眼征"改变。对于鉴别困难者，可经抗炎治疗后复查，或穿刺活检明确病理，以避免不必要的手术。

（严福华　李若坤　杨琰昭）

# 第四节　肝脏恶性肿瘤

## 一、肝细胞癌

【概述】

肝细胞癌（hepatocellular carcinoma, HCC）是最常见的肝脏原发恶性肿瘤，居全球恶性肿瘤发病率第 5 位。肝硬化是 HCC 最重要的高危因素，约 80% 的 HCC 发生于肝硬化，每年也有约 2%~8% 的肝硬化会进展为 HCC。HCC 也可不伴有肝硬化，多见于慢性病毒性肝炎及非酒精性脂肪性肝炎。其他高危因素包括酗酒、吸烟、肥胖、糖尿病、遗传性血色素沉着症、黄曲霉毒素暴露及家族史等。

【临床表现】

HCC 多见于中老年男性，以 40~60 岁多见。起病隐匿，其临床症状多出现在肿瘤中晚期，与基础肝病有关，常表现为肝区疼痛、消瘦乏力、纳差、黄疸、恶心呕吐、发热、腹部肿块等。甲胎蛋白（AFP）是最常用的诊断血清标志物。AFP 升高（>400ng/ml）提示 HCC，但也可见于病毒性肝炎活动期；另外，AFP 正常（<20ng/ml）并不能除外 HCC，对于 2cm 以下病灶其诊断价值更低。

【病理生理】

HCC 的 Eggel 经典分型（巨块型、结节型和弥漫型）被广泛采用并沿用至今，这一分类主要反映了晚期肝癌的类型。全国肝癌病理协作组在 Eggel 分类的基础上提出以下分类标准：

（1）弥漫型：肿瘤直径 0.5~1.0cm，遍布全肝，相互间不融合，常伴肝硬化。

（2）块状型：肿瘤直径超过 5cm，超过 10cm 的称为巨块型。单块状由单一肿瘤组成；融合块状由多个瘤结节互相融合而成。多块状为两个以上境界清楚,直径超过5cm的肿瘤。

(3)结节型;肿瘤直径超过3cm,小于5cm。呈圆形或椭圆形。常伴有肝硬化。

(4)小肝癌型;单个癌结节直径在3cm以下,或2个癌结节最大直径之和小于3cm。镜下,癌细胞呈多角形,胞核大,核膜厚而核仁明显。癌细胞排列呈梁状谓梁索型,梁宽窄不一,故有粗梁型和细梁型之分。癌组织内间质少,多由血窦构成,窦壁有内皮细胞或癌细胞所衬。门静脉可有瘤栓形成。高分化HCC的癌细胞内可见到胆汁

颗粒,癌细胞间的毛细胆管内有胆栓形成。

【影像学表现】

1. CT(图7-1-20)

(1)平扫:巨块型和结节型平扫表现为单发或多发、圆形、类圆形或不规则形肿块,呈膨胀性生长,边缘有假包膜者则肿块边缘清楚;弥漫性者结节分布广泛,境界不清;肿块多数为低密度,少数可表现为等密度或高密度。巨块型肝癌可发生中央坏死而出现更低密度区,合并出血或发生钙化则肿块内表现高密度灶;有时肿块周围出现小的结节灶,称为子灶。

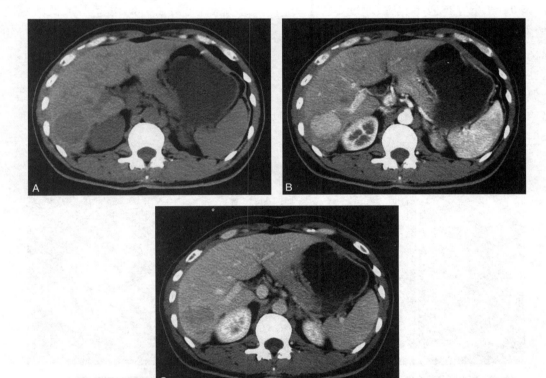

图7-1-20 HCC
A. CT平扫示肝脏S6段低密度肿块;B. 增强后动脉期明显强化;C. 门脉期可见对比剂廓清,呈低密度

(2)增强:增强扫描动脉期,主要由门静脉供血的肝实质还未出现明显强化,而主要由肝动脉供血的肝癌,则出现明显的斑片状、结节状早期强化;在门静脉期,门静脉和肝实质明显强化,而肿瘤没有门静脉供血则强化程度迅速下降;延迟期,肝实质继续保持较高程度强化,肿瘤强化程度则继续下降呈相对低密度表现。全部增强过程表现为"快进快出"现象。此外,影像学检查还可以有其他间接征象,如门静脉、肝静脉及下腔静脉侵犯及癌栓形成,胆道系统侵犯引起胆道

扩张,肝门部、腹膜后肿大淋巴结提示淋巴结转移等。

2. MRI(图7-1-21、图7-1-22)

(1)平扫:HCC在$T_1WI$通常呈低信号,少数呈高信号,这与肿瘤分化程度、脂肪、铜、糖原沉积及继发出血有关。HCC在$T_2WI$多呈轻中度高信号,少数可呈等信号,极少呈低信号,较大的病灶内部信号常不均匀,其内部高信号区代表液化坏死、出血或扩张血窦,低信号区则代表凝固性坏死、纤维化或钙化。在DWI上,HCC通常因水分

子弥散受限而呈高信号、ADC 值减低,而良性病变如囊肿、血管瘤等其 ADC 值一般较高。DWI 与常规序列结合可以提高小病灶检出率。

（2）增强:MRI 动态增强扫描是 HCC 诊断的重要方法,这是基于肝癌的肝动脉供血理论,即 HCC 以肝动脉供血为主,而正常肝脏以门静脉供血为主。典型 HCC 表现为动脉期显著强化（wash-in）呈高信号,伴门脉期和/或延迟期对比剂廓清（wash-out）呈低信号,这种"快进快出"强化形式对 HCC 诊断是高度特异性的。包膜的显示高度提示 HCC,多见于 2cm 以上病灶。包膜在 $T_1WI$ 及 $T_2WI$ 呈完整或不完整、厚度不一的低信号,增强扫描可提高包膜显示率,表现为进行性延迟强化、边缘光整的环形高信号。

近些年来,肝细胞特异性对比剂在肝癌的诊断与鉴别诊断中得到越来越多的应用,以 Gd-BOPTA 和 Gd-EOB-DTPA 为代表,其可以被肝细胞选择性摄取并经胆道排泄。Gd-BOPTA 和 Gd-EOB-DTPA 是双功能对比剂,既可以静脉团注得到类似于 Gd-DTPA 的动脉期图像来提供血供信息,还能够行肝胆期成像（前者延迟约 60~90 分钟,后者延迟约 20~30 分钟）。在肝胆特异期,HCC 通常无摄取而成低信号。

【诊断要点】

肝硬化背景下的 HCC 生成多经历了肝硬化结节的多步癌变过程,由再生结节（regenerative nodule, RN）、异型增生结节（dysplastic nodule, DN）、DN 癌变到 HCC,因此小肝癌应与肝硬化结节包括 RN 和 DN 相鉴别,通常肝硬化结节在 $T_1WI$ 图像多呈高信号,在 $T_2WI$ 常呈等或低信号,以门静脉供血为主,动脉期无强化,可以摄取 Gd-BOPTA 和 Gd-EOB-DTPA 等细胞特异性对比剂。

【鉴别诊断】

部分肝细胞癌病灶需与局灶性结节增生（FNH）、腺瘤、肝脓肿、胆管细胞癌相鉴别,已在相应章节叙述。

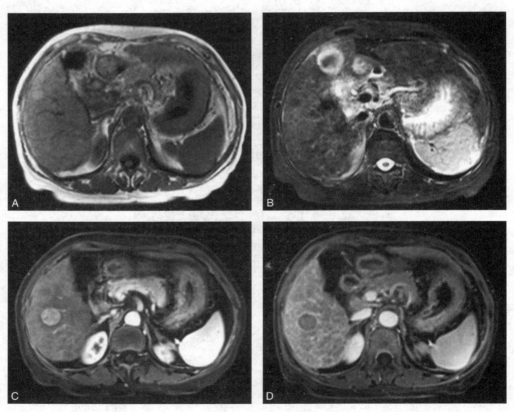

图 7-1-21　肝细胞癌

A. $T_1WI$ 示稍高信号结节灶,包膜呈低信号;B. $T_2WI$ 病灶呈等信号,包膜呈稍高信号;C. 动脉期病灶明显强化,包膜无强化;D. 门脉期病灶对比剂廓清,包膜呈延迟强化

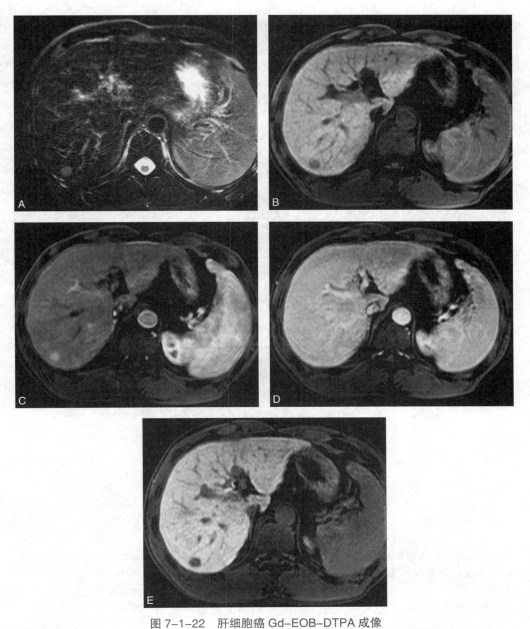

图 7-1-22 肝细胞癌 Gd-EOB-DTPA 成像

A. 病灶在抑脂 $T_2WI$ 呈高信号；B. $T_1WI$ 呈低信号；C. 动脉期明显强化；D. 门脉期无对比剂廓清；E. 延迟 30 分钟肝胆期示病灶无对比剂摄取为低信号

## 二、胆管细胞癌

### 【概述】

肝内胆管细胞癌（intrahepatic cholangiocarcinoma，ICC）是指发生在肝内胆管上皮的恶性肿瘤，发病率居肝脏原发恶性肿瘤第二位，约占肝肿瘤的 10%~20%。

### 【临床表现】

发病高峰在 50~60 岁，临床表现为腹痛、腹部肿块、体重下降或黄疸等。AFP 水平多正常，CA19-9 和 CEA 可升高。ICC 与胆道结石、原发性胆管炎、华支睾吸虫病、复发性化脓性胆管炎、先天性肝内胆管扩张症（Caroli's 病）、二氧化钍暴露有关。

### 【病理生理】

肝内胆管细胞癌大体上可分为肿块型（mass-forming type）、管壁浸润型（periductal infiltrating type）和腔内结节型（intraductal growing type），以肿块型最为常见。大体上呈质硬的灰白色肿块，边界清楚，无包膜。镜下，肿瘤细胞排列呈腺体样结构,可见丰富的纤维硬化区、凝固性坏死、透明样变及黏液湖,易沿肝血窦、血管腔、血管周围结缔组织、淋巴管、神经及胆道播散。

【影像学表现】

1. CT(图 7-1-23)

(1)平扫:肿块型 ICC 多好发于肝左叶外侧段,形态多不规则,边界多不清晰,肿瘤沿胆管黏膜浸润生长,可引起胆管狭窄、阻塞及扩张。此外,肿瘤周围可见扩张的胆管或肿瘤包埋胆管表现。附近肝叶萎缩、邻近肝包膜皱缩和门静脉分支闭塞也是常见征象,肿瘤易发生淋巴结转移。

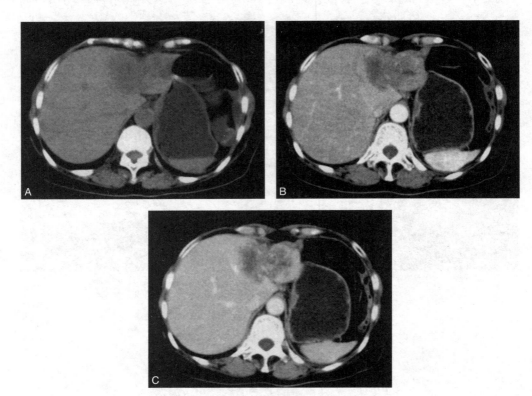

图 7-1-23　肝右叶胆管细胞癌

A. 平扫,肝右叶低密度肿块,局部包膜凹陷伴包膜下少量积液;B、C. 动脉期和门脉期增强扫描,
病灶轻度强化,包绕门静脉右前支

管壁浸润型和腔内结节型 ICC 非常少见。管壁浸润型沿胆管壁浸润性生长,胆管狭窄伴远端扩张,无明显肿块形成,表现为迂曲扩张分支状结构异常,这种类型多见于肝门胆管癌,在肝内胆管细胞癌中非常少见。腔内结节型表现为弥漫性胆管显著扩张,伴或不伴腔内肿块,局灶性胆管扩张伴腔内肿块,局灶性狭窄伴近端胆管轻度扩张。

(2)增强:肿块型 ICC 有活性的肿瘤细胞主要位于周边区域,中心则以纤维间质为主,因此在动脉期多表现为轻中度的周边强化,门脉期及延迟期因纤维成分导致对比剂滞留而呈向心性延迟强化,强化程度与纤维间质腔隙有关。少数肿瘤也可明显均匀强化,可能与分化程度较好、纤维间质内血管丰富有关。

2. MRI　病灶在 $T_1WI$ 呈低信号,$T_2WI$ 呈不均匀高信号,其内部低信号区对应纤维化及凝固性坏死,富含黏液成分的 ICC 可呈显著高信号。约 60% 的 ICC 伴有肝内胆管扩张,尤其是在强化组织内见到扩张胆管更具特异性,MRCP 有助于明确肝内扩张的程度及范围。(图 7-1-24)

【鉴别诊断】

影像学检查胆管细胞癌与乏血供性肝细胞癌有时不易鉴别,病灶边界不清,增强扫描呈不均匀延迟强化,瘤周胆管扩张、肝叶萎缩、门静脉分支闭塞,AFP 阴性,而 CA19-9 阳性者应多考虑肝内胆管细胞癌可能。需要强调的是,不能因肝硬化病史而除外 ICC 的可能性,约 5% 的 ICC 发生于

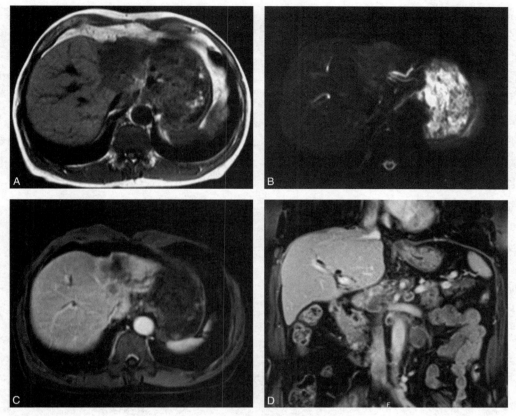

图 7-1-24　胆管细胞癌（肿块型）

A. 病灶在 $T_1WI$ 呈低信号；B. $T_2WI$ 呈稍高信号，远端肝内胆管扩张；C. 增强门脉期呈中等强化；
D. 冠状面示肝门部及后腹膜淋巴结转移

肝硬化，也可出现动脉期强化，但无门脉期及延迟期对比剂廓清。肝内胆管结石易继发反复感染而形成慢性脓肿，易与 ICC 混淆，但脓肿一般呈厚壁囊性病变，增强后呈环形强化，中央液化坏死区在延迟期无充填，不典型病例需随访动态观察或穿刺活检证实。

### 三、肝脏转移癌

【概述】

肝脏转移癌（hepatic metastases）由全身各脏器恶性肿瘤转移至肝脏而形成。肝脏是除淋巴结之外最常见的恶性肿瘤转移部位，肿瘤细胞可经肝动脉、门静脉、淋巴管、邻近器官肿瘤直接侵犯甚至腹膜腔液体到达肝脏。尸检发现，恶性肿瘤的死亡患者中，约有 41%~75% 有肝转移。

【临床表现】

转移性肝癌早期无明显症状和体征，常被原发肿瘤的症状掩盖。通常的是在检查发现原发肿瘤的同时或进行手术前检查时发现有肝脏转移；或者在原发肿瘤的治疗过程中出现肝转移，少数以肝转移为首先发现，进一步检查找到原发灶，但仍有部分病例无法找到原发癌。晚期转移性肝癌多出现肝脏肿大、肝区痛、黄疸、腹胀、腹水等，以及恶性肿瘤晚期的共同表现。多数患者早期化验检查为阴性，中晚期多有酸性磷酸酶、碱性磷酸酶、胆红素等指标升高，起源于胃肠道的肿瘤多有癌胚抗原（CEA）升高，90% 以上继发性肝癌患者肿瘤标记物 AFP 不升高。

【病理生理】

转移癌常保留原发癌的组织结构特征，如恶性黑色素瘤肝转移灶也是黑色的，而来源于胃肠道的转移性腺癌镜下可见腺癌结构，有时和胆管细胞癌不易区分。肝脏的转移性癌很少合并肝硬化，也不侵犯门静脉或形成癌栓，这和原发性肝细胞癌不同。

【影像学表现】

1. CT

（1）平扫：转移性肝癌的大小、数目、部位差异很大,常为多发性、散在性结节,也有形成巨块的,常发生坏死,也可出现囊变、出血或钙化等。肝包膜下转移是一种特殊肝转移形式,表现为沿肝周局限性结节或扇贝样软组织影,多见于卵巢癌、结直肠癌等富含黏液成分的肿瘤。

（2）增强:转移瘤增强扫描动脉期多见不均匀边缘环形强化,门脉期可出现整个病灶均匀或不均匀强化。少数病灶中央见无增强的低密度,边缘强化呈高密度,外周有一稍低于肝密度的水肿带,构成所谓"牛眼征"。转移瘤有时也有一些少见的强化方式,如神经内分泌癌、肾脏透明细胞癌、黑色素瘤、肉瘤等富血供肿瘤转移,肝转移病灶也呈富血供强化方式。

2. MRI　在 $T_1WI$ 转移瘤多呈中等程度低信号,但一些含短 $T_1$ 效应物质(出血、蛋白、黏液、黑色素、脂肪)的转移瘤也可呈高信号。出血性转移多见于肺癌、肾癌、睾丸癌和黑色素瘤等,富含蛋白成分的转移瘤可见于多发性骨髓瘤和类癌,富含黏液成分的转移瘤可见于胰腺癌、卵巢癌、胃肠道黏液腺癌等,而含脂肪成分的转移瘤可见于脂肪肉瘤和卵巢恶性畸胎瘤等。在 $T_2WI$,转移瘤多为中等程度高信号,少数也可呈显著高信号。一些转移灶出现"牛眼征",在结直肠癌肝转移中常见。在 DWI 图像上,转移灶通常存在弥散受限而呈高信号,有助于小病灶检出。(图 7-1-25、图 7-1-26)

【诊断要点】

其他部位原发恶性肿瘤诊断明确,一旦发现肝内多发结节,肝转移瘤一般首先考虑。

【鉴别诊断】

若原发肿瘤不明而见到肝内多发结节,特别是囊性转移瘤需要与肝脓肿、肝棘球蚴病、肝结核等肝内多发病鉴别。

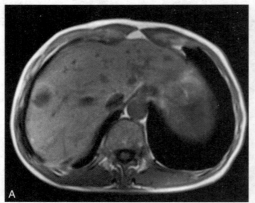
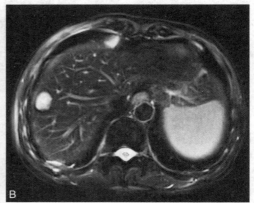
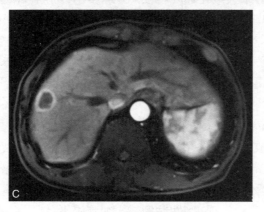

图 7-1-25　胰腺癌肝转移瘤

A. 病灶在 $T_1WI$ 呈低信号;B. $T_2WI$ 呈显著高信号,中央呈囊性改变;C. 增强后环形强化,囊壁较厚且不光整,中央见大片坏死

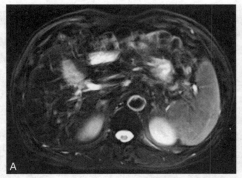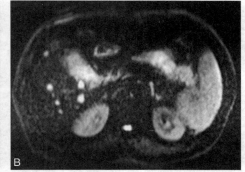
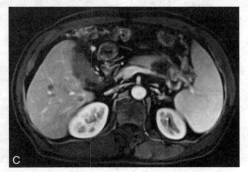

图 7-1-26 转移瘤

A. 病灶在 $T_2WI$ 显示不清；B. DWI 可以清晰显示更多病灶，呈显著高信号；C. 门脉期示部分边缘强化

（严福华 李若坤 杨琰昭 徐欣欣）

## 第五节 肝脏弥漫性疾病

### 一、脂肪肝

【概述】

脂肪肝（hepatic steatosis）指各种原因引起的肝细胞内脂质堆积，主要见于非酒精性脂肪肝病（nonalcoholic fatty liver disease，NAFLD），其病因有肥胖、酗酒、营养不良、糖尿病、类固醇治疗、库欣综合征、囊性纤维化、遗传性疾病、化疗后等。

【临床表现】

脂肪肝的临床表现多样，轻度脂肪肝多无症状，中重度脂肪肝可有食欲不振、乏力、恶心、呕吐、腹痛、肝肿大等，重度脂肪肝可伴肝功能损害。

【病理生理】

组织学上，沉积于肝细胞内的脂质主要为甘油三酯，也可以是游离脂肪酸、胆固醇和磷脂。脂肪浸润可以是弥漫性的，也可以是局灶性的，程度不一。大体可见肝脏体积轻中度增大，质地变软，切面呈淡黄色。镜下见肝细胞肿大，内含大量脂肪滴，细胞核受压推移至周边呈月牙形，周围血管和血管窦变细。严重 NAFLD 可继发肝损伤导致非酒精性脂肪肝炎（nonalcoholic steatohepatitis，NASH），其中约 15% 会进展为肝硬化，约 1% 会发展为肝细胞癌。

【影像学表现】

1. CT 平扫时显示肝的密度降低，弥漫性脂肪浸润表现为全肝密度降低，局灶性浸润则出现肝叶、肝段或亚段的肝局部密度降低。正常人 CT 检查，肝脏密度总是高于脾的密度，如果肝/脾 CT 值之比 <0.85，则可诊断脂肪肝。当肝密度显著减低时，衬托之下的肝内血管则呈相对高密度而显示清晰，但走向、排列、大小、分支正常，没有受压移位或被侵犯征象。在弥漫性密度降低的脂肪肝内，可有正常的肝组织存在，称为肝岛，CT 平扫表现为圆形、条形或不规则形相对高密度区，境界清楚。

2. MRI SE 序列对脂肪肝敏感性很低，理论上讲脂肪病灶在 $T_1WI$ 和 $T_2WI$ 上的信号增加，但在实际工作中仅有少数病例可见到肝脏的信号强度增加。化学位移成像（chemical shift imaging，CSI）能够敏感检测脂肪肝，肝脏信号在反相位图像上较正相位信号减低。脂肪肝也可以是局灶性或多灶性的，形态多呈楔形或地图状，无占位效应，可见血管穿行其中，化学位移成像时在反相位图像可见到局部信号减低。（图 7-1-27、图 7-1-28）

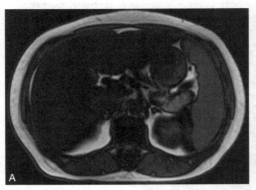
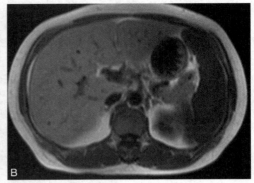

**图 7-1-27 脂肪肝**
A. 化学位移成像正相位图像示肝脏信号均匀；B. 反相位图像肝脏信号减低

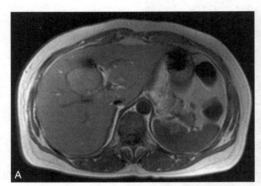
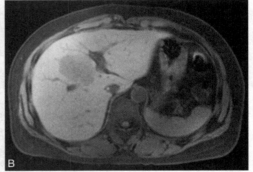

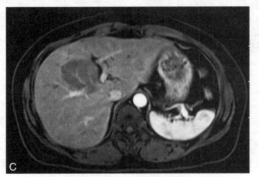

**图 7-1-28 局灶性脂肪肝**
A. T₁WI 示肝右叶类圆形高信号影；B. 抑脂 T₁WI 后信号减低；C. 动脉期无强化，内见血管穿行

**【诊断与鉴别诊断】**

弥漫性脂肪肝 CT 表现典型，诊断不难。局灶性脂肪肝有时需要与肝肿瘤等占位性病变鉴别。局灶性脂肪肝表现为片状或楔形低密度区，对比增强可见到病灶内血管分布正常，无占位效应，MRI 检查化学位移成像、DWI 等序列可明确显示有无肿瘤性病变征象。

## 二、肝硬化

**【概述】**

肝硬化（cirrhosis）是由一种或多种病因长期或反复作用形成的弥漫性肝损害。其病因在我国以病毒性肝炎为首，在西方国家则以酒精性肝硬化为主，其他尚包括药物、毒物、胆汁淤积、代谢异常、血吸虫病以及隐源性肝硬化等。

**【临床表现】**

肝硬化早期可无明显症状，后期以肝功能损害及门脉高压为主要表现，肝功能损害一般表现为消瘦乏力、厌食、腹部不适等症状，门脉高压表现通常包括脾大、食管胃底静脉曲张、腹水、上消化道出血、肝性脑病等。如合并门静脉主干及分支血栓形成时，门静脉周围可出现大量迂曲增粗的侧支循环静脉，形成所谓的门静脉海绵样变。

【病理生理】

病理上,肝硬化表现为肝实质弥漫性变性坏死并继发肝细胞结节性再生,广泛结缔组织增生并形成纤维间隔、包绕再生性结节致假小叶形成。

【影像学表现】

1. CT　肝硬化 CT 表现主要包括:

(1) 肝脏形态大小改变:早期肝硬化肝脏可能表现增大,但无特异性;晚期肝硬化肝脏体积往往缩小,通常表现为尾状叶、左叶外侧段增大,右叶、左叶内侧段萎缩,大多患者表现为肝叶萎缩及代偿性肥大合并出现,结果出现肝叶比例失调;同时结节再生和纤维化收缩可使肝边缘显示凹凸不平,纤维组织增生和肝脏收缩可导致肝裂增宽、肝门区扩大、间位结肠、肝外胆囊等表现。

(2) 肝密度改变:脂肪变性、纤维化可引起肝脏弥漫性或不均匀的密度减低,较大而多发的再生结节可表现为三种的略高密度结节。

(3) 继发门静脉改变:如脾大、门静脉高压

伴侧支循环开放、腹水等,因门脉高压致血流瘀滞,肝硬化常伴发门静脉血栓形成。

2. MRI　MRI 评估肝硬化主要包括形态、信号、结节和门脉高压四个方面。形态大小改变及门静脉高压同 CT 表现。

(1) 信号异常:纤维化、铁、脂肪沉积及基础肝病均会导致肝实质信号异常。纤维化可以弥漫或局限,在 $T_1WI$ 多显示不清,在 $T_2WI$ 呈斑片状、细线状及条带状稍高信号,增强后轻度强化。肝硬化中的铁沉积一般是轻中度的,在 $T_2WI$ 为低信号,多以散在分布、局灶的类圆形低信号影,称为含铁结节。这些含铁结节几乎都是良性的,但具有更高的恶变概率。少数情况下,肝硬化也可出现弥漫性的铁沉积,表现为肝实质信号均匀减低,但胰腺信号保持正常,这与原发性血色素沉着症不同。

(2) 硬化结节:将在本章第六节中详述。(图 7-1-29)

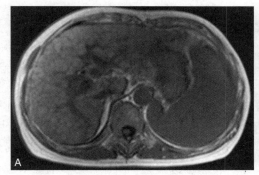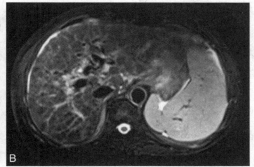

图 7-1-29　肝炎后肝硬化

可见肝脏轮廓轻度结节状改变,内见弥漫分布再生结节,呈 $T_1WI$(A)高、$T_2WI$(B)等信号,可见脾大、腹水

【诊断要点】

早期肝硬化可能只表现为肝大,影像学缺乏特异性。中晚期肝硬化出现肝脏形态大小改变、密度及信号异常,并常伴门静脉高压等继发征象,CT 及 MRI 均易于做出诊断。30%~50% 的肝硬化合并肝癌,诊断中需提高警惕。

【鉴别诊断】

肝硬化再生结节、退变结节需要与小肝癌进行鉴别。

## 三、肝血色素沉着症

【概述】

血色素沉着症(hemochromatosis)是过量铁

在体内积蓄所致疾病的总称,可引起皮肤色素沉着、肝硬化、糖尿病及内分泌紊乱等一系列临床表现,可分为原发和继发两类。原发性血色素沉着症(primary hemochromatosis)是一种常染色体隐性遗传病,由于患者对铁的吸收大大超过正常人,造成铁过量,导致组织中大量铁的沉积。继发性血色素沉着症(secondary hemochromatosis)主要是继发于铁幼粒细胞贫血和重型地中海贫血患者,长期反复输血或服用铁剂过量所致。铁过量造成组织的损伤,如损伤肝组织,产生肝纤维化及肝硬化,肝癌的发生率也增加,损伤胰岛细胞可致糖尿病等。组织学和临床生化检查仍是估计肝组织含铁量的简便方法,其中以转铁蛋白饱和度和

肝组织活检最准确。

【临床表现】

肝硬化、皮肤青铜样色素沉着和糖尿病为本症的三大临床特征。

【病理生理】

肝组织含铁浓度超过250μg/g。晚期发生肝硬化、肝癌的发生率也增加。

【影像学表现】

1. CT　CT肝脏扫描颇具特征性表现，平扫可见全肝密度增高。CT值在86~132HU甚至更高。CT值的高低大致反映肝内铁浓度的含量（图7-1-30）。

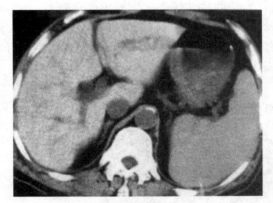

图7-1-30　自身免疫性溶血性贫血
所致肝色素沉着症
CT平扫示肝脏密度明显增高，高于脾脏

2. MRI　MRI是无创性检测肝脏铁沉积的最佳方法。铁是顺磁性物质，具有短$T_2$效应，在$T_2WI$及$T_2^*WI$图像上信号减低。正常肝脏实质信号与骨骼肌类似，铁沉积时其信号会低于骨骼肌。

原发性血色素沉着症主要表现为实质型铁沉积，最初沉积在门脉周围肝组织，进而扩展至全肝、胰腺、心肌、骨骺、内分泌腺（甲状腺、垂体等）等。在$T_2WI$或$T_2^*WI$，常见肝脏、胰腺信号减低，但脾脏、骨髓信号一般正常，病程早期胰腺信号也可正常。继发性血色素沉着症主要表现为网状内皮系统型铁沉积，主要见于多次输血所致肝、脾、骨髓铁沉积。在$T_2WI$或$T_2^*WI$，常见肝脏、脾脏、骨髓信号减低，胰腺信号多正常。

原发性血色素沉着症具有很高癌变风险，继发生成的肝细胞癌组织学上都是乏铁的，在$T_2WI$或$T_2^*WI$呈高信号。在$T_2WI$或$T_2^*WI$观察到的弥漫铁沉积背景下的局灶性乏铁区都应结合其他序列除外肝细胞癌的可能性。（图7-1-31）

【诊断要点】

肝血色沉着症的肝脏影像学表现较有特征性，结合临床和实验室检查结果，血色病的诊断则可成立。检查中要特别注意肝硬化和肝癌并发症的存在。

## 四、布加综合征

【概述】

布加综合征（Budd-Chiari syndrome，BCS）是多种原因引起的肝静脉和/或其开口上方的下腔静脉阻塞引起的肝静脉回流障碍的临床综合征。病因分为先天性和后天性两种，前者为上段下腔静脉出生后未退化的蹼膜引起，后者与外伤、炎症、肿瘤压迫和血管内血栓形成有关。

【临床表现】

多见于青中年，病程缓慢。临床常有肝大、脾大、腹水、下肢静脉曲张、水肿等门静脉高压和体循环回流障碍的症状和体征。

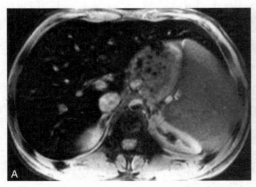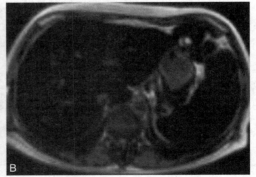

图7-1-31　肝血色素沉着症

A. 原发性血色素沉着症，肝脏信号弥漫性减低，低于骨骼肌，脾脏信号正常；B. 继发性血色素沉着症，可见肝脾信号减低

【病理生理】

病理上,急性肝静脉血栓导致血窦充血。肝静脉及门静脉小分支内可见急性或机化性血栓。随疾病进展,血窦胶原化、扩张、肝细胞坏死、萎缩,闭塞的肝小静脉产生分隔相互连接肝静脉,但门静脉分支相对正常。但门静脉血栓较常见,可以表现为混合性门静脉及肝静脉肝硬化表现。肝尾叶因独立引流至下腔静脉可以出现代偿性肥大。

【影像学表现】

1. CT

(1)平扫:可见肝大、脾大和门静脉高压表现,肝密度不均匀,尾状叶代偿性增大并密度增高,这是尾状叶肝短静脉直接回流下腔静脉而不发生回流障碍所致。

(2)增强:对比增强后,肝段下腔静脉和肝静脉不能显示,肝实质通常表现为不均匀强化,是肝静脉回流受阻导致肝脏血流重新分配的结果。

(3)CTA:CTA显示下腔静脉、肝静脉狭窄、梗阻或栓塞。

2. MRI　急性期BCS通常可见到肝静脉血栓,可见肝脏增大,周边肝实质因充血水肿呈$T_1WI$低、$T_2WI$高信号(相对于尾状叶),早期及延迟期均强化减低且不均匀,这时由于组织间隙压力增高。尾状叶则表现为早期、持续、显著强化。增强扫描显示肝中央区域强化不明显(尾状叶和部分肝右后叶),而周边区域强化明显,呈扇样强化,反映急性静脉内血栓导致的周边区域血管充血、水肿,而中央区域由于直接回流至下腔静脉不受影响。亚急性期BCS平扫表现与急性期相仿。尾状叶中等增大,均匀强化。动脉期周边部分不均匀强化,但强化程度高于均匀强化的尾叶。肝静脉血栓易于显示,可有肝内静脉侧支。慢性期BCS肝脏体积多缩小,但尾状叶常明显增大,周边肝实质与中心肝实质平扫信号差别不明显,肝静脉血栓一般难以显示,肝内、包膜下及肝外常见广泛的侧支血管。尾状叶多明显增大。

【鉴别诊断】

布加综合征需要同其他可引起肝肿大、腹水的疾病鉴别。MRI直接显示下腔静脉阻塞和下腔静脉隔膜等可以提供鉴别诊断证据。

**（严福华　李若坤　林慧敏　肖　红）**

# 第六节　肝脏结节的影像学诊断策略

【临床与病理】

肝硬化病理上表现为肝实质弥漫性变性坏死并继发肝细胞结节性再生,广泛结缔组织增生并形成纤维间隔、包绕再生性结节致假小叶形成。肝硬化结节可分为以下两大类:

1. **再生结节（regenerative nodule,RN）**　直径多在0.3~1cm,是肝硬化基础上发生的局灶性的肝细胞及间质增生,内含正常肝细胞、Kupffer细胞及胆小管。当RN累及多个腺泡、含有多个门脉分支时,称为大的再生结节(large regenerative nodule,LRN),其色泽、质地仍与周边硬化结节相仿,镜下可含有正常或有瘢痕的门脉分支,常伴有小管道增殖,肝板通常1~2层,细胞形态与邻近组织相仿,无新生血管(不成对小动脉及血窦毛细血管化)。RN可以自发消退,可能是变性、坏死的结节由正常肝细胞取代或者结节内的肝细胞出现了再分化。

2. **异型增生结节（dysplastic nodule,DN）**既往命名不一,曾称为巨大再生结节、退变结节、腺瘤样增生结节、交界性增生结节等。DN通常超过1cm,其大小、色泽、质地及切面凸出程度均不同于周边肝组织,根据细胞异型程度又分为低级别DN(low-grade dysplastic nodule,LGDN)和高级别DN(high-grade dysplastic nodule,HGDN)。HGDN异型性更为明显,但无门脉结构及间质侵犯。随LGDN向HGDN进展,细胞形态变小、细胞密度增加,汇管区减少甚至消失,HGDN还可有一定程度的结构异型性,如细胞板增厚,偶见假腺体样结构,其细胞密度增加(为邻近硬化肝组织的1.3~2倍)。HGDN有时也会新生血管化,但以结节周边区域为著。DN(尤其是HGDN)是明确的癌前病变,LGDN年癌变率小于3%,HGDN癌变率可达46%。

肝硬化背景下的HCC生成多经历了肝硬化结节的多步癌变过程:由再生结节(regenerative nodule,RN)、异型增生结节(dysplastic nodule,DN)、DN癌变到HCC。在结节癌变过程中会出现一系列病理及病理生理改变过程,这是目前多模态MRI诊

断 HCC 的基础,主要包含以下几个方面:

**1. 动脉血供** 良性肝硬化结节以门静脉供血为主;HCC 则以肝动脉供血为主,表现为孤行小动脉增加及血窦毛细血管化,门脉管道减少（包含门静脉及非肿瘤性肝动脉）。

**2. 静脉引流** 良性肝硬化结节引流到肝静脉,HCC 引流到血窦及门静脉。

**3. 包膜** 进展期 HCC 常有包膜及纤维分隔,良性肝硬化结节通常无包膜。

**4. 脂肪** 可见于高级别 DN 及高分化肝癌,进展期肝癌通常无脂肪成分。

**5. 铁** 铁可局灶性沉积于 RN 及 DN,统称为铁沉积结节;HCC 通常无铁沉积。

**6. Kupffer 细胞** HCC 内 Kupffer 细胞数目减少甚至缺如,吞噬功能减低。

**7. 阴离子转运体** 肝硬化结节可表达 OATP 转运体,而 HCC 内 OATP 表达下降。

**【影像学表现】**

RN 组织结构与正常肝组织类似,在 $T_1WI$ 及 $T_2WI$ 多呈等信号,因纤维间隔勾勒其轮廓方可显示,在 DWI 无弥散受限呈等信号。少数情况下,RN 因脂肪、铜沉积在 $T_1WI$ 呈高信号,因铁沉积在 $T_2WI$ 呈低信号。RN 主要由门静脉供血,增强后通常与周边肝组织平行强化,动态增强各期均为等信号。

LGDN 影像学特征与 RN 相仿。HGDN 在 $T_1WI$ 常呈高信号,在 $T_2WI$ 为等或低信号,但几乎不会呈高信号,除非出现梗死。HGDN 在 DWI 多为等信号,少数也会出现轻度弥散受限呈稍高信号。HGDN 仍以门脉供血为主,但相对正常肝脏有所减低,在动脉期无强化,门脉期呈低信号;约 17%~32% 的 HGDN 会出现新生血管进而表现为动脉期强化,但通常无门脉期对比剂廓清。DN 癌变时在 $T_2WI$ 呈"结中结"改变,非癌变区 DN 组织呈低信号,而癌变区呈高信号。（图 7-1-32~ 图 7-1-34）

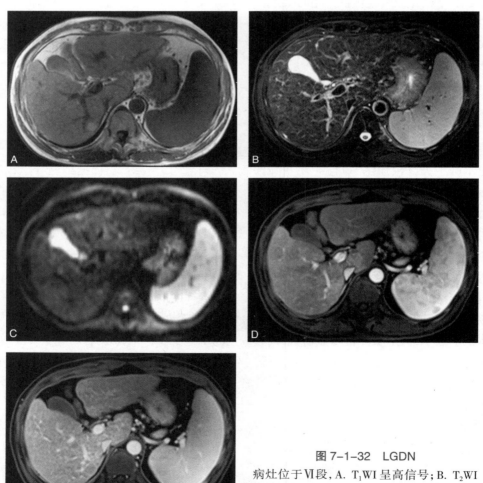

**图 7-1-32 LGDN**
病灶位于Ⅵ段, A. $T_1WI$ 呈高信号;B. $T_2WI$ 呈等信号;C. DWI 无弥散受限呈等信号;D. 动脉期无强化;E. 门脉期呈稍低信号

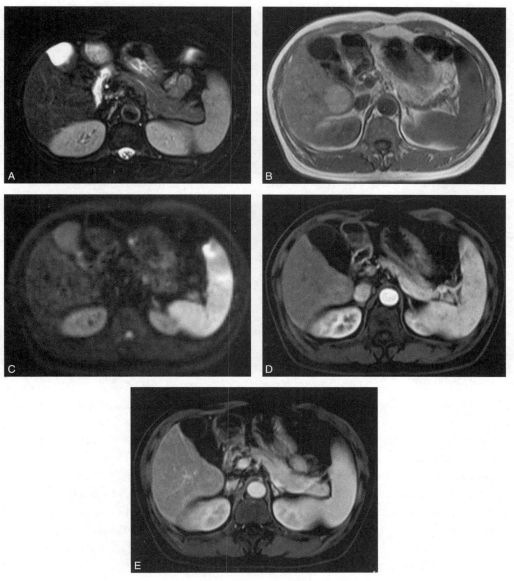

**图 7-1-33　HGDN**

病灶位于Ⅵ段，A. T₂WI 呈等信号；B. T₁WI 呈高信号；C. DWI 无弥散受限呈等信号；D. 动脉期无强化；E. 门脉期呈稍低信号

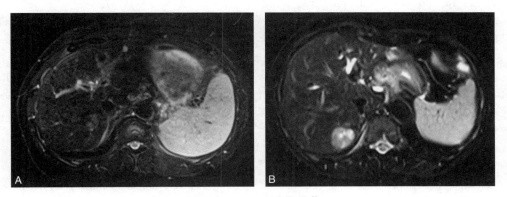

**图 7-1-34　DN 癌变结节**

A. Ⅶ段 DN 癌变结节，呈 T₂WI "结中结" 改变，DN 呈等信号，HCC 呈结节样高信号；B. "镶嵌征"，肿瘤内见多发小结节及纤维分隔

HCC 在 T₁WI 通常呈低信号,少数呈高信号,这与肿瘤分化程度、脂肪、铜、糖原沉积及继发出血有关。在 T₂WI,HCC 多呈轻中度高信号,少数可呈等信号,极少呈低信号,较大的病灶内部信号常不均匀,其内部高信号区代表液化坏死、出血或扩张血窦,低信号区则代表凝固性坏死、纤维化或钙化。在 DWI 上,HCC 通常因水分子弥散受限而呈高信号、ADC 值减低。DWI 与常规序列结合可以提高小病灶检出率。采用 Gd-DTPA 的 MRI 动态增强扫描,典型 HCC 表现为动脉期显著强化(wash-in)呈高信号,伴门脉期和/或延迟期对比剂廓清(wash-out)呈低信号,这种“快进快出”强化形式对 HCC 诊断是高度特异性的,在慢性病毒性肝炎及肝硬化等高危人群中几乎等同于病理诊断。

对于肝硬化结节与小肝癌鉴别困难者,可选用肝细胞特异性对比剂,以 Gd-BOPTA 和 Gd-EOB-DTPA 为代表,在肝胆期,肝硬化结节可摄取 Gd-BOPTA 和 Gd-EOB-DTPA 呈等信号,而 HCC 通常无摄取而成低信号。

（严福华　李若坤）

# 参 考 文 献

[1] Barr DC, Hussain HK. MR imaging in cirrhosis and hepatocellular carcinoma. Magn Reson Imaging Clin N Am, 2014, 22(3): 315-335.

[2] Brancatelli G, Federle MP, Ambrosini R, et al. Cirrhosis: CT and MR imaging evaluation. Eur J Radiol, 2007, 61(1): 57-69.

[3] Cai PQ, Wu YP, Xie CM, et al. Hepatic angiomyolipoma: CT and MR imaging findings with clinical-pathologic comparison. Abdom Imaging, 2013, 38(3): 482-489.

[4] Cassidy FH, Yokoo T, Aganovic L, et al. Fatty liver disease: MR imaging techniques for the detection and quantification of liver steatosis. Radiographics, 2009, 29(1): 231-260.

[5] Choi JY, Lee JM, Sirlin CB. CT and MR imaging diagnosis and staging of hepatocellular carcinoma-part I. Development, growth, and spread- key pathologic and imaging aspects 1. Radiology, 2014, 272(3): 635-654.

[6] Choi JY, Lee JM, Sirlin CB. CT and MR imaging diagnosis and staging of hepatocellular carcinoma: part II. Extracellular agents, hepatobiliary agents, and ancillary imaging features. Radiology, 2014, 273(1): 30-50.

[7] Chung YE, Kim MJ, Park YN, et al. Varying appearances of cholangiocarcinoma: radiologic-pathologic correlation. Radiographics, 2009, 29(3): 683-700.

[8] Cogley JR, Miller FH. MR imaging of benign focal liver lesions. Radiol Clin North Am, 2014, 52(4): 657-682.

[9] Couinaud C. Surgical anatomy of the liver. Several new aspects. Chirurgie, 1986, 112: 337-342.

[10] Couinaud C. The anatomy of the liver. Ann Ital Chir, 1992, 63: 693-697.

[11] Covey AM, Brody LA, Maluccio MA, et al. Variant hepatic arterial anatomy revisited: digital subtraction angiography performed in 600 patients. Radiology, 2002, 224(2): 542-547.

[12] Czermak BV, Akhan O, Hiemetzberger R, et al. Echinococcosis of the liver. Abdom Imaging, 2008, 33(2): 133-143.

[13] De Santis M, Ariosi P, Calo GF, et al. Hepatic arterial vascular anatomy and its variants. Radiol Med, 2000, 100(3): 145-151.

[14] Grazioli L, Bondioni MP, Haradome H, et al. Hepatocellular adenoma and focal nodular hyperplasia-value of gadoxetic acid-enhanced MR imaging in differential diagnosis. Radiology, 2012, 262(2): 520-529.

[15] Hanna RF, Aguirre DA, Kased N, et al. Cirrhosis-associated hepatocellular nodules-correlation of histopathologic and MR imaging features. Radiographics, 2008, 28(3): 747-769.

[16] Hiatt JR, Gabbay J, Busuttil RW. Surgical anatomy of the hepatic arteries in 1000 cases. Ann Surg, 1994, 220(1): 50-52.

[17] Hope TA, Ohliger MA, Qayyum A. MR imaging of diffuse liver disease: from technique to diagnosis. Radiol Clin North Am, 2014, 52(4): 709-724.

[18] Hussain SM, Reinhold C, Mitchell DG. Cirrhosis and lesion characterization at MR imaging. Radiographics, 2009, 29(6): 1637-1652.

[19] Jang HJ, Kim TK, Lim HK, et al. Hepatic hemangioma: atypical appearances on CT, MR imaging, and sonography. AJR Am J Roentgenol, 2003, 180(1): 135-141.

［20］Kanematsu M, Goshima S, Watanabe H, et al. Diffusion/perfusion MR imaging of the liver: practice, challenges, and future. Magn Reson Med Sci, 2012, 11（3）: 151–161.

［21］Kantarci M, Bayraktutan U, Karabulut N, et al. Alveolar echinococcosis: spectrum of findings at cross-sectional imaging. Radiographics, 2012, 32（7）: 2053–2070.

［22］Kelekis NL, Semelka RC, Woosley JT. Malignant lesions of the liver with high signal intensity on T1-weighted MR images. J Magn Reson Imaging, 1996, 6（2）: 291–294.

［23］Laumonier H, Bioulac-Sage P, Laurent C, et al. Hepatocellular adenomas- magnetic resonance imaging features as a function of molecular pathological classification. Hepatology, 2008, 48（3）: 808–818.

［24］Lee JM, Choi BI. Hepatocellular nodules in liver cirrhosis: MR evaluation. Abdom Imaging, 2011, 36（3）: 282–289.

［25］Lim JH, Jang KT, Choi D, et al. Early bile duct carcinoma comparison of imaging features with pathologic findings, Radiology, 2006, 238（2）: 542–548.

［26］Lupescu IG, Dobromir C, Popa GA, et al. Spiral computed tomography and magnetic resonance angiography evaluation in Budd-Chiari syndrome. J Gastrointestin Liver Dis, 2008, 17（2）: 223–226.

［27］Mortelé KJ, Segatto E, Ros PR. The infected liver: radiologic-pathologic correlation. Radiographics, 2004, 24（4）: 937–955.

［28］Noureddin M, Lam J, Peterson MR, et al. Utility of magnetic resonance imaging versus histology for quantifying changes in liver fat in nonalcoholic fatty liver disease trials. Hepatology, 2013, 58（6）: 1930–1940.

［29］Reeder SB, Cruite I, Hamilton G, et al. Quantitative assessment of liver fat with magnetic resonance imaging and spectroscopy. J Magn Reson Imaging, 2011, 34（4）: 729–749.

［30］Roth CG, Mitchell DG. Hepatocellular carcinoma and other hepatic malignancies: MR imaging. Radiol Clin North Am, 2014, 52（4）: 683–707.

［31］Seale MK, Catalano OA, Saini S, et al. Hepatobiliary-specific MR contrast agents: role in imaging the liver and biliary tree. Radiographics, 2009, 29（6）: 1725–1748.

［32］Sica GT, Ji H, Ros PR. CT and MR imaging of hepatic metastases. AJR Am J Roentgenol, 2000, 174（3）: 691–698.

［33］Soyer P, Bluemke DA, Bliss DF, et al. Surgical segmental anatomy of the liver: demonstration with spiral CT during arterial photography and multiplanar reconstruction. AJR Am J Roentgenol, 1994, 163: 99–103.

［34］Sugarbaker PH. En bloc resection of hepatic segments 4B, 5 and 6 by transverse hepatectomy. Surg Gynecol Obstet, 1990, 170: 250–252.

［35］Taouli B, Koh DM. Diffusion-weighted MR imaging of the liver. Radiology, 2010, 254（1）: 47–66.

［36］Van Aalten SM, Thomeer MG, Terkivatan T, et al. Hepatocellular Adenomas: Correlation of MR Imaging Findings with Pathologic Subtype Classification. Radiology, 2011, 261（1）: 172–181.

［37］Willatt JM, Hussain HK, Adusumilli S, et al. MR imaging of hepatocellular carcinoma in the cirrhotic liver- challenges and controversies. Radiology, 2008, 247（2）: 311–330.

［38］Xu PJ, Yan FH, Wang JH, et al. Contribution of diffusion-weighted magnetic resonance imaging in the characterization of hepatocellular carcinomas and dysplastic nodules in cirrhotic liver. J Comput Assist Tomogr, 2010, 34（4）: 506–512.

［39］Yan FH, Shen JZ, Li RC, et al. Enhancement patterns of small hepatocellular carcinoma shown by dynamic MRI and CT. Hepatobiliary Pancreat Dis Int, 2002, 1（3）: 420–424.

［40］Yan FH, Zhou KR, Jiang YP, et al. Inflammatory pseudotumor of the liver: 13 cases of MRI findings. World J Gastroenterol, 2001, 7（3）: 422–424.

［41］Yan FH. Hepatic angiomyolipoma: MR findings. EJR, 2003, 45: 101–108.

［42］白人驹,张雪林. 医学影像诊断学. 第3版. 北京,人民卫生出版社. 2001.

［43］郭启勇. 实用放射学. 第3版. 北京,人民卫生出版社. 2007.

［44］李若坤,曾蒙苏,强金伟,等. 肝硬化结节癌变磁敏感加权成像表现与病理对照研究. 中华放射学杂志,2013,47（11）: 1014–1018.

［45］尚克中. 中华影像学 消化系统卷. 北京,人民卫生出版社. 2002.

［46］王鑫,于清太,景昱,等. 肝脏多发局灶性结节性增生的MRI诊断. 中华放射学杂志,2010,44（8）: 828–830.

［47］徐鹏举,严福华,曾蒙苏,等. 局灶性结节增生与肝细胞癌MR扩散加权成像表现特征的比较. 中华放射学杂志,2011,45（8）: 747–751.

［48］徐鹏举,严福华,王建华,等. 弥散加权成像对肝细胞癌小病灶检测的价值. 中华医学杂志,2009,89（9）: 592–596.

［49］徐鹏举,严福华,王建华,等. 改良敏感编码技术在肝脏MR扩散加权成像中对肝细胞癌小病灶的影

响.中华放射学杂志,2007,41(1):5-9.

[50] 徐鹏举,严福华.肝脏血管瘤的不常见 CT 和 MRI 表现.放射学实践,2009,24:364-367.

[51] 严福华,曾蒙苏,周康荣,等.肝脏血管平滑肌脂肪瘤的 CT 及 MR 征象分析.中华放射学杂志,2001, 35:821-824.

[52] 严福华,周康荣,沈继章,等.MR 和 CT 动态扫描对小肝癌强化特征的比较研究.中华肿瘤杂志,2001, 23:413-416.

[53] 张佳佳,严福华,周梅玲,等.钆贝葡胺(Gd-BOPTA)增强 MRI 对肝脏局灶性结节增生(FNH)的诊断价值.中国肿瘤影像学,2008,1(2):94-99.

[54] 张佳佳,严福华.退变结节的病理学改变及影像学表现.实用放射学杂志,2005,15(1):88-91.

[55] 周康荣,严福华,曾蒙苏.腹部 CT 诊断学.上海,复旦大学出版社.2010.

[56] 周康荣.中华影像医学·肝胆胰脾卷.北京:人民卫生出版社.2002.

# 第二章　胆系常见疾病

## 第一节　胆系正常变异与先天畸形

### 一、先天性胆管扩张症

【概述】

先天性胆管扩张症（congenital biliary dilatation，CBD）是一种以胆管扩张和胰-胆管汇合异常为特征的先天性疾病，可发生于肝内、外胆管的任何部位。女性多见，男女比例约为 1：3，东方人患病率高于西方人。

【病理生理】

病因未明，可能与以下因素有关：

（1）先天性胰胆管汇合异常：胰液易反流入胆管从而致胆管内膜受损、发生纤维变性，胆管囊性扩张。

（2）先天性胆管发育不良：表现为胆管上皮过度空泡化，胆管壁薄弱而发生囊性扩张。

（3）遗传因素：本病女性发病率明显高于男性，有学者认为可能与性染色体有关。

Todani 分型将此病分为 5 型：I 型为胆总管呈囊状、纺锤状扩张，左右肝管和肝内胆管一般正常，此型最多见，占 70%~90%。II 型为胆总管憩室样扩张，少见，占 2%~5%。III 型为胆总管末端囊肿，为胆总管十二指肠壁内段囊性扩张并可脱垂入十二指肠，此型约占 4%。IV 型为胆管多发性扩张，约占 10%~20%，其又分为 2 个亚型，IVa 为肝内外胆管多发囊状扩张，IVb 为肝外胆管多发囊状扩张，肝内胆管轻度扩张或正常。V 型为肝内胆管多发囊状扩张，又称 Caroli 病，约占 1%。

【临床表现】

腹痛、黄疸和可触及的腹部包块被认为是 CBD 三联征，但是同时出现此三联征的患者较少（约为 20%~30%）。不同年龄段的患者临床表现差异明显。婴幼儿及儿童患者主要表现为可触及的腹部包块和梗阻性黄疸，成人患者则主要表现为腹痛。

【影像学表现】

I 型：胆总管呈囊状、纺锤状和节段扩张（图 7-2-1），肝内胆管轻度扩张或不扩张，囊壁薄光滑，对邻近组织有压迫，胆囊正常或扩大。

II 型：胆总管单发憩室，多发生于胆总管外侧壁，CT 表现为肝门至胰头之间密度均匀的囊

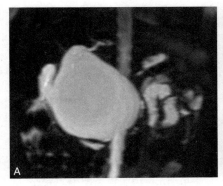
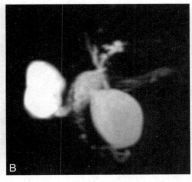
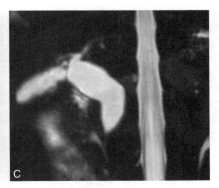

图 7-2-1　I 型先天性胆管扩张症

A. MRCP 示胆总管全程呈囊状扩张；B. MRCP 示胆总管局部呈囊状扩张；C. MRCP 示胆总管全程纺锤状扩张

性包块,胆总管呈弧形受压移位,肝内外胆管无明显扩张。MRCP 显示胆总管局部呈 "憩室" 样突出。

Ⅲ型:胆总管十二指肠壁内段囊状扩张,并可脱垂入十二指肠腔内,胆囊及胆囊管无异常改变。

Ⅳ型:多发性囊状扩张,肝内和肝外段囊状扩张或肝外段多发囊状扩张。

Ⅴ型:即 Caroli 病,为肝内胆管呈囊状、柱状扩张,表现为肝内多发大小不一的水样密度/信号灶,呈串珠状或分节状排列,增强扫描可见中央斑点征(图 7-2-2),由扩张胆管包容伴行门静脉小分支形成,为 Caroli 病特征表现。MRCP 显示肝内胆管多发簇状囊状扩张。

【诊断要点】

CT 和 MR,特别是 MRCP,可直接显示胆管扩张的部位、程度和范围,对Ⅰ型~Ⅳ型的诊断多无困难。Caroli 病诊断相对比较困难,当发现肝内多发囊性病灶并与胆管相通,增强可见中央斑点征时,可诊断 Caroli 病。

【鉴别诊断】

Ⅴ型主要需与肝多发囊肿和胆源性肝脓肿鉴别。

多发肝囊肿:后者不与肝内胆管相通,囊肿不沿着肝内胆管走行分布,而是随机分布,增强后囊肿内无中央斑点征。

胆源性肝脓肿:两者都与胆管相通,但脓肿壁更厚,增强明显强化,且患者多有感染症状,血常规白细胞和中性粒细胞多有升高。

【拓展】

超声检查可发现扩张的肝内、外胆管及增厚

的胆囊黏膜,可作为 CBD 的主要筛查手段。

多排螺旋 CT 检查对胆管显示效果不及 MRCP 检查,但其在评估病变胆管与周围结构的关系、是否存在并发症上具有优势,是诊断 CBD 的主要检查方法。

MRCP 作为一种无创的检查手段,可清楚、三维显示胆管树全貌和胆胰管汇合部的异常,是目前诊断 CBD 最常用和最有价值的检查方法,其灵敏度达 70%~100%,特异性达 90%~100%。

ERCP 对于显示肝外胆管扩张及胆胰管汇合部的异常具有重要价值,但是 ERCP 属于有创性检查,这限制了其在 CBD 诊断中的应用。当 MRCP 检查表现不典型又高度怀疑 CBD 时,应行 ERCP 检查。

## 二、胆道闭锁

【概述】

胆道闭锁(biliary atrisia,BA)是一种原因不明,见于新生儿或婴幼儿的胆道梗阻性疾病,是新生儿胆汁淤积性黄疸的常见原因之一,也是儿科肝移植最常见的原因。本病部分是先天所致,表现为出生后就有黄疸且不消退,也有一部分是后天引起的,在出生一段时间后才出现持续加重的黄疸。

【病理生理】

病因和发病机制目前尚不明确,可能与遗传、围产期感染、慢性炎症及免疫异常介导的胆道损害、胆汁酸代谢异常、胎儿肝胆系统发育不良等有关。多数学者认为围产期感染是导致本病的重要因素。

本病特点是肝内、外胆管渐进性炎性反应最

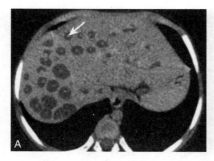 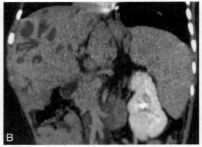 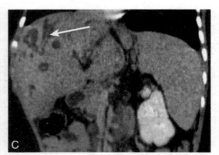

图 7-2-2 Caroli 病

A. CT 增强示肝内多发低密度灶,可见中央斑点征(白箭);B、C. CT 增强斜冠状位重组图示肝内胆管囊状、柱状扩张,呈分支状,可见包绕门静脉分支(白箭)

终引起胆管的纤维增殖性改变。由于胆道梗阻、胆汁淤积，使肝实质受损，可导致胆汁淤积性肝硬化，最终发展为肝衰竭。

本病分为三个类型：Ⅰ型，胆总管闭锁（占总数5%左右）；Ⅱ型，肝总管闭锁（占总数2%左右）；Ⅲ型，肝门部闭锁（占总数90%左右）。前两型被认为是可以矫正型（可吻合型），第Ⅲ型被认为是不能矫正型（不可吻合型），只能通过治疗延长存活期或者接受肝移植手术治疗。

【临床表现】

主要表现为生后不久或1个月内出现严重或持续的梗阻性黄疸。大便颜色逐渐变淡，呈白陶土色大便。尿色加深呈茶色。实验室检查表现为高胆红素血症。如未经治疗，最终发展为肝衰竭。

【影像学表现】

1. **超声**　为新生儿黄疸的首选筛查手段，表现为胆囊缺如或体积缩小，形态不规则，胆囊收缩能力受损，左右肝管汇合部可见高回声纤维条索样板块（TC征）。

2. **CT**　常规CT对本病的诊断价值有限，可显示胆囊缺如或萎缩，肝脾肿大，肝硬化、门静脉高压的影像学表现。胆道成像（cholangiography）通过对比剂经胆道排泄来使胆管显影，有助于诊断。

3. **MRI**　表现为胆囊缺如或体积缩小，形态不规则，正常肝外胆管结构消失或不完整。左右肝管汇合部的纤维条索样板块表现为不规则形或三角形的长$T_2$信号影。MRCP可整体观察病变全貌，准确判断胆管梗阻及梗阻部位，清晰显示胆管解剖结构和各级分支。

【诊断要点】

新生儿持续性黄疸、白陶土色粪便、茶色尿液、肝脾肿大和出现肝硬化表现时，应考虑本病诊断。超声是首选筛查方法，MR可全面直观显示整个胆管系统，对诊断BA有重要价值。

【鉴别诊断】

需与新生儿肝炎鉴别。新生儿肝炎患者的胆管系统正常，脾脏多无肿大，借助胆系造影有助于鉴别诊断。

【拓展】

超声检查是胆道闭锁的首选和主要检查方法，最主要的征象是肝门部纤维块（triangular cord sign，TC征），其他征象包括胆囊收缩功能差，胆囊缺如或体积缩小。

由于MRCP采集时间长，患儿需要镇静且检查费用昂贵，以前在胆道闭锁的应用较少。随着MR技术的发展，采集时间越来越短，MRCP的应用也随着增多。

## 三、胆囊先天性异常

【概述】

胆囊发育异常：包括数目、位置及形态等异常，以异位、分裂、缺如、分隔、双胆囊等多见。

【病理生理】

1. **胆囊缺如**　是一种较为罕见的先天性胆道畸形，病因不明确，可能是发育成胆囊和胆囊管的原始肝憩室尾支发育不全或空泡化失败所致。

2. **双胆囊**　系胚胎期形成胆囊及胆囊管的胚芽组织分为两部分，各自发育成两个独立的胆囊及胆囊管。Boyden分型依据胆囊颈管的汇入方式分为三型：Ⅰ型为双胆囊腔的胆囊颈管呈Y型汇合后共同开口于胆总管；Ⅱ型为双胆囊颈管分别开口于胆总管，是胆囊重复畸形最常见的分型；Ⅲ型为副胆囊汇入肝内胆管系统。

3. **异位胆囊**　异位胆囊在临床上极其罕见，临床上容易漏诊和误诊。异位的部位也非常广泛，较常见为肝左叶下方、圆韧带左侧，其他的还有横向胆囊、肝内胆囊、肝脏后胆囊和腹膜后胆囊等。

4. **胆囊折叠**　是一种较为常见的胆囊变异，是由于胆囊黏膜层较浆膜层长，多余的黏膜层与黏膜下层呈楔形或人字形突入胆囊腔内而形成。可见于胆囊的任何部位，以胆囊底部多见。发生与胆囊底部的折叠形态上像著名的"弗吉尼亚帽"，故也被称为"弗吉尼亚帽胆囊"。

【临床表现】

临床上常无症状，多偶然发现，合并胆系感染、结石、梗阻时则可出现相应的临床表现，也可因压迫周围结构产生相应症状。

【影像学表现】

1. **胆囊缺如**　表现为胆囊窝内未见正常的

胆囊影像,胆总管内径多有增宽。此病非常罕见,诊断需慎重。检查应在空腹状态下进行,且需排除胆囊切除术后、异位、萎缩后方可诊断。

**2. 双胆囊** 表现为两个互相独立、分离的胆囊结构,各自有完整的囊壁,两者形态、大小可不一致。

**3. 异位胆囊** 表现为胆囊窝内未发现胆囊影(图 7-2-3A),而在其他部位可见,胆囊管多正常汇入胆总管(图 7-2-3B、C)。本病容易误诊为其他部位的囊肿。当怀疑异位胆囊时,可行 CT 胆系造影、MRCP 或 ERCP 检查,这些检查不仅能明确异位胆囊的诊断,且可同时了解胆囊与肝内外胆管的关系。

**4. 折叠胆囊** 表现为胆囊体部与底部或颈部间发生皱褶,形似两个胆囊腔,易误诊为双胆囊,但在薄层图像上仔细观察,可见两腔间相通(图 7-2-4)。胆囊功能正常。

**【诊断要点】**

借助影像学检查,特别是胆系造影,胆囊先天异常的诊断通常比较容易。

**【鉴别诊断】**

胆囊先天缺如的诊断需慎重,应排除手术切除、异位、萎缩后才可诊断。

异位胆囊容易误诊为其他部位囊肿,胆囊窝未见胆囊影时需考虑本病可能,必要时可借助胆系造影以明确诊断。

双胆囊、折叠胆囊间容易误诊,需在薄层图像上注意观察两胆囊腔间是否相同,必要时可借助胆系造影以明确诊断。

**【拓展】**

CT 扫描结合三维重组、胆系造影可发现病变和判断异常胆囊与胆管间解剖关系。MRCP 因其无创且可直观显示整个胆道系统全貌,临床应用越来越广。

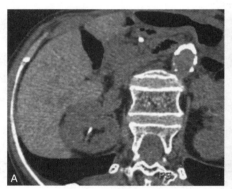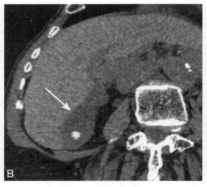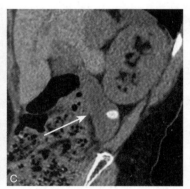

**图 7-2-3 异位胆囊的影像学表现**

A. CT 平扫胆囊窝未见正常胆囊影像;B、C. CT 平扫多平面重组图像示肝肾隐窝内可见胆囊影,胆囊管汇入胆总管,异位胆囊内见结石

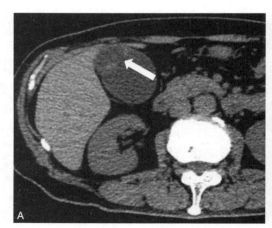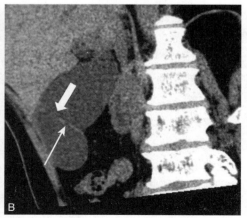

**图 7-2-4 折叠胆囊的影像学表现**

A、B. CT 平扫轴位和多平面重组图像示胆囊局部发生皱褶(细白箭)形成两个囊腔,两腔相通(粗白箭)

## 第二节 胆系炎性病变

### 一、胆囊炎

【概述】

胆囊炎（cholecystitis）指胆囊管梗阻或细菌感染所致的胆囊炎症，分为急性胆囊炎和慢性胆囊炎。

【病理生理】

90%~95% 为胆结石所致，由结石嵌顿于胆囊颈或胆囊管引起梗阻，胆汁淤积，胆囊内压力增高压迫胆囊壁血管和淋巴管从而引起炎症反应。约 5% 为非结石性，原因包括细菌感染、胆道蛔虫、胆道肿瘤或胆道扭转等。

急性胆囊炎按炎症程度分为：

（1）急性单纯性胆囊炎：炎症局限于黏膜，表现为黏膜充血、水肿，有大量炎性细胞渗出，胆囊壁轻度增厚，胆囊轻度肿大。

（2）急性化脓性胆囊炎：胆囊肿大，胆囊壁明显增厚，可见弥漫白细胞浸润，胆囊腔内为脓性胆汁，周围粘连或可见脓肿。

（3）急性坏疽性胆囊炎：胆囊极度肿大，胆囊壁缺血、坏死、出血，甚至穿孔，并可伴随胆汁性腹膜炎。

慢性胆囊炎多为急性胆囊炎反复发作的结果，也可没有明显的急性过程。病理表现为胆囊黏膜萎缩，粗糙不平；胆囊壁因纤维组织增生而增厚；胆囊体积往往缩小，与周围组织粘连。

【临床表现】

急性胆囊炎患者几乎均有胆囊区疼痛，多见于进餐后，表现为急性发作性右上腹痛，可放射至右肩胛部，伴发热、畏寒及恶心、呕吐等消化道症状。体查表现为右上腹压痛，可有肌紧张、反跳痛，墨菲征（+），有时可扪及肿大的胆囊。实验室检查中性粒细胞升高，血清胆红素或碱性磷酸酶增高。

慢性胆囊炎患者临床症状不典型，常表现为腹胀不适、上腹部隐痛、消化不良等。体查右上腹压痛，墨菲征（+）。

【影像学表现】

1. 急性胆囊炎

（1）平片：能提供的信息非常有限，主要用于协助排除胃肠道穿孔、肠梗阻等急腹症。部分胆囊阳性结石可显示，间接提示胆囊炎的可能。

（2）CT：①胆囊增大，横径可达 5cm 以上。②胆囊壁弥漫性、向心性增厚，厚度大于 3mm（图 7-2-5A）；增厚的胆囊壁常呈分层状改变，内层黏膜强化明显且持续时间长（图 7-2-5C、D）。③胆囊周围脂肪间隙因炎性渗出而密度增高，并常可见积液；当胆囊壁坏死、穿孔时，可合并胆囊窝脓肿及腹膜炎改变（图 7-2-5）。

（3）MRI：表现如 CT，可见胆囊增大，胆囊壁增厚。胆囊壁因充血、水肿而表现为长 $T_1$ 长 $T_2$ 信号；胆囊内胆汁因含水量不同而呈现不同的信号。

2. 慢性胆囊炎

（1）平片：可显示胆囊内阳性结石及少数胆囊壁钙化。

（2）CT：①因胆囊壁纤维化，多数胆囊体积缩小（图 7-2-7A）；少数因胆囊积液而增大。②胆囊壁均匀或不均匀增厚，可有钙化，增强扫描强化均匀（图 7-2-6，图 7-2-7）。少数胆囊壁增厚且弥漫钙化而形成瓷样胆囊。③因反反复复的炎症，胆囊可与周围结构发生粘连，少数可继发胆囊-肠管瘘或胆囊-胆管瘘。

（3）MRI：表现与 CT 类似，当对结石及胆囊壁钙化的显示较 CT 差。

【诊断要点】

胆囊炎的诊断主要依靠临床及超声检查。CT 对胆囊周围结构的显示具有较高的价值，可作为一种辅助性的检查手段。MRI 能提供的诊断信息并不优于 CT，临床较少应用。

CT 和 MRI 在判断胆囊大小及胆囊壁厚度时应结合胆囊充盈状况。

【鉴别诊断】

慢性胆囊炎需与胆囊癌鉴别，后者胆囊壁增厚更明显，通常大于 5mm，壁不规整、僵硬。同时还需与胆囊腺肌增生症和黄色肉芽肿性胆囊炎等鉴别，后两者出现特征性表现时一般比较容易鉴别。

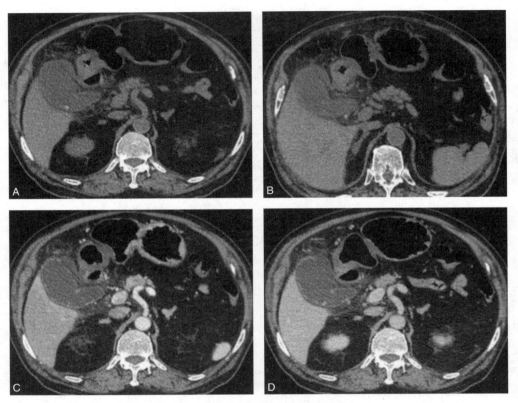

**图 7-2-5 胆囊结石并急性胆囊炎**

A. CT平扫示胆囊增厚,壁弥漫性增厚,腔内见结石; B. CT平扫斜轴位重组图像示一结石位于胆囊颈部,引起胆囊梗阻; C、D. 增强扫描示胆囊壁明显均匀强化,周围脂肪间隙模糊

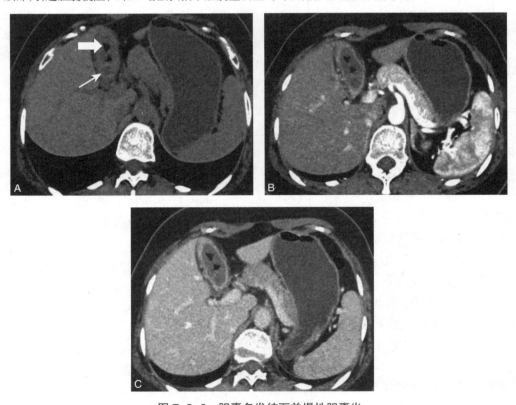

**图 7-2-6 胆囊多发结石并慢性胆囊炎**

A. CT平扫示胆囊腔内混合结石(白细箭)和多发阴性结石(白粗箭),胆囊壁明显均匀增厚;

B、C. CT增强扫描胆囊壁呈持续性明显强化

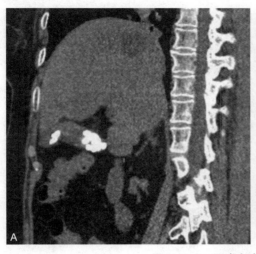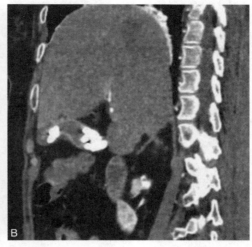

**图 7-2-7 胆囊多发结石并慢性胆囊炎**

A. CT平扫斜矢状位重组图像示胆囊腔内多发阳性结石,胆囊壁均匀增厚,胆囊体积缩小;

B. CT增强动脉期斜矢状位重组图像示胆囊壁明显强化

## 二、黄色肉芽肿性胆囊炎

### 【概述】

黄色肉芽肿性胆囊炎(xanthogranulomatous cholecystitis, XGC)是一种罕见的慢性胆囊炎,1976年由Mccoy首先命名,约占胆囊炎0.3%~3.6%。

### 【病理生理】

发病机制尚不清楚,多数认为与慢性胆囊炎诱发的迟发型变态反应有关。

以胆囊慢性炎症为基础,伴有壁内胆汁肉芽肿形成、重度增生性纤维化以及泡沫状组织细胞为特征。

### 【临床表现】

临床上无特异性表现,常有慢性胆囊炎和胆囊结石病史,表现为右上腹反复发作性疼痛,Murphy征阳性。急性发作时可伴发热、恶心、呕吐等。实验室检查同急性胆囊炎。

### 【影像学表现】

1. CT 胆囊壁增厚,内可见大小不一、数目不等的类圆形或圆形低密度结节(黄色结节)。增强扫描胆囊壁黏膜层和浆膜层明显强化、完整,中央黄色结节无或轻微强化,形成“夹心饼干征”,为其特征性表现。

2. MRI 胆囊壁增厚,内黄色结节表现为$T_1WI$呈等或低信号,$T_2WI$呈等或高信号(图7-2-8)。结节信号差异与结节内成分不同相关。同反相位成像可显示结节内的脂质成分,表现为反相位结节信号降低。

多可见胆囊结石也可伴胆管结石。胆囊周围炎性浸润呈不均匀稍低密度。严重者可侵犯邻近肝组织。

### 【诊断要点】

胆囊壁增厚,内可见黄色结节,增强扫描黏膜线完整,出现“夹心饼干征”时,有助于本病诊断。

### 【鉴别诊断】

1. 胆囊癌 胆囊壁增厚、僵硬,内壁不光整,黏膜线不完整。增厚胆囊壁很少可见低密度结节。

2. 胆囊腺肌增生症 胆囊壁弥漫性或局限性增厚,壁内可见多发或单发水样密度/信号灶。薄层图像观察到小囊腔与胆囊腔相通时,有助于XGC鉴别。

3. 慢性胆囊炎 胆囊壁均匀、弥漫增厚,密度均匀,无“夹心饼干征”表现。

### 【拓展】

化学位移成像可显示黄色结节内的脂质成分,据文献报道约77.7%的XGC患者在反相位上可见结节信号减低,有助于与胆囊癌、胆囊腺肌增生症等鉴别。

磁共振弥散加权成像(DWI)有助于XGC与胆囊癌鉴别,后者增厚胆囊壁弥散受限。

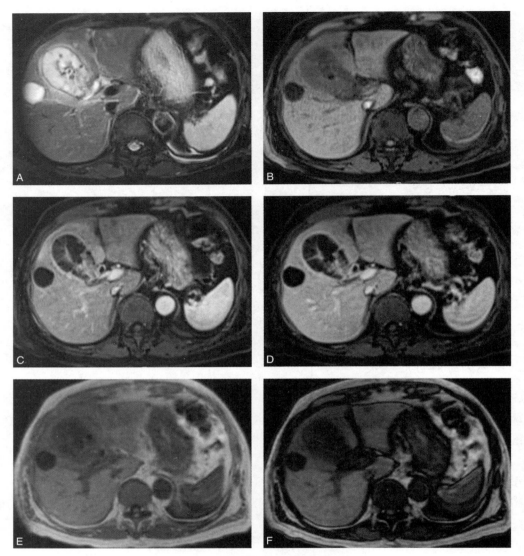

**图 7-2-8 黄色肉芽肿性胆囊炎**
A、B. T₂WI 和 T₁WI 抑脂图示胆囊增大,胆囊壁增厚,内见多发长 T₁ 长 T₂ 信号结节灶;C、D. 增强扫描示
胆囊黏膜层和浆膜层分离、明显强化,内结节无强化;E、F. 同反相位图示壁内结节信号无明确脂质成分

### 三、急性梗阻性化脓性胆管炎

#### 【概述】

急性梗阻性化脓性胆管炎(acute obstructive suppurative cholangitis, AOSC)是急性胆管炎最严重的阶段,起病急骤,病情凶险,常导致多器官功能障碍,是良性胆管疾病中最主要的死亡原因。

#### 【病理生理】

主要原因是胆道梗阻及急性细菌感染。梗阻以胆管结石最多见,其次为胆道蛔虫、胆道狭窄、胆道肿瘤、术后等。致病菌以大肠杆菌、变形杆菌、克雷伯菌和铜绿假单胞菌等革兰氏阴性杆菌多见。

主要病理改变为肝实质及肝内胆管的胆汁淤积和化脓性改变,表现为肝内胆管充血、水肿及溃疡形成,肝实质内可出现小脓肿。

#### 【临床表现】

发病急骤,病情进展快,多有胆道疾病史。

以查科三联征(Charcot triad)(腹痛、寒战高热、黄疸)或雷诺(Reynolds)五联征(Charcot 三联征 + 休克 + 神经精神症状)为典型表现。

神经系统症状表现为神情淡漠、嗜睡、神志不清,甚至昏迷,合并休克时可表现为躁动、谵妄等。

实验室检查:白细胞计数明显升高,中性粒细胞比例升高。

【影像学表现】

1. CT　可直接显示胆管内的结石、蛔虫和胆管壁充血、水肿及增厚的程度,同时可发现并发的肝内脓肿。对于由产气菌引起的感染患者,CT可清晰观察到胆管内积气。

2. MRI　表现基本同 CT(图 7-2-9),但对于胆管内结石及积气的显示较 CT 差。

3. ERCP　表现为由肝内胆管结石、蛔虫所致的充盈缺损,胆管局限性狭窄及狭窄后扩张,胆管壁僵硬,胆管树呈"枯树枝征"。

【诊断要点】

本病的诊断主要依靠临床表现和实验室检查,CT 和 MRI 可辅助诊断。ERCP 由于其有创性,一般仅在做引流、取石和乳头切开时才进行。

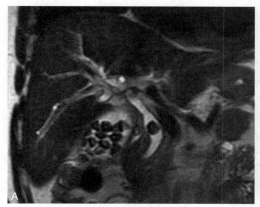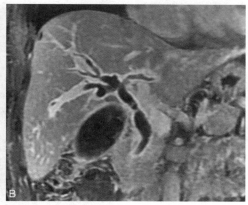

图 7-2-9　急化脓性胆管炎

A. T$_2$WI 冠状位图示胆总管内结石及胆囊内多发结石,肝内、外胆管扩张,胆管壁僵硬,胆管树呈"枯树枝征";B. 冠状位增强图像示肝内、外胆管壁及胆囊壁弥漫增厚并明显强化

# 第三节　胆 石 症

【概述】

胆石症(cholelithiasis)指胆道系统内发生结石,包括胆囊结石、肝内胆管结石和肝外胆管结石。肝内胆管结石中,以肝左叶胆管结石较多见。肝外胆管结石以胆总管结石多见,可以原发于胆管系统或继发于胆囊结石。

【病理生理】

胆石症与胆道感染、胆汁淤积、胆汁脂质代谢失调以及遗传因素有关。

按照结石来源分为胆固醇性、胆色素性和混合性胆结石。胆囊结石以胆固醇结石或混合性结石多见,肝内胆管结石多为胆色素性结石。

胆总管结石可来源于胆囊、肝内胆管或直接形成。

结石可引起十二指肠乳头反复炎症、乳头肥厚而致胆总管下段狭窄。

急性嵌顿时往往引起急性梗阻性胆管炎,严重者引起化脓性胆管炎。

【临床表现】

症状与结石的大小、数量和部位以及有无阻塞和炎症等有关。无感染时,无特殊体征或偶有上腹消化不良症状。急性感染时,中上腹及右上腹压痛、肌紧张,墨菲征(+)。

肝内外胆管结石一般无症状,结石造成梗阻时可出现腹痛、寒战高热和黄疸,称夏科(Charcot)三联征。查体示剑突下、右上腹压痛、肝区叩痛。有时可触及肿大的胆囊。

【影像学表现】

1. 胆囊结石

(1)平片:胆囊结石仅 10%~20% 为阳性结石,X 线片显示胆囊区结节状、环形高密度影,可单发或多发。

(2)CT:因结石的成分及其比例不同而表现各异。结石中胆固醇含量越高,CT 值越低;胆红素及钙含量越高,CT 值越高(图 7-2-10A、B)。结石较小或呈等密度,CT 上容易漏诊。

(3)MRI:与结石的成分密切相关,多表现为结节状长 T$_1$ 短 T$_2$ 信号影(图 7-2-10C),或等/稍长 T$_1$ 短 T$_2$ 信号影。有时因胆汁的成分及比重

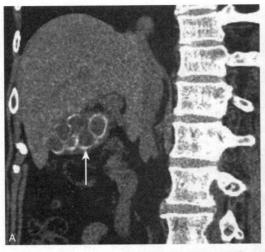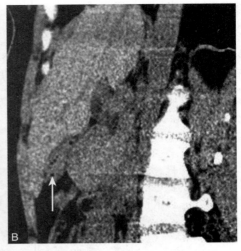

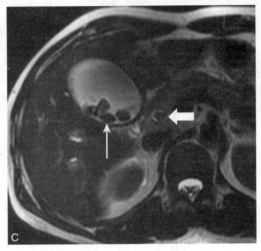

图 7-2-10　胆囊结石

A. CT 平扫斜矢状位重组图像示胆囊内环状混合结石；B. CT 平扫斜矢状位重组图像示胆囊内多发阴
性结石（白细箭）；C. T₂WI 显示胆囊内多发低信号结石（白细箭）及胆总管内低信号结石（白粗箭）

不同，在 T₁WI 上可见胆囊内胆汁分层现象。

**2. 肝内外胆管结石**

（1）CT：肝内外扩张胆管内有等或高密度结石，以后者多见，少见环状混杂密度结石。胆总管下段结石常因与胆管壁接触的不同而形态各异。相对于胆汁呈等密度或稍低密度的胆固醇结石，CT 常难以显示。继发胆管炎时，CT 显示胆管壁增厚、强化。肝内胆管结石病程长及反复发生者，可伴有相应的肝叶萎缩（图 7-2-11）、纤维化或继发胆源性肝硬化。

（2）MRI：与结石的成分密切相关，多表现为胆管内结节，T₁WI 呈低或高或等信号，T₂WI 呈低信号（图 7-2-10C）。MRCP 可清晰直观地显示肝内外胆管扩张及其内的充盈缺损，以及继发的胆囊增大及胰管扩张。胆总管结石的典型 MRCP 表现是扩张的胆总管下段呈"倒杯口"状充盈缺损。

**3. 胆系结石主要并发症**

（1）胆系炎性病变：包括急性、慢性胆囊炎，急性化脓性或慢性胆管炎（见第二章第二节胆系炎性病变）

（2）胆源性胰腺炎：B 超、CT 和 MRI 可显示胆系结石以及继发的胰腺炎影像学改变（见第四章第一节胰腺炎）。

（3）米利兹综合征（Mirizzi syndrome）：1948年由 Mirizzi 首先提出，指胆囊颈或胆囊管结石嵌顿同时并发炎症，压迫或突入胆总管引起胆道完全性或不完全性梗阻。影像表现为胆囊颈或胆囊管嵌顿结石，结石压迫或直接突入胆管引起梗阻，梗阻平面以上胆管扩张。18%~23% 病例存在先天性胆囊管发育异常，因此需注意有无胆囊管发育异常。另外,因反反复复炎症刺激,需注意有无继发胆囊－胆管瘘或胆囊－肠管瘘,以及有无继发肿瘤。

（4）胆石性肠梗阻:指胆囊结石并发炎症,胆肠瘘形成后,胆囊内结石通过瘘管进入肠道,当结石较大（通常认为结石超过25mm时）容易引起肠梗阻。梗阻部位以回肠远端多见,其次是十二指肠空肠连接处、乙状结肠。影像学检查以CT最佳,表现为Rigler三联征（肠梗阻、梗阻肠管远端可见异位结石,胆系积气）（图7-2-12）。

【诊断要点】

胆系结石的影像学表现典型、直观,诊断不难。因各种影像学检查有各自的优劣势,临床工作中应综合各种检查结果,避免漏诊。

【鉴别诊断】

1. **右肾结石**　X线片上,右肾结石位于右肾区,侧位片上,胆石位于腹前中部,而肾结石位于后方与脊柱重叠。CT或MRI可明确诊断。

2. **胆管内出血**　胆管出血CT表现为扩张的胆管内铸型或结节状稍高密度影,有时可见液－血平面。MRI根据胆管内出血时间的长短有不

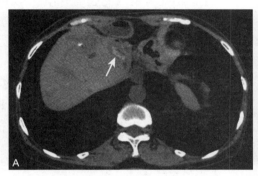
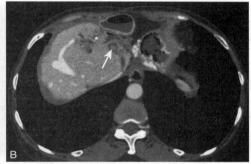

**图 7-2-11　肝内胆管结石伴肝左叶萎缩的 CT 表现**

A. CT平扫示左叶肝管内多发高密度结石影（白箭）;B. CT增强示肝内胆管扩张,其内结石呈相对稍低或等密度影（白箭）,肝左叶萎缩

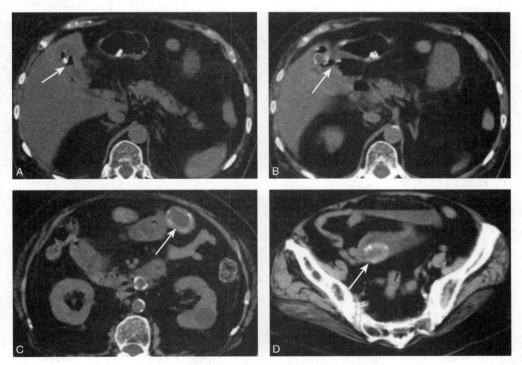

**图 7-2-12　慢性胆囊炎并胆囊－十二指肠瘘**

A. CT平扫示胆囊体积缩小,壁增厚并腔内积气（白箭）;B. CT平扫示可见胆囊－十二指肠瘘;C. 小肠内可见环形高密度（异位胆结石）（白箭）;D. 16天后CT平扫复查,结石移位至回肠远段,近端小肠轻度扩张

同的影像学表现。ERCP 检查可见乳头处有血液流出，造影片上胆管内可见边缘清晰的充盈缺损征象。

3. **胆总管中下段肿瘤**　主要表现为胆管壁的不规则偏心性增厚、强化，胆管内软组织结节或肿块影及其伴发的胆管扩张。CT 或 MRI 可清晰显示肿瘤本身及其周围结构的侵犯以及远处扩散转移情况。

【拓展】

1. B 超常作为胆系结石的首选检查方法，但诊断胆总管下段结石的价值有限，因其难以探测胆总管全程。

2. X 线片不作为常规检查方法。ERCP 是侵入性检查，常与取石同步进行。"T" 管造影常用于判断有无术后残石，或以纤维胆道镜经 "T" 管窦道直接取除胆管内结石。

3. CT 诊断胆囊结石的敏感性和特异性低于 B 超，价格相对昂贵，一般不首选。但以下情况应行 CT 检查：①超声显示不佳；②术前明确肝内胆管结石的分布以制订详细的手术方案；③明确胆系结石的并发症等。

4. MRI 及 MRCP 显示胆系结石优于 CT，尤其对于胆系阴性结石可清晰显示。对于胆总管结石及其继发的胆管炎性改变的显示明显优于 B 超及 CT 检查。

# 第四节　胆系良性肿瘤与肿瘤样病变

## 一、胆囊息肉样病变

【概述】

胆囊息肉样病变（polypoid lesions of the gallbladder）指发生在胆囊壁并向胆囊腔内息肉样突起或隆起的病变，是术前形态学和影像学诊断的概念，主要包括胆囊息肉、胆囊腺瘤、胆囊腺肌增生症及小的胆囊癌等。

【病理生理】

1. **腺瘤**　少见，约占胆囊息肉样病变的 4%~7%。多数为胆囊黏膜的增生隆起，有蒂或无蒂，呈褐色或红色。病理分为两种亚型：管状腺瘤和乳头状腺瘤。

2. **息肉**　分为胆固醇息肉和炎性息肉，以胆固醇息肉多见，约占 60%~70%。胆固醇息肉主要是胆囊上皮细胞基底膜内胆固醇沉积，组织细胞过度膨胀，形成泡沫细胞而形成。多为多发，无恶变倾向。炎性息肉与胆结石、慢性胆囊炎相关，属于反应性疾病，一般不发生癌变。

【临床表现】

多数无症状。临床表现与病变大小、部位及有无伴随炎症或合并结石等相关。

【影像学表现】

自胆囊壁向腔内突起的软组织小结节，可单发或多发，有蒂或无蒂。增强扫描胆固醇息肉无强化，炎性息肉和腺瘤有轻、中度强化（图 7-2-13）。

【诊断要点】

胆囊壁单发或多发小结节，有蒂或无蒂，基底窄，邻近胆囊壁无增厚，增强无强化或轻中度强化。一般认为结节直径 >1.0cm 的腺瘤有恶变的可能，应该引起高度重视。

【鉴别诊断】

需注意与息肉样胆囊癌鉴别。当患者年龄 >60 岁，结节直径 >1.0cm，基底部宽大，局部胆囊壁增厚并僵硬，增强强化明显时，应高度怀疑恶性。

【拓展】

胆囊息肉或腺瘤的处理推荐如下：

具备下列之一者，应该手术治疗：①具有临床症状；②年龄 >50 岁；③结节直径 >1cm；④邻近胆囊壁厚度 >3mm；⑤伴发胆囊结石。

直径在 6~10mm 之间的带蒂息肉或 <1.0cm 的宽基底病变：6 个月随访一次，持续时间 1 年。如果病变增大并大于 1cm，手术切除；否则，每年复查一次。

小于或等于 5mm 的带蒂息肉无需复查。

## 二、胆囊腺肌增生症

【概述】

胆囊腺肌增生症（gallbladder adenomyomatosis）为原因不明的黏膜上皮及肌层异常增生的胆囊良性增生性疾病。比较常见，发病率为 2.8%~5%。

【病理生理】

1. 与胆囊感染、结石、发育异常、动力障碍、腔内压力增高等有关。

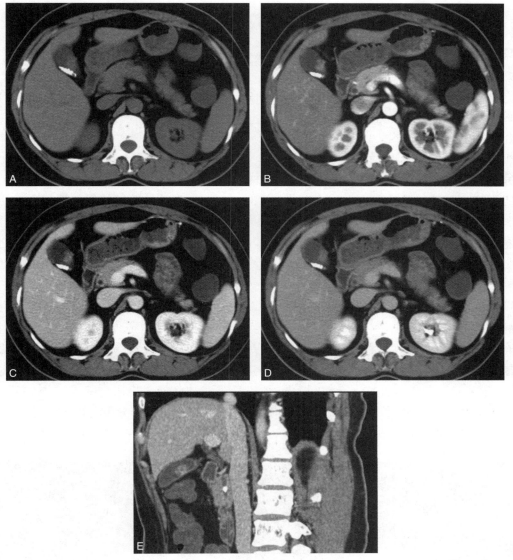

图 7-2-13　胆囊腺瘤的 CT 表现

A. CT 平扫示胆囊多发结石,胆囊前壁见向腔内凸起的软组织结节;B~D. 三期增强扫描示结节明显、持续强化;E. CT 增强门脉期多平面重组图像示结节邻近胆囊壁无增厚

2. **病理表现**　胆囊黏膜、肌层过度增生,胆囊壁增厚;罗-阿氏窦(Rokitansky-Aschoff's sinus)数目增多、扩大成囊状,并深入肌层,可达浆膜层深部;窦与胆囊腔之间有管道相连,形成假性憩室;假性憩室中充满胆汁,可形成结石。

3. **分为局限型、节段型和弥漫型**

(1)局限型:亦称胆囊腺肌瘤,胆囊底多见,表现为黏膜局限性增厚,为块状或半月形隆起的结节。

(2)节段型:较常见,病变较局限,常累及胆囊体部或底部,呈沙钟样变形。

(3)弥漫型:亦称胆囊腺肌病,少见,胆囊壁弥漫增厚。

**【临床表现】**

无特异性表现,可表现为餐后右上腹不适。

**【影像学表现】**

1. **常规 CT**　胆囊缩小,胆囊壁增厚,黏膜面及浆膜面平滑,壁内可见多发小囊(罗-阿氏窦),直径约 2~7mm。增强扫描动脉期黏膜层强化,门脉期强化扩展至肌层,可见低密度的增大的罗-阿氏窦(图 7-2-14)。延迟期和门脉期在显示罗-阿氏窦上优于动脉期。

2. **胆囊造影 CT**　由于胆囊腔内的对比剂可进入罗-阿氏窦内,可见胆囊壁内多发小点状高密度影,为本病的特征。脂肪餐后 30 分钟扫描,罗 – 阿氏窦能显示得更清楚,形成所谓的"花环征"。

3. MRI 表现与 CT 相似,但 T₂WI 在显示罗 – 阿氏窦上比 CT 更有价值,表现为增厚胆囊壁内多发直径约 2~7mm 的高信号灶(图 7-2-15)。

【诊断要点】

本病的主要诊断依据是胆囊壁增厚并可见增大的罗 – 阿氏窦。MRI 对罗 – 阿氏窦的显示优于 CT。

【鉴别诊断】

1. 胆囊癌 胆囊腺肌增生症的胆囊壁内膜完整,内外壁光整,无胆囊周围侵犯,增厚的胆囊壁内可见扩大的罗 – 阿氏窦。胆囊癌时,胆囊壁呈不规则增厚,内壁凹凸不平,内膜不完整,可侵犯周围结构。

2. 慢性胆囊炎 当二者仅表现为胆囊壁增厚时不易鉴别。胆囊壁增厚并可见增大的罗 – 阿氏窦时,有助于胆囊腺肌增生症的诊断。

【拓展】

静脉注射对比剂后 70~100s 进行 CT 扫描对罗 – 阿氏窦的显示最佳,此时增厚胆囊壁明显均匀强化,中间的罗 – 阿氏窦无强化呈低密度。

呼吸触发容积 T₂ 加权成像及其多平面重组图像可提高对小的罗 – 阿氏窦的显示。

MRCP 有助于罗 – 阿氏窦的显示,表现为"珍珠项链"征。

DWI 有助于与胆囊癌鉴别,后者多表现为弥散受限。

## 第五节 胆系恶性肿瘤

胆道系统的恶性肿瘤包括胆囊癌、胆管癌以及壶腹部周围癌。除了部分早期胆囊癌偶尔可因胆囊结石、胆囊炎行胆囊切除术而发现之外,多数胆道系统恶性肿瘤由于肿瘤生长缓慢,患者早期无临床症状,因而病变往往发现时即处于晚期阶段,预后不良。随着影像检查特别是高分辨率 CT 以及磁共振胆道成像(MRCP)检查技术的发展及临床应用的普及,一些早期胆道恶性肿瘤得以早期发现并早期治疗。但是,临床上大多数患者就诊时即已处于晚期阶段,影像检查准确诊断并精准分期对于这部分患者预后判断及治疗方式的选择十分重要。

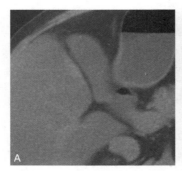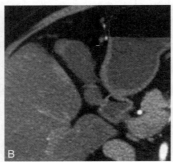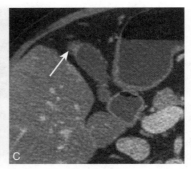

图 7-2-14 胆囊腺肌增生症的 CT 表现

A. CT 平扫显示胆囊底壁增厚;B. CT 增强动脉期示胆囊底壁增厚并强化,黏膜完整;C. CT 增强门脉期示增厚胆囊底壁内可见无强化低密度结节(白箭)

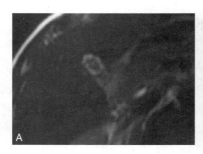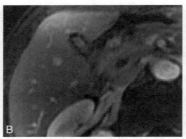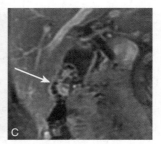

图 7-2-15 胆囊腺肌增生症的 MRI 表现

A. T₂WI 示胆囊壁均匀增厚,内见多发高信号结节;B、C. 增强门脉期、延迟期冠状位图示胆囊壁中央无强化结节,周边明显强化

## 一、胆囊癌

### 【概述】

胆囊癌（gallbladder cancer）是起自胆囊或胆囊管的恶性肿瘤，约占全身恶性肿瘤的 0.3%~5%，好发于老年女性，男女发病率之比约 1∶3。胆囊癌的危险因素包括：胆石症、慢性胆囊炎、瓷化胆囊、胆囊息肉、伤寒沙门菌感染、原发性硬化性胆管炎、胰胆管连接异常（胰胆管汇合处距离 Vater 壶腹乳头 15mm 以上）以及慢性特发性结肠炎等。

### 【病理】

大约 98% 的胆囊癌为胆囊上皮起源，其中 90% 为腺癌，其他类型的胆囊癌为腺鳞癌、鳞癌以及小细胞神经内分泌肿瘤等。胆囊腺癌的起源可能包括：①胆囊上皮化生或非典型增生进而恶变；②胆囊腺瘤恶变。根据腺癌的生长方式又可将其分为：①浸润生长型，占腺癌 70%，早期在黏膜层浸润性生长，形成局限性胆囊壁增厚，进展期形成肿块甚至闭塞胆囊腔；②乳头状生长型，呈乳头或菜花状凸入胆囊腔，肿块增大可占据整个胆囊；③黏液型，为瘤细胞胞质内及其周围腺腔内有大量黏液，恶性程度最高，易破溃，甚至引起胆囊穿孔。

胆囊癌发生在胆囊底部约占 60%，体部约占 30%，颈部约占 10%。胆囊癌的特殊解剖部位使其容易发生早期局部脏器侵犯，例如侵犯肝脏、邻近胆管、胃、十二指肠以及结肠肝曲；另外，胆囊癌易出现淋巴结转移，偶见血行转移，甚至肿瘤细胞脱落后具有腹腔种植的潜能。胆囊癌为高度恶性肿瘤，易侵犯周围结构、易转移，同时由于患者往往无特异性症状和体征而不能早期发现，因此胆囊癌患者预后差，5 年生存率不超过 5%。

### 【临床表现】

非浸润性胆囊癌由于没有穿透胆囊壁，患者常常无临床症状。而浸润早期阶段多数患者仍无临床症状，部分患者由于胆囊颈部或胆囊管受浸润，可产生与胆道结石难以区分的梗阻症状。浸润晚期表现为持续性右上腹痛、黄疸、消瘦、肝大和右上腹包块。合并胆囊炎则可出现发热、恶心和呕吐。

### 【影像学表现】

1. CT 根据 CT 表现特点可分为三种类型：

（1）厚壁型：占 15%~22%，正常胆囊壁厚约 2mm，胆囊癌壁厚常大于 5mm，胆囊癌时胆囊壁增厚可为局限性增厚或弥漫性增厚，胆囊壁不规则、偏心性增厚，腔内壁凹凸不平（图 7-2-16）。

（2）结节型或腔内型：占 15%~23%，表现为突向胆囊腔内的乳头状、结节状肿块，肿块基底部

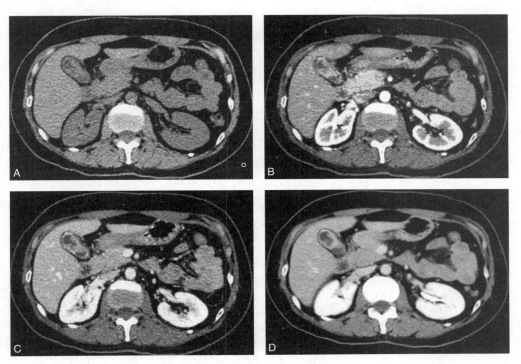

**图 7-2-16 胆囊癌（厚壁型）**

A~D. CT 平扫、动态增强图像。CT 平扫见胆囊壁弥漫、不规则增厚，局部呈结节状增厚，内壁凹凸不平，动态增强扫描见增厚胆囊壁及壁结节呈持续强化

胆囊壁增厚（图 7-2-17）。

（3）肿块型或实变型：约占 41%~70%，表现为胆囊腔内为肿瘤组织所占据，可累及邻近肝实质（图 7-2-18A~E）。

大约 75% 的患者合并胆囊结石，CT 平扫可见胆囊腔内单发或多发高密度结石（图 7-2-17A）。增强扫描动脉期可见肿瘤强化，大的肿块中心坏死区不强化，由于病灶内纤维基质成分的存在，动态增强扫描胆囊癌在门静脉期及延迟期呈持续强化（图 7-2-18B~D）。侵犯胆管或肝门区淋巴结

压迫胆管时则可见胆管受压、不规则狭窄并上方胆管扩张，晚期可见肝门区、胰头及腹腔干周围淋巴结肿大（图 7-2-18E）。

2. MRI

（1）MRI 平扫和增强：表现与 CT 相似，表现为胆囊壁增厚或胆囊腔内见软组织肿块，肿瘤呈 $T_1WI$ 低信号，$T_2WI$ 稍高信号，肿瘤组织在 $T_1WI$ 上信号低于肝实质信号，而 $T_2WI$ 信号高于肝实质（图 7-2-18F~G）。肿块比较大时正常胆囊信号消失而在胆囊窝仅见实性肿块信号。增

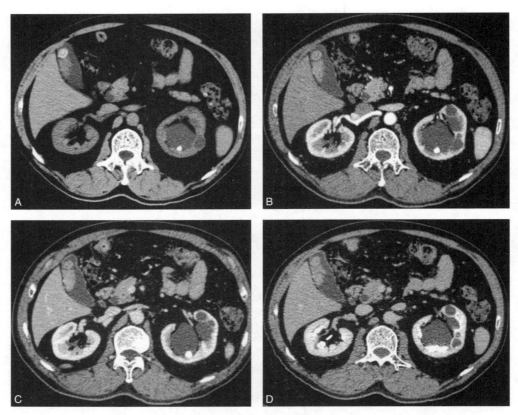

**图 7-2-17 胆囊癌（腔内型）**

A~D. CT 平扫、动态增强图像。CT 平扫见胆囊底部腔内同心圆状高密度结石，邻近胆囊外侧壁见软组织密度结节突向胆囊腔内，结节与胆囊壁呈宽基底相连。动态增强扫描软组织结节持续强化

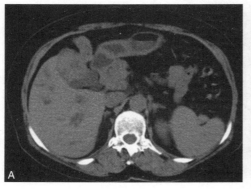
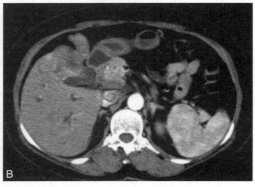

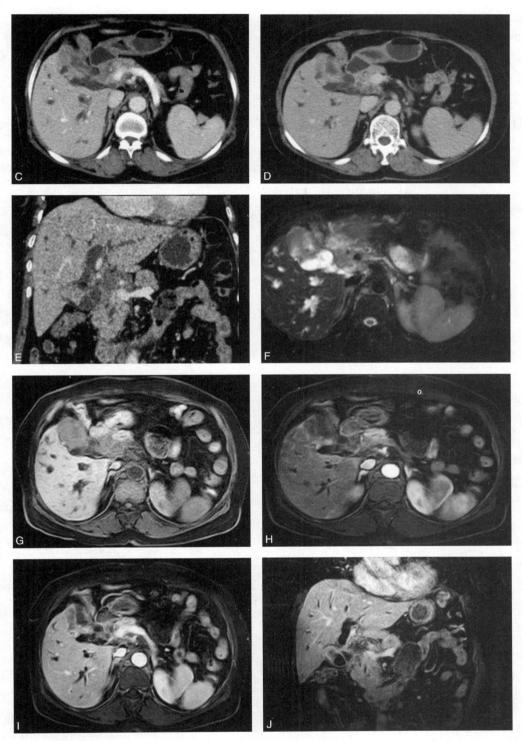

图 7-2-18　胆囊癌（实变型）

A~E. CT 平扫、动态增强扫描及增强扫描冠状位重建图像；F~J. MRI 平扫 $T_2WI$、$T_1WI$、动态增强横轴位及冠状位图像。CT 平扫见胆囊体部及底部腔内被等密度软组织肿块占据，肿块在磁共振上 $T_1WI$ 呈低信号，$T_2WI$ 呈稍高信号。增强扫描肿块明显不均匀强化，动态增强扫描动脉期可见强化，门静脉期及延迟期呈持续强化。肿块侵犯邻近肝实质，与肝实质分解不清，冠状位图像见肝门区肿大淋巴结并压迫、侵犯肝总管使其狭窄，肝内胆管扩张

强扫描肿瘤呈中度或明显不均匀强化。侵犯肝脏时肿块周围的肝实质出现与肿块类似的异常信号（图7-2-18H~J）。MRI上亦可观察到与CT表现相似的梗阻性胆管扩张和淋巴结肿大（图7-2-18E、H）。

（2）MRCP：胆囊腔不规则或变小，其内见充盈缺损，胆囊区高信号被软组织肿块信号取代，同时可见胆管受侵犯而截断，上方胆管明显扩张。

【诊断要点】

1. 胆囊壁不规则增厚或偏心性增厚，增厚壁腔内缘凹凸不平，或胆囊腔内见软组织结节甚至胆囊腔被软组织肿块占据。

2. 邻近肝实质受侵犯表现。

3. 肝门区、胰头部淋巴结转移，胆管受侵犯不规则狭窄，上方胆管扩张。

【鉴别诊断】

胆囊癌主要需与原发性肝癌侵犯胆囊和慢性胆囊炎相鉴别。

1. **原发性肝癌侵犯胆囊** 需要与胆囊癌侵犯肝实质鉴别，但肝癌患者常有AFP升高，多有肝硬化背景，肿瘤增强扫描快进快出型，并且常伴有门静脉分支或主干癌栓，胆管扩张少且程度较轻。

2. **慢性胆囊炎** 厚壁型胆囊癌需与慢性胆囊炎鉴别，慢性胆囊炎的胆囊壁均匀增厚，腔内光滑，而胆囊癌的胆囊壁增厚不规则，内壁凹凸不平；另外，胆管不规则狭窄并上方胆管扩张，病灶邻近肝实质侵犯和淋巴结转移则提示胆囊癌的诊断。

【治疗】

手术是唯一根治性治疗方式，由于部分患者因胆囊良性病变行胆囊切除术而偶然发现胆囊癌，对于该部分患者则需胆囊切除术中做冰冻切片，如果冰冻切片结果阳性则需做扩大切除术或行胆囊切除同时切除邻近部分肝实质，术后外照射放疗以及全身化疗可以提高切缘阴性胆囊癌的生存期。

如果病灶无法手术切除，则可以考虑化疗或放化疗。晚期胆囊癌姑息性治疗的主要目标是缓解疼痛、减轻黄疸症状并延长生存期，胆道梗阻严重者可行经内镜或经皮穿刺胆道支架置入手术。

【拓展】

MRA和MRCP可在术前评估血管或胆道侵犯情况，一旦发现局部或偏心性管道壁增厚，管腔不规则或突然截断均提示相应管道受侵犯。

[18]F-FDG PET/CT可用于胆囊癌的诊断，虽然在鉴别胆囊恶性肿瘤与其他恶性肿瘤（例如肝癌、转移瘤）方面PET/CT的特异性不高，但是它在检测淋巴结转移方面有非常大的优势，从而可以帮助临床对肿瘤做出更精准的分期以制订合适的治疗决策。

## 二、原发性胆管癌

【概述】

原发性胆管癌（cholangiocarcinoma）包括肝内胆管癌、肝门部胆管癌和远端胆管癌。肝内胆管癌在肝脏恶性肿瘤章节中已有介绍，本节不再赘述，故本节所介绍的胆管癌包括肝门部胆管癌和远端胆管癌。肝门部胆管癌（亦称Klatskin瘤）为二级胆管至肝总管与胆囊管汇合部的肿瘤，远端胆管癌为肝总管与胆囊管汇合部以下至Vater壶腹之间的肿瘤。部分学者将肝外胆管癌分为上段胆管癌（肝门部胆管癌）、中段与下段胆管癌，由于肝门部胆管癌发病率高，约占50%~70%，而中段胆管癌不常见，且不容易正确分类，故本节主要将肝外胆管癌分为肝门部胆管癌和远端胆管癌。

本病的发病年龄以50~70岁之间多见，男性多于女性。本病多数呈散发性而无明显相关的危险因素，但部分原发性硬化性胆管炎和胆管囊肿患者罹患本病的风险显著升高，胆管癌发生率达10%~15%，而慢性胆管炎长期慢性刺激胆道上皮，可以使后者发生上皮细胞的化生，因而也被认为可以促进胆管上皮癌变。

【病理】

组织学上95%胆管癌为腺癌，其他类型的胆管癌包括鳞癌、腺鳞癌以及小细胞癌。90%以上的胆管癌为中或高分化腺癌，并且常伴有促纤维结缔组织增生反应及早期嗜神经浸润现象。大体病理根据肿瘤生长方式可以将胆管癌分为肿块型、围管浸润型和腔内息肉型。肿块型多见于肝内胆管细胞癌。围管浸润型约占肝门部胆管癌的70%，此型常使胆管壁增厚并僵硬，管腔狭窄。同时合并围管浸润型和肿块型生长方式的肝门部胆管癌也很常见。腔内息肉型胆管癌少见，相对应于胰腺的导管内黏液乳头状癌，可分泌黏液使病灶上方及下方胆管扩张。

【临床表现】

胆管癌由于生长缓慢而症状隐匿或无特异性

症状,早期可表现为右上腹隐痛或胀痛,继而出现阻塞性黄疸进行性加重,继发胆道感染可出现急性炎症症状。晚期可表现为胆道严重梗阻症状如脂肪泻、陶土样大便等。

实验室检查中,胆管癌患者可因梗阻性黄疸出现总胆红素和碱性磷酸酶升高等肝功能异常结果,血清中肿瘤标志物如 CA19-9、CEA 等可升高,但不具有特异性。

【影像学表现】

1. CT 肝门部胆管癌因肿瘤生长方式不同而 CT 表现有所不同。肿块型表现为 CT 平扫见肝门区软组织肿块,边界不清;增强后局部胆管壁增厚并强化,肿块呈边缘强化,一般在动脉期及门静脉期均有强化,肿块比较小时可表现为明显结节样强化,延迟期由于病灶中心的纤维基质强化而表现为中央强化。同时,常可以看到肝内胆管扩张,肿瘤可侵犯门静脉分支引起后者肉眼可见的血栓。围管浸润型肿瘤很难在影像图像上勾画出肿瘤边界,常常仅能观察到胆管局部管壁增厚、僵硬,常伴有管腔狭窄并肝内胆管扩张;增强扫描在门静脉早期或晚期见胆管壁环形强化;病变胆管周围脂肪浸润时可见脂肪间隙变模糊(图 7-2-19A~D )。腔内息肉型可在扩张胆管内见多发乳头状、息肉状软组织密度影,有时这些病灶被误认为腔内小结石,小的病灶常难以发现而仅见胆管扩张;增强后乳头状或息肉状病灶可不同程度强化。

远端胆管癌表现为胆管壁增厚,管腔内软组织密度影并充盈缺损,上方肝内、外胆管扩张。增强后可见局限性、偏心性或环形胆管壁增厚并腔内软组织影强化。

胆管癌可发生肝门区或腹膜后淋巴结转移而出现相应部位的淋巴结肿大。

2. MRI

(1)平扫和增强:肿块型肝门部胆管癌于肝门区可见沿肝左或右叶的不规则软组织肿块,$T_1WI$ 呈稍低信号,$T_2WI$ 稍高信号,信号高于肝实质,肝内胆管呈树枝状显著扩张而肝外胆管无扩张,肿瘤浸润门静脉可导致肝叶萎缩;DWI 可以更好地显示病变对胆管和邻近肝脏的侵犯;增强扫描动脉期及门静脉期轻中度强化,延迟期进一步强化,呈快进慢出型(图 7-2-19E~I )。远端胆管癌见肝内胆管及病变近端肝外胆管扩张,梗阻部位胆管明显狭窄或突然截断,胆管壁可不规则增厚或见腔内乳头状结节,$T_1WI$ 呈稍低信号,$T_2WI$ 呈稍高信号,增强扫描强化方式与肝门部胆管癌类似。

(2)MRCP:肝门部胆管癌表现为肝门区可见胆管空虚区,左右肝管中断、不汇合,肝内胆管扩张而肝外胆管形态正常;远端胆管癌则表现为胆管局部管腔鼠尾状、圆锥状变窄,或管腔狭窄不规则,病变累及而管腔变窄的范围较长,病变近端肝外胆管及肝内胆管扩张(图 7-2-19J )。

【诊断要点】

1. 肝门部胆管癌表现为肝门区软组织肿块或肝内胆管扩张而肝门区胆管变窄、显示不清,左、右肝管于肝门处中断、不汇合;远端胆管癌表现为胆管壁不规则增厚、截断或腔内乳头状软组织结节并上方胆管扩张。

2. 胆管癌增强扫描呈快进慢出型。

3. 肝门区胆管癌可侵犯邻近肝实质。

4. 可合并肝门区、腹膜后淋巴结肿大。

【鉴别诊断】

1. 肝细胞癌 需要与肝门部胆管癌鉴别。肝细胞癌常合并肝硬化背景,门静脉癌栓较胆管癌常见,而肝内、外胆管扩张少见;增强扫描呈快进快出型;肝癌肝门区淋巴结转移较胆管癌少见。

2. 胆管结石、胆管炎等良性病变引起胆管狭窄 需要与围管浸润型胆管癌鉴别。胆管炎性病变累及胆管范围广泛,但引起胆管扩张者少见;与良性病变所致胆管狭窄相比,胆管癌所致狭窄范围更长,病变胆管壁更厚,增强扫描见肿瘤并强化具有鉴别诊断意义。

## 三、壶腹周围癌

【概述】

壶腹部位于十二指肠降段中部内侧壁,为十二指肠乳头的膨隆部分,包括肝胰壶腹[又称法特壶腹(ampulla of Vater)],胆总管和胰管远端、Oddit's 括约肌以及十二指肠乳头。狭义的壶腹癌指 Vater 壶腹上皮起源的恶性肿瘤,广义壶腹癌可能来源于:①壶腹部上皮;②胆总管上皮;③胰管黏膜上皮;④十二指肠乳头表面的黏膜上皮或腺上皮。因为壶腹部各种上皮起源恶性肿瘤

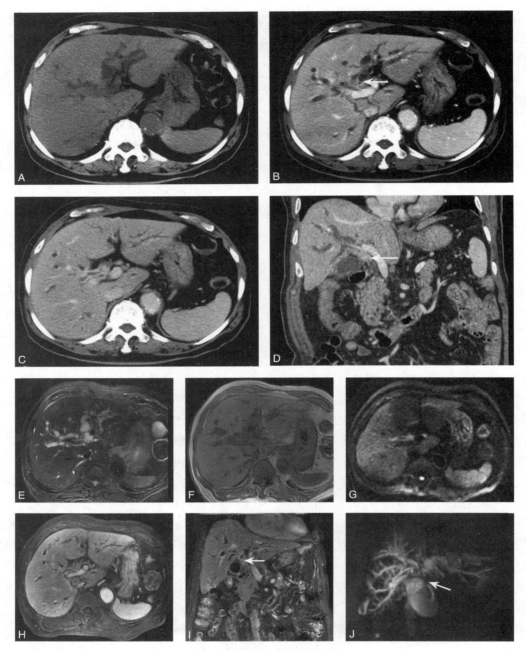

**图 7-2-19　肝门部胆管癌**

A~D. CT 平扫、增强横轴位及增强冠状位重建图像；E、F. MRI 平扫 T₂WI、T₁WI 图像；G. DWI 图像；
H. 增强扫描横轴位图像；I. 增强扫描冠状位图像；J. MRCP 图像。CT 平扫见肝内胆管弥漫扩张，增强
扫描于肝门部见左、右肝管管壁增厚，管腔变窄并于肝门部截断（图 B 白箭），肝总管局部可见软组织
结节并管腔闭塞（图 D 白箭）。MRI 平扫见左、右肝管管壁增厚呈高信号，T₁WI 呈等信号，DWI 见病变
累及胆管壁呈高信号，提示弥散受限；增强后增厚胆管壁强化，管腔狭窄并于肝门部截断，肝总管局部
软组织结节状强化（图 I 白箭）；MRCP 见肝内胆管广泛扩张，左右肝管于肝门部中断、不汇合（图 J 白箭）

有相似的临床表现和治疗原则，因此一般统称该部位各种肿瘤为壶腹周围癌。

**【病理】**

壶腹部肿瘤一般发现时比较小，直径常小于 2cm，不同上皮来源的肿瘤具有不同的生长方式，例如胆管上皮起源的多呈浸润性生长，引起管壁增厚，管腔变窄，肿瘤多为高分化腺癌；胰管上皮起源的往往形成局部隆起，间质纤维丰富；十二指肠黏膜上皮起源的多呈乳头状生长，类似肠息肉；Vater 壶腹上皮起源的常为乳头状生长；晚期肿瘤

病理上亦不易区分起源,笼统称为壶腹周围癌。

【临床表现】

壶腹周围癌由于其解剖位置特殊,病变早期即可引起胆道梗阻从而出现黄疸症状,且黄疸进行性加重,其他临床症状包括体重减轻、上腹疼痛和肿瘤坏死出血引起大便潜血阳性和贫血。

【影像学表现】

1. CT

(1)原发肿瘤征象:胆总管下端狭窄、截断并胆管壁增厚,增强扫描见肿瘤强化;十二指肠起源的肿瘤还可见到肠壁增厚、僵硬、十二指肠乳头增大;胰管起源肿瘤可见胰腺局灶性肿块。

(2)胆管广泛扩张及主胰管扩张:肝内、外胆管广泛扩张,胆囊增大;主胰管扩张明显。

2. MRI

(1)MRI平扫和增强:平扫$T_2WI$于扩张胆管内胆汁高信号中可见等信号的肿瘤,增强扫描起源不同的肿瘤强化程度不同,胆管癌可呈结节状延迟期强化,胰管起源的则强化不明显(图7-2-20A、B、D~G)。

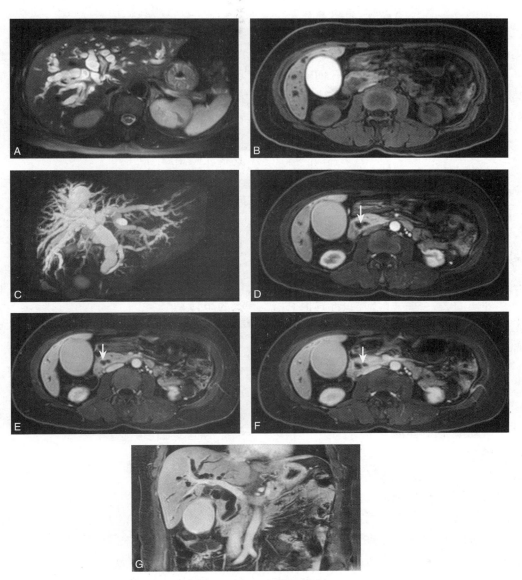

图7-2-20　壶腹周围癌

A、B. MRI平扫$T_2WI$及$T_1WI$横轴位图像;C. MRCP图像;D~G. 动态增强扫描各期横轴位及静脉期冠状位图像。MRI平扫见肝内、外胆管广泛扩张,MRCP显示更加清晰,并可见主胰管扩张,呈"双管征",胆总管及主胰管远端截断。增强扫描胆总管远端层面见胆总管管壁增厚有强化(图D~F白箭),局部截断,冠状位于截断处未见明确肿块或结节状肿瘤信号。该病例最后行胆总管远端病灶切除术,术后病理证实为壶腹部腺癌

（2）MRCP：肝内、外胆管明显扩张，主胰管扩张，扩张胆总管与主胰管并行，即"双管征"；同时胆总管远端截断（图7-2-20C）。

**【诊断要点】**

进行性黄疸并CT或MRI上见胆总管、主胰管扩张，胆总管远端管壁增厚或腔内软组织结节，MRCP见"双管征"等征象可获诊断。

**【鉴别诊断】**

十二指肠乳头炎：壶腹部周围癌特别是胆总管远端癌有时在CT上不能见到明确肿块，因此需要与十二指肠乳头炎鉴别，但后者肝管扩张程度轻，十二指肠乳头增粗并且增强扫描可见"靶征"强化，即十二指肠乳头中央的黏膜强化而周围水肿不强化，且周围水肿对称、规则；而壶腹周围癌在MRI或MRCP原始图像上可发现管壁增厚或腔内软组织结节、肿块，增强扫描十二指肠乳头区强化的肿瘤常不规则、不对称。

# 第六节 胆系创伤

## 一、腹部钝伤致胆道损伤

**【概述】**

腹部外伤导致胆道损伤少见，胆道损伤发生率约占腹部外伤的2%~5%，常合并腹部其他脏器损伤，例如肝脏、脾脏、胰腺等。由于外伤性胆道损伤的部位隐匿，容易漏诊或延误诊断，从而导致胆瘘、出血以及继发感染等并发症，病死率较高。根据损伤的部位可将胆道损伤分为：胆囊损伤、胆总管损伤、肝总管和肝内胆管损伤，其中胆囊损伤最常见，占胆道损伤的80%。

**【损伤机制】**

扭转、剪切或压迫均可导致胆囊和胆管的损伤，某些特定的因素可以增加损伤的风险，例如餐前胆囊腔内充满胆汁，胆囊内压力高，胆囊更容易受到外力压迫而损伤。肝外胆管的某些特定解剖部位更容易受外力作用而受损伤，例如胆总管的胰腺段在腹部受暴力冲击或突然减速时易受到来自脊柱的压迫而损伤。肝脏在暴力作用下位置抬升可导致相对固定的胆总管牵拉而损伤。肝内胆管的损伤仅见于严重肝撕裂伤的患者。

胆道损伤常合并并发症，例如胆囊损伤合并胆囊动脉断裂而引发大出血，胆道壁连续性中断出现胆瘘，而胆瘘及出血容易引起继发感染，感染者易引起腹膜炎。

**【临床表现】**

急性胆道外伤患者由于常合并腹部脏器伤，胆道损伤的症状常被其他症状掩盖，临床症状以逐渐发作的腹胀感为主要症状；合并胆瘘时若胆汁无菌则不引起腹膜刺激征，腹穿可发现胆汁；合并大出血者则可出现失血性休克。

**【影像学表现】**

1. CT 胆囊损伤影像表现：①胆囊萎缩，尤其是禁食患者出现胆囊萎缩要注意胆囊穿孔或撕裂伤的可能；②胆囊壁增厚或变薄；③胆囊周围积液：胆瘘或伴随实质脏器损伤而出现的胆囊周围积液；④胆囊腔内积血：表现为液性高密度或高密度血块，需排除扫描前注射对比剂；⑤合并胆囊动脉撕裂并活动性出血者，增强扫描可见对比剂在胆囊周围外溢。

胆管损伤少见，CT上显示肝撕裂以及积液时可提示有胆管损伤的可能。

2. MRCP 与CT一样，MRCP可以发现胆囊萎缩、胆囊腔或胆管腔内出血、胆瘘等表现，MRCP还能够正确的辨认胆道损伤部位和范围，能够清晰地显示胆道损伤后继发狭窄、梗阻或扩张的胆管。

**【诊断要点】**

1. 有外伤病史，CT或MRCP示胆囊萎缩、囊壁增厚、不连续的囊壁强化和胆囊周围液体可提示胆囊损伤。

2. CT或MRCP原始图像见肝撕裂及积液征象提示胆管损伤可能。

## 二、胆系出血

**【概述】**

胆道出血是肝胆疾病的严重并发症。病因主要有肝内感染、胆道结石、医源性损伤例如手术、腹部创伤导致肝、胆损伤等。胆道出血可随胆管进入胆囊，可在胆囊内形成血凝块，胆管出血可形成血凝块堵塞胆管，引起胆管扩张、积血。

**【临床表现】**

临床表现取决于出血的量和速度，少量出血

常无症状,大量出血可表现为上消化道出血、胆绞痛、梗阻性黄疸三联征。消化道出血症状表现为周期性呕血、便血,呕吐物内条块状血凝块。

【影像学表现】

胆道出血一般在 CT 上即可诊断。当胆囊出血占胆囊容量 7% 以上或胆囊腔内有血凝块时,CT 上可见胆囊体积增大并腔内密度不均匀增高,出血量再增加时,胆囊腔内密度进一步增高,可呈均匀高密度,其 CT 值达 50~60Hu(图 7-2-21A~D)。胆管出血时除了看到胆管腔内高密度积血或血凝块外,还常可看到扩张的胆管。CT 比较难确定出血点,但是可以显示胆道损伤导致的胆管狭窄、闭塞或胆瘘,并能判断胆汁聚集的部位并估算漏出胆汁的量和范围。

【诊断和鉴别诊断】

CT 上见胆囊或胆管内高密度血液或血凝块,一般诊断不难,但需要与结石、对比剂鉴别,临床病史对鉴别诊断有重要意义,胆道出血一般有肝胆手术或腹部外伤病史而没有使用对比剂病史。

# 第七节　胆系治疗相关性改变

## 一、胆囊切除术后综合征

【概述】

胆囊切除术后综合征(post cholecystectomy syndrome,PCS)是指部分胆囊切除术后患者出现或再次出现腹痛、消化不良、腹胀、腹泻、胆道感染、黄疸等临床症状。PCS 发病率约 10%~30%,发病时间为胆囊切除术后 2 天~25 年,患者症状可随着手术后时间的延长而逐渐减轻甚至消失,只有不足 5% 的患者症状持续而需要再次手术处理。

【病因】

PCS 病因包括胆道原因与非胆道原因,其中胆道原因包括:胆总管残余结石或再发结石、胆囊管残留过长、残余胆囊管或胆道良性狭窄、胆道感染、胆道功能紊乱(例如 Oddi 括约肌功能异

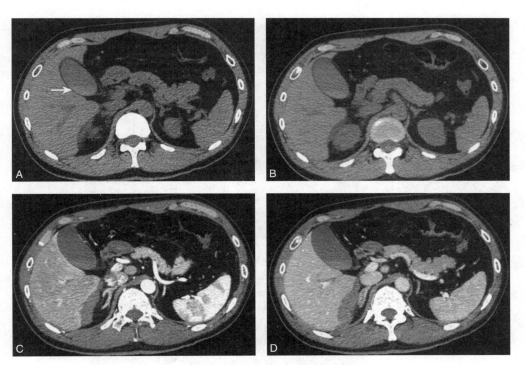

图 7-2-21　胆囊少量出血

A、B. CT 平扫;C、D. CT 增强图像。本例患者有车祸伤病史,CT 平扫见胆囊腔内稍高密度液平面(图 A 白箭),高密度区 CT 值约 55Hu,结合外伤病史考虑胆囊出血,同时可见胆囊壁模糊,周围脂肪间隙见条絮状渗出,以胆囊颈部周围脂肪间隙明显;另外,平扫 CT 图像可见到肝 S6 段包膜下条带状低密度病灶,邻近肝肾隐窝脂肪间隙模糊、渗出。增强扫描见胆囊腔内高密度病灶无强化,胆囊周围渗出未见对比剂渗漏,提示无活动性出血;肝 S6 段病灶增强后无强化,考虑为肝损伤,周围未见对比剂渗漏

常）；非胆道原因包括功能性和器质性病变,常见的有消化性溃疡、胰腺炎、精神因素等。

【影像学表现】

由于 PCS 病因多样,临床诊断困难,影像学检查对胆道原因引起的 PCS 有重要价值,对于超声和 ERCP 没有发现器质性病变或者不适宜行 ERCP 的 PCS 患者,可以行 CT 或 MRI 检查用于排查器质性病变。

CT 可以显示残留胆囊管并测量其长度,还可以显示其管腔、走行、与胆总管的解剖关系,从而确定是否残留胆囊管过长（残余胆囊管一般 1~2cm）,是否管腔内有结石；CT 可以比较清楚地显示胆囊切除术后胆总管是否残余结石,胆管有无狭窄,有胆道感染者增强扫描可见胆管壁增厚、强化（图 7-2-22）。CT 对于因 Oddi 括约肌功能异常引起的 PCS 则无特异性。

MRI 特别是 MPCP 可以明确有无胆道结石,是否胆囊管残留过长,并对胆道狭窄有很高的敏感性和特异性,但是不能发现 Oddi 括约肌功能异

常,有时 MRCP 发现胆总管扩张而无其他阳性征象时可以提示临床进行 ERCP 检查以排除 Oddi 括约肌功能异常导致的 PCS。

【诊断要点】

胆囊切除术后典型的 PCS 症状,CT 或 MRI 发现胆道器质性病变可帮助诊断。

## 二、胆道术后观察

【概述】

近年来,随着肝胆外科手术特别是腹腔镜下胆囊切除术在临床广泛应用,其术后并发症也有逐渐增加的趋势。临床上最常见的胆道手术为胆囊切除术,其他常见的包括：胆总管端端吻合术、胆肠吻合术等。

肝胆外科手术术后并发症包括胆石残留或新发胆道结石、胆道损伤、胆瘘、胆道反流或反流性胆管炎、反流性肝脓肿、远期胆道狭窄以及肿瘤复发或转移。根据并发症发生的时间可将术后并发症分为早期并发症及晚期并发症,早期并

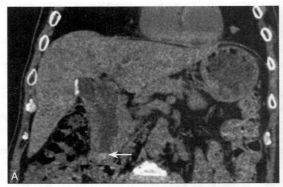
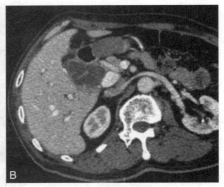
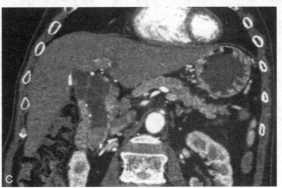

**图 7-2-22 胆囊切除术后综合征**

A. CT 平扫冠状位重建图像；B. CT 增强横轴位图像；C. CT 增强冠状位重建图像。患者胆囊切除术后,CT 平扫胆囊窝见迂曲扩张残余胆囊管汇入胆总管,残余胆囊管盲端可见致密金属夹,肝内、外胆管扩张,胆总管远端管腔内见高密度结石（图 A 白箭）。增强扫描胆总管壁及残余胆囊管壁可见强化

发症主要由于术中操作失误引起,例如由于解剖结构辨识不清而误夹闭血管、损伤胆道,从而引起胆道损伤、缺血、胆瘘、胆道狭窄等;晚期并发症主要是胆道狭窄,常发生于术后数月或数年之内。

**【影像学表现】**

1. **正常影像学表现** 胆囊切除术后残余胆囊管长度一般为1~2cm,但是部分患者残余胆囊管可长达6cm,残余胆囊管过长可能与胆囊切除术后综合征相关。胆囊切除术后胆总管可以出现轻度的代偿性扩张,一般认为胆囊切除术后胆总管直径不超过13mm为正常范围内。

肝移植手术或胆道损伤后胆道手术方式常见为胆总管端端吻合或肝管胆总管吻合术,肝移植手术多采用胆总管端端吻合手术,术后需要留置引流管(T管或直管),T管通过受者胆总管切开术放置,而直管则可通过供者切除胆囊后残余胆囊管留置。肝移植术后部分供者与受者胆管吻合部可发生移位,术后供者胆总管一般细而光滑,而受者胆总管可以稍扩张,但是肝移植术后各级胆管逐级变细而不会出现肝内胆管扩张,亦不会出现胆道截然变窄或突然完全消失。肝移植术后供者及受者胆囊均切除,有时可以见到两根残余胆囊管。

胆肠吻合术见于多种腹部外科手术,包括:Whipple手术、肝移植术前有胆道病变、胆道损伤后手术治疗、胆总管囊肿切除术、肝切除术、原发性硬化性胆管炎手术治疗、胆管癌切除术以及胆石症手术治疗。胆肠吻合通常将病变胆管近端与空肠近端做Roux-en-Y吻合,空肠盲端长度变异大。

2. **胆道术后并发症影像表现**

(1)CT:CT胆道术后评价包括①观察胆道内有无残留或新发结石;②评估残留胆囊管是否过长;③判断胆管有无狭窄及狭窄上方胆管扩张;④评估是否术后反流性胆管炎:CT表现为多发胆管狭窄伴扩张,类似于硬化性胆管炎,严重者可引起肝内脓肿形成;⑤评估是否术后胆瘘,如发生胆瘘,CT可以显示胆汁聚集部位、范围和量的多少,但是对于瘘口的部位往往无法准确显示(图7-2-23A~F);⑥肿瘤复发或转移。

(2)MRCP:MRCP在肝胆外科手术后胆道评估中起十分重要的作用,因MRCP可以确定术后正常和异常胆管表现,同时,相比于ERCP和PTC,MRCP可以全局直观地评估整个胆道系统,从而可以直观显示梗阻部位近端及远端胆道或肠腔情况。胆道术后异常MRCP表现包括:①胆道内残留或新发结石:胆管内充盈缺损,有时残留结石可以引起胆道内压力升高从而引起残留胆囊管金属夹移位,进而引起胆瘘;②残留胆囊管过长;③术后胆瘘:常由于肝胆外科手术误伤胆道引起,常在胆管或胆囊窝见到胆汁聚集,胆肠吻合术后吻合口胆瘘表现为吻合口周围异常液体聚集,常可见与吻合口或胆管相连,但常规MRCP对于瘘口的部位也无法准确显示(图7-2-23L、M);④胆道术后损伤:MRCP可准确评估胆道损伤的程度及范围,胆道手术切伤表现为胆道壁不连续伴胆瘘,或表现为胆管梗阻,胆道钳夹伤常表现胆道狭窄或不连续;⑤术后反流性胆管炎:患者可以典型三联征——持续性上腹痛、发热并黄疸,MRCP表现类似于硬化性胆管炎,可见多发胆管狭窄并扩张,肝内胆管亦可见狭窄,主要胆管狭窄、扩张呈串珠状,严重者可引起肝内脓肿形成;⑥肿瘤复发或转移,局部肿瘤增大或转移导致胆管术后再次狭窄或梗阻;⑦晚期胆管狭窄:显示胆管狭窄或局部不显影并肝内、外胆管扩张,肝内胆管直径大于3mm,肝外胆管直径大于8mm。(图7-2-23)

**【诊断要点】**

1. 仔细观察胆道的连通性及管腔内部结构,评价有无残留胆道结石、胆管狭窄或梗阻、判断吻合口是否狭窄。

2. 观察胆管、胆囊窝脂肪间隙是否清晰,有无腹膜炎表现,有无液体聚集推断有无胆瘘存在。

3. 观察肝实质内是否有脓肿来推断有无反流性胆管炎可能,观察肝内是否转移病灶或腹膜后淋巴结增大以判断有无肿瘤复发或转移。

**【拓展】**

静脉内注射对比剂后行MRCP检查可用于评估胆道术后胆瘘,该检查可以提供胆道解剖及功能信息,从而检测胆瘘并准确判断瘘口位置。

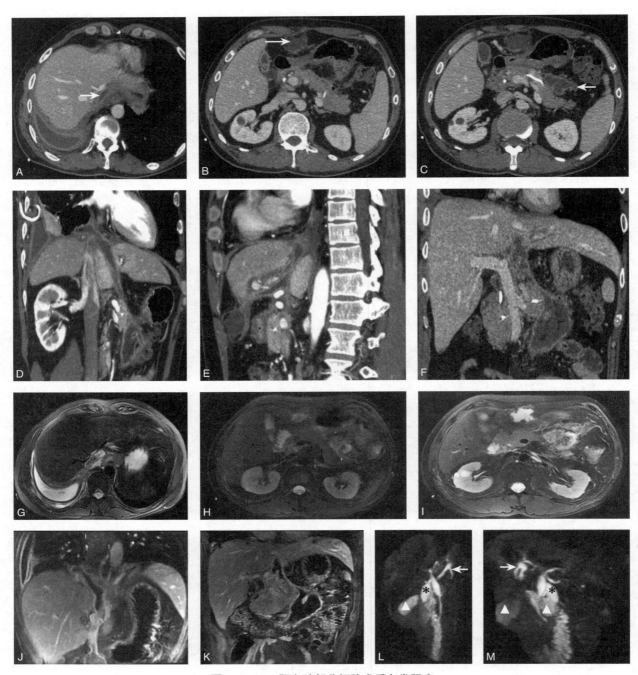

**图 7-2-23 肝左叶部分切除术后多发胆瘘**

A~F. CT 增强横轴位、冠状位重建图像；G~I. MRI 平扫 T₂WI；J~K. 增强扫描冠状位图像；L、M. MRCP 图像。CT 增强图像见右侧胸腔积液伴胸膜增厚，左肝管可见一瘘管与右侧胸腔相通（图 A 白箭）；胃小弯前方腹腔及胰尾部前方各见一包裹性积液，内可见气体（图 B、C 白箭），CT 重建图像可见腹腔包裹性积液与左肝管相通；CT 图像另可见胆囊腔内多发结石（图 B）。MRI 平扫 T₂WI 亦可显示 CT 所见右侧胸腔积液及腹腔包裹性积液，增强扫描可清晰显示瘘管，并见瘘管壁明显强化；MRCP 见腹腔内除胆囊呈囊状高信号外（图 L、M 星号），另可见多处胆瘘形成的胆汁聚集区（图 L、M 白色三角形），左肝管另见一瘘管漏入腹腔（图 L、M 白箭），CT 所示左肝管与右侧胸腔之间的瘘管 MPCP 显示不清；MRCP 清晰显示肝总管及胆总管上段囊状扩张

（梁长虹）

# 参 考 文 献

［1］ Alemi F, Seiser N, Ayloo S. Gallstone Disease: Cholecystitis, Mirizzi Syndrome, Bouveret Syndrome, Gallstone Ileus. Surg Clin North Am, 2019, 99（2）: 231-244.

［2］ Bonatti M, Vezzali N, Lombardo F, et al. Gallbladder adenomyomatosis: imaging findings, tricks and pitfalls. Insights Imaging, 2017, 8（2）: 243-253.

［3］ Govindarajan KK. Biliary atresia: Where do we stand now? World J Hepatol, 2016, 8（36）: 1593-1601.

［4］ Ishibashi H, Shimada M, Kamisawa T, et al. Japanese clinical practice guidelines for congenital biliary dilatation. J Hepatobiliary Pancreat Sci, 2017, 24（1）: 1-16.

［5］ Mellnick VM, Menias CO, Sandrasegaran K, et al. Polypoid lesions of the gallbladder: disease spectrum with pathologic correlation. Radiographics, 2015, 35（2）: 387-399.

［6］ Mortele KJ, Rocha TC, Streeter JL, et al. Multimodality imaging of pancreatic and biliary congenital anomalies. Radiographics, 2006. 26（3）: 715-731.

［7］ Orlowska E, Czubkowski P, Socha P. Biliary atresia- signs and symptoms, diagnosis, clinical management. Wiad Lek, 2017, 70（1）: 112-117.

［8］ Sanchez-Valle A, Kassira N, Varela VC, et al. Biliary Atresia: Epidemiology, Genetics, Clinical Update, and Public Health Perspective. Adv Pediatr, 2017, 64（1）: 285-305.

［9］ Singh VP, Rajesh S, Bihari C, et al. Xanthogranulomatous cholecystitis: What every radiologist should know. World J Radiol, 2016, 8（2）: 183-191.

［10］ Watanabe Y, Nagayama M, Okumura A, et al. MR imaging of acute biliary disorders. Radiographics, 2007, 27（2）: 477-495.

［11］ Ratanaprasatporn L, Uyeda JW, Wortman JR, et al. Multimodality Imaging, including Dual-Energy CT, in the Evaluation of Gallbladder Disease. Radiographics, 2018, 38（1）: 75-89.

［12］ Hennedige TP, Neo WT, Venkatesh SK. Imaging of malignancies of the biliary tract- an update. Cancer Imaging, 2014, 14: 14.

［13］ Sureka B, Bansal K, Arora A. Imaging of perihilar cholangiocarcinoma. AJR Am J Roentgenol, 2015, 205（3）: W385.

［14］ Kim S, Lee NK, Lee JW, et al. CT evaluation of the bulging papilla with endoscopic correlation. Radiographics. 2007; 27（4）: 1023-1038.

［15］ Hoeffel C, Azizi L, Lewin M, et al. Normal and pathologic features of the postoperative biliary tract at 3D MR cholangiopancreatography and MR imaging. Radiographics, 2006, 26（6）: 1603-1620.

［16］ 中华医学会外科学分会胆道外科学组, 胆管扩张症诊断与治疗指南（2017版）. 中华消化外科杂志, 2017. 16（8）: 767-774.

［17］ 梁长虹, 李欣. 儿科放射诊断学. 北京: 人民卫生出版社, 2018.

［18］ 郭启勇. 实用放射学. 北京: 人民卫生出版社, 2007.

［19］ 许乙凯, 全显跃. 肝胆胰脾影像诊断学. 北京: 人民卫生出版社, 2006.

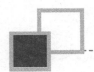

# 第三章 胰腺常见疾病

## 第一节 胰 腺 炎

### 一、急性胰腺炎

【概述】

急性胰腺炎（acute pancreatitis，AP）是指在各种病因的作用下，胰酶在胰腺内被激活后造成胰腺组织自身消化的急性化学性炎症，是临床上常见的急腹症。我国近年报道 AP 总体病死率4.6%，多数患者病情轻，预后较好；少数重症患者可伴发多器官功能障碍或胰腺局部并发症，病死率可高达 15.6%~30%。

【病理生理】

急性胰腺炎由于各种原因所致胰管内压力升高，腺泡细胞内 $Ca^{2+}$ 水平升高，储存在细胞内的酶原提前被溶酶体激活成为活化的胰酶消化胰腺自身细胞，造成腺泡细胞损伤，导致大量炎性渗出；另一方面胰腺微循环损伤又会导致胰腺出血、坏死，炎症发生过程中包括 NF-κB、TNF-α、IL-1、PG 等在内的多种炎症因子与众多因素一起产生级联放大效应，炎症向全身扩展超出机体抗炎能力后，可出现全身多器官炎症损伤及功能障碍（MODS）。

【临床表现】

急性胰腺炎临床上以急性上腹痛及血淀粉酶或脂肪酶升高为特点，根据 2012 版亚特兰大急性胰腺炎的定义，AP 诊断需要符合以下特征中的2 个：①腹痛符合 AP 特征（急性持续、严重的上腹部疼痛向背部放射）；②血清脂肪酶活性（或淀粉酶活性）至少高于正常值 3 倍；③影像学检查（CT、MRI、超声）提示胰腺炎表现。AP 分为间质水肿性胰腺炎和坏死性胰腺炎两类，间质水肿性AP 病程较轻，临床症状通常可在发病 1 周内缓解。而坏死性 AP 则主要表现为胰腺实质和胰周组织坏死，少数仅表现为胰周组织坏死，极少数表现为仅为胰腺实质的坏死。

【影像学表现】

1. X 线　仅少数患者有阳性发现，最常见的征象是肠腔内积气（反射性肠淤张），但特异性较低，对 AP 的诊断价值有限。

2. CT

（1）间质水肿性胰腺炎（图 7-3-1）：①平扫胰腺体积弥漫或局部增大；②胰腺周围炎性渗出，正常胰腺轮廓显示模糊；③胰周积液。此型增强扫描胰腺实质强化尚均匀，内部通常不出现坏死无强化区域，胰周渗出性改变及胰周积液增强扫描无强化。

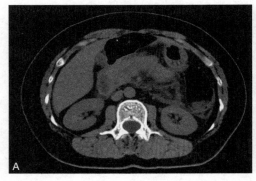
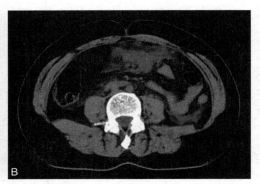

图 7-3-1　间质水肿性胰腺炎

A. CT 平扫显示胰腺弥漫性肿胀，周围可见渗出导致胰腺边界模糊；B. 同一病例稍下方层面显示腹腔少量积液影

（2）坏死性胰腺炎：此型特点是胰腺或胰周组织坏死。通常表现为：①胰腺增大更为明显；②胰腺密度可因坏死、出血而显示不均匀，出血区CT密度增高；③增强扫描胰腺实质内存在持续不规则的无强化区或存在胰周坏死。此外，还可以出现急性胰周液体积聚、急性坏死积聚以及腹水等并发症表现。（图7-3-2~图7-3-4）

## 3. MRI

（1）平扫：①胰腺不规则肿大，$T_1WI$呈低信号，$T_2WI$上呈高信号；结合多序列分析有助于胰腺内部出血成分判断，$T_1WI$上表现为高信号或不均匀混杂信号；②胰腺边缘模糊不清；③胰腺内、外积液，MRI对液性成分敏感，呈$T_1WI$上低信号，$T_2WI$上高信号。（图7-3-5）

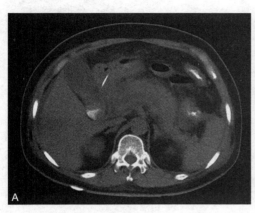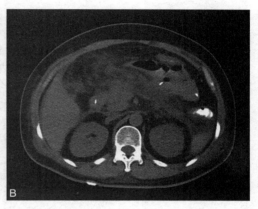

**图 7-3-2　坏死性胰腺炎**

A. 胰腺肿大明显，内部密度欠均匀，周围及内部可见坏死积聚；B. 同一病例下方层面可见小网膜囊积液、左侧肾前筋膜增厚

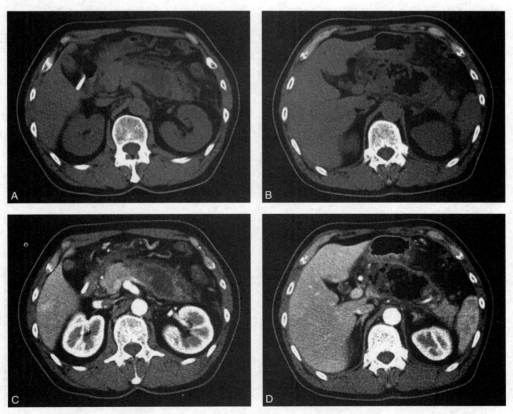

**图 7-3-3　坏死性胰腺炎 CT 平扫及增强图像**

A、B. 平扫胰腺体尾部坏死性液体积聚，密度欠均匀，边界模糊，小网膜囊积气积液，左侧肾前筋膜不规则增厚；C、D. 增强扫描内部强化明显不均匀，可见片状低密度无强化区

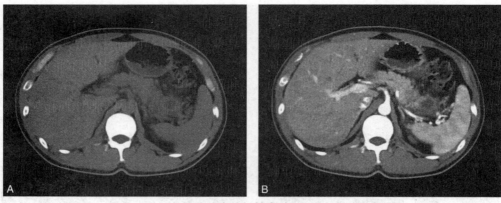

**图 7-3-4 急性胰腺炎伴假性囊肿 CT 平扫及增强图像**

A、B. 胰腺尾部囊性肿块影,囊壁厚度欠均匀,边缘模糊伴多发纤维索条影,增强扫描囊壁轻度强化,囊内成分未见明确强化

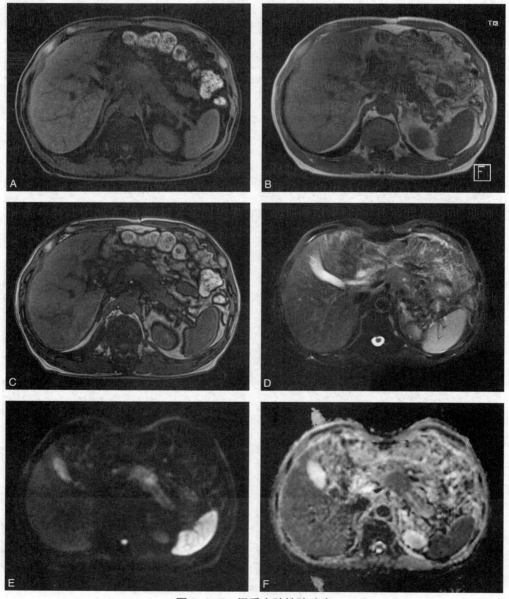

**图 7-3-5 间质水肿性胰腺炎**

A~D. 胰颈体交界区域不规则肿胀,$T_1WI/FS$ 及 $T_1WI$ 双回波同 / 反相位成像均呈低信号,$T_2WI/FS$ 呈中高信号,边界模糊;E、F. DWI 及 ADC 图像,DWI 病灶局部信号增高,ADC 图显示局部弥散受限

（2）增强扫描：间质水肿性胰腺炎强化信号尚均匀；坏死性胰腺炎由于胰腺及周围组织坏死、出血以及液体积聚可造成不均匀强化，可见不规则无强化区。

【诊断要点】

急性上腹痛，向腰背部放射，实验室检查血清脂肪酶或淀粉酶升高（可达正常值3倍以上），同时影像学检查典型的CT或MRI表现三者中符合两者即可诊断。

【鉴别诊断】

具有阳性影像表现的急性胰腺炎诊断较易，在影像学检查发现胰腺无明显肿大、胰周清晰时，应注意与以下情况鉴别：①单纯间质水肿性胰腺炎；②胆道系统的感染（胆囊炎、胆管炎等）；③消化性溃疡穿孔。影像学在明确诊断的基础上应向临床提供更多信息，如胰腺炎的分型、炎症扩散范围以及其他并发症情况，这些对于病情评估、治疗方案选定以及预后有帮助。

【拓展】

1. **CT灌注成像**　急性胰腺炎时由于其胰腺灌注水平下降，且与病情严重程度呈负相关。CT灌注技术反映了对比剂在该器官中浓度的变化，进而间接反映组织器官内灌注量的变，此外可以利用后处理技术计算多个反映血流灌注的定量参数值可辅助急性胰腺炎的诊断与病情评估，而且有研究显示CT灌注成像对于诊断胰腺形态增大不明显和临床症状不典型的AP有很高价值。

2. **双源CT双能量碘图**　双源CT双能量碘图技术可以更为敏感地显示胰腺实质中坏死灶周边的低灌注区域（胰腺实质缺血区域），对临床诊断具有一定参考价值。

3. **磁共振弥散加权成像**　磁共振弥散成像包括常规的DWI及IVIM成像技术，不仅可以显示AP炎症情况，结合ADC值测量，对于急性胰腺炎早期诊断有一定的价值，但弥散加权成像技术中，b值的选择十分重要，推荐胰腺DWI检查b值使用500s/mm²。弥散加权成像不仅仅能够反映AP是胰腺的情况，还能够在一定程度上预测和评价AP所导致的肝脏、肾脏的功能损害。

## 二、慢性胰腺炎

【概述】

慢性胰腺炎（chronic pancreatitis，CP）是一种涉及胰腺进行性炎性改变的综合征，可导致胰腺结构永久性损害，从而引起外分泌和内分泌功能不全。CP是消化内科临床常见的疾病，其发病率为0.04%~5.00%，近年来CP的发病率逐步升高，影像学检查为其正确的诊断也提供了可靠的依据。

【病理生理】

慢性胰腺炎是由于各种原因形成急性胰腺炎的前哨事件启动炎症过程，导致胰腺局部、阶段性或弥漫性的进行性纤维炎性病变，从而导致各种内分泌或外分泌功能受损，进而出现一系列相关临床症状。由于反复的炎性病程可导致胰腺腺泡萎缩，胰腺组织弥漫性纤维化或钙化，胰管多发性不规则扩张或串珠样扩张，内部可出现结石、钙化或蛋白栓子；整个病变过程呈进行性和不可逆性发展，最终导致胰腺变硬萎缩、体积缩小。

【临床表现】

慢性胰腺炎的两大临床症状主要表现为腹痛和胰腺功能不全。

1. **腹痛**　反复发作的上腹部疼痛，常辐射至背部；早期可为间歇性发作，病情进展可发展为持续性。

2. **胰腺功能不全**

（1）胰腺外分泌功能不全：食欲减退、上腹部饱胀、消瘦、脂肪吸收不良以及相关的脂溶性维生素A、D、E、K等缺乏症状。

（2）胰腺内分泌功能不全：反复炎性病变，胰岛β细胞被破坏，出现糖尿病症状。

【影像学表现】

1. **X线**　约1/3病例可在X线片上发现沿胰腺走行方向分布的小结石和钙化影，通常有向胰头方向聚集的趋势。

2. **CT**

（1）胰腺萎缩、体积缩小，程度随着纤维化和萎缩的进展逐渐加重，早期胰腺体积可表现正常。

（2）胰管不规则扩张,内径≥5mm,呈不规则串珠样扩张(图7-3-6)。

（3）胰管结石以及沿胰管分布的钙化灶。

（4）部分病例可合并胰腺假性囊肿。

3. MRI

（1）胰腺体积早期可正常或增大,进展期萎缩、变小。

（2）胰腺组织的信号强度往往正常,部分表现为局限性降低,胰腺钙化表现为低信号,伴发假性囊肿形成时在$T_1WI$上呈低信号,$T_2WI$上呈高信号。

（3）MRCP可以更好地显示主胰管扩张,呈串珠样,胰管内结石表现为高信号管腔内的充盈缺损(图7-3-7)。

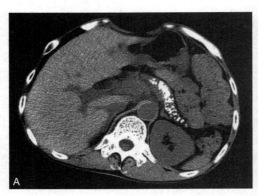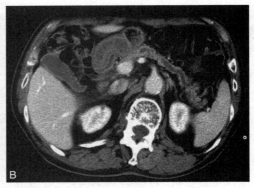

图7-3-6　慢性胰腺炎CT图像

A. 平扫显示胰腺内多发沿胰管走行的多发致密钙化灶；B. 增强图像可见胰腺体尾部形态萎缩,胰腺不规则呈串珠样扩张

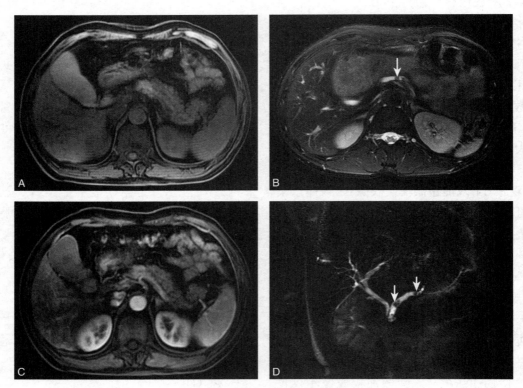

图7-3-7　慢性胰腺炎MRI及MRCP表现

A~C. $T_1WI$/FS胰腺体尾部萎缩；$T_2WI$/FS胰管不规则扩张,内部可见低信号结石影(白箭)；增强扫描萎缩的胰腺实质强化不明显；D. MRCP显示胰管不规则扩张,内部可见多发低信号充盈缺损(白箭),为多发胰管结石

**4. DSA** 造影时胰内部动脉及其分支短段狭窄与扩张交替出现,呈串珠样改变,为其特征性表现。

【诊断要点】

弥漫性胰腺萎缩是慢性胰腺诊断的重要依据,胰管结石及胰腺实质内钙化是其特异性征象,具有较高诊断价值。

【鉴别诊断】

慢性胰腺炎需要与胰腺癌鉴别,如胰腺萎缩仅仅局限于胰体、尾部,而同时出现胰头区域肿大时,需警惕为胰头癌的可能性;若肿块内或胰腺实质内出现钙化灶,则炎性病变的可能性较大,若胰腺周围出现肿大淋巴结、胰腺周围血管受侵犯或肝脏等器官内出现转移灶,则符合胰腺癌表现。

【拓展】

1. CT 是 CP 最常用的检查方式,目前 CT 灌注成像可用于 CP 与胰腺肿瘤的鉴别诊断。CT 灌注成像能够反映组织器官内部的血流供应,从而在一定程度上反映该器官的功能。CP 时其胰腺实质血流灌注减低,进而导致胰腺功能下降,与 CP 病理改变一致。

2. 磁共振动态增强扫描后信号强度 – 时间(signal intensity–time, SI–T)曲线以及磁共振弥散加权成像(DWI)有助于胰腺癌与 CP 的鉴别。此外,磁共振波谱成像、磁共振化学位移成像技术、磁共振 DWI 弥散加权成像并 3D–VIBE(三维梯度回波容积内插法)对于 CP 的研究处于起步阶段,在 CP 与胰腺癌的鉴别诊断方面也显示出巨大潜力。

### 三、自身免疫性胰腺炎

【概述】

自身免疫型胰腺炎(autoimmune pancreatitis, AIP)是由自身免疫机制异常引起的一种特殊类型的慢性胰腺炎,目前病因不明确,约 60% 的 AIP 患者同时合并其他自身免疫性疾病。

【病理生理】

AIP 目前尚未找到明确病因。病理检查表现不规则胰管狭窄和胰腺弥漫性肿大,腺体纤维化伴显著的 T 淋巴细胞、浆细胞等慢性炎细胞浸润(与酒精性慢性胰腺炎的病理改变不同)。偶尔伴有其他自身免疫性疾病。

【临床表现】

AIP 具有相对典型的临床表现:没有 AP 的症状,但出现梗阻性黄疸的老年患者,有丙种球蛋白血症和血清 IgG4 水平升高,自身抗体阳性。AIP 对于激素治疗有效且胰腺形态和功能可恢复。

【影像学表现】

1. CT AIP 表现为胰腺弥漫性或局限性增大,呈腊肠样改变,内部无钙化灶。胰腺周围可见低密度纤细线状影,增强扫描胰腺实质强化程度减弱,周围可见"晕征"。

2. MRI MRI 表现与 CT 相似,胰周包膜表现为 $T_2WI$ 上低信号线状影,多期增强扫描胰腺实质呈渐进性延迟强化。(图 7–3–8)

【诊断要点】

AIP 影像学特点为胰腺弥漫性增大,形似腊肠,经激素治疗后可明显好转具有一定特异性。

【鉴别诊断】

AIP 主要应该与胰腺癌相鉴别,两者可以通过血免疫球蛋白检查、对激素治疗反应情况以及组织活检等方面进行鉴别。

## 第二节 胰腺囊性病变

### 一、胰腺囊腺类肿瘤

【概述】

胰腺囊性肿瘤发生率约占胰腺肿瘤的 10%~15%,主要为浆液性囊腺瘤(serous cystadenoma, SCA)和黏液性囊性肿瘤(mucinous cystic neolasm, MCN)。

胰腺 SCA 是一种较为少见的胰腺良性外分泌肿瘤,占胰腺肿瘤的 1%~2%,约占胰腺囊性肿瘤的 1/3。目前认为 SCA 通常为良性,罕有恶变的个案报道。

胰腺 MCA 是胰腺最常见的囊性肿瘤,在胰腺外分泌肿瘤中占 2%~5%,在胰腺囊性肿瘤中约占半数。与 SCA 一般为良性肿瘤不同,MCA 一般被认为是恶性或潜在恶性的肿瘤,常伴有恶变的可能,因此目前把 MCA、交界恶性黏液性囊腺瘤(borderline mucinous cystadenoma)以及黏液

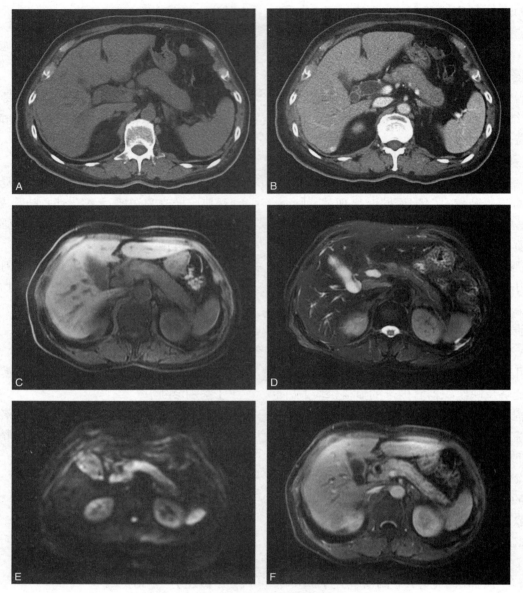

**图 7-3-8　自身免疫性胰腺炎**

A、B. MRI 平扫及增强图像,胰腺体积弥漫性肿胀,增强扫描可见中度强化,内部强化程度尚均匀;
C~F. 另一例患者 $T_1WI/FS$、$T_2WI/FS$、DWI 及增强扫描图像,胰腺外形呈 "腊肠样" 改变,DWI 显示信号增高,增强扫描轻到中度强化,内部强化程度较为均匀

性囊腺癌（mucinous cystadenocarcinoma）统称为黏液性囊性肿瘤（MCN）。因此,术前对于 MCN 的准确诊断对临床制订合理的治疗方案至关重要。

**【病理生理】**

浆液性囊腺瘤多发生在胰头,但很少引起黄疸,直径 1~25cm,平均 7cm。其表现为多房性小囊,呈蜂窝状,其边界清晰,肿瘤表面可有分叶,偶见肿瘤中心有星状纤维瘢痕及钙化。病理上囊内含有无色清亮的浆液。

黏液性囊性肿瘤大体病理显示肿瘤较大,直径为 2~30cm,平均 13cm,其恶性风险约为 10%~17%,其中 >8cm 者多为恶性。肿物由多房或单房的大囊构成,表面光滑,剖面可见多房,囊壁为透明变性的纤维结缔组织,囊内有分隔,囊内充满浑浊稠厚黏液,呈棕色或有出血。

**【临床表现】**

胰腺浆液性囊腺瘤以老年女性多见,男性与女性之比约为 1∶4.5,发病平均年龄约为 60 岁。1/3~1/2 的浆液性囊腺瘤患者无临床症状,偶尔由影像检查发现；部分患者可出现腹部不适，主要为肿瘤体积增大引起邻近结构压迫的相关表现，也有部分患者可扪及肿块；浆液性囊腺瘤患者通常伴有糖尿病。

黏液性囊性肿瘤常单发，多位于胰体、尾部（>95%）。黏液性囊腺瘤绝大多数见于中年女性，约占95%以上。肿瘤直径小于3cm者多无症状，多为偶然查体发现；而较大肿瘤由于对邻近结构的压迫可出现相应的临床症状，临床表现常较隐匿且无特异性，如腹胀、腹部不适、体重下降等，有时可于腹部直接触及包块，17%~40%的患者可合并有糖尿病。

【影像学表现】

1. CT

（1）浆液性囊腺瘤：肿瘤表现为分叶状、圆形或类圆形肿块，囊内可见中心纤维瘢痕及纤维间隔，将病灶分为多房囊性改变，呈蜂窝样，囊内可见低密度液体，部分病例中央的星状纤维瘢痕及其内可见星芒状钙化，此征象对本病诊断有特征性意义。增强扫描对肿瘤内部分隔结构显示更清晰。有时由于小囊过于细小，CT上可表现为实性肿瘤，此时MRI对小囊的显示效果明显优于CT。（图7-3-9）

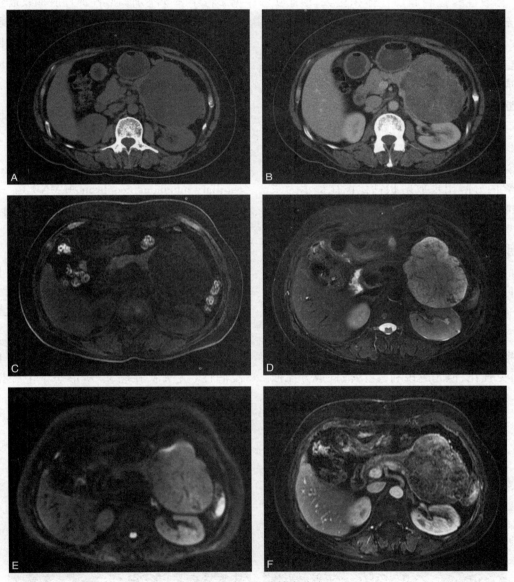

图7-3-9　浆液性囊腺瘤

A、B. 浆液性囊腺瘤CT平扫及增强扫描图像，胰腺体尾部低密度分叶状肿块，边界清晰，增强扫描显示肿块内部呈"蜂窝状"强化，囊性成分未见明确强化；C~F. 胰腺体尾部T$_1$WI低信号分叶状肿块，T$_2$WI/FS上内部多发蜂窝状高信号小囊腔，DWI上肿块显示为中等信号，增强扫描肿块内部分隔可见强化，囊内容物未见明确强化，呈"蜂窝状"不均匀强化

（2）浆液性囊性肿瘤：肿瘤可为大的单囊，也可以由几个大囊组成，囊壁厚薄不均匀，囊内可见分隔，囊壁及分隔可伴有乳头状结节突入囊内，恶性者通常囊壁较厚，部分病例囊壁可见不规则钙化灶。增强扫描囊壁、分隔及壁结节可见强化。

2. MRI　浆液性囊腺瘤及黏液性囊性肿瘤在 MRI 上均表现为边界清晰的 $T_1WI$ 低信号、$T_2WI$ 高信号分叶状或类圆形肿块影。

（1）浆液性囊腺瘤可呈蜂窝状改变，在 $T_2WI$ 上肿瘤的包膜及囊内分隔表现为低信号，囊壁及中央纤维瘢痕钙化亦呈低信号。

（2）黏液性囊性肿瘤往往体积更大，形态更加饱满，部分直径可达 10cm 以上，可为单囊或多房囊性改变，囊壁较厚且厚薄程度欠均匀，部分可见乳头样病灶，部分囊内成分可伴有出血或蛋白成分，造成信号不均匀。（图 7-3-10）

【诊断要点】

胰腺浆液性囊腺瘤与黏液性囊腺瘤均表现为分叶状、圆形或卵圆形肿块影，肿块内成分在 CT 上呈低信号，在 MRI 上表现为 $T_1WI$ 低信号，$T_2WI$ 高信号，囊内分隔出现放射状钙化往往提示为浆液性囊腺瘤，而囊壁较厚者，单囊或多囊伴纤维分隔，结节状或乳头状突起提示黏液性囊性肿瘤可能大。

【鉴别诊断】

胰腺囊腺类肿瘤需要与胰腺真性囊肿、胰腺假性囊肿进行鉴别。胰腺真性囊肿为先天形成，囊壁薄，增强扫描无明显强化；胰腺假性囊肿通常继发于胰腺炎（见本章第一节），既往有明确的病史，囊壁厚薄程度均匀，无强化壁结节，增强扫描囊壁可见强化，但光滑锐利，囊内液性成分无强

化，较少见到分隔形成。

【拓展】

1. 2010 版 WHO 病理学分型将浆液性囊腺瘤分为五型：微囊型、寡囊型、实性浆液性肿瘤、von Hippel-Lindau（VHL）综合征相关的浆液性囊腺瘤以及混合性浆液性 - 神经内分泌肿瘤。其中以微囊型最为常见，占 70%~80%，"浆液性囊腺瘤"一词如无特别说明则特指微囊型浆液性囊腺瘤。

2. 黏液性囊腺性肿瘤一般被认为是恶性或潜在恶性的肿瘤，一经发现应手术切除。因此，术前诊断对临床制订合理的治疗方案至关重要。依据影像学表现鉴别黏液性囊性肿瘤良恶性有一定难度，肿块出现不规则厚壁或者分隔出现强化壁结节并突入腔内提示肿块有恶性可能，目前有学者提出利用能谱 CT 进行肿瘤囊内液体成分分析对鉴别良恶性具有一定帮助。

## 二、胰腺导管内乳头状黏液性肿瘤

【概述】

胰腺导管内乳头状黏液性肿瘤（intraductal papillary mucinous neoplasm, IPMN）是一种临床上相对少见的胰腺囊性肿瘤，2000 年由 WHO 正式命名为胰腺导管内乳头状黏液性肿瘤。

【病理生理】

IPMN 的基本病理改变是胰腺导管上皮乳头状增生伴不同程度的黏液分泌和胰管扩张，上皮分化程度差异较大，可分为低度异型性（腺瘤或良性）、中度异型性（交界性）及重度异型性（恶性），恶性 IPMN 又表现为非浸润性（原位癌）或浸润性（乳头状腺癌）。从形态学上根据肿瘤发

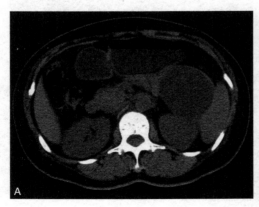
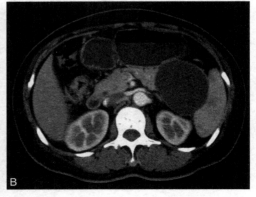

图 7-3-10　黏液性囊腺瘤

A. CT 平扫示胰腺体尾部卵圆形单房囊性肿块，囊壁稍厚，囊内呈均匀一致低密度；B. 增强扫描囊壁可见强化，囊性成分未见明确强化

生于胰管的位置和累及范围将 IPMN 分为：①主胰管型（main ductal-IPMN, MD-IPMN）；②分支胰管型（branch ductal-IPMN, BD-IPMN）；③混合胰管型（mixed type IPMN, MT-IPMN）。

【临床表现】

IPMN 患者以 60~70 岁年龄段多见，男女比例为 2.2∶1。大多数患者在确诊前一年或以上时间内可无任何症状。当患者出现明显症状时，常见症状包括腹痛，体重减轻，黄疸和脂肪泻。多数患者有反复发作急性胰腺炎病史或类似慢性胰腺炎表现。

【影像学表现】

1. CT

（1）MD-IPMN：部分或广泛的主胰管扩张，扩张的导管内见乳头状结构，肿瘤可伴有钙化，薄层 CT 对细小结构显示更加清晰。（图 7-3-11）

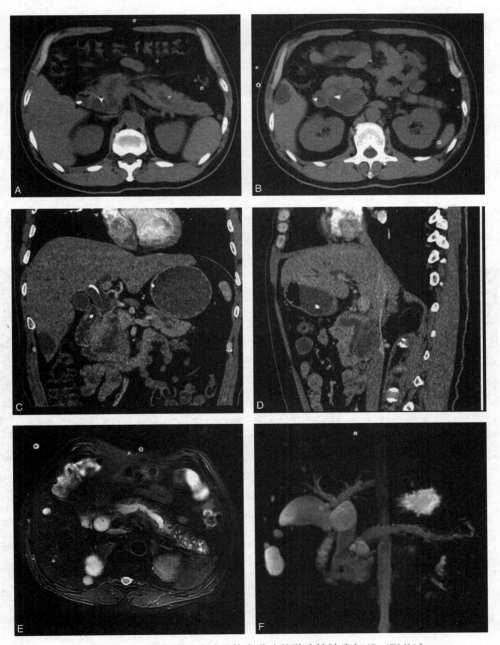

图 7-3-11　主胰管型胰腺导管内乳头状黏液性肿瘤（MD-IPMN）

A、B. CT 平扫示主胰管弥漫性扩张，胰头钩突部位不规则囊性低密度肿物影，与扩张的主胰管相通，囊壁可见不规则附壁小结节影；C、D. 冠状位及矢状位重建显示胰头钩突部位囊性肿物与扩张的主胰管相通，囊壁附壁结节可见强化；E、F. T₂WI 示主胰管弥漫性扩张，管腔内液体呈高信号，MRCP 示囊腔与扩张的主胰管相通

（2）BD-IPMN：好发于胰腺钩突部位，主要表现为胰腺葡萄串状囊性病灶，也可融合形成单一大囊样肿块，可见病灶与主胰管相沟通，主胰管轻度扩张。（图7-3-12）

（3）MT-IPMN：表现为胰腺钩突部位分支胰管扩张同时合并主胰管扩张，也可以表现为体尾部分支胰管扩张和主胰管扩张相结合。

肿瘤内结节直径超过10mm、主胰管显著扩张超过10mm、多中心起源、壁内钙化等征象出现时应警惕恶性。

2. MRI MRI表现类似于CT，扩张的主胰管和分支胰管 $T_2WI$ 上均表现为高信号，管腔内乳头样突起呈相对低信号。MRCP对扩张的胰管及腔内乳头状突起的显示更有优势。

【诊断要点】

病灶与胰管相通，分支胰管或主胰管不规则扩张，伴有扩张管腔内乳头状突起结节可以得出诊断。

【鉴别诊断】

IPMN需要与以下疾病进行鉴别诊断：

1. **慢性胰腺炎** 主胰管串珠样扩张，胰腺实质可见多发沿胰管分布的不规则钙化灶或胰管内结石；而MD-IPMN扩张主胰管通常没有明显狭窄段，同时可在扩张的主胰管内部见乳头状结构。

2. **胰腺黏液性囊性肿瘤** MD-IPMN与MCN均起源于分泌黏液的胰管内上皮细胞，前者通常位于主胰管旁的大分支内，后者通常起源于胰管末梢分支，并且突出于胰腺轮廓向外生长。MCN肿瘤内部可见分隔及壁结节，周围可见纤维包膜，常见于中年女性，体尾部好发；而IPMN以老年男性发病多见，胰腺钩突部位好发。

3. **胰腺浆液性囊腺瘤** SCA与BD-IPMN均表现为簇状多发小囊状病灶，但SCA与主胰管不相通，而BD-IPMN可见与主胰管相通结构，据此可以进行鉴别。

4. **胰腺癌** 胰腺癌尤其是胰头癌可导致胰腺体尾部实质萎缩，合并远端胰管不规则扩张，但CT扫描可见不规则肿块形成，强化程度低于胰腺周围正常胰腺实质，此外胰腺癌容易侵犯周围结构，伴有周围淋巴结转移及肝脏转移时可确诊。

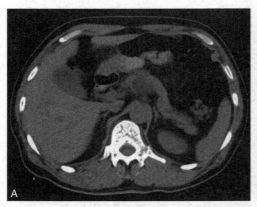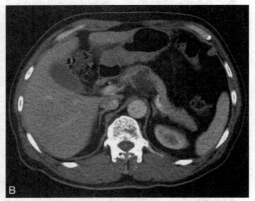

**图7-3-12 分支胰管型胰腺导管内乳头状黏液性肿瘤（BD-IPMN）**
A. CT平扫示胰腺颈体交界处不规则低密度肿块，边界显示略模糊，部分突出于胰腺实质外部；
B. 增强扫描显示囊壁及分隔轻度强化，内部囊性成分未见明确强化，主胰管未见明确扩张

# 第三节 胰腺实性肿瘤

## 一、胰腺癌

【概述】

胰腺癌（pancreatic carcinoma，PC）是胰腺最常见的恶性肿瘤，近年来发病率呈不断上升趋势，

2018年美国癌症协会发布数据显示胰腺癌已居恶性肿瘤死亡率的第4位。中国最新流行病学调查显示胰腺癌位居我国城市男性恶性肿瘤发病率的第8位。胰腺癌起病隐匿、侵袭性强、对放化疗不敏感，因此预后较差，五年生存率较低。

【病理生理】

胰腺癌绝大多数为胰腺导管腺癌（pancreatic ductal adenocarcinoma，PDAC），约占所有胰腺癌

的90%以上,起源于胰腺导管上皮细胞,富含纤维组织,质地坚韧,属于少血管肿瘤,具有低血供、低灌注的特点。仅极少部分胰腺癌起源腺泡上皮,称为腺泡细胞癌。胰腺癌具有嗜神经、血管生长的特性,侵袭性强,位于胰头部病灶常常直接侵犯胆总管胰腺段、十二指肠、肠系膜上静脉以及门静脉起始部等结构;胰体癌常常侵犯腹腔干及肠系膜上动脉起始部;胰尾癌常常侵犯脾门部位结构。除了直接侵犯之外,胰腺癌还易发生血行转移及淋巴转移,肿瘤易经门静脉转移至肝脏,淋巴转移经常转移至胰周及腹膜后淋巴结。

【临床表现】

临床表现主要有腹部不适、食欲减退、体重减轻、黄疸和腰背部疼痛。胰腺癌发病部位以胰头居多,约占总体发病的60%~70%,胰头癌常常因早期侵犯胆总管下端、引起梗阻性黄疸,容易被较早发现;发生率较低的胰体癌及胰尾癌早期症状多不明显,多因肿块就诊,发现时常常已经进入晚期。

【影像学表现】

1. X线　平片没有诊断价值。胃肠道钡剂造影检查:十二指肠低张造影在胰头癌侵犯十二指肠时可观察到反3字形压迹,内缘肠黏膜破坏,具有一定诊断价值。胰体尾部癌晚期侵犯十二指肠水平段时可致局限性肠管狭窄、黏膜破坏,钡剂通过受阻。目前X线检查在胰腺癌诊断上应用已较少。

2. CT(图7-3-13)

(1)胰腺局部不规则肿块:胰腺癌的直接征象。平扫呈等密度,肿块较大内部出现坏死囊变、出血等情况密度不均匀。胰腺癌低血供、低灌注,增强扫描低于周围正常胰腺实质强化程度。胰头癌常可见体尾部萎缩表现,具有一定诊断价值;钩突部癌表现为正常钩突三角形形态消失,成为球形,将肠系膜上动静脉向内上方推移;胰腺体尾部肿块通常较大,内部密度不均匀。

(2)肿瘤侵犯周围血管:是判断胰腺癌是否具有可切除性的重要指征之一,胰腺癌侵犯血管

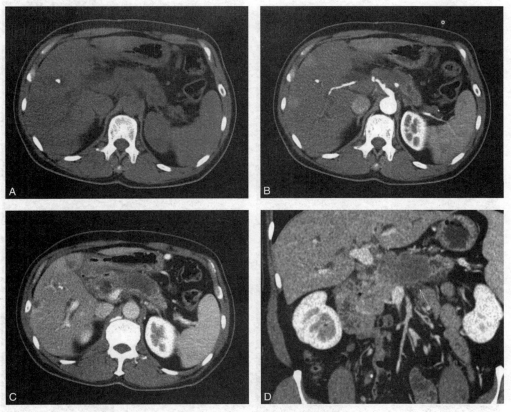

图7-3-13　胰腺癌CT表现

A. CT平扫示胰腺颈体部交界区域稍低密度不规则肿块,远端胰腺实质萎缩,胰管扩张;B、C. CT增强扫描动脉期,病灶强化程度低于周围胰腺实质,肿瘤侵犯腹腔动脉、脾动脉、肝总动脉,血管被包绕,管径变细;可见胆总管下段受侵犯,肝内胆管不规则扩张,肝脏内部可见转移瘤;D. 曲面重建(CPR)显示病变范围及远端扩张的胰管

的 CT 征象有：①胰腺与血管间脂肪间隙消失；②肿块包绕血管；③血管形态不规则，管径变细；④血管闭塞，管腔内癌栓形成，继发侧支循环形成。

（3）肿瘤侵犯周围脏器：胰腺癌易向周围侵犯邻近十二指肠、胃窦后壁、结肠、大网膜。

（4）胰管扩张：间接征象，肿块阻塞胰管，致使远端胰管不规则扩张，部分病例可形成潴留性囊肿。

（5）胆总管扩张：胰头癌早期侵犯胆总管下段，梗阻段近端胆总管、胆囊及肝内胆管多发扩张，出现梗阻性黄疸。胰管、胆总管均扩张受累形

成"双管征"是诊断胰头癌较为有价值的征象。

（6）肿瘤转移：①血行转移，经门静脉转移至肝脏，亦可经血液转移至全身各处脏器及骨；②淋巴转移。

**3. MRI**　MRI 对胰腺癌的成像在横断面上显示与 CT 类似，$T_1WI$ 上呈低信号，$T_2WI$ 上呈稍高信号，肿瘤内部液化坏死、出血等情况，内部信号混杂不均匀，出血可表现为 $T_1WI$ 高信号，液化坏死在 $T_2WI$ 上表现为高信号，增强扫描无强化。MRCP 对于胰头癌扩张的胰管和胆总管显示良好。（图 7-3-14）

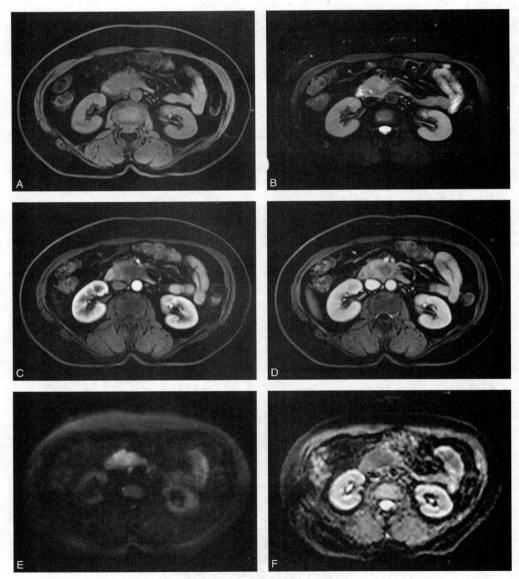

**图 7-3-14　胰腺癌 MRI 表现**

A、B. 胰腺颈部不规则软组织肿块，$T_1WI/FS$ 呈稍低信号，边界模糊不清晰，$T_2WI/FS$ 呈不均匀中高信号；C、D. 增强扫描动脉期及静脉期图像，显示肿块强化程度低于周围正常胰腺实质强化；E、F. DWI（$b=800mm^2/s$）及 ADC 图，肿块在 DWI 上呈高信号，ADC 图像上呈低信号，表明内部弥散受限较为显著

**【诊断要点】**

胰腺肿块,侵犯周围脏器及血管,伴有胰管、胆总管扩张等间接表现,增强扫描低血供低强化。

**【鉴别诊断】**

1. **慢性胰腺炎**　可有胰腺实质萎缩,胰管不规则扩张等表现,但通常不会有肿块形成,部分肿块型胰腺炎影像上难以与胰腺癌鉴别,可采用EUS或CT引导下活检进行鉴别。

2. **胰腺其他类型肿瘤**　如实性假乳头状肿瘤、神经内分泌肿瘤进行鉴别,与这些肿瘤比较,胰腺癌为典型的乏血供肿瘤,增强后强化不明显,侵袭性强,常侵犯周围结构或伴有远处转移,据此可以鉴别。

**【拓展】**

1. 包括NCCN以及中国抗癌协会在内的多个胰腺癌诊治指南中均指出螺旋CT薄层双期扫描(胰腺期+门静脉期),获得连续薄层横断面影像,是目前胰腺癌最常用的影像学检查方法,辅助以MPR等后处理技术,用于评估原发肿瘤与肠系膜血管的关系,同时检测出亚厘米级的转移灶。

2. 影像学应在术前对肿瘤的可切除性进行评估,影像上肯定的不可切除指征有:①胰腺外大血管受侵,被包绕(致其形态不规则、变细等);②血管内有癌栓形成;③淋巴结转移;④肝转移等远处脏器转移均为胰腺癌的不可切除指征。

## 二、胰腺实性–假乳头状肿瘤

**【概述】**

胰腺实性–假乳头状瘤(solid–pseudopapillary tumor of the pancreas, SPTP)是一类主要发生于年轻女性的胰腺低度恶性肿瘤,约占所有胰腺肿瘤的1%~2%,1996年WHO正式命名为胰腺实性–假乳头状瘤。

**【病理生理】**

SPTP可见于胰腺的任何部位,其组织起源及发病机制尚不清楚。常表现为单发、较大、类圆形肿物,界限清晰多数伴有包膜,切面可见实性区域内混杂出血、坏死的囊性区域,肿瘤体积越大,出血、坏死及囊性区域越多,部分病变几乎全为出血–囊性变,肿瘤可有钙化,多位于肿瘤壁。镜下可见肿瘤实性区由形态一致、黏附性差的肿瘤细胞构成,可有纤细、薄壁的小血管,周围肿瘤细胞围绕小血管形成所谓的假乳头结构。其间质常有不同程度的透明变及黏液变,肿瘤可出现远处转移。

**【临床表现】**

常见于年轻女性,平均发病年龄约28岁,男性罕见。多数不伴有明显症状,常在其他检查偶然发现,少数患者可有腹部肿块、腹痛等症状。实验室检查血清肿瘤标记物正常。

**【影像学表现】**

1. **CT**　平扫表现为密度低于周围正常胰腺组织的肿物,边界清楚,可见坏死、囊变及钙化,增强扫描动脉期显示实性部分渐进性强化,强化程度低于正常胰腺组织,囊性部分不强化,可见"浮云征"(图7–3–15A、B)。

2. **MRI**　肿块形态学表现类似CT检查,$T_1WI$抑脂像显示肿物低信号为主,内部出血常有片状高信号影,$T_2WI$显示病变呈等高混杂信号,实性部分表现为等或稍高信号,囊性部分表现高信号,两者混杂;多期动态增强扫描动脉期表现为实性部分轻度强化,胰腺期及门脉期强化进一步明显,囊性区域无明显强化(图7–3–15C~F)。

**【诊断要点】**

年轻女性,同时具有上述典型影像学表现,应考虑胰腺实性–假乳头状肿瘤。

**【鉴别诊断】**

1. **胰腺囊腺瘤**　胰腺囊腺瘤多数表现为多房囊性肿块,囊壁及内部分隔可见钙化灶,囊壁及分隔强化明显。

2. **无功能性胰腺pNETs**　富血供肿瘤,动脉期明显强化;而SPTP约80%发生于年轻女性,有纤维包膜,边界清晰,强化为渐进性且强化程度低于无功能性神经内分泌肿瘤。

3. **胰腺癌**　好发于中老年,乏血供肿瘤,侵袭性强,边界模糊不清晰,常侵犯周围脏器及血管。

## 三、神经内分泌肿瘤

**【概述】**

神经内分泌肿瘤(neuroendocrine neoplasms 或 neuroendocrine tumors, NENs或NETs)起源于干细胞且具有神经内分泌标记物、能够产生生物活性胺和/或多肽激素,且具有显著异质性。胰腺神经

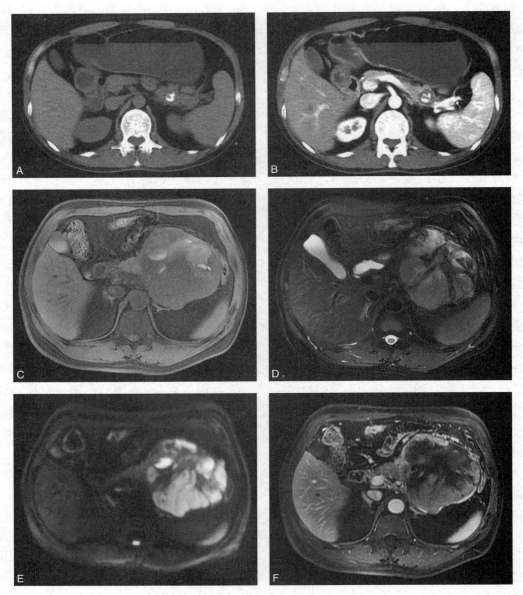

**图 7-3-15　胰腺实性 - 假乳头状肿瘤**

A、B. CT 平扫示胰腺体尾部不规则低密度肿块,呈囊实性,内部可见不规则钙化灶,增强扫描肿块内部囊性区域未见明确强化,实性成分轻度强化;C~F. 胰腺实性 - 假乳头状瘤 MRI 表现,$T_1WI$ 示胰尾部巨大不规则肿块,边界清晰,内部以低信号为主,出血成分表现为多发片状高信号;$T_2WI$ 肿块内部信号混杂,可见高信号囊变区域;DWI 肿块呈不均匀中高信号,内部可见不规则更高信号区域;增强扫描示肿块实性区域及包膜强化,内部囊变区域未见明确强化

内分泌肿瘤(pNETs)约占所有神经内分泌肿瘤的 1/3,在胰腺肿瘤中所占百分比约为 1%~2%,随着影像学技术的进步,检出率亦呈现升高趋势。

【病理生理】

胰腺神经内分泌肿瘤依据是否具有激素分泌症状,又被分为功能性和无功能性。功能性胰腺神经内分泌肿瘤细胞分泌各种激素,引起与激素相关的临床症状。例如能分泌胰岛素的神经内分泌肿瘤,可使患者反复发作不明原因的低血糖;分泌血管活性肠肽的肿瘤,可引起腹泻;分泌胃泌素的肿瘤,可使患者出现难以愈合的胃或者十二指肠溃疡;分泌血管活性物质 5- 羟色胺的肿瘤能导致患者反复出现面色潮红。激素分泌所致症状是临床诊断的重要依据,其在肿瘤获得切除后可有效控制。无功能性胰腺神经内分泌肿瘤,多因其他症状就诊。

胰腺神经内分泌肿瘤的组织学分级标准根据Ki-67指数和核分裂象数目，分为G1、G2、G3级和神经内分泌癌（表7-3-1）。

表7-3-1　胰腺神经内分泌肿瘤分级标准（2017年WHO）

| 分级 | 核分裂象数/10 HPF[a] | Ki-67阳性指数/%[b] |
|---|---|---|
| NET-G1 | 1 | ≤2 |
| NET-G2 | 2~20 | 3~20 |
| NET-G3 | >20 | 20~55 |
| NEC | >20 | >55 |

注：[a]10HPF=2mm²（视野直径0.50mm，单个视野面积0.196mm²），于核分裂活跃区至少计数50个高倍视野；[b]用MIBl抗体，在核标记最强的区域计数500~2 000个细胞的阳性百分比。

【临床表现】

功能性胰腺神经内分泌肿瘤通常因激素相关症状就诊，具体症状以其分泌激素而定，如胰岛素瘤可出现低血糖昏迷，胃泌素瘤表现为顽固性消化性溃疡，临床实验室检查内分泌激素可确诊，影像学检查主要帮助定位病灶，以及肿瘤向周围侵犯、周围淋巴结转移以及远处侵犯等症状。非功能性胰腺神经内分泌肿瘤多数无症状，或肿瘤较大产生压迫症状以及恶性者出现转移症状而就诊。

【影像学表现】

1. DSA　数字减影血管造影检查（DSA）对于富血供的胰腺神经内分泌肿瘤检出具有一定价值，肿瘤在血管造影上表现为圆形、边缘清楚的肿瘤染色，密度高于周围正常胰腺组织。

2. CT（图7-3-16）

（1）功能性胰腺神经内分泌肿瘤：CT平扫时病灶与周围胰腺组织相比多呈等密度，在增强扫描动脉期大多数病灶均呈现明显强化（75%），门脉期病变强化消退，多期动态增强扫描具有较高的检出价值。少数肿瘤为少血供型，甚至几乎为囊性变，此时诊断具有一定困难。恶性者可出现周围淋巴结转移及远隔脏器转移。

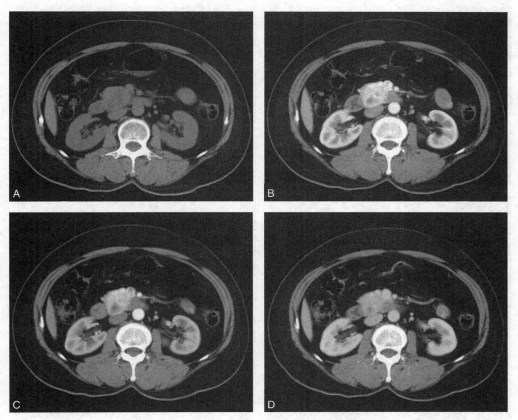

图7-3-16　胰腺神经内分泌肿瘤CT表现

本例为G1级神经内分泌肿瘤，A. 平扫示胰头部位不规则低密度肿块，内部可见更低密度区域，边界显示模糊；B~D. 多期增强扫描动脉期强化明显，囊变区域无明显强化；门静脉期及实质期强化程度下降，但强化仍高于周围胰腺实质

（2）非功能性胰腺神经内分泌肿瘤：肿瘤往往较大，CT表现为较大肿块，多数发生于胰体尾部，内部可因液化坏死而密度不均匀，部分病例（约20%）可伴有钙化灶；增强扫描实性部分出现明显强化，坏死囊变区域无强化。

3. MRI 形态学表现类似CT，肿瘤表现为圆形、类圆形肿块，T₁WI低信号，T₂WI高信号，若内部出现囊变坏死则信号混杂不均匀；多期动态增强扫描可提高肿瘤检出率，增强扫描时呈富血供肿瘤表现。（图7-3-17）

【诊断要点】

肿瘤为富血供表现，功能性者伴有内分泌症状，诊断相对较容易，影像学检查主要在于帮助临床进行病灶定位，以及恶性者帮助检出淋巴结转

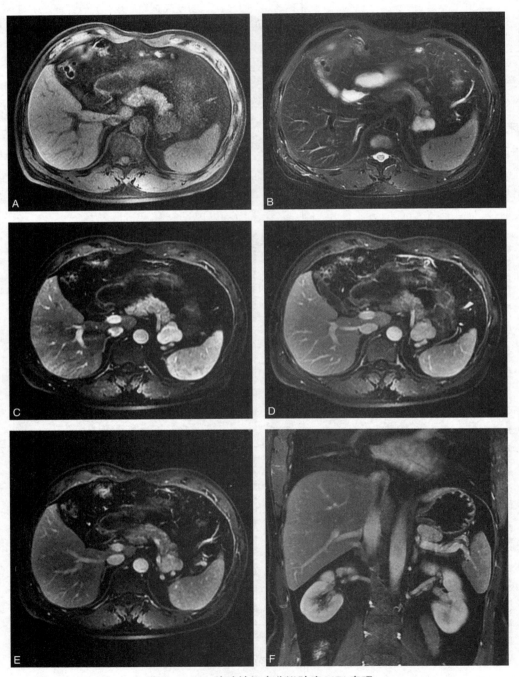

**图7-3-17 胰腺神经内分泌肿瘤MRI表现**

本例为G2级神经内分泌肿瘤，A. T₁WI示胰尾低信号分叶状肿块，边界清晰；B. T₂WI示肿块呈中高信号；C~F. 多期增强扫描示动脉期肿块明显强化，门静脉期及实质期强化程度下降

移、远隔脏器转移等。

【鉴别诊断】

**1. 胰腺囊腺瘤** 部分囊变程度较高的胰腺神经内分泌肿瘤需要与之鉴别，需要注意的是即使 pNETs 非囊变的实性部分表现为明显强化，而囊腺瘤囊壁及分隔强化程度仍然较低。

**2. 邻近胃肠道来源的间质瘤** 部分体积较大的非功能性 pNETs 需要与之鉴别，此时薄层 CT 扫描及 MPR 重建等后处理方法对于寻找肿瘤来源具有一定帮助，且前者容易伴发胃肠道出血症状，依据此点可以进行鉴别。

（赵心明）

# 参 考 文 献

［1］Swaroop VS, Chari ST, Clain JE. Severe acute pancreatitis. JAMA, 2004, 291: 2865.

［2］Banks PA, Bollen TL, Dervenis C, et al. Classification of acute pancreatitis—2012: revision of the Atlanta classification and definitions by international consensus. Gut, 2013, 62: 102.

［3］Balthazar EJ. Acute pancreatitis: assessment of severity with clinical and CT evaluation. Radiology, 2002, 223 (3): 603-613.

［4］中华医学会外科学分会胰腺外科学组. 慢性胰腺炎诊治指南（2014）. 中华外科杂志, 2015, 53（4）: 241-246.

［5］李兆申, 廖专. 慢性胰腺炎基础与临床. 上海: 上海科学技术出版社, 2013.

［6］Finkelberg DL, Sahani D, Deshpande V, Brugge WR. Autoimmune pancreatitis. N Engl J Med, 2006, 355: 2670.

［7］Stone JH, Zen Y, Deshpande V. IgG4-related disease. N Engl J Med, 2012, 366: 539.

［8］Ryan DP, Hong TS, Bardeesy N. Pancreatic adenocarcinoma. N Engl J Med, 2014, 371: 1039.

［9］Irie H, Honda H, Aibe H, et al. MR cholangiopancreatographic differentiation of benign and malignant intraductal mucin-producing tumors of the pancreas. AJR Am J Roentgenol, 2000, 174: 1403.

［10］Kim JH, Eun HW, Kim KW, et al. Intraductal papillary mucinous neoplasms with associated invasive carcinoma of the pancreas: imaging findings and diagnostic performance of MDCT for prediction of prognostic factors. AJR Am J Roentgenol, 2013, 201: 565.

［11］Laffan TA, Horton KM, Klein AP, et al. Prevalence of unsuspected pancreatic cysts on MDCT. AJR Am J Roentgenol, 2008, 191: 802.

［12］Tseng JF, Warshaw AL, Sahani DV, et al. Serous cystadenoma of the pancreas: tumor growth rates and recommendations for treatment. Ann Surg, 2005, 242: 413.

［13］Valsangkar NP, Morales-Oyarvide V, Thayer SP, et al. 851 resected cystic tumors of the pancreas: a 33-year experience at the Massachusetts General Hospital. Surgery, 2012, 152: S4.

［14］Yu MH, Lee JY, Kim MA, et al. MR imaging features of small solid pseudopapillary tumors: retrospective differentiation from other small solid pancreatic tumors. AJR Am J Roentgenol, 2010, 195: 1324.

［15］Lloyd RV, Osamura RY, Klöppel G, et al. WHO Classification of Tumours of Endocrine Organs, 4th ed, lyon: IARC Press, 2017.

［16］Khashab MA, Yong E, Lennon AM, et al. EUS is still superior to multidetector computerized tomography for detection of pancreatic neuroendocrine tumors. Gastrointest Endosc, 2011, 73: 691.

# 第四章 脾常见疾病

脾脏是机体最大的免疫器官,位于左季肋区的肋弓深处,膈面与膈肌、膈结肠韧带接触,脏面前上份与胃底相帖,后下部与左肾、左肾上腺为邻,脾门邻近胰尾。脾质脆而软,受暴击后易破碎。脾由淋巴组织构成。脾实质可分为白髓、红髓及边缘区。脾内无淋巴窦,但有大量血窦。

脾疾病包括先天性异常,以及各种原因引起的肿瘤、感染、外伤、梗死等,超声和 CT 检查可发现并确诊多数脾疾病。CT 和 MRI 多期增强特别是静脉期和延迟期扫描对诊断脾疾病有重要意义。

## 第一节 脾先天性异常

【概述】

脾先天异常(splenic congenital abnormalities)包括脾数目增多如副脾和多脾,数目减少如无脾综合征,位置异常如异位脾和游走脾等。

【病理生理】

副脾指除有一个正常大小的脾外还有一或多个与脾脏结构相似、功能相同的组织器官。无脾综合征脾可完全缺如或有少量脾残迹,可合并多个内脏和心血管畸形的综合病征。多脾可见多个小脾而无主脾,脾组织总量不增多,是由于胚胎早期一些分散的脾组织未融合所致,也可合并其他畸形,称为多脾综合征。脾的悬韧带发育不良和脾门血管蒂过长,致使脾离开正常解剖位置,称为异位脾,如可复位称为游走脾。

【临床表现】

副脾一般无临床症状;多脾、无脾综合征常表现为其他伴有畸形的症状;异位脾和游走脾可因其牵拉或压迫周围器官和组织引起相应症状,游走脾可发生扭转导致脾梗死出现急腹症症状。

【影像学表现】

影像学检查可明确是否有脾的数目和位置异常。

副脾常位于脾门胰尾周围,呈球形,与主脾分离,影像学特征及强化特点与正常脾脏相似;胰腺内副脾即副脾发生在胰腺组织内,易误诊为胰腺肿瘤,当发现胰腺内圆形或卵圆形、边界清楚的占位,且强化与脾一致时,应该考虑为胰腺内副脾。

多脾综合征为正常主脾形态不可见,由多发类脾组织构成,多脾密度/信号与脾一致,动态增强后动脉期花斑状不均匀强化,平衡期明显均匀强化,强化方式与正常脾一致。影像学检查可发现其他脏器畸形表现。无脾综合征影像学检查可见脾脏缺如,并且可见其他脏器畸形表现。(图 7-4-1)

异位或游走的脾常位于左下腹或盆腔,多有脾大,增强扫描强化程度低于正常脾,由于脾能摄取核素显像造影剂,后者对游走脾的诊断有一定意义。

【诊断要点】

副脾、多脾在 US、CT 和 MRI 等各种影像学表现均与正常脾组织一致,多脾及无脾综合征注意识别同时存在的其他脏器变异。核素检查对异位脾和游走脾的诊断有一定帮助。

【鉴别诊断】

副脾、多脾易误诊为肿瘤,如胰腺内副脾,须仔细比较其密度/信号及强化方式,如与脾一致,可作出诊断。

【拓展】

CT 和 MRI 能够显示异常脾的数目、形态、位置,并可更好地显示合并的其他畸形。

脾发育变异在各种影像学检查中,应与正常脾脏表现类似,MRI 弥散加权成像(DWI)以及超顺磁性氧化铁造影剂应用,有助于鉴别副脾/多脾与其他占位。

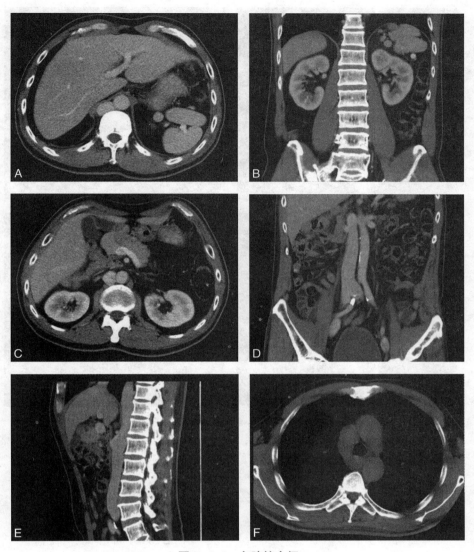

图 7-4-1　多脾综合征

A、B. CT 增强门静脉期可见脾窝内多发团块状软组织密度影,增强方式与脾脏相当;
C. 同时可见胰腺形态短小,体尾部部分未发育;D. 下腔静脉肾静脉水平上未见;E. 下
腔静脉血液回流入奇静脉;F. 胸部扫描可见增粗奇静脉

## 第二节　脾占位性病变

### 一、脾血管瘤

【概述】

脾血管瘤(splenic hemangioma)是最常见的脾良性肿瘤,多见于 30~50 岁,儿童也可发病。

【病理生理】

脾血管瘤系脾血管组织胚胎发育异常所致,主要由扩张、增生的血管或充满血液的间隙、窦腔构成,部分可见纤维化、钙化。根据扩张血管的程度分为海绵状型、毛细血管型和混合型,以前者多见。大体上可分为结节型和弥漫型,均无包膜,前者又分为单结节型和多结节型,巨大的弥漫性血管瘤可累及整个脾,呈海绵状甚至囊样外观。在女性患者中,较大脾血管瘤的生成与月经、妊娠期内分泌刺激有关。

【临床表现】

肿瘤生长缓慢,多无症状,较大的血管瘤压迫周围脏器可产生相应症状。约 5% 的患者可发生脾破裂出血,也可有脾功能亢进而产生贫血、乏力、心悸等。

【影像学表现】

1. 超声　脾内圆形病灶,边界清、强回声,

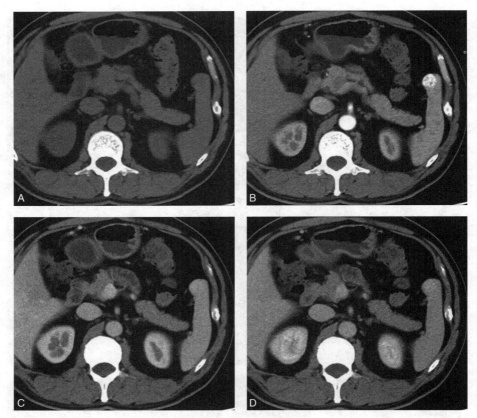

**图 7-4-2 脾血管瘤**
A. CT 平扫示脾脏前缘结节状略低密度影,边界显示模糊;B. 动脉期肿瘤呈明显强化,中心
可见点状低强化;C、D. 门静脉期及延迟期肿瘤强化逐渐均匀,与周围脾脏强化程度相当

其内有小的网格状无回声和强回声间隔光带;彩色多普勒示瘤周或其内有脾动/静脉分支绕行或穿行。

2. CT 毛细血管型血管瘤平扫呈均匀低或等密度肿块,边缘光整,较大的海绵状血管瘤平扫呈囊性,伴低或等密度实性区。增强扫描对其诊断有重要意义,可与肝血管瘤类似,表现为边缘明显结节状增强,逐渐向中央填充;但部分病灶表现为早期不强化,由于脾实质强化,肿瘤边界更清楚,延迟期渐变为等密度强化;部分血管瘤中央可有更低密度的瘢痕形成,或伴有高密度出血,致延迟期病灶中心出现无强化区;少数肿块动脉期和静脉期均不强化,延迟期见斑点或环状强化。(图 7-4-2)

3. MRI 脾血管瘤在 $T_1WI$ 为界清略低信号区, $T_2WI$ 呈明显高信号,若有纤维瘢痕形成,肿瘤中心在 $T_1WI$ 上呈星芒状低信号,在 $T_2WI$ 上呈略低信号。增强后典型瘤灶呈渐进性强化,延迟期呈等强化或病灶呈均匀高强化,并持续到延迟期,也可表现为周边向心性强化,中央瘢痕无强化。

4. DSA 与肝海绵状血管瘤 DSA 表现类似,动脉早期可见血管湖,随时间延长逐渐增多、增大,静脉晚期不消失,可见静脉早显影。

【诊断要点】

无症状的实性或囊实性脾内肿块,典型者表现为 CT 等低密度,可有钙化,MRI $T_2WI$ 可表现为"灯泡征";增强扫描典型表现为填充式渐进性强化。

【鉴别诊断】

脾血管瘤在影像学上应与以下疾病鉴别:

1. 淋巴管瘤 两者均表现为边缘清楚的低密度影,但淋巴管瘤密度更低,且增强扫描无明显强化。

2. 有囊性成分的血管瘤需与脾囊肿鉴别,后者呈均匀的液体密度/信号影,无强化。

3. 有钙化的血管瘤应与错构瘤鉴别,后者病灶内常有脂肪成分。

【拓展】

起源于红髓窦岸细胞的脾窦岸细胞血管瘤，具有上皮细胞和组织细胞的双重分化特征，临床可表现为脾大、发热、血小板减少或贫血等，可伴或不伴脾功能亢进。影像表现呈孤立性多结节散发于脾实质内，偶见单发病灶。由于肿瘤细胞摄取含铁血黄素，在 MRI 上可呈双低信号，增强扫描动脉期和静脉期呈轻中度强化，延迟扫描呈等强化。

## 二、脾淋巴瘤

【概述】

脾淋巴瘤（splenic lymphoma）是脾最常见的恶性肿瘤，可以是全身淋巴瘤累及脾的继发性脾淋巴瘤，也可以是原发于脾脏的原发性脾淋巴瘤，原发性脾淋巴瘤是指病变首发于脾脏及脾门淋巴结，同时可以有少数腹腔 / 腹膜后淋巴结、骨髓和肝脏侵犯，但无浅表淋巴结肿大。以继发性脾淋巴瘤多见。在我国以中老年多见。

【病理生理】

霍奇金淋巴瘤或非霍奇金淋巴瘤均可累及脾，分为①均匀弥漫型：脾均匀肿大，无肉眼结节；②粟粒结节型：脾切面散在直径 1~5mm 的灰白粟粒样结节；③巨块型：脾内单发巨大肿块，残留少量正常脾组织；④多发肿块型：脾切面见多个较大结节（直径 >5mm）。

【临床表现】

脾增大，上腹不适，食欲减退，贫血和低热等。全身淋巴瘤者腹股沟、腋下或锁骨上区可触及肿大淋巴结。

【影像学表现】

1. 超声 脾弥漫性增大，脾实质回声减低或正常，一般光点分布较均匀；部分显示为脾实质内单个或多个散在的界清圆形低回声结节，多结节融合可呈分叶状，结节间隔表现为线状强回声带。

2. CT 平扫呈等或稍低密度灶，不易检出。弥漫浸润及粟粒结节型，可见脾脏弥漫性肿大。巨块型及多发结节性可见单发或多发占位。增强扫描呈多种强化方式，典型者轻度强化，在明显强化的脾组织衬托下呈低密度地图样表现，也可呈孤立球形肿块影，常伴多发淋巴结肿大。（图 7-4-3）

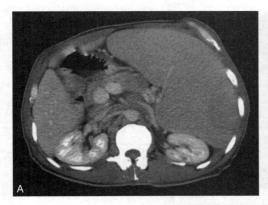
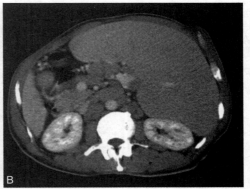
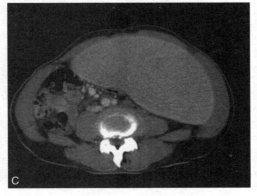

图 7-4-3 均匀弥漫型脾淋巴瘤

A~C. CT 增强检查可见脾脏明显肿大，增强强化较均匀，并可见脾门及邻近腹膜后淋巴结明显肿大

**3. MRI** 可仅表现为脾弥漫性增大,也可表现为脾内单个或多个大小不等的圆形混杂信号肿块,边界不清,增强检查病灶轻度强化,信号低于正常脾,典型者呈"地图"样分布,可伴有多发淋巴结肿大。

【诊断要点】

脾脏弥漫性肿大,或单发、多发结节或肿块,多伴有多发淋巴结肿大;当局限于脾脏及脾门淋巴结肿大时,考虑原发性脾淋巴瘤,伴有全身多发淋巴结肿大及其他部位淋巴瘤表现时,考虑继发性脾淋巴瘤。

【鉴别诊断】

主要与脾其他肿瘤鉴别:

**1. 脾转移瘤** 有原发恶性肿瘤病史,增强扫描呈"牛眼征",信号改变与原发肿瘤类似,结合病史不难鉴别。

**2. 脾血管肉瘤** 增强扫描多呈明显强化,早期即可远处转移,肿大淋巴结少见;而脾淋巴瘤常伴有肿大淋巴结,增强扫描呈中低度强化。

【拓展】

脾淋巴瘤表现多样,CT 平扫检出率甚低,增强扫描较有价值。MRI 表现与淋巴瘤的病理类型相关,均匀弥漫型和粟粒结节型由于病灶较小,仅表现为脾弥漫性增大,而巨块型可见脾内肿块,增强扫描后由于脾组织血供丰富,明显强化,病灶往往仅轻度强化,呈"地图样"相对低强化。

### 三、脾转移瘤

【概述】

脾脏不是恶性肿瘤常见的转移器官,一般发生于晚期肿瘤患者,检出时多已伴有全身其他部位广泛转移。

【病理生理】

恶性肿瘤脾脏转移常见的转移途径有血行转移、淋巴转移、直接浸润等,其中以血行转移最为常见。

【临床表现】

原发肿瘤及其他部位转移症状,脾脏转移引起的临床症状少见,仅有少部分脾转移患者有发热、腹痛、贫血等症状。

【影像学表现】

**1. 超声** 脾脏转移瘤超声表现多种多样,呈无回声、低回声、等回声、高回声型。囊实性混合型、钙化型均可出现。可单发或多发,大小不等,多结节融合可呈巨块型。超声发现脾占位病变较容易,但鉴别诊断较困难。

**2. CT** 脾单发或多发的类圆形低密度灶,病灶大小不等、边缘较清楚,增强后边缘强化,中心低强化,呈"牛眼征"。(图 7-4-4)

**3. MRI** $T_1WI$ 为低信号,伴有出血则为高信号,$T_2WI$ 为等 – 高信号,增强扫描与 CT 类似,可呈"牛眼征"。

【诊断要点】

原发肿瘤病史,多有其他部位转移,脾脏单发或多发结节,增强呈"牛眼征"。

【鉴别诊断】

主要与脾其他肿瘤鉴别,但结合原发肿瘤病史及其他部位转移表现,可具有提示意义。需与脾脏继发性淋巴瘤进行鉴别,同时具有其他部位占位及多发肿大淋巴结表现,但脾脏淋巴瘤及多发肿大淋巴结密度/信号及强化较均匀,而转移瘤强化不均匀。

【拓展】

脾转移瘤的影像学表现呈多样化,可见圆形、结节形、囊状或不规则形,与原发肿瘤相关,缺少特征性和典型的影像学表现,需结合临床病史,综合考虑,对诊断困难者,可行经皮穿刺活检。

## 第三节 脾 梗 死

【概述】

脾梗死(splenic infarction)主要是脾动脉及其分支栓塞或门静脉高压、门静脉血栓所致的局部组织缺血坏死。

【病理生理】

引起脾梗死的疾病常为二尖瓣疾病、骨髓增生性疾病、动脉炎、脾动脉瘤、动脉硬化等。门静脉高压脾大时更易出现脾梗死。病理上为贫血性梗死,梗死初期由于小动脉阻塞,静脉内血液回流,梗死部呈红色,以后组织内缺氧肿胀,将血液又挤入静脉而呈白色,最后纤维化成为瘢痕组织。脾淤血时,贫血性梗死灶周围有出血带。梗死常

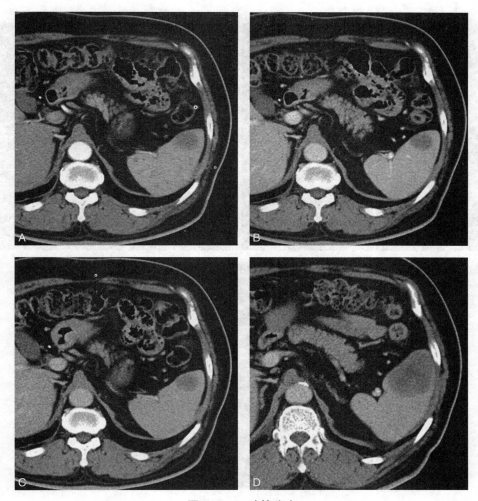

**图 7-4-4　脾转移瘤**

肺癌伴全身多发转移患者，A~C. 腹部增强可见脾脏结节状低强化灶，边缘轻度强化，呈"牛眼征"；D. 半年后复查，病灶明显增大

多发，呈尖端朝向脾门的楔状分布。脾梗死还可伴发脾内出血。

【临床表现】

可无症状或有左上腹疼痛、左膈抬高、左胸腔积液、发热等表现。

【影像学表现】

1. 超声　脾内单个或多个楔形或不规则形低回声区，底部朝向脾外缘，尖端指向脾门；内部可呈蜂窝状回声或不均匀斑片状强回声；彩色多普勒显示病变内无血流信号；梗死灶坏死液化形成假囊肿，出现液性暗区。

2. CT　平扫呈底部朝向脾外缘、尖端向脾门的楔形低密度区。增强扫描在急性期（<8 天）呈不强化低密度区，慢性期密度逐渐恢复，瘢痕组织收缩可引起脾变形。（图 7-4-5）

3. MRI　早期梗死灶在 $T_1WI$ 呈均匀等或略低信号，$T_2WI$ 呈淡薄的高信号影，急性者由于梗死区细胞内水分子弥散受限，DWI 呈高信号；发生液化坏死时呈边界不清的 $T_1$ 低信号、$T_2$ 明显高信号影，典型者呈扇形，也可呈多结节状或大片状；发展为囊性病灶时呈边界清晰的长 $T_1$、长 $T_2$ 信号影，瘢痕形成后脾萎缩变小，呈双低信号。增强扫描与 CT 表现相似。

【诊断要点】

典型的脾梗死 CT 呈单发或多发的底端朝向脾外缘、尖端指向脾门的楔形低密度灶，在 MRI 上呈长 $T_1$、长 $T_2$ 信号影，增强扫描无强化。

【鉴别诊断】

当脾梗死形态不规则时需与脾脓肿、脾破裂出血鉴别；梗死后期囊性变，需与脾囊肿鉴别。

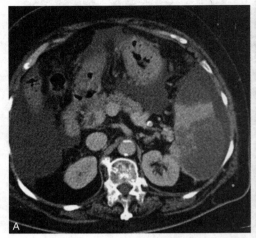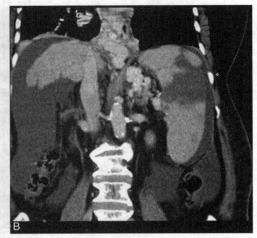

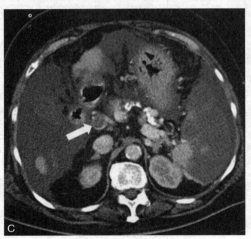

图 7-4-5 脾梗死

血吸虫性肝硬化患者，A. CT 增强扫描可见脾脏大片状低强化区；B. 冠状位重建可见低强化区呈尖端指向脾门表现；C. 门静脉主干及脾静脉、食管胃底静脉可见明显迂曲扩张，门静脉主干内可见血栓形成（箭）

【拓展】

超声能发现病灶，有时定性诊断困难；CT、MRI 显示病灶佳，尤其是 MRI，可评估梗死灶的不同时期，DWI 对急性脾梗死的诊断有重要意义。

# 第四节 脾 外 伤

【概述】

脾脏质脆易碎，受暴击后易破碎，是腹部闭合性损伤中最容易受损的器官，脾脏损伤伴有一定的病死率，尤其是合并多发伤或复合伤的患者。

【临床表现】

外伤病史，尤其是腹部闭合性损伤，常伴有腹痛、血压下降、贫血表现。

【影像学表现】

CT 增强为首选。评估脾脏必须在门静脉期进行，因为在动脉期脾脏会出现生理性不均匀强化，而掩盖或类似于脾损伤。（图 7-4-6）

基本表现有：

1. 脾脏血肿 局灶性血液积聚（与强化的脾脏相比呈低密度，与平扫的脾脏相比为高密度），最常位于包膜下。其次，血肿可能位于实质内，形态可不规则。

2. 脾脏撕裂 仅能在增强检查中才能很好地显示，表现为线样或分支状密度减低区。

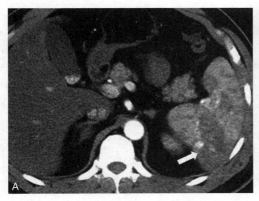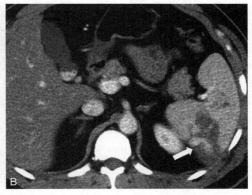

图 7-4-6　脾外伤

腹部钝性伤,A、B. 增强扫描动脉期及门脉期可见脾脏裂伤,呈条形低强化,撕裂深度 >3cm;动脉期脾脏后缘可见造影剂积聚,门脉期范围增大(箭),考虑活动性出血,但局限于包膜内,未破入腹腔,根据 AAST 分级标准,考虑脾外伤影像分级Ⅳ级

**3. 活动性出血**　血管损伤引起的活动性造影剂外溢可表现为密度增高区,最初相对于动脉血池而言为等密度,在延迟扫描时因持续性出血,该区域会进一步增大。

美国创伤外科协会(AAST)腹部脏器外伤分级标准 2018 版,增加了影像学(CT)分级标准,对不同程度的脾外伤进行影像学分级(表 7-4-1)。

【诊断要点】

外伤病史,注意 CT 增强门静脉期诊断,正确评估包膜下血肿、脾脏内血肿、脾脏裂伤深度,并注意识别活动性出血。

【拓展】

评估脾脏外伤最佳方式为 CT 平扫及增强扫描,可正确评估脾脏血肿范围、裂伤深度及有无活动性出血,注意增强扫描必须在门静脉期进行,以避免动脉期脾脏本身强化不均匀对脾损伤的误判。

表 7-4-1　AAST 脾外伤 CT 分级标准(2018 版)

| 分级 | 影像表现要点(CT) |
|---|---|
| Ⅰ | 包膜下血肿 <10% 表面积 |
| | 实质撕裂深度 <1cm |
| | 包膜撕裂 |
| Ⅱ | 包膜下血肿占 10%~50% 表面积;脾内血肿直径 <5cm |
| | 实质撕裂深度 1~3cm |
| Ⅲ | 包膜下血肿占 >50% 表面积;包膜下血肿破裂 |
| | 脾内血肿直径 ≥5cm |
| | 撕裂深度 >3cm |
| Ⅳ | 任何脾脏血管损伤或局限于包膜内的活动性出血 |
| | 脾脏裂伤累及段或脾门血管,造成缺血 >25% |
| Ⅴ | 任何脾脏血管损伤及活动性出血突破脾脏包膜 |
| | 脾脏碎裂 |

(居胜红)

# 参 考 文 献

[1] Rameshbabu CS, Gupta KK, Qasim M, et al. Heterotaxy Polysplenia Syndrome In An Adult With Unique Vascular Anomalies: Case Report With Review of Literature[J]. Journal of Radiology Case Reports, 2015, 31, 9(7): 22-37.

[2] Gayer G, Zissin R, Apter S, et al. CT findings in congenital anomalies of the spleen[J]. The British Journal of Radiology, 2001, 74(884): 767-772.

[3] 李坤炜,李占军,秦培鑫, et al. 成人多脾综合征的腹部 CT 表现[J]. 中国实用医药,(17): 46-48.

[4] Vancauwenberghe T, Snoeckx A, Vanbeckevoort D, et al. Imaging of the spleen: what the clinician needs to know[J]. Singapore Medical Journal, 2015, 56(03): 133-144.

［5］Elsayes K M，Narra V R，Mukundan G，et al. MR imaging of the spleen：spectrum of abnormalities. ［J］. Radiographics，2005，25（4）：967-982.

［6］Giovagnoni A，Giorgi C，Goteri G. Tumours of the spleen ［J］. Cancer Imaging，2005，5（1）：73-77.

［7］Bhatia K，Sahdev A，Reznek RH. Lymphoma of the spleen［J］. Semin Ultrasound CT MR，2007，28（1）：12-20.

［8］陆永文，谢婷婷，王成林. 脾脏肿瘤 CT、MRI 诊断 ［J］. 中国 CT 和 MRI 杂志，2015（4）：79-80.

［9］Marmery H，Shanmuganathan K，Alexander M T，et al. Optimization of Selection for Nonoperative Management of Blunt Splenic Injury：Comparison of MDCT Grading Systems［J］. American Journal of Roentgenology，2007，189（6）：1421-1427.

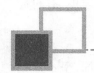

# 第五章　胃肠道常见疾病

## 第一节　胃肠道影像学检查特点

胃肠道包括食管、胃、十二指肠、空肠、回肠、结肠和直肠。X线气钡双对比造影曾经是胃肠道疾病的影像检查首选方法，能够直观显示胃肠道病变的位置、轮廓及黏膜面病变情况，但无法显示壁内层次及壁外浸润情况，随着临床诊疗的进步，对于病变分期的要求越来越高，X线气钡双对比造影逐渐被CT、MRI等断层成像技术取代。CT和MRI对了解胃肠道病变的内部结构、胃肠道壁的浸润程度和周围播散及远处转移情况均有较大价值。

双能量CT是继多排螺旋CT以后CT领域的最大革新之一，通过软硬件技术的革新，双能量CT不仅能够提供组织器官常规解剖信息，而且原始数据能够重建生成具有较高对比噪声比的虚拟单能量图像，提高组织对比分辨率的同时，提供了能谱曲线和碘基物质图等定量参数。能谱曲线通过曲线斜率来定量评估人体内不同化学成分的组织；碘基物质图通过定量碘浓度可以准确反映病变组织对碘对比剂的摄取，从而判断病变组织的血供情况。因此，双能量CT为胃肠道肿瘤的诊断、分期和疗效评价提供了新的有潜力手段。

MRI具有软组织分辨率高、多序列多参数成像、多方位直接成像的优势，有助于胃肠道肿瘤的检出、诊断和分期，联合磁共振弥散加权成像、动态增强成像等技术还可提供功能参数，辅助评估肿瘤疗效和治疗预后。

## 第二节　食管-贲门疾病

### 一、食管癌

【概述】

食管癌（esophageal carcinoma）是指从颈、胸、腹段食管一直到食管胃结合部范围内的鳞状上皮来源为主的恶性肿瘤。一般认为与患者的生活条件、饮食习惯、遗传及反流性食管炎等有关。

【病理生理】

食管癌95%为鳞状细胞癌，少数为腺癌。

1. 早期食管癌　cT1，包括原位癌和早期浸润癌，肿瘤仅侵及黏膜及黏膜下，未浸润肌层，分为斑块型、乳头型、糜烂型和平坦型。

2. 进展期食管癌　cT2~4，累及肌层及更深者，形态学上分为：①髓质型：最常见，肿瘤多累及管周的大部或全部，表面常有深浅不一的溃疡；②蕈伞型：较少见，肿瘤呈蘑菇状，边缘隆起，表面多无溃疡；③溃疡型：较少见，肿瘤累及食管周径的部分，呈一较深的溃疡；④缩窄型：少见，病变多累及全周食管，可见明显环形狭窄，范围较短。

【临床表现】

早期食管癌症状不明显，主要表现为：进硬食时轻微梗噎感、胸骨后闷胀、隐痛不适及食管内异物感。食管癌患者就诊时绝大多数已属中晚期，典型症状是①进行性吞咽困难：其程度与病理类型有一定关系。缩窄型和髓质型症状较重；蕈伞型、溃疡型症状较轻。②呕吐：常在进食后发生，吐出大量黏液和食物。③胸背部疼痛。④体重下降，脱水和营养不良等。

【影像学表现】

1. CT

（1）管壁增厚：因正常食管壁较薄，当病变管壁增厚不明显时常难以检出,结合矢状位对比病灶上下两侧的正常食管,能够提高对病灶的检出能力。食管癌引起管壁增厚早期主要表现为偏心性不对称管壁增厚,进一步可发展为环周性增厚。

(2)管腔改变:病变食管壁僵硬,管腔往往变窄,有时在 CT 上显示不清;狭窄明显者上段正常食管可扩张,有时可见潴留物。

(3)异常强化:食管癌多数呈相对高强化,肿瘤较大时可发生变性导致强化不均。

(4)黏膜溃疡:食管癌增厚较明显时可显示溃疡,表现为黏膜侧的缺损、不规则,可见低密度内容物充填。

(5)周围侵犯:食管癌突破外膜可导致外膜面模糊不清,周围脂肪间隙密度增高,可见毛刺、索条或结节。纵隔内容易受侵的结构包括主动脉、气管支气管、心包等,一般测量肿瘤和主动脉的接触面,>90°则主动脉可能受侵;肿瘤明显压迫且突入气管腔内或心包内要考虑侵犯的可能性。伴纵隔淋巴结转移可表现为淋巴结肿大、高强化。

**2. X 线气钡双对比造影**

(1)早期食管癌

1)斑块型:病变处黏膜不规则,粗细不均,如卧蚕状,可有小龛影,局部管壁较僵硬,舒张受限。

2)乳头型:肿瘤呈乳头状充盈缺损,边界清楚,局部黏膜中断。

3)糜烂型:黏膜紊乱、中断,有不规则存钡区,如虚线状或地图状,管壁舒张受限。

4)平坦型:钡剂造影可无阳性表现,有时局部管壁较僵硬。

(2)中晚期食管癌

1)髓质型:病变多累及食管全周,呈不规则的充盈缺损,管腔狭窄,黏膜破坏,常有大小不等的龛影。与正常食管的移行段呈斜坡状,肿瘤外侵明显者管腔走行扭曲成角。

2)蕈伞型:病变常只侵犯部分管壁,呈蕈状、扁平的充盈缺损,黏膜破坏。肿块与正常食管的移行带清晰,呈弧形。

3)溃疡型:病变常只侵犯部分管壁,表现为较深的龛影,管腔狭窄不明显,黏膜破坏,移行带较清楚。

4)缩窄型:病变累及食管全周,管腔呈环状或漏斗状狭窄,范围短。局部黏膜平坦,近端食管明显扩张。

图 7-5-1 为食管癌病例。

【诊断要点】

食管癌典型造影征象包括不规则充盈缺损、龛影,伴有管壁僵硬、黏膜中断、管腔变窄;CT 则表现为管壁增厚、溃疡、高强化,部分可伴纵隔淋巴结转移肿大。

【鉴别诊断】

**1. 食管良性狭窄** 病变部位多在食管生理狭窄的近端,以食管下段最多见,管腔狭窄,边缘光整或呈锯齿状,管壁僵硬略可收缩。

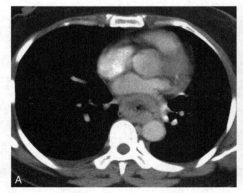
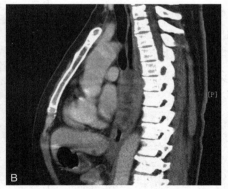

**图 7-5-1 食管癌**

患者,男,52 岁,胸痛、进食哽噎感 2 个月余,发病以来体重下降 6kg。

A、B. 食管中下段癌的轴位和矢状位图像,轴位显示食管壁环周增厚、高强化,管腔缩窄,黏膜面不规则、可见表浅溃疡,外膜面毛糙、模糊,压迫左心房,与主动脉关系密切;矢状位直观显示癌肿沿长轴侵犯范围,黏膜侧不规则低密度区,上段食管扩张

**2. 食管静脉曲张** 患者多有肝硬化等基础病史；食管壁柔软，充盈缺损在不同时相有一定的变化；增强扫描明显强化，可见走行迂曲血管影，少见吞咽困难症状。

**3. 食管平滑肌瘤** 吞钡造影表现为食管腔内中心性或边缘性充盈缺损，呈半球形、椭圆形、弧形，边缘光滑锐利，切线位可见充盈缺损的上下缘与正常食管分界呈阶梯状，呈"瀑布征"，交界角呈锐角或轻度钝角；肿瘤对侧及邻近的管壁柔软；肿瘤表面的黏膜纹被展平，呈"涂抹征"，但食管黏膜无破坏。

**4. 贲门失弛缓** 典型贲门失弛缓症钡剂造影时，食管缺少蠕动波，食管下端呈漏斗状狭窄，边缘光滑整齐，呈"鸟嘴状"改变。立位吞钡时食管呈不同程度扩张。该病食管横纹肌极少受累，故食管上段轮廓多正常。

【拓展】

比较影像学：

1. 食管钡餐造影是最基本的显示食管病变的影像学检查方法。

2. CT扫描有助于显示食管壁的厚度，肿瘤侵犯深度及与邻近纵隔器官结构的关系，并检出转移淋巴结和远处转移，辅助临床TNM分期及治疗决策选择。

3. MR扫描不必注射造影剂即能显示肿瘤和大血管的关系；软组织对比清晰，能清楚地显示肿瘤是否侵及邻近结构。但扫描时间长，存在伪影干扰。

4. 超声内镜是诊断早期食管癌T分期和有无区域淋巴结转移的最佳影像学方法，但不能诊断远处转移，且存在操作者依赖的问题。

## 二、食管裂孔疝

【概述】

食管裂孔疝（esophageal hiatal hernia）指腹腔内脏器（主要是胃，亦可见小网膜囊脂肪等）通过膈肌食管裂孔进入胸腔，为膈疝中最常见的一种。食管裂孔疝多发生于40岁以上，女性略多于男性。

【病理生理】

病理：①食管先天发育不全，如先天性短食管；②食管裂孔部肌肉萎缩或肌肉张力减弱；③长期腹腔压力增高；④手术后裂孔疝；⑤创伤性裂孔疝。Barrett根据食管裂孔发育缺损的程度、突入胸腔的内容物的多少、病理及临床改变，将食管裂孔疝分为三型。Ⅰ型：滑动型食管裂孔疝；Ⅱ型：食管旁疝；Ⅲ型：混合型食管裂孔疝。

【临床表现】

临床表现与并发食管炎有关。可有胸骨后、心前区不同程度的不适、烧灼感和疼痛，可向背部、肩部或季肋部放射。

【影像学表现】

**1. X线检查** 是目前诊断食管裂孔疝的主要方法。对于可复性裂孔疝（特别是轻度者），一次检查阴性也不能排除本病，临床上高度可疑者应重复检查，并取特殊体位如仰卧头低足高位等。钡餐造影可显示直接征象及间接征象。

（1）直接征象：①膈上疝囊；②食管下括约肌环（A环）升高和收缩；③疝囊内有粗大迂曲的胃黏膜皱襞影；④食管胃环（B环）的出现；⑤食管囊裂孔疝可见食管一侧有疝囊（胃囊），而食管-胃连接部仍在横膈裂孔下；⑥混合型可有巨大疝囊或胃轴扭转。

（2）间接征象：①横膈食管裂孔增宽（>4cm）；②钡剂反流入膈上疝囊；③横膈上至少3cm外有凹环，食管缩短。

**2. CT** 显示贲门正常鸟嘴结构消失，胃粗大黏膜疝入膈上，联合冠、矢状位可有更清晰地判断。（图7-5-2）

【诊断要点】

食管裂孔疝通过造影结合临床症状大多可诊断明确。典型影像学特征为膈上疝囊、疝囊中可见胃黏膜。CT不作为常规检查手段，但可作为偶发征象出现。

【鉴别诊断】

**1. 食管膈壶腹** 为正常生理现象，表现为膈上4~5cm一段食管管腔扩大呈椭圆形，边缘光滑，随其上方食管蠕动收缩，显示纤细平行的黏膜皱襞，其上方直接与食管相连而无收缩环存在。

**2. 食管下端憩室** 憩室与胃之间有一段正常食管相隔。

【拓展】

比较影像学：食管裂孔疝常规的检查手段是X线上消化道气钡双对比造影检查。内镜检查可与X线检查相互补充，协助诊断。有些食管裂孔

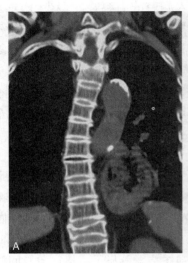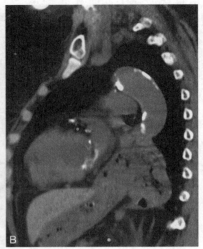

**图 7-5-2 食管裂孔疝**

患者,女性,85 岁,咽部异物感 5 天。A. 冠状面;B. 矢状面。CT 示心影后方约 6.4cm×8.1cm 大小疝囊影,其内可见部分胃组织疝入并折叠

疝经内镜检查和 X 线检查后诊断仍不是很明确,还可再进一步做食管测酸、测压的检查。超声及 CT 扫描可以清楚显示食管裂孔的宽度、疝囊的大小以及并发肿瘤等。

# 第三节　胃十二指肠溃疡

【概述】

胃十二指肠溃疡(gastroduodenal ulcer)指胃、十二指肠黏膜发生破溃,表现为胃、十二指肠内壁局限性圆形或椭圆形的缺损。本病易反复发作,呈慢性经过。

【病理生理】

十二指肠溃疡是迷走神经兴奋、胃酸分泌过多所引起;而胃溃疡多是胃黏膜抵抗力缺陷,引起氢离子逆向弥散,或因胃排空延缓,食物停滞于胃窦,使促胃液素分泌增强的后果。

【临床表现】

上腹部疼痛,具有反复性、周期性和节律性的特点。十二指肠溃疡多有饥饿痛及夜间痛,进食可缓解;胃溃疡多为进食后痛。疼痛部位多位于上腹正中及左上腹,而十二指肠溃疡则位于右上腹,当溃疡位于后壁时,可表现为背部痛。抗酸制剂对十二指肠溃疡有良好止痛效果,而对胃溃疡则疗效不明显。上消化道出血(呕血、黑便)及胃穿孔为其并发症。

【影像学表现】

1. **胃溃疡**　X 线钡剂造影的直接征象为龛影。多见于小弯,切线位呈乳头状、锥状或其他形状,边缘光滑整齐,密度均匀。底部平整或稍不平。龛影口部常有一圈黏膜水肿所造成的透明带,是良性溃疡的特征,依其范围而有不同的表现。病灶周围皱襞如车轮状向龛影口部集中且到达口部边缘并逐渐变窄,亦为良性溃疡特征(图 7-5-3)。CT 并不是胃十二指肠溃疡的常规检查手段,断层显示良性溃疡多位于壁外,黏膜中断较为截然,可与恶性者鉴别。

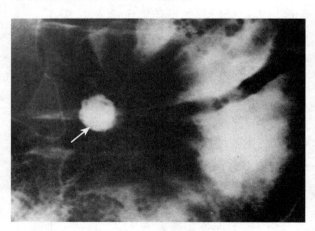

**图 7-5-3 胃溃疡**

患者,女,24 岁,反酸 2 个月。造影示胃大弯区浓钡影,提示胃溃疡

**2. 十二指肠溃疡**　绝大部分发生在球部，占 90% 以上。球部腔小壁薄，溃疡易造成球部变形，X 线检查易于发现。球部溃疡常较胃溃疡小，直径多为 0.4~1.2cm，大都在后壁或前壁，轴位像表现为类圆形或米粒状密度增高影，边缘大都光滑整齐，周围常有一圈透明带，或有放射状黏膜皱襞纠集。可以是单个或多个。龛影通常使用加压法或双重造影法才能显示。许多球部溃疡不易显出龛影，但如有恒久的球部变形，也能做出溃疡的诊断。

**【诊断要点】**

根据典型临床表现及消化道造影所见，结合胃镜，不难诊断。

**【鉴别诊断】**

良性胃溃疡与恶性胃溃疡的鉴别点见表 7-5-1。

**【拓展】**

胃、十二指肠溃疡合并出血是上消化道出血的常见原因之一。胃、十二指肠溃疡出血表现如下：①柏油样便与呕血。②休克。失血量在 400ml 时为休克代偿期，面色苍白，口渴，脉搏快速有力，血压正常或稍高；当失血在 800ml 时，可出现明显休克现象，出冷汗，脉搏细快，呼吸浅促，血压下降。③贫血。④其他症状，如出现腹膜刺激征，提示有溃疡穿孔的可能。介入放射学可给予栓塞止血治疗。

**表 7-5-1　良性胃溃疡与恶性胃溃疡的鉴别**

| | 良性 | 恶性 |
|---|---|---|
| 龛影形态 | 多为圆形或椭圆形，边缘光滑规整 | 不规则 |
| 龛影位置 | 位于胃轮廓外 | 位于胃轮廓内 |
| 龛影周围与口部 | 黏膜周围水肿表现，黏膜皱襞向龛影纠集 | 指压迹、环堤征，周围黏膜皱襞中断、破坏 |
| 胃壁蠕动 | 柔软有蠕动波 | 胃壁僵硬、蠕动消失 |

# 第四节　胃　癌

**【概述】**

胃癌（gastric carcinoma）是我国常见的恶性肿瘤之一，以男性多见，50~59 岁年龄组发病率最高。胃癌可发生于胃的任何部位，但以胃窦、小弯与食管胃结合部常见。影像学的准确分型分期对肿瘤的精准治疗意义重大，CT 是胃癌疗前评价的主要手段。

**【病理生理】**

胃癌多为起源于胃黏膜上皮的腺癌病变，包括黏液腺癌、印戒细胞癌等特殊类型。

**1. 早期胃癌**　早期胃癌是指癌局限于黏膜或黏膜下层。依肉眼形态分为三个基本类型：

（1）Ⅰ型（隆起型）：病灶隆起呈小息肉状，基底宽、无蒂，常大于 5mm，占早期胃癌的 15% 左右。

（2）Ⅱ型（浅表型）：癌灶表浅，分三个亚型，共占 75%。

Ⅱa 型（浅表隆起型）：病变稍高出黏膜面，高度不超过 0.5cm，表面平整。

Ⅱb 型（浅表平坦型）：病变与黏膜等平，但表面粗糙呈细颗粒状。

Ⅱc 型（浅表凹陷型）：最常见，凹陷不超过 0.5cm，病变底面粗糙不平，可见聚合黏膜皱襞的中断或融合。

（3）Ⅲ型（溃疡型）：约占早期胃癌的 10%，黏膜溃烂较Ⅱc 深，但不超过黏膜下层，周围聚合皱襞有中断、融合或变形成杵状。

**2. 进展期胃癌**　临床上较早期胃癌多见，是指肿瘤侵犯肌层或更深结构。进展期胃癌的大体形态多沿用 Borrmann 提出的分类法。

（1）Ⅰ型：肿块型，肿瘤呈结节肿块状向胃腔内隆起生长，边界清楚。

（2）Ⅱ型：又称局限溃疡型，单个或多个溃疡，边缘隆起，形成堤坎状，与正常胃壁边界较清楚。

（3）Ⅲ型：又称溃疡浸润型，隆起而有结节状的边缘向周围浸润，与正常黏膜无清晰的分界。此型最常见。

（4）Ⅳ型：又称弥漫浸润型，癌组织发生于黏膜表层之下，在胃壁内向四周弥漫浸润弥散，常伴有纤维增生。病变如累及胃窦，可造成狭窄梗阻；如累及全胃，可使整个胃壁增厚、变硬，称为皮革胃（linitis plastica）。

【临床表现】

上腹痛、消瘦与食欲减退、呈渐进性加重，可有恶心、呕咖啡样或有柏油样黑便，部分患者腹部触诊可及肿块。

【影像学表现】

1. X线钡餐造影

（1）早期胃癌：在良好的胃双对比钡餐造影下可以显示。早期胃癌可表现为小的充盈缺损（Ⅰ、Ⅱa），边界比较清楚，基底宽，表面粗糙不平。Ⅱc及Ⅲ型常表现为龛影，前者凹陷不超过5mm，后者深度常大于5mm，边缘不规则呈锯齿状。纠集的黏膜有中断、变形或融合现象；可表现为较浅的薄层钡区，表现为不规则的小龛影。

（2）进展期胃癌X线钡餐表现为：①充盈缺损，形状不规则，多见于Borrmann 1型胃癌。②胃腔狭窄，胃壁僵硬，主要由浸润型癌引起，也可见于Borrmann 1胃癌。③龛影，多见于Borrmann 2、3型胃癌，龛影周围一宽窄不等的透明带，即环堤征，其宽窄不等，轮廓不规则但锐利，环堤上见结节状和指压迹状充盈缺损（指压痕），这些充盈缺损之间有裂隙状钡剂影（裂隙征）。以上表现统称为半月综合征。④黏膜皱襞破坏、消失或中断，邻近胃黏膜僵直，蠕动消失。胃壁僵硬是浸润型胃癌的X线表现。胃窦癌表现为胃窦狭窄，呈管状或漏斗状。弥漫性胃癌时受累范围广，胃容积变小，蠕动消失。

2. CT和MRI 要用对比剂充分扩张胃腔，以准确评估胃壁厚度，对比检出癌肿，应采用阴性对比剂（气或水）。

（1）胃癌的形态：主要包括胃腔内肿块（图7-5-4A）、胃壁增厚伴腔内溃疡（图7-5-4B）和胃壁弥漫增厚（图7-5-4C），早期胃癌可见黏膜面局限性线样高强化（图7-5-4D），溃疡可不明显。

（2）病变胃壁僵硬、胃腔狭窄，动脉期黏膜面线样高强化破坏、消失，黏膜皱襞隆起、变窄、融合、消失，增强扫描可见癌肿胃壁异常高强化，浆膜面毛糙模糊，周围脂肪间隙密度增高并索条、结节。

（3）胃癌易于发生纤维化（成结缔组织反应），限制造影剂的廓清，故强化特征多呈渐进性。

（4）根据胃癌形态及与邻近胃壁的关系，分为Borrmann Ⅰ~Ⅳ型，分型越高则预后越差。

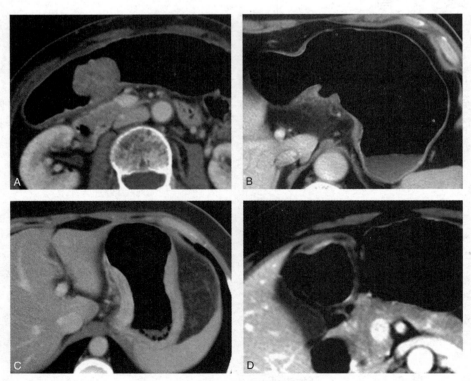

图7-5-4 不同形态胃癌的CT表现

（5）进展期胃癌可伴周围脏器侵犯，在肝脏、胰腺（图7-5-5）等实质脏器内形成嵌插或造成邻近结肠壁增厚。

（6）进展期胃癌常伴淋巴结、腹膜及脏器转移，应仔细观察胃淋巴结引流区域及邻近腹膜网膜等位置。

（7）黏液腺癌可显示片状低强化黏液湖和/或泥沙样钙化，印戒细胞癌常呈明显高强化。

CT和MRI检查的重要价值除显示肿瘤侵犯胃壁外，还能直接观察周围浸润及远处转移的情况。如果胃周围脂肪线消失，表明病变已突破胃壁浆膜。（图7-5-6）

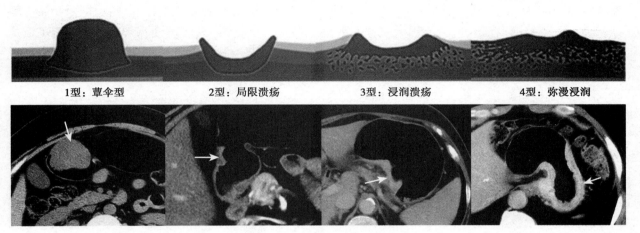

图7-5-5　胃癌的 Borrmann 分型

1型：覃伞型　　2型：局限溃疡　　3型：浸润溃疡　　4型：弥漫浸润

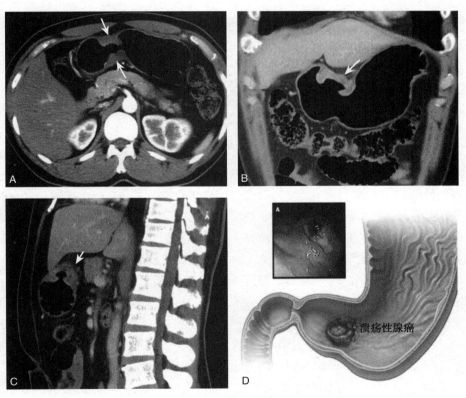

图7-5-6　胃癌

患者，男，45岁。腹痛、纳差3个月，发病以来体重下降5kg。A. CT轴位图像示胃窦壁局限性增厚，突向胃腔内，黏膜侧浅溃疡，与邻近扩张变薄的正常胃壁分界较为截然，为 Borrmann 2型，浆膜面清晰；B. 冠状位图像显示病变位于胃窦小弯侧突向胃腔内，火山口状宽大溃疡显示清晰，浆膜侧局部结节样外突，符合 cT4a 征象；C. 矢状位图像显示癌肿位于小弯侧顶部，溃疡深，浆膜侧周围脂肪间隙内模糊片状影，但与胰腺、肝脏和横结肠脂肪间隙均存在，进一步证实 cT4a 分期；D. 模式图

**【诊断要点】**

胃癌 CT 主要表现为溃疡和胃壁增厚、高强化,少数可呈肿块样形态,应结合起源判断,综合桥样皱襞等征象进行区分。

**【鉴别诊断】**

**1. 扩张不良的正常胃壁** 为了克服胃壁假性增厚的干扰,CT 检查前常规肌注 654-2 降低胃壁张力,利于对比剂存留、使正常胃壁充分伸展,和癌肿形成厚度对比而利于后者的检出、显示和范围判断。但当存在低张禁忌证或低张效果不佳时,正常胃壁也可能由于张力收缩而表现为假性增厚的情况,尤其易发生在胃底贲门和胃窦部区域。此时可借助相关征象进行辅助判别:

(1)胃黏膜形态:扩张不良正常胃壁仍可见波浪状黏膜纹理的存在,以及黏膜沟内存留的气泡影;而起源于黏膜的胃癌则难再显示。

(2)各时相胃壁形态的变化:正常胃壁由于存在蠕动,在增强各时相胃壁的形态往往出现明显变化,而癌肿胃壁僵硬,很少随时间而发生形态的明显改变。

(3)强化特征的差异:正常胃壁分层强化,动脉期黏膜面明显高强化,至静脉期强化即迅速下降;而胃癌多为持续高强化,并常表现为自黏膜侧向浆膜侧的造影剂渐进充填。

**2. 消化性溃疡及胃炎性病变** CT 不是消化性溃疡和胃炎性病变的首选和常规检查手段,但 CT 检查偶然发现此类胃壁增厚时需与恶性溃疡进行鉴别。消化性溃疡多为腔外溃疡,溃疡口部的胃壁可形成环周隆起,并向溃疡口轻度翻入,造成溃疡口部相对较窄,相当于钡餐造影的项圈征或狭颈征。溃疡周围的胃壁增厚常以黏膜下水肿改变为主,CT 增强多为低强化,且伴内部增粗迂曲血管,这些征象在胃癌都是比较少见的。

胃炎性病变致病诱因包括幽门螺杆菌感染、饮酒、口服阿司匹林、非甾体类消炎药、紧张、病毒或真菌感染等,胃窦部好发。CT 表现为胃壁增厚且柔软,多为对称、均匀性增厚,强化程度多偏低,动脉期可见分层,但均非特异性征象;出现息肉或分叶状皱襞时与胃癌和淋巴瘤鉴别困难。

**3. 胃肠间质瘤(GIST)** GIST 呈肿块形态,与多数胃癌呈胃壁增厚伴溃疡改变不同,需要鉴别的是 I 型隆起型早期和 Borrmann 1 型蕈伞型进展期胃癌,两者均可表现为突向胃腔内肿块。鉴别的要点在于两者起源不同,GIST 起源于黏膜下,由于表面黏膜覆盖并保护肿瘤,往往出现"桥样皱襞"征象,CT 动脉期显示高强化的黏膜层跨过肿瘤表面,并与邻近正常胃黏膜相延续;而胃癌起源于黏膜本身,表面黏膜已破坏故无桥样皱襞,且由于病变直接与胃腔接触,表面往往较 GIST 粗糙不平。另外,两者的溃疡形态不同,GIST 溃疡形成机制为肿瘤内部坏死,坏死物穿透黏膜后排入胃腔内形成,故多呈潜掘状、裂隙状和烧瓶状形态;而胃癌溃疡为黏膜面病变直接坏死脱落形成,多呈较宽大的火山口状。

**4. 淋巴瘤** 淋巴瘤多表现为胃壁增厚,但其生物学行为与胃癌不同,往往在间隙内排列浸润而很少造成纤维化,胃壁相对较软且外侵改变不明显,CT 征象上表现为"一低二不符":强化程度较低且均匀,胃壁明显增厚与胃腔狭窄不明显及浆膜面外侵程度较轻不呈比例,与胃癌僵硬的胃壁及胃腔明显狭窄可供鉴别。需要注意的是 MALT 淋巴瘤,由于多为继发于胃部 HP 感染导致的 B 细胞异常克隆所致,CT 上也可出现分层状高强化,并易于出现溃疡,有时与胃癌鉴别困难,确切区分需要胃镜活检。

**5. 异位胰腺** 好发位置为胃窦及十二指肠,起源于黏膜下,多向腔内生长。CT 显示局限性胃壁增厚或梭形结节样黏膜下占位,边界常模糊,由于被覆黏膜层常伴炎症,可见增厚及高强化,病灶长短径之比多 >1.4。增强扫描可与胰腺同步,但根据成分不同,也可表现为不同的强化特征,如胰管结构为主者强化多低于胰腺,而腺体结构为主者多高于胰腺。

**【拓展】**

1. 胃为空腔脏器,胃壁有一定的张力且存在自发蠕动,直接行 CT 检查不利于病变的检出,故胃部检查时前准备尤为重要,首先需低张抑制胃蠕动、降低胃壁张力,保证对比剂在胃腔内的存留,充分扩张正常胃壁,突出显示癌肿及其范围边界;其次应用阴性对比剂充盈胃腔,推荐气体充盈最佳;最后要进行呼吸训练,消除运动所致伪影的干扰。

2. 由于胃三维迂曲走行的特性,诊断时需要轴、冠、矢三平面图像联合,以准确评估胃部病变的形态、侵犯范围及浆膜面浸润情况。轴位观察贲门胃底及胃体、胃窦的前、后壁,显示腹腔干及其分支血管,观察脾门的侵犯情况。冠状位辅助对胃角病变的显示,判断癌肿沿大小弯浸润的范围。矢状位观察胃前、后壁及胃角顶壁较佳,以及癌肿延伸至腹段食管和十二指肠的长度,侵犯胰腺、横结肠及肝脏的情况等,矢状位还有助于观察大网膜及横结肠系膜的转移情况。研究认为,结合 MPR 三平面图像后 T 分期的准确率可提高 10%~20%。

3. 采用宽窗提高对胃癌侵出浆膜面和腹膜转移判断的敏感性,若窗宽过窄,腹腔脂肪间隙信息丢失则很可能忽略早期腹膜转移征象。

4. 需要两期或以上的增强时相,兼顾黏膜及胃壁各层的显示和癌肿的检出。动脉期适当后延(注药后 40 秒),显示黏膜中断及癌肿早期强化情况;静脉期突出病变与胃壁对比,评价淋巴结转移。

5. 影像诊断报告要兼顾原发灶、淋巴结和腹腔转移情况,淋巴结要按分组(1~16 组)报告,以辅助外科对淋巴结清扫范围的判断。

# 第五节 炎症性肠病

本节主要介绍炎症性肠病中的克罗恩病。

【概述】

克罗恩病(Crohn disease)亦称非特异性局限性肠炎,病因未明,多见于青年人,女性多于男性。是一种胃肠道慢性炎性肉芽肿性疾病。本病过去亦曾被称为"局限性肠炎""节段性肠炎"等。欧美发病率较我国高。病变多见于末段回肠和邻近结肠。

【病理生理】

目前认为克罗恩病是一种由遗传与环境因素相互作用引起的终生性疾病,具体病因及发病机制迄今未明。Crohn 病为肉芽肿性炎性病变,常合并溃疡与纤维化,可累及胃肠道任何一段,病变呈节段性或跳跃性分布。早期病变肉眼下呈口疮样小溃疡,大小不等,可伴出血。较大溃疡边界清楚,底为白色。溃疡呈纵形排列,大小不等,不连续。肠壁的裂隙溃疡可深达固有肌层,可形成跨壁穿透。肠黏膜面因黏膜下炎症、水肿和纤维化可呈鹅卵石样改变。由于水肿和淋巴管扩张及胶原纤维数量增加,可使黏膜下层增宽,肠壁增厚,

以后形成纤维狭窄。几乎所有病例均有肠壁增厚和肠腔狭窄,有时可见肠壁炎性息肉。镜下病变主要为炎症细胞浸润黏膜下层,黏膜层可见陷窝脓肿。约 50% 病例可见肠壁非干酪性肉芽肿,为本病重要的病理特征之一。

【临床表现】

疾病早期可无临床症状,临床病程缓慢。间歇性腹痛和腹泻,在排气和排便后可缓解为最常见症状。腹痛部位与病变发生部位有关,病变累及胃十二指肠时疼痛部位与溃疡病相似;侵犯回盲部疼痛发生在右下腹;累及远端结肠可出现里急后重或便秘。Crohn 病的常见并发症有肠梗阻、窦道和瘘管形成、肛门周围或直肠周围脓肿、腹腔脓肿、消化道出血、肠穿孔和癌变,癌变多见于结肠型 Crohn 病。

【影像学表现】

1. X 线钡餐造影 本病主要靠 X 线钡餐造影,尤其是小肠双对比造影检查。早期表现:黏膜粗乱变平,钡剂涂布不良;肠壁边缘尖刺状影,正位像呈直径 1~2mm 周围透亮的钡点影,为口疮样溃疡表现。发展到一定阶段出现特征性表现:肠管因水肿及痉挛而狭窄,呈长短不一、宽窄不等的线样征;深而长的纵行线状溃疡,与肠纵轴一致,多位于肠管的系膜侧,常合并横行的溃疡;鹅卵石征,为纵横交错的裂隙状溃疡围绕水肿的黏膜形成,弥漫分布于病变肠段,正常肠曲与病变肠段相间,呈节段性或跳跃性分布;病变轮廓不对称,肠系膜侧常呈僵硬凹陷,而对侧肠轮廓外膨,呈假憩室样变形(图 7-5-7)。发展至晚期则可见瘘管或窦道形成的钡影,可有肠间瘘管、肠壁瘘管或通向腹腔或腹膜外的窦道形成的钡剂分流表现。

2. CT 可发现肠壁增厚、脓肿和肠系膜及肠曲的异常改变。节段性肠壁增厚为 CT 主要表现,一般厚度在 15mm 以内。急性期肠壁可显示分层现象,表现为靶征或双晕征,低密度环为黏膜下组织水肿所致,增强扫描时处于炎症活动期的黏膜和浆膜可强化;慢性期,随纤维化程度加重,肠壁呈均匀增厚,增强扫描时呈均匀性强化,可见肠腔狭窄。肠系膜可有多种改变:脂肪增生时肠系膜变厚,肠间距增大;炎性浸润时,肠系膜脂肪密度增高;肠系膜蜂窝织炎表现为混杂密度肿块影,界限模糊(图 7-5-8);肠系膜内局部淋巴结

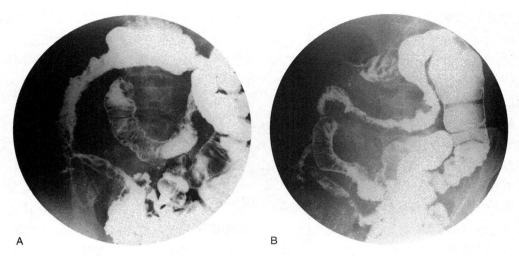

**图 7-5-7 克罗恩病**

患者,男,38 岁,大便性状改变 1 年,黑便 4 天。A、B. 造影示回肠末端钡剂涂抹不均匀,回盲部黏膜紊乱,可见多发卵石样充盈缺损,升结肠、横结肠近段管腔狭窄,黏膜紊乱,可见多发小锯齿状突起

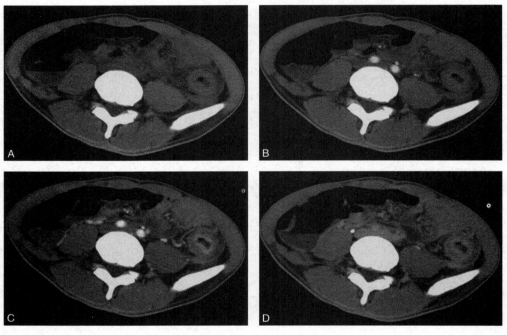

**图 7-5-8 克罗恩病**

患者,男,26 岁,腹痛 2 年余,再发加重 3 天。A~D. CT 示左侧结肠管壁环形增厚,病变肠壁密度不均,增强扫描黏膜面明显强化,浆膜面模糊不清,肠周脂肪间隙结构紊乱,见团状稍高密度灶包绕肠腔。肠镜:大肠可见多发不规则白苔溃疡及白色黏液,乙状结肠纵行沟槽样溃疡,周围黏膜轻度卵石样改变。病理:克罗恩病并肠周脓肿形成

肿大,一般在 3~8mm;增强扫描肠系膜血管增多、增粗、扭曲,直小动脉拉长、间隔增宽,沿肠壁梳状排列,称为梳样征(comb sign),常表明克罗恩病处于活动期。CT 对窦道、腹腔及腹壁的脓肿、瘘管等并发症的诊断价值高于钡剂造影,有利于显示腹腔、腹壁脓肿及鉴别诊断。窦道形成时,CT见窦道内含有气体或见对比剂进入。

【诊断要点】

克罗恩病好发于回肠末端,X 线造影检查显示病变呈节段性非对称性分布,卵石征和纵行溃疡,肠管狭窄及内、外瘘形成,结合临床较易确诊,但早期诊断有一定困难。

【鉴别诊断】

1. **肠结核**　常累及回盲部,痉挛更明显,为连续性、全周性管壁侵犯,少有纵行溃疡,而瘘管及窦道较少。结合临床结核病史的有无及抗结核药物应用的有效与否,也有一定的鉴别意义。

2. **溃疡性结肠炎**　一种非特异性大肠黏膜的慢性炎症性病变,多在结肠下段,也可累及整个结肠甚至末端回肠。本病的诊断依据除钡剂灌肠所见的黏膜粗乱,多发溃疡、息肉形成,肠管狭窄短缩,结肠袋消失呈管状肠管的特征外,还应结合临床反复发作性黏液血便、腹痛及不同程度的全身症状及内镜实验室检查进行综合诊断。

3. **放射性肠炎**　结合腹部有大剂量放射线照射史,诊断不难。急性放射性肠炎 CT 表现为肠壁水肿增厚,呈“晕征”,邻近的肠系膜脂肪间隙密度升高伴有条索影。慢性放射性肠炎 CT 表现为肠壁增厚、肠腔狭窄、肠袢粘连固定、窦道形成等。若伴有肠梗阻,则其上方的肠管有扩张积气现象。狭窄的肠段与正常肠段之间缺乏清楚的分界,而是逐渐移行。

【拓展】

结肠镜检:病变呈节段性分布,见纵形溃疡,黏膜呈鹅卵石样,肠腔狭窄,可见炎性息肉,病变肠段之间黏膜外观正常。病变部分活检有助于确定诊断。CT 对 Crohn 病并发症的评价很有效,可以显示腹腔、腹壁脓肿、窦道、瘘管以及肠梗阻情况,对窦道和脓肿的显示率高于常规检查。

# 第六节　胃肠间质瘤

【概述】

胃肠间质瘤(gastrointestinal stromal tumor,GIST)是消化道最常见的原发性间叶组织来源肿瘤,好发部位为胃(60%~70%),其次为小肠(20%~30%),食管和结直肠约占 5%~10%,另有极少数可原发于网膜和肠系膜。我国每年新发病例 2 万~3 万,男女发病率无差异。

【病理生理】

GIST 曾被认为是平滑肌来源而被误诊为平滑肌瘤,随着病理学发展,逐渐认识到 GIST 具有独特的形态学、免疫表型和遗传学特征,其由梭形细胞构成,具有特征性的 *C-kit* 基因突变,表达 CD117 和 / 或 DOG-1 蛋白,目前倾向其起源于 Cajal 细胞(一种控制胃肠蠕动的起搏细胞)。GIST 无绝对良性之说,而是结合病理镜下核分裂象等指标分为低度恶性、中度恶性和高度恶性。GIST 罕见淋巴结转移,常见转移类型为肝转移和腹膜播散转移。根据与消化道壁的相对关系,GIST 可分为四种大体类型:壁间型、腔内型、腔外型和哑铃型。

【临床表现】

GIST 早期可无任何症状和体征,常常是体检发现或腹部手术过程中发现。GIST 病变较大时可伴随的临床表现包括:胃肠道出血、腹痛不适及腹部肿块。有时可伴发热、食欲减退、体重减轻和贫血。有报道个别病例以肿瘤自发性破裂并弥漫性腹膜炎为首发表现。

【影像学表现】

1. GIST 起源于消化道壁黏膜下层,CT 显示为表面光滑、与周边消化道壁分界清晰的肿块,可位于胃壁内、突出于胃腔内外,或呈哑铃状;形态学上可分为壁间型(Ⅰ型)、腔内型(Ⅱ型)、腔外型(Ⅲ型)及哑铃型(Ⅳ型),通过 CT 可直观显示肿瘤形态、进行大体分型。

2. GIST 多起源于肌层,可见完整、光滑、连续的黏膜皱襞跨过肿瘤表面,形成“桥样皱襞”典型征象。

3. GIST 肿瘤较大者可伴溃疡形成,由于被覆黏膜的保护,GIST 溃疡的形成机制为由内而外形成,形态多为窄口宽基,呈潜掘状、烧瓶状或裂隙状。

4. 肿块内部常可见囊变、黏液变、出血、坏死等,导致密度混杂不均,增强后强化不均匀。偶见团块状钙化。

5. 肿瘤血供丰富,增强扫描呈中高度强化,延迟扫描强化幅度多持续升高。

6. 常见肝转移及腹腔种植转移,淋巴结转移少见。

图 7-5-9 为 GIST 病例。

【诊断要点】

GIST 为肿块样形态,多伴桥样皱襞,高强化,易坏死囊变而导致密度不均。

【鉴别诊断】

1. **胃癌**　胃癌多数以胃壁增厚和火山口样

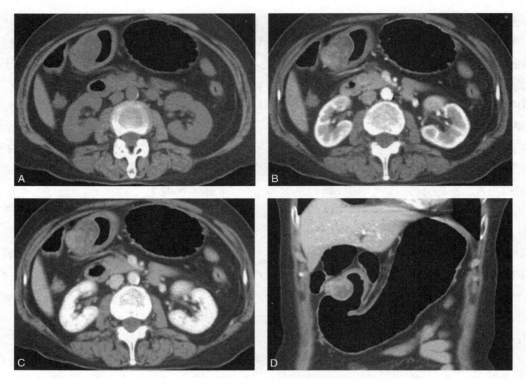

图 7-5-9 GIST

A. 胃窦大弯侧肿物,平扫为低密度;B. 增强动脉期,病变不均匀高强化,可见胃周血管向外侧推移,证明病变为胃壁起源;黏膜侧桥样皱襞完整连续,提示病变为黏膜下起源;C. 增强静脉期,病变强化程度进一步升高,间杂不均匀低强化变性区,结合动静脉期的征象联合判断,考虑 GIST;D. 冠状位显示肿瘤和胃壁的关系,同时突向胃壁内外生长,大体类型为Ⅳ型

溃疡为典型特征,但 I 型早期胃癌及 Borrmann I 型进展期胃癌可呈肿块样形态,有时需与 GIST 鉴别,桥样皱襞是鉴别的关键点:GIST 起源于黏膜下,故表面高强化的黏膜皱襞连续完整且较光滑,而胃癌本身起源于黏膜,黏膜高强化消失且表面多凹凸不平。

2. **平滑肌瘤** GIST 富血供,易于变性而强化不均,平滑肌瘤则多呈均匀低强化。好发于食管胃交界区,形态扁长,则是平滑肌瘤相对独特的征象。

3. **神经鞘瘤** 增强扫描呈中低度均匀强化,约 75% 病例胃周直至腹主动脉旁可见肿大淋巴结是其特异性征象,为肿瘤释放的化学介质刺激导致的反应性增生。

4. **血管球瘤** 同样为胃黏膜下间叶源性肿瘤,具有与肝海绵状血管瘤相似的强化特征,动脉期周边高强化,随时相延迟向内充填,强化程度同层主动脉相近。

5. **异位胰腺** 好发于胃窦及十二指肠,病灶常呈梭形或扁平形态,肿瘤长短径之比多 >1.4,边界常模糊欠清;被覆黏膜层常增厚、伴高强化,为黏膜继发炎性改变所致。部分可见脐凹征及中心导管征。

【拓展】

甲磺酸伊马替尼(格列卫)应用于 GIST 靶向治疗后,将其不足 20% 的化疗有效率提高到 80% 以上,从而被誉为“现代抗肿瘤治疗的典范”。目前国际上实体肿瘤临床疗效评价普遍采用的是实体瘤反应评估标准(response evaluation criteria in solid tumors,RECIST)形态学标准,以肿瘤长径缩小 30% 以上作为治疗缓解的指标。但是,GIST 靶向治疗有效者组织成分改变往往表现形式多样,常以坏死、出血、囊变及黏液变为主,此时体积缩小不明显甚至增大。鉴于此,MD Anderson 肿瘤医院的 Choi 教授结合增强 CT 值提出了新的评效标准——Choi 标准(图 7-5-10),结合了肿瘤长径和强化 CT 值两个指标,并放宽 RECIST 对于治疗缓解定义的限制,将长径缩小 ≥10% 或 CT 值下降 ≥15% 作为治疗缓解标准,取得了较好的临床评价效能(表 7-5-2)。

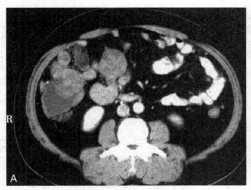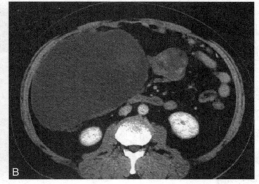

图 7-5-10　格列卫治疗 GIST

A、B. GIST 格列卫靶向治疗后 2 个月复查,肿瘤内部大片坏死囊变,应为治疗有效。但实测体积增大 237%,RECIST 标准应评价为进展;结合 CT 值降低 72% 的 Choi 标准则评价为治疗有效。患者 PFS>3 年,证实 Choi 标准判断疗效更为准确

表 7-5-2　RECIST 标准与 Choi 标准对照

| 疗效 | RECIST 标准 | Choi 标准 |
|---|---|---|
| 完全缓解(CR) | 全部病灶消失 | 无新发病灶 |
| 部分缓解(PR) | CT 测量肿瘤长径缩小≥30%;<br>无新发病灶;<br>无不可测病灶的明显进展 | CT 测量肿瘤长径缩小≥10%,和/或肿瘤密度(HU)减小≥15%;<br>无新发病灶;<br>无不可测病灶的明显进展 |
| 疾病稳定(SD) | 不符合 CR、PR 或 PD 标准,无肿瘤进展引起的症状恶化 | |
| 疾病进展(PD) | 肿瘤长径增大≥20%;<br>出现新发病灶 | 肿瘤长径增大≥10%,且密度变化不符合 PR 标准;<br>出现新发病灶;<br>新的瘤内结节或原有瘤内结节增大 |

# 第七节　阑尾炎

## 一、急性阑尾炎

### 【概述】

急性阑尾炎(acute appendicitis)是一种常见的腹部外科疾病。典型临床表现为转移性右下腹痛并反跳痛,恶心、呕吐,发热及血常规白细胞、中性粒细胞增高。

### 【病理生理】

急性阑尾炎依其病理表现分为单纯性、化脓性和坏疽性三种类型。单纯性:阑尾充血、水肿和增粗,腔内有脓性黏液;化脓性:阑尾充血进一步加重,表面有脓性分泌物,并出现腔内积脓,可发生局限性坏死和穿孔;坏疽性:阑尾广泛坏死而呈灰黑色,腔内压力大,易发生穿孔。急性阑尾炎穿孔后可形成阑尾周围脓肿(periappendiceal abscess),脓肿可位于右侧髂窝或盆腔内,但当阑尾位置异常或其长度较长时,脓肿可在腹腔的任何部位。

急性炎症开始时,阑尾充血和肿胀,壁内有水肿及中性粒细胞浸润,黏膜出现小的溃疡和出血点,浆膜有少量渗出,腔内积存混浊渗出液,称为单纯性阑尾炎。因内脏疼痛定位不明,患者感到上腹部或脐周隐痛,常伴有恶心及呕吐、全身不适,腹痛逐渐转移至右下腹部,局部有明显触痛,临床常用麦克伯尼点表示触痛部位:右下腹部脐与右髂前上棘联线中外侧 1/3 处局限性压痛。病情继续发展,数小时后阑尾肿胀和充血更为明显,阑尾壁内常有小脓肿形成,黏膜有溃疡及坏死,浆膜面多量纤维性渗出,腔内充满脓性液体,称为化脓性蜂窝织炎性阑尾炎。此时全身症状较重,右下腹疼痛明显。最后可发展为阑尾壁的组织

坏死,若有梗阻,则阑尾远端坏死更严重,呈紫黑色,常在此处发生穿孔,称为坏疽性阑尾炎,一般均合并局限性腹膜炎,此时除压痛外,还伴有明显的肌紧张和反跳痛。体温多超过 38.5℃,外周血白细胞计数也增多。因阑尾腔的近端均有肿胀而闭锁,经穿孔的溢出物只是腔内积存的脓液,无肠内容物,加之有大网膜包裹,很少继发弥漫性腹膜炎,而形成阑尾周围脓肿。

【临床表现】

典型阑尾炎有下列症状:①转移性右下腹疼痛;②恶心、呕吐;③便秘或腹泻;④低热;⑤食欲减退和腹胀等。阑尾炎腹痛开始部位多在上腹部、剑突下或脐周,约经 6~8 小时后,部位逐渐下移,最后固定于右下腹部,体格检查右下腹麦氏点压痛、反跳痛。

【影像学表现】

1. X 线　由于炎性浸润,阑尾区密度局限性增高,偶可见阑尾石。阑尾周围形成脓肿时表现为软组织肿块,其内可见小气泡影或在立位时有液平面。钡餐造影邻近肠管有激惹痉挛、外压表现。反射性肠扩张征象:阑尾附近回肠扩张充气,伴有小液平。盲肠挛缩征象:由于炎症刺激收缩。腹膜刺激征象:右侧腹脂线及腰大肌边缘模糊,脊柱可向右侧弯。气腹征象:大部分阑尾穿孔没有游离气体,仅少数出现膈下少量游离气体。

2. CT　多层螺旋 CT 薄层扫描、多平面重建及曲面重建可显示阑尾结构,检出急性阑尾炎。急性阑尾炎直接征象:阑尾外径增大(直径>6mm);阑尾壁增厚,大于 2mm,且不均匀强化(图 7-5-11);管腔扩张、积液;阑尾管状结构消

失,表现为分层的同心圆样结构或者管壁缺损;CT 平扫略高于邻近盲肠壁密度,即壁高密度征;部分患者阑尾腔内结石,如发生穿孔,结石可位于阑尾腔外。间接征象:阑尾盲肠周围炎,盲肠与右侧腰大肌之间的脂肪间隙模糊,肠系膜密度增高,周围脂肪条纹征;阑尾周围脓肿,阑尾周围或盆腔内不规则软组织密度灶,内部见液化坏死区,增强扫描边缘环形强化,内部未见强化;阑尾蜂窝织炎,局部筋膜增厚、积液,呈不均匀软组织密度模糊影;肠道改变,邻近盲肠、小肠、乙状结肠改变,管壁增厚,明显强化,小肠低位梗阻等;阑尾炎可引起周围系膜肿大淋巴结;腹腔积液。肠腔外气体、肠腔外阑尾石以及阑尾壁缺损是诊断阑尾穿孔的特征性征象,但无上述征象也不能排除阑尾穿孔。

【诊断要点】

结合临床表现及 CT 检查发现阑尾区的炎性征象,急性阑尾炎的诊断不难。当 CT 发现阑尾周围炎或脓肿而未发现异常阑尾或阑尾肠石时,应注意结合临床资料及其他影像征象除外如盲肠憩室炎、结肠结核或 Crohn 病等炎性病变。

## 二、慢性阑尾炎

【概述】

慢性阑尾炎(chronic appendicitis)可由急性阑尾炎转化而来,也可由阑尾石、异物、寄生虫等引起管腔梗阻与刺激而导致。

【临床与病理】

病理变化为阑尾壁因纤维肉芽组织增生而增厚,阑尾腔不规则局部或全段狭窄,阑尾因周围粘

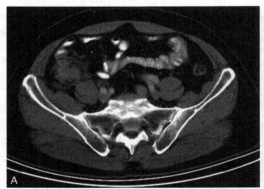
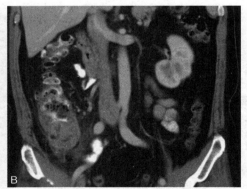

图 7-5-11　急性阑尾炎

患者,男,65 岁,右下腹痛 5 天。A、B. 轴位及冠状位 CT,阑尾增粗,壁不均匀性增厚,回盲部周围脂肪间隙见索条状影及斑片影,增强后阑尾壁不均匀强化

连而扭曲等。主要的临床症状为右下腹痛,呈间歇性或持续性,少数可伴有消化功能障碍,如消化不良、腹胀恶心,发作时可有右下腹局限性压痛。

【影像学表现】

1. X线钡餐造影 阑尾显影不全或变形扭曲较为常见,此外也常可见阑尾与盲肠、回肠末端的粘连现象。本病的征象较多,不能仅靠某一征象进行诊断,应密切结合临床病史与体征。

(1)当阑尾充盈钡剂后,透视下压迫阑尾有压痛,压痛点随阑尾位置变化,是诊断慢性阑尾炎较可靠的征象之一。

(2)阑尾部分显影或完全不显影,合并有肠石者可见充盈缺损。

(3)阑尾腔边缘粗糙不规则或多处狭窄,如扭曲固定,提示阑尾与周围器官粘连。

(4)钡剂停留阑尾可达2~3日以上,不易排空。

2. CT 阑尾壁增厚,超过6mm,增强扫描阑尾壁明显强化,腔内积液及气体影,可伴有阑尾石。慢性阑尾炎可伴有阑尾壁缺损、壁高密度征、腔外气体、肾周筋膜增厚和小肠梗阻影像学征象。

# 第八节 结、直肠癌

## 一、结肠癌

【概述】

结肠癌(colorectal carcinoma)是胃肠道常见的恶性肿瘤,我国结肠癌的发病率低于欧美国家,但近年来有上升趋势,特别是大城市,常发生于50岁以上,发病高峰年龄为60~70岁。结肠癌病因虽未明确,但是相关的高危因素包括以下几种:过多的动物脂肪及动物蛋白饮食;缺乏新鲜蔬菜及纤维素食品;缺乏适度的体力活动。其他与结肠癌发病的有关因素包括:遗传性家族性疾病(结肠癌家族史、家族性肠息肉病等);结肠腺瘤、溃疡性结肠炎及结肠血吸虫病肉芽肿等。

【病理生理】

1. 结肠癌好发部位依次为乙状结肠、盲肠、升结肠、降结肠,极少数患者可为两处同时发病。细胞类型多为腺癌,其次为黏液腺癌、印戒细胞癌、未分化癌及鳞癌等。

2. 早期结肠癌分为隆起型、浅表型和凹陷型。进展期结肠癌的大体形态:国际上通常采用Borrmann分型。

Borrmann 1型(蕈伞型):癌肿向腔内形成大的隆起,表面无大的溃疡。

Borrmann 2型(局限溃疡型):癌肿形成明显的溃疡并伴有境界清楚的环堤。

Borrmann 3型(浸润溃疡型):癌性溃疡周围的环堤破溃,环堤境界不清。

Borrmann 4型(浸润型):癌肿不形成明显的溃疡和环堤,沿黏膜下或深层广泛浸润。

结肠癌以局限溃疡型和浸润溃疡型居多。

3. 结肠癌转移的方式包括①直接浸润:一般沿肠管横轴呈环状浸润,并向肠壁深层发展,沿纵轴上下扩散较慢,浆膜受侵者,常与周围组织、邻近脏器及腹膜粘连;②淋巴转移:是结肠癌的主要转移方式,主要为结肠旁淋巴结,再引流至系膜淋巴结,最后转移至血管蒂根部中央淋巴结;③血行转移:一般癌细胞或癌栓沿门静脉系统先达肝脏,后到肺、胃、肾、卵巢、皮肤等其他组织脏器;④腹腔种植转移:穿破浆膜后癌细胞脱落至腹腔内和其他脏器表面。

【临床表现】

患者早期多无症状,确诊时多为晚期。结肠癌的临床症状取决于病变发生的部位,右侧结肠癌以腹部包块、腹痛及贫血为多见;左侧则以便血、腹痛及便频为主,易发生梗阻。

【影像检查方法的选择】

钡剂灌肠可显示进展期结肠癌,发现早期病变欠佳;气钡双重造影易于发现大于1cm的肿瘤,但对于小于1cm的肿瘤及乙状结肠病变易漏诊。腹盆腔CT增强扫描对肿瘤TNM分期具有较高价值,除评估肿瘤本身的侵犯深度外,可兼顾评估结肠癌转移好发部位-肝脏、腹盆腔淋巴结及腹膜是否存在转移。MRI对结肠癌T分期准确性高于CT。腔内超声可显示肠壁浸润深度和范围,周围淋巴结转移,对有肠腔狭窄者则超声探头不易通过。PET/CT有助于筛查全身转移瘤。

【影像学表现】

1. 钡餐造影

(1)蕈伞型(Borrmann 1型):表现为突向腔内境界清晰的肿块影,边界清楚,轮廓不规则,伴有黏膜破坏,充盈缺损多偏于管壁一侧或环绕整个肠壁,较少引起管腔狭窄。

（2）局限溃疡型（Borrmann 2 型）：多表现为溃疡型肿瘤,中心可见火山口状溃疡,周围环堤完整清晰。

（3）浸润溃疡型（Borrmann 3 型）：表现为较大且不规整的龛影,部分环堤破坏而不完整,沿结肠长轴发展,肠壁僵硬,结肠袋消失。

（4）浸润型（Borrmann 4 型）：癌肿沿黏膜下层及深层弥漫型浸润,黏膜层存在,不形成溃疡,表现为较长管腔狭窄。典型 X 线表现为"苹果核征",溃疡的环堤形成"苹果核征"的两端,中央的管腔狭窄段为癌性溃疡形成的癌性隧道（图 7-5-12）,见于 Borrmann 2~3 型结肠癌。

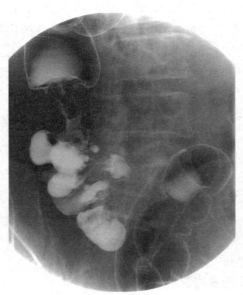

图 7-5-12 升结肠癌
患者,男,72 岁,间断右上腹不适 1 个月,伴黑便。钡灌肠造影见升结肠充盈缺损改变,管腔狭窄,呈"苹果核征"

2. CT

（1）肠壁增厚,增厚的肠壁黏膜面多明显凹凸不平,肿瘤与周围脂肪间隙界限不清,提示癌肿向腔外浸润（图 7-5-13）。

（2）腔内肿块,形成向腔内生长偏心性肿块,呈不规则形,病灶较大时中心可见坏死区域,表面见较大溃疡或多发微小溃疡,部分黏液腺癌内部见钙化,肿块与正常肠壁分界欠清晰。

（3）肠腔狭窄,肿瘤侵及肠壁 3/4 或环周时,表现为肠腔不规则狭窄。

（4）增强扫描肿瘤表现为不均匀明显强化,内部坏死区域未见强化。

（5）肿瘤可向外侵犯周围器官,结肠肝曲癌易侵及肝脏、十二指肠降段及水平段,结肠脾曲癌易侵犯脾脏及胰腺体尾部。

（6）淋巴结转移,可表现为结肠周围、肠系膜及腹膜后多发肿大淋巴结。

（7）其他脏器转移,肝脏是结肠癌常见的转移器官,多表现为肝脏多发环形强化结节;肺部转移多表现为双肺多发结节。

3. MRI 癌肿在 $T_1WI$ 信号低于肠壁,呈低或等信号,$T_2WI$ 肿瘤呈稍高信号,高于邻近肠壁信号,DWI 呈高信号,增强扫描可见轻中度强化。MRI 具有较高的软组织分辨率,可显示正常结肠肠壁的分层状结构,肠壁黏膜下层呈 $T_2WI$ 高信号,肌层呈 $T_2WI$ 低信号。MRI 通过显示肌层是否完整,从而判断肿瘤侵犯深度及外侵状态。

【诊断要点】

结肠癌原发灶的主要影像征象有肠壁的增厚、肿块、肠腔狭窄和局部肠壁的异常强化。出现周围组织浸润及淋巴结和远隔转移,进一步支持结肠癌诊断。

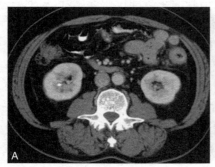
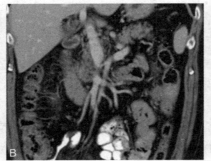
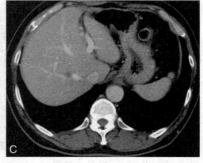

图 7-5-13 降结肠癌
患者,男,61 岁,腹部疼痛 3 个月。A、B. 增强 CT 示降结肠管壁可见不均匀环周增厚,增强扫描明显强化,邻近脂肪间隙模糊,周围可见肿大淋巴结;C. 肝脏 S8 见强化结节,考虑转移。病理：降结肠中分化腺癌

【鉴别诊断】

1. **结肠良性肿瘤**　病程较长,症状较轻。X线表现为局部充盈缺损,形态规则,表面光滑,边缘锐利,肠腔无狭窄,未受累的结肠袋完整。

2. **结肠炎性疾病(包括结核、血吸虫病肉芽肿、溃疡性结肠炎、痢疾等)**　肠道炎性病变病史各有其特点,大便镜检都可能有特殊发现,如虫卵、吞噬细胞等,痢疾可培养出致病菌。X线检查病变受累肠管较长,而癌肿一般很少超过10cm。肠镜及病理组织学检查可进一步确诊。

3. **结肠痉挛**　X线检查为结肠肠腔短暂性收缩狭窄,可缓解、扩张。

4. **阑尾脓肿**　有腹部包块,但影像学检查示包块位于盲肠外,患者有阑尾炎病史。

【拓展】

结肠癌原发灶的主要CT征象有肠壁的增厚、肿块、肠腔狭窄和局部肠壁异常强化。利用水灌肠法进行增强CT扫描,可更好地显示病变的形态特征。

由于结肠周围有丰富的脂肪组织,因此易于判断浆膜是否受侵。通常将肠壁浆膜面病灶的CT表现分为以下几种情况:①肠壁外缘光滑锐利,表明癌肿仍局限于肠壁之内;②肠壁浆膜面模糊不清或伴有浆膜外的索条状影,表明癌肿已穿透浆膜层;③邻近脏器间脂肪层消失,表示周围脏器受侵。采用此标准判断的准确率可达60%~80%。癌肿与邻近器官间脂肪层的消失作为判定受侵的标准时,还应当注意参考上、下层面脂肪层的情况。MRI显示病灶深层浆膜明显增厚模糊,高度提示浆膜受侵犯。

## 二、直肠癌

【概述】

直肠癌(carcinoma of rectum)是乙状结肠直肠交界处至齿状线之间的癌,是消化道常见的恶性肿瘤。多见于老年人,常发生于50岁以上。从流行病学分析,直肠癌在少纤维、高脂肪及动物蛋白饮食习惯的人群中发病率较高。直肠癌根治性切除术后总的5年生存率在60%左右。

【病理生理】

1. **直肠癌组织学分类**　细胞类型多为腺癌,其次为黏液腺癌、印戒细胞癌、未分化癌及腺鳞癌等。

2. **国际上通常采用Bormann分型判断进展期直肠癌的大体形态。**(详见本节结肠癌大体形态)。

3. **直肠癌转移的方式**　①直接浸润:癌肿一般沿肠管横轴呈环状浸润,并向肠壁深层发展,沿纵轴上下扩散较慢,上段直肠癌可穿透浆膜层侵入子宫、膀胱等,而中下段直肠癌由于缺乏浆膜层,易向四周侵犯,如前列腺、精囊腺、阴道、输尿管等;②淋巴转移:是结肠癌的主要转移方式,上段直肠癌向上沿直肠上动脉、肠系膜下动脉及腹主动脉周围淋巴结转移,下段直肠癌向上方和侧方转移为主,齿状线周围的癌肿可向上、侧、下方转移,向下方转移表现为腹股沟淋巴结肿大;③血行转移:一般癌细胞或癌栓沿门静脉系统先达肝脏,后到肺、胃、肾、卵巢、皮肤等其他组织脏器;④腹腔种植转移:直肠癌种植转移概率较小,上段直肠癌偶可发生种植转移。

【临床表现】

患者早期多无明显症状,癌肿破溃形成溃疡时才出现症状。首先表现为直肠刺激症状,排便习惯改变,便频,里急后重等;肠腔狭窄导致大便变形变细,发生肠道梗阻后可继发肠梗阻改变;癌肿破溃后可形成大便表面带血、黏液等。直肠癌以便血、便频、便细及黏液便多见。

【影像学表现】

1. **钡餐造影**　详见本节结肠癌造影表现。

2. **CT**　①肠壁环周或局限性增厚,黏膜面消失,凹凸不平;②腔内肿块形成,表面可见宽大溃疡;③增强扫描明显不均匀强化;④可显示肌外膜受侵的情况,外膜面模糊,周围脂肪间隙索条影,提示肌外膜面受侵;⑤直肠上段前壁与腹膜反折相邻,该部位癌肿与腹膜反折分界不清,伴腹膜强化,提示腹膜反折受侵;⑥直肠周围系膜及双侧髂内血管旁易出现淋巴结转移;⑦肿瘤较大可侵犯邻近结构,如前列腺、精囊性、子宫、阴道、膀胱、输尿管及盆壁肌肉等。

3. **MRI**　直肠肿瘤呈$T_1WI$稍低$T_2WI$稍高信号,DWI呈高信号,增强扫描强化高于邻近肠壁。除显示病灶基本信号特征外,高分辨MRI是直肠癌分期的有效评价手段,原因在于$T_2WI$可显示直肠壁分层结构(即黏膜下层为高信号,固有肌层呈低信号),是直肠癌准确T分期的基础。直肠癌分为T1~4期:T1,肿瘤位于黏膜下层(图7-5-14);T2,肿瘤侵犯固有肌层,但未穿透肌外膜(图7-5-15);T3,肿瘤穿透固有肌层外膜侵

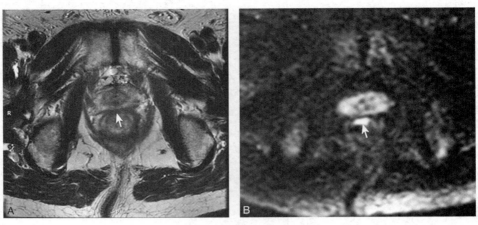

**图 7-5-14 直肠下段癌 T1 期**

患者，男，81 岁，大便带血 1 周。A. T₂WI 显示直肠前壁黏膜下层（呈高信号）内见条形稍低
信号灶（箭），深层低信号肌层完整，提示病灶位于黏膜下层；B. DWI 呈高信号（箭），术后病
理分期为 T1 期

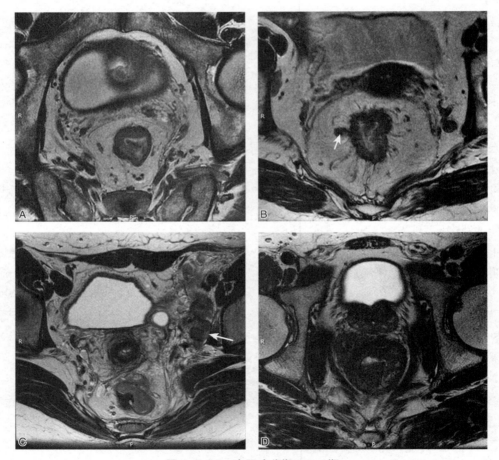

**图 7-5-15 直肠癌分期 T2~3 期**

A. T₂WI 显示直肠右前壁溃疡型病灶，肿瘤侵及肌层，但其深层低信号肌层尚连续，为 T2 期；
B. T₂WI 显示直肠环周增厚，肿瘤深层的低信号肌层消失，侵出肌外膜，直肠右旁血管增粗，
内部见 T₂ 稍高信号（箭），分期为 T3b，EMVI 阳性；C. T₂WI 显示直肠左侧壁溃疡型病灶，超
出肌外膜距离约 9mm，分期为 T3c，左侧髂血管旁见多发融合肿大淋巴结（箭），符合转移表
现；D. T₂WI 显示直肠环周增厚，超出肌外膜距离约 18mm，分期为 T3d

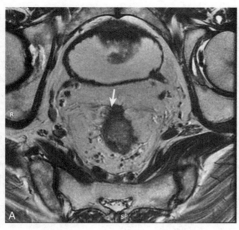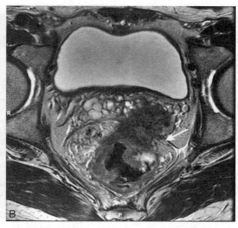

**图 7-5-16 直肠下段癌 T4 期**

A. 直肠癌侵及腹膜反折（箭示腹膜反折），分期为 T4a；B. 直肠癌穿透系膜筋膜（箭示系膜筋膜），侵犯左侧精囊腺，分期为 T4b，直肠系膜筋膜受侵犯

犯周围系膜（T3a：肿瘤侵出肌外膜距离 <1mm，T3b：肿瘤侵出肌外膜 1~5mm，T3c：肿瘤侵出肌外膜 5~15mm，T3d：肿瘤侵出肌外膜 >15mm）（图 7-5-15）；T4a 直肠上段肿瘤侵犯腹膜反折；T4b 肿瘤侵犯周围器官（图 7-5-16）。

对于直肠癌，MRI 还需要关注以下问题：

（1）显示直肠系膜筋膜（mesorectal fascia，MRF）状态：肿瘤与系膜筋膜之间脂肪间隙消失，分界不清，为直肠系膜筋膜受侵犯（图 7-5-16）。

（2）测量肿瘤与肛管直肠环（肛提肌与直肠交界水平）距离：该距离与手术保留肛门密切相关，该距离越小手术保留肛门可能性越小。

（3）判断肿瘤与腹膜反折关系。

（4）直肠癌壁外血管浸润（extramural venous invasion，EMVI）：肿块包绕直肠壁外血管，血管增粗，呈 $T_2$ 稍高信号，增强扫描相应血管充盈欠佳（图 7-5-16）。

（5）判断淋巴结情况，直肠周围系膜、骶前间隙及双侧髂血管旁是直肠癌转移淋巴结的好发部位，短径超过 8mm 作为转移阳性淋巴结的标准，也有作者将短径超过 10mm 作为标准。

【诊断要点】

直肠癌的主要影像征象有肠壁的增厚、肿块、肠腔狭窄和局部肠壁的异常强化，可侵犯直肠壁外血管、系膜筋膜及周围组织器官。

【鉴别诊断】

**1. 直肠黏膜下肿瘤** 常见黏膜下肿瘤为 GIST、淋巴瘤等。与直肠癌相比，黏膜下肿瘤表面光滑，CT 或 MRI 可显示黏膜层，与正常肠壁分界清晰；当出现溃疡时，溃疡范围较肿瘤小；病变处肠壁相对柔软，较少出现梗阻征象。

**2. 直肠腺瘤** 肠壁不规则增厚，部分突入肠管内部，肿块基底较窄，局部肠壁凹陷，肠管外无肿大淋巴结。肿瘤及管壁均较柔软。

【拓展】

MRI 检查是直肠癌首先推荐的检查方法，主要目的是对直肠癌准确 TNM 分期；对肿瘤浸润深度的判断，MRI 明显优于 CT；另外对于直肠系膜筋膜的显示，MRI 也优于 CT，能够更好地评价直肠系膜筋膜是否受侵。在直肠癌新辅助治疗效果评估、治疗后筛选病理完全缓解患者方面，MRI 具有独特的优势，为后续临床治疗方案的选择提供影像学依据。

# 第九节 胃肠道良性肿瘤

## 一、胃肠道息肉

【概述】

胃肠道息肉（gastrointestinal tract polyps）是指胃肠道黏膜局限性增生形成的隆起肿物，宽基底或带蒂。通常 1~10 个息肉称孤立性息肉病变，多于 10 个息肉病变者为息肉病。息肉病有遗传与非遗传性之分，前者属于常染色体显性遗传性疾病（如 Peutz-Jeghers 综合征和家族性结肠息肉病等），后者是息肉生长相关基因变异或慢性炎性刺激所致。

**【病理生理】**

消化道息肉以胃和大肠息肉最常见。根据组织学胃肠息肉可分为四类：腺瘤性息肉、错构瘤性息肉、炎症性息肉和增生性息肉。其中腺瘤性息肉最易发生癌变，属于癌前性病变，应提高警惕。

**【临床表现】**

胃肠道息肉多数起病隐匿，无明显症状，有并发症时才出现临床表现，如腹部不适、恶心、呕吐、腹泻或消化道出血（息肉表面糜烂或溃疡引起出血）等。一些较大的结直肠息肉可引起肠道症状，主要为大便习惯改变、次数增多、便中带有黏液或黏液血便、便秘、腹痛及肿物自肛门脱出和贫血等；偶尔还引起肠套叠、肠梗阻等。

**【影像学表现】**

X线造影：胃肠腔内散在或密集成团簇状的规则充盈缺损，典型者呈玉米粒状排列，轮廓光整，可活动，带蒂或有宽基底，直径在 0.5~3cm（图 7-5-17）；伴溃疡时，表面可见大小不等浅表钡斑或龛影；息肉增大（>3.0cm），形态不整，表面糜烂，局部黏膜破坏及肠壁僵直，龛影周围有环堤或黏膜中断则提示恶变可能。

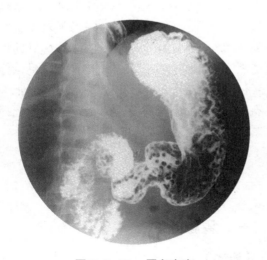

**图 7-5-17　胃息肉病**

患者，男，28 岁，淋巴结肿大 8 年，近来全身多处淋巴结进行性肿大，伴恶心。全消化道造影：胃肠多发小充盈缺损，轮廓规则，边缘清晰。病理检查：胃黏膜慢性炎症，局灶呈炎症性纤维上皮性息肉改变

**【诊断与鉴别诊断】**

胃肠道息肉病钡餐造影需要多体位与加压相结合的方能显示，诊断中主要需与肠内气泡和粪块识别，前者为圆形，可局部范围移动，后者形态可不规则，移动范围更大，加压可分离。

**【拓展】**

胃肠道息肉病很多患者并不一定都出现症状，一般在诊断性检查或体检时被发现。传统的影像学检查有 X 线钡餐、钡灌肠、气钡双重造影等。但目前内镜是首选和最常用的检查手段，若内镜下观察息肉表面有糜烂坏死、基底部有浸润性病变、表面颗粒大小不等、息肉呈结节状等应考虑有恶变的可能。

## 二、胃肠道腺瘤

**【概述】**

胃肠道腺瘤（gastrointestinal adenoma）是胃肠道常见的良性肿瘤，好发生于结肠，其次为十二指肠及空肠，胃较少见。单发或多发、圆形或类圆形，直径约 1.0cm，可带蒂或无蒂。

**【病理生理】**

胃肠道腺瘤起源于消化道黏膜上皮，由腺上皮构成。组织学上分为管状、绒毛状和管状－绒毛状腺瘤三类，其中绒毛状腺瘤较易恶变。

**【临床表现】**

部分患者无临床症状，部分患者表现为普通消化道症状，如上腹部不适、恶心、呕吐等。较大的腺瘤表面有糜烂或溃疡时可出现胃肠道出血的症状。可出现肠套叠和肠梗阻症状。十二指肠乳头部腺瘤可引起胆道与胰管梗阻。

**【影像学表现】**

1. **胃肠道造影**　圆形或卵圆形规则充盈缺损，呈宽或窄基底与肠壁相连，突入肠腔内部，表面呈羽毛状、皂泡样。邻近肠壁柔软，透视下肿块在肠腔内摆动。

2. **CT**　表现为肠壁或胃壁不规则增厚，肿块突入腔内，表面凹凸不平或呈绒毛状，肿块与肠壁呈窄基底相连，基底部壁凹陷，增强扫描病灶明显强化，可见血管由基底部伸入肿块内部。浆膜或外膜面多光滑，周围脂肪间隙清晰，无肿大淋巴结。病灶处肠壁或胃壁柔软。病灶 >1cm，恶变概率增加。

3. **MRI**　表现为肠腔内不规则 $T_1$ 等信号 $T_2$ 稍高信号肿块，边缘模糊或呈菜花状，增强扫描明显强化，基底部和肿块内部可见强化血管。（图 7-5-18）

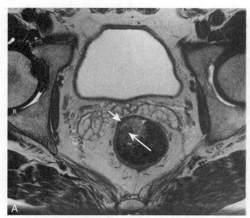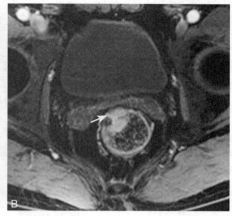

**图 7-5-18　直肠中下段前壁腺瘤**

患者间断性便后出血 1 年,加重 3 周,病理为管状腺瘤。A. $T_2WI$ 像显示直肠中下段前壁 $T_2$ 稍高信号肿块(长箭),边缘模糊,与肠壁呈宽基底相连,病灶深层低信号肌层完整(短箭); B. 增强扫描显示肿块明显强化,肿块基底部及内部可见强化血管(箭)

【诊断要点】

消化道造影表现为腔内充盈缺损,表面绒毛状或菜花状,带蒂,透视下可摆动。CT 与 MRI 表现为腔内肿块,表面呈菜花状或绒毛状,周围肠壁无增厚,增强扫描明显强化,基底部及肿块中心可见粗大血管。病灶大于 1cm,有恶变倾向。

【鉴别诊断】

1. **腺癌**　为不规则充盈缺损,黏膜破坏,表面见溃疡形成;局部肠壁僵硬,肠管狭窄明显。

2. **胃肠道息肉**　多发生于结肠,常弥漫分布,可有家族史。

3. **胃肠道黏膜下肿瘤**　常见恶性淋巴瘤、间质瘤等。黏膜下肿瘤表面光滑,黏膜存在,病变处肠壁较柔软。

【拓展】

传统影像学检查 X 线钡餐、钡灌肠、气钡双重造影在小肠腺瘤诊断中有受到限制。目前 CT 在胃肠道腺瘤的筛查中起到重要作用;而腺瘤发生恶变后,MRI 判断其浸润深度有独特的优势。

# 第十节　消化道出血

【概述】

消化道出血(gastrointestinal hemorrhage)为临床常见疾病,可发生于食管、胃、十二指肠、小肠、结肠至直肠等多个部位。有文献报道,急性消化道出血的死亡率可达 8%~40%。因此,及时明确出血原因和发生部位对临床处置和挽救患者生命具有重要意义。

【病理生理】

引起上消化道出血的原因通常有食管、胃及十二指肠的溃疡和黏膜糜烂导致的出血,占 55%~74%;食管胃底静脉曲张破裂出血,占 5%~14%;食管-贲门黏膜撕裂综合征(Mallory Weiss syndrome),占 2%~7%;血管病变,占 2%~3%;肿瘤,占 2%~5%。

导致下消化道出血的常见原因有:下消化道憩室炎,占 20%~55%;血管发育异常,占 3%~40%;肿瘤,占 8%~26%;炎症,占 6%~22%;肛门直肠良性病变,占 9%~10%。

【临床表现】

消化道出血的临床表现取决于出血病变的性质、部位、失血量与速度,与患者的年龄、心肾功能等全身情况也有关系。急性大量出血多数表现为呕血;慢性少量出血则表现为粪便潜血阳性;出血部位在空肠屈氏(Treitz)韧带以上时,临床表现为呕血;黑便或柏油样便表示出血部位在胃或上部肠道,但如十二指肠部位病变的出血速度过快时,在肠道停留时间短,粪便颜色会变成紫红色。右半结肠出血时,粪便颜色为鲜红色。在空、回肠及右半结肠病变引起少量渗血时,也可有黑便。

内镜检查是诊断消化道出血的首选检查方

法。优点是诊断敏感性高,可发现活动性出血,结合活检病理检查可判断病变性质。

【影像学表现】

CT 平扫表现为胃腔或肠腔内高密度灶,出血时间较长可表现为低密度,可呈分层改变,增强扫描大部分区域未见强化,内部及边缘见条形或斑片状造影剂显影,延迟期强化范围扩大。放射性核素扫描或选择性腹部血管造影是诊断消化道出血的主要影像检查,两者均须在活动性出血时进行。核素扫描对消化道出血的诊断是十分敏感的方法,但血管造影(DSA)可以后续介入治疗,亦十分重要。DSA 适用于内镜检查(特别是急诊内镜检查)不能确定消化道出血来源;因严重急性大量出血或其他原因不能进行内镜检查者。(图 7-5-19~ 图 7-5-21)

放射性核素扫描是静脉推注 $^{99m}$ 锝($^{99m}$Tc)标记的自体红细胞作腹部扫描,在出血速度大于 0.1ml/min 时,标记红细胞在出血部位溢出形成浓染区,由此可判断出血部位,且可监测出血达 24 小时。该检查创伤少,但存在假阳性和定位错误,可作为初步出血定位。

【诊断要点】

CT 平扫表现为高密度灶,可呈分层状改变,增强扫描延迟期造影剂强化范围扩大。放射学核素检查,标记红细胞在出血部位溢出形成浓染区,由此可判断出血部位。

【拓展】

数字减影血管造影(DSA)可直接在血管造影时发现一些消化道的活动性出血、急性大量出血和血管畸形等,并可对某些活动性出血进行介入治疗,如采用明胶海绵粒子、明胶海绵、弹簧圈等对活动出血进行栓塞,特别是对挽救急性大量消化道出血患者的生命具有重要意义,可为疾病的后续治疗和综合治疗赢得必要的时间。但对一些非急性及大量消化道出血者,因 DSA 检查主要显示血管腔内的情况和形态,故对血管腔外的情况显示常有较大的局限性。此外,DSA 检查虽然比较安全,但属于有创检查。

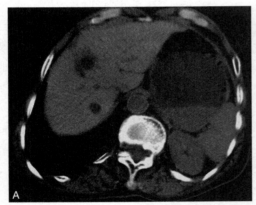
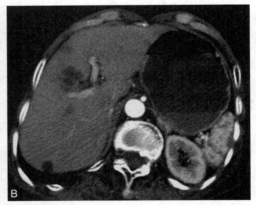
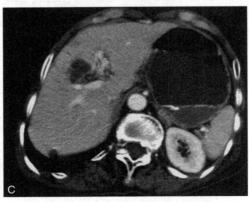

**图 7-5-19　胃溃疡所致胃出血**

患者,女,80 岁,呕血、黑便 1 天。A. CT 平扫胃腔内可见大量液性密度灶及部分稍高密度灶充填,CT 值为 33~40Hu,并可见分层现象;B. 增强扫描稍高密度灶内可见部分线条样、斑片状造影剂显影;C. 延时扫描造影剂显影范围进一步扩大,提示胃内活动性出血。胃镜:胃体前壁及后壁可见对吻溃疡

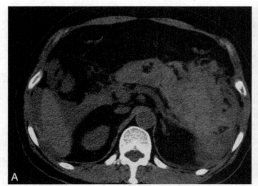
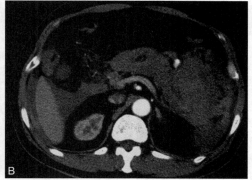
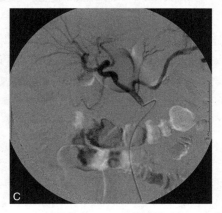

**图 7-5-20　小肠出血**

患者,男,39 岁,腹痛、腹胀 3 天。A、B. CT 示左上腹部胰腺前方、肠系膜区可见大片稍高密度影,平扫 CT 值为 34~54Hu,增强扫描动脉期其内见结节样造影剂聚集;C. DSA,超选导管至胰十二指肠下动脉开口造影,见其远端近十二指肠空肠曲造影剂呈团状聚集、滞留征象,但未见明显异常染色及静脉早显征象

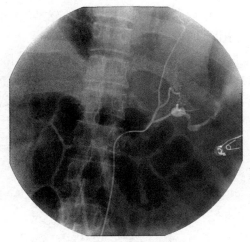

**图 7-5-21　胃溃疡所致出血**

患者,男,54 岁,反复黑便 1 年,再发呕血、便血 5 天。DSA 示胃左分支远段分支血管增多、杂乱,可见造影剂溢出。胃镜:胃窦多发溃疡并血管裸露

# 第十一节　肛周疾病

本节主要介绍肛周脓肿。

【概述】

肛周脓肿(perianal abscess)系肛管、直肠周围软组织内或其周围间隙内发生急性化脓性感染,形成脓肿,也称为肛管、直肠周围脓肿。肛周脓肿可自行破溃或在手术切开引流后常形成肛瘘。肛门周围皮下脓肿最常见,多由肛腺感染经外括约肌皮下部向外或直接向外扩散而成。

【病理生理】

肛管、直肠周围感染可分为三个阶段:①肛腺感染阶段;②肛管、直肠周围脓肿阶段;③肛瘘形成阶段。

肛腺感染后可在内外括约肌之间形成脓肿,然后沿联合纤维向各方向蔓延,向下达肛周皮下形成肛周皮下脓肿;向内至肛管皮下组织内形成

脓肿或破溃；向外穿过外括约肌至坐骨肛门窝形成坐骨肛门窝脓肿，有时继续向上穿过肛提肌形成骨盆直肠间隙脓肿。脓肿可围绕肛管及直肠的下部由一侧蔓延到另一侧，形成马蹄形脓肿。

**【临床表现】**

肛门周围小硬块或肿块，疼痛、红肿发热、坠胀不适、大便秘结、排尿不畅或里急后重等直肠刺激症状。一般感染后 1 周左右可形成脓肿，随时间进展，可见肛周瘘管形成。

**【影像学表现】**

X 线造影可见造影剂呈团状、线状或不规则状聚集（图 7-5-22）。CT 表现为肛周稍高密度灶，边缘欠清晰，增强扫描可见环形强化（图 7-5-23）。MRI 能提供准确的肛门括约肌解剖结构以及脓腔与括约肌关系的图像，窦道在 MRI 上表现为特征性的 $T_1WI$ 低信号、$T_2WI$ 高信号（图 7-5-24）。

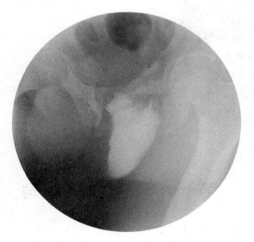

**图 7-5-22 肛周脓肿**
患者，男，46 岁，肛周红、肿、痛 3 天。造影示肛周团状造影剂聚集

**【诊断要点】**

肛周红肿热痛，并见结节或肿块形成，伴有坠胀不适、大便秘结、排尿不畅或里急后重等直肠刺激症状。瘘管造影可显示脓腔内造影剂聚集，CT、MRI 可显示脓腔与周围结构的关系。

**【鉴别诊断】**

1. **臀部疖肿** 为臀部皮肤浅表性的急性化脓性感染，病变在肛门周围皮下，其特点是色红、灼热、疼痛、突起病灶浅，范围局限，肿胀中心与毛囊开口一致，中央有脓栓，与肛窦无关，多数自行破溃，化脓即愈，一般无全身症状，无后遗肛瘘。

2. **痔** 是齿状线两侧直肠上、下静脉丛曲张引起的血管团块。症状以疼痛、瘙痒、流血及便后痔疮脱出为主。

3. **肛管癌** 临床表现为接触性出血、肛门部疼痛、瘙痒伴分泌物，特征性表现是中央凹陷而四周隆起的环堤溃疡型肿物。CT、MRI 显示肛管壁不规则增厚，局部溃疡型肿块，增强后可见不均匀强化（图 7-5-25），区域淋巴结肿大。

4. **肛周性病** 要与直肠淋病、肛管梅毒、肛门部软下疳、性病性淋巴肉芽肿、肛门生殖道单纯疱疹、尖锐湿疣等鉴别。

5. **与艾滋病相关的疾病鉴别** 卡波西肉瘤、非霍奇金淋巴瘤、隐窝孢子虫病、巨细胞病毒感染、鸟－胞内分枝杆菌复合群（mycobacterium avium-intracelluare complex，MAC）感染等。

**【拓展】**

肛周脓肿术前的准确诊断与评估（包括脓肿的位置、数目及肛瘘内外口，窦道走行及其与邻近括约肌、肛提肌的关系等）对术式的选择及患者的预后、肛管功能保护至关重要。

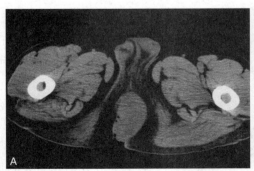
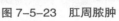

**图 7-5-23 肛周脓肿**
患者，男，64 岁，肛周脓肿术后疼痛、渗血，高热 4 天。A、B. CT 示肛周厚壁脓腔结构，局部突出体表，增强扫描环形强化

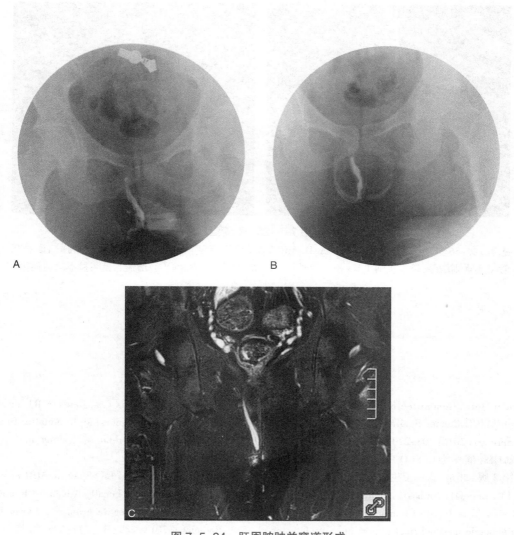

图 7-5-24　肛周脓肿并窦道形成

患者,男,50 岁,肛瘘患者,窦道外口位于肛门右侧。A、B. 肛周皮下软组织内见局限性管状造影剂堆积;C. MRI 示窦道呈管状 $T_1$ 低信号、$T_2WI$ 高信号

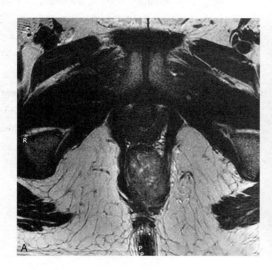

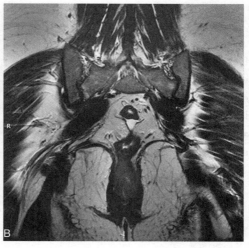

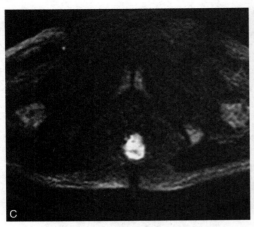
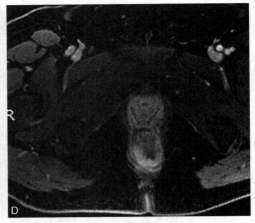

图 7-5-25 肛管癌

患者,女,36 岁,肛管癌,便血 2 周。A~D. MRI T₂WI 轴位、T₂WI 冠状位、DWI 及轴位增强扫描示肛管壁不规则增厚,呈不规则 T₂WI 稍高信号肿块,DWI 呈高信,边缘模糊,增强后见明显不均匀强化

（孙应实）

# 参 考 文 献

[1] American Joint Committee on Cancer. Chapter 17. Stoamch//AJCC Cancer Staging Manual. 8th ed. New York: Springer, 2016: 203-220.

[2] 中国临床肿瘤学会（CSCO）原发性胃癌诊疗指南 2019. 第 3 版. 北京: 人民卫生出版社, 2019.

[3] Kim JY, Lee JH, Nam JG, et al. Value of tumor vessel sign in isolated circumscribed hypervascular abdominopelvic mesenchymal tumors on multidetector computed tomography. J Comput Assist Tomogr, 2014, 38 (5): 747-752.

[4] Kim JW, Shin SS, Heo SH, et al. Diagnostic performance of 64-section CT using CT gastrography in preoperative T staging of gastric cancer according to 7th edition of AJCC cancer staging manual. Eur Radiol, 2012, 22: 654-662.

[5] Choi H, Charnsangavej C, Faria SC, et al. Correlation of computed tomography and positron emission tomography in patients with metastatic gastrointestinal stromal tumor treated at a single institution with imatinib mesylate: proposal of new computed tomography response criteria. J Clin Oncol, 2007, 25 (13): 1753-1759.

[6] Lubner MG, Menias CO, Johnson RJ, et al. Villous Gastrointestinal Tumors: Multimodality Imaging with Histopathologic Correlation. Radiographics, 2018, 38 (5): 1370-1384.

[7] Zhang XY, Wang S, Li XT, et al. MRI of Extramural Venous Invasion in Locally Advanced Rectal Cancer: Relationship to Tumor Recurrence and Overall Survival. Radiology, 2018, 289 (3): 677-685.

[8] Choi YR, Kim SH, Kim SA, et al. Differentiation of large (≥5cm) gastrointestinal stromal tumors from benign subepithelial tumors in the stomach: Radiologists' performance using CT. Eur J Radiol, 2014, 83 (2): 250-260.

[9] Kolarich A, George TJ Jr, Hughes SJ, et al. Rectal cancer patients younger than 50 years lack a survival benefit from NCCN guideline-directed treatment for stage Ⅱ and Ⅲ disease. Cancer, 2018, 124 (17): 3510-3519.

[10] Ji JS, Lu CY, Mao WB, et al. Gastric schwannoma: CT findings and clinicopathologic correlation. Abdom Imaging, 2015, 40 (5): 1164-1169.

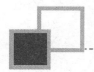

# 第六章　泌尿系统疾病

泌尿系统器官包括实质性的肾脏及中空的输尿管和膀胱,疾病种类繁多,包括先天性变异和发育异常、结石、感染、肾脏囊肿及囊性病变、肿瘤、外伤及肾血管病变等。影像学检查是诊断泌尿系统疾病的主要手段,也是选择治疗方案的客观依据。

【影像检查方法的选择】

超声和 CT 可发现并确诊绝大多数病变,静脉肾盂造影(intravenous pyelography, IVP)、逆行泌尿系造影和 MRI 是重要的补充。

【诊断思路及难点】

了解泌尿系统的胚胎发育,熟悉其正常解剖、疾病的病理和临床特点、影像表现、诊断及鉴别诊断、比较影像学是正确诊断泌尿系统疾病的前提,许多疾病可同时累及肾脏及尿路,如先天异常、结石、结核、尿路上皮癌等,因此在扫描方案设计和诊断时应综合考虑。

近年来,泌尿系疾病的主要影像进展包括扫描技术的优化研究、双能 CT 的应用研究、肾脏 MR 功能成像研究等,后者涉及 DWI 对肾脏良恶性肿瘤、肾细胞癌不同亚型、不同级别肾透明细胞癌的鉴别、DWI 与慢性肾病肾功能相关性等方面的研究。灌注加权成像(perfusion weighted imaging, PWI)研究主要集中在肾肿瘤、移植肾及代谢综合征等方面。BOLD-MRI 作为检测肾脏氧合水平的方法已用于急性肾缺血 – 再灌注损伤动物模型、肾移植后急性排斥、药物肾毒性等方面。通过 fMRI 有望更好地了解肾脏疾病及某些肾病的发病机制。

## 第一节　泌尿系统先天发育异常

【概述】

泌尿系统先天异常(congenital abnormalities)多见,在全身各种畸形中约 1/3 的病例伴有泌尿系发育异常。

【病理生理】

1. **重复肾**　重复肾肾盂分成两个,但上、下肾融合一体,仍是一个肾脏,多与重复输尿管并存,重复输尿管可分为完全型、不完全型,可开口于膀胱,也可异位开口于尿道及前庭或阴道。

2. **孤立肾**　孤立肾系一侧生肾组织及输尿管芽因某种原因导致该侧肾及输尿管未发育。

3. **肾发育不全**　肾发育不全与胚胎期血液供应障碍以及肾胚基发育不足有关,发育不全的肾脏可位于正常肾窝或盆腔内,对侧肾代偿性增大。

4. **先天性异位肾**　先天性异位肾(胸内肾、低位肾、横过异位肾)系发育紊乱造成肾在胚胎发育过程中过度上升或不能按正常途径上升所致。

5. **马蹄形肾**　马蹄形肾是融合肾中最常见的一种,一般为两肾下极融合,融合部称为峡部,其内由肾实质及结缔组织构成,其他融合肾很少见,有盘状肾、乙状肾、团块肾等。

【临床表现】

临床上常无症状,多偶然发现,合并泌尿系感染、结石、积水则可出现相应的临床表现,也可因包块或异位肾压迫神经、血管、膀胱或肠道产生相应症状。

【影像学表现】

1. **重复肾**　IVP 可直观显示重复肾及重复输尿管,特别是对无或虽合并积水但仍有一定肾功能者诊断效果佳。无并发症时 CT 平扫极易漏诊。US、CT、MRI 的优势在于能直接显示重复肾肾积水,积水多发生在重复肾的上极肾。

2. **孤立肾**　IVP 缺如侧肾不显影;US、CT、MRI 表现缺如侧肾窝内无肾影,相应部位被脂肪、肠管等组织所占据,同侧输尿管常缺失,对侧肾代偿性增大。

3. **肾发育不全**　肾实质和肾窦普遍缩小,增强 CT 见肾皮质变薄,肾盂、肾血管、输尿管细小。

4. **异位肾** 一侧肾窝无肾影,于胸腔、盆腔及同侧腹腔可见到异位的肾脏,常有不同程度的旋转异常,CT 可见异位的正常肾形态,增强扫描可显示更清晰。

5. **马蹄肾** IVP 表现为肾长轴的延长线与正常相反,在尾侧方向交叉,两肾下极向中线内收,呈倒八字形,肾盂肾盏重叠。US、CT、MRI 可直接显示两肾下极融合的峡部,由于旋转不良,肾盏位于肾前方,还能显示马蹄肾合并的结石,判断合并的肾积水程度和皮质厚度(图 7-6-1)。

【诊断要点】

因先天异常的肾脏仍有肾结构特点,并有排泄系统相连,因此各种类型的肾先天异常通过影像学检查,特别是增强 CT 诊断多无困难。

【鉴别诊断】

需要鉴别诊断的是孤立肾与一侧肾发育不全或异位肾,肾发育不全与肾萎缩,盆腔肾与腹部包块,胸内肾与纵隔肿瘤、肺隔离症、肺囊肿、包裹性积液、膈疝等。IVP 上马蹄肾与肾旋转不良有时需鉴别。

【拓展】

IVP 受肾功能、照片质量和肠道准备情况的影响,诊断可能有困难或不全面。CT 增强及三维重组显示肾脏先天异常更清晰、直观。CT 尿路造影(CT urography,CTU)、磁共振尿路造影(magnetic resonance urography,MRU)对重复肾及重复输尿管合并的积水等显示极佳(图 7-6-2)。

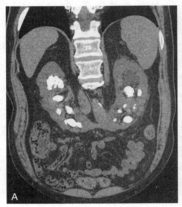
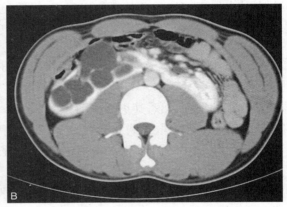

**图 7-6-1 马蹄肾**

A. CT 斜冠状位 MPR 示马蹄肾合并多发结石;B. 增强 CT 示马蹄肾合并右肾积水

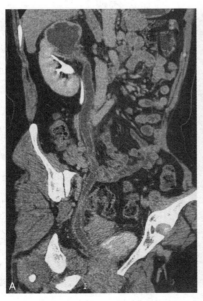
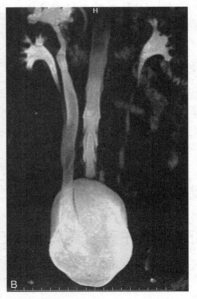

**图 7-6-2 重复肾重复输尿管**

A. 沿右上位肾上位输尿管 CPR 图;B. MRU 图,右上位肾及输尿管积水

(张惠茅 邱 香)

## 第二节　泌尿系结石

### 【概述】

泌尿系结石是泌尿外科的常见病之一,在泌尿外科住院患者中占居首位。我国泌尿系结石发病率为1%~5%,南方高达5%~100%。近年来,我国泌尿系结石的发病率有增加趋势,是世界上3大结石高发区之一。

影响结石形成的因素很多,年龄、性别、种族、遗传、环境因素、饮食习惯和职业对结石的形成影响很大。

根据结石的病因,泌尿系结石包括代谢性结石、感染性结石、药物性结石和特发性结石;根据晶体成分,泌尿系结石分为含钙结石和非含钙结石;根据结石部位,泌尿系结石分为上尿路结石和下尿路结石;根据X线下是否显影,泌尿系结石分为阳性结石和阴性结石。

### 【病理生理】

结石多以一种晶体为主,可有两种或两种以上晶体成分,90%以上的结石含钙盐,按化学成分通常将其分为草酸钙结石、磷酸盐结石、胱氨酸结石、尿酸结石及混合结石,不同成分构成的结石大小和形态差异很大。尿路梗阻、感染和尿路中存在异物是诱发结石形成的主要局部因素,梗阻可以导致感染和结石形成,而结石本身也是尿路中的异物,后者会加重梗阻与感染的程度。

### 【临床表现】

临床表现差异很大,取决于结石的大小、部位、病因、有无梗阻、感染及肾损害和损害的程度。一些患者在体检时偶然发现,部分表现为腰部隐痛、胀痛,排石时会出现典型的肾绞痛发作,约80%的患者有血尿,大部分为镜下血尿,肾绞痛者常有肉眼血尿。结石堵塞会造成肾积水,患肾进行性功能减退。并发感染时,尿中出现脓细胞。

### 【影像学表现】

通过检查可明确是否有肾结石以及结石的部位、大小、数目、形态,是否合并肾积水,初步判断肾功能,是否存在泌尿系畸形等。

1. 超声　超声波检查简便、经济、无创伤,可以发现2mm以上X线阳性及阴性结石。可作为泌尿系结石的常规检查方法,尤其是在肾绞痛时作为首选方法。此外,超声波检查还可以了解结石以上尿路的扩张程度,间接了解肾实质和集合系统的情况。小的肾结石形成光点,稍大者为光斑,大者为光团或光带。较大结石后方伴声影,小结石后方不伴或伴有淡声影。

2. X线　尿路平片(KUB平片)可以发现90%左右X线阳性结石,能够大致地确定结石的位置、形态、大小和数量。平片示肾区单个或多个圆形、卵圆形、钝三角形或鹿角状致密影,密度高而均匀,边缘多光滑,有的不光滑呈桑葚状。在尿路平片上,不同成分的结石显影程度不同。单纯性尿酸结石和黄嘌呤结石能够透过X线(X线阴性),胱氨酸结石的密度低,后者在尿路平片上的显影比较淡。

静脉尿路造影(IVU)的价值在于了解尿路的解剖,确定结石在尿路的位置,发现尿路平片上不能显示的X线阴性结石,鉴别平片上可疑的钙化灶。此外,还可以了解分侧肾脏的功能,确定肾积水程度。肾绞痛发作时,由于急性尿路梗阻往往会导致尿路不显影或显影不良,因此对结石的诊断会带来困难。逆行造影也可帮助了解结石与肾盂、肾盏的关系。

3. CT　CT检查分辨率较KUB高,可发现1mm的结石,而且螺旋CT能够同时对所获得的图像进行二维或三维重建,将横切面图像转换成类似IVU图像,可以清楚地显示包括阴性结石在内的结石的形态和大小。此外,还可以通过结石的CT值来初步判断结石的成分,通过增强CT显示肾积水的程度和肾实质的厚度,同时还能评估肾脏炎症情况。螺旋CT进行三维重建可以更准确地估计出结石体积,术前准确判断结石负荷,从而对治疗方法的选择提供重要的参考价值。由于CT检查不需要做肠道准备,不受肾功能限制,检查所需时间短,对结石的显示非常敏感,可以明确梗阻部位及梗阻原因,对肾绞痛患者的病因诊断具有重要意义。所以,对肾绞痛患者,可首选CT平扫,再依据CT结果适当选择其他影像学检查,以提高诊断准确率(图7-6-3)。

CT增强+三维重建(CTU)是将螺旋CT扫描与IVU检查相结合的一种检查方法,可以准确判断结石的有无、大小、多少、部位及梗阻、积水的情况。对于合并有肾结石且需要同时治疗的患者可行CTU检查评估肾脏情况,可作为IVU的替代检查。

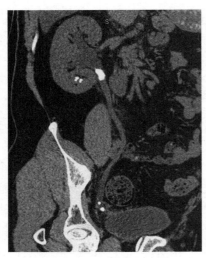

**图 7-6-3　肾、输尿管结石**
CT 平扫右尿路 CPR 图显示右肾下盏、
盂管交界处及输尿管下端多发结石

4. MRI　磁共振常规检查对尿路结石的诊断效果极差，因而一般不用于结石的检查。但是，磁共振水成像（MRU）能够了解上尿路梗阻的情况，而且不需要造影剂即可获得与静脉尿路造影同样的效果，不受肾功能改变的影响。因此，对于不适合做静脉尿路造影的患者（例如造影剂过敏、严重肾功能损害、儿童和孕妇等）可考虑采用。结石在 MRI 各序列均呈低信号，与周围高信号的尿液相比表现为充盈缺损，有时需与血凝块、肿瘤等鉴别。

【鉴别诊断】

主要需与肾钙化灶鉴别，通过观察高密度影的部位、形状一般鉴别不难；另外，对特殊部位的结石，如海绵肾结石、肾盏憩室内结石，根据结石的特定部位也较易区分。

当临床疑为肾和输尿管结石时，常以超声和腹部 X 线片（KUB）作为初查方法，表现典型者诊断不难。CT 检查是诊断泌尿系结石最准确的方法，若 KUB 和超声确诊有困难，或需与其他急腹症鉴别时，应选择 CT 检查。腹腔内可存在其他原因导致的异常钙化，当 KUB 和 CT 平扫难以确定腹部钙化影是否为结石时，可行尿路造影或增强 CT 检查，以显示输尿管与钙化影的关系，有助于鉴别诊断。

【拓展】

超声简便、经济、无创、无辐射，是首选的筛查方法，其局限性是受操作者经验影响大，有时与肾脏的钙化无法鉴别，不能直观显示结石与肾脏的关系，输尿管中段结石因肠气干扰易漏诊。CT 平扫诊断结石的敏感性最高，安全、快捷、无痛苦、无检查禁忌证、不受肠气干扰，已成为首选方法，可与绝大部分肾钙化灶、海绵肾结石及肾盏憩室内结石区分。三维成像对结石的定位更准确，基本可取代 IVP。

不同成分的结石 CT 值有差异，结石 CT 值由低到高依次为尿酸结石、胱氨酸结石、磷酸镁铵结石、磷酸钙结石和草酸钙结石。CT 双能成像为结石成分分析提供了新思路，通过测量结石双能数据的 CT 值，可更有效地区分结石化学成分，在相当程度上区分各种单一成分结石，但对混合性结石的分析仍存在局限性。

放射性核素检查不能直接显示泌尿系结石，但是，它提供肾脏血流灌注、肾功能及尿路梗阻情况等信息，因此对手术方案的选择以及手术疗效的评价具有一定价值。此外，肾动态显影还可以用于评估体外冲击波碎石对肾功能的影响情况。

（张惠茅　丁小博）

# 第三节　泌尿系结核

【概述】

泌尿系结核（urinary tuberculosis）是由结核分枝杆菌引起的泌尿系统慢性、进行性、破坏性疾病，发病率有逐年上升趋势。多发生在 20~40 岁的青壮年，男性多见，90% 为单侧性。肾结核在泌尿系结核中最常见、最先发生，随着病变的进展可蔓延至整个泌尿系统。

【病理生理】

肾结核多源于肺结核，通过血行播散首先在肾皮质形成多发微结核灶，此时绝大多数病变可自愈，如人体免疫力下降，则进展为临床期肾结核，病变累及肾髓质、肾乳头，继之肾盏、肾盂及输尿管，直至累及膀胱，膀胱受累后，对侧输尿管可以出现逆流及积水，含有结核菌的尿液逆流，导致对侧输尿管及肾脏受累。其主要病理特点是脓肿、空洞形成，纤维化及钙化，少数抵抗力增强者可形成自截肾。

【临床表现】

病变局限于肾脏时往往无明显症状，累及膀

胱后则出现尿频、尿急、尿痛,血尿,脓尿,腰痛等症状,全身症状多不明显。

**【影像学表现】**

1. **超声** 肾外形增大伴肾盂扩张积水,实质内囊肿样回声区,实质萎缩伴肾盂、输尿管壁增厚,回声增强,肾内强回声团类似结石的声影等。

2. **IVP** 典型表现是肾小盏杯口模糊、虫蚀样破坏及肾盏变形。病变进展可见肾盏完全破坏、边缘不齐的空洞。若病变广泛,肾功能丧失,则患肾不显影,平片可见与肾脏外形近似的云絮状钙化,输尿管受累则表现为串珠样狭窄与扩张,僵硬短缩,膀胱结核导致膀胱腔变小,形态不规则,逆行造影可见膀胱输尿管反流。

3. **CT** 较早期结核可见肾实质内低密度影,边缘模糊,周边可有强化,延迟扫描对比剂可进入囊腔,提示结核性脓肿及空洞。病变进展累及部分或全部肾盏、肾盂后,肾盏及肾盂管壁增厚变形,部分或全部扩张,肾皮质变薄。肾实质内可见多囊状低密度影,边缘模糊,常围绕肾盂排列,强化不明显提示肾功能部分或全部丧失(图7-6-4)。肾内钙化灶呈局部或散在点状、小斑片状或弧形,分布于空洞壁、肾盂肾盏壁和输尿管壁,弥漫性钙化提示"肾自截"。晚期病变累及输尿管、膀胱,表现为输尿管和膀胱壁增厚,输尿管多发狭窄及扩张,膀胱挛缩变形,进而累及对侧输尿管膀胱开口,形成一侧肾结核,对侧肾积水。

4. **MRI** 表现类似CT,患肾皮质变薄,$T_1WI$皮髓质分界欠清晰,肾实质内可见不规则或类圆形长$T_1$、长$T_2$信号,增强后可见点片状强化,输尿

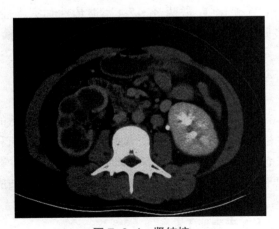

**图7-6-4 肾结核**

CT增强排泄期图示右肾实质内多发囊状低密度影,边缘模糊,围绕肾盂排列,肾实质强化不明显

管僵直,管壁增厚,膀胱变小,挛缩,MRU显示肾盂、肾盏、输尿管和膀胱变形、狭窄。

**【诊断要点】**

较早期是肾小盏杯口虫蚀样破坏及肾盏变形;较具特征性的表现是肾实质低密度灶,围绕肾盂排列,肾积水为不对称性,常有钙化及肾盂、肾盏、输尿管、膀胱壁的增厚及膀胱挛缩;肾功能一定程度受损,晚期可丧失肾功能。

**【鉴别诊断】**

主要需与慢性肾盂肾炎、肾脓肿、肾囊肿、肾积水、多囊肾、黄色肉芽肿性肾盂肾炎、肾结石及肾肿瘤鉴别。

**【拓展】**

泌尿系统结核的诊断主要依赖影像学检查。IVP对早期病变较敏感,可以观察肾盏变化和肾功能;超声,特别是CT更适合于IVP显影不良或不显影的中晚期肾结核。随着CT的普及,MSCT、三维重建技术和MRI新技术的应用,明显提高了对肾及尿路结核的诊断水平。

(张惠茅 王景宇)

## 第四节 肾囊性疾病

**【概述】**

肾脏是易患囊肿的器官,尽管不同的囊肿组织学上相似,但它们的数量、部位和临床特征不一样。单纯肾囊肿(simply renal cyst)是最常见的肾脏疾病,多见于成年人,男性多见,发病率随年龄增长逐渐上升,50岁以上的人群约50%有一个或多个囊肿。

多囊肾(polycystic kidney)分为婴儿型和成人型,前者属常染色体隐性遗传性疾病,是集合管的发育异常,弥漫扩张,较罕见,患儿一般存活时间不长;成人型属常染色体显性遗传性疾病,可伴有多囊肝、胰腺囊肿等,40岁后患者常出现进行性高血压及肾衰竭。

**【病理生理】**

单纯肾囊肿与外界不通,内含淡黄色清亮液体,囊壁薄而透明,内衬以单层扁平上皮细胞。

成人型多囊肾主要表现为双肾弥漫分布大小不等的囊肿,随年龄增长进行性增大,最终破坏肾脏结构和功能,导致终末期肾衰竭。

【临床表现】

肾囊肿通常无症状,多偶然发现。一些大的囊肿,尤其是发生囊内出血或感染时,可产生腰腹疼痛不适症状。

多囊肾患者首发症状多为腰腹部疼痛,呈持续性或阵发性,劳累后加重,或出现间歇无痛性肉眼血尿,于双上腹可触及肿物,可有高血压及肾功能不全的表现。

【影像学表现】

1. **肾囊肿** 呈圆形无回声区、囊状低密度影或圆形长 $T_1$、长 $T_2$ 信号影,壁薄光滑,边界清晰,囊肿与肾实质分界清楚。

2. **多囊肾** 超声示肾明显增大,两肾区有多数液化暗区,界清,肾实质回声增强。IVP 示双肾功能不全,逆行肾盂造影见肾盏受压、变形、聚拢等改变,肾盂拉长呈蜘蛛腿状。CT、MRI 表现为双肾皮质及髓质内多发大小不等圆形、类圆形低密度区,呈蜂窝状(图 7-6-5),囊内密度、信号由于出血等原因常有不同。早期肾脏大小、外形可正常,随囊肿增大而数目增加,肾体积增大,增强扫描囊肿无强化,囊肿间肾组织有不同程度强化。囊肿向内可凸入肾窦,压迫肾盂、肾盏,使之变形,可发现合并的肾结石及肝、胰囊肿。

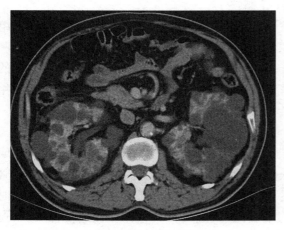

**图 7-6-5 多囊肾**
CT 增强横断位图显示双肾皮、髓质内多发大小不等圆形、类圆形低密度区,呈蜂窝状

【鉴别诊断】

孤立性肾囊肿的鉴别诊断包括肾囊肿与肾盏憩室、肾盂旁囊肿与肾积水、复杂囊肿与囊性肾癌、高密度囊肿与肾脏占位性病变。通过现有影像学手段,特别是 CT 增强多期扫描及延迟扫描,根据病灶是否与尿路排泄系统相通、囊内结构及囊壁的厚薄,有无壁结节、有否强化,一般鉴别不难。

多囊肾主要需与肾多发囊肿鉴别。后者囊肿数目少,病灶可计数,肾脏增大不明显,正常肾实质大部分保留,无家族遗传倾向,患者也没有进行性高血压和肾衰竭倾向。

【拓展】

肾囊肿一般诊断容易,影像学的主要任务是鉴别肾囊肿和囊性肾癌。根据囊肿的 CT 特征采用 Bosniak 分级标准可较准确地将需要手术治疗的不典型肾脏囊性病变从仅需随访的囊肿病例中区分出来,有助于临床治疗方案的选择,但存在一定的主观性。目前认为 Bosniak I 级和 II 级为良性疾病,II F 级中 10% 为恶性,III 级中超过 50% 为恶性,而 IV 级则 100% 为恶性,即囊性肾癌。同时,2016 版 WHO 分类将多房性囊性肾细胞癌更名为低度恶性潜能的多房囊性肾肿瘤。

(张惠茅　丁小博)

# 第五节　肾血管平滑肌脂肪瘤

【概述】

肾血管平滑肌脂肪瘤(renal angioleiomyolipoma, AML)又称肾错构瘤,是一种由成熟脂肪组织、平滑肌组织和厚壁血管组成的良性肿瘤。好发于中青年,女性多见,常单侧单发。20% 的肿瘤合并结节性硬化症,常两肾多发,属遗传性和家族性,多见于青少年,无性别差异,多有智力发育迟缓、癫痫及面部皮脂腺瘤等表现,同时肝、眼、肺、心及骨亦可有病变。

【病理生理】

肾血管平滑肌脂肪瘤系发生于肾间叶组织的良性肿瘤,病理上由不同比例的成熟脂肪、平滑肌和发育不良的血管构成,多数以脂肪成分为主,少数以平滑肌为主。较大的肿瘤在肾实质内生长可造成肾盂、肾盏受压变形,肿瘤有自发破裂出血的倾向。

【临床表现】

多无症状,少见血尿,因 AML 所致的腹膜后大出血,又称 Wunderlich 综合征。常见症状和体征包括腰部疼痛、血尿、可触及的肿块和低血容量性休克。超过50%的AML是在对各种非特异性症状进行腹部超声检查中无意发现的。

【影像学表现】

1. 超声　可探得肾实质内占位病变，边界清，多为强回声为主的团块。

2. CT　见肾内等低混杂密度团块影，内含脂肪密度（图7-6-6），CT值多在 $-120\sim-40Hu$，呈圆形或卵圆形，可分叶，边缘光滑锐利。自发性破裂出血者出血部位的密度随出血时间长短呈高、等或低密度改变，增强扫描病灶内不均匀强化。

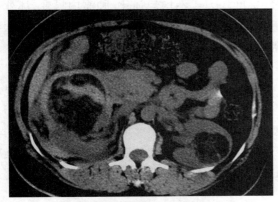

**图 7-6-6　肾血管平滑肌脂肪瘤**
CT平扫横断位图显示双肾含脂肿块，右侧合并肾自发破裂出血

3. MRI　在病灶中可发现脂肪信号（$T_1WI$高信号、$T_2WI$中等信号，抑脂序列信号降低），增强抑脂扫描，肿瘤实质部分不均匀强化。

【鉴别诊断】

主要包括缺乏脂肪成分的血管平滑肌脂肪瘤与肾癌的鉴别，脂肪成分为主的血管平滑肌脂肪瘤与脂肪瘤的鉴别以及肾错构瘤破裂出血与肾癌破裂出血之间的鉴别。

【拓展】

超声、CT和MRI对绝大多数肾血管平滑肌脂肪瘤可定性诊断，MSCT、MRI能更好地显示肿瘤的成分、大小、形态、数目及其与周围组织的关系。对伴有神经、精神症状的患者应加做颅脑CT或MRI检查，以明确是否伴有脑结节硬化症。对伴有结节硬化症时的双肾肿瘤，即使未发现明显的脂肪组织也不能排除血管平滑肌脂肪瘤的可能。伴有结节性硬化综合征的AML多为双侧和

多中心发病，具有生长迅速和易出现临床症状的特点。

虽然AML被公认为良性肿瘤，但仍有数十例肾外发生的报道，包括肾门淋巴结、后腹腔、肝脏乃至静脉系统等。一般来说，肿瘤直径小于4cm且无症状的AML可以等待观察，6~12个月进行影像复查，较大肿瘤尤其有症状的患者应给予干预。

（张惠茅　丁小博）

## 第六节　肾细胞癌

【概述】

肾细胞癌（renal cell carcinoma）又称肾癌，起源于肾小管或集合管上皮，是成人最常见的肾脏恶性肿瘤，约占肾恶性肿瘤的90%。多见于60岁左右的男性，多单侧发病。

【病理生理】

根据2016年版WHO泌尿肿瘤分类，肾细胞癌分14个亚型：肾透明细胞癌（本节重点）、肾乳头状细胞癌、肾嫌色细胞癌、遗传性平滑肌瘤病肾细胞癌综合征相关性肾细胞癌、低度恶性潜能的多房性囊性肾肿瘤、集合管癌、髓质癌、黏液性管状和梭形细胞癌、MIT家族易位性肾细胞癌（包括Xp11易位性肾细胞癌和t（6；11）肾细胞癌、琥珀酸脱氢酶缺陷相关的肾细胞癌、管状囊性肾细胞癌、获得性囊性肾疾病相关性肾细胞癌、透明细胞乳头状肾细胞癌，另外包含神经母细胞瘤相关性嗜酸细胞性肾细胞癌等4种暂定的肾脏肿瘤类型。其中透明细胞癌最多见，约占85%。肿瘤位于肾实质内，多为实性，圆形或椭圆形，常伴有出血、坏死、囊变，可有钙化，瘤周假包膜多见，瘤体增大后浸润、压迫、破坏肾盂肾盏，向肾周侵犯，形成静脉瘤栓或转移到淋巴结及其他脏器。镜下肿瘤富血管，癌细胞呈多角形，胞质透明，含胆固醇或磷脂体，胞核小而深染，间质内几乎无纤维组织。

【临床表现】

多无任何不适，常因超声、CT检查偶然发现，晚期可出现血尿、肾区痛、肿块以及转移的相关症状。

【影像学表现】

IVP可显示肾小盏牵拉变形、扭曲变细、破

坏,或扩张变形。B超可示肾轮廓改变,肾实质内回声高低不均的实性肿块,边界不整齐;肿瘤压迫肾盂时,可见肾盂变形、移位。CT平扫低密度居多,约10%可见钙化,多为明显不均匀强化(图7-6-7),以皮髓质期强化最为明显,呈"快进快出"强化方式,肿瘤可穿破包膜进入肾周,肾静脉、下腔静脉增粗,出现低密度影提示有癌栓形成。MRI病变信号不均匀,明显不均匀强化,可见假包膜。

【诊断要点】

肾透明细胞癌为富血供肿瘤,其内出血、坏死、囊变多见,明显不均匀强化为其特点。

【鉴别诊断】

肾透明细胞癌主要需与乏脂肪的肾血管平滑肌脂肪瘤及肾嗜酸细胞瘤鉴别。乏脂肪的肾血管平滑肌脂肪瘤强化程度较高,均匀或不均匀强化,平扫薄层CT发现其内有确切脂肪成分是定性诊断的关键,极少数情况下,部分透明细胞癌可以出现脂肪变性,严重变性者可以在CT上出现脂肪密度,MRI脂肪抑制可以出现信号衰减,此时MRI同反相位或抑脂像就具有了重要意义,可以同血管平滑肌脂肪瘤鉴别。肾嗜酸细胞瘤CT平扫表现为均匀或不均匀的等低密度,边缘光整,中央可见钙化,囊变坏死少见,实性部分强化明显,约30%可出现中央瘢痕及内部轮辐状强化。

肾癌诊断时还应注意其不同亚型之间的鉴别。肾透明细胞癌血供丰富,易发生坏死、囊变、出血,多表现为明显不均匀强化;乳头状细胞癌为少血供肿瘤,恶性程度较低,CT平扫密度可高于周围正常肾实质,强化程度低,多为轻度均匀强化或轻度延迟强化,少有囊变、坏死,可见钙化;嫌色细胞癌平扫密度稍高或等于正常肾实质,呈轻、中度均匀或不均匀强化,肿瘤内囊变、坏死少见,可有钙化,有时可出现中央瘢痕,但中央瘢痕基本不强化。

【拓展】

CT、MRI表现有一定的特征性,能清晰显示肿瘤内部结构、肾静脉与下腔静脉瘤栓、肾周侵犯及淋巴结转移等情况。CT是诊断肾脏肿瘤的主要影像学方法,其强大的后处理功能可弥补横断面成像对肾癌分期的不足,在显示肾肿瘤与邻近

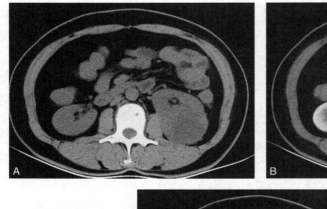
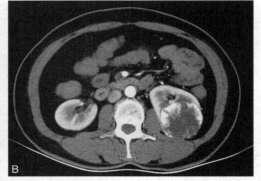
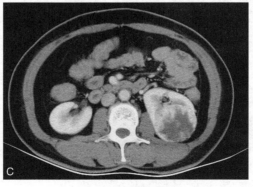

**图7-6-7　肾透明细胞癌**

A. CT平扫示肿瘤密度不均匀减低,界限不清;B、C. 肾皮髓质期、肾实质期示肿瘤周边实质区明显不均匀强化,以肾皮髓质期为明显,内有低密度坏死区

组织、器官的关系方面可获得更详尽、更有价值的信息。MRI 能更好地显示肿瘤内出血、囊变及假包膜,对肿瘤性质判定及肾静脉、下腔静脉癌栓显示优于常规 CT。

(张惠茅 王景宇)

## 第七节 肾盂癌与输尿管癌、膀胱癌

### 【概述】

肾盂癌(renal pelvic carcinoma)是发生于肾盂、肾盏上皮的肿瘤,发病率在肾脏恶性肿瘤中仅次于肾癌,多为移行上皮癌。发生于输尿管及膀胱的尿路上皮癌称为输尿管癌(ureteral carcinoma)及膀胱癌(bladder cancer)。

### 【病理生理】

肾盂癌可发生于肾盂的任何部位,可向肾实质内侵犯。肾盂癌、输尿管癌及膀胱癌多为移行细胞癌,少数为鳞癌和腺癌。膀胱癌可发生于膀胱任何部位,但绝大多数位于膀胱三角区。

### 【临床表现】

早期即有无痛性肉眼血尿,少数可有腰部不适、隐痛及胀痛,血块或肿瘤阻塞输尿管或尿道口时可出现肾绞痛、积水、排尿困难等。

### 【影像学表现】

肾盂癌典型超声征象为肾窦分离,内见实性低回声肿块。IVP 示肾盂、肾盏内不规则充盈缺损,肾盂、肾盏积水,邻近肾盏受压移位。CT 平扫见肾盂、肾盏内软组织肿块,密度均匀或不均匀,肾窦脂肪影变窄或消失,常伴肾积水,增强扫描肿块呈轻、中度强化,排泄期可见肾盂、肾盏内充盈缺损(图 7-6-8)。MRI 示肾盂肿瘤在 $T_1WI$ 及 $T_2WI$ 上信号与肾皮质信号强度相近。

输尿管癌则表现为位于输尿管内的相似密度及信号的肿块并肾盂、输尿管积水的表现。

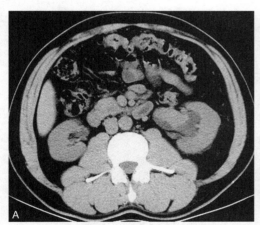
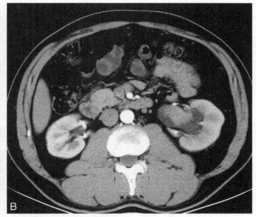
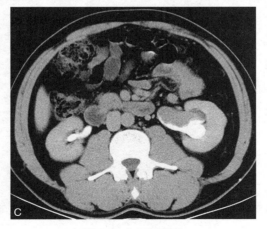

**图 7-6-8 肾盂癌**

A. CT 平扫;B. 肾皮髓质期;C. 肾排泄期。肾盂内实性占位性病变,轻度强化,排泄期可见肾盂充盈缺损,轻度肾积水

膀胱癌典型影像表现为膀胱壁乳头状或菜花状实性回声、密度或信号的肿块，IVP 或膀胱造影可见菜花状或乳头状充盈缺损。

**【诊断要点】**

无痛性肉眼血尿，尿脱落细胞学检查发现癌细胞，膀胱镜见输尿管口喷血或膀胱壁肿物。IVP 可见充盈缺损影，CT 可见集合系统内肿块，轻、中度强化，排泄期呈充盈缺损改变。

**【鉴别诊断】**

主要应与集合系统内血块鉴别，两者均表现为充盈缺损，但血块无强化，短期内复查病灶有变形、缩小或消失。肾盂癌浸润肾实质需与肾癌鉴别，后者血尿程度轻，出现晚，多数呈明显强化。

**【拓展】**

超声检查早期易漏诊，IVP 和 CT 是诊断肾盂癌、输尿管癌的理想方法。CT 的 MPR 图像有利于病变的早期发现，对肿瘤部位、形态、浸润深度显示更佳。MRI 则可以为膀胱肿瘤提供更加详尽的信息，$T_2WI$ 及 DWI 成像对于膀胱肿瘤的分期有十分重要的作用。CT、MRI 可更好地显示肿瘤对邻近结构的侵犯及区域淋巴结转移。

（张惠茅　邱　香）

# 参 考 文 献

[1] 周康荣, 严福华, 曾蒙苏. 腹部 CT 诊断学. 上海: 复旦大学出版社, 2011.

[2] 金征宇, 龚启勇. 医学影像学. 北京: 人民卫生出版社, 2015.

# 第七章　生殖系统疾病

## 第一节　男性盆腔影像技术特点

男性盆腔因缺乏好的自然对比,普通 X 线检查应用较少,多采用超声及 CT、MRI 检查技术。相对于超声和 CT,MRI 的多序列、多参数成像特点使其在男性盆腔影像检查中具有显著优势,尤其是对于前列腺疾病的诊断和评估。现在 MRI 已成为前列腺癌诊断和评估最重要的影像技术。

## 第二节　良性前列腺增生及前列腺炎

### 一、良性前列腺增生

【概述】

前列腺腺体体积增大,若明显压迫前列腺部尿道,可造成膀胱出口部梗阻而出现排尿困难等相关症状,即良性前列腺增生(benign prostatic hyperplasia,BPH)。良性前列腺增生是老年男性最常见的疾病。

【病理生理】

良性前列腺增生常发生于移行带,其主要病理特征是前列腺间质和上皮细胞增生,从而形成独立结节。

【临床表现】

刺激期症状以尿频为主,特别是夜尿次数增多明显;代偿期以排尿困难为主;失代偿期主要表现为慢性尿潴留。

【影像学表现】

1. **超声**　前列腺外缘规整,各径线均不同程度增大,可突入膀胱;前列腺内可出现大小不等、等回声的增生结节;周围带受压变薄,移行带与周围带间有清晰分界,即外科包膜;前列腺尿道局部狭窄。

2. **CT**　前列腺增大呈圆形或类圆形,大多对称,边缘锐利;增强扫描呈不均匀斑片状强化。

3. **MRI**　前列腺轮廓光整,体积增大,大多两侧对称,周围带变薄、消失;$T_1WI$ 上呈均匀略低信号;$T_2WI$ 上,增生结节信号多样,可呈高、等、低信号;DWI 呈等或稍高信号,ADC 呈稍低信号;增强扫描,增生结节呈不均匀明显强化(图 7-7-1)。

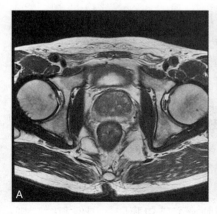
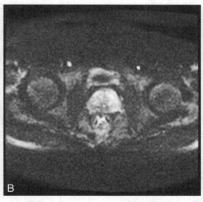
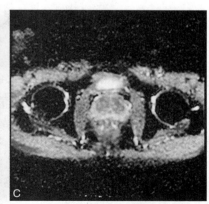

**图 7-7-1　良性前列腺增生 MRI 表现**

前列腺体积增大,以移行带增大明显,A. $T_2WI$ 信号欠均匀;B. DWI 呈等或稍高信号;C. ADC 信号稍低,周围带受压变薄

【诊断要点】

前列腺周围带和移行带比例失调，移行带增大，多发边界清楚结节，T₂WI 信号混杂。

【鉴别诊断】

应注意与前列腺癌相鉴别。

【拓展】

腹部超声扫描可清晰显示前列腺增生，尤其是突入膀胱时。MRI 可清晰显示前列腺内部结构，T₂WI 对于鉴别诊断非常关键。

## 二、前列腺炎

【概述】

前列腺炎（prostatitis）是成年男性的常见病之一，可分为急性前列腺炎和慢性前列腺炎。

【病理生理】

急性前列腺炎通常是细菌性的，慢性前列腺炎病因至今未明，可能是感染性或炎性所致。

【临床表现】

可有恶寒、发热、乏力等全身症状。尿道症状为排尿时有烧灼感，尿急、尿频、夜尿、排尿困难等，可伴有排尿终末血尿或尿道脓性分泌物。

【影像学表现】

1. 超声 可见前列腺内部回声不均匀，前列腺被膜增厚。

2. CT 局部或弥漫性密度减低或前列腺增大；前列腺与包膜分界不清，其外周模糊。

3. MRI 前列腺周围带于 T₂WI 呈不均匀低信号，可为局限性或弥漫性，DWI 信号不高或轻度增高，ADC 可轻度减低（图 7-7-2）。

【诊断要点】

T₂WI 低信号区域 DWI 信号不高或轻度增高，ADC 不低或轻度减低。

【鉴别诊断】

应注意与前列腺癌相鉴别。

【拓展】

MRI 是诊断前列腺炎的最佳影像学成像方式，尤其是在前列腺炎与前列腺癌的鉴别方面起到关键作用。

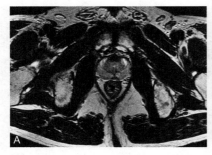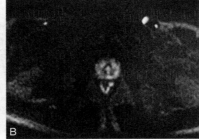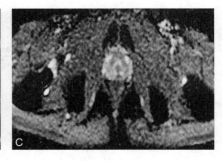

**图 7-7-2 前列腺炎 MRI 表现**

A. 前列腺周围带 T₂WI 信号不均匀减低；B. DWI 呈等或稍高信号；C. ADC 信号稍低

# 第三节 前列腺癌

【概述】

前列腺癌（prostate cancer）多见于 50 岁以上男性，病因尚不清楚，目前认为最重要的危险因素之一为遗传，高动物脂肪饮食也是一个重要的危险因素。

【病理生理】

前列腺癌源于前列腺腺泡和导管上皮，因此多为腺癌，偶见鳞状或移行细胞癌、黏膜癌。好发于前列腺周围带，常为多发病灶。前列腺癌骨转移、淋巴转移较常见。

【临床表现】

前列腺癌早期常无明显临床症状；肿瘤增大压迫或侵犯阻塞尿道和膀胱颈时，会出现排尿困难、尿潴留等下尿路梗阻或刺激症状；晚期侵犯尿道、膀胱和精囊，可有血尿、尿失禁。

【影像学表现】

1. 超声 表现为前列腺形态欠规整，双侧不对称，前列腺内部回声不均匀，周围带出现低或混杂回声结节。

2. CT 当肿瘤突破包膜向周围侵犯时表现为前列腺的分叶状肿块；侵犯精囊时出现精囊增

大、膀胱精囊角消失；侵犯膀胱时出现膀胱壁增厚甚至软组织肿块形成；淋巴转移表现为盆腔及腹部淋巴结肿大；骨转移表现为骨盆或脊椎密度增高或不均匀。

3. MRI 在 $T_2WI$ 表现为周围带内低信号区，与正常的周围带高信号形成明显的差异；移行带为局限性低信号，通常为凸透镜形，边界不清；DWI 为明显高信号，ADC 图为明显低信号。侵犯周围脂肪时表现为脂肪内低信号区；侵犯静脉丛时前列腺两侧后方静脉丛不对称；侵犯精囊时精囊信号减低及前列腺精囊角消失（图 7-7-3）。

【诊断要点】

MRI 可以显示前列腺包膜的完整性、是否侵犯前列腺周围组织及器官，还可以显示盆腔淋巴结受侵犯情况及骨转移病灶。CT 对早期前列腺癌诊断的敏感性低于 MRI，检查的主要目的是协助临床医师进行临床分期。

【鉴别诊断】

主要应与良性前列腺增生相鉴别。

【拓展】

诊断多数前列腺癌，首先用前列腺特异抗原（prostate specific antigen，PSA）进行筛查，对于 PSA 阳性病例用经直肠超声（transrectal ultrasonography，TRUS）加上活检结合 MRI 检查（主要是 $T_2WI$、DWI/ADC）能够发现病变。MRI 是目前筛查、诊断前列腺癌较敏感的技术。早期前列腺癌目前最佳的诊断方法为 TRUS 加上超声引导下穿刺活检，MRI 上病灶明确者也可行超声–MRI 融合穿刺或 MRI 引导穿刺。

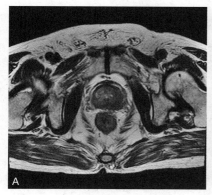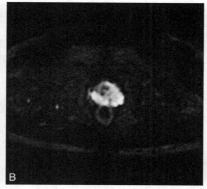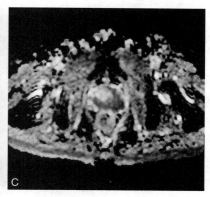

图 7-7-3 前列腺癌 MRI 表现

A. $T_2WI$ 周围带内弥漫低信号区，累及移行带；B. 病灶呈 DWI 明显高信号；C. ADC 明显低信号

# 第四节 精囊疾病

## 一、精囊腺炎

【概述】

精囊腺炎（seminal vesiculitis）多继发于泌尿生殖系统其他器官感染，以继发于前列腺炎最为常见。

【病理生理】

精囊腺炎表现为精囊腺黏膜充血、水肿、脱屑、管腔阻塞，可伴有血精。

【临床表现】

精囊腺炎急性期症状包括尿急、尿痛、排尿困难、终末血尿等；慢性期症状包括尿频、尿急、排尿不适、有灼热感等。

【影像学表现】

1. 超声 精囊体积增大，腺管扩张，回声减低，囊壁增厚，血流速度快，慢性者可出现钙化。

2. CT 双侧精囊增大，可为对称性或不对称性，也可表现为单侧精囊腺增大，精囊增厚、毛糙，密度大致均匀，可出现液化、坏死，精囊膀胱三角变小，精囊腺边界模糊，邻近脂肪间隙密度增高，可见钙化，增强后呈轻中度强化。

3. MRI 急性精囊腺炎表现为精囊体积增大，腺体管腔增宽，但仍保持整体结构呈迂曲管状，$T_1WI$ 为等信号或低信号，合并出血时为高信号，$T_2WI$ 为稍低或稍高信号；慢性精囊腺炎表现为精囊腺萎缩，T₁WI及T₂WI均为低信号（图7-7-4）。

**【诊断要点】**

精囊腺炎尽管可出现体积及信号异常，但仍保持整体结构呈迂曲管状。

**【鉴别诊断】**

应注意与精囊肿瘤病变的鉴别。

**【拓展】**

MRI诊断效能优于超声和CT，可清楚显示精囊整体结构是否存在异常。

## 二、精囊肿瘤

**【概述】**

精囊肿瘤多为继发性，最常见恶性肿瘤为转移，由邻近器官恶性肿瘤直接蔓延所致，原发性精囊肿瘤罕见。

**【病理生理】**

继发性精囊肿瘤通常为前列腺、膀胱、直肠等邻近器官的恶性肿瘤直接蔓延所致。原发性精囊良性肿瘤以平滑肌瘤最为常见，原发性精囊恶性肿瘤以腺癌最为常见。

**【临床表现】**

精囊肿瘤常无明显临床症状，偶见血精。

**【影像学表现】**

1. **超声** 多为前列腺癌蔓延所致，表现为精囊形态失常，病变与前列腺癌分界不清。

2. **CT** 前列腺癌突破包膜，侵犯精囊，出现精囊增大、膀胱精囊角消失；原发精囊肿瘤表现为局限性占位。

3. **MRI** 原发性良性精囊肿瘤边缘光滑、清晰，多表现为实性软组织肿物，T₁WI为稍低或等信号，T₂WI为等或高信号。恶性肿瘤表现多样，最常见为前列腺癌蔓延，精囊体积增大，可为对称或不对称，腺管失去正常结构，受累精囊T₂WI为低信号，DWI为明显高信号，ADC图为明显低信号，增强后呈早期强化，与前列腺癌表现一致（图7-7-5）。

**【诊断要点】**

精囊腺局部或弥漫正常结构消失，密度或信号异常。

**【鉴别诊断】**

应注意鉴别为原发性还是继发性肿瘤。

**【拓展】**

MRI对精囊肿瘤的诊断效能优于CT，尤其是在早期肿瘤性病变的检出方面优势明显。

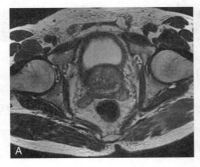
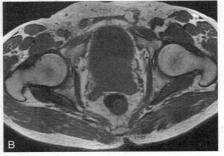

**图7-7-4 精囊腺炎MRI表现**
A. 双侧精囊腺T₁WI呈等信号；B. T₂WI局部信号减低，仍保持整体结构

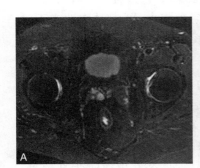
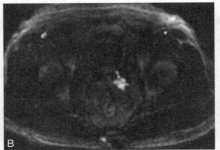
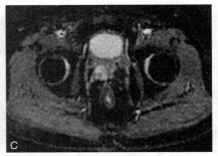

**图7-7-5 前列腺癌累及精囊MRI表现**
左侧精囊腺见实性肿物，A. T₂WI呈低信号；B. DWI呈明显高信号；C. ADC呈低信号

## 第五节　睾丸及阴囊疾病

### 一、睾丸与附睾炎症

**【概述】**

睾丸与附睾炎症是男性生殖系统常见炎症，致病因素多样。

**【病理生理】**

感染途径以血行和淋巴管途径为主，以非特异性睾丸炎常见。

**【临床表现】**

主要为患侧阴囊肿痛，常伴压痛，也可伴有其他部位受累，如精囊。

**【影像学表现】**

1. **超声**　睾丸及附睾呈不同程度的肿大，回声强弱不均或偏低，其间可见局限性低回或呈弥漫性不均质性低回声，内部血流丰富。

2. **CT**　睾丸及附睾肿大，内部密度不均，增强后包膜呈明显环形强化，壁薄均匀，合并鞘膜积液，阴囊皮肤增厚。

3. **MRI**　MRI上睾丸及副睾呈弥漫性肿大，信号混杂，可合并鞘膜积液。

**【诊断要点】**

睾丸及附睾肿大，回声、密度或信号不均，结合临床表现，可做出诊断。

**【鉴别诊断】**

睾丸与附睾结核临床症状不典型时应注意与非特异性炎症鉴别，$T_2WI$ 低信号区在 DCE-MRI 上出现明显强化时应考虑存在结核的可能。

**【拓展】**

睾丸及附睾位置表浅，超声简便易行，可作为首选影像检查方式。超声表现不典型时，可进行 MR 检查，有助于病变的准确诊断。

### 二、睾丸肿瘤

**【概述】**

睾丸肿瘤少见，好发于15~35岁人群，可分为原发性和继发性两类，隐睾是目前公认的危险因素。

**【病理生理】**

原发性肿瘤分为生殖细胞瘤和非生殖细胞瘤，以生殖细胞瘤多见，可进一步分为精原细胞瘤和非精原细胞瘤，以精原细胞瘤多见。非精原细胞瘤包括畸胎瘤、胚胎瘤等。非生殖细胞瘤包括纤维瘤、淋巴瘤等，临床少见。

**【临床表现】**

常见表现为睾丸肿块或无痛性肿大，精原细胞瘤可表现为阴囊疼痛伴坠胀感。

**【影像学表现】**

1. **超声**　睾丸体积增大，可见类圆形肿块，精原细胞瘤多呈低回声，肿块及周边血流信号丰富，非精原细胞瘤回声较为混杂。

2. **CT**　睾丸明显肿大，可见类圆形肿块，密度及强化随病理分型不同差异显著，精原细胞瘤呈软组织肿块，密度欠均匀，边界多清楚，增强后呈轻度强化。

3. **MRI**　精原细胞瘤呈结节性或分叶状实性肿块，边界清晰，可伴有囊变、坏死，实性部分 $T_1WI$ 呈等或稍低信号，$T_2WI$ 呈均匀低信号，增强后呈轻、中度强化（图7-7-6）。非精原细胞

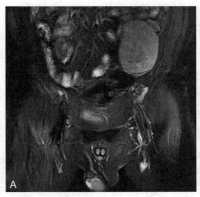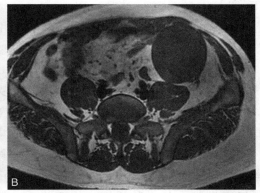

**图7-7-6　精原细胞瘤 MRI 表现**

左侧隐睾精原细胞瘤，可见一实性软组织肿块，边界清楚，A. $T_1WI$ 呈等信号；B. $T_2WI$ 呈均匀等信号

瘤因组织病理学多样,MRI 表现多变,因出血和坏死多见,T₂WI 上可见高低混杂斑片状信号,这是该类肿瘤的特点,增强后实性部分可呈明显强化。

【诊断要点】

睾丸出现无痛性实性肿块。

【鉴别诊断】

注意睾丸各种肿瘤之间的鉴别。

【拓展】

睾丸各种肿瘤之间的鉴别诊断比较困难,往往需要通过组织病理学明确。肿瘤标志物具有提示意义。另外有研究认为病变在 T₂WI 呈相对均匀低信号时提示精原细胞瘤的可能。

# 第六节　盆腔外伤

【概述】

盆腔外伤(pelvic injury)是外科常见病,多为强大的外力引起盆腔内脏器、骨盆软组织损伤,常合并骨盆骨折。主要包括直结肠及肛管损伤、膀胱损伤、尿道损伤及骨盆骨折。

【临床表现】

1. 直肠、结肠及肛管损伤　休克、腹膜炎、直肠周围感染、肛门区疼痛等。

2. 膀胱损伤　下腹痛、血尿及排尿困难或不排尿。

3. 尿道损伤　尿道出血、疼痛、排尿困难或尿潴留、会阴血肿及瘀斑、尿液外渗。

4. 骨盆骨折　局部压痛、瘀血、下肢旋转、短缩畸形、尿道口出血、会阴部肿胀。

【影像学表现】

1. X 线　90% 的骨盆骨折可经正位片检查发现。

2. CT　对于骨盆后方的损伤尤其是骶骨骨折及骶髂关节损伤,CT 检查更为准确,伴有髋臼骨折时也应行 CT 检查,对于判断骨盆骨折的类型和决定治疗方案均有较高价值(图 7-7-7)。

3. MRI　可清晰显示骨折断端及周围血肿、水肿和软组织损伤情况,以及邻近组织和脏器的损伤情况,骨折后骨髓内的水肿或渗出表现为骨折线周围边界模糊的 T₁WI 低信号、T₂WI 高信号。

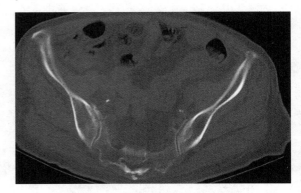

图 7-7-7　骶骨右侧骨折(CT 扫描)
骶骨右侧线样骨折线

4. 造影检查　膀胱顺行或逆行造影、碘水灌肠造影均对盆腔外伤时造成的脏器损伤的诊断提供有力的证据。

【诊断要点】

监测血压;嘱患者排尿或者导尿,根据尿液的性状判断尿道有无损伤;诊断性腹腔穿刺判断有无腹腔内脏器损伤,注意观察盆壁血肿。

【鉴别诊断】

盆腔外伤常需与非外伤性出血,如脾自发性破裂、肝癌破裂等鉴别,结合临床、超声及 CT 表现并不难区分。

(陈　敏　李春媚)

# 第七节　女性盆腔影像技术特点

女性盆腔影像检查主要关注子宫、卵巢、阴道等部位病变,并鉴别其良恶性;对于恶性病变,进一步明确累及范围及局部转移情况。由于盆腔软组织因缺乏好的自然对比,普通 X 线检查应用较少,多采用造影及 CT、MRI 检查。

X 线片检查对女性盆腔病变诊断意义小,更多用于宫内节育器位置、形态,判断有无脱落,偶然可以发现钙化的子宫肌瘤。

子宫输卵管造影可显示宫颈管、宫腔及双侧输卵管腔内形态,适用于不孕症、生殖道畸形,可了解输卵管是否通畅。子宫输卵管造影图像中,宫腔呈底边朝上的倒三角形,两个底角为子宫角,与输卵管相通,下段与宫颈管相通,边缘呈羽毛状。但需要注意的是,造影仅能显示腔内形态,无法对外轮廓进行观察。

盆腔CT检查速度快，可以显示子宫形态，借助增强扫描，可以进一步评估盆腔血管，但受限于软组织分辨力，对宫体结构、宫颈及卵巢内部结构显示能力有限，无法有效对恶性病变累及范围进行评估，主要应用于恶性肿瘤的淋巴结及盆腔脏器转移和术后随访。子宫体在CT上通常呈椭圆形软组织密度，边缘光滑，宫腔为低密度，宫颈位于子宫体下方，为圆形或椭圆形软组织密度影；增强图像中，由于子宫肌层富含血供，呈明显均匀强化，而宫腔强化程度较低，子宫颈由于含有较多间质成分，强化程度低于子宫肌层；同时，增强检查薄层图像的三维重建可以直观显示血管结构，用于评估病变供血动脉及回流静脉、有无癌栓等。

盆腔MRI为女性盆腔主要影像学检查方法，特点为软组织分辨力高，多方位、多序列成像。$T_1WI$主要用于显示盆腔正常解剖结构，对出血、含脂肪成分病变显示清晰；$T_2WI$是女性盆腔病变主要检查序列，能清晰显示子宫体中子宫内膜、结合带及子宫外肌层的三层结构，以及宫颈的宫颈管、宫颈纤维基质和宫颈肌层的三层结构；对于卵巢病变，囊性成分$T_2WI$通常呈高信号，而实性成分则为等或稍高信号。通常情况下，对子宫和宫颈的观察以矢状位和垂直于器官长轴的斜轴位最佳，可以清晰检出肌壁间病变、子宫内膜病变以及宫颈病变，并评估病变性质；对卵巢、淋巴结以及邻近组织器官（膀胱、直肠）的观察则以轴位为主。DWI技术在盆腔扫描中已成为常规序列，由于恶性肿瘤中细胞排列紊乱、细胞膜通透性改变等原因，存在水分子弥散受限，可表现为DWI信号升高，ADC值减低，通过这一特点可以辅助病变的良恶性鉴别，提高恶性病灶检出的敏感性。增强MR，尤其是多期动态增强MR可以获取病灶的时间-信号强度曲线，得到灌注、通透性相关特征，进一步评估病变性质，指导临床诊治。

# 第八节　女性生殖道畸形

【概述】

女性生殖道畸形（Müllerian duct anomalies）

是在胎儿时期，苗勒氏管的形成、融合、吸收异常所引起的。生殖道畸形在所有女性中约占5.5%，不孕人群中占8%，在有流产史的女性中约占24.5%，在所有女性中最常见的为弓形子宫，约占3.9%。

【病理生理】

苗勒氏管发育、融合和隔膜再吸收三级胚胎学发育过程中出现了一个或多个异常，可能合并卵巢发育不良、肾脏异常、阴道发育异常。

美国生殖协会1988年修订的MDA分型将生殖道畸形分为以下7型：

Ⅰ型：节段性发育不全或不同程度的子宫阴道发育不全。

Ⅱ型：单角子宫（不同或部分单侧发育不全）。

Ⅲ型：双子宫（苗勒氏管融合异常导致的子宫重复畸形）。

Ⅳ型：双角子宫（子宫阴道管上段融合不全）。

Ⅴ型：纵隔子宫（子宫阴道隔膜不完全吸收，分为部分型及完全型）。

Ⅵ型：弓形子宫（隔膜少量未吸收）。

Ⅶ型：己烯雌酚暴露导致的子宫畸形。

【临床表现】

女性生殖道畸形的临床表现取决于畸形的类型，最常见的表现为闭经、不孕、流产率增加及其他不良妊娠结局，与子宫内膜异位相关的流出道梗阻会引起周期性盆腔。纵隔子宫是在15.4%的女性不孕或流产的原因。

【影像学表现】

不同类型在影像学上表现不同：如单角子宫表现为小的管状子宫、偏向盆腔一侧、具有一个宫角；双子宫畸形具有两个宫角及宫颈、75%的病例具有双阴道，两个宫腔的内膜之间无交通；双角子宫宫底凹陷>1cm，具有两个对称宫角；纵隔子宫及弓形子宫的宫底平坦、凸起或轻微凹陷（<1cm），纵隔子宫宫腔内具有为吸收的分隔；弓形子宫的宫底肌层轻微增厚，轻度压迫局部内膜；己烯雌酚暴露可表现为T型宫腔、子宫发育不全、内膜边缘不规则、宫颈发育不全或狭窄。

1. **子宫输卵管造影**　评估生殖道畸形的传统方法，可评估宫腔及输卵管是否通畅，不能用于评价子宫的外部轮廓。仅用于评估与宫颈相通的宫腔形态。基于宫腔形态，无法区分不同生殖道畸形的亚型。

**2. 超声** 通常在月经期晚期分泌期进行,可用于评价子宫外部轮廓,通常用于生殖道畸形的最初评价,最大的限制是对操作者依懒性强,较难鉴别畸形的不同亚型,例如鉴别单角子宫与子宫角发育不全。

**3. MRI** MRI可看到宫腔内情况,同时可看到子宫外部轮廓。诊断女性生殖道畸形的准确率很高,定位需$T_2$加权像≤4mm层厚与子宫长轴平行的图像。扫描需包括阴道短轴位图像,观察是否存在阴道隔膜或双阴道畸形。$T_1WI$可观察到宫腔或阴道积血信号。使用大视野的$T_2WI$可观察到是否存在肾脏畸形等其他合并症。(图7-7-8)

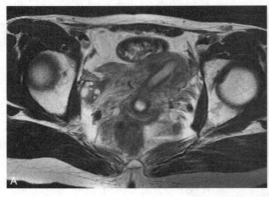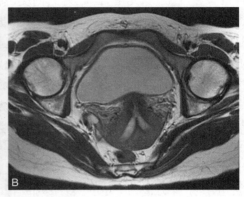

**图7-7-8 女性生殖道畸形MRI扫描**
A. 子宫呈管状,偏向盆腔左侧,单角子宫;B. 纵隔子宫

**【诊断要点】**

子宫外部轮廓是鉴别子宫生殖道畸形MDA分型的重要方法:子宫底外部轮廓为凸起、平坦或凹陷小于1cm提示为隔膜吸收异常所致(包括纵隔子宫及弓形子宫);子宫底外部凹陷大于1cm提示为苗勒氏管融合异常(包括双子宫及双角子宫)。

**【鉴别诊断】**

不同类型的生殖道畸形需与不同疾病相鉴别。Ⅰ型需要与性腺发育不良、雄激素不敏感综合征、假两性畸形、子宫切除术后等改变鉴别;Ⅱ型需与带蒂子宫肌瘤、囊性子宫腺肌症鉴别;Ⅰ、Ⅱ及其他不同类型畸形之间也需要鉴别。

**【拓展】**

子宫输卵管造影可观察畸形宫腔。3D超声及MRI检查诊断生殖道畸形的特异性高。

# 第九节 子宫病变

## 一、子宫肌瘤

**【概述】**

子宫肌瘤(myoma of uterus),亦称子宫平滑肌瘤,是育龄期女性子宫最常见的良性肿瘤,典型的肌瘤成分均匀,由平滑肌及结缔组织组成。

**【病理生理】**

肌瘤原发于子宫肌层,根据肌瘤发展过程中与子宫肌壁的关系分为三种:肌壁间肌瘤、浆膜下肌瘤、黏膜下肌瘤。肌壁间肌瘤最为常见,各种类型的肌瘤可发生在同一子宫中,也可以发生于阔韧带或宫颈。

**【临床表现】**

子宫肌瘤的临床症状与肌瘤的部位、大小、生长速度及肌瘤有无变性等关系密切。常见的症状为月经量过多、阴道出血,可继发贫血,对于较大的肌瘤,可表现为腹部肿块和压迫症状,如尿频、尿潴留。

**【影像学表现】**

**1. 超声** 子宫增大;肌瘤表现为边界清晰的均匀低回声,后方有时可伴有声影;彩色多普勒血流显像(CDFI)可见肌瘤内无或乏血流信号,周边血流信号丰富。对于阔韧带肌瘤及部分浆膜下肌瘤,经腹超声比经阴道超声能更充分评估病变状况。

**2. CT** 子宫均匀或分叶状增大;平扫子宫肌瘤与肌层均呈均匀的等密度,当子宫肌瘤伴钙化时,可以清楚地观察到等/高混杂密度(图7-7-9);

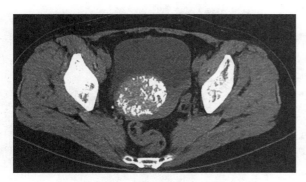

**图 7-7-9　子宫肌瘤 CT 表现**

平扫 CT 可见子宫分叶状增大，子宫前壁边界见清晰的等/高混杂密度占位，其中高密度斑片影提示肌瘤钙化成分

增强扫描子宫肌瘤与肌层呈明显均匀强化，肌瘤的强化程度有时可低于周围子宫肌层。

3. MRI　子宫肌瘤 $T_1WI$ 信号与子宫肌层相近，$T_2WI$ 是观察子宫肌瘤的最佳序列。典型的子宫肌瘤 $T_2WI$ 表现为边界清晰、信号均匀的类圆形极低信号，边缘可由于水肿或淋巴管、静脉受压而呈环形高信号；若提高扫描空间分辨率，较大的肌瘤可以在 $T_2WI$ 观察到纤维编织状条纹（图 7-7-10）。一般不需要通过增强检查诊断或鉴别诊断。

【诊断要点】

子宫肌瘤系良性肿瘤，以子宫体积增大为主要影像学表现。肌瘤钙化时，CT 表现为斑点状、壳样，或边缘粗糙及波浪状的蜂窝样致密影。$T_2WI$ 是诊断子宫肌瘤的最佳序列。

【鉴别诊断】

应与下列疾病鉴别：妊娠子宫、卵巢肿瘤、子宫腺肌病、子宫恶性肿瘤、卵巢内膜异位囊肿（卵巢巧克力囊肿）及盆腔炎性包块。

【拓展】

超声检查由于其快速便捷的特点，是目前临床中子宫肌瘤影像检查的首选方法，而 MRI 则是最准确的检查方法。肌瘤可发生红色变、玻璃样变、液化或脂肪变性，MRI 在这些变性肌瘤的检出及诊断方面较超声更敏感；另外，对于直径较小的肌瘤，MRI 的检出率更高。

## 二、子宫内膜癌

【概述】

子宫内膜癌（endometrial cancer）是最常见的女性生殖系统恶性肿瘤之一，我国近年来发病率逐渐上升，在部分地区已超过宫颈癌，为发病率最高的女性生殖系统恶性肿瘤。

【病理生理】

子宫内膜癌起源于子宫内膜上皮，分为雌激素依赖的子宫内膜样腺癌（Ⅰ型）及非雌激素依赖的非子宫内膜样腺癌两类（Ⅱ型）；其中Ⅰ型子宫内膜癌多发生于围绝经期女性，危险因素包括肥胖、糖尿病等，Ⅱ型子宫内膜危险因素尚不明确，预后不佳。

【临床表现】

子宫内膜癌患者最常因绝经后子宫出血前来就诊，近年来子宫内膜癌发病年龄有逐渐年轻化的趋势，部分育龄期女性也可表现为异常子宫出血。

【影像学表现】

1. 超声　超声可发现子宫内膜增厚，但通常难以与子宫内膜增生相鉴别。当宫腔内出现不均

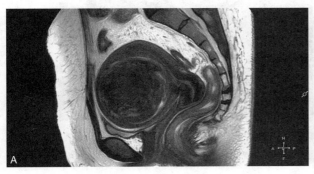
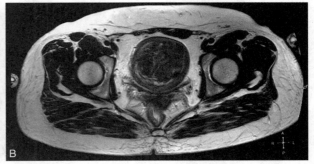

**图 7-7-10　子宫肌瘤**

A、B. 矢状位及轴位 $T_2WI$ 示典型的子宫肌瘤呈边界清晰的类圆形极低信号，边缘可见高信号环，肌瘤内部可观察到纤维编织状条纹。此类体积较大的子宫肌瘤可压迫宫腔，影响受精卵着床，引起不孕；也可影响月经期子宫肌层收缩，导致月经量增多

匀回声团块时应考虑恶性病变可能。

2. CT 平扫 CT 难以区分内膜癌组织和正常子宫。增强 CT 可见宫腔内不规则占位,由于子宫内膜癌通常为乏血供病变,强化程度一般低于子宫肌层。

3. MRI MRI 对于评估子宫内膜癌至关重要,可以清晰显示病变累及范围和与周围结构的关系。子宫内膜癌 $T_1WI$ 与子宫肌层等信号,$T_2WI$ 信号低于正常内膜,但部分病变可能与内膜信号接近,此时需要借助增强及 DWI 序列进一步评估。由于子宫内膜癌乏血供的特性,增强后较子宫肌层呈低强化,较子宫内膜强化程度稍高。DWI 病变表现为弥散受限,呈明显高信号,所衍生的 ADC 图中,ADC 值较正常肌层及内膜减低。(图 7-7-11、图 7-7-12)

【诊断要点】

子宫内膜癌表现为 $T_2WI$ 等 / 稍高信号,低于正常子宫内膜,增强扫描病变呈相对低强化。病变侵犯肌层时,表现为结合带中断,斜冠状位对于判断肌层浸润深度最为准确。

【鉴别诊断】

子宫内膜癌表现可与子宫内膜息肉、子宫内膜增生相近,后两者属于良性病变,通常 ADC 值不明显减低。子宫肉瘤一般信号混杂,增强扫描强化不均。

【拓展】

子宫内膜癌可以通过分段诊刮获取活检病理,在进行影像学评估时,应当充分了解患者的病理类型。对于高、中分化的子宫内膜样腺癌,患者淋巴结转移风险与肌层浸润深度相关,应明确是否存在深肌层浸润(累及 >50% 肌层厚度),而对于低分化子宫内膜样腺癌及 II 型子宫内膜癌患者,淋巴结转移风险高,应当进一步注意局部转移,盆腔及腹主动脉旁有无肿大淋巴结。

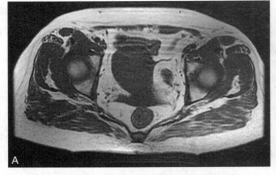
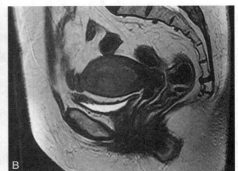
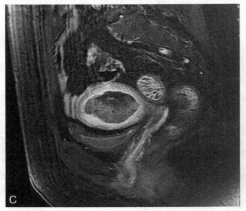
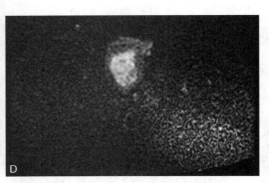

图 7-7-11 子宫内膜癌

A. 子宫内膜癌 $T_1WI$ 通常呈等信号;B. $T_2WI$ 较正常内膜信号减低;C. 增强后强化程度低于子宫肌层;D. DWI 呈高信号,提示弥散受限

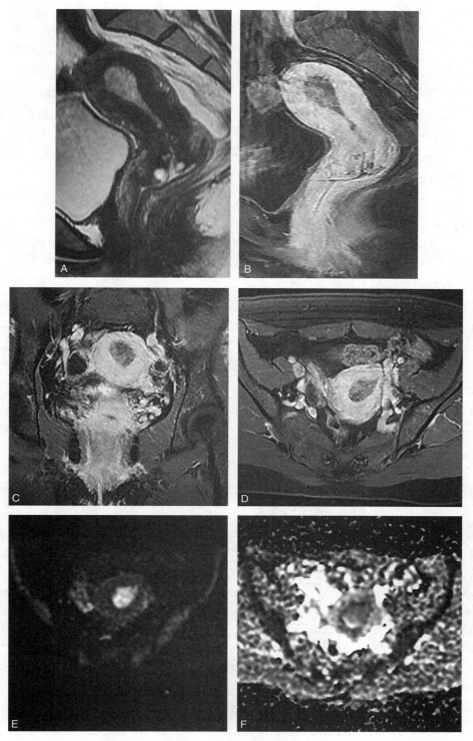

图 7-7-12　子宫内膜癌

A. 子宫内膜癌有时 $T_2WI$ 信号与内膜相近，仅常规序列难以评估病变范围；B~D. 增强后矢状位、冠状位及轴位可见病变局限于宫腔近前壁处；E. 正常内膜 DWI 有时亦表现为高信号；F. ADC 图可以清楚显示病变与正常内膜的区别

## 第十节 宫颈病变

### 【概述】

子宫颈癌（cervical carcinoma）亦称宫颈癌，是最常见的妇科恶性肿瘤之一。宫颈癌发病与性行为明显相关，被认为是一种与人乳头瘤病毒（human papilloma virus，HPV）相关的性传播疾病。

### 【病理生理】

宫颈癌好发于宫颈鳞状上皮与柱状上皮移行区，以鳞癌多见，其次为腺癌。由宫颈上皮不典型增生发展为原位癌，进一步发展为浸润癌。

### 【临床表现】

早期宫颈癌常无症状和明显体征。病变进展后主要症状有阴道流血、阴道排液，到晚期时根据癌灶累及范围，可出现不同的继发症状，如尿频尿急、便秘、疼痛等。

### 【影像学表现】

1. 超声 宫颈增大变形；宫颈出现高或低的不均匀回声，宫颈管不均匀增宽；肿瘤侵犯宫体时可见宫颈异常回声；膀胱、直肠等受累部位出现异常回声；彩色多普勒超声表现为宫颈肿块内部血流信号增多。

2. CT 肿块位于宫颈，宫颈增大，边缘光整，增强扫描时肿瘤密度低于正常宫颈组织（图7-7-13）；宫旁肿瘤浸润可见肿瘤超越宫颈，宫颈外侧边缘不规则；输尿管末端周围脂肪间隙不清晰（图7-7-14A）；盆壁受侵可表现为肿瘤与肌肉之间有粗索条影相连；直肠或膀胱受侵，直肠或膀胱壁呈锯齿状增厚，或肿瘤结节向直肠或膀胱腔内突出为肯定的侵犯征象；淋巴结转移可见淋巴结增大（图7-7-14B）。

3. MRI MRI是目前子宫颈癌首选的影像检查方法。软组织对比度高是其最大优点，直接多断面扫描可以清晰地显示子宫体、子宫颈、阴道及其邻近结构。宫颈癌典型表现为 $T_1WI$ 上呈等信号，肿瘤有坏死时为低信号；在 $T_2WI$ 上呈中、高信号（图7-7-15），仅7%呈低信号，在较大的肿瘤内可有凝固性坏死，呈低信号，从而使整个肿瘤呈不均匀混杂信号。肿瘤的轮廓可显示清楚，有助于测量其大小及体积，宫旁或盆腔浸润表现与CT相似。$T_1WI$ 上盆腔解剖关系清楚，但肿瘤与子宫颈组织之间无明显对比，显示不清，$T_2WI$ 是检查子宫颈癌最主要的扫描序列。增强后动态MR扫描有助于检出较小的（>5mm）子宫颈

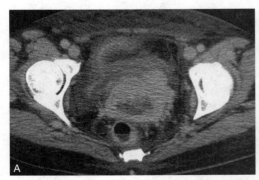
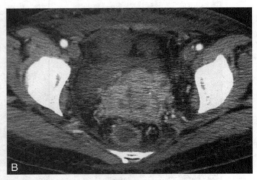
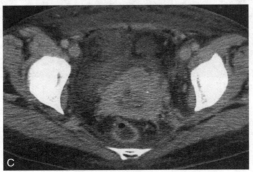

**图7-7-13 子宫颈癌CT扫描**

A. 宫颈增大；B、C. 增强扫描时肿瘤密度低于正常宫颈组织

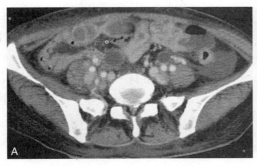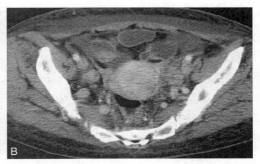

**图 7-7-14 子宫颈癌 CT 扫描**
A. 输尿管受累,输尿管末端周围脂肪间隙不清晰;B. 淋巴结转移

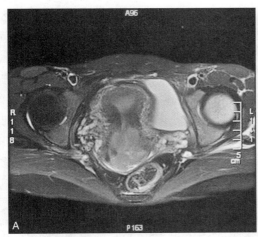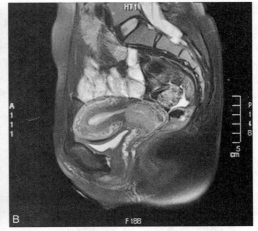

**图 7-7-15 子宫颈癌 MRI 扫描**
A. $T_1WI$ 上呈等信号;B. $T_2WI$ 上呈中、高信号

癌。肿瘤早期强化、延迟期强化减低,基质缓慢强化。

MRI 在可诊断宫颈癌是否存在宫旁浸润,帮助分期。轴位图像上宫颈周围低信号环中断代表宫旁浸润,$T_2WI$ 对宫旁浸润诊断敏感性约为 88.3%~94.0%,特异性约为 38%~100%,准确性约为 92%,联合弥散加权成像( diffusion weighted imaging, DWI )可提高诊断准确性。$T_1WI$ 和 $T_2WI$ 上以淋巴结短径 >10mm 作为转移淋巴结的诊断指征,MRI 的诊断准确率与 CT 相仿。

【诊断要点】

根据病史和临床表现,尤其有接触性阴道出血者,通过对宫颈肿物直接进行活体组织检查可以明确诊断。宫颈癌确诊主要依靠宫颈刮片细胞学检查。经阴道超声检查及 MRI 检查可帮助宫颈癌术前分期。

【鉴别诊断】

应与有临床类似症状或体征的各种宫颈病变鉴别,主要依据是活组织病理检查,包括宫颈良性病变、宫颈良性肿瘤、宫颈恶性肿瘤,应注意原发性宫颈癌可与子宫内膜癌并存。

【拓展】

MRI 同 CT 相比较,能更好地界定肿瘤的边缘,对宫颈癌的早期诊断及分期诊断优于 CT,且无放射辐射,为目前宫颈癌诊断及分期的最佳方法。

# 第十一节 卵巢病变

## 一、卵巢良性病变

【概述】

卵巢良性病变包括良性非肿瘤病变以及肿瘤性病变,前者包括功能性囊肿(滤泡囊肿、黄体囊肿、多囊性卵巢)和卵巢子宫内膜异位症等,后者基本上分为上皮 - 间质肿瘤、性索间质肿瘤和生殖细胞肿瘤 3 大类,其中上皮 – 间质肿瘤主要包括浆液性囊腺瘤和黏液性囊腺瘤。

【病理生理】

1. **卵巢功能性囊肿** 通常表现为单个薄壁的囊肿,大小从几毫米到 8cm 不等(平均约 2cm)。

2. **卵巢子宫内膜异位** 囊肿或呈卵巢巧克力囊肿,是由子宫内膜植入到卵巢,并在雌激素和孕激素的作用下发生周期性出血而形成的潴留性囊肿。

3. **良性卵巢上皮 – 间质肿瘤** 浆液性囊腺瘤以单房多见,囊壁薄,内壁光滑;黏液性囊腺瘤常为多房性,体积较大,囊壁厚。

4. **性索间质肿瘤** 可为单纯一种细胞类型的肿瘤,也可以在同一肿瘤中有颗粒细胞、卵泡膜细胞、纤维细胞、支持细胞等同时存在。

5. **生殖细胞肿瘤** 成熟畸胎瘤,多为单房,腔内充满油脂和毛发,有时可见牙齿或骨质。

【临床表现】

卵巢功能性囊肿常无症状,部分可自行缩小或消失,较大的囊肿可出现腰痛、腹胀、尿频,囊肿破裂或扭转时可出现腹痛。卵巢良性肿瘤较小时多无症状,肿瘤增至中等大时出现腹胀或腹部扪及肿块。若肿瘤长大充满盆、腹腔可出现压迫症状。

【影像学表现】

1. **超声** 可检测肿块的部位、大小、形态,提示囊性还是实性,囊内有无乳头;彩色多普勒超声的扫描能测定卵巢及其新生组织的血流变化。

2. **X 线** 卵巢畸胎瘤可显示骨骼及牙齿,囊壁为密度增高的钙化层,囊腔呈放射透明影。

3. **CT** 卵巢囊肿典型表现为附件区或子宫直肠陷窝处的均一水样低密度肿块,如黄体囊肿合并出血则可表现为稍高密度,边缘光滑,壁薄无内隔,增强扫描无强化(图 7-7-16)。卵巢子宫内膜异位囊肿表现为附件区囊性低密度灶,壁薄或厚薄不均,单房或多房,不同的出血时期可出现不同密度,如近期出血可见分层现象。卵巢囊腺瘤可见附件区薄壁、外缘光滑的单房或多房囊性病变,黏液性囊腺瘤囊内密度较浆液性高,增强扫描囊壁、乳头明显强化(图 7-7-17)。

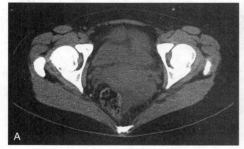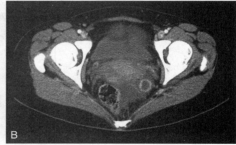

**图 7-7-16 左附件黄体囊肿**
A. CT 平扫见左附件区类圆形稍低密度影及盆腔积液;B. 增强扫描示病变呈环形强化,内部未见明显强化

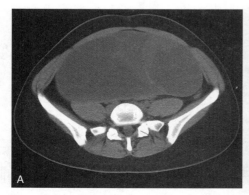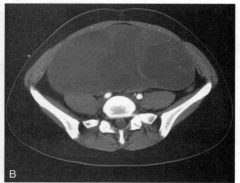

**图 7-7-17 卵巢黏液性囊腺瘤**
A. CT 平扫见盆腔巨大包块;B. 增强扫描示病变呈多房、囊性,囊壁及分隔较薄、轻度强化

**4. MRI** 卵巢囊肿形态学表现与CT类似，其内囊液在各成像序列上均呈与尿液相等信号，即$T_1WI$上为低信号，而$T_2WI$上为高信号，如含有出血则可出现$T_1WI$内部或边缘高信号（图7-7-18）。子宫内膜异位囊肿由于出血时期不同信号高低也不同，由于囊肿大多为亚急性和慢性出血，所以一般$T_1WI$与$T_2WI$均为高信号。卵巢良性肿瘤间隔在$T_2WI$上为线状较低信号。浆液性囊腺瘤在$T_2WI$上呈高信号，$T_1WI$上呈低信号；黏液性囊腺瘤因各囊所含蛋白和黏液成分不同，$T_1WI$和$T_2WI$上信号高于浆液性囊腺瘤，增强扫描囊壁、乳头明显强化。

【诊断要点】

超声、CT和MRI检查均可发现卵巢病变。卵巢囊肿大多通过超声即可诊断，通常不需要CT或MR检查。对于卵巢子宫内膜异位囊肿、卵巢囊腺瘤，CT、MRI均可帮助诊断，但MR可以对其内出血、实性成分的显示更为优越。

【鉴别诊断】

应注意与卵巢恶性肿瘤、浆膜下或阔韧带肌瘤等相鉴别。

【拓展】

卵巢囊腺瘤的诊断首选超声检查，超声检查能诊断大部分浆液性或黏液性囊腺瘤，但单房囊腺瘤易被误诊为卵巢囊肿。MRI鉴别浆液性或黏液性囊腺瘤较准确。

## 二、卵巢恶性肿瘤

【概述】

卵巢上皮源性恶性肿瘤，或称卵巢癌（ovarian cancer），约占卵巢恶性肿瘤的90%，其他类型的卵巢恶性肿瘤还包括恶性性索间质肿瘤、恶性生殖细胞瘤、转移瘤以及淋巴瘤等。卵巢癌发病率居女性生殖系统恶性肿瘤第2位，死亡率居妇科恶性肿瘤之首。

【病理生理】

卵巢囊腺癌来源于上皮，多由囊腺瘤恶变而来。浆液性囊腺癌较黏液性囊腺癌多见。约50%的浆液性囊腺癌双侧发生，切面为多房。黏液性囊腺癌单侧多见，囊壁可见结节，切面多房。卵巢癌易发生腹腔种植转移。

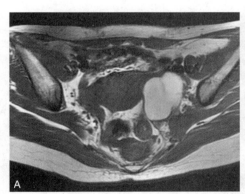
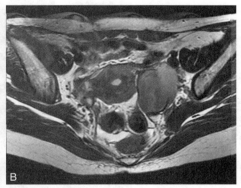
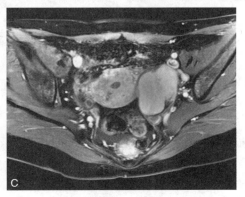

**图7-7-18 卵巢子宫内膜异位囊肿**

A、B. MR平扫示左附件区占位，呈$T_1WI$高信号、$T_2WI$不均匀高信号；C. 增强扫描病变内未见明显强化，囊壁可见轻度强化

【临床表现】

主要症状为腹胀、腹部肿块及腹水；晚期可有消瘦、严重贫血等恶病质征象。

【影像学表现】

1. 超声 囊性与实性混杂回声或强弱不等的混杂回声，囊壁及间隔不均匀增厚，有较多的乳头样或菜花样强或混杂回声；彩色多普勒超声可见丰富的条、网状或小片状血流信号。

2. CT 肿块呈低密度、混杂密度、软组织密度，少数可见钙化。囊壁及间隔不均匀增厚，有较多的乳头样或菜花样软组织密度结节，增强后明显强化（图 7-7-19）。

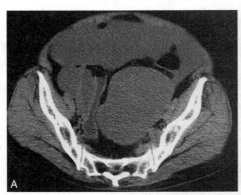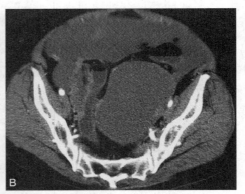
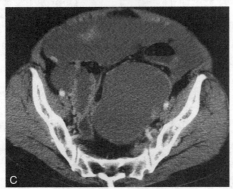

图 7-7-19 卵巢癌

A~C. CT 检查不同层面，盆腔内见一巨大囊性肿块，囊壁下多发乳头样软组织密度结节影，增强后明显强化

3. MRI 肿块在 $T_1WI$ 呈中等或略低信号，在 $T_2WI$ 为略高或高信号，且信号不均匀。

【诊断要点】

卵巢癌的诊断首选超声检查，超声检查能诊断大部分囊腺癌。平扫及增强 CT 检查能够发现卵巢癌腹膜和腹腔的种植转移、淋巴结转移、远处转移。MRI 可用于卵巢癌与卵巢皮样囊肿、单纯性囊肿等的鉴别诊断。

【鉴别诊断】

应注意卵巢囊腺癌与囊腺瘤的鉴别，可用 CT 扫描观察其强化的均匀性。

【拓展】

超声检查对软组织及囊、实性的病变分辨率较高，为卵巢肿瘤的首选检查方法。目前，由于增强 CT 也广泛可及性，已成为卵巢癌分期的常规检查。MRI 检查可以利用顺磁性物质作为对比剂进行增强检查，对卵巢肿瘤的良恶性鉴别更有意义。

# 第十二节 盆腔炎性疾病

## 一、盆腔结核

【概述】

女性生殖系统结核（tuberculosis）是一种常见的妇科病，多发生于 20~40 岁妇女，也可见于绝经后的老年妇女。

【病理生理】

结核分枝杆菌易通过血行传播使生殖器受累，多数患者在发现生殖器结核时，原发病灶已经痊愈。输卵管结核可直接蔓延至腹膜而相互感染,两者常并存。

**【临床表现】**

盆腔结核患者的临床症状很不一致,部分患者可无症状,少数患者症状较重。以腹部胀痛、腹部包块、不孕及月经改变为主要临床表现。血清 CA125 可升高。

**【影像学表现】**

1. **超声** 盆腔可见包裹性、分隔状液性暗区,缺乏包膜,可有粘连,内部可因干酪样坏死物而呈现不规则强光点或光斑。

2. **子宫输卵管造影** 输卵管结核早期输卵管黏膜皱襞增粗;输卵管管腔可有局限性狭窄与憩室状突出相见,造影时输卵管表现为植物根茎样,是结核的重要征象;子宫结核表现为宫腔边缘不规则,子宫狭小,宫颈管僵直。

3. **CT** 输卵管增粗,宫旁附件区形态不规则的囊性或囊实性病变,边缘模糊,与宫体分界不清(图 7-7-20),CT 伴钙化、淋巴结肿大、坏死性淋巴结炎可提示 TB。

4. **MRI** 囊性或囊实性附件区肿块,双侧为主,可伴腹水、网膜或系膜浸润,与卵巢癌腹膜播散难鉴别;道格拉斯窝积液含分隔。囊壁不规则壁结节,$T_2WI$ 低信号,紧密黏附其他邻近器官(慢性纤维化过程)。

**【诊断要点】**

子宫输卵管造影如见输卵管显影呈念珠状或阻塞并伴有管壁间质显影,或造影剂进入宫壁间质、血管、淋巴管,则可肯定结核的存在。

**【鉴别诊断】**

盆腔结核应与慢性附件炎症、脓肿、盆腔肿瘤相鉴别。

**【拓展】**

子宫输卵管造影是诊断生殖器结核较为可靠的方法。增强 CT 及 MRI 是诊断结核较为敏感的方法。超声检查诊断盆腔结核阳性率约为 81%。

## 二、输卵管 – 卵巢脓肿

**【概述】**

输卵管 – 卵巢脓肿(tubo–ovarian abscess)是盆腔炎性疾病(pelvic inflammatory disease, PID)最主要和最晚期的并发症,常由病原体经阴道及宫颈逆行感染引起,常见的病原菌有淋病奈瑟球菌(淋球菌)、沙眼衣原体、生殖道支原体、放线菌等。

**【临床表现】**

盆腔脓肿患者最主要的表现为盆腔痛、发热、白细胞增高、盆腔包块及不孕。

**【影像学表现】**

1. **CT** 厚壁囊性伴厚分隔或囊实性,与邻近盆腔器官粘连,增强后囊壁可伴强化(图 7-7-21)。

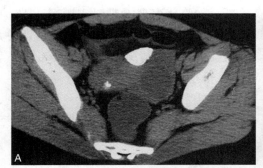
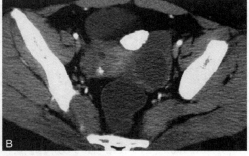
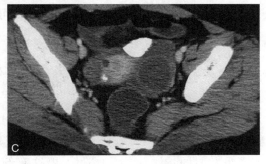

**图 7-7-20 盆腔结核**
A~C. CT 检查不同层面,宫旁附件区形态不规则的囊实性病变,强化不明显

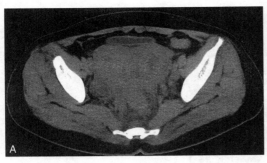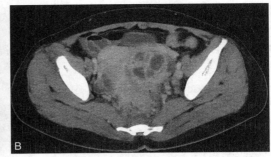

**图 7-7-21 输卵管-卵巢脓肿(放线菌感染)**
A. CT 平扫,左附件区囊实性病变伴分隔;B. 增强后实性部分及分隔伴强化

**2. MRI** 厚壁囊性伴厚分隔或囊实性,与邻近盆腔器官脂肪间隙消失,宫骶韧带增厚,道格拉斯窝积液。通常为 $T_2WI$ 高信号、$T_1WI$ 低信号,沿内壁 $T_1WI$ 高信号环(出血和肉芽组织形成)。

【诊断要点】

CT 或 MRI 显示复杂的囊性或囊实性结构,破坏附件正常结构,结合盆腔炎性疾病病史、发热、白细胞、盆腔痛等典型临床表现,可诊断输卵管-卵巢脓肿。

【鉴别诊断】

输卵管-卵巢脓肿应与输卵管积脓、输卵管积水、结核、盆腔肿瘤相鉴别。

【拓展】

CT 及 MRI 是诊断输卵管-卵巢脓肿较为敏感的方法。

# 第十三节 妊娠相关病变

## 一、异位妊娠

【概述】

孕卵在子宫体腔以外着床并生长发育称为异位妊娠(ectopic pregnancy)。最常见的发病部位是输卵管,占所有病例的 95%。

【病理生理】

输卵管妊娠和正常妊娠一样,由于滋养细胞产生激素,月经停止来潮,子宫增大变软,约有 1/4 的患者子宫增大如同宫内孕。

【临床表现】

输卵管妊娠的临床表现与受精卵着床部位、有无流产或破裂、腹腔内出血的多少及时间长短等有关。主要症状包括停经、腹痛、阴道出血、晕厥与休克。

【影像学表现】

**1. 超声** 子宫正常大小或略大,子宫内膜回声混杂。宫旁一侧见边界不清、回声不均的混合性包块,异位妊娠未破裂时,肿块呈类圆形;异位妊娠破裂后,肿块不规则,回声混杂,常伴有液性暗区。

**2. CT** ①盆腔包块:囊实性包块表现为在囊泡的一边有新月形增厚或壁结节。异位妊娠破裂出血时包块常较大,平扫包块内高密度出血灶是其特征性表现。②盆腔积液或积血:多呈高密度影,可随出血后时间长短呈低密度或高、低混合密度(图 7-7-22)。

【诊断要点】

根据停经、阴道流血、腹痛、休克等表现可以诊断。如临床表现不典型,则应密切监护病情变化,观察腹痛是否加剧、盆腔包块是否增大、血压及血红蛋白下降情况,从而进行诊断。

【鉴别诊断】

宫外孕应和宫内孕流产、急性阑尾炎、急性输卵管炎、黄体破裂、卵巢囊肿蒂扭转、盆腔内炎症或肿瘤等鉴别。

【拓展】

子宫异位妊娠可导致大出血甚至休克死亡的严重后果,有效且安全地终止妊娠对患者身心健康非常重要。

## 二、胎盘异常

【概述】

主要包括前置胎盘、胎盘早剥及胎盘绒毛膜血管瘤,既往有剖宫产史的经产妇易发生胎盘植入。

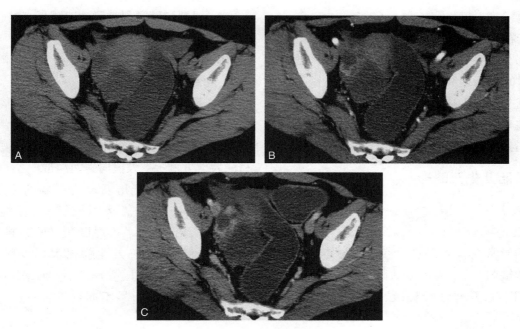

**图 7-7-22 异位妊娠**

A~C. CT 检查不同层面，右侧附件区可见囊实性病灶，边界清晰，增强后实性部分明显强化，较大囊性灶内见斑片状稍高密度影

【临床表现】

前置胎盘患者常于妊娠中晚期出现无痛性阴道流血。胎盘早剥患者除了妊娠晚期阴道流血外还有腹痛。胎盘绒毛膜血管瘤病变晚期可出现羊水增多、胎儿水肿、窒息，甚至死亡。植入性胎盘常导致严重的产时、产后出血和继发感染等不良结局。

【影像学表现】

1. 超声 ①前置胎盘：胎盘下缘位于子宫下段或遮盖子宫内口；②胎盘早剥：胎盘外形明显增大、增厚、形态欠规整；③胎盘绒毛膜血管瘤：胎盘实质内可见界限清晰的类圆形低回声或暗区，边缘可表现为囊实性混合性肿块；④植入性胎盘：特征为存在于正常足月妊娠的胎盘后间隙消失。

2. MRI 胎盘植入多伴前置胎盘，在 MRI 上表现为子宫不同程度增大，子宫内膜模糊、变薄，结合带不完整，可见胎盘突入肌层，$T_2WI$ 表现为高、低混杂信号（图 7-7-23）。

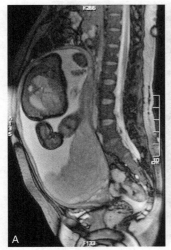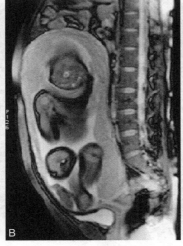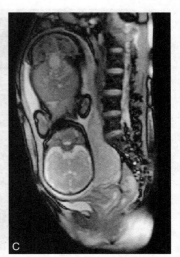

**图 7-7-23 胎盘前置**

A. 完全性前置胎盘；B. 部分性前置胎盘；C. 边缘性前置胎盘

【拓展】

尽管在胎盘异常的影像诊断中,超声检查仍然是大部分病变诊断的"金标准"。近年来随着MRI技术的不断提高,其在产科及胎儿诊断上的应用也越来越多。MRI在胎盘疾病的应用中,主要体现在对软组织分辨率高,对比度更佳,视野大,可以全面、立体观察。

### 三、胎儿先天畸形

【概述】

胎儿先天畸形(fetal malformation)是指由于内在的异常发育而引起的器官或身体某部位的形态学缺陷,又称为出生缺陷。主要包括:无脑儿、脑积水、开放性脊柱裂、唇裂、腭裂、连体双胎。

【病理生理】

胎儿发育各阶段对致畸因素作用的敏感性不同,其结局亦不尽相同。胚细胞阶段相对不敏感,致畸因素作用后可致胚细胞死亡、流产;胚胎阶段最敏感,致畸因素作用后可导致胎儿结构发育异常;胎儿阶段致畸因素作用后仅表现为细胞生长异常或死亡。

【临床表现】

1. **无脑儿**　外观颅骨缺失,双眼暴突,颈短。

2. **脊柱裂**　脊髓脊膜膨出,常有神经症状。

3. **脑积水**　颅压升高,脑室扩张,颅腔体积增大,颅缝变宽,囟门增大。

4. **唇裂和唇腭裂**　唇裂时腭板完整,唇腭裂时有鼻翼、牙齿生长不全。

5. **连体双胎**　为单卵双胎所特有的畸形。

【影像学表现】

1. **超声**　无脑儿可表现为缺少圆形的颅骨光环;脑积水可表现为脑室轻度扩大,胎儿双顶径明显大于胎龄;唇裂和唇腭裂可在上颌牙槽突弓的后上方显示一条横向强回声带。

2. **MRI**　无脑儿表现为颅盖骨及脑组织缺失(图7-7-24),冠状面扫描呈"青蛙"样面容;脊柱裂的MRI示椎弓断裂、缺失,椎管完全敞开,脊髓缺失;先天性脑积水可表现为双侧脑室扩张,大脑皮层受压变薄;唇裂和唇腭裂表现为腭部组织信号不连续,局部被长高信号中断。

【诊断要点】

超声技术因其应用方便、可重复性好,具有无创伤性,一直应用于临床诊断。近几年,高分辨三维超声技术的出现可以帮助更早期、准确地诊断胎儿畸形。

【拓展】

快速MRI在胎儿中枢神经系统先天畸形的诊断方面具有较高的价值,可以获得比超声检查更多和更详细的信息。而且,MRI能较好地评价连体胎儿的形态及共用器官的程度,还能诊断每个胎儿连体部位以外的畸形,预测每个连体儿的生存能力。

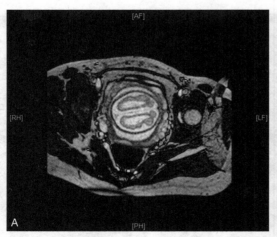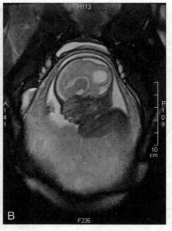

图7-7-24　胼胝体缺如MRI扫描

（薛华丹　何泳蓝）

# 参 考 文 献

［1］Weinreb JC, Barentsz JO, Choyke PL, et al. PI-RADS Prostate Imaging-Reporting and Data System: 2015, Version 2. Eur Urol, 2016, 69（1）: 16-40.

［2］Barrett T, Turkbey B, Choyke PL. PI-RADS version 2: what you need to know. Clin Radiol, 2015, 70（11）: 1165-1176.

［3］Kim B, Kawashima A, Ryu JA, et al. Imaging of the seminal vesicle and vas deferens. Radiographics, 2009, 29（4）: 1105-1121.

［4］Allen JW. Incidence of ovarian maldescent in womenwith mullerian duct anomalies: evaluation by MRI. AJR Am Jroentgenol, 2012, 198（4）: W381-385.

［5］Behr SC. Imaging of m ü llerian duct anomalies. Radiographics, 2012, 32（6）: E233-250.

［6］Faivre E. Accuracy of three-dimensionalultrasonography in differential diagnosis of septate andbicornuate uterus compared with office hysteroscopy andpelvic magnetic resonance imaging. J Minim Invasive Gynecol, 2012, 19（1）: 101-106.

［7］Chan YY. The prevalence of congenital uterineanomalies in unselected and high-risk populations: asystematic review. Hum Reprod Update, 2011, 17（6）: 761-771.

［8］Troiano RN. Mullerian duct anomalies: imaging andclinical issues. Radiology, 2004, 233（1）: 19-34.

［9］Kim SH, Choi BI, Han JK, et al. Preoperative staging of uterine cervical carcinoma: comparison of CT and MRI in 99 patients. J Comput Assist Tomogr, 1993, 17: 633.

［10］Kim SH, Choi BI, Lee HP, et al. Uterine cervical carcinoma: comparison of CT and MR findings. Radiology, 1990, 175: 41.

［11］Heron CW, Husband JE, Williams MP, et al. The value of CT in the diagnosis of recurrent carcinoma of the cervix. Clin Radiol, 1988, 39: 496.

［12］Dappa E, Elger T, Hasenburg A, et al. he value of advanced MRI techniques in the assessment of cervical cancer: a review. Insights Imaging, 2017, 8: 1-11.

［13］Wasnik AP, Menias CO, Platt JF, et al. Multimodality imaging of ovarian cystic lesions: Review with an imaging based algorithmic approach. World Journal of Radiology, 2013, 5（3）: 113-125.

［14］Bhosale PR, Iyer RB. Diagnostic imaging in gynecologic malignancy. Minerva ginecologica, 2008, 60（2）: 143-154.

［15］Thurmond AS. Diagnostic Imaging: Obstetrics. American Journal of Roentgenology, 2006, 187（4）.

［16］Sam J W, Jacobs J E, Birnbaum B A. Spectrum of CT Findings in Acute Pyogenic Pelvic Inflammatory Disease. Radiographics, 2002, 22（6）: 1327.

［17］Kim S H, Kim S H, Yang D M, et al. Unusual causes of tubo-ovarian abscess: CT and MR imaging findings. Radiographics, 2004, 24（6）: 1575-1589.

［18］Revzin MV, Mathur M, Dave HB, et al. Pelvic Inflammatory Disease: Multimodality Imaging Approach with Clinical-Pathologic Correlation. Radiographics, 2016, 36（5）: 1579-1596.

# 第八章　肾上腺疾病

## 第一节　肾上腺皮质增生

【概述】

肾上腺皮质增生（adrenal cortical hyperplasia）属于功能亢进性病变,根据增生的组织来源和所分泌的激素不同而临床表现各异,包括皮质醇过多分泌导致的库欣综合征（Cushing syndrome）,醛固酮增高导致的原发醛固酮增多症即 Conn 综合征,以及性激素过量导致的假性性早熟和假两性畸形等。

【临床表现】

库欣综合征表现为向心性肥胖、皮肤紫纹、多毛、肌肉萎缩、高血压、骨质疏松、性功能障碍等,尿中 17-羟皮质类固醇增多。原发性醛固醇增多症表现为消瘦、周期性肌无力或麻痹、高血压及多尿,血和尿醛固醇增高。肾上腺性征异常表现为性早熟、女性男性化或男性女性化、先天性者可有假两性畸形,尿中孕三醇增高。

【影像学表现】

1. CT　肾上腺弥漫性增生表现为双侧肾上腺弥漫性增大,侧肢宽度大于 10mm 和 / 或横断面最大面积大于 150mm² 即可做出诊断;增大肾上腺密度和形态仍维持正常。结节状肾上腺增生表现为增大肾上腺的边缘见一个或多个小结节影,且通常为双侧性。

2. MRI　双侧肾上腺弥漫性或结节状增大,增大肾上腺信号强度与正常肾上腺相似。

【诊断要点】

当临床诊断为库欣综合征、原发醛固酮增多症或肾上腺性征异常,而影像检查发现双侧肾上腺弥漫性增大和 / 或多发小结节时,结合实验室的相关激素水平检查结果,可诊为双侧肾上腺增生。

【鉴别诊断】

结节状肾上腺增生需与肾上腺腺瘤相鉴别,二者影像表现不易鉴别,但前者血浆促肾上腺皮质激素水平升高,后者多受抑制或降低。

## 第二节　肾上腺皮质腺瘤

【概述】

肾上腺皮质腺瘤（adrenocortical adenoma,ACA）是发生于肾上腺皮质的良性肿瘤,可为功能性或非功能性。功能性腺瘤诊断为库欣腺瘤和 Conn 腺瘤（分泌醛固酮的腺瘤）,偶为分泌性激素的腺瘤。

【病理生理】

各种类型的腺瘤均有完整包膜,并含有丰富的脂质,其中功能性者直径多在 3cm 以下,而非功能性者通常较大。

【影像学表现】

1. CT　单侧肾上腺圆形或椭圆形肿块,边缘光滑,多位于肾上腺内支、外支夹角之间,多数腺瘤由于富含脂质而密度较低,可接近于水。功能性皮脂腺瘤的对侧肾上腺萎缩,无功能性皮脂腺瘤的对侧肾上腺正常。增强检查,肿块均匀或不均匀强化,具有迅速强化并迅速廓清的特点,强化方式与肿块内脂质含量无关。库欣腺瘤直径常为 2~3cm,有同侧残部和对侧肾上腺萎缩;Conn 腺瘤直径多在 2cm 以下。

2. MRI　在 $T_1WI$ 和 $T_2WI$ 上,腺瘤信号强度分别近似和略高于肝实质,由于富含脂质,在脂肪抑制序列可见信号衰减。

【诊断要点】

临床诊断为库欣综合征或 Conn 综合征患者,若影像学检查发现肾上腺肿块并具有上述表现,可诊断为库欣腺瘤或 Conn 腺瘤。

【鉴别诊断】

醛固酮腺瘤需与皮质醇腺瘤相鉴别,醛固酮增多症患者消瘦,腺瘤多小于 2cm,密度多接近于水,皮质醇增多症患者肥胖,腺瘤多为 2~4cm,呈等密度。

【拓展】

双能量 CT 检查可通过一次扫描获得病灶在 40~140keV 范围内的所有 CT 值,而通过比较不同能级下的 CT 值可鉴别肾上腺肿块的良恶性。Gupta 等报道,ACA 在 80kVp 平扫中的 CT 值较 140kVp 平扫明显减低,该特点在诊断 ACA 中有较高的特异度。双能量 CT 成像还可通过碘 – 水基物质分离获得相应的虚拟平扫图像。Helck 等研究发现,双能量 CT 扫描获得的虚拟平扫图像,以 10HU 为阈值诊断富脂 ACA 的灵敏度、特异度和准确率可达到 73%、100% 和 81%。Kim 等研究发现,通过虚拟平扫、增强早期及延迟期肿块 CT 值计算获得的廓清率,对 ACA 的诊断灵敏度可达 100%。Mileto 等研究发现,增强双能量 CT 能谱物质浓度分析可鉴别 ACA 与非腺瘤病变。

多数 ACA 在反相位上的信号强度较正相位下降,同相位、反相位信号强度下降大于 20% 对 ACA 有诊断价值。脾脏因不含脂肪而是一个理想的内在参照物,同相位病灶与脾脏的信号强度之比除以反相位病灶与脾脏的信号强度比即为肾上腺 – 脾比率(adrenal–to–spleen ratio, ASR),以 ASR ≤0.70 为临界值诊断 ACA 的特异度为 100%,但灵敏度为 78%。

## 第三节　嗜铬细胞瘤

【概述】

嗜铬细胞瘤(pheochromocytoma)是发生于肾上腺髓质嗜铬组织的肿瘤,能产生和分泌儿茶酚胺;起源于肾上腺外交感神经和副交感神经的嗜铬细胞瘤也能产生和分泌儿茶酚胺,称为副神经节瘤(paraganglioma, PGL)。

【病理生理】

肾上腺是嗜铬细胞瘤的主要发生部位,占 85%~90%。10% 的嗜铬细胞瘤为双侧,10% 为恶性,10% 发生在肾上腺外,10% 多发。肿瘤一般较大,易发生出血、坏死、囊变和钙化。

【临床表现】

嗜铬细胞瘤以 20~40 岁多见,典型表现为阵发性高血压、头痛、心悸、多汗、恶心、呕吐,发作数分钟后症状缓解。实验室检查,24 小时尿香草扁桃酸(vanillylmandelic acid, VMA)即儿茶酸胺代谢物显著高于正常值。

【影像学表现】

1. CT　肾上腺嗜铬细胞瘤表现为圆形或椭圆形肿块,多为单侧,常较大,直径多在 3cm 以上。多数肿块密度均匀,较大者常发生出血、坏死和囊变,密度不均匀。增强检查,肿块明显强化。

2. MRI　肿块在 $T_1WI$ 上为低信号或等信号,$T_2WI$ 呈高信号,即"灯泡征",信号强度接近脑脊液,信号均匀或不均匀。

【诊断要点】

临床怀疑嗜铬细胞瘤时,若 CT 或 MRI 检查发现肾上腺较大肿块并具有上述表现,可诊断为肾上腺嗜铬细胞瘤。

## 第四节　肾上腺皮质癌

【概述】

肾上腺皮质癌(adrenocortical carcinoma)分为功能性和非功能性。大部分肾上腺皮质癌为功能性,多数表现为皮质醇增多症,醛固酮增多症表现少见。

【病理生理】

形状不规则的较大肿块,分叶,包膜不完整,易发生出血、坏死和囊变。肿块周围及对侧肾上腺萎缩。较早出现淋巴结和远处转移。

【影像学表现】

1. CT　形状不规则的较大肿块,可见分叶,密度不均,有时可见钙化。增强扫描肿块周围可见不规则强化环,中心可见无强化的低密度坏死区。肾静脉、下腔静脉瘤栓,腹膜后淋巴结转移,肝肾侵犯常见。

2. MRI　肿瘤的信号取决于肿块的大小,以及是否出血、坏死和囊变等。较大者信号多不均匀。

【诊断要点】

肾上腺皮质癌影像表现无特异性,诊断主要依靠临床表现和实验室检查。

【鉴别诊断】

肾上腺皮质癌的鉴别诊断主要依靠临床表现和实验室检查。

## 第五节 肾上腺转移瘤

【概述】

肾上腺是全身恶性肿瘤易发生转移部位之一,故肾上腺转移瘤(adrenal metastases)常见。肾上腺是继肺、肝和骨之后,居全身第四位最常发生转移的部位。原发瘤多数来源于肺癌和乳腺癌,也可为胃癌、肝细胞癌、肾细胞癌和黑色素瘤等。

【病理生理】

肾上腺转移开始发生于髓质,而后累及皮质,肿瘤内常有坏死和出血。肾上腺转移瘤常为双侧,但也可为单侧,可伴或不伴其他部位转移。

【临床表现】

临床上,肾上腺转移瘤极少影响肾上腺内分泌功能。临床症状和体征主要为原发瘤表现。

【影像学表现】

1. CT 双侧或单侧肾上腺肿块,圆形、椭圆形或分叶状,大小不等,常为 2~5cm,也可更大。肿块的密度均匀或不均,较大者内有坏死性低密度区。增强检查,肿块呈均匀或不均匀强化。具有快速强化,廓清相对缓慢的特点。

2. MRI 形态学表现类似 CT 检查所见。$T_1WI$ 上,肿块信号类似或低于肝实质,$T_2WI$ 上,其信号强度明显高于肝实质,中心常有更长 $T_1$、长 $T_2$ 信号灶。化学位移反相位检查,转移瘤内不含脂质,故信号强度无明显改变。

【诊断要点】

对于已确诊为体内其他部位恶性肿瘤的患者,CT 或 MRI 检查发现双侧肾上腺肿块,特别是并有其他部位转移,可诊断为肾上腺转移瘤。若只发现单侧肾上腺肿块,则需与腺瘤和其他良性病变鉴别。

【鉴别诊断】

未明确有恶性肿瘤的患者,当发现双侧肾上腺肿块时,要考虑转移瘤的可能性,应行其他部位尤为肺部影像学检查以及相关实验室检查,以寻找原发恶性肿瘤,必要时可行 PET/CT 检查或穿刺活检,若只发现单侧肾上腺肿块,则诊断和处理原则同肾上腺意外瘤。

## 第六节 肾上腺意外瘤

肾上腺意外瘤(adrenal incidentaloma,AI)又称肾上腺偶发瘤,是指临床上无明确肾上腺功能异常表现,而在体检或因其他原因行影像学检查时偶然发现的肾上腺肿块,其组织病理类型几乎囊括了所有肾上腺肿瘤及非肿瘤性病变,其中绝大多数为肿瘤性病变。在肿瘤性病变中,大多数肿瘤为非功能性肿瘤,其中主要为非功能皮质腺瘤和转移癌,少数为亚临床型的功能性肾上腺肿瘤。随着影像检查在临床中广泛应用,AI 的检出率也逐渐增高。

对于肾上腺意外瘤,需采用规范化的诊断和处理程序,即应行相关实验室检查和/或进一步影像学检查,以反映其功能和组织学特征。基本程序如下:①首选需行实验室检查,明确意外瘤是否属于亚临床型功能性肾上腺肿瘤,若为功能性者,需要进一步治疗,而非功能性者,则应行进一步影像学检查;②对于非功能性肾上腺意外瘤,应选择 MRI $T_1WI$ 同、反相位检查,当同、反相位检查不能确定为含脂质成分的腺瘤时,需要进一步行 CT 或 MRI 动态增强检查,根据前述肾上腺腺瘤的影像学表现特征,可鉴别出大多数肾上腺意外瘤中的非功能性腺瘤;③不具有腺瘤影像学特征表现的非功能性肾上腺意外瘤,根据其大小可采用以下处理方法:>6cm 者,以恶性肿瘤居多,是手术治疗的指征;而 <3cm 者,可行影像学随诊观察,6 个月内体积增大提示恶性肿瘤,6 个月体积无变化,当无恶性征象时可诊为良性;介于 3~6cm 之间而影像学诊断不明者,建议穿刺活检;④PET/CT 检查对于明确肾上腺意外瘤的良、恶性非常有帮助,条件允许时,也可进行此项检查。

## 第七节 肾上腺结核

【概述】

肾上腺结核(adrenal tuberculosis)继发于身体其他部位的结核。

【病理生理】

常为双侧发病,同时累及皮质和髓质。病理上可见大量干酪样坏死,不同程度的纤维化和钙化,有时可形成脓肿。

【临床表现】

常引起皮质醇减少症(艾迪生病),表现为乏力、消瘦、色素沉着、低血压、尿 17- 羟皮质类固醇降低等。

【影像学表现】

1. CT 干酪坏死期表现为双侧肾上腺增大、变形,边缘不规则形肿块,其长轴与肾上腺一致。肿块密度不均,中央坏死呈低密度。增强检查,肿块边缘和分隔可强化,其内低密度区无强化。钙化期,双侧肾上腺弥漫性钙化,其形态和方向多与肾上腺一致。

2. MRI 干酪坏死期可见双侧混杂信号的肾上腺肿块,$T_1WI$ 和 $T_2WI$ 多为低信号,其内可有长 $T_1$、长 $T_2$ 信号灶。钙化期,钙化灶在 $T_1WI$ 和 $T_2WI$ 上均呈极低信号。

(李宏军 李 莉)

# 参 考 文 献

[1] 金征宇.医学影像学.第3版.北京:人民卫生出版社.2015.

[2] Silva AC, Morse BG, Hara AK, et al. Dual-energy(spectral) CT: applications in abdominal imaging. Radiographics, 2011, 31(4): 1031-1046.

[3] Gupta RT, Ho LM, Marin D, et al. Dual-energy CT for characterization of adrenal nodules: initial experience. AJR, 2010, 194(6): 1479-1483.

[4] Helck A, Hummel N, Meinel FG, et al. Can single-phase dual-energy CT reliably identify adrenal adenomas?. Eur Radiol, 2014, 24(7): 1636-1642.

[5] Kim YK, Park BK, Kim CK, et al. Adenoma characterization: adrenal protocol with dual-energy CT. Radiology, 2013, 267(1): 155-163.

[6] Mileto A, Nelson RC, Marin D, et al. Dual-energy multidetector CT for the characterization of incidental adrenal nodules: diagnostic performance of contrast-enhanced material density analysis. Radiology, 2015, 274(2): 445-454.

[7] Sahdev A, Reznek RH. Imaging evaluation of the non-functioning indeterminate adrenal mass. Trends Endocrinol Metab, 2004, 15(6): 271-276.

[8] McDermott S, O'Connor OJ, Cronin CG, et al. Radiological evaluation of adrenal incidentalomas: current methodsand future prospects. Best Pract Res Clin Endocrinol Metab, 2012, 26(1): 21-33.

# 第九章　腹膜腔内及腹膜后常见病变

## 第一节　腹膜腔和腹膜后间隙的放射解剖学概念

### 一、腹膜腔放射解剖学

腹膜（peritoneum）是被覆于腹壁、盆壁及腹腔脏器表面的浆膜组织。腹腔（abdominal cavity）指小骨盆上口以上由腹壁及横膈围成的腔。腹膜腔（peritoneal cavity）是指壁腹膜与脏腹膜之间的潜在间隙。腹膜腔分成两个部分：大腹膜腔（greater sac）和小腹膜腔（lesser sac），小腹膜腔即网膜囊（omental bursa），大腹膜腔占了腹膜腔大部分空间。腹膜返折形成的韧带、皱襞、系膜、网膜及腹腔内脏器再进一步把腹膜腔分隔成若干间隙、陷凹及隐窝。腹膜腔被横结肠及其系膜分隔成两个部分：结肠上区和结肠下区。

腹部 CT 和 MRI 检查能够显示腹膜及其反折所形成的腹膜结构及间隙，是显示腹膜腔结构的良好选择。

#### （一）结肠上区

结肠上区指横膈以下，横结肠及其系膜以上的区域，也称肝周间隙、膈下间隙或是上腹腔。镰状韧带把结肠上区分为左侧与右侧间隙，右侧为右肝上间隙与右肝下间隙，左侧为左肝上前间隙、左肝上后间隙和网膜囊。结肠上区的重要支撑韧带包括胃肝韧带、肝十二指肠韧带、胃结肠韧带、胃脾韧带、脾肾韧带。这些韧带相互之间是延续的，它们的位置和关系可以通过血管系统标志来确定。

1. **右肝上间隙**　在肝脏凸面与右膈和右胁腹壁之间，左侧以镰状韧带与左肝上前间隙相隔，右下方以冠状韧带上层为界，下方与右肝下间隙相邻（图 7-9-1）。

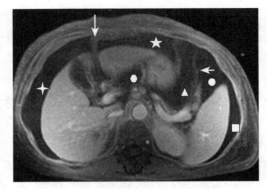

图 7-9-1　MRI T₁WI 增强（大量腹水）

镰状韧带（长白箭）分隔右肝上间隙（十字星）和左肝上前间隙（五角星），胃脾韧带（短白箭）与脾脏之间为胃脾间隙（圆形），同时显示肝胃间隙（六边形）、脾隐窝（三角形）和脾外侧间隙（正方形）

2. **右肝下间隙**　位于镰状韧带、肝圆韧带及十二指肠球部右侧，肝脏脏面与横结肠及其系膜之间。肝肾韧带可将右肝下间隙分为前、后两个部分，后部分为肝肾隐窝，是仰卧位时腹膜腔的最低位置，是腹腔积液容易聚集的部位。右肝上、下间隙相互通连。

3. **左肝上前间隙**　位于肝左叶和膈之间，镰状韧带的左侧，肝左三角韧带前方（图 7-9-1、图 7-9-2）。

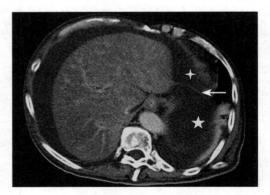

图 7-9-2　CT 增强（大量腹水）

图像显示左三角韧带（白箭）和其前方的左肝上前间隙（十字星）及后方的左肝上后间隙（五角星）

4. **左肝上后间隙**　前为肝左三角韧带,后为小网膜,上界为左膈,下界为肝左外叶后缘。左肝上前、上后间隙相互通连(图7-9-2)。

5. **网膜囊**　网膜囊是位于小网膜和胃后方的扁窄间隙,通过网膜孔与大腹膜腔相通。腹腔干分出肝总动脉和胃左动脉,同时将腹膜掀起形成胃胰襞,以胃胰襞和对应的胃小弯为界,网膜囊被分为上、下两部分。网膜囊上部分包括网膜孔、前庭和上隐窝,下部分包括下隐窝和向外后上突出的脾隐窝。上隐窝上方有肝尾叶由上向下突入其内。下隐窝前方为胃后壁,后方为后腹膜覆盖的胰腺和左肾,上方为胃胰襞和膈胃韧带,下方为横结肠及其系膜,左侧止于脾蒂,右侧为十二指肠。脾隐窝前壁为胃脾韧带,后方为左肾上腺(图7-9-1、图7-9-3)。

### (二)结肠下区

结肠下区指横结肠及其系膜以下到盆缘这一区域,小肠系膜根部把结肠下区分为左右两个部分。

1. **结肠下间隙**　横结肠及其系膜以下,由整个结肠形成的结肠框构成结肠下间隙,肠系膜根部从左上斜向右下,将其分隔为左、右结肠下间隙。右结肠下间隙是一个相对封闭的三角形,右侧为升结肠,上方为横结肠右半及其系膜,下内方为小肠系膜。左结肠下间隙下方与盆腔相通,左侧为降结肠,上方为横结肠左半及其系膜,内侧为小肠系膜(图7-9-4)。

2. **结肠旁沟**　在升、降结肠与侧腹壁之间分别形成右结肠旁沟和左结肠旁沟。右结肠旁沟比左结肠旁沟宽,上方与右肝上、下间隙相通,下方与盆腔相通。左结肠旁沟下方与盆腔相通,上方由于膈结肠韧带的存在,一定程度阻碍了其与左上腹腔各间隙的交通(图7-9-5、图7-9-6)。

### (三)盆腔

盆腔指盆缘以下到盆底这一区域,包含的解剖间隙有:膀胱直肠隐窝、膀胱旁(盆外侧)隐窝。

1. **膀胱直肠隐窝**　腹膜沿膀胱后壁向下至盆底,反折向上,男性附着于直肠前壁,形成膀胱直肠隐窝。女性由于子宫的存在,形成膀胱子宫隐窝和子宫直肠隐窝。男性的膀胱直肠隐窝和女性

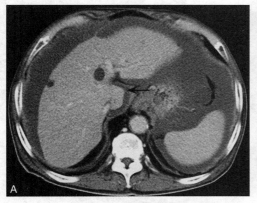
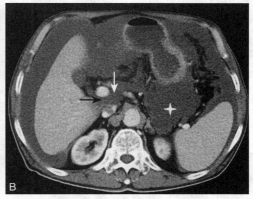
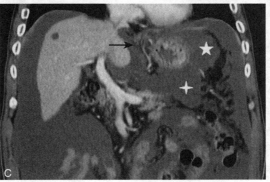

**图7-9-3　CT增强(大量腹水)**

CT增强图像示大量腹水下显示的网膜囊结构。A. 网膜囊上隐窝(黑箭,围绕肝尾叶,呈">"形);
B. 网膜孔(黑箭)、前庭(白箭)和下隐窝(十字星);C. 冠状位重建图像,显示上隐窝(黑箭)、脾隐窝(五角星)和下隐窝(十字星)

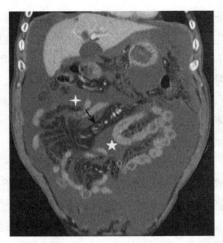

**图 7-9-4 CT 增强冠状位（大量腹水）**
图示腹腔大量积液，从左上向右下走向的肠系膜根部（黑箭），它将结肠下间隙分为右结肠下间隙（十字星）和左结肠下间隙（五角星）

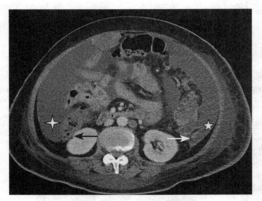

**图 7-9-5 CT 增强（大量腹水）**
图示升结肠（黑箭）及右结肠旁沟（十字星）、降结肠（白箭）及左结肠旁沟（五角星）

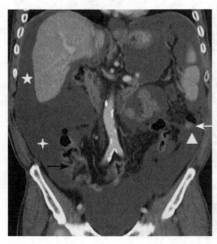

**图 7-9-6 CT 增强冠状位（大量腹水）**
图示腹腔大量积液，升结肠（黑箭）、降结肠（白箭）、积液的左结肠旁沟（三角形）、右结肠旁沟（十字星）及与右结肠旁沟通联的肝周间隙（五角星）

的子宫直肠隐窝是站立位的腹膜腔最低位置，是腹腔积液容易聚集的部位（图 7-9-7、图 7-9-8）。

2. **膀胱旁（盆外侧）隐窝** 位于膀胱直肠隐窝两侧前外侧，向后与膀胱直肠隐窝相连，向上外侧与两侧结肠旁沟相连（图 7-9-7、图 7-9-8）。

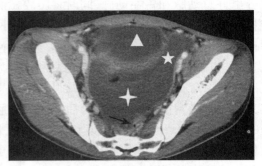

**图 7-9-7 CT 增强（男性，大量腹水）**
图示膀胱（三角形）、直肠（黑箭）、膀胱和直肠之间的直肠膀胱隐窝（十字星）及左侧的盆外侧隐窝（五角星）

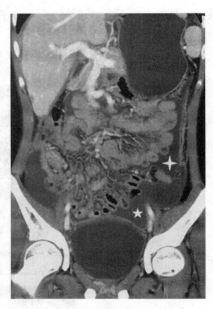

**图 7-9-8 CT 增强冠状位（大量腹水）**
图示左侧的盆外侧隐窝（五角星）与左侧结肠旁沟（十字星）相通

## 二、腹膜后间隙放射解剖学

腹膜后间隙是指腹膜壁层后部分与腹后壁腹横筋膜之间，上达横膈，下至盆腔，由肾前、肾后筋膜分隔而成的数个解剖间隙。腹膜后间隙可以划分为：肾周间隙、肾旁前间隙、肾旁后间隙、中线大血管区域及盆腹膜外间隙。对于腹膜后间隙的显示，腹部 CT 和 MRI 仍是主要的检查手段。

### （一）肾周间隙

肾周间隙位于肾脏前方的肾前筋膜和后方的肾后筋膜之间，其内包含肾、肾上腺、输尿管、肾门处出入的血管及肾脏周围的脂肪组织。在外侧，肾前筋膜与肾后筋膜融合为侧锥筋膜；在内侧，肾前筋膜融于中线大血管周围的鞘和结缔组织，肾后筋膜融于腰大肌或腰方肌前面的腰肌筋膜，在肾脏下极或更低平面，两侧肾周间隙在腹主动脉和下腔静脉前方可以通过中线相交通；在上方，左侧肾周间隙与胃裸区相通，右肾周间隙与肝裸区相通；在下方，肾周间隙为开放性，可与肾旁前、后间隙相通（图7-9-9、图7-9-10）。

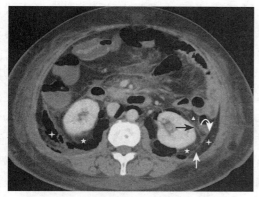

**图7-9-9 CT增强（产气菌感染致腹膜后间隙广泛感染积气）**

图示左侧肾前筋膜（黑箭）、左侧肾后筋膜（白箭）及左侧侧锥筋膜（弯箭）。左侧肾旁前间隙（三角形）、左侧肾旁后间隙（十字星）、双侧积气的肾周间隙（五角星）及右侧积气的肾旁后间隙（十字星）均显示良好

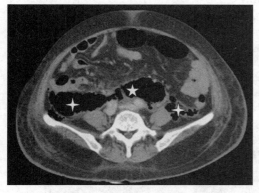

**图7-9-10 CT增强（产气菌感染致腹膜后间隙广泛感染积气）**

图示双侧肾周间隙（十字星）在肾脏下方平面通过中线大血管区域（五角星）相通连

### （二）肾旁前间隙

肾旁前间隙为后腹膜后方与肾前筋膜及侧锥筋膜之间的区域，包含胰腺的大部分、十二指肠二段和三段、升结肠、降结肠及脂肪组织。因为肾后筋膜由前、后两层融合而成，前层向前内与肾前筋膜延续，后层向外形成侧锥筋膜，所以肾旁前间隙病变向外扩散可以导致肾后筋膜前、后层的分离，甚至到达肾脏外后方（图7-9-9）。

### （三）肾旁后间隙

肾旁后间隙为肾后筋膜及侧锥筋膜后方与腹横筋膜之间的区域，其内无脏器，含较多的脂肪组织，上至膈下，下方一直伸至盆腔（图7-9-9）。

### （四）中线大血管区域

中线大血管区域包含下腔静脉、腹主动脉及其部分分支以及淋巴结和淋巴管。在肾下极及以下平面，与双侧肾周间隙相关（图7-9-10）；在肾门及以上平面，因腹主动脉和下腔静脉较大分支的出入，与肾旁前间隙也存在相关性。

### （五）盆腹膜外间隙

盆腹膜外间隙是指耻骨联合和骶骨间盆腔腹膜与盆壁筋膜之间的区域，并由盆内筋膜、韧带将其分为富含疏松结缔组织和脂肪组织的多个潜在间隙，主要包括直肠腹膜外间隙（直肠周围间隙和直肠旁间隙）、膀胱腹膜外间隙（膀胱周围间隙和膀胱前间隙）。

1. **直肠腹膜外间隙** 包括直肠周围间隙和直肠旁间隙。直肠周围脂肪外存在直肠筋膜，直肠筋膜将直肠腹膜外间隙分为直肠周围间隙（直肠壁和直肠筋膜之间）和直肠旁间隙（直肠筋膜与盆壁筋膜之间），两者不相通（图7-9-11）。直肠旁间隙向上与肾旁前间隙相通。

2. **膀胱腹膜外间隙** 包括膀胱周围间隙和膀胱前间隙。在膀胱腹膜和腹横筋膜之间存在脐膀胱筋膜，它将膀胱腹膜外间隙分为膀胱周围间隙（膀胱腹膜和脐膀胱筋膜之间）和膀胱前间隙（脐膀胱筋膜与腹横筋膜之间）（图7-9-11）。膀胱腹膜外间隙向后上与腹部腹膜后间隙相交通，向前与直肠旁间隙相交通，与直肠周围间隙不相通。

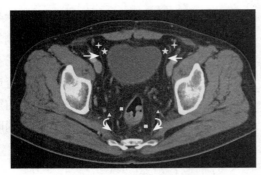

**图 7-9-11 CT 增强（盆腹膜外间隙层面）**
图示直肠筋膜（弯箭）将直肠腹膜外间隙分为直肠周围间隙（正方形）和直肠旁间隙（三角形），同时显示了脐膀胱筋膜（白箭），将膀胱腹膜外间隙分为膀胱周围间隙（五角星）和膀胱前间隙（十字星）

# 第二节 腹膜腔疾病

## 一、结核性腹膜炎

【概述】

结核性腹膜炎是由结核分枝杆菌引起的腹膜炎性病变，腹膜病变主要来源于身体其他部位的结核病变，多见于青年、儿童。

【病理生理】

结核性腹膜炎常由腹内结核病灶（如肠结核、输卵管结核、肠系膜淋巴结结核）直接蔓延，或急性粟粒性肺结核血行播散所致。

病理类型有三种，粘连型最多见，其次为渗出型，干酪型最少见。临床上三型常互相并存，称为混合型。

1. **粘连型** 腹腔内没有或仅有少量浆液性渗出液，而有多量纤维蛋白，使肠系膜、肠系膜淋巴结及肠管间发生粘连，形成肿块，可引起慢性肠梗阻。

2. **渗出型** 特点是腹腔大量浆液性渗出液，急性病变有腹膜充血，亚急性或慢性病例中纤维组织增加，腹膜显著增厚且有纤维化。

3. **干酪型** 以干酪性坏死为主要病变，同时伴不同程度粘连，粘连肠曲之间可因干酪性坏死使肠段互相串通形成瘘及窦道。

【临床表现】

急性结核性腹膜炎大多由于粟粒性肺结核血行播散所致，也可由于腹内结核病灶和肠系膜淋巴结结核突然破裂所致。患者常出现急腹痛，扩散至全腹，伴有低热、腹胀等症状，伴轻度压痛、反跳痛和腹肌紧张。全身中毒症状不如细菌性腹膜炎重，白细胞计数不高。

慢性结核性腹膜炎通常发病缓慢，表现为慢性结核中毒症状，如消瘦、乏力、食欲下降、贫血、盗汗、不规则低热等，发热以午后间歇性低热最常见，腹腔积液多见，腹部有揉面感，可触及包块，此时需注意与肿瘤相鉴别。

【影像学表现】

1. **腹腔积液** 是常见征象，常为少至中量，可以累及所有腹腔间隙（图 7-9-12）。

2. **壁腹膜增厚** 病灶常为多处，最常见表现为光滑、均匀增厚，同时可合并其他形式的腹膜增厚，如结节状不规则增厚（图 7-9-12）。

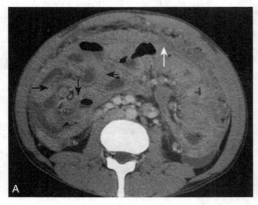
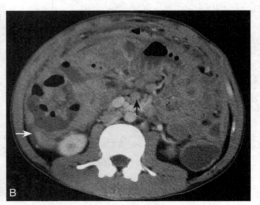

**图 7-9-12 结核性腹膜炎的 CT 表现**
患者，男性，28 岁，藏族，因腹痛、消瘦一年入院。A. 广泛增厚粘连的小肠（黑箭）和饼状增厚的大网膜（白箭）；B. 除广泛增厚粘连的小肠外，可见增大的肠系膜淋巴结（黑箭）以及右结肠旁沟积液（白箭），积液量较少

3. **大网膜改变**　污迹样增厚最常见，可合并细条影和小结节影，大网膜结节状增厚和"网膜饼"改变相对少见，且上述改变均无明显强化（图 7-9-12）。

4. **肠系膜改变**　肠系膜常水肿、增厚、密度增高，常呈"放射状"排列，可见小结节影，无明显强化。

5. **腹腔淋巴结改变**　常合并腹腔和腹膜后淋巴结增多、增大，多分布在小网膜、肠系膜和腹膜后大血管周围，增强扫描中心密度较低，周围环形强化是其特点（图 7-9-12）。

【诊断要点】

腹腔积液、腹膜增厚为其主要表现。病变范围较广，可累及全腹腔，腹腔积液密度较广，大网膜、肠系膜广泛污迹样改变，常伴有小网膜、肠系膜和腹膜后大血管周围淋巴结增大、钙化，淋巴结环形强化是其典型特征。

【鉴别诊断】

结核性腹膜炎需与腹膜恶性肿瘤，尤其是转移性腹膜肿瘤进行鉴别诊断，要点如下：

就临床表现而言，结核性腹膜炎多见于中青年，常有结核病史、长期低热症状，PPD 试验强阳性；而转移性腹膜肿瘤发病年龄不一，中老年多见，以腹胀和腹水起病多见，发热少见，可搜寻到原发灶证据。

就影像学表现而言，结核性腹膜炎和癌性腹膜炎的影像学表现有许多相似和重叠之处，有时难以鉴别，需结合腹水穿刺活检，但其表现仍有一定差异。

1. **腹水**　癌性腹膜炎更容易出现腹水，且大量腹水更常见，而结核性腹膜炎腹水量相对较少，且密度常较癌性腹膜炎高。

2. **肠系膜受累**　在两种疾病中肠系膜都可以受累，可表现为大、小结节病灶，系膜增厚以及正常系膜形态消失，系膜的上述改变更多见于结核性腹膜炎，且结核性腹膜炎的肠系膜结节病灶中心密度易更低，可伴有钙化。

3. **大网膜受累**　更多见于癌性腹膜炎，大网膜污迹样改变是两种疾病最常见的大网膜受累征象，癌性腹膜炎的大网膜改变形态更不规则，增厚更为明显，网膜饼样改变也更常见于癌性腹膜炎。

## 二、腹膜肿瘤

【概述】

腹膜肿瘤中良性肿瘤如脂肪瘤、纤维瘤、神经纤维瘤、皮样囊肿等，均少见。腹膜恶性肿瘤较多见，但原发性较少，最常见的是恶性间皮瘤；继发性多来源于腹腔脏器肿瘤的转移，如胃、结肠、卵巢、胰腺等，病变可累及腹膜的脏层和壁层，以及系膜、网膜、韧带等。腹膜继发恶性肿瘤有以下几种扩散方式：

1. 肿瘤侵及脏器的脏腹膜或浆膜后在腹腔内种植。

2. 肿瘤沿系膜、韧带及网膜等腹膜结构直接扩散。

3. 肿瘤经淋巴循环扩散到网膜和系膜。

4. 肿瘤经血液循环扩散到具有腹膜组织的结构。

【临床表现】

良性腹膜肿瘤体积较小时，一般多无症状，常为 CT 或 B 超检查中偶然发现，也可能因其他原因做剖腹手术时发现。当肿瘤较大时，常因压迫、推移相邻脏器而产生相应症状。恶性腹膜肿瘤的主要症状为腹胀、腹痛、腹部肿块、腹腔积液等，可出现肠梗阻，部分患者以不明原因的腹腔积液为首发症状。继发性腹膜肿瘤多伴有原发肿瘤的相应症状。

【影像学表现】

腹膜肿瘤多为恶性，其特征如下。

1. **壁腹膜增厚**　腹膜不规则增厚为主，可累及腹膜腔任何部位，如隐窝、间隙、韧带、网膜、肠系膜等。以壁腹膜为基底突向腹内，可呈扁平状，表面不光滑，也可呈大小不等结节状或团块状（图 7-9-13）。

2. **肠系膜**　肠系膜增厚，可出现结节（图 7-9-13）。

3. **大网膜**　多表现为"污迹样""饼状"，可见多发结节和软组织肿块（图 7-9-13）。

4. **肠外壁**　表现为肠壁增厚和粘连。

5. **腹腔积液**　常为大量腹腔积液。

6. **原发性表现**　如果原发灶在腹腔内，还常常伴有腹腔原发病灶的表现。

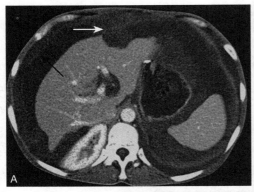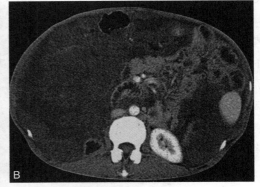

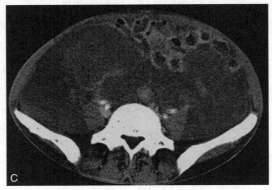

图 7-9-13 广泛腹膜转移瘤的 CT 表现

胃癌患者术后一年半,发现腹膜转移。A. 明显增厚的右肝上间隙壁腹膜(白箭)、增厚呈团块状的
镰状韧带(黑箭);B. 大网膜上团块状腹膜转移;C. 肠系膜上广泛团块状腹膜转移

【诊断要点】

患者常因腹腔大量积液就诊,腹膜广泛的结节、团块状增厚为典型表现,可累及腹腔任何部位。继发性腹膜肿瘤可发现原发肿瘤的相应表现。

【鉴别诊断】

腹膜肿瘤需与结核性腹膜炎鉴别,见本节结核型腹膜炎的鉴别诊断内容。

## 第三节 腹膜后间隙疾病

### 一、腹膜后间隙炎症和脓肿

【病因】

不同腹膜后间隙炎症和脓肿的病因不同。

1. 肾旁前间隙 急性胰腺炎是最常见病因,另外可来源于十二指肠,升、降结肠和腹膜后位阑尾外伤,肿瘤坏死或炎症导致的向腹膜后间隙的穿孔。

2. 肾周间隙 最常见原因是肾脏炎性疾病,如肾脓肿穿破、肾盂肾炎、肾结核等,其他少见原因包括血源性肾周间隙、胰腺炎腹膜后间隙扩散继发及肾破裂继发感染。

3. 肾旁后间隙 主要为继发性,可来源于急性胰腺炎腹膜后间隙扩散、后腹壁感染、外伤性血肿继发感染等。

【临床表现】

除原发病表现外,和其他严重感染一样,会出现发热、畏寒、寒战、头痛、身痛、白细胞计数升高等表现,腹部两侧或腰背部疼痛为本病突出表现,背部常有叩击痛。

【影像学表现】

1. 肾旁前间隙炎症和脓肿 最常见的胰腺炎及继发脓肿在本篇第三章胰腺常见疾病中详述。此间隙内的炎症和脓肿除了具有一般炎症、脓肿的 CT 表现外,由于该间隙内为疏松结缔组织,易发生蜂窝织炎,表现为脂肪密度增高,呈条状或小片状,水肿范围较宽,无明显界限。肾前筋膜均有一定程度的增厚。形成的脓肿壁有时也不太完整,有气体存留时,气体的分布较为弥散。

2. **肾周间隙炎症和脓肿** 由于其内存在着由结缔组织形成的桥隔,因而一定程度限制了炎症在肾周脂肪囊内的自由扩散,有利于感染的局限化和分隔化。CT扫描中显示桥隔不规则增厚,脂肪组织呈液体或软组织密度。脓肿壁较清晰,脓腔内可出现气液平面或气泡。增强扫描常可同时显示肾内病灶,还可以观察到脓肿溃散后影响的腹后壁、肾旁后间隙及腰大肌相邻部位的炎症和脓肿改变(图7-9-14)。

3. **肾旁后间隙炎症和脓肿** CT表现主要为间隙内脂肪密度增高,呈不规则斑片状或条索状软组织密度,边界模糊,可导致肾旁后间隙增厚,相邻肾后筋膜增厚(图7-9-14)。脓肿形成时,也会显示相应脓肿的征象。

【诊断要点】

CT或MRI显示肾周筋膜(肾前、后筋膜和侧锥筋膜)增厚是普遍征象,肾周间隙脂肪密度增高,脓肿形成时可显示增厚强化脓肿壁及脓腔内的气泡或气液平面。

## 二、腹膜后间隙出血

【病因】

腹膜后间隙出血多系腹部外伤后的并发症,腹膜后脏器如胰腺、肾脏的创伤可致腹膜后间隙出血,而骨盆骨折、腰椎骨折是更常见的原因。腹膜后间隙出血还可见于腹膜后脏器的病理性破坏出血,包括出血坏死性胰腺炎;出血性疾病,如血友病、白血病、脾功能亢进等由各种原因所致凝血功能低下;腹膜后肿瘤、血管瘤、结节性多发性动脉炎及自发性腹膜后血管破裂等。

【临床表现】

临床表现取决于出血的速度、数量、起病原因、发生部位及累及器官。腹痛是最早、最常见的症状,如出血量不多,范围局限,很难有固定的典型表现,特别是并发复合性损伤时,其症状更易被掩盖。

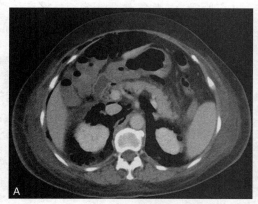
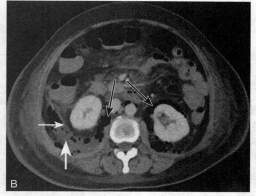
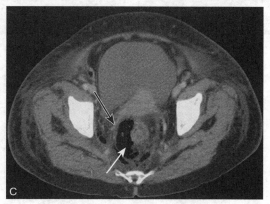

**图 7-9-14 急性胰腺炎合并腹膜后产气菌感染的 CT 表现**

A. 双侧肾周间隙大量积气,同时可见腹腔内右肝上间隙游离气体;B. 右侧肾后筋膜(细白箭)增厚,其内侧的肾周间隙(黑箭)和外侧的肾旁后间隙(粗白箭)内见大片渗出及气泡影,左侧肾周间隙(黑箭)也明显积气;C. 病变向下累及直肠周围间隙,图示增厚的直肠筋膜(黑箭)和积气的直肠周围间隙

**【影像学表现】**

CT表现主要为腹膜后间隙血肿。腹膜后间隙血肿通常出现在病变区附近,沿其扩散途径分布。急性血肿常为高密度;亚急性血肿密度不均匀,常为中央高密度,周围密度较低;慢性血肿常呈低密度,边缘增厚或钙化。血管造影在诊断腹膜后血肿和治疗方面有一定优势,缩短了诊断时间,减少了输血量。

肾旁前间隙外伤可导致其内的胰腺、十二指肠(降、横、升段)及结肠(升、横、降段)的挫伤及破裂,以十二指肠横、升段交界处创伤较常见,表现为十二指肠后方由渗液和血肿形成的密度偏高的肿块,常使十二指肠降段前移,胰腺内移,升结肠外移,且均受限于其前方的后腹膜。

肾周间隙内是肾和肾上腺,剧烈暴力可致其挫裂出血,由于肾周间隙内桥隔的存在,血肿常局限于肾周脂肪囊某一区域,一般不会导致整个肾囊积血。挫伤还可导致肾前、后筋膜增厚(图7-9-15)。

肾旁后间隙较为疏松,此间隙损伤常合并其他间隙外伤。因肾后筋膜多附着于腰方肌前面,此间隙血肿一般止于腰大肌外侧缘。

**【诊断要点】**

CT平扫上腹膜后间隙内的较高密度影为腹膜后间隙新鲜出血的典型表现,随着时间推移,其密度逐渐不均匀降低,同时伴有肾周筋膜的增厚。CT可同时显示出血原因。

### 三、腹膜后间隙肿瘤

**【病因】**

原发性腹膜后肿瘤并不少见,可来自腹膜后脂肪、筋膜、血管、淋巴组织、神经和结缔组织,约80%为恶性。良性肿瘤中最常见的是纤维瘤、神经纤维瘤、囊性畸胎瘤;恶性肿瘤以脂肪肉瘤、平滑肌肉瘤、神经纤维肉瘤、恶性神经鞘瘤及恶性淋巴肿瘤为多。

**【临床表现】**

腹膜后肿瘤部位深,早期多无症状。腹膜后潜在间隙大,肿瘤体积常较大,易产生腹部胀满感,肿瘤对邻近脏器的压迫可产生刺激症状,如胃

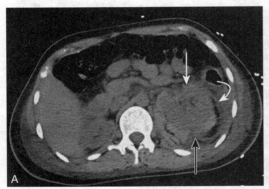
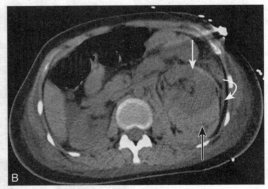
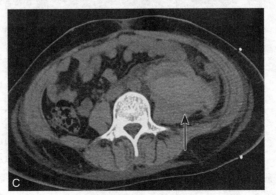

**图7-9-15 左肾出血伴左侧肾周间隙积血的CT表现**

慢性肾衰竭患者左肾自发性出血。A、B. 左肾(白箭)和左肾筋膜(弯箭),左侧肾周间隙内见高密度出血(黑箭);C. 左肾下方层面显示积血的左肾周间隙下份(黑箭)

肠道受压时,可有恶心、呕吐及饱胀感;直肠受压时可有大便次数增多及里急后重;泌尿系受压可出现尿频、尿急、排尿困难等,输尿管受压可致肾盂积水;血管受压则致下肢水肿。肿瘤发展到一定时期会导致全身症状,如消瘦、乏力、食饮减退,甚至出现恶病质。少数有内分泌功能的肿瘤可出现相应症状。

【影像学表现】

腹膜后肿瘤的影像学诊断首先是解剖定位的诊断,其次才是病理定性的诊断。

1. 定位诊断

(1)确定肿瘤位于腹腔还是腹膜后:起自腹膜后间隙:腹膜后脏器(如肾脏、肾上腺、胰腺等)及腹膜后血管(如腹主动脉、下腔静脉、肾静脉、脾静脉)外移、前移;肿块无肠管包绕;肿瘤与相邻后腹壁或盆壁肌肉间的脂肪间隙不清或消失,脊柱、腰大肌直接受侵犯;肿瘤与相邻腹腔内器官之间的脂肪间隔存在。

(2)确定肿瘤位于腹膜后哪个间隙

1)肾旁前间隙的肿瘤:如果肿瘤起源于胰腺后方,会将胰腺向前推移,使胰腺的纵轴与身体的冠状面相垂直;如果肿瘤起源于十二指肠降段或升、降结肠的后方,也可将相邻的肠段向前推移,使之与肾前筋膜间距明显增宽。

2)肾周间隙肿瘤:常使肾脏移位并肾轴旋转,肾周脂肪囊受压、变形。

3)肾旁后间隙肿瘤:可使肾旁后间隙被肿块撑开扩大。

2. 定性诊断　腹膜后间隙不同病理组织构成的肿瘤有一些特殊的影像学表现。

(1)脂肪肉瘤:腹膜后间隙起源于脂肪组织的肿瘤大多为脂肪肉瘤,其内含有纤维组织、黏液组织和脂肪组织三种成分,根据这三种成分所占比例的不同,分为三种类型:

1)实体型:肿瘤细胞分化不良,脂肪成分少,以纤维组织为主,CT值大于+20Hu。

2)假囊肿型:肿瘤内脂肪成分和实性成分混合,密度较均匀,在CT上呈囊性表现。

3)混合型:密度不均匀,CT值高于+20Hu的实性成分中有散在的脂肪密度区,CT值低于–20Hu(图7-9-16、图7-9-17)。

一般情况下,分化程度越低,脂肪成分越少,实性成分越多,有时在CT影像上很难与其他软组织密度肿瘤区分。在MRI上表现为含脂肪、水和软组织成分的高、等、低混杂信号。脂肪肉瘤常很巨大,轮廓不光整,蔓延交织在邻近器官结构之间,推移或包绕邻近大血管,手术时常不能完整切除,术后易复发,复发者常向低分化型发展。

(2)神经鞘瘤:好发于双侧椎旁。表现为形态规则、边界清楚、密度均一的圆形或卵圆形稍低密度肿块,可能导致邻近椎间孔的扩大,内部可有钙化或囊变;增强扫描肿块强化不均匀,边缘可呈环形强化(图7-9-18)。

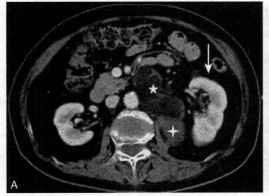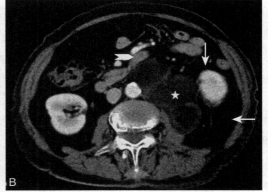

图 7-9-16　左肾周间隙脂肪肉瘤的 CT 表现

A. 左侧肾周筋膜(白箭),左肾内侧的肾周间隙内见分叶状团块,以脂肪成分(五角星)为主,后方可见实性成分(十字星);B. 左侧肾周筋膜(白箭),脂肪成分为主的肿块(五角星)将十二指肠水平段向前推压(燕尾箭)

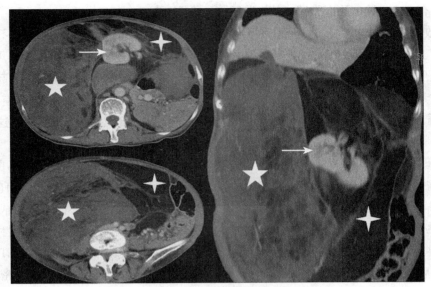

**图 7-9-17 腹膜后巨大脂肪肉瘤的 CT 表现**

右腹膜后巨大肿块,含实性成分(五角星)和脂肪成分(十字星),将右肾(白箭)
明显向前、向左推压,腹腔内容物也被向左推移

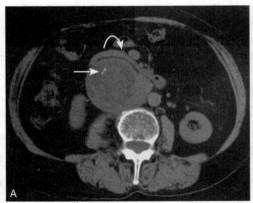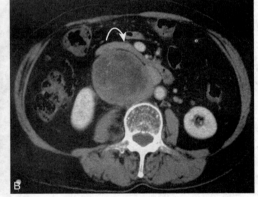

**图 7-9-18 腹膜后神经鞘瘤的 CT 表现**

A. 十二指肠水平段(弯箭)后方软组织肿块,其内有钙化(白箭);B. 肿块周围强化,肿块前方是
十二指肠水平段(弯箭)

(3)畸胎瘤:一般为良性,病理成分包括 2~3 种胚层。在 CT 和 MRI 上可显示多种密度及信号成分是其特点,包括液性、脂肪性、软组织性成分和钙化(图 7-9-19)。

(4)脂肪瘤:含大量脂肪组织,一般比较均匀,呈低密度,其 CT 值在 -20Hu 以下,仅有部分纤维隔,边缘清楚,常有包膜。但应除外分化程度高的脂肪肉瘤。

(5)平滑肌肉瘤:表现为近似肌肉密度的软组织肿块,中心多有坏死或囊性变,可出现液-液平,CT 扫描病变中心呈水样密度区、形态不太规则。

【诊断要点】

腹膜后肿瘤的诊断首先是定位诊断,根据肿块与肾周筋膜和腹膜后脏器的毗邻和推压关系进行定位诊断。腹膜后不同类型肿瘤有不同特点,根据其特点做出定性诊断。

【鉴别诊断】

1. 不同肿瘤的血供见表 7-9-1。

2. 不同肿瘤的质地

(1)实性:脂肪肉瘤、纤维类肿瘤、神经纤维瘤及淋巴瘤等。

(2)囊性:单纯囊肿、囊性淋巴管瘤、囊性畸胎瘤等。

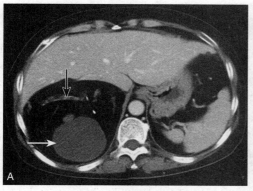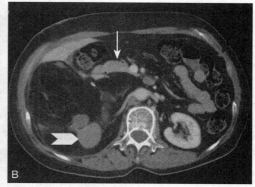

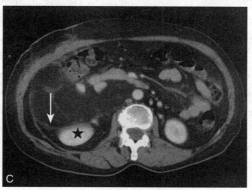

图 7-9-19 右肾旁前间隙畸胎瘤的 CT 表现

A. 右腹膜后巨大肿块,以脂肪成分为主,其内见条状钙化灶(黑箭)和囊性成分(白箭);B. 肿块内实性成分(燕尾箭头),肿块向中线大血管区域生长,将胰头(白箭)向前推移;C. 右肾及右肾前方的肾前筋膜,提示肿块位于右肾旁前间隙(白箭)

表 7-9-1 不同肿瘤的血供

| 强化方式 | 无强化 | 早期强化,快速流出 | 早期强化,缓慢流出 | 延迟强化 |
|---|---|---|---|---|
| 肿块类型 | 见于良性肿块:如脂肪瘤、淋巴管瘤、囊性病变等 | 常见于多数恶性肿块 | 见于良性肿块:脂肪瘤、巨淋巴结增生症等 | 常见于良性肿块:神经源性肿瘤、纤维瘤、血管瘤、平滑肌瘤和少数恶性肿块 |

(3)囊实性(多为肿瘤内出血、囊变所致):平滑肌类肿瘤、嗜铬细胞瘤、神经鞘瘤、畸胎瘤等。

【拓展】

随着近年来影像技术的发展,有部分学者将

AI 技术带入腹膜后肿瘤的鉴别研究,影像组学、纹理分析逐渐成为该方面的研究热点。

(宋 彬 黄子星 陈晨阳)

# 参 考 文 献

[1] Tirkes T, Sandrasegaran K, Patel AA, et al. Peritoneal and retroperitoneal anatomy and its relevance for cross-sectional imaging. Radiographics, 2012, 32(2): 437-451.

[2] Patel RR, Planche K. Applied peritoneal anatomy. Clin Radiol, 2013, 68(5): 509-520.

[3] Brivet FG, Smadja C, Hilbert U, et al. Usefulness of

abdominal CT scan in severe peritoneal sepsis linked to primary peritonitis. Scand J Infect Dis, 2005, 37(1): 76-78.

[4] Spalding DR, Williamson RC. Peritonitis. Br J Hosp Med (Lond), 2008, 69(1): M12-15.

[5] Charoensak A, Nantavithya P, Apisarnthanarak P. Abdominal CT findings to distinguish between tuberculous peritonitis

and peritoneal carcinomatosis. J Med Assoc Thai, 2012, 95 ( 11 ): 1449-1456.

[ 6 ] Bozkurt M, Doganay S, Kantarci M, et al. Comparison of peritoneal tumor imaging using conventional MR imaging and diffusion-weighted MR imaging with different b values. Eur J Radiol, 2011, 80 ( 2 ): 224-228.

[ 7 ] Low RN, Barone RM, Lacey C, et al. Peritoneal tumor: MR imaging with dilute oral barium and intravenous gadolinium-containing contrast agents compared with unenhanced MR imaging and CT. Radiology, 1997, 204 ( 2 ): 513-520.

[ 8 ] Puvaneswary M, Chen S, Proietto T. Peritoneal mesothelioma: CT and MRI findings. Australas Radiol, 2002, 46 ( 1 ): 91-96.

[ 9 ] Themistoklis SN, Chrysovalantis V, Stylianos A, et al. CT diagnosis of an abortion-related retroperitoneal space abscess. J Clin Med Res, 2011, 3 ( 5 ): 268-269.

[ 10 ] Dieker CA, De Las Casas LE, Davis BR. Retroperitoneal metastatic germ cell tumor presenting as a psoas abscess: a diagnostic pitfall. Am J Med Sci, 2013, 346 ( 1 ): 70-72.

[ 11 ] Balci NC, Sirvanci M, Tufek I, et al. Spontaneous retroperitoneal hemorrhage secondary to subcapsular renal hematoma: MRI findings. Magn Reson Imaging, 2001, 19 ( 8 ): 1145-1148.

[ 12 ] Yoo SH, Kim KR, Hong SJ, et al. Primary retroperitoneal dysgerminoma presenting as an adrenal tumor: a case report and literature review. Pathol Int, 2011, 61 ( 4 ): 248-251.

[ 13 ] Osman S, Lehnert BE, Elojeimy S, et al. A Comperhensive Review of the Retroperitoneal Anatomy, Neoplasms, and Pattern of Disease Spread. Curr Probl Diagn Radiol, 2013; 42: 191-208.

[ 14 ] Scali EP. Primary retroperitoneal masses: what is the differential diagnosis? Abdom imaging, 2014: 311.

[ 15 ] Goenka AH, Shah SN, Remer EM, Imaging of the Retroperitoneum, Radiol Clin N Am, 2012 ( 50 ): 333-355.

# 第十章　急腹症

急腹症（acute abdomen）是一类以急性腹痛为突出表现，需要早期诊断和紧急处理的腹部疾病，分为非创伤性急腹症及创伤性急腹症。原因包括：①消化系统急症，如各脏器炎症、胃肠道穿孔、肠梗阻、肠套叠及肠绞窄等；②泌尿系统急症，如结石（见本篇第六章第二节）、炎症等；③急性肠系膜缺血；④腹膜腔急症：阑尾炎、急性腹膜炎症、腹腔脓肿等；⑤妇科急症，如宫外孕破裂、卵巢肿瘤/囊肿蒂扭转等；⑥腹部及盆腔外伤（实质脏器、空腔脏器、血管损伤）。

急腹症的影像检查技术包括 X 线检查、CT 检查和超声检查。X 线片是常用方法；CT 以其快速大范围覆盖及高分辨特征成为主要影像检查技术，薄层快速扫描以及 CT 增强、CTA 等技术，使肠梗阻的确诊率大大提高，且对急腹症肠系膜血管栓塞和绞窄性肠梗阻在术前常能明确诊断，大大提高了治愈率，改善了患者的预后；腹部血管造影能对急性出血性病变、有无动脉血栓形成做出诊断和治疗（介入治疗）。

## 第一节　胃肠道穿孔

### 【概述】

胃肠道穿孔（perforation of gastrointestinal tract）是胃肠道溃疡、癌肿、炎症等疾病的严重并发症。临床上以胃及十二指肠溃疡穿孔最常见。

### 【病理生理】

胃、十二指肠内的气体和内容物流入腹腔，引起气腹和急性腹膜炎；胃后壁穿孔可局限在小网膜囊内；腹膜间位肠管穿孔可在腹膜后间隙内局部包裹；小肠和阑尾穿孔气体少，局限在局部，很少形成游离气腹。

### 【临床表现】

起病骤然，持续性上腹剧痛，不久可延及全腹，出现肌紧张、压痛和反跳痛等腹膜刺激症状。

### 【影像学表现】

1. **腹部 X 线片**　为诊断胃肠道穿孔的首选检查方法，可见腹腔游离气体位于腹腔的最高点（立位片气体位于双侧膈下）（图 7-10-1）。

2. **CT 平扫**　腹腔游离气体显示更加敏感，仰卧位扫描气体位于前腹壁与脏器之间，呈条状极低密度影（图 7-10-2）；合并腹腔积液时可见气液面；小网膜囊积液（出血）表现为胃体后壁与胰腺之间的低密度（高密度）影（图 7-10-3）；间位肠管穿孔可在腹膜后腔积气（图 7-10-4）；小肠及阑尾穿孔可见局部积气；可显示引起穿孔的原发病，如胃肠道肿瘤、阑尾炎、憩室炎等。

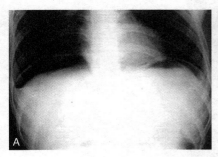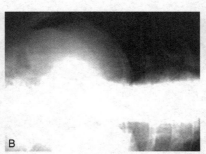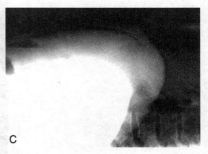

图 7-10-1　腹腔游离气体（不同体位投照）

A~C. 不同患者，均为突发腹痛病史。A. 立位腹部平片示双膈下新月形游离气体，右侧为主，且右侧肋膈角可见小液平；B. 左侧卧位水平投照示类三角形游离气体位于侧腹壁与肝脏之间；C. 仰卧位水平投照示线条状游离气体位于前腹壁下与肝脏之间

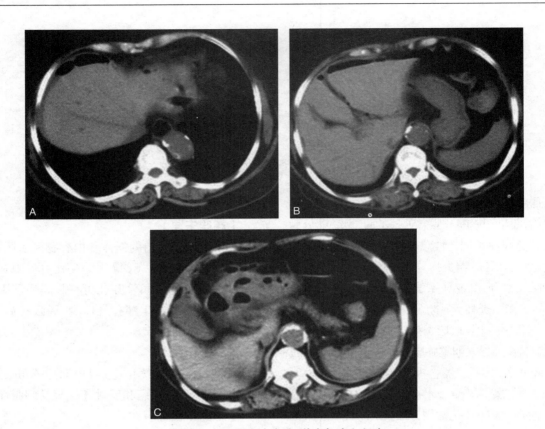

**图 7-10-2 胃窦癌穿孔,游离气腹和积液**

患者,男,46 岁,突发腹痛 6 小时。A~C. CT 平扫示肝脏与膈肌之间、肝裂及胃窦周围散在点、条状气体影,肝脏周围弧形液体密度影,胃窦不规则增厚(C)

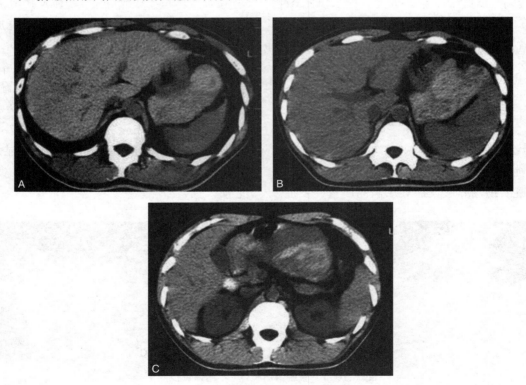

**图 7-10-3 胃后壁溃疡,小网膜囊积血**

患者,男,32 岁,腹痛 2 天。A~C. CT 平扫示胃体外后方、与脾脏和胰腺之间边界清楚的团片状高低混杂密度影,相邻胃被向前内推挤

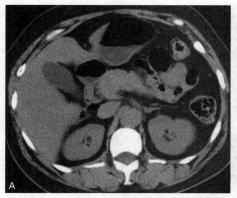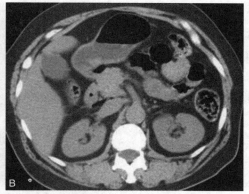

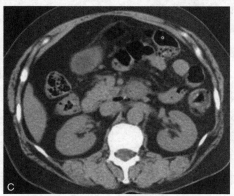

图 7-10-4 十二指肠异物穿孔,腹膜后积气

患者,男,56 岁,腹痛 2 天。A~C. CT 平扫示十二指肠降部与下腔静脉之间不规则条状气体
密度影,局部右侧肾前筋膜增厚,十二指肠水平部见点状致密影(C)

【诊断要点】

　　游离气腹为诊断胃肠道穿孔的主要依据,若腹部平片检查未发现游离气腹,而临床资料提示胃肠道穿孔时,应进一步行 CT 检查,并注意调整窗宽以观察腹腔内游离气体及腹膜后、肠管周围少量气体。

【鉴别诊断】

　　气腹并非胃肠道穿孔所特有,也可见于输卵管通气检查、腹部术后及腹部产气菌感染。

# 第二节　肠　梗　阻

【概述】

　　肠梗阻(intestinal obstruction;ileus)是由于肠粘连、炎症、肿瘤、腹腔手术后等因素所致肠腔部分性或完全性阻塞而引起的肠内容物通过受阻,占急腹症的 20%。

【病理生理】

　　梗阻平面以上的肠内气体和液体通过受阻而淤积,肠壁吸收能力减弱,引起梗阻平面以上的肠管扩张、积气、积液。肠梗阻的分类方式有以下几种:

　　1. 按梗阻的原因分类　①机械性肠梗阻(mechanical ileus):最为常见,分为单纯性和绞窄性肠梗阻两种,前者只有肠道通畅障碍,而无血液循环障碍,后者同时伴有血液循环障碍;②动力性肠梗阻(dynamic ileus):分为麻痹性肠梗阻(paralysis ileus)与痉挛性肠梗阻(spastic ileus),是由于各种原因引起交感神经或副交感神经过度兴奋使整个胃肠道动力明显减弱或痉挛所致的肠内容物不能有效运行,肠道本身并无器质性病变;③血运性肠梗阻:常见于肠系膜血栓形成或栓塞,伴有血液循环障碍和肠肌运动功能失调。

　　2. 按梗阻发生的部位分类　①小肠梗阻(高位、低位);②结肠梗阻。

　　3. 按梗阻程度分类　①完全性梗阻;②不完全性梗阻。

　　4. 按起病缓急分类　①急性肠梗阻;②慢性肠梗阻。

　　肠梗阻的分类是为了指导临床治疗,不同类型肠梗阻的治疗原则不同。此外,肠梗阻的类型不是固定不变的,可随病理过程的演变而转化。

【临床表现】

肠梗阻主要有腹痛、呕吐、腹胀、肛门停止排气排便四大症状,可出现水、电解质和酸碱平衡紊乱,绞窄性梗阻肠坏死时可出现休克、腹膜炎和胃肠出血。

【影像学表现】

1. 单纯性小肠梗阻

(1)腹部 X 线片:梗阻以上肠腔扩大,积气、积液,立位可见阶梯状气液平面,卧位见扩张的肠管横跨全腹,跨度大,超过腹腔横径的一半(图 7-10-5)。①鱼肋征:是空肠梗阻的重要 X 线征象。表现为在扩大的空肠内见到密集排列的弧线状皱襞,形似鱼肋骨样,为空肠皱襞在气体衬托下显影之故,位置多在上腹部或左上腹部。回肠梗阻表现为连贯、均匀、透明的肠管,呈腊肠状,其位置多在中下腹部,两者不难鉴别。②驼峰征:是蛔虫性小肠梗阻的典型 X 线表现。在立位腹部平片上表现为扩张的肠管内有软组织密度影突出于液平面之上,呈驼峰状,系蛔虫团所致,如见到不规则气泡或线条状透光影,为蛔虫吞入的气体。

(2)碘剂造影:适用于平片不能确诊、需明确有无梗阻及其梗阻部位者。一般在口服对比剂后 3 小时之内即可达到梗阻部位且不能通过梗阻点,梗阻上段肠曲扩张。如 6 小时以后对比剂仍未通过梗阻点,提示为完全梗阻。

(3)CT:①扩张的肠袢(>2.5cm)充满液体,伴或不伴气液平;②见"小肠积粪"征:梗阻近端扩张的小肠内见混合的气泡和微粒物质(图 7-10-6);③可见移行区;④可见原发病变征象:腹股沟疝、小肠异物、蛔虫、肿瘤、炎症等。

2. 绞窄性小肠梗阻

(1)腹部 X 线片:肠道出现两个不同的梗阻点时,在这两个梗阻点之间的肠段称为闭袢(closed-loop)。以下为绞窄性小肠梗阻较为特征性征象:

1)假肿瘤征(psudotumor sign):闭袢肠腔内充满液体,在腹部平片上表现为软组织密度的肿块(图 7-10-7A)。

2)咖啡豆征(coffee bean sign):如充气闭袢肠管积气扩张,内壁因明显水肿而增厚且相互靠拢,形成一条线状致密影形似咖啡豆(图 7-10-7B)。

3)小跨度卷曲肠袢:闭袢肠曲的系膜充血、水肿、出血导致肠系膜增厚缩短,使闭袢肠曲受牵拉而蜷曲堆积在一起,表现为充气扩大的小肠肠曲明显卷曲成"C"形、同心圆状、花瓣状、香蕉状等多种不同形态,跨度较小,不超过腹腔横径的一半(图 7-10-8A)。

4)小肠内长液平面征:闭袢及以上肠曲张力降低,积液较多,表现为扩张的小肠内有几个长液平。

5)空回肠异位征:小肠扭转征象(图 7-10-8B)。

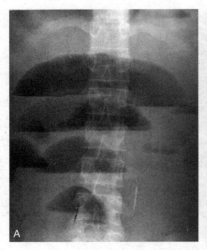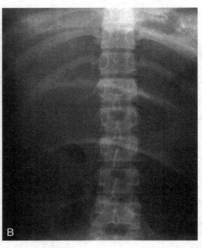

图 7-10-5　单纯性高位小肠梗阻

患者,男,56 岁,腹痛、腹胀,停止排便 3 天。A. 立位腹部平片示中上腹小肠扩张、积气、积液,见多个阶梯状高低不等的气液平面;B. 卧位腹部平片示扩张的小肠肠曲横跨腹腔横径,近肠壁汇合处见短线状等密度皱襞(空肠)

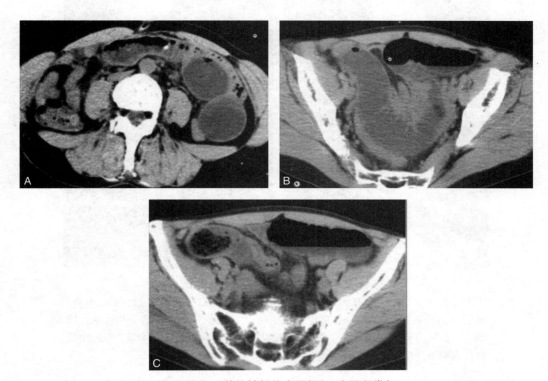

图 7-10-6 单纯性低位小肠梗阻,小肠积粪征

患者,男,64岁,腹痛1天(近期吃柿子、大枣等)。A、B. CT平扫示左下腹及盆腔小肠扩张、积液;
C. 回肠末端肠腔内见气泡与颗粒混合的团状影(小肠积粪征)

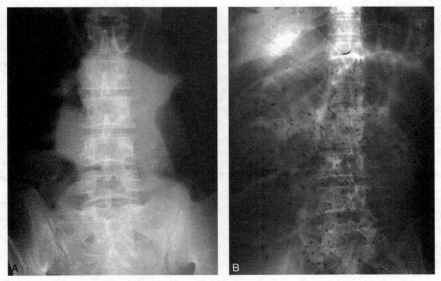

图 7-10-7 绞窄性小肠梗阻,假肿瘤征、咖啡豆征

A. 患者,男,61岁,腹痛1周,加重2天,立位腹部平片示中上腹不规则高密度"肿
块",周围绕以扩张积气的肠管(假肿瘤征);B. 患者,男,78岁,腹痛、腹胀3天。
卧位腹部平片示扩张的空肠肠曲卷曲,右上腹见含气闭袢(咖啡豆征)

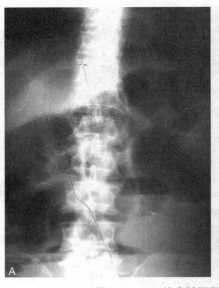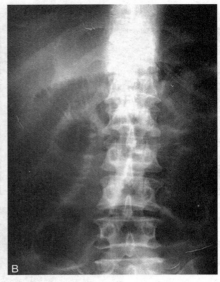

**图 7-10-8 绞窄性肠梗阻,香蕉征、空回肠转位**

患者,男,38 岁,腹痛、腹胀 2 天。A. 立位腹部平片示中上腹小肠扩张、积气、积液,
见多个高低不等的气液平面;B. 卧位腹部平片示扩张的小肠肠曲呈并行纵行排
列,类似"香蕉",且中腹部多为"鱼肋"状黏膜的空肠,而光滑的"腊肠"样的回肠
位于左膈下(空回肠转位)

6)腹水:下腹及盆腔密度增高,肠间距加宽
(肠壁增厚)。

(2)碘剂造影:可发现闭袢,有助于诊断。
一般给药 1~3h 后可到达梗阻点,如果在 6h 内碘
剂仍不能进入蜷曲的闭袢肠曲,则可考虑为完全
性绞窄性肠梗阻。

(3)CT

1)肠管扩张积液:肠壁缺血、缺氧,肠腔内
和腹腔内渗液,肠腔内充满血性液体,绞窄性闭袢
肠段肠腔扩张,其内充满液体。

2)肠壁增厚:肠壁厚度取决于肠腔扩张的
程度。小肠壁厚度超过 3mm 为异常;结肠痉挛收
缩时肠壁厚度大于 5mm 认为异常,扩张结肠的肠
壁厚度大于 3mm 可以认为异常。

3)肠壁密度改变:CT 平扫缺血肠壁可以呈
低密度或高密度,低密度是由肠缺血水肿引起,高
密度是由于肠壁内弥漫或局限于黏膜下层出血
(图 7-10-9)。

4)肠壁异常强化:缺血性肠壁充血,可以是
弥漫的,首先累及黏膜或黏膜下。由于黏膜或黏
膜下增强,而周围肠壁水肿,或黏膜及浆膜呈高
密度,而肌层呈低密度,可以产生典型的"靶征"。

肠壁明显增强是一种预后较好的征象,表示肠壁
是存活的,而全层不增强提示肠壁坏死。

5)肠系膜血管水肿:肠系膜血管充血水肿,
表现为扇形缆绳状增粗,边缘毛糙(缆绳征)。

6)肠系膜积液:表现为肠系膜密度均匀
增高。

7)"旋涡征"或"鸟嘴征":肠系膜软组织和
脂肪组织伴肠结构扭转,高度提示肠扭转。当输
入和输出肠袢固定在梗阻点扭转,肠袢和肠系膜
及血管显示出旋涡状图为"旋涡征"(图 7-10-
10);扩张的肠袢在梗阻部位逐渐变尖,向某点集
中,为"鸟嘴征"(图 7-10-11)。

8)肠壁、门静脉积气:由于肠壁缺氧、缺血,
使肠壁坏死、黏膜层破裂,肠腔内的气体通过破损
黏膜进入肠壁,甚至进入门静脉。CT 显示为肠壁
内呈弧形、线状和串珠状的透亮影。门静脉及其
分支的积气显示为枯枝状低密度,类似肝内胆管
积气的表现。

3. **麻痹性肠梗阻** 最常见原因为急性腹膜
炎、急性肠炎、腹部手术后、全身麻醉及败血症等。
腹部平片及 CT 表现为整个胃肠道普遍性扩张,胃、
小肠和结肠均可见轻度到中度扩大、胀气,尤以结

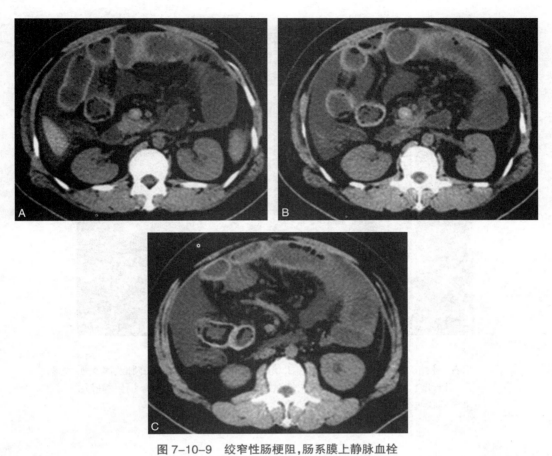

**图 7-10-9　绞窄性肠梗阻，肠系膜上静脉血栓**

患者，男，29 岁，腹胀 10 天，呕吐咖啡样物、黑色稀便 4 天。A~C. 肠系膜上静脉及属支增粗、密度增高，小肠扩张，肠壁厚薄不均；右中下腹肠壁密度增高（出血）；腹腔内腹水征象

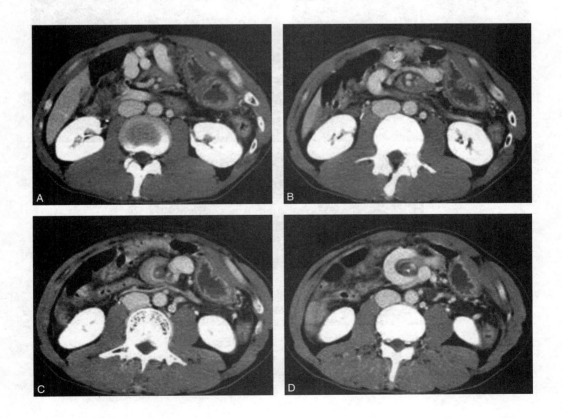

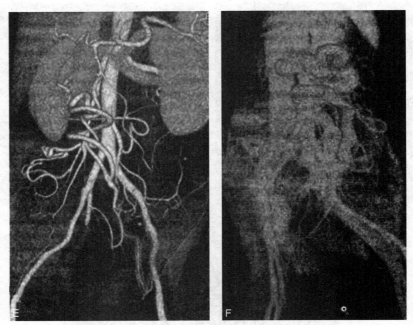

图 7-10-10 肠系膜扭转,系膜及血管呈"旋涡征"

患者,男,52 岁,腹痛 2 天。A~D. CT 增强扫描静脉期示肠系膜静脉及属支强化,血管增粗,血管及系膜结构呈"旋涡状";E、F. CTA 示肠系膜动脉、静脉均呈螺旋状改变

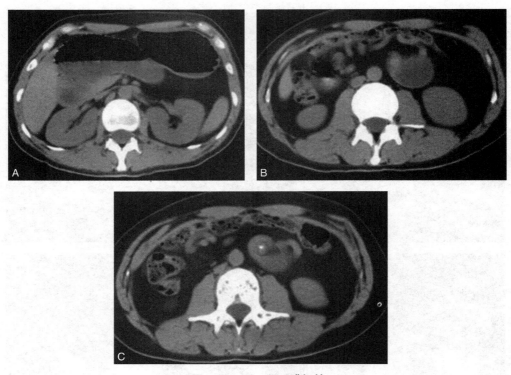

图 7-10-11 肠系膜扭转

患者,男,47 岁,腹痛、腹胀,停止排便一周。A. CT 平扫示右上腹小肠扩张积气、积液;B. 扩张肠袢梗阻端呈鸟嘴状;C. 系膜及血管扭转呈"旋涡征"

肠胀气明显（图 7-10-12）；站立位平片上表现为小肠和结肠内可见宽窄不等的气液平面,分布范围较广。透视表现为肠管蠕动明显减弱或完全消失。

4. **结肠梗阻** 由结肠内肿瘤、炎症狭窄、结肠扭转所致,可分为单纯性、绞窄性。

（1）腹部 X 线片：梗阻以上结肠扩张、积气、积液；小肠轻度扩张、积液。

（2）乙状结肠扭转：X 线卧位平片见乙状结肠高度扩大积气,呈"马蹄状"肠曲,两肢并拢于梗阻点呈三条白线（图 7-10-13A）。立位可见宽大的气液平；钡灌肠钡剂通过受阻,梗阻段呈鸟嘴状,可见螺旋状黏膜皱襞。CT 表现为乙状结肠扩张,梗阻端呈鸟嘴状,远端直肠萎陷空虚（图 7-10-13B~D）。

【诊断要点】

用影像学方法评价临床怀疑肠梗阻的患者时,应注意以下几点：

1. 判断有无肠梗阻。

2. 了解梗阻部位。

3. 判断梗阻的性质是单纯性或绞窄性。后者有发生肠坏死穿孔的危险。

4. 了解梗阻的病因。CT 扫描对肠梗阻的诊断,尤其在判断肠梗阻的性质以及了解梗阻原因方面有较大的优势。

5. 注意急性肠系膜血管栓塞的诊断。

【鉴别诊断】

应与消化性溃疡穿孔、胆绞痛、急性阑尾炎、卵巢囊肿蒂扭转等相鉴别。

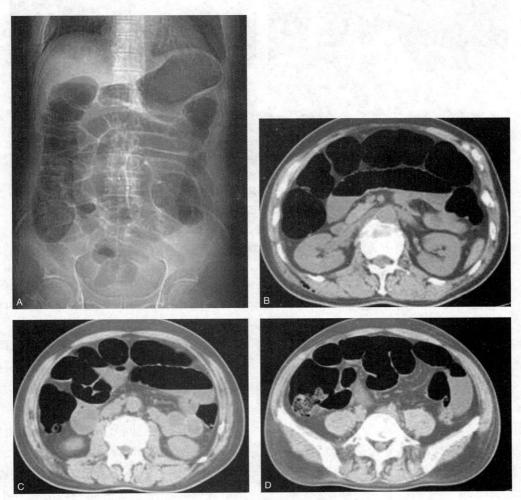

**图 7-10-12　麻痹性肠梗阻**

患者,男,75 岁,腹痛、腹胀 1 周。A. CT 腹部定位片示全腹肠管（包括大肠及小肠）广泛扩张积气,肠曲排列自然；B~D. CT 平扫示大小肠均扩张、积气,积液较少,见少许气液平

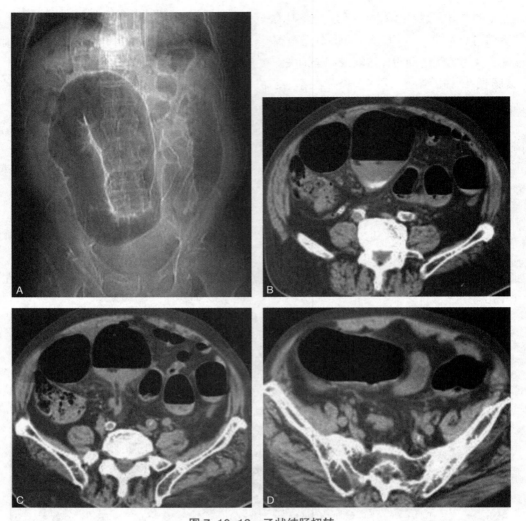

图 7-10-13 乙状结肠扭转

患者，男，92 岁，腹痛、腹胀半个月。A. CT 腹部定位片示乙状结肠充气扩张的闭襻呈"马蹄状"；
B~D. CT 平扫示乙状结肠扩张，梗阻端呈鸟嘴状，远端直肠萎陷空虚

## 第三节　急性肠套叠

【概述】

急性肠套叠（acute intussusception）是指一段肠管套入邻近的肠管内，是常见的急腹症，也是引起肠梗阻的重要原因之一，以婴幼儿发病率最高。

【病理生理】

依病理解剖部位可将其分为三大类型：小肠型、回结肠型、结肠型。

【临床表现】

主要表现为腹痛、便血、腹部包块三联症。

【影像学表现】

小儿肠套叠常用超声诊断，且超声下空气灌肠或水灌肠可用于复位。成人肠套叠首选 CT，在明确肠套叠征象的同时可以发现原发肿瘤。钡剂造影也常用于肠套叠的诊断，气钡灌肠用于结肠套叠的复位。

1. 超声　典型肠套叠在超声横切面上一般表现为多层强、低回声相间的"同心圆征"，在纵切面上则表现为"套筒征"，为套叠处的肠管管壁反折所致。

2. CT　三层同心圆环的软组织密度影，最内层代表套入的肠管，其外侧为陷入的肠系膜（低密度脂肪），最外层套鞘肠管。有时能显示引起套叠的原发病变，如肿瘤等（图 7-10-14）。

3. 钡剂造影

（1）钡剂灌肠：钡剂到达套叠部梗阻，呈杯口状充盈缺损；钡剂进入套鞘之间呈弹簧状表现（弹簧征）（图 7-10-15）。

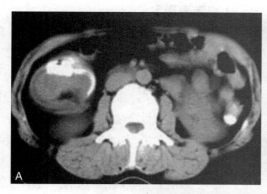
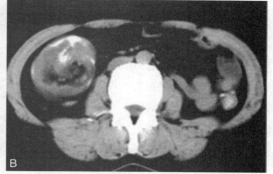
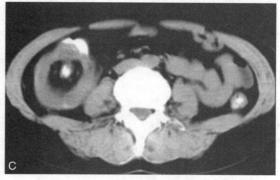

**图 7-10-14　小肠间质瘤伴肠套叠**

患者,男,58 岁,右下腹痛伴包块 2 天。A. CT 平扫示右下腹肠管扩张,其内右前部见类圆形软组织密度肿块(间质瘤),前方见弧形高密度影(含对比剂的套鞘肠管);B、C. 近端肠管呈同心圆样改变,中心为高密度(含对比剂的套入肠管),中间为脂肪样低密度影(套入的含脂肪的系膜)

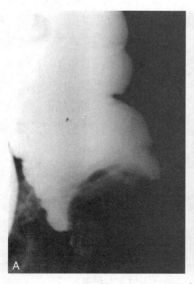
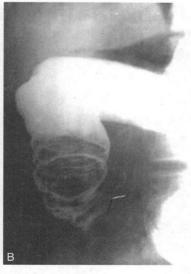

**图 7-10-15　肠套叠,杯口征、弹簧征**

患者,男,73 岁,腹痛、腹胀伴右下腹包块 1 周。A. 钡灌肠钡剂到达套叠部梗阻,呈杯口状充盈缺损(杯口征);B. 钡剂进入套鞘之间呈弹簧状表现(弹簧征)

（2）钡餐造影：钡剂通过受阻，小肠排空时间延长；阻塞端肠腔呈"鸟嘴状"狭窄，延长呈线状；远端肠腔扩张，并可见平行环状或弹簧状表现。

（3）肠套叠复位成功标准：①大量钡剂或气体进入小肠；②盲肠充盈良好；③腹部包块消失；④腹痛减轻，血便消失。

**【诊断要点】**

肠套叠具有典型的钡灌肠及CT表现，诊断不难。在CT诊断肠套叠的同时，注意原发病变（肿瘤、炎症）的检出，必要时造影增强详查。而且，要注意除外肠坏死、穿孔等并发症。

# 第四节 急性肠系膜缺血

**【概述】**

小肠缺血性疾病分为：①急性肠系膜缺血（急性闭塞性缺血）；②急性小肠缺血（急性非闭塞性缺血）：高凝状态、炎症（胰腺炎、腹膜炎、血管炎）、医源性（放疗、化疗）、低灌注（缺血性结肠炎、低血压、脓毒血症、心力衰竭）；③慢性缺血：陈旧血管病变、高血压、心脑血管病。

急性肠系膜缺血（acute mesenteric ischemia，AMI）病因：①肠系膜动脉栓塞，占50%，来源左心的栓子、大动脉粥样斑块脱落；②肠系膜动脉血栓形成，占20%~50%，动脉粥样硬化、高凝状态、红细胞增多症、肠系膜动脉夹层动脉瘤、血管内置支架、胃肠道出血肠系膜血管栓塞治疗等；③肠系膜静脉血栓形成，占5%，门静高压、高凝状态、外伤、术后等各种因素引起血管内皮损伤或局部血液回流障碍。

**【病理生理】**

肠系膜动脉或静脉狭窄、闭塞、痉挛导致小肠的营养物质和氧气供应不足，肠壁缺血缺氧、水肿、坏死，累及黏膜层，再扩张到黏膜下层、肌层及浆膜层。分三个阶段：第一阶段可逆性肠炎，黏膜坏死、糜烂和溃疡，伴或不伴出血；第二阶段扩展到黏膜下层、肌层坏死；第三节段全肠壁坏死，

死亡率高。

**【临床表现】**

急性肠系膜缺血临床表现缺乏特征性，其中1%表现为急腹症，可以有腹痛、腹胀、腹泻、便血、恶心、呕吐、肠鸣音减弱消失。实验室检查表现为白细胞增高，血浆乳酸水平明显升高等。50岁以上患者多见于有房颤、血管病史者。

常用治疗方法为：①剖腹探查切除无活力肠袢，重建肠道血运；②动脉溶栓、血管成形、支架植入等介入治疗；③静脉栓塞的抗凝治疗等。

**【影像学表现】**

1. **腹部X线片** 同肠梗阻表现。

2. **CT** 根据血供不足的性质及其严重程度而不同：

（1）肠壁增厚或变薄：肠壁节段增厚（>3mm），系黏膜水肿、出血及缺血肠壁的继发感染，呈"多环形""靶征"：内外层为相对高密度，中心层为水样低密度，为黏膜下层水肿所致，增强扫描尤为明显（图7-10-16）；全肠壁小肠梗死（透壁性梗死），黏膜内神经和肌层破坏使梗死肠袢扩张和极度变薄呈"薄纸样肠壁"（图7-10-17）。

（2）肠腔扩张、积液，肠蠕动减慢有关。

（3）肠系膜动脉、静脉内血栓：受累血管分支不成比例增粗，平扫管腔密度增高、减低，增强扫描血管腔内充盈缺损，是特异性征象。CTA表现为血管腔内充盈缺损、管腔狭窄或闭塞（图7-10-18、图7-10-19）。

（4）肠系膜水肿和腹水：肠系膜模糊（水肿导致肠系膜脂肪浸润），常见于静脉血栓，密度增高（静脉>动脉血栓），肠系膜血管增粗呈"缆绳征"（图7-10-20）。

（5）肠壁局部增强丧失，动脉血流受累。

（6）肠壁内积气（静脉>动脉血栓）：肠壁内带状、曲线样或囊状的气腔。

（7）肠系膜静脉、门静脉内积气：肝内离心性分布的小分支状低密度，延伸至肝包膜下2cm范围内（图7-10-21）。

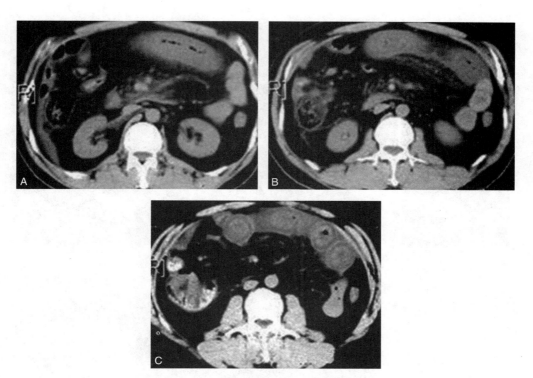

**图 7-10-16 肠系膜静脉血栓,肠壁水肿"靶征"**

患者,男,46 岁,全腹痛 8 天,加重 1 天。A~C. CT 平扫示肠系膜上静脉及属支增粗、密度增高(静脉血栓),右中腹局部小肠增粗,管壁明显增厚,密度减低,部分横断面管壁呈"靶征"(肠壁水肿)

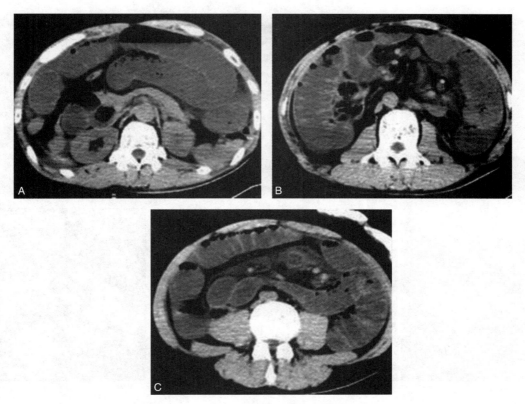

**图 7-10-17 小肠系膜动脉栓塞,肠壁透壁坏死**

患者,男,46 岁,急性腹痛并加重 2 天。A~C. CT 平扫示肠系膜血管增粗、密度增高(动脉栓塞),中下腹小肠弥漫扩张、积气、积液,肠壁明显变薄

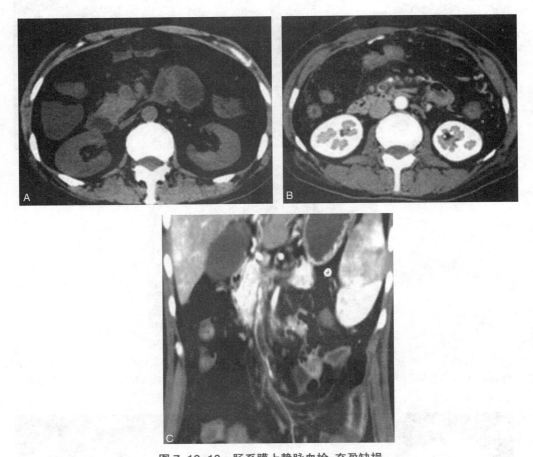

**图 7-10-18 肠系膜上静脉血栓,充盈缺损**

患者,女,69岁,腹痛2天。A. CT 平扫示肠系膜上静脉密度减低,局部小肠扩张;B. CT 增强示静脉管壁强化,管腔内无强化;C. CTA 冠状重组示门静脉及属支内充盈缺损

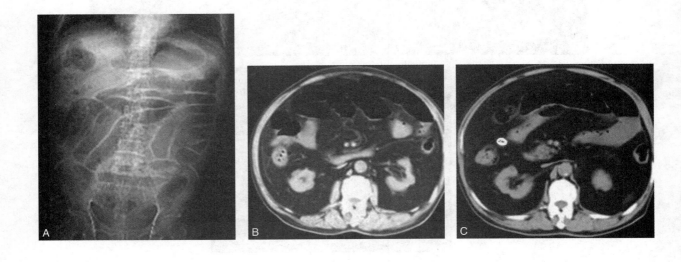

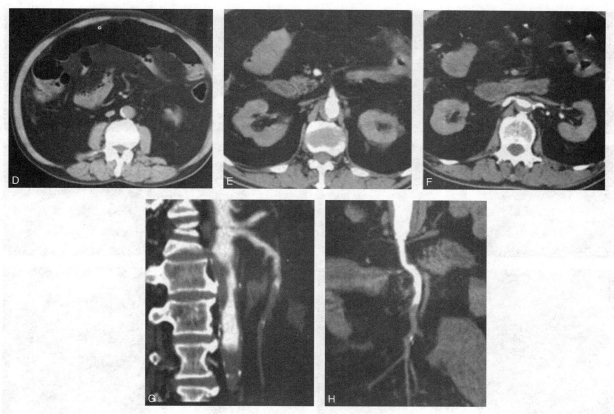

**图 7-10-19　肠系膜动脉血栓**

患者,女,74 岁,腹痛,停止排气排便 3 天。A. CT 扫描腹部定位片示全腹肠管扩张、积气,肠曲排列自然;B~D. CT 平扫示小肠扩张、积气、积液,肠系膜动脉管径增粗,与并行的静脉管径相似,腹主动脉管壁少许钙化;E、F. CT 增强动脉期图像示腹主动脉管壁不强化的软斑块,肠系膜上动脉远端未显影;G、H. CTA 示腹主动脉管腔不规则狭窄(动脉粥样硬化斑块),肠系膜上动脉远端闭塞(血栓形成)

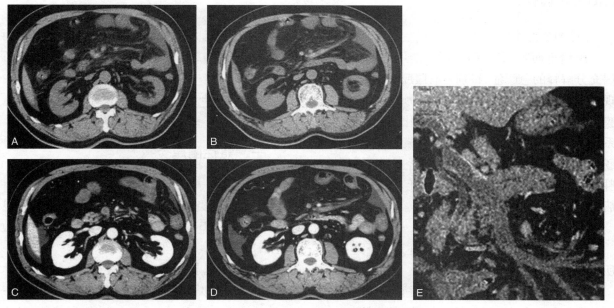

**图 7-10-20　肠系膜静脉血栓,系膜血管"缆绳征"**

患者,男,67 岁,腹痛、腹胀 7 天。A、B. CT 平扫示肠系膜血管密度略增高,血管增粗,周围系膜见细小条索(缆绳征);C、D. CT 增强静脉期图像示肠系膜上静脉及属支未强化,呈相对低密度;E. CTA 静脉期重组示肠系膜上静脉及门静脉充盈缺损(血栓)

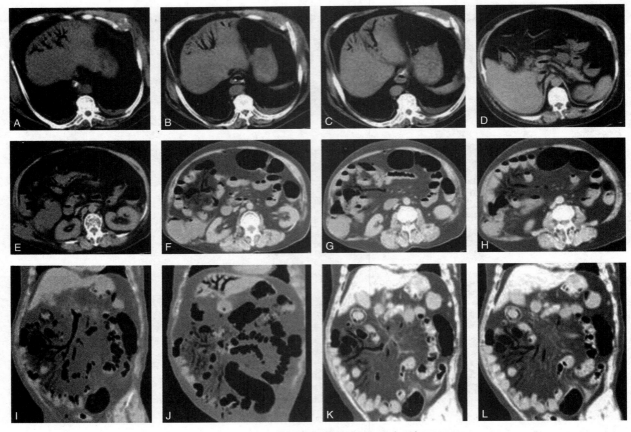

图 7-10-21 急性肠系膜缺血,小肠广泛坏死

患者,男,54 岁,全腹胀痛 1 天,弥漫腹膜炎、感染休克。A~H. CT 平扫示小肠扩张积气,右中腹部分小肠向腹壁外膨出(疝),肠管积液,部分肠壁见线状气体影(E 为著);肝内见分支状气体影延伸到包膜下(肝内门静脉积气,A~C);门静脉及肠系膜上静脉主干见气体影(D、E);肠系膜血管内见气体影(F~H);I~L. 全腹 CT 平扫的冠状重组显示肠系膜静脉、门脉(肝内外)积气

【诊断要点】

腹痛重而腹部体征轻,对不能用常见腹痛病因充分解释的急腹症,特别是有腹膜炎、肠梗阻表现者应考虑本病。CT 征象有助于预后判断:肠系膜上静脉血栓、肠壁增厚、肠壁强化明显、肠腔及系膜改变不明显的预后好;肠系膜上动脉血栓、肠坏死(肠壁变薄、无强化)、肠腔扩张、系膜水肿、门脉系统积气、伴其他脏器梗死(肝、脾)者预后差。

【鉴别诊断】

门静脉和系膜静脉内积气要注意与下述病变所致积气鉴别:

1. **消化道壁的病变** 严重病变造成消化道壁的溃疡和 / 或黏膜通透性增加,坏死性肠炎。

2. **胃肠道的扩张** 可造成黏膜的微小破裂,气体进入肠壁和血管内,肠麻痹、外伤。

3. **脓毒症** 门静脉及系膜血管分支的炎症、肠道内细菌发酵、系膜脓肿造成两层腹膜分离而出现异常通路。

# 第五节 腹膜腔炎症

## 一、急性阑尾炎

【概述】

急性阑尾炎(acute appendicitis)是一种常见的腹部外科疾病,由于阑尾腔内阻塞及感染导致急性阑尾炎症。

【病理生理】

急性阑尾炎分为单纯性、化脓性和坏疽性三种类型。①单纯性:阑尾充血、水肿和增粗,腔内有黏液;②化脓性:阑尾充血进一步加重,阑尾壁内有小脓肿形成,表面有脓性分泌物,并出现腔内积脓,可发生局限性坏死和穿孔;③坏疽性:阑尾广泛坏死而呈灰黑色,腔内压力大,易发生穿孔。因阑尾腔的近端均有肿胀而闭锁,经穿孔的溢出物只是腔内积存的脓液,无肠内容物,加之有大网膜包裹形成阑尾周围脓肿(periappendiceal abscess),可位于右侧髂窝或盆腔内。

【临床表现】

典型阑尾炎有下列症状:

1. **转移性右下腹疼痛**　腹痛开始部位多在上腹部、剑突下或脐周,约经6~8小时后,部位逐渐下移,最后固定于右下腹部。

2. 恶心、呕吐、食欲减退和腹胀。

3. 发热及血常规白细胞、中性粒细胞增高等。体格检查右下腹麦氏点压痛、反跳痛。

【影像学表现】

1. **腹部 X 线片**　5%~10%可见阑尾内钙化粪石;反射性肠郁张:阑尾附近回肠扩张充气,伴有小液平;钡剂造影盲肠基底部内侧有外压表现(图7-10-22);盲肠挛缩征象:炎症刺激收缩,盲肠区局部无气。右侧腰大肌边缘模糊,脊柱可向右侧弯。阑尾穿孔罕见游离气体。

2. **CT**　直接征象:阑尾增粗肿大(直径>6mm),阑尾壁增厚,造影增强明显强化,腔内积液、积气和肠石(图7-10-23)。间接征象:阑尾盲肠周围炎,为阑尾周围脂肪组织密度升高、见条索影,腹膜增厚,少量积液,盲肠壁水肿增厚(图7-10-24);阑尾周围脓肿:边界不清的软组织团块影,中心呈液体密度,可出现气液平面,造影增强呈厚壁环形明显强化(图7-10-25);阑尾穿孔:阑尾周围见少许气体(图7-10-26),增强扫描阑尾壁缺损。

【诊断要点】

结合临床表现及 CT 检查阑尾区的炎性征象,急性阑尾炎的诊断不难。阑尾脓肿、肠腔外气体以及增强扫描时阑尾壁缺损是诊断阑尾穿孔的特征性征象,但无上述征象也不能排除阑尾穿孔。

【鉴别诊断】

当 CT 发现阑尾周围炎或脓肿而未发现异常阑尾或阑尾粪石时,应注意结合临床资料及其他影像征象除外如盲肠憩室炎、结肠结核或 Crohn 病等炎性病变。

## 二、急性腹膜炎

【概述】

急性腹膜炎是腹膜壁层和/或脏层因各种原因受到刺激或损害发生的急性炎性反应,多由继发性细菌感染、化学刺激或物理损伤所引起,原发性细菌感染少见。

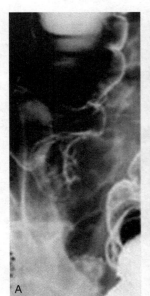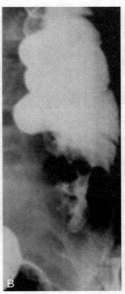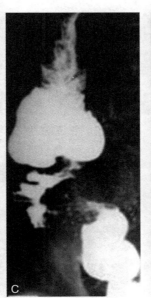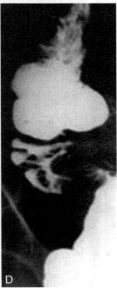

**图 7-10-22　阑尾周围脓肿**

患者,男,45岁,右下腹不适1个月余。A~D. 钡灌肠气钡双重造影,显示盲肠激惹,钡剂充盈欠佳(B~D),充气可见盲肠基底部内侧光整的弧形压迹(A)

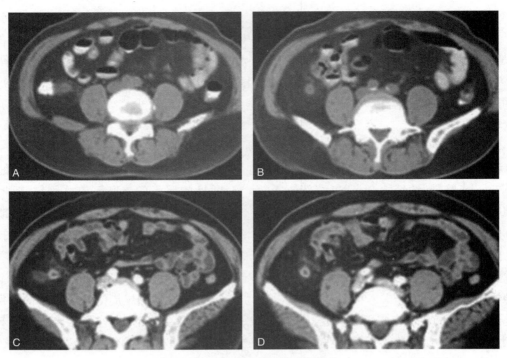

**图 7-10-23　急性单纯性阑尾炎**

患者,男,77 岁,脐周痛伴恶心 2 天。A、B. CT 平扫示盲肠内侧条片影,远端类圆形厚壁管腔(阑尾),邻近腹膜密度略增高;C、D. CT 造影增强静脉期扫描示增厚的阑尾管壁明显强化,邻近的腹膜条片状轻度强化

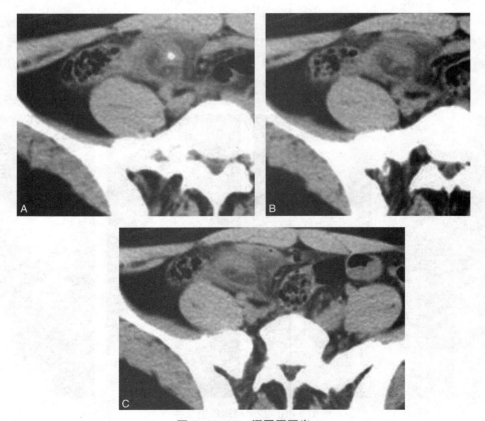

**图 7-10-24　阑尾周围炎**

患者,女,35 岁,转移性右下腹痛 1 周。A~C. CT 平扫示右下腹盲肠内侧边界不清的团片影,中心见小致密影(阑尾粪石)

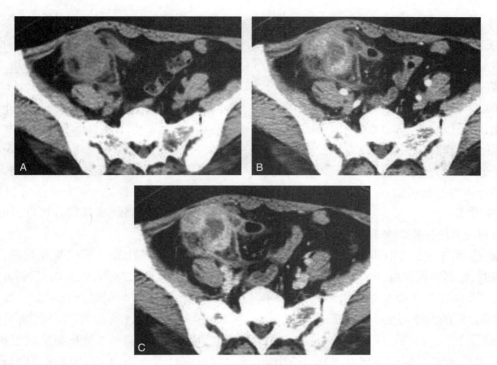

**图 7-10-25 阑尾周围脓肿**

患者,女,47 岁,右下腹痛伴发热 2 周。A. CT 平扫示回盲部边界不清的团块影,其内见更低密度区,邻近腹膜见条片影;B、C. CT 造影增强动脉期及静脉期扫描,示肿块不均匀明显强化,中心更低密度区无强化,内壁光整。邻近的腹膜条片状轻度延迟强化

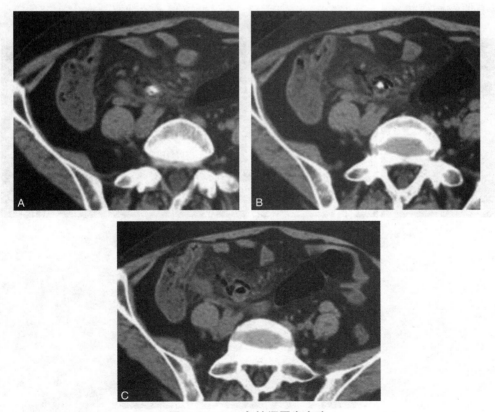

**图 7-10-26 急性阑尾炎穿孔**

患者,女,61 岁,突然右下腹痛 2 天。A~C. CT 平扫示右下腹阑尾区小结节状致密影(阑尾粪石),下方见含气液平的阑尾管腔,周围见不规则条状气体影(穿孔),局部腹膜脂肪密度增高

【病因】

1. **继发性腹膜炎** 腹内脏器的急性穿孔与破裂是最常见的原因,如胃肠道和胆系穿孔,其他病因包括腹腔脏器炎症、肠坏死、腹部创伤以及腹部手术后感染。局限性腹膜炎可以是全腹膜炎吸收后局限化,也可以在起病时就是局限性的。

2. **原发性腹膜炎** 腹腔内没有原发感染灶,致病菌多是通过血行播散、淋巴管、肠壁或女性生殖道等途径侵入腹腔而引起。

【病理生理】

急性腹膜炎常因感染的来源和方式、病原菌的毒力和数量、患者的免疫力不同而有明显的差异。感染进入腹腔,腹膜出现充血、水肿、渗出的炎症反应,可为局限性也可为弥漫性腹膜炎。可引起腹膜、肠袢、网膜之间的粘连,引起机械性肠梗阻。

【临床表现】

急性腹膜炎的主要临床表现有腹痛、腹部压痛、腹肌紧张和反跳痛,常伴有恶心、呕吐、腹胀、发热、低血压、脉速、气急、白细胞增多等中毒现象。因本病大多为腹腔内某一疾病的并发症,故起病前后常有原发病症状。

【影像学表现】

急性腹膜炎的 CT 征象有:①腹腔积液,可为弥漫性或局限性;②如为胃肠道穿孔、穿通性损伤及产气菌感染所致,可有腹腔积气;③腹膜增厚,通常较均匀,表面可不光滑,肠道外壁可以增厚粘连,甚至发生粘连性肠梗阻;④由于麻痹性肠胀气,小肠和结肠常有广泛充气;⑤肠系膜和大网膜因充血水肿呈斑片状密度增高,与血管分界不清(图 7-10-27);⑥CT 扫描可以清楚地显示腹膜炎的原发病灶和并发症情况,如腹腔脓肿的发生。

腹膜炎局限化后可形成腹腔脓肿,一般局限在一个或多个腹腔间隙、隐窝内,后者发生的腹腔间隙常彼此相邻,有明显通连关系。腹腔脓肿在 CT 上有以下特点:①脓腔因内有脓液而呈液体密度,但 CT 值偏高;②脓肿壁呈软组织密度,有一定厚度且可不均匀,造影增强后明显环形强化(图 7-10-28);③脓肿内如有气体存在,可以表现为气 - 液平面或液体前方的小气泡;④脓肿周围紧邻的腹壁软组织可水肿增厚,部分脓肿可破溃入腹壁致腹壁脓肿或窦道。

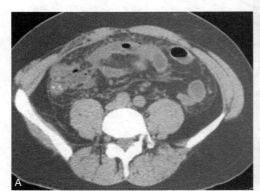
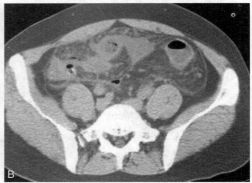
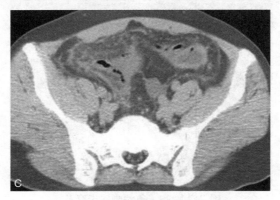

图 7-10-27 腹膜炎症,阑尾炎穿孔

患者,男,28 岁,突发右下腹痛 1 天。阑尾积气、壁增厚。A~C. 脏腹膜增厚,网膜及系膜脂肪密度增高,见片絮状影

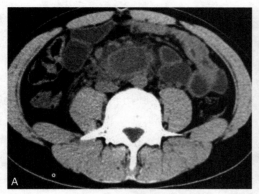
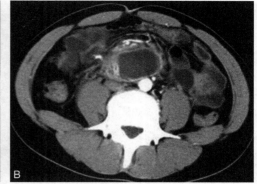
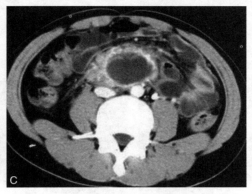

图 7-10-28 腹腔脓肿

患者,女,45 岁,腹痛伴发热 20 天。A. CT 平扫示腹腔内边界不清的低密度团片影,周围见环影;B、C. CT 造影增强动脉期及静脉期扫描,示病灶环壁明显延迟强化,中心更低密度区无强化,内壁光整。邻近肠管受推挤

【诊断要点】

急性腹膜炎有典型的临床表现,CT 扫描能显示腹水、腹膜脂肪密度增高、腹膜增厚等征象,若形成脓肿可以清晰显示脓肿壁,脓腔内气泡影是提示脓肿的特异性征象。

【鉴别诊断】

急性腹膜炎腹膜异常影像上需要与其他腹膜病变鉴别,如结核性腹膜炎、腹膜原发或继发肿瘤等。结核性腹膜炎临床病程较长,发病年龄常较小。腹腔积液由于是渗出液 CT 显示密度常较高,腹膜增厚更为明显,大网膜、肠系膜除脂肪密度增高,可出现点状、片状及结节状密度增高影(钙化),常伴纤维化所致的系膜挛缩及肿块,系膜及腹膜后淋巴结增大、钙化及环形强化常见。腹膜肿瘤多见于老年人,继发者有原发恶性肿瘤病史,如卵巢癌、胃肠道及胆系恶性肿瘤等。

# 第六节 妇科急腹症

## 一、卵巢囊肿(肿瘤)蒂扭转

【概述】

卵巢囊肿蒂扭转在妇科急腹症中列第 5 位,发病率约为 2.7%,好发于 20~55 岁的妇女。多为单侧,右侧多见。

【病理生理】

卵巢囊肿蒂扭转时囊肿直径多在 8~15cm,扭转的"瘤蒂"主要由韧带、系膜和输卵管及其血管组成,发生扭转后,静脉回流受阻,囊壁由于淤血、水肿而显示增厚。若伴有输卵管动脉血供障碍,可发生出血性梗死。

【临床表现】

突然体位改变或剧烈运动易导致肿瘤蒂扭转,患者出现急性下腹痛。

【影像学表现】

CT 为重要的诊断手段。卵巢囊肿蒂扭转

的 CT 征象主要有：①囊实性双肿块，由扭转的卵巢囊肿和"瘤蒂"构成。囊肿表现为液性密度"囊性"肿块，囊壁局限性或弥漫性增厚，囊壁增厚为卵巢囊肿蒂扭转的重要征象，增强后囊液及囊壁一般无强化。扭转的"瘤蒂"表现为绳索状或椭圆形"实性"软组织肿块，增强后无强化。②扭转的蒂可呈"旋涡征"改变，其内扭转的输卵管等坏死出血可形成旋涡状等高混杂密度影。③常伴子宫向扭转侧移位、盆腔少量积液或积血（图 7-10-29）。

【诊断要点】

CT 示盆腔囊实性双肿块具有一定的特异性，若对卵巢囊肿扭转的"瘤蒂"认识不足，易将"瘤蒂"误认为卵巢囊腺瘤壁结节或囊腺瘤伴出血而导致误诊。

【鉴别诊断】

若对卵巢囊肿扭转的"瘤蒂"认识不足，很容易误诊为囊腺瘤。卵巢囊腺瘤可为单房或多房，囊壁多数薄而均匀，较光滑。当卵巢囊腺瘤恶变时或交界性卵巢囊腺瘤囊壁可表现为局部不规则增厚或伴囊壁结节，需与卵巢囊肿伴扭转鉴别。造影增强有助于两者鉴别：囊腺瘤的实性成分强化较明显，而卵巢囊肿扭转增厚的囊壁及"瘤蒂"均无明显强化。

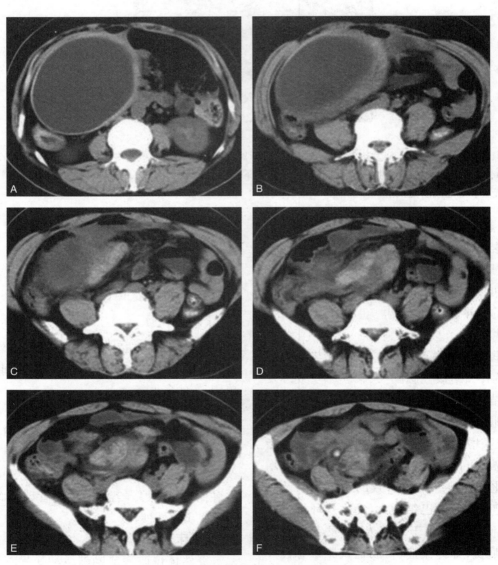

图 7-10-29 卵巢囊肿扭转，囊实性双肿块

患者，女，85 岁，下腹痛 2 天。A~F. CT 平扫示右下腹边界清楚的类圆形大囊性病灶，其内为均匀水样密度，内壁光整，囊壁密度增高（出血），囊性灶的内下缘见边界不清的旋涡状等高混杂密度团块影（蒂扭转及血肿）

## 二、宫外孕破裂

### 【概述】

异位妊娠（ectopic pregnancy）是指受精卵在子宫体腔外着床发育，习惯上称为宫外孕（extrauterine pregnancy），以输卵管妊娠最常见，约占 95%~98%。

### 【病理生理】

输卵管妊娠好发于壶腹部，约占 55%~60%，其次为峡部和伞端。当输卵管膨大到一定程度，可发生破裂和流产，为常见的产科急腹症。由于输卵管肌层血管丰富，短期内即可大量出血使患者陷入休克。

### 【临床表现】

主要临床表现为育龄期妇女停经、腹痛、阴道流血。

### 【影像学表现】

CT 主要用于输卵管妊娠破裂引起的急腹症检查，表现为：

1. **胎头骨骼影**　胎儿的胎头及脊柱骨骼影的高密度衬于水样密度的孕囊内为特异性征象。

2. **孕囊影**　是宫外孕的常见直接征象。表现为软组织块中小圆形水样低密度影，壁薄而内壁光滑。

3. **附件区或下腹区混合包块影**　宫外孕包块由结缔组织孕囊及滋养细胞组成，内含丰富的血管，反复破裂出血形成不同时期的血肿，与孕囊内羊水破裂游离，腹膜炎性增生等改变共同参与形成。

4. **孕囊周围血肿及盆腔积血**（图 7-10-30）。

### 【诊断要点】

结合临床病史、末次月经及血尿人绒毛膜促性腺素（HCG）测定多可明确诊断。CT 宫旁附件区的胎头骨骼影、孕囊影、混合密度包块影，以及腹腔积血或血性盆腔积液等征象有助于准确诊断评估。

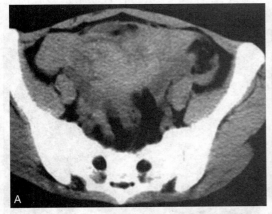
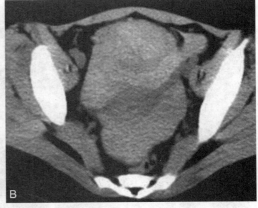
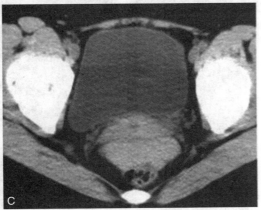

**图 7-10-30　宫外孕破裂**

患者，女，36 岁，突发下腹痛 4 小时。A~C. CT 平扫示盆腔内膀胱上方边界不清的等高混杂密度团块影（血肿），子宫直肠窝内见高密度影（积血）

【鉴别诊断】

宫外孕破裂应与下列疾病相鉴别：

1. 卵巢黄体破裂 可表现为类似宫外孕破裂的急腹症，CT显示附件区出血与囊肿混合的混杂密度肿块，需要鉴别。但临床无停经史，无阴道流血，很少发生休克。CT表现一般为阴性，见不到孕囊影，此时子宫壁不增厚，HCG阴性等。

2. 附件区子宫内膜异位症 随月经周期异位的内膜反复出血形成与周围组织炎症粘连性包块，具有薄壁、多房、双侧发病的特点，囊内密度高于孕囊内羊水密度有助于鉴别。

# 第七节 腹腔及盆腔外伤

【概述】

腹部外伤（abdominal trauma）为腹部受到外力撞击而产生的闭合性损伤，常累及实质脏器，亦可累及空腔脏器及系膜、血管，可发生在腹膜腔或腹膜后间隙。

【病理生理】

腹部外伤可以导致实质脏器损伤：肝、脾、胰、肾、肾上腺（血肿、单一撕裂、多发撕裂）；空腔脏器损伤：胃、肠、膀胱、输尿管（穿孔、破裂）；腹膜损伤：系膜、网膜（撕裂、血肿）；血管损伤；合并骨折等。

【临床表现】

外伤史，腹痛，腹膜刺激征象及休克等。

【影像学表现】

腹部外伤以全腹CT平扫为首选检查技术。

1. 实质脏器损伤 ①包膜下血肿：位于脏器表面的新月形高/等/混杂密度影（图7-10-31）；②实质内血肿：圆形或椭圆形高密度影，随时间推移密度减低，造影后无强化（图7-10-32）；③实质内单一撕裂：边缘模糊的不规则条状低密度影，造影增强后显示清晰（图7-10-33）；④实质内多发撕裂（粉碎性破裂）：实质内多发不规则低密度影，增强扫描显示更清晰，随时间推移病变更加清晰（图7-10-34），常伴包膜下及腹腔出血。

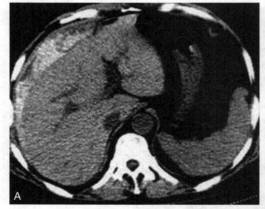
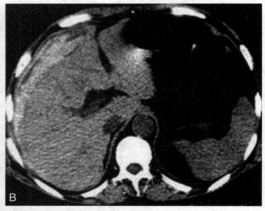
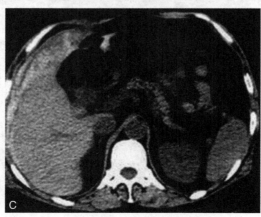

图7-10-31 肝包膜下血肿

患者，男，41岁，挤压伤1小时。A~C. 肝脏表面见新月形等高混杂密度影，与肝脏交界清

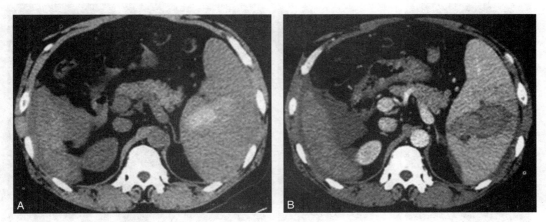

**图 7-10-32  脾内血肿**

患者，男，48 岁，腹部外伤 6 小时。A. CT 平扫示脾脏内边界模糊的类椭圆形稍高密度影；B. 造影增强后扫描示脾内病灶无强化，呈相对低密度，边界清晰（血肿）。肝、脾周围见条片状略低密度影，造影后无强化（血性腹水）

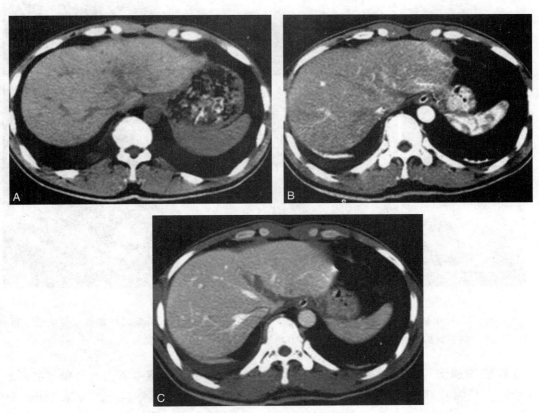

**图 7-10-33  肝内单一撕裂**

患者，男，47 岁，挤压伤 2 小时。A. CT 平扫未见明显异常；B. 造影增强后动脉期示肝左叶中肝静脉旁实质内条片状异常强化；C. 静脉期扫描显示左叶边界清晰的条状低密度影（单一撕裂伤）

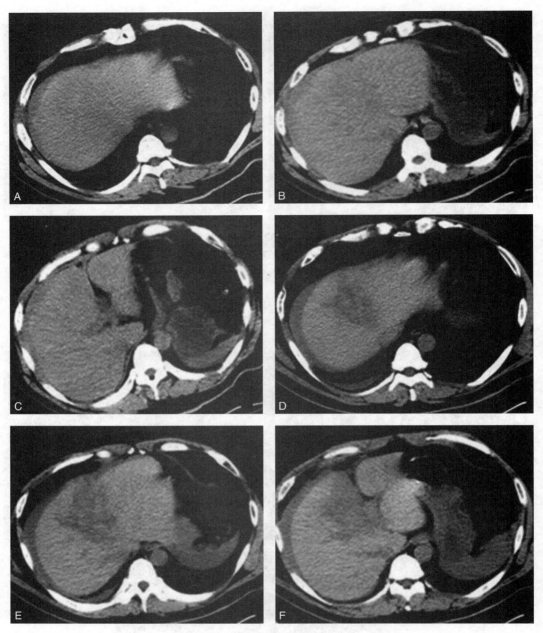

**图 7-10-34 肝粉碎性破裂**

患者,男,56 岁,车祸后 6 小时。A~C. CT 平扫示肝周弧形略低密度影,肝实质内隐约可见略低密度;
D~F. 14 小时后随诊示肝周腹水增多,肝内片状低密度影清晰(粉碎性破裂)

**2. 空腔脏器损伤** ①胃破裂:胃前壁破裂可见游离气腹及腹腔积液,胃后壁破裂可见小网膜囊积血(图 7-10-35);②肠管损伤:损伤局部肠腔扩张、肠壁增厚、肠腔外渗出、局部积气(图 7-10-36),常伴系膜渗出 / 血肿;③输尿管断裂、膀胱破裂:局部可见高密度血肿,同时混杂低密度尿液,造影见对比剂漏出(图 7-10-37)。

**3. 系膜损伤** 系膜内见条片状高密度血肿(图 7-10-38),可伴有局部肠管损伤改变,腹腔及盆腔积液(积血),常常位于直肠窝内。

**4. 血管损伤** 局部见血肿,CTA 显示受损血管不规则、阻塞,增强造影显示相应的脏器缺血改变(图 7-10-39)。

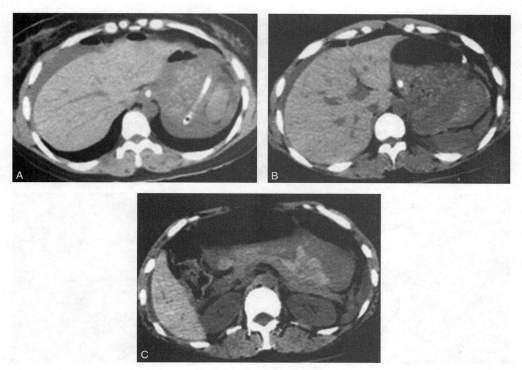

**图 7-10-35 外伤性胃壁损伤**

患者,女,30 岁,刀刺伤 3 小时。A~C. CT 平扫示肝周见水样密度影,腹壁下见散在气体影(游离气体,前壁损伤)。胃内见内容物及胃肠减压管,胃外后方与胰腺之间可见条片状高低混杂密度影(小网膜囊积血,后壁破裂)

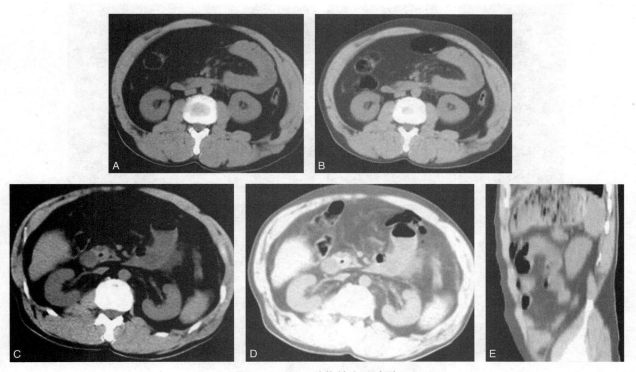

**图 7-10-36 外伤性小肠破裂**

患者,男,56 岁,车祸。A、B. 外伤 40 分钟 CT 平扫示左中腹节段小肠扩张,肠壁增厚,左侧肾周筋膜略增厚;C~E. 第二天复查 CT 平扫示左上腹小肠扩张更加明显,肠壁变薄,肠管左后方见片状水样密度影,前上方及腹壁下腹腔内见散在的气体影(游离气体)

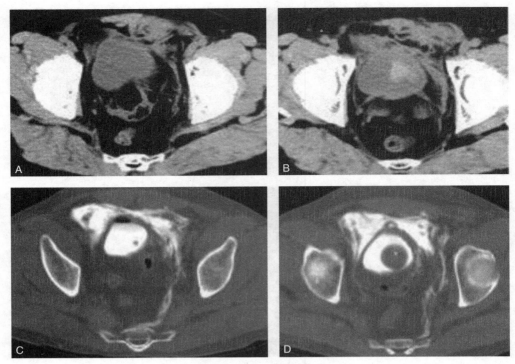

**图 7-10-37　外伤后膀胱破裂**

患者,男,65 岁,外伤后 30 分钟,血尿。A、B. CT 平扫示膀胱充盈欠佳,内见片状高密度影(出血),膀胱前方至腹壁下见条片状稍高密度影;C、D. 逆行膀胱造影见对比剂充盈膀胱的同时,外溢至膀胱周围

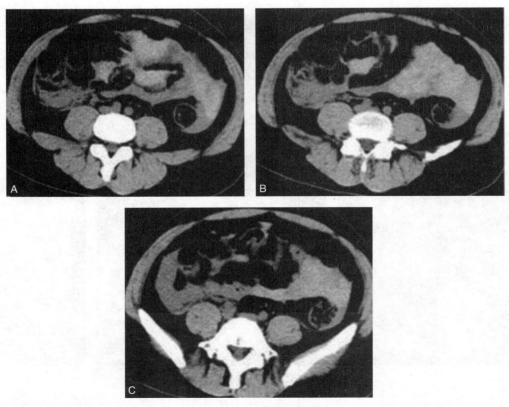

**图 7-10-38　小肠系膜撕裂**

患者,男,53 岁,被马踢伤腹部 3 小时。A~C. 下腹 CT 平扫示左下腹小肠间条片状等高混杂密度影(血肿),边界清,部分包绕邻近肠管

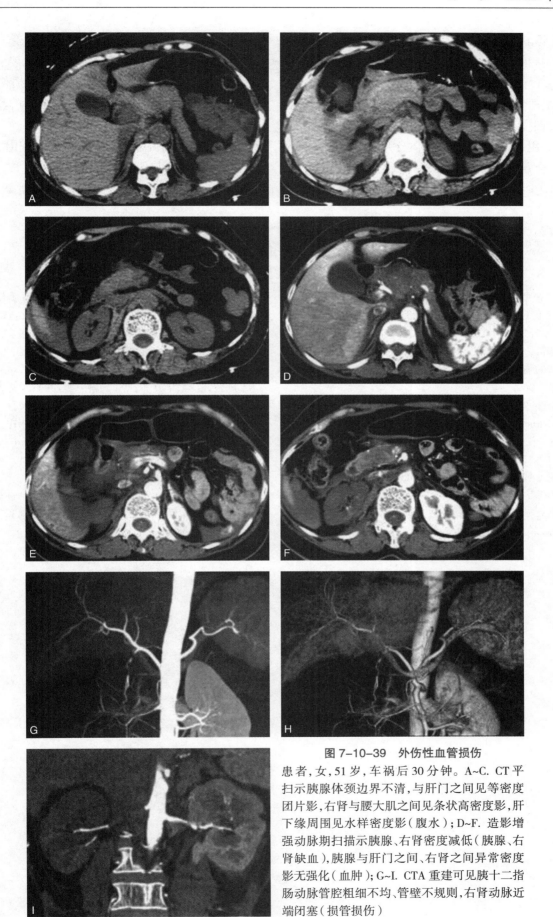

图 7-10-39　外伤性血管损伤

患者，女，51 岁，车祸后 30 分钟。A~C. CT 平扫示胰腺体颈边界不清，与肝门之间见等密度团片影，右肾与腰大肌之间见条状高密度影，肝下缘周围见水样密度影（腹水）；D~F. 造影增强动脉期扫描示胰腺、右肾密度减低（胰腺、右肾缺血），胰腺与肝门之间、右肾之间异常密度影无强化（血肿）；G~I. CTA 重建可见胰十二指肠动脉管腔粗细不均、管壁不规则，右肾动脉近端闭塞（损管损伤）

【诊断要点】

明确的外伤史有助于诊断。对外伤急症就诊的患者,进行腹部CT检查时应注意以下问题:①注意多脏器复合伤共同存在的可能,腹部扫描需要覆盖全腹,扫描范围上自横膈,下达盆腔;②注意窗技术的应用,将腹腔脂肪与气体分开;③应用多平面重组,全方位观察,尤其注意腹壁下游离气体、直肠窝内的少量积液;④密切随诊,对病情较重、有阳性体征的患者尤为重要;⑤必要的增强扫描,有助于病灶检出及肠管血供情况评估;⑥CTA:用于血管损伤评估;⑦造影检查:空腔脏器损伤时对比剂外漏;⑧注意原发病变(肿瘤)破裂的鉴别。

【鉴别诊断】

外伤为首发症状进行腹部CT检查时,对不典型血肿等需要与偶发瘤等鉴别。

(刘爱莲)

# 参 考 文 献

[1] 黄铿霖,马隆佰.多层螺旋CT观测游离气体分布对上下消化道穿孔的鉴别诊断.实用放射学杂志,2012,28(8):1228-1230,1234.

[2] 张静,朱树龙,陈婷婷.多排螺旋CT对急性肠梗阻诊断的临床价值分析.医学影像学杂志,2017,27(5):967-969.

[3] Jaffe TA, Martin LC, Thomas J, et al. Small-bowel obstruction: coronal reformations from isotropic voxels at 16-section multi-detector row CT. Radiology, 2006, 238(1): 135-142.

[4] 王小鹏,杨军.成人肠套叠MSCT诊断及价值.医学影像学杂志,2015,25(5):857-860.

[5] 袁劲松.婴幼儿肠套叠的MSCT诊断.医学影像学杂志,2014,24(7):1162-1164.

[6] 贾乾君,梁长虹,张水兴,等.急性肠系膜缺血的MSCT诊断.放射学实践,2011,26(1):62-65.

[7] 李文智.64层螺旋CT多平面及曲面重组在急性阑尾炎诊断中的价值.实用放射学杂志,2012,28(7):1048-1051.

[8] 陈莹,陆健,毕新军,等.妇科急腹症的CT与MRI诊断分析.实用放射学杂志,2018,34(6):911-915.

[9] Liu Xiaohong, Song Litao, Wang Jian, et al. Diagnostic utility of CT in differentiating between ruptured ovarian corpus luteal cyst and ruptured ectopic pregnancy with hemorrhage. J Ovarian Res, 2018, 11(1): 5.

[10] 徐飞,张艳文.16层螺旋CT在腹部闭合性外伤诊断中的临床分析.医学影像学杂志,2013,23(11):1836-1838.

# 第八篇　骨骼、肌肉系统

第一章　骨（关节）外伤性疾病

第二章　骨（关节）感染性疾病

第三章　骨肿瘤

第四章　软组织肿瘤

第五章　慢性关节病

第六章　内分泌与代谢性骨疾病

第七章　先天性骨与关节疾病概论

# 第一章　骨（关节）外伤性疾病

骨（关节）外伤性疾病是临床中的常见病、多发病，影像学检查是诊断和观察疗效的主要手段。在多种影像学检查方法中，X线片是诊断、观察骨折，并指导临床治疗最简便、有效的常用方法。CT是X线片的重要补充，适于检查结构复杂和有骨性重叠部位的骨折。MRI能比CT更敏感地发现隐匿骨折，同时也能更清楚地显示软组织的损伤情况。

骨折（fracture）是指骨的完整性和连续性中断，包括骨小梁和/或骨皮质的断裂。根据骨折的程度和形态可分为完全骨折（complete fracture）和不完全骨折（incomplete fracture）。完全骨折根据骨折线的形态又可分为：①横行骨折（transverse fracture）；②斜行骨折（oblique fracture）；③纵行骨折（lengthways fracture）；④螺旋形骨折（spiral fracture）；⑤粉碎骨折（comminuted fracture）；⑥嵌插骨折（impacted fracture）；⑦压缩骨折（compression fracture）；⑧撕脱骨折（avulsion fracture）。不完全骨折包括裂缝骨折（fissured fracture）和青枝骨折（greenstick fracture）。此外，骨折根据作用力的方式和骨本身的情况可分为创伤骨折（traumatic fracture）、应力性骨折（stress fracture）和病理骨折（pathological fracture）；根据骨折处皮肤黏膜的完整性可分为闭合性骨折（closed fracture）和开放性骨折（open fracture）；根据骨折整复后是否易发生移位分为稳定性骨折（stable fracture）和不稳定性骨折（unstable fracture）。

骨折断端移位或成角有以下几种情况：①侧方移位，以近侧骨折段为准，描述骨折远侧断端向前、后、内、外的侧方移位；②缩短移位（包括重叠移位、断端嵌入），两骨折段相互重叠或嵌插，使其缩短；③分离移位，两骨折段在纵轴上相互分离，形成间隙；④成角移位，远侧断端向某一方向倾斜，两骨折段中轴线交叉成角，以其顶角的方向为准，向前、后、内、外成角；⑤旋转移位，为远侧断端围绕骨纵轴向内或外旋转。上述侧方移位、纵向移位（分离和重叠）称为对位不良。成角移位称为对线不良。

骨折的愈合过程可分为以下几个阶段：①血肿形成。骨组织和骨髓都有丰富的血管，在骨折的两端及其周围伴有大量出血，形成血肿，数小时后血肿发生凝固；由于缺血，骨皮质亦可发生坏死。②纤维骨痂形成。骨折后2~3天，血肿开始由肉芽组织取代而机化，继而发生纤维化形成纤维骨痂，或称为暂时性骨痂。③骨性骨痂。上述纤维性骨痂逐渐分化出骨母细胞，并形成类骨组织，以后出现钙盐沉积，类骨组织转变为编织骨。纤维性骨痂中的软骨组织也经软骨化骨演变为骨组织，至此骨性骨痂形成。④骨痂改建或再塑。编织骨由于结构不够致密，骨小梁排列紊乱，不能达到正常功能的需要。为了适应活动时的所受应力，编织骨经进一步改建为成熟的板层骨，皮质骨和髓腔的正常关系以及骨小梁的正常排列结构也重新恢复。由于年龄不同，该过程可达1~2年或更长。

骨折愈合的观察：骨折1周内形成的纤维骨痂及骨样骨痂，X线片不能显示；约2~3周后，形成骨性骨痂，表现为断端外侧与骨干平行的梭形高密度影，即为外骨痂。同时可见骨折线模糊，主要为内骨痂、环形骨痂和腔内骨痂的密度增高所致。如骨折部分无外骨膜（如股骨颈关节囊内部分、手足的舟骨、月骨等）或骨膜受损而不能启动骨外膜成骨活动，则仅见骨折线模糊。松质骨如椎体、骨盆骨等的骨折，也仅表现为骨折线变模糊。编织骨被成熟的板层骨所代替，X线表现为骨痂体积逐渐变小、致密，边界清楚，骨折线消失和断端间有骨小梁通过。骨折愈合后塑形的结果与年龄有关，儿童骨折后期复查可能看不到骨折的痕迹。

骨折后的并发症和后遗症：①延迟愈合或不愈合。骨折愈合时间与多种因素有关。骨折经治疗后，若超过一般愈合所需时间较长而仍未愈合，但又未达到骨折不愈合的程度，即属于延迟愈合；骨折已半年以上，X线上无成桥骨痂形成，骨折断端的髓腔已被浓密的硬化骨质封闭，变光滑，即为骨折不愈合。延迟愈合或不愈合常见于股骨颈、胫骨下 1/3、舟骨、距骨或肱骨干骨折等。②外伤后骨质疏松。骨折整复固定后，或因疼痛长期不能活动，可引起患肢失用性骨质疏松。③畸形愈合。由于整复固定不理想或根本没有整复固定，骨折没有合适的复位，但骨折断端有成桥骨痂形成。④骨缺血坏死。骨折使骨供血血管断裂，没有有效的侧支循环建立，引起骨的缺血性坏死。⑤创伤性骨关节病。关节软骨损伤引起关节表面不光滑时，关节软骨和软骨下骨受力发生了改变，进而破坏关节软骨和软骨下骨，形成创伤性骨关节病。⑥骨化性肌炎。骨折后周围软组织内的血肿处理不当就可经机化而骨化。⑦骨、关节感染。多因开放性骨折，伤口没有处理好，形成骨髓炎，现已较少见。⑧神经、血管损伤。骨折常可伴有相邻的神经和血管的损伤。

关节创伤（injuries of joint）的诊断以 X 线片为基础，CT 显示关节骨质损伤的范围、形态和相互关系优于平片，MRI 可以直接显示软骨、韧带和肌腱的损伤，为临床提供重要信息。关节创伤包括关节脱位、稳定关节的韧带与肌腱损伤和累及关节面的关节内骨折。关节脱位和关节内骨折均伴有关节软组织的损伤，而后者亦可单独出现。关节脱位（dislocation of joint）为关节组成骨之间正常解剖关系的异常改变，表现为关节对位完全或部分脱离，即为脱位（dislocation）或半脱位（subluxation）。关节周围软组织损伤包括关节囊、韧带和肌腱等的损伤，为多发病、常见病，主要通过 MRI 进行诊断。关节囊内骨折也称关节骨折，累及关节面和关节软骨（股骨颈骨折和桡骨颈骨折等除外），常引起创伤性关节炎等后遗改变，治疗上应尽可能实现解剖复位。

**【影像检查方法的选择】**

骨与关节创伤的影像检查方法包括：X 线、CT、MRI、US、SPECT 等。其中 X 线、CT、MRI 为常用检查方法，US、SPECT 应用较少。

**1. X 线**　X 线片为骨与关节创伤的重要检查方法。在骨骼本身的结构中，骨皮质、骨松质和骨髓腔形成鲜明的对比，在 X 线片中可清楚显影。当发生外伤性疾病时，骨与关节的病变也易于 X 线片中显示。但 X 线图像为重叠影像，且软组织分辨率较差，较 CT、MRI 易漏诊骨折，也很难显示软组织损伤。

**2. CT**　CT 是平片的重要补充，可发现平片上不能发现的隐匿骨折（occult fracture）。对于结构复杂和有骨性重叠部位的骨折，CT 比平片能更精确显示骨折情况。但当骨折线与 CT 扫描平面平行时，可能导致骨折漏诊，但多平面重建技术可以有效解决这个问题，可以任意面重建出各向同性的高质量图像，以清晰显示各种形式的骨损伤。

**3. MRI**　MRI 比 CT 能更敏感地发现隐匿骨折，也能更清楚地显示软组织、韧带、肌腱及脊髓的损伤。但其显示各骨折片关系不如 CT，对钙化和细小骨化的显示亦不如 CT 和 X 线。在 MRI 中，骨折在 $T_1WI$ 上表现为线样低信号影，与骨髓的高信号形成明显的对比，$T_2WI$ 上为高信号影，代表急性期的骨髓水肿或肉芽组织；根据骨折断端间出血的时间及肉芽组织形成与演变也可表现为多种信号。

# 第一节　长骨骨折

**【概述】**

长骨骨折在骨折中最为常见，可由创伤和骨骼疾病所致。后者如骨髓炎、骨肿瘤所致骨质破坏，受轻微外力即发生骨折，称为病理性骨折。本节重点讨论长骨创伤性骨折（traumatic fracture），即直接或间接暴力引起正常骨的骨折。

**【病理生理】**

本病有明确创伤病史。创伤包括①直接暴力：暴力直接作用使受伤部位发生骨折，常伴有不同程度软组织损伤；②间接暴力：暴力通过传导、杠杆、旋转和肌收缩使肢体远端发生骨折；③积累性劳损：长期、反复、轻微的直接或间接损伤可致使肢体某一特定部位骨折。

**【临床表现】**

大多骨折只引起局部症状。严重骨折和多发

性骨折可导致全身反应。

**1. 全身表现**

（1）休克：骨折引起休克的主要原因是出血，特别是骨盆骨折、股骨骨折和多发性骨折。严重的开放性骨折或并发重要内脏器官损伤亦可导致休克。

（2）发热：出血量较大的骨折，在血肿吸收时可出现低热。开放性骨折出现高热时，应考虑感染的可能。

**2. 局部表现**

（1）一般表现：局部疼痛、肿胀和功能障碍。骨折时，骨髓、骨膜及周围组织血管破裂出血，在骨折处形成血肿以及软组织损伤所致水肿，使患肢严重肿胀。骨折局部出现剧烈疼痛，特别是移动患肢时加剧，伴明显压痛。局部肿胀和疼痛使患肢活动受限。

（2）特有体征：①畸形。骨折段移位可使患肢外形发生改变，主要表现为缩短、成角或旋转畸形。②异常活动。正常情况下肢体不能活动的部位在骨折后出现不正常的活动。③骨擦音或骨擦感。骨折后，两骨折端相互摩擦时可产生骨擦音或骨擦感。

**【影像学表现】**

X线检查对骨折的诊断和治疗具有重要价值。凡疑为骨折者应常规行X线检查。平片诊断首先要判断有无骨折，其次要判断骨折的类型，还要进一步观察骨折断端成角、移位情况等。应着重观察特定部位的特殊骨折征象，提示局部可能合并存在与此相关的软组织损伤。骨折复位后初次复查，应着重分析骨折对位、对线情况。一般对线正常，对位达 2/3 以上，即符合复位标准。

CT 对于显示结构复杂和有骨性重叠部位的骨折或隐匿性骨折及骨折碎片的数目及位置较好。多层螺旋 CT 扫描多平面重建可以全面直观地观察了解骨折情况，可发现许多 X 线难以发现的骨折，对指导临床治疗价值较大。

MRI 不作为骨折的首选检查方法，但对于显示隐匿骨折及邻近软组织损伤较 CT 更为敏感。骨折在 $T_1WI$ 上表现为线样低信号影，与骨髓的高信号形成鲜明的对比。新鲜骨折处水肿及渗出表现为 $T_1WI$ 低信号、$T_2WI$ 高信号，对判断新鲜或是陈旧骨折有很大帮助。

**1. 青枝骨折（greenstick fracture）** 多见于儿童。由于骨骼韧性大，外力不易使骨质完全折断，多表现为骨皮质及骨小梁的扭曲，不易见骨折线，如青嫩的树枝被折断状（图 8-1-1）。

**2. 骺离骨折（epiphyseal injury）** 骨折发生在儿童长骨时，由于骨骺尚未与干骺端愈合，外力可经过骺板达干骺端而引起骨骺分离，即骺离骨折。由于在 X 线片上骨骺软骨不能显影，所以它的骨折线并不能显示，平片上只显示为骺板、骺线增宽或骺与干骺端对位异常，如伴有干骺端的撕脱则骨折线可见。

**3. 疲劳骨折（fatigue fracture）** 亦称应力骨折（stress fracture）。长期、反复的外力作用于

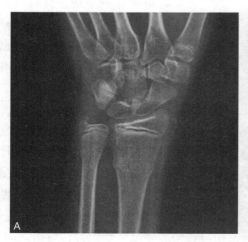
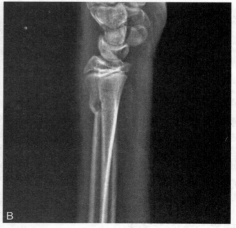

**图 8-1-1 青枝骨折**

A. 桡骨远侧干骺端可见横行稍低密度骨折线，骨折线两侧皮质隆起；B. 干骺端背侧骨皮质褶皱

骨，如集中于骨的某一部位，可逐渐发生慢性骨折，到临床诊断时骨痂已形成，称为疲劳骨折。好发于跖骨和胫腓骨。X线表现为骨折线横行、光滑，大的管状骨疲劳骨折常发生于一侧骨皮质，而不贯穿骨干。骨折线周围可有骨膜反应、皮质增厚及髓腔硬化。

4. 隐匿骨折（occult fracture）　亦称骨挫伤（bone bruise），表现为骨髓充血、水肿、出血，骨小梁骨折而骨皮质完整，普通X线片检查往往无阳性发现，常被漏诊或误诊。MRI检查在隐匿骨折的诊断中具有非常重要的价值。骨折线在 $T_1WI$、$T_2WI$ 主要呈线状、不规则条带状低信号影，在脂肪抑制 $T_2WI$ 呈清楚锐利的高信号。骨挫伤在 $T_1WI$ 呈斑片状低信号，$T_2WI$ 呈高、低混杂信号，脂肪抑制 $T_2WI$ 呈片状高信号，边界模糊（图 8-1-2）。

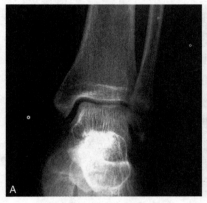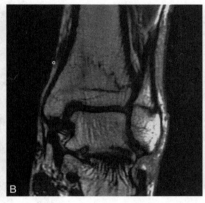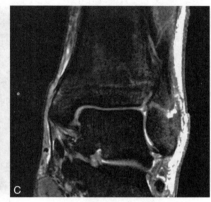

图 8-1-2　隐匿骨折

A. 仅发现腓骨远端条状骨质密度增高，骨皮质不规整，胫骨干骺端未见异常；B. $T_1WI$ 可见胫骨干骺端线样低信号；
C. 脂肪抑制 $T_2WI$ 可见胫骨干骺端相应位置的线样稍高信号，提示隐匿骨折

【诊断要点】

根据外伤病史和X线片可以诊断出大多数骨折，但股骨颈、腕舟骨等部位骨折无移位时，平片可能显示不出骨折线而漏诊，应仔细寻找骨小梁和骨皮质是否有中断；另外，如不熟悉籽骨、骨血管沟、骨骺发育情况和有些先天性变异，就有可能将这些误认为骨折。CT和MRI可以非常敏感地发现隐匿骨折、肌腱及韧带的损伤，也可以帮助避免将正常结构误认为骨折。

【鉴别诊断】

病理性骨折通常有明确的、引起骨质改变的原发疾病病史。在发生骨折的部位通常有明显的骨质破坏和软组织肿块形成，X线可能不易观察，CT、MRI可以清晰地显示上述改变，可作为鉴别诊断的依据。

籽骨通常位于特定位置，形态固定，因此了解人体常见籽骨的位置和形态有助于鉴别。籽骨边缘可见高密度骨皮质环绕，而较新鲜的骨折在断端处无硬化的骨皮质，这一点可以帮助鉴别诊断。

软组织钙化仅通过X线片进行检查时，软组织内的条片状钙化可能会引起误诊。结合临床患者存在症状的位置与X线异常位置是否一致对鉴别诊断有一定帮助。进一步进行CT及MRI检查观察钙化灶及邻近骨质、软组织情况可以有效地进行鉴别。

【拓展】

能谱CT可以通过不同物质对不同能量X线吸收程度的差异，评价局部骨质内水成分的变化，以显示是否存在骨髓水肿。

## 第二节　脊柱骨折

【概述】

脊柱骨折约占全身骨折的 5%~6%，以胸腰段脊柱骨折最多见，常伴有脊髓或神经损伤，严重者甚至引起截瘫、死亡。高处坠落伤、交通伤和摔伤是脊柱损伤的常见原因。

【临床表现】

脊柱骨折在临床工作中十分常见，分为次要损伤和重要损伤。前者包括单纯横突、棘突、

关节突和椎弓根峡部骨折,这类骨折罕有引起神经损伤及脊柱畸形;后者包括压缩或楔形骨折(compression or wedge fracture)、爆裂骨折(burst fracture)、安全带骨折(chance fracture)及骨折-脱位型脊椎骨折,常见于下颈椎及胸腰椎损伤。常见的寰枢椎损伤包括寰枢椎关节脱位、寰椎骨折和枢椎齿状突骨折等。

脊柱骨折按照稳定程度又分为稳定性骨折和不稳定性骨折。Ferguson分类将脊柱划分为3条纵行柱状结构,即前柱、中柱及后柱。前柱包括前纵韧带及椎体、椎间盘的前2/3;中柱包括椎体、椎间盘的后1/3及后纵韧带;后柱为脊椎骨附件,骨性结构包括椎弓根、椎板、关节突、横突和棘突,软组织为椎间关节的关节囊、黄韧带、棘间和棘上韧带。凡是累及两柱以上的损伤均为不稳定性骨折。

X线、CT和MRI检查是脊柱骨折的重要影像学检查方法,因为脊柱骨折损伤复杂,病情危急,所以需要对这些检查方法进行优选,及时、准确地诊断各种类型的脊柱骨折,从而为临床治疗方案的选择及预后判断提供重要根据。

**【影像学表现】**

**1. X线**

(1)压缩或楔形骨折:胸腰椎最常见,占所有胸腰椎骨折的48%。损伤机制为脊柱过屈,引起前柱的压缩。表现为椎体前侧上部终板塌陷,皮质断裂,而后柱正常,导致椎体压缩呈楔形,椎体内可见横行不规则线状致密带。上、下椎间隙一般保持正常。

(2)爆裂骨折:占所有脊柱骨折的14%,常可压迫脊髓。损伤机制为椎体的轴向压缩,形成上和/或下部终板粉碎骨折。前中柱都受累,并有骨碎片突入椎管,同时也可有后柱受累。X线对该型骨折显示欠满意,常可误诊为压缩骨折。

(3)安全带骨折:多见于车祸,占全部脊柱骨折的5%。其机制为以安全带为支点上部躯干前屈,后柱与中柱受到牵张力而破裂。X线片上,骨折线横行经过棘突、椎板、椎弓与椎体,后部张开,棘突间隙增宽。

(4)骨折-脱位:占全部脊柱骨折的16%,而其中有75%可引起神经受损。受伤机制为屈曲加旋转和剪切力,三柱都有损伤。平片上,主要显示椎体脱位、关节突交锁,常伴骨折。

(5)寰枢椎损伤:寰枢椎骨折及旋转性脱位在X线片上较难显示。如在侧位X线片上,寰椎前弓后缘与枢椎齿状突前缘的距离超过3mm,儿童超过4mm,或张口位枢椎齿状突距寰椎两侧块关节间隙不对称时,要考虑存在寰枢椎脱位。

**2. CT**

(1)CT显示爆裂骨折最佳,能清晰显示椎体后上部分碎裂骨折碎片突入椎管内情况,矢状面重建有助于显示椎管狭窄情况(图8-1-3)。

(2)椎板、小关节骨折在CT及三维重建上能更为准确地显示。

(3)CT薄层扫描、多平面重建及三维重建可以更精确地显示寰枢椎的关系及损伤情况,包括寰椎骨折、枢椎齿状突骨折、寰枢关节脱位等(图8-1-4)。

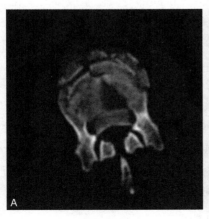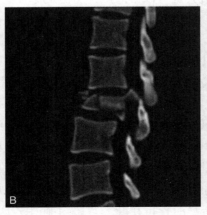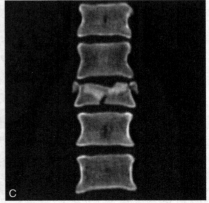

**图8-1-3 L$_2$椎体爆裂骨折**

患者,男,29岁,高处坠落伤致腰背部疼痛伴双下肢活动障碍10小时。A. L$_2$椎体见多条不规则骨折线,后缘见骨折碎片影突入椎管内;B. L$_2$椎体明显压缩变扁,后部骨折碎片突入椎管内;C. L$_2$椎体塌陷,左右两侧见骨折碎片影突出

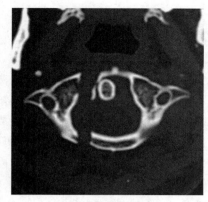

图 8-1-4　寰椎骨折伴寰枢椎脱位

患者,女,25 岁,颈部外伤致颈部疼痛 1 天。CT 薄层扫描示寰椎右侧前弓及后弓骨质不连,断端移位,枢椎齿突与左右两侧块间距不对称,提示寰枢椎脱位

3. MRI

(1) MRI 可显示急性期骨髓水肿,在 STIR 序列及 $T_2WI$ 抑脂序列上呈明显高信号。

(2) MRI 显示椎体的移位、椎管狭窄情况最佳。脊髓受压,脊髓水肿、挫伤可见 $T_2WI$ 高信号,出血呈低信号(图 8-1-5)。

(3) 可显示棘上、棘间及黄韧带撕裂及邻近软组织水肿,呈长 $T_2$ 信号改变。

【诊断要点】

根据外伤病史和 X 线片可以诊断出大多数骨折,CT 显示爆裂骨折、寰枢椎骨折最佳,多平面重建及三维重建可以更精确显示骨折及脱位情况等。MRI 对于脊髓损伤及软组织损伤的显示非常敏感。

【拓展】

1. X 线　X 线是脊柱骨折的首选检查方法,有利于多个椎体连续性或跳跃性同时骨折的检出。

2. CT　CT 对椎体横断面骨折线、纵向骨折、后缘隐匿性骨折、上下缘不规则骨折均能明确诊断,并且对骨折碎片移位方向、椎管内骨折碎片、附件骨折、椎间盘疝出、脊髓损伤亦能明确显示。

(1) CT 能显示脊柱小关节的横断面,可以明确小关节是否对称,关节间隙是否增宽、变窄、绞索、脱位。

(2) CT 三维重建及多平面重建能具体、直观、形象地显示骨折情况,利于指导临床手术。

3. MRI

(1) 对脊髓损伤诊断更为明确,能直观地显示脊髓挫裂伤、出血。

(2) $T_2WI$ 抑脂序列及 STIR 序列对判断是否为急性或陈旧性骨折有特异性表现。

(3) 在软组织、韧带损伤等方面能显示其特异性表现。

4. 诊断脊柱损伤的影像学方法顺序　X 线片→ CT → MRI。

MRI 在脊髓及软组织病变中显示出明显优势,脊柱外伤患者出现脊神经分布区症状的时候,应考虑行 MRI 检查。多种方法结合能互补单项

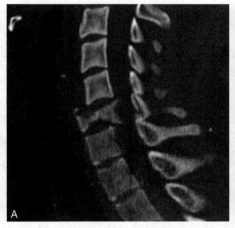
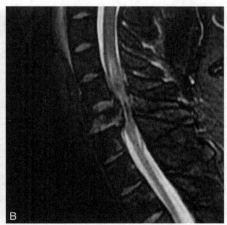

图 8-1-5　$C_6$ 椎体爆裂骨折伴颈脊髓损伤

患者,男,19 岁,颈部外伤致双手麻木、四肢活动障碍 1 天。A. CT 示 $C_6$ 椎体变扁,椎体后部突入椎管内;B. MRI 脂肪抑制 $T_2WI$ 可见局部颈髓受压,髓内见条片状长 $T_2$ 信号及短 $T_2$ 信号,提示脊髓损伤、少许出血

检查诊断的不足,可更准确地对脊柱骨折患者进行定位、定性诊断,对指导手术并判断预后有重要临床价值。

# 第三节 关节创伤

【概述】

关节创伤是骨骼、肌肉系统常见疾病之一,除波及关节面的关节内骨折外,主要还包括关节脱位,关节囊、肌肉、肌腱及关节韧带的撕裂,关节纤维软骨和透明软骨骨折。对于关节创伤的认识和诊断,必须在熟练掌握骨关节解剖的基础上,密切结合临床,从最大限度恢复关节正常解剖出发,为临床提供确切的诊断,使患者获得应有的功能恢复。本节重点介绍关节脱位及关节软组织结构损伤的影像学表现。

【病理生理】

患者多有明确的关节外伤病史,可合并关节囊、肌腱及韧带的撕裂,血管及神经的损伤,关节脱位可造成关节内骨血供中断,晚期可出现骨缺血坏死及骨关节炎。

【临床表现】

患处疼痛,受累关节肿胀,可有明显畸形,肢体缩短或延长并伴有关节功能的障碍。创伤性关节脱位如治疗不当,经复位后反复发作,称为习惯性脱位。

【影像学表现】

关节脱位在影像学上的重要征象是关节对合关系的失常,X线片为首选检查方法。明显的脱位诊断不难,轻微的半脱位有时需要做特殊体位的X线摄片或与对侧关节比较才能做出诊断。无论是X线还是CT均不能直接显示肌腱和韧带的撕裂,MRI是诊断关节软组织创伤的首选检查方法。临床上常用的显示肌腱和韧带的MRI序列包括$T_1WI$和脂肪抑制PDWI,由于肌腱和韧带缺乏可动质子,在MRI各序列上几乎均为低信号。肌腱和韧带的急性外伤性损伤包括部分断裂和完全断裂。部分断裂MRI表现为伤处增粗、外形毛糙、局部呈信号增高;完全断裂MRI表现为肌腱和韧带连续性中断,断端可见出血和关节液充填。MRI除了显示肌腱和韧带损伤之外,还常能显示伴发的骨挫伤及软骨的

损伤。

**1. 肩关节创伤** 肩关节是全身活动范围最大、最灵活的关节,但肩胛盂较浅,关节囊、韧带薄弱松弛,易因外伤而脱位。

(1)肩关节脱位:根据肩关节脱位的机制可分为前脱位和后脱位。以前脱位最常见,约占95%以上,常由外展、外旋和伸展的间接力量导致。X线检查发现肱骨头位于关节窝内下方,根据移位程度的不同,可分为盂下脱位、喙突下脱位和锁骨下脱位,常伴有肱骨大结节的撕脱骨折。

(2)肩袖撕裂(rotator cuff of tears):肩袖为肩关节囊外的肌肉、肌腱和韧带复合体,主要由冈上肌、冈下肌、肩胛下肌和小圆肌组成。冈上肌、冈下肌和小圆肌附着于肱骨大结节,肩胛下肌附着于小结节。年龄、创伤及过度使用均可造成肩袖撕裂。X线片及CT对该病的诊断价值有限,MRI为首选检查方法。部分撕裂分为关节面、滑囊面及肌腱内撕裂三型。MRI表现为局部连续性中断,肌腱表面毛糙、变细或增粗,肌腱内见线状或弥漫高信号,以冈上肌肌腱改变为常见征象(图8-1-6)。完全撕裂为关节面延伸至滑膜面的撕裂。典型的MRI征象为肌腱断端回缩、肩峰下-三角肌下滑囊积液及肩关节周围囊肿(肩锁关节囊肿及肌肉内囊肿)形成。

**2. 膝关节创伤** 膝关节韧带强大,关节脱位罕见。常见的损伤除骨折外,主要为交叉韧带损伤和半月板撕裂。

(1)交叉韧带损伤:膝关节前、后交叉韧带对膝关节的稳定和运动十分重要。前交叉韧带(anterior cruciate ligament, ACL)起自股骨外髁后中部,止于胫骨平台前内侧,位于髁间嵴前方。后交叉韧带(posterior cruciate ligament, PCL)较ACL粗大,起于髁间窝内面,止于胫骨平台背面中央。股骨过度外旋、胫骨过度内旋或膝关节过伸时,易造成前交叉韧带撕裂;膝关节半屈位、过度外展或合并旋转时,易造成后交叉韧带撕裂。MRI是检查交叉韧带撕裂的最佳检查方法。交叉韧带的撕裂分为完全和部分撕裂,其主要征象为韧带局限性或弥漫性增厚、边界不清、轮廓不规则、韧带异常倾斜、连续性中断、内见局限性或弥漫性高信号(图8-1-7)。交叉韧带撕裂常发生

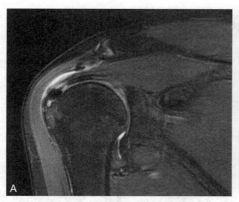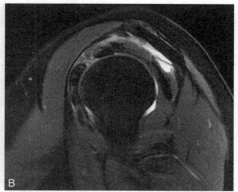

**图 8-1-6 肩袖部分撕裂**

患者右肩关节疼痛，活动受限。A、B. MR T₂WI 抑脂序列见右侧冈上肌肌腱增厚，近肱骨大结节处见条片状高信号影，三角肌下滑囊、肩峰下滑囊积液

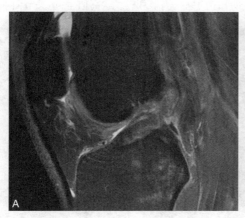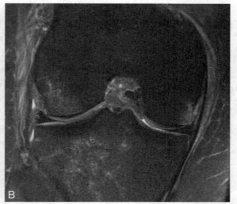

**图 8-1-7 前交叉韧带撕裂**

患者右膝关节外伤后疼痛伴功能受限。A、B. MR PDWI 抑脂序列见前交叉韧带增粗、信号增高，上部连续性中断，走行水平，股骨远端及胫骨近端骨挫伤

于韧带的中段，撕脱多见于年轻人，常累及胫骨附着部分。

（2）半月板撕裂（meniscus tears）：多见于从事剧烈运动的青壮年，也常见于中老年人。多数患者有膝关节扭伤的病史，因内侧半月板活动度差、承受外力重，撕裂多见于内侧半月板，56% 累及半月板后角。MRI 是目前诊断半月板损伤敏感度和特异度最高的影像学检查方法，但关节镜检查是"金标准"。在 MRI 检查中，半月板病变表现为相对的高信号。根据半月板内异常信号的形态可将其分为三级：1 级为半月板内点状或小结节状高信号，不延伸至半月板的上、下关节面，提示为半月板的早期变性；2 级为半月板内水平走行的线状高信号，常延伸至半月板与关节囊的交界处，但未达关节面，提示为半月板的退变；3 级为延伸到半月板关节面的线状或形态复杂的高信

号，提示半月板撕裂（图 8-1-8）。

**3. 髋关节创伤**

（1）髋关节脱位：根据股骨头移位的方向，分为前脱位、后脱位和中心脱位。因髋关节囊后壁较为薄弱，后脱位最为常见。①后脱位：股骨头脱离髋臼向上、向后移位，Shenton 线不连续，可伴有髋臼和股骨头的骨折；②前脱位：股骨头向前、下方移位，Shenton 线不连续，可伴有髋臼前缘的骨折；③中心脱位：常继发于髋臼骨折，股骨头经髋臼底部突入盆腔内，常合并髂外动脉损伤。

（2）髋臼骨折：多为股骨头脱位时撞击髋臼所致。CT 在诊断髋臼骨折上优于平片，不仅可以明确显示骨折的位置、断端移位的情况，还可发现平片不易发现的关节腔内骨折碎片（图 8-1-9）。

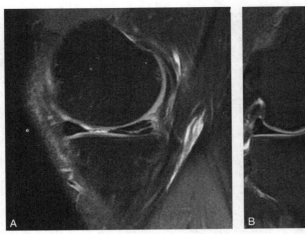
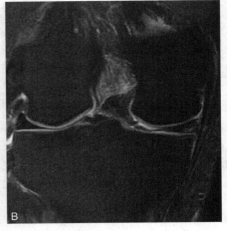

**图 8-1-8　半月板撕裂**

患者右膝关节外伤后疼痛。A、B. MR PDWI 抑脂序列见内侧半月板线状高信号,达关节面

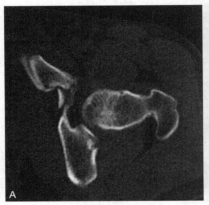
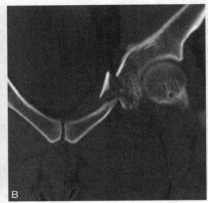
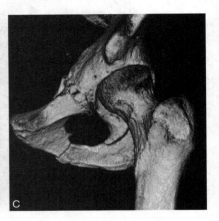

**图 8-1-9　髋臼骨折**

中年男性,外伤后左髋关节疼痛伴活动受限。A~C. CT 图像可清晰地显示左侧髋臼、耻骨及坐骨多发骨折线,断端稍有分离,关节间隙见游离骨片

【诊断要点】

MRI 检查具有高对比度、分辨率、任意方向成像的特点,是显示韧带、肌腱及其周围组织改变的主要影像学检查手段,软组织损伤后根据 MRI 的信号特点即可做出诊断。

【拓展】

随着 MRI 技术的不断发展,新序列的不断开发,使得 MRI 在关节创伤的影像学诊断中发挥着越来越重要的作用。如在完全韧带撕裂的诊断中,由于多数完全中断的断端是相互交错,因此很多完全撕裂不能得到明确诊断。近年来出现了许多三维成像技术,此技术可进行无间隔扫描,减少了容积伪影,提高了空间分辨率,有助于显示较小韧带和肌腱的撕裂。此外,在关节软骨损伤的诊断中,一些新的技术和方法也在逐步应用到临床,比如,定量 MRI 技术通过检测软骨内细胞外基质生化成分的改变、测量具体的数值变化来定量诊断软骨损伤,其结果更为客观,目前主要有 $T_1\rho$、$T_2$-mapping、磁共振延迟增强软骨成像技术、弥散加权成像、弥散张量成像等等。这些新技术对于关节创伤的诊断将起到重要的推动作用。

（袁慧书）

# 参 考 文 献

［1］吴恩惠.医学影像诊断学.北京：人民卫生出版社，2001.

［2］白人驹，张雪林.医学影像诊断学.第3版.北京：人民卫生出版社，2010.

［3］荣独山.X线诊断学.第2版.上海：上海科学技术出版社，2000.

［4］王宏伟，蒋高民，刘国浩.脊柱骨折的X线，CT，MR影像诊断学对比分析.中国医药导报，2007，4（33）：97–98.

［5］王洪伟，周跃，李长青，等.创伤性脊柱骨折患者流行病学分析.中华创伤杂志，2012，28（11）：988–992.

［6］Denis F. The three column spine and its significance in the classification of acute thoracolumbar spinal injuries. Spine, 1983, 8（18）: 827–831.

［7］吴恩惠.影像学诊断.第6版.北京：人民卫生出版社，2008.

［8］王云钊.中华影像医学·骨肌系统卷.北京：人民卫生出版社，2002.

［9］郭启勇.实用放射学.第3版.北京：人民卫生出版社，2007.

［10］Resnick D. 骨与关节影像学.第3版.北京：人民军医出版社，2007.

# 第二章 骨（关节）感染性疾病

骨（关节）感染性疾病主要包括骨关节化脓性感染和骨关节结核。

化脓性骨髓炎（purulent osteomyelitis）是指涉及骨髓、骨松质、骨密质与骨膜组织的化脓性炎症，"骨髓炎"只是一个沿用的名称；化脓性关节炎（pyogenic arthritis）指关节滑膜的化脓性炎症，这些统称为骨关节化脓性感染。致病菌以金黄色葡萄球菌最多见，可经血行播散、邻近软组织的感染或开放性骨折（或骨折手术后）使细菌侵及骨髓或关节滑膜。

骨关节结核（tuberculosis of bone and joint）好发于儿童和青少年，30岁以下占80%，是一种继发性结核病，95%以上继发于肺结核。骨关节结核的好发部位是脊柱，约占50%，其次是膝关节、髋关节与肘关节，骨结核少见。在病理组织学上，骨关节结核可分为干酪样坏死型和增生型。干酪样坏死型可见明显干酪样坏死和死骨形成，病变常累及周围软组织，引起干酪样坏死和结核性肉芽组织形成。坏死物液化后在骨旁形成结核性"冷脓肿"，病变穿破皮肤可形成经久不愈的窦道。增生型较少见，主要形成结核性肉芽组织，病灶内骨小梁逐渐被侵蚀、吸收、消失，但无明显的干酪样坏死和死骨形成。

## 【影像检查方法的选择】

X线片检查对诊断骨（关节）感染性疾病十分重要，但不能在早期做出诊断，在起病一定时间之后X线片方能观察到骨质及软组织的改变。主要表现为骨质疏松，周围软组织肿胀，而后出现骨质破坏、死骨、骨膜增生等改变。CT能更清楚地显示骨内小的骨质破坏、死骨形成、脓肿等。MRI在显示骨髓水肿及软组织肿胀上明显优于X线及CT，可显示骨质破坏前的早期感染。

## 【诊断思路及难点】

骨（关节）感染性疾病的诊断要依靠临床表现、实验室检查及影像学表现等。如早期化脓性骨髓炎X线片一般无明显阳性改变，可依据实验室检查结果、CT或MRI影像表现及临床征象做出诊断。

## 第一节　化脓性骨髓炎

### 【概述】

化脓性骨髓炎（purulent osteomyelitis）是病变涉及骨髓、骨松质、骨密质、骨膜的化脓性炎症。2~10岁小儿多见。多侵犯长骨，以胫骨、股骨、肱骨和桡骨多见。病因为化脓性细菌感染，常见的致病菌为金黄色葡萄球菌。本病的感染途径有三种：①血行扩散；②创伤后感染；③邻近软组织感染直接蔓延。以血行感染最常见。

根据病情发展和病理改变，以感染是否超过6周为时限，分为急性和慢性化脓性骨髓炎。

### 【病理生理】

细菌栓子经滋养动脉进入骨髓，多停留在干骺端邻近骺板的骨松质区域，形成局部化脓性炎症。此区血运丰富，末梢血管弯曲走行、终支吻合呈网状血管窦，血流缓慢，细菌易停留。若治疗及时、机体抵抗力强，脓肿可局限化，成为慢性骨脓肿。多数病灶迅速蔓延，脓液可较快地沿骨髓腔蔓延，导致骨内压升高，并经哈弗氏管和伏克曼管穿过骨皮质，形成骨膜下脓肿，甚至穿破皮肤形成脓性瘘管。由于骨膜被掀起和血栓性动脉炎，使骨皮质血供发生障碍导致骨坏死。

2岁内婴幼儿骨皮质较薄，骨膜附着较松，感染灶易穿透骨皮质形成骨膜下脓肿而减压，骨膜新生骨形成最多，骨包壳较厚且完整，骨修复迅速；儿童骺板软骨对化脓性感染有一定抵挡作用，感染极少穿过骺板侵及关节；成人骺板愈合，感染易侵入关节。

**【临床表现】**

1. **急性化脓性骨髓炎** 起病急，进展快，多有高热、寒战、患肢剧痛，红肿、有压痛及活动障碍。实验室检查可见白细胞计数明显升高。

2. **慢性化脓性骨髓炎** 多无全身症状，患肢局部可肿痛，病变可迁延数年，局部窦道流脓，有时可流出死骨，长期不愈，患肢可有畸形。一旦身体抵抗力下降，便可引起急性发作。

**【影像学表现】**

1. **急性化脓性骨髓炎**

（1）X线：早期主要为软组织肿胀，表现为肌肉间隙模糊或消失，皮下组织与肌肉间的分界变得模糊不清，皮下脂肪层内出现致密的条纹影及网状影。

起病后1~2周内，干骺端松质骨内出现不规则斑点状低密度骨质破坏区，骨小梁模糊、消失。以后骨质破坏向骨干发展，范围扩大，可引起病理骨折，可有大片死骨形成，表现为小片或长条状致密影。骨质破坏的同时开始出现骨质增生，表现为骨质破坏周围密度增高。骨膜新生骨早期较少，密度浅淡，增生明显时在骨皮质表面形成层状、花边状致密影（图8-2-1）。

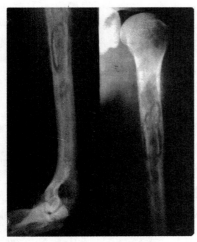

**图8-2-1 急性化脓性骨髓炎**
图示肱骨中段虫蚀样骨质破坏，破坏区周围骨质增生硬化，可见死骨形成，骨膜反应呈花边状致密影

儿童骺软骨对化脓感染有一定阻碍，感染一般不能穿过骺软骨而侵入关节，若干骺端在关节囊内则感染可以侵入关节。但在成人，感染可侵入关节引起化脓性关节炎。

（2）CT：与X线比较，CT更易发现骨髓腔内小的骨质破坏区、小死骨以及软组织改变。

（3）MRI：在确定骨髓炎和软组织感染方面，MRI明显优于X线和CT。骨髓的充血、水肿、渗出和坏死在$T_1WI$上呈低信号，$T_2WI$上呈不均匀高信号，增强后脓肿壁可出现明显强化。

2. **慢性化脓性骨髓炎**

（1）X线：表现为广泛的增生硬化。骨内膜增生致髓腔变窄甚至消失，使骨密度明显增高。骨外膜增厚，与骨皮质融合，致骨干增粗，轮廓不规整。仍可见骨质破坏、死骨和骨瘘管的存在。

（2）CT：与X线表现相同，但更易发现骨质破坏和死骨，重者累及关节（图8-2-2）。

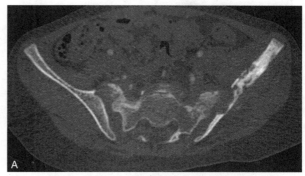
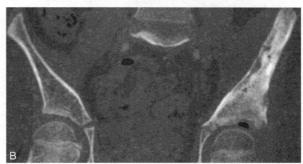

**图8-2-2 慢性化脓性骨髓炎**
患者，女，13岁，左侧髂骨疼痛2年。A. 左侧髂骨骨质破坏，骨皮质增厚，周围骨质增生硬化，可见死骨形成，周围软组织肿胀，累及左侧骶髂关节；B. 左侧髂骨病变累及左侧髋关节

（3）MRI：骨质增生、硬化、死骨和骨膜新生骨在$T_1WI$和$T_2WI$均呈低信号。病灶内的水肿、炎性病变、肉芽组织和脓液在$T_1WI$呈低信号，$T_2WI$呈高信号（图8-2-3）。

**【诊断要点】**

主要表现包括骨质破坏、死骨形成、骨膜新生骨和骨质增生，周围软组织肿胀，晚期或慢性化脓性骨髓炎者可有窦道形成。

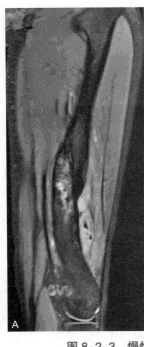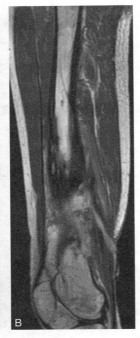

**图 8-2-3 慢性化脓性骨髓炎**

患者,男,16 岁,左股骨慢性骨髓炎 4 年。A. 脂肪抑制 T$_2$WI 示股骨中下段增粗,骨皮质不规则增厚,髓腔及周围软组织信号增高,局部见片状低信号影为死骨;B. T$_1$WI 示骨皮质增厚,病变后方软组织内见窦道影达皮下

【鉴别诊断】

化脓性骨髓炎需与恶性骨肿瘤、SAPHO 综合征等疾病相鉴别,需结合临床、影像、病理三者,综合分析考虑。

**1. 恶性骨肿瘤** 部分恶性骨肿瘤(如成骨肉瘤、尤因肉瘤)表现与本病相似,恶性肿瘤的骨质破坏周围不一定有骨质增生,且骨质增生不会随病程的延长而明显。恶性肿瘤周围软组织肿块相对局限,筋膜层次相对清晰,且不易出现窦道。

**2. SAPHO 综合征** 包括滑膜炎、痤疮、脓疱病、骨肥厚和骨髓炎 5 种症状,需关注除骨髓炎外的其他症状。

【拓展】

1. X 线片具有较高的空间分辨力,能显示骨与关节细微的骨质结构,不仅可用来发现病变,明确病变的范围和程度,而且可做出定性诊断,并且检查方法简单、费用较低,目前仍是骨、关节感染性疾病首选的影像学检查方法。

2. CT 密度分辨力高,无影像重叠,观察解剖关系较复杂部分的结构、显示骨的病变和软组织改变优于 X 线片。在平片基础上如要了解较小范围骨质破坏区、小死骨以及软组织改变,都需要辅以 CT 检查。

3. 近年来,MRI 在骨关节系统的应用越来越广泛。MRI 有良好的软组织分辨力且可任意平面成像,对早期骨质破坏较 X 线片及 CT 敏感,可发现更早期的骨膜反应,能更清楚地显示软组织改变。

# 第二节 化脓性关节炎

【概述】

化脓性关节炎(pyogenic arthritis)为化脓性细菌侵及滑膜而引起的关节化脓性炎症。

致病菌以金黄色葡萄球菌最常见。细菌进入关节内的途径有:①血源性传播;②附近软组织炎症或骨髓炎的蔓延;③开放性关节损伤发生感染;④医源性。

全身关节均可受累,但以承重关节多见,如髋关节和膝关节,常单发。

【病理生理】

致病菌进入关节首先引起滑膜充血、水肿、白细胞浸润、关节腔内渗出,病情进展导致滑膜面坏死,关节腔内充满含有大量中性粒细胞的脓液,死亡白细胞分解释放出大量蛋白酶,溶解软骨和软骨下骨。愈合期,肉芽组织进入关节腔,可导致纤维化或骨化,使关节形成纤维性强直或骨性强直。

【临床表现】

本病以儿童和婴儿多见。常急性起病,局部关节红肿热痛及功能障碍,也可出现寒战、发热及白细胞增多等全身中毒症状。

【影像学表现】

**1. X 线** 早期,关节周围软组织增厚,关节间隙因积液增宽,局部骨质疏松。随后,关节间隙因关节软骨破坏而变窄,软骨下骨质破坏出现早,以关节持重面为甚,随着破坏灶扩大,可出现大块骨质破坏和死骨,可继发病理性脱位,儿童还可引起骨骺分离,严重时可继发干骺端的骨髓炎(图 8-2-4)。

愈合期,骨质破坏停止,出现修复,骨质增生硬化,晚期多出现骨性强直,周围软组织可出现钙化。

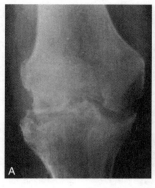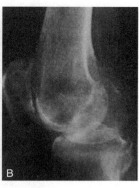

**图 8-2-4 化脓性关节炎**

右膝关节化脓性关节炎。图示关节面骨质破坏，关节间隙不均匀狭窄，周围软组织肿胀

2. CT CT适合检查一些复杂关节，如髋、肩、骶髂关节，显示关节肿胀、积液、骨质破坏及病变的范围较 X 线片敏感。

3. MRI 显示化脓性关节炎的滑膜炎症、关节积液及周围软组织受累范围均比 X 线片和 CT 敏感，还可显示关节囊、韧带、肌腱、软骨等破坏情况。显示骨髓的炎症反应，表现为长 $T_1$、长 $T_2$ 影（图 8-2-5）。

【诊断要点】

多见于儿童，主要表现包括关节积液、软骨和软骨下骨破坏，晚期可有关节间隙狭窄、关节强直等。

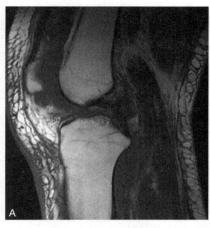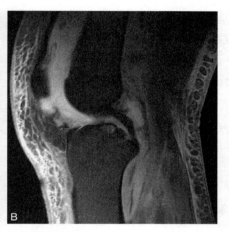

**图 8-2-5 化脓性关节炎急性期**

右膝关节急性化脓性关节炎伴周围皮下软组织蜂窝织炎。A、B. 关节滑膜炎，关节大量积液，关节囊增厚，胫骨平台软骨下骨内见骨髓炎症水肿信号，关节周围软组织明显肿胀

【鉴别诊断】

化脓性关节炎需与结核性关节炎相鉴别。结核性关节炎一般病程较长，没有急性的症状及体征，以关节边缘性侵蚀破坏和骨质疏松为特征，晚期可有纤维性强直，但很少出现骨性强直。诊断需结合临床病史综合考虑，关节腔穿刺抽出脓性液体经镜检及细菌培养可确立诊断。

【拓展】

1. X 线片 具有较高的空间分辨力，并且检查方法简单、费用较低，目前仍是首选的影像学检查方法。

2. CT 密度分辨力高，无影像重叠，适于观察解剖关系较复杂的关节。显示骨质破坏及脓肿侵犯的范围较 X 线片敏感。

3. MRI 诊断价值较高，对关节内结构，特别是关节软骨及骨髓显示方面优于 X 线片和

CT，脂肪抑制和 STIR 序列显示更为清楚，对于早期滑膜炎及积液较 X 线片及 CT 敏感。

# 第三节 骨关节结核

【概述】

骨关节结核（tuberculosis of bone and joint）95% 以上继发于肺结核，多由血源性播散所致，因为儿童和青少年骨处于发育旺盛期，血供丰富，感染机会较多。结核分枝杆菌经血液循环到骨或关节，停留在血供丰富的骨松质和关节滑膜内而发病。脊柱结核发病率最高，约占 40%~50%，其次为关节结核，其他骨结核相对少见。

【临床表现】

骨结核一般有明显的结核中毒症状，局部肿痛不适，负重及活动后加重。而短骨骨干结核多

无明显疼痛,活动不受限,甚至无症状而于无意中发现。骨结核可形成冷脓肿,破溃而形成瘘管。

脊柱结核以儿童和青少年多见,以腰椎最多,胸椎次之,颈椎较少见。常累及数个椎体。大多起病隐匿,病程缓慢,症状较轻,可有低热、乏力等症状;局部可有脊柱活动受限及疼痛,后期可引起脊柱后凸畸形。脊髓受累可出现双下肢感觉运动障碍或瘫痪。颈椎结核可形成咽后壁脓肿,压迫食管及气道导致吞咽和呼吸困难。腰椎结核可形成腰大肌脓肿,引流入髂窝形成臀部包块。

关节结核发病缓慢,症状轻微,外伤常为其诱因。活动性病变可有结核病的全身中毒症状。关节多酸痛或胀痛,活动受限,可肿胀隆起呈球形,皮温常不高,皮肤苍白。髋关节或膝关节结核常呈半屈曲姿势,轻度跛行。

**【影像学表现】**

**1. X 线**

(1)长骨骨骺与干骺端结核:早期表现为局限性骨质疏松,进而出现弥散的点状骨质破坏,病变逐渐扩大并互相融合,形成类圆形较大骨质破坏区,骨质破坏区可跨过骺线。病变边界多清晰,无明显骨质增生,骨膜反应无或较轻。骨质破坏区可见泥沙样死骨形成。

(2)短骨骨干结核:多见于 5 岁以下儿童,以双侧近节指(趾)骨好发。早期仅见软组织肿胀和局部骨质疏松。进一步发展可见骨干内圆形、类圆形骨质破坏区,并向外膨胀,如吹气球状,俗称"骨气臌"。内部可残存不规则骨嵴。严重者可累及整个骨干,但很少累及关节。修复期骨质破坏区可缩小至痊愈,有的仅残留轻度骨结构异常。

(3)脊柱结核:有明显的骨质破坏,以骨质破坏最先出现的部位分为:①中心型(椎体型):多见于胸椎,见椎体内不规则骨质破坏区,可有小死骨,进一步发展致椎体塌陷变扁,甚至消失;②边缘型(椎间型):以腰椎常见,破坏椎体的上、下缘,并向椎体及椎间盘发展,椎间隙狭窄明显;③韧带下型(椎旁型):主要见于胸椎,病变始于前纵韧带下,多椎体受累,以椎体前缘骨质破坏为主,进一步可向后累及多个椎体及椎间盘;④附件型:较少见,可累及棘突、横突及椎弓、椎板、小关节,表现为骨质边缘模糊,骨质密度降低及骨皮质破坏,可跨关节生长。脊柱结核常累及椎间盘,

致纤维环及软骨板破裂,髓核凸入椎体,形成明显的椎间隙狭窄甚至消失。多个椎体及椎间盘受累,椎体压缩骨折,形成脊柱后凸畸形。脊柱结核可在椎旁形成干酪样坏死物聚集。腰椎结核可形成腰大肌旁的弧形突出影,即腰大肌脓肿。胸椎结核可见胸椎旁软组织的梭形肿胀,形成椎旁脓肿。颈椎结核可形成咽后壁软组织的肿胀。部分中心型脊柱结核可见椎体内泥沙样死骨。

(4)关节结核:按发病部位分为骨型和滑膜型。骨型关节结核以髋、肘关节常见,表现为在骨骺与干骺端结核的基础上,出现关节周围软组织肿胀,关节骨质破坏及关节间隙不对称性狭窄。滑膜型关节结核以膝、踝关节常见,早期表现为关节囊及关节软组织肿胀,关节间隙正常或稍增宽,伴骨质疏松,可持续几个月到一年以上,诊断较困难。病变发展,可在关节的非承重面,即骨端的边缘出现虫蚀状骨质破坏,常上、下缘对称受累,病变增大可形成类圆形骨质缺损。在膝关节可于破坏区形成大块死骨,多为三角形,底边面向关节面,且双侧关节面对称出现,称为"对吻死骨"(kissing sequestra)。关节周围可形成冷脓肿,若穿破皮肤即形成瘘管,若并发感染,可形成骨质增生硬化,影响诊断。晚期病变修复,肉芽组织增生,可出现硬化,严重者产生关节强直,多为纤维强直。

**2. CT**

(1)脊柱结核的 CT 检查较 X 线能更清楚地显示骨质破坏,尤其是小的破坏区,能更好、更多地发现死骨(图 8-2-6)。经多平面重组,可以更直观地了解病变的椎体及椎间盘形态,椎体压缩的程度;发现周围软组织的冷脓肿形成大小及范围;显示骨性椎管及脊髓的受累情况。

(2)关节结核在 CT 上可清楚显示关节囊增厚、关节腔积液和周围软组织肿胀。可确定脓肿的位置及范围。增强扫描关节囊及脓肿壁呈明显强化。

**3. MRI**

(1)MRI 有利于早期发现椎体的水肿,在 $T_2WI$ 抑脂序列及 STIR 序列显示最佳,为明显高信号。被破坏的椎体和椎间盘 $T_1WI$ 呈低信号,$T_2WI$ 多呈混杂高信号,增强扫描不均匀强化。MRI 能清楚地显示结核沿脊柱韧带的蔓延,椎旁冷脓肿的形成,表现为 $T_1WI$ 呈等或低信号,

$T_2WI$ 呈混杂高信号，增强扫描可见不均匀强化（图 8-2-6）。

（2）关节结核形成的关节腔积液、滑膜肿胀

充血、结核肉芽组织、软骨及软骨下骨破坏、关节周围冷脓肿（图 8-2-7），MRI 都能更清楚、全面地显示，对诊断和鉴别诊断价值很大。

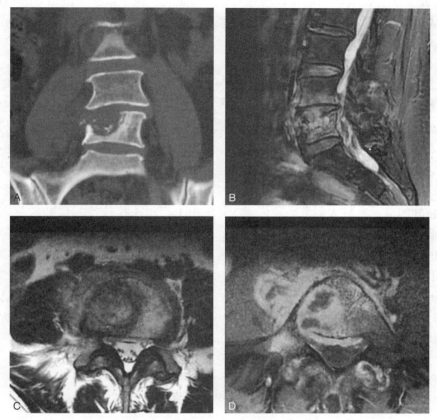

**图 8-2-6　脊柱结核伴椎旁冷脓肿形成**

患者，女，53 岁，腰痛伴右下肢放射痛 1 周余。A. CT 示 $L_5$ 椎体溶骨性骨质破坏，右侧椎旁见梭形软组织密度影，内见少许碎骨片影；B. MRI 脂肪抑制 $T_2WI$ 示 $L_5$ 椎体上缘塌陷，见混杂长 $T_2$ 信号影，$L_4$ 下缘骨髓水肿，$L_4$、$L_5$ 椎间盘信号增高；C. 横断面 $T_2WI$ 示 $L_5$ 椎体及右侧椎旁见同心圆状混杂信号影，中心为稍高信号干酪样坏死，周围为低信号纤维组织；D. 横断面 $T_1WI$ 增强序列可见 $L_5$ 椎体及椎旁病变明显环状强化

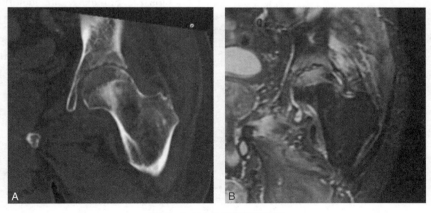

**图 8-2-7　左髋关节结核**

患者，男，65 岁，左髋关节疼痛 3 个月余。A. CT 示左髋关节间隙狭窄，髋臼及股骨头见虫蚀样骨质破坏区；B. 脂肪抑制 $T_2WI$ 序列示髋臼及股骨头骨髓水肿，髋关节滑膜增厚，关节积液，周围软组织明显肿胀

## 【诊断要点】

骨关节结核大多继发于肺结核,影像上可见死骨形成,关节的非承重面,即骨端的边缘出现虫蚀状骨质破坏,发生于脊柱者可引起椎体楔形变及后凸畸形。MRI 可显示早期破坏区水肿范围及破坏区内的情况,更清晰地显示软组织内脓肿的蔓延情况,及脊髓受压变性程度。

## 【拓展】

1. X 线　由于操作简单、观察方便、费用低廉且辐射较小,是骨关节疾病最常用的检查方法。对骨关节结核而言,X 线能清晰准确地显示骨组织病变,但对早期和较小的病灶显示欠佳,对关节腔、椎间盘及骨关节周围软组织分辨率显示不足,尤其对结核冷脓肿的显示有较大局限。只依靠 X 线很难完成对骨关节结核的诊断和鉴别诊断,很多情况下 CT 和 MRI 检查也是必不可少的。

2. CT　可以明确检测出骨质破坏的位置和范围,尤其对于 X 线无法显示的小病灶具有更高的敏感度。通过 CT 薄层扫描,经图像重组,能够获得矢状位、冠状位以及任意斜面的图像,可以了解结核骨质破坏的大小、脊柱结核椎体压缩变形的程度,以及周围软组织内结核冷脓肿的形态,对于骨关节结核的诊断、治疗以及随访提供了准确可靠的影像学依据。但是 CT 的辐射剂量远高于 X 线,软组织分辨率仍然不足,对于早期的渗出及水肿显示有限,决定了 CT 不能完全替代 X 线检查。

3. MRI　具有更好的软组织分辨率,是目前公认的诊断脊柱结核最有效的检查方法。MRI 能够发现 X 线和 CT 表现正常的早期炎性水肿,尤其采用 $T_2WI$ 抑脂序列及 STIR 序列,其信号的改变对于椎间盘、关节囊、关节腔以及周围软组织的病变反应敏感。对于特殊部位及早期结核病变,MRI 能发挥其独特的诊断效能。但是 MRI 对于死骨及钙化的显示不如 CT。

4. 对于骨关节结核,适合的影像学检查方法的选择为:MRI → CT → X 线。CT 显示骨质破坏及死骨更佳,MRI 显示骨髓水肿及软组织破坏更具优势,二者联合应用更利于诊断及鉴别诊断。

（袁慧书）

# 参 考 文 献

［1］王云钊. 中华影像医学·骨肌系统卷. 北京:人民卫生出版社,2002.

［2］郭启勇. 实用放射学. 第 3 版. 北京:人民卫生出版社,2007.

［3］吴恩惠. 影像诊断学. 第 6 版. 北京:人民卫生出版社,2008.

［4］梁碧玲. 骨与关节疾病影像诊断学. 北京:人民卫生出版社,2006.

［5］Raya JG, Dietrich O, Reiser MF, et al. Techniques for diffusion-weighted imaging of bone marrow. Eur J Radiol, 2005, 55(1): 64-73.

［6］Anik Y, Ciftci E, Sarisoy HT, et al. MR spectroscopy findings in tuberculous spondylitis, comparison with Modic type-I end-plate changes and metastatic vertebral disease. Eur J Radiol, 2009, 71(2): 324-332.

［7］Lum ZC, Shieh AK, Meehan JP. Native adult hip with bacterial septic arthritis. JBJS Reviews, 2018, 6(10): e2.

［8］Jennings JD, Ilyas AM. Septic Arthritis of the Wrist. J Am Acad Orthop Surg, 2018, 26(4): 109-115.

# 第三章 骨肿瘤

## 第一节 骨源性肿瘤

### 一、骨瘤

【概述】

骨瘤（osteoma）是发生于膜内化骨的良性成骨类肿瘤，多见于颅骨内外板、鼻窦、下颌骨，发生于长骨、扁骨者少见，可随骨骼发育成熟而停止生长，无恶变。多发性骨瘤合并肠道息肉或兼有软组织肿瘤者，称为 Gardner 综合征，为常染色体显性遗传性疾病。

【病理】

骨瘤仅含有骨组织，可分为致密型、松质型及混合型。致密型骨瘤质地坚硬如骨皮质，主要由成熟的板层骨及宽厚不规则的密集骨小梁构成，较少形成髓腔及哈弗斯（Haversian）管；松质型骨瘤亦由成熟板层骨及编织骨构成，小梁间髓腔有纤维组织或脂肪填充。

【临床表现】

骨瘤较小时一般无临床症状，较大者随发病部位的不同而出现不同的症状及体征。发生于鼻窦者可引起头痛，阻塞窦口时可引起继发性炎症和黏液囊肿。位于眼眶内者，可导致眼球突出或移位。位于颅骨表面者可引起局部隆起变形。生长于颅内者可引起颅内压增高，出现头晕、头痛，偶可引起癫痫。发生于长骨的骨瘤症状轻微，有时仅有轻微疼痛。Gardner 综合征时除了有骨瘤的表现外，尚有腹泻、血便或黏液血便等肠道息肉症状。

【影像学表现】

1. X 线

（1）致密型：多见，常突出于骨表面，呈圆形、半圆形、边缘光滑的致密影，内部骨结构均匀密实，基底部与骨皮质相连。鼻窦骨瘤常呈分叶状突出于鼻窦腔内。

（2）松质型：较少见，体积可较大。多呈半球形或扁平状自颅板向外突出，边缘光滑，密度与板障相似。发生于板障者可引起内外板分离，外板向外突出。

2. CT

（1）CT 能更好地显示 X 线片上骨瘤表现的各种征象（图 8-3-1、图 8-3-2）。

（2）三维 CT 可以准确地显示骨瘤的数量、发生部位及大小，并可发现位于骨性外耳道及乳突等隐匿部位的小骨瘤。

3. MRI 致密型骨瘤在 $T_1WI$ 及 $T_2WI$ 上均呈边缘光滑的低信号或无信号影，其信号强度与邻近骨皮质一致，与载瘤骨骨皮质间无间隙。邻近软组织信号正常。

【诊断要点】

骨瘤多无明显的临床症状，多在检查中偶然发现。X 线片及 CT 显示松质骨内或与骨皮质相

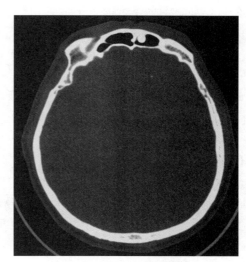

**图 8-3-1 左侧额窦骨瘤**
CT 示左侧额窦内结节状骨性突起，边缘光滑，内部骨结构均匀致密，基底部与骨皮质相连

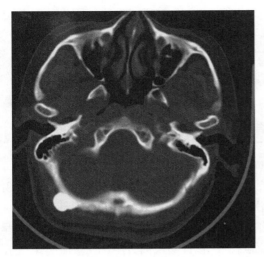

**图 8-3-2　枕骨骨瘤**

CT 示枕骨右侧的结节状骨性突起，边缘光滑，内部骨结构均匀致密，基底部与骨皮质相连

连的皮质样高密度肿块，密度较均匀，边缘多光整。MRI 主要呈与骨皮质相似的长 $T_1$、短 $T_2$ 信号，临床诊断不难。

【鉴别诊断】

1. **骨旁骨肉瘤**　骨瘤通常表现为边界很光滑，密度均匀；而骨旁骨肉瘤则常表现为较骨瘤更低一些的密度，均匀性较差，边缘不规则，有骨膜增生。

2. **骨软骨瘤**　多起自干骺端向外生长，病变的皮质与载瘤骨的骨皮质相连续，其松质骨的部分也与载瘤骨相邻干骺端或骨骺的骨髓腔相延续，此为两者的鉴别要点。

3. **骨岛**　为成熟骨质硬化性骨组织，常发生于松质骨内，多呈斑点状致密影，边界清楚。体积较大时，与硬化型骨瘤不易鉴别，但无占位效应。

4. **成骨型骨转移瘤**　多发生于中轴骨松质骨内（红骨髓造血区），边缘毛糙，常多发，有占位效应，多有原发肿瘤病史。

【拓展】

1. **X 线片**　由于组织重叠，发生于扁骨的骨瘤常常显示欠清楚，检出的敏感性和特异性较差。肿瘤较大时，X 线片可显示骨瘤的发生部位、大小。

2. **CT**　能够更好地显示 X 线片上骨瘤表现的各种征象，且能够显示隐匿部位的病变及小病灶，为骨瘤的首选检查方法。

3. **MRI**　对颅内骨瘤造成的脑实质压迫损伤的显示具有一定优越性。

## 二、骨样骨瘤

【概述】

骨样骨瘤（osteoid osteoma）来源于成骨性间胚叶细胞，是一种原因不明的成骨性肿瘤，无明显生长趋势，组织学难以与成骨细胞瘤相鉴别。骨样骨瘤占良性骨肿瘤的 10%。90% 的患者年龄为 10~25 岁。半数以上骨样骨瘤发生于股骨及胫骨，其他部位有脊柱、肱骨、手骨、足骨，脊柱多位于椎弓，位于长骨者多发生于骨干。根据发病部位可分为皮质型、骨膜下型、髓腔型、松质骨型，以皮质型或接近皮质的骨膜下型最多见（80%）。

【病理】

大体病理上肿瘤分为瘤巢和周围硬化两部分，两者之间为环形充血带。骨样骨瘤的瘤巢呈灰红色，常呈椭圆形或圆形，直径多在 0.1~1.5cm 之间，边界清楚，多位于骨皮质内，容易与周围骨质分离。镜下瘤巢由血管丰富的结缔组织、放射状骨样小梁和不同程度的钙化及骨化所构成，骨小梁边缘有少量成骨细胞。早期以成骨性纤维组织及骨母细胞为主，伴丰富的毛细血管；中期则有较多骨样组织形成；成熟期以编织骨为主要成分。就整个瘤巢而言，中心部病变较外周部成熟，即编织骨较多、间质成分较少。瘤巢周围硬化为反应性增生骨小梁或密质骨。

【临床表现】

本病起病缓慢，常在发病后数月至数年因局部疼痛而就诊。典型症状发生率约为 75%，表现为病灶区疼痛，多为跳痛，早期为间歇性，以后则逐渐加重转为持续性剧痛，夜间或休息时为甚，早期用水杨酸类药物可缓解，为本病特点。近年来研究显示，本病疼痛可能与病灶产生的前列腺素有关。局部软组织可肿胀、发热。

【影像学表现】

1. **X 线**　瘤巢多为单发，偶可见两个或多个瘤巢，直径一般不超过 1.5cm，在 X 线片上表现为透亮区，伴有完整或不完整的高密度硬化环。病程不同，瘤巢内的钙化程度不同。早期，瘤巢体积更小，呈软组织密度；中期，因骨样组织不同程度的钙盐沉积，瘤巢中心出现斑块状钙质样高密度影；成熟期，骨样组织骨化，瘤巢中心斑块状影更大、密度更高，但与硬化环之间多仍有环形狭窄的软组织密度线。病变在长骨，瘤巢多呈与骨长轴一致的卵圆形；在扁骨，则以圆形多见。根据瘤巢的位置可分为皮质型、骨膜下型、髓腔型、松质骨型。

（1）皮质型：瘤巢位于骨皮质，瘤巢周围常有明显骨质增生硬化和广泛的层状或葱皮样骨膜反应，甚至可以掩盖瘤巢（图8-3-3、图8-3-5）。

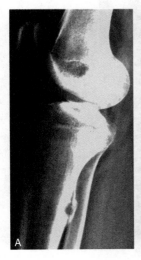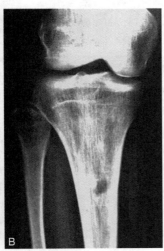

图 8-3-3 骨样骨瘤

患者小腿上端疼痛3个月，夜间疼痛加剧为主诉入院。A、B. X线片显示胫骨上段局部骨皮质不规则增厚，其内可见不规则透亮区，并可见骨膜反应

（2）骨膜下型：瘤巢位于骨膜下或骨皮质表面，表现为骨皮质局限性突起的透亮区，可被骨外膜形成的线性骨壳所包绕，巢周骨质增生硬化较骨皮质型轻，骨膜新生骨呈新月形。

（3）髓腔型：位于骨干髓腔，骨内膜广泛增生硬化，以瘤巢所在处明显，皮质增厚，髓腔变窄甚至闭塞，骨外膜增生局限。

（4）松质骨型：瘤巢位于干骺端或骨骺的松质骨内，膨胀倾向不明显，周围增生硬化及骨膜反应轻，甚至可以完全不出现，周围可有广泛的松质骨密度轻度增高，关节内的骨样骨瘤表现类似松质骨型，局部还可见骨质疏松、关节肿胀、积液等类似关节炎的X线表现。

2. CT 瘤巢的确定是诊断的关键，薄层CT扫描是目前显示瘤巢的首选方法，对于位于脊柱和其他解剖结构复杂部位的瘤巢，CT显示明显优于X线片。在CT上，瘤巢呈类圆形、边界清楚的低密度区，其内可见斑点状钙化或骨化，即所谓"靶征"。巢周有不同程度的骨质硬化环、骨皮质增厚和骨膜反应（图8-3-4、图8-3-5）。

3. MRI 瘤巢在$T_1WI$上呈低到中等信号，在$T_2WI$上根据内部的钙化或骨化程度可呈低、等信号或高信号，以骨样组织为主者一般为高信号，内部钙化或骨化明显者大部分为低信号（图8-3-5）。增强后由于肿瘤的瘤巢血供丰富，

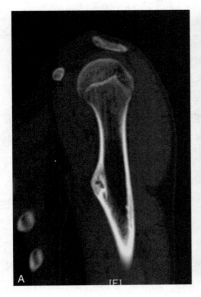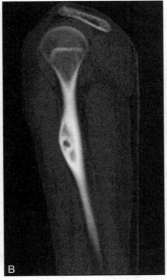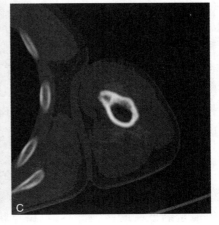

图 8-3-4 骨样骨瘤

左上肢疼痛数年，早期服用水杨酸类药物疼痛可缓解，近期疼痛加剧。A~C. CT示左侧肱骨上段类圆形边界清楚的低密度区，其内可见斑点状钙化呈"靶征"，巢周有骨质硬化环

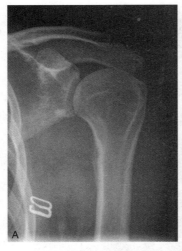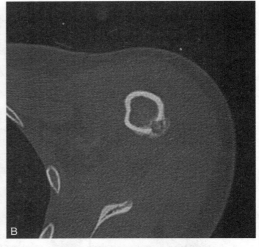
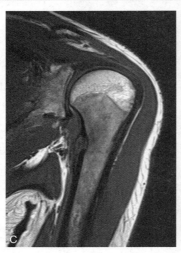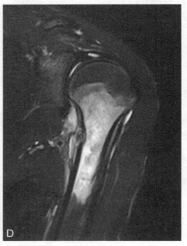

**图 8-3-5　骨样骨瘤**

A、B. 左肱骨 X 线片及横轴位 CT 示左肱骨外后缘皮质局限性骨质破坏,病灶内见斑点状钙化。周围骨质是轻度反应性骨质增生硬化及层状骨膜反应;C、D. 左肱骨 $T_1WI$ 及脂肪抑制 $T_2WI$ 示左肱骨皮质骨质破坏区呈不均匀等 $T_1$、略长 $T_2$ 异常信号,皮质旁见层状骨膜反应及邻近软组织水肿信号($T_2WI$ 呈高信号)。肱骨近侧干骺端及骨干示弥漫性长 $T_1$、长 $T_2$ 骨髓水肿信号

瘤巢强化明显;瘤巢中心钙化较完全时可出现环形强化。瘤周骨质增生、皮质增厚及骨膜反应在各个序列上均为低信号,不如 X 线片及 CT 的高密度影直观。病灶周围的骨髓及软组织可出现反应性水肿,表现为 $T_1WI$ 低信号、$T_2WI$ 高信号,增强后有一定的强化。

【诊断要点】

CT 是骨样骨瘤的首选影像学检查方法,瘤巢的确定是诊断的关键。在 CT 上瘤巢呈类圆形、边界清楚的低密度区,其内可见斑点状钙化或骨化,即所谓“靶征”。巢周有不同程度的骨质硬化环、骨皮质增厚和骨膜反应。

【鉴别诊断】

1. **应力性骨折**　骨折处有大量骨痂生成时需与骨样骨瘤鉴别。应力性骨折多有长期劳损病史,没有圆形、卵圆形软组织密度破坏区,CT 或 MRI 可显示其内部的线状骨折线。

2. **骨皮质脓肿**　局部有红肿热痛的炎性表现,反复发作。骨膜新生骨范围小而不规整,增强扫描病灶无明显强化。

3. **硬化性骨髓炎**　疼痛常呈间歇性;双侧骨皮质对称性增生硬化,表面光滑,无软组织密度瘤巢。

【拓展】

1. **X 线检查**　不仅能显示病变的范围和程度,

而且还有可能做出定性诊断。但对于解剖结构复杂处的病变及不典型瘤巢的显示不如 CT 清楚。

2. CT　是骨样骨瘤的首选影像学检查，不仅能清楚地显示瘤巢及周边硬化，而且对不规则骨，如脊柱、距骨等处的病灶，CT 显示也明显优于 X 线片。

3. MRI　只能是 X 线片及 CT 的补充，离开 X 线片及 CT 通常难以诊断。MRI 的主要优势在于更好地显示肿瘤周围的软组织、与周围神经及血管的关系、关节软骨下骨质破坏及瘤周水肿情况。

### 三、骨母细胞瘤

【概述】

骨母细胞瘤（osteoblastoma）起源于成骨性结缔组织，绝大多数为良性，少数一开始就是恶性或发生恶变，称为恶性骨母细胞瘤（malignant osteoblastoma）亦称侵袭性骨母细胞瘤。好发于 30 岁以下的青少年，男女之比约为 2∶1。好发于脊椎附件及长管状骨，其余的见于手足骨、颅骨和骨盆等处。

【病理】

骨母细胞瘤具有骨样骨瘤的病理特点，可并发动脉瘤样骨囊肿。肿瘤呈棕色或棕红色，质硬、质脆，有时内含骨片，大者内部可囊变。镜下，富含血管性结缔组织的间质中，具有大量的骨母细胞和钙盐沉积的骨样组织，偶有体积较小的多核巨细胞。

【临床表现】

本病起病隐缓。局部疼痛不适是最常见症状。服用水杨酸类药物无效和无明显夜间疼痛是与骨样骨瘤的不同点。病灶邻近关节可引起关节活动受限，累及脊柱可引起脊髓和神经根压迫症状。

【影像学表现】

1. X 线　肿瘤大小 2~10cm 不等，表现为类圆形膨胀性骨质破坏，边界清楚，厚薄不一的高密度硬化缘和不同程度的钙化和骨化，可有少量骨膜反应。发生于脊柱者，病变多位于棘突、椎弓和横突，椎体病变多由附件蔓延所致。主要表现为膨胀性骨质破坏并逐渐性成骨，骨壳可有局限性缺损。早期，病灶为软组织密度伴点片状钙质密度或低于骨皮质的均匀磨玻璃样高密度。晚期，因钙化或骨化而呈浓密的类皮质样高密度。发生管状骨，病灶多位于干骺端，亦可累及骨干或骨端。骨皮质膨胀变薄、缺失或相邻骨皮质略有增厚。早期，病变主要为软组织密度伴斑点状、索条状钙质密度（图 8-3-6）。随病程进展，钙质样高密度影更为广泛、致密。

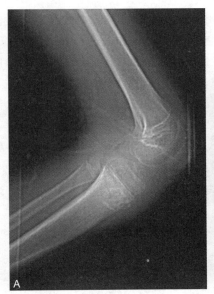
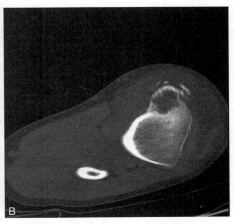

图 8-3-6　胫骨骨母细胞瘤

A. 胫骨侧位片示右侧胫骨近侧干骺端骨质破坏并病灶内、病灶周围骨质硬化，周围软组织肿胀；B. 横轴位 CT 示胫骨前缘骨皮质区膨胀性骨质破坏，病灶内及周围骨示骨质硬化及不规则骨膜反应，周围软组织弥漫性肿胀

2. CT　对肿瘤内的钙化和骨化影的显示优于平片,骨破坏区和软组织肿块内可见斑点状、索条状,甚至斑块状骨化影(图 8-3-6)。对发生于脊柱的其他解剖较复杂的部位的肿瘤,CT 具有优越性。当见虫蚀状或浸润性的边界,说明肿瘤有一定的侵袭性(图 8-3-7)。

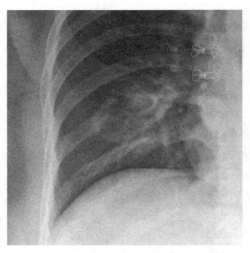

**图 8-3-7　恶性骨母细胞瘤**

X 线片示右第八肋后段溶骨性破坏,正常骨与破坏区交界处不清楚、略有硬化。破坏区邻近隐约可见软组织肿块影,破坏区和软组织肿块内可见少许斑块状骨化影

3. MRI　肿瘤内非钙化、骨化部分表现为 $T_1WI$ 低到中等信号,$T_2WI$ 为高信号,钙化、骨化部分各序列上均为低信号。病灶周围骨髓腔和软组织内可有范围不一的反应性充血水肿区,表现为长 $T_1$、长 $T_2$ 信号,范围小于骨样骨瘤。

【诊断要点】

对于膨胀性、边界清楚而内部有钙化或骨化的病灶或类似于大骨样骨瘤表现的病灶,尤其发生于脊椎附件者,应想到骨母细胞瘤的诊断。而轻度侵袭性的骨质破坏区和相对分化较好的瘤骨是诊断恶性骨母细胞瘤的重要依据。

【鉴别诊断】

1. **骨样骨瘤**　夜间痛明显和水杨酸类药物能缓解疼痛是该瘤的临床特点。骨破坏区(瘤巢)一般小于 2cm,周围有明显的反应性骨质增生、骨膜反应和骨膜新生骨,肿瘤无侵袭性。

2. **骨肉瘤**　骨质破坏和瘤骨是骨母细胞瘤和骨肉瘤共同的特点,但一般而言,骨肉瘤的侵袭性较恶性骨母细胞瘤明显得多,骨破坏区边缘常呈浸润样,骨皮质破坏并有明显的软组织肿块,其

至见到肿瘤穿透骨皮质生长。瘤骨也更不成熟,常出现云絮样瘤骨。骨肉瘤中常有肿瘤性软骨成分,因此除瘤骨外还常可见瘤软骨钙化。

【拓展】

1. **X 线检查**　对骨母细胞瘤早期病变及内部结构和软组织的显示有较大的局限性,有时做出确定的诊断较困难。

2. **CT**　是骨母细胞瘤的首选影像学检查,不仅能清楚地显示膨胀性骨质破坏及内部钙化或骨化,而且对不规则骨,如脊柱等处的病灶,CT 显示也明显优于 X 线片。

3. **MRI**　能更好地显示肿瘤周围的软组织、与周围神经及血管的关系及瘤周水肿情况,如果骨破坏区边缘模糊和伴有软组织肿块者,可以提示恶变的可能。

## 四、骨肉瘤

骨肉瘤(osteosarcoma)又称成骨肉瘤或骨生肉瘤,是发生于原始成骨组织的恶性瘤。原始成骨组织可以分化为骨组织、软骨组织和纤维组织,因此同一肿瘤内常或多或少含有这三种成分,并依其主要成分在病理上分为骨母细胞型、软骨母细胞型和成纤维细胞型骨肉瘤。在大体标本切面上肿瘤常呈多彩的特点,灰红色的瘤组织、黄白色质硬的瘤骨、浅蓝色半透明的瘤软骨和暗红色的出血区相间。依肿瘤与髓腔的关系可分为髓性骨肉瘤(medullary osteosarcoma)和表面骨肉瘤(surface osteosarcoma)。前者约占 85%,发生于骨髓腔,继而破坏或穿透骨皮质形成软组织肿块;后者发生于骨表面,部分可以侵犯骨髓腔。

骨肉瘤多为原发,少数可继发于畸形性骨炎、放疗后等。原发性髓性骨肉瘤好发于青少年,发病高峰年龄是 11~20 岁,表面骨肉瘤好发年龄略高。肿瘤可发生于任何骨,但以长骨干骺端最多见,尤其是膝关节附近。

(一)髓性骨肉瘤

【影像学表现】

骨质破坏常呈大片状,破坏区与正常骨的界面常呈浸润样或虫蚀状,此处的骨皮质内常见筛孔样骨破坏。在 MRI 上骨破坏区内的骨髓被肿瘤组织取代。骨破坏区邻近的骨皮质表面在 MRI 抑脂 $T_2WI$ 图像上可见与皮质平行的高信号线样

或带状影,为水肿、增厚的骨膜;有时在高信号影中尚能见到线样的低信号影,为增厚的骨膜的纤维层或骨膜新生骨。在平片或 CT 上可见不同形态的骨膜新生骨,如果肿瘤突破骨皮质,常可见骨膜新生骨被破坏和骨膜三角。瘤骨是骨肉瘤的重要影像学表现和诊断的重要依据,骨肉瘤的骨破坏区和软组织肿块内常见各种形态的瘤骨,这些瘤骨大多密度淡、边界不清、排列紊乱,数量多少不等。骨肉瘤的瘤软骨成分常会形成钙化,因此在 X 线片和 CT 上常可见到瘤软骨的环形、半环形或点状钙化影。多数肿瘤在就诊时可发现软组织肿块,软组织肿块内的瘤骨是诊断骨肉瘤的可靠依据。MRI 不仅可以很好地显示软组织肿块,也可以显示肿块与邻近组织、器官的关系。

影像学上根据骨质破坏和骨质增生(瘤骨和反应性成骨)的多寡将髓性骨肉瘤分为三型:①硬化型,以骨质增生为主,骨质破坏往往不明显(图 8-3-8A);②溶骨型,以骨质破坏为主,骨质增生不明显甚至很少见到瘤骨(图 8-3-8B);③混合型,骨质增生和骨质破坏所占比例大致相当(图 8-3-8C)。

血管扩张性骨肉瘤(telangiectatic osteosarcoma)是一种特殊类型的髓性骨肉瘤,病理上以有多数大而形态不一的血腔为特点,血腔壁由瘤细胞和破骨细胞性巨细胞所被覆。影像学上多表现为溶骨型,成骨较少,但是有部分可表现为在囊性膨胀

性骨破坏的基础上又有恶性征象,如与正常骨交界呈虫蚀状或浸润样、骨壳不完整、骨壳外软组织肿块和不成熟的骨膜新生骨等(图 8-3-9)。

【诊断要点】

恶性骨肿瘤的基础上发现肯定的瘤骨,则骨肉瘤的诊断不难确立。如无肯定的瘤骨,则影像学上诊断骨肉瘤须十分慎重。

【鉴别诊断】

1. **成骨型转移瘤** 发病年龄较大,表现为松质骨内的多发性骨硬化灶,境界多清楚,骨破坏和软组织肿块少见,骨皮质一般不受累。除骨肉瘤骨转移外,其他的成骨型转移瘤的成骨几乎都是反应性成骨,如有软组织肿块,骨化不会出现在肿块的内部。

2. **化脓性骨髓炎** ①骨髓炎的骨破坏、骨质增生和骨膜新生骨从早期到晚期的变化都是由不成熟趋向成熟,如无炎症的反复,则一旦形成不会再被破坏;骨肉瘤则相反,产生的骨质又可被破坏,骨膜新生骨常处于不成熟状态或趋向于更不成熟甚至又被破坏。②骨髓炎的骨增生和骨破坏是联系在一起的,即骨破坏的周围有骨增生,而增生的骨中有破坏,因为骨质增生是破坏所引起的;骨肉瘤的骨增生和骨破坏不一定具有这种空间和因果关系。③骨髓炎早期有较广泛的软组织肿胀,当骨破坏出现后肿胀反而消退;而骨肉瘤在穿破骨皮质后往往形成明显的软组织肿块。④动态观察,骨髓炎急性期进展迅速,而在慢性期发展

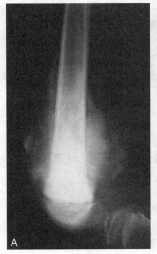
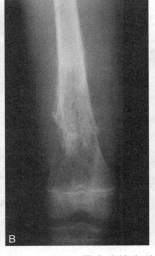
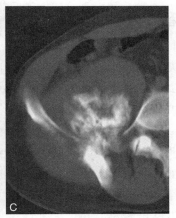

图 8-3-8 骨肉瘤的分型
A. 硬化型;B. 溶骨型;C. 混合型

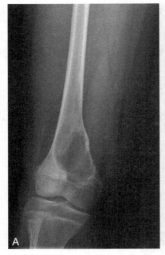
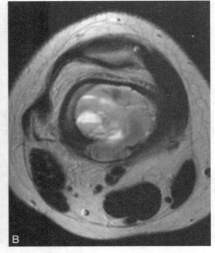

**图 8-3-9 血管扩张性骨肉瘤**

A. X线片示股骨远侧干骺端偏心性、囊性、膨胀性骨破坏,破坏区部分边界不清楚且见筛孔样骨破坏;B. MRI T₂WI示骨破坏区内多个液-液平面,肿瘤已突破骨皮质

缓慢,经治疗后可处于相对稳定或趋向好转;而骨肉瘤是稳定进展的。

**（二）骨表面骨肉瘤**

骨表面骨肉瘤（surface osteosarcoma）又分为骨旁骨肉瘤（parosteal osteosarcoma）、骨膜骨肉瘤（periosteal osteosarcoma）、高度恶性表面骨肉瘤（surface high grade osteosarcoma）等亚型,其中以骨旁骨肉瘤最常见,本文着重描述本病。

骨旁骨肉瘤是最常见的表面骨肉瘤,多数肿瘤细胞分化较好、异型性较轻,其瘤骨较多且致密,多数生长缓慢,预后多较好。骨旁骨肉瘤的好发年龄为 25~40 岁,男女差别不大。一般发生在相当于干骺端部位的骨干表面,多见于股骨远端的后部。

**【影像学表现】**

X线和CT上表现为基底部附着于骨表面的骨性肿块,少见甚至不见软组织成分,骨块多致密但无骨小梁和骨皮质的结构,大部分骨块与骨皮质间可有一透亮间隙,一般不见骨膜新生骨（图 8-3-10）。肿瘤较大者常有包绕骨干生长的倾向,此时透亮间隙不易显示。与肿瘤相邻的骨皮质增厚。晚期和分化较差的肿瘤可破坏骨皮质,侵犯骨髓腔,此时可在髓腔内见到骨化影。MRI上骨性包块呈低信号,肿瘤软组织成分在T₂WI呈高信号,T₁WI可清楚显示肿瘤在髓腔的侵犯。

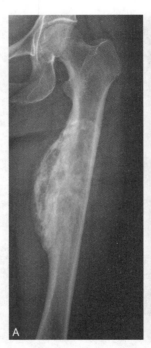
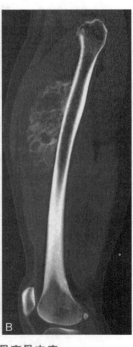

**图 8-3-10 骨旁骨肉瘤**

A. X线片示股骨上段皮质表面骨性包块;B. CT矢状面重组图示股骨上段皮质表面骨性包块,部分与皮质相连,部分与皮质间可见间隙,骨性包块外未见软组织肿块,未见骨膜新生骨

骨膜骨肉瘤和高度恶性表面骨肉瘤多发生于长骨骨干,细胞分化较差,骨表面的肿块中骨化较少,对其附着的骨皮质和髓腔的侵袭较多,常可见骨膜反应和骨膜新生骨（图 8-3-11）。高度恶性表面骨肉瘤常可见附着部的皮质和髓腔被侵犯。

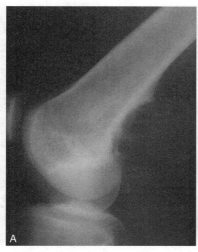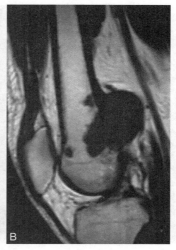

**图 8-3-11　骨膜骨肉瘤**

A. X 线片示股骨远端后方隐约可见软组织肿块,其内可见少量与骨皮质相连的针状骨化影,局部骨皮质呈碟形凹陷,但边缘可见骨质增生;B. MR T₁WI 示软组织肿块呈低信号,穿破骨皮质侵入髓腔,邻近髓腔内尚见两个跳跃病灶

**【诊断要点】**

与骨皮质外表面广基相连、含有瘤骨的肿块要首先考虑表面骨肉瘤。

**【鉴别诊断】**

1. **骨软骨瘤（osteochondroma）**　将骨旁骨肉瘤误为骨软骨瘤的例子屡见不鲜,如将前者误为后者而施以局部切除常导致肿瘤复发、恶化,引起严重的后果。骨旁骨肉瘤不具备骨软骨瘤的"基底部皮质与母体骨皮质相连续,基底部髓腔与母体骨髓腔相通"这一基本规律,鉴别不难但非常重要。

2. **骨化性肌炎（myositis ossificans）**　好发于青年男性,常有外伤史。多发生于肌肉。临床上有疼痛和肿胀,但一般 10 周后疼痛逐渐消失、肿胀减轻,呈良性过程。X 线、CT 可见肿块内骨化影,与邻近骨皮质多不相连,随着时间进程,肿块逐渐缩小而骨化逐渐成熟,甚至形成网状的骨小梁。

# 第二节　软骨源性肿瘤

## 一、骨软骨瘤

**【概述】**

骨软骨瘤（osteochondroma）又名骨软骨外生骨疣（osteocartilaginous exostosis）,是指在骨的表面覆以软骨帽的骨性突出物。有单发和多发之分,是最常见的骨肿瘤,占良性骨肿瘤的 31.6%,占全部骨肿瘤的 17%,居良性者首位。多发性骨软骨瘤病（multiple osteochondromatosis）又称遗传性多发性外生骨疣,为一种先天性骨骼发育异常,为常染色体显性遗传病。

**【病理】**

肿瘤由骨性基底、软骨帽和纤维包膜三部分构成。骨性基底内为松质骨,外为薄层皮质骨,均与母体骨相连续。软骨帽位于骨性基底的顶部,为透明软骨,随年龄可逐步退化。镜下,软骨帽的组织结构与正常骺软骨相似,愈近表层细胞愈幼稚,愈近基底愈成熟,深层近基层的软骨基质可钙化,通过软骨化骨形成骨质。

**【临床表现】**

本病好发于 10~30 岁,男性多于女性。好发于干骺端,以股骨下端和胫骨上端最常见,约占 50%。肿瘤早期一般无症状,肿瘤增大时可引起骨畸形合并关节功能障碍,以及对神经血管压迫而产生的相应症状。若肿瘤突然长大或生长迅速,应考虑有恶变可能。

**【影像学表现】**

1. **X 线**　骨软骨瘤可发生于任何软骨内化骨的骨,长骨干骺端是其好发部位。X 线片上肿瘤包括骨性基底和软骨帽两部分。前者表现为自母骨骨皮质向外伸延突出的骨性赘生物,发生于长管状骨者多背离关节生长,其内可见骨小梁,且与母骨的小梁相延续（图 8-3-12A）。基底部顶

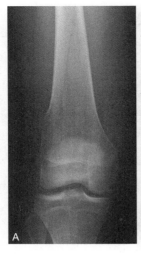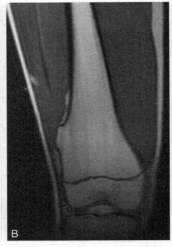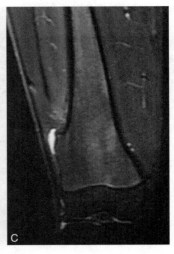

**图 8-3-12　股骨远端骨软骨瘤**

A. 右侧股骨远端外侧见一疣状突起,皮质及松质与母体骨相连接,背离关节面生长,边界清楚;B、C. 软骨帽在骨性突起顶端见帽状长 $T_1$、长 $T_2WI$ 异常信号影,边界清楚

端略为膨大,或呈菜花状,或呈丘状隆起。基底部顶缘为不规则的致密线。软骨帽在 X 线片上不显影。当软骨钙化时,基底顶缘外可见环状、斑点状或不规则样钙化影。

2. CT　骨性基底的骨皮质和骨松质与母体骨相连续,表面有软骨覆盖。软骨帽内可见环形或点状钙化影。增强扫描无明显强化。

3. MRI　骨性基底部分信号特点与母体骨相同。软骨帽在 $T_1WI$ 呈低信号,在脂肪抑制 $T_2WI$ 呈明显高信号,信号特点类似关节透明软骨(图 8-3-12B、C)。MRI 能清楚显示软骨帽,若软骨帽厚度大于 2cm,则提示恶变。增强扫描多无强化。

**【诊断要点】**

长管状骨干骺端的宽基底或带蒂、背离关节生长、内有与母体骨相延续的皮质和小梁结构的突起是骨软骨瘤的典型 X 线征象。诊断主要依靠影像学检查,根据其典型的 X 线表现,可做出明确难诊断。

**【鉴别诊断】**

骨旁骨瘤肿瘤来自骨皮质表面,不与母体骨的髓腔相通。

表面骨肉瘤不具有骨皮质和骨松质结构的基底,基底部与母体骨没有骨皮质和骨小梁的延续。

皮质旁软骨瘤和皮质旁软骨肉瘤鉴别点同前。

**【拓展】**

1. X 线片是骨软骨瘤的首选检查方法,能够清楚地显示病变位置及典型征象,可做出明确诊断。

2. CT 对解剖结构复杂部位发生的骨软骨瘤诊断具有重要价值。

3. MRI 可以直接显示软骨帽的情况,对判断骨软骨瘤恶变具有重要价值。

## 二、软骨瘤

**【概述】**

软骨瘤(chondroma)是常见的软骨类良性骨肿瘤,根据病变部位可分为内生软骨瘤、皮质内软骨瘤和皮质旁软骨瘤。病灶可单发或多发,多发性内生软骨瘤伴软骨发育障碍和肢体畸形者称为Ollier病;多发性内生软骨瘤合并肢体软组织血管瘤者称为 Maffucci 综合征。本节仅介绍单发性内生软骨瘤。

**【病理】**

大体标本肿瘤为灰白色,半透明,略带光泽,切面可见白色坚硬的钙化区域及黄色的骨小梁,亦可见黏液变性。镜下肿瘤由软骨细胞及软骨基质组成,软骨细胞及其胞核均较小,单核多见,双核少见,多直接分裂,为本病的特征性组织学改变。

**【临床表现】**

内生软骨瘤好发于 20~50 岁,男女发病率相近。手的短管状骨(指骨、掌骨)为最常见的发病部位,但病变也可见于长管状骨。本病病程进展缓慢,早期可无症状,往往因外伤或肿瘤长大后畸形而发现。一般无疼痛或疼痛较轻微,如肿瘤长大或发生骨折则局部疼痛显著。若肿瘤忽然生长迅速,疼痛加剧,常提示恶变。

**【影像学表现】**

**1. X 线**

(1)发生于指(趾)骨的内生软骨瘤多位于近端和中段,呈囊状、膨胀性生长,骨皮质受压变薄,边缘清楚,可见硬化带,内缘呈多弧形或不规则状,肿瘤内部可见斑点状、环状或半环状钙化灶为其诊断的重要征象(图 8-3-13)。除非发生病理性骨折,一般骨皮质多完整,多无骨膜反应,软组织无肿胀。

(2)发生于长骨者多位于干骺端,并逐渐移行至骨干,在骨骺闭合后肿瘤可突破骺线进入骨骺,多为中心性生长,单房或多房,呈对称性膨胀性改变,患骨膨胀程度较轻,边缘可分叶,一般无硬化带,偶尔也可见较宽的硬化带,肿瘤内出现斑点状、环状或斑块状钙化灶是其特征性改变。

**2. CT** 可显示髓腔骨破坏区内异常低密度软组织影,其内可见斑点状、环形或半环形钙化灶。邻近骨皮质膨胀变薄,边缘光整,一般无中断,内缘凹凸不平(图 8-3-14)。增强扫描肿块呈轻度强化。

**3. MRI** 肿瘤在 $T_1WI$ 上呈低信号,$T_2WI$ 上呈明显高信号,与透明软骨信号相似,为内生软骨瘤在 MRI 上颇具特征性的表现。其内部的钙化灶均匀低信号,但对于较小的钙化灶 MRI 显示不佳。

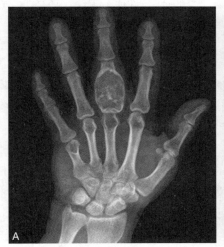
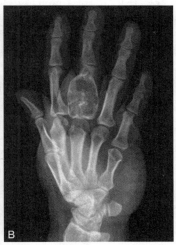

**图 8-3-13 左手中指近节指骨内生软骨瘤**

患者左手中指近节指骨增粗畸形伴有疼痛。A、B. 左手正侧位平片示左手中指近节指骨异常膨大,骨皮质受压变薄,边缘清楚,可见硬化带,内缘不光整,肿瘤内部可见斑点状钙化灶

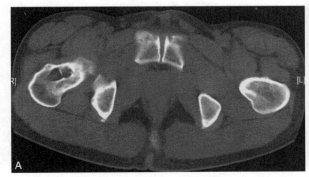
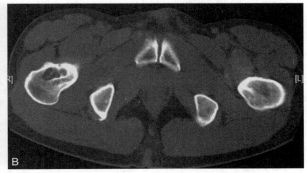

**图 8-3-14 右侧股骨颈内生软骨瘤**

患者因右侧髋关节疼痛入院。A、B. 髋关节 CT 平扫示右侧股骨颈内低密度软组织影,呈轻度膨胀性生长,伴有分隔,边缘清楚,内缘不光整,其内密度不均,可见条状钙化灶

【诊断要点】

内生软骨瘤的临床表现缺乏特异性,因此诊断主要依靠影像学检查,根据其典型的 X 线表现,不难诊断。

【鉴别诊断】

1. **骨囊肿** 极少发生于短管骨,内无钙化,MRI 上呈均匀的长 $T_1$、长 $T_2$ 液体信号,不难鉴别。

2. **骨软骨瘤** 骨软骨瘤有清楚的软骨膜、软骨帽及海绵骨质三层结构,且肿大的软骨细胞排列成行位于软骨帽及海绵骨质间,可逐渐骨化。而内生软骨瘤瘤细胞排列与分布也无规律,其骨化呈灶状。

3. **软骨肉瘤** 单发的内生软骨瘤与缓慢生长的低级别软骨肉瘤是很难鉴别的。软骨肉瘤进展早期最有意义的表现之一为局部骨皮质变薄,病变的大小也应该考虑在内,大于 4cm 的病变提示为恶性。进展期的软骨肉瘤骨皮质破坏及软组织肿块为其标志性表现。

【拓展】

1. X 线片是内生软骨瘤的首选检查方法,能够清楚地显示病变位置、骨皮质情况及病灶内特征性的钙化灶。一般有内生软骨瘤的典型征象即可确诊。

2. CT 可以清楚地显示软组织肿块及其内的典型灶状钙化灶,是对 X 线片的有力补充,且对较小的肿瘤或肿瘤内钙化不明显的病变诊断优于 X 线。

3. 内生软骨瘤在 MRI 上颇具特征性,肿瘤表现为与透明软骨相似的信号。但其对钙化的显示欠佳,因此不作为内生软骨瘤首选的检查方法。

### 三、软骨黏液纤维瘤

【概述】

软骨黏液纤维瘤(chondromyxoid fibroma)是一种罕见的特殊分化的良性软骨性肿瘤,发生于幼稚的黏液样间胚叶细胞,其特征为可产生不同比例的软骨样、纤维性与黏液样组织。好发于长骨干骺端或骨端,胫骨近端最常见,其次为股骨远端,全身其他各骨也有报道。

【病理】

肉眼观肿瘤切面呈灰白色或淡蓝色,透明而似软骨。肿瘤组织内可见含有黏液的小囊腔,偶有钙化。组织学上,肿瘤由黏液样组织、软骨及纤维所构成。镜下肿瘤细胞排列成特殊的大小不等的假小叶状,细胞大部分为梭形及星形细胞,有大量黏液样或软骨样细胞间物质,被致密的细胞带所分隔。

【临床表现】

好发于 20~40 岁,男性发病率稍高于女性。好发于长骨干骺端或骨端,胫骨近端最常见,其次是股骨远端。肿瘤生长缓慢,症状较轻,主要为局部轻微疼痛及不适,表浅者可触及肿块,并可有轻度压痛,表面皮肤多无明显肿胀及温度异常,也无血管怒张等改变。邻近关节者可造成关节活动障碍,偶发生病理骨折。

【影像学表现】

1. X 线 发生于干骺端或骨端的偏心性、膨胀性骨质破坏,破坏区长轴与骨干长轴一致,可向骨端或骨干方向扩展。一般有完整的薄层骨壳,边界较清楚,有硬化边,以近髓腔侧明显(图 8-3-15A、B)。骨破坏区多呈蜂窝状,其内可见纵横交错、粗细不等的梁状分隔(图 8-3-16A、B)。病变与骨干交接处常有骨膜增生,病理骨折与钙化少见。

2. CT 能够清楚地显示骨质破坏、骨壳、钙化及软组织情况。CT 显示肿瘤内并无平片所见粗大的骨梁,仅见肿瘤呈分叶状压迫髓腔侧骨皮质形成骨嵴(图 8-3-16C~E),故平片所见的分房影像及梁状分隔实际上是骨嵴的投影。

3. MRI 通常为 $T_1WI$ 中等信号或低信号,$T_2WI$ 上的信号取决于肿瘤的成分,多为混杂信号(图 8-3-15C、D),软骨、黏液成分及陈旧性出血为明显高信号,纤维组织及骨嵴为低信号,增强后肿瘤呈轻或中度强化。

【诊断要点】

软骨黏液纤维瘤的临床表现缺乏特异性,X 线片及 CT 的特征性表现有助于诊断,但明确诊断仍需结合病理。

【鉴别诊断】

1. **骨巨细胞瘤** 多发生于骨骺闭合后的骨端,呈横向生长,无硬化边,骨小梁较细,膨胀更明显。

2. **多房性骨囊肿** 多发生于股骨及肱骨上端干骺区中央,呈对称性生长,皮质膨胀较轻,周

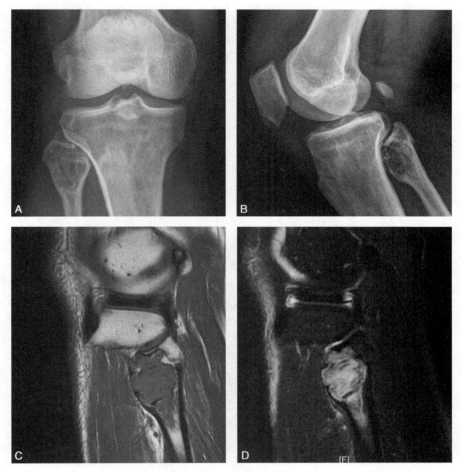

**图 8-3-15　软骨黏液纤维瘤**

患者右侧膝关节疼痛,查体未见明显阳性体征。A、B. 右膝关节正侧位示右侧腓骨近段呈膨胀性骨质破坏,骨皮质变薄,其内见斑片状低密度及厚薄不均分隔,密度不均,病变边界清楚,周围有硬化边;C、D. 右侧腓骨矢状位 $T_1WI$ 和脂肪抑制 $T_2WI$ 示右侧腓骨小头呈膨胀性骨质破坏,其内信号不均匀,$T_1WI$ 呈等低信号,$T_2WI$ 呈高低混杂信号,邻近骨髓腔呈水肿信号

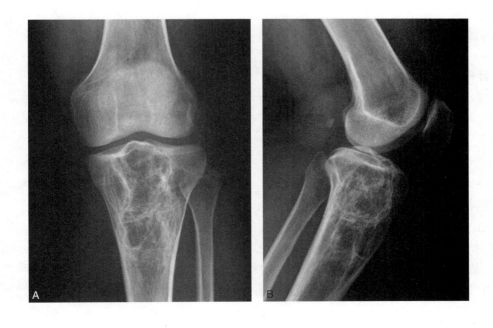

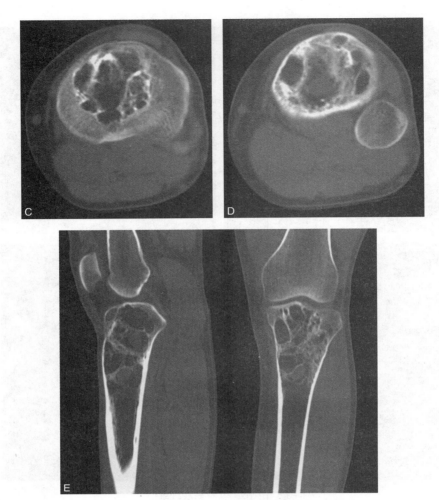

**图 8-3-16 软骨黏液样纤维瘤**

患者左侧膝关节疼痛,查体有轻微压痛。A、B. 左侧膝关节正侧位示左侧胫骨近端可见大片状
骨质破坏区,破坏区长轴与骨干长轴一致,边界较清楚,有硬化边;骨破坏区呈蜂窝状,其内可见
纵横交错、粗细不等的梁状分隔;C~E. 横轴位、矢状位及冠状位 CT 图像示左侧胫骨近端可见
膨胀性骨质破坏,病变区呈蜂窝状结构,其内可见骨嵴及粗细不等骨性间隔,病灶边界较清晰

围硬化缘薄而锐利,易发生病理性骨折,MRI 上
信号均匀。

3. **软骨母细胞瘤** 肿瘤位于骨骺或跨骺板
生长,病灶较小,膨胀较轻,常伴有关节积液,肿瘤
内常见钙化,一般无粗大的骨嵴。

【拓展】

1. X 线片是软骨黏液纤维瘤的首选检查方
法,能够清楚地显示病变位置、蜂窝状的骨质破坏
区、粗大的梁状分隔及硬化边。

2. CT 主要显示平片难以显示的解剖部位,
如盆骨、椎骨等,而且有助于了解肿瘤内有无钙
化、囊变、出血及周围软组织受累情况。

3. MRI 上肿瘤的信号强度取决于其成分,并
无特异性。

## 四、软骨母细胞瘤

【概述】

软骨母细胞瘤(chondroblastoma)又称成软
骨细胞瘤,起源于成软骨细胞或成软骨性结缔组
织,是一种中间型骨肿瘤。好发于 30 岁以下的青
少年,男女之比约为 1.8∶1。多发生于四肢长骨
骨骺区,以股骨和肱骨最多见。20%~25% 的肿瘤
可并发动脉瘤样骨囊肿。

【病理】

肿瘤呈棕灰色,部分区域因钙化呈淡黄色沙
砾样,质地坚硬,内部可发生出血和囊变。镜下,
软骨母细胞瘤的形态变化较大,软骨母细胞瘤由
单核细胞及多核巨细胞混合组成,典型的单核细

胞界限清晰,胞质粉红色或透亮,核圆形、卵圆形。肿瘤内有嗜酸性软骨样基质,内有软骨母细胞,还可见不等量钙化,特征性的"窗格样钙化",但此特征仅在 30% 病例中出现。单核软骨母细胞免疫酶标记 S-100 蛋白阳性也是本病重要的诊断依据。

【临床表现】

本病进展缓慢,起病至就诊时间由数月至数年不等。早期症状轻微,随病情进展逐渐明显,出现邻近关节的疼痛、肿胀、积液和活动受限,有时可引起跛行,肌肉萎缩,局部皮温增高并压痛。

【影像学表现】

1. X 线　病灶呈圆形、类圆形,偶尔呈多房状,边界多模糊,可伴有不完整或完整的模糊硬化边,相邻骨皮质可轻度膨胀。

2. CT　病灶多为类圆形分叶状,边界清楚或模糊,多伴有完整或不完整、清楚或模糊的硬化边,骨壳可有中断或局限性缺失。1/3 相邻骨皮质可有轻度膨胀。多数病灶内有斑片状或斑点状钙化影(图 8-3-17A、B)。病变周围多有较为广泛的软组织肿胀。邻近四肢关节病变可伴有少量关节积液。

3. MRI　通常表现为 $T_1WI$ 不均匀低信号,$T_2WI$ 上信号不均匀,多伴有斑点状、结节状和条带状水样高信号区。部分病灶内伴有骨皮质样更低信号。少数 $T_2WI$ 上以水样高信号区为主或伴有液液平面。病灶周围骨髓腔和软组织内多有斑片状长 $T_1$、长 $T_2$ 信号,边界不清(图 8-3-17C、D)。增强扫描多为不均匀强化。

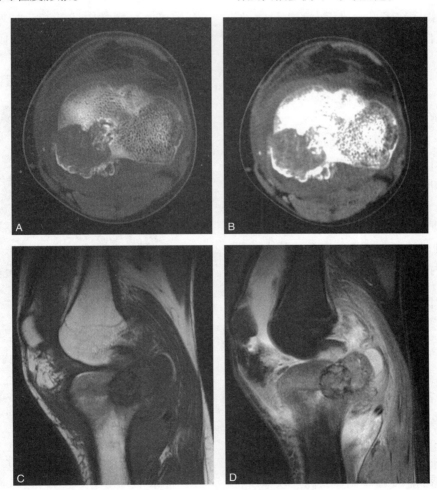

图 8-3-17　左胫骨软骨母细胞瘤

A、B. 横轴位 CT 骨窗和软组织窗示左胫骨近端见不规则膨胀性骨质破坏区,呈分叶状,边缘呈不均匀轻度骨质硬化,病灶内见点片状钙化,周围见花边状骨膜反应;周围软组织弥漫性肿胀;C、D. 矢状位 $T_1WI$ 和脂肪抑制 $T_2WI$ 示胫骨近段后缘膨胀性骨质破坏病灶呈不均匀等长 $T_1$、等低混杂 $T_2$ 信号影,病灶肿块影突出于骨外,邻近髓腔及周围软组织内见片状长 $T_1$、长 $T_2$ 水肿样信号影。左膝关节腔内见积液信号

【诊断要点】

发生于四肢长骨骨骺区内含有斑点状或斑片状钙化伴周围骨髓腔或软组织水肿的肿瘤,尤其是青少年,要首先考虑软骨母细胞瘤。

【鉴别诊断】

1. 干骺、骨骺结核 病灶多较小,内可有死骨多,常无硬化边,有邻关节间隙狭窄和周围软组织肿胀,少有骨膜反应,两者不难鉴别。

2. 骨巨细胞瘤 发病年龄较晚,多发生于骨骺闭合后的骨端。病灶较大,多横向发展,膨胀明显,紧邻关节面,易向骨突部位生长。MRI上易出现短 $T_1$ 出血信号和液液平面。

3. 软骨黏液样纤维瘤 见软骨黏液样纤维瘤部分。

4. 内生软骨瘤 多见于成年人的短管骨,发生长骨者,病变自干骺端向骨干延伸,周围少有广泛水肿信号。

【拓展】

1. X 线片 能够清楚地显示病变位置、骨皮质情况及病灶内特征性的钙化灶。

2. CT 能够更清楚显示病灶的细微结构、边缘硬化及病灶内的钙化,是对 X 线片的有力补充,且对较小的肿瘤或肿瘤内钙化不明显的病变诊断优于 X 线。

3. MRI 是 X 线片及 CT 的补充,离开 X 线片及 CT 通常难以诊断。MRI 的主要优势在于更好地显示肿瘤内部成分及瘤周水肿情况。

## 五、软骨肉瘤

【概述】

软骨肉瘤(chondrosarcoma)在病理上分型颇多,在影像学上根据肿瘤的发生部位可分为中央型和外周型,前者发生于髓腔,后者发生于骨的表面。软骨肉瘤也可分为原发性和继发性。中央型以原发性居多,少数由内生性软骨瘤恶变而来;外周型以继发性为多,常见的是继发于骨软骨瘤,多发性骨软骨瘤的恶变概率明显升高。软骨肉瘤的临床及生物学行为虽与细胞分化程度有关,但有时两者并不密切相关,因此诊断必须重视和参考影像学表现并密切结合临床。

软骨肉瘤的发病年龄较高,不乏成年甚至老年病例。凡软骨内化骨的骨骼均可发生,股骨和胫骨最为多见,其次髋骨也是好发部位之一。肿块生长较缓慢,症状多不重,因此患者来就诊时肿块可很大。

【影像学表现】

X 线和 CT 中心型软骨肉瘤在早期常呈膨胀性骨破坏,破坏区与正常骨边界多不清楚,但少数边缘可稍显硬化。邻近骨皮质内表面可呈不同程度扇贝样改变,甚至膨胀、变薄,肿瘤进一步发展,骨皮质或骨性包壳可被破坏而形成大小不等的软组织肿块。骨破坏区和软组织肿块内可不等、分布不均、疏密不一、密度不均、边缘清楚或模糊的环形、半环形或沙砾样的高密度钙化影,其中环形钙化影对确定其为软骨来源有很高的价值(图 8-3-18)。有时也可见到斑片状的骨化征象,但这不是瘤骨而是正常成骨细胞在钙化的瘤软骨基础上的成骨。分化差的肿瘤可能仅见数个散在的点状钙化甚至不见钙化影。骨膜新生骨和 Codman 三角的发生概率要低于骨肉瘤。

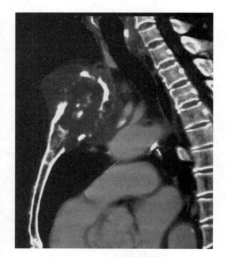

**图 8-3-18 胸骨软骨肉瘤**
CT 矢状面重建图示胸骨柄膨胀性骨破坏,骨壳不完整,其前后均可见软组织肿块。在骨破坏区和软组织肿块内均可见点状、环形的钙化影

外周型软骨肉瘤多为骨软骨瘤恶变,多表现为软骨帽不规则增厚变大,边缘模糊,并形成不规则软组织肿块,其内出现不同形状的钙化影;在肿瘤与骨表面相贴的部分有时可见粗大而较长的针状骨化影从骨表面伸向肿块,是外周型软骨肉瘤的一个较特殊的影像学征象,一般认为这是骨表面的骨膜新生骨,其成因尚不明确。骨软

骨瘤原有的钙化影变淡、模糊、残缺或消失；原来的骨性基底有的尚可见残迹，有的已完全破坏消失；原骨性基底附着部的母体骨皮质可被破坏，甚至形成大片骨缺损（图8-3-19）。在CT上软骨肉瘤的钙化仍是点状、环形或半环形，CT显示钙化的效果优于平片。CT上肿瘤非钙化部分密度可不均匀，可见到坏死、囊变区的更低密度影。

MRI软骨肉瘤在$T_1WI$上表现为低或等信号，恶性度高的信号强度常更低；$T_2WI$上，低恶性度的肿瘤因含透明软骨而呈均匀的高信号，而恶性度高的信号常不均匀。由于MRI能清楚显示骨软骨瘤的软骨帽，可帮助判定骨软骨瘤是否恶变。若软骨帽厚度大于2cm，则其恶变为软骨肉瘤的可能性增大。由于软骨组织内没有血管，软骨肉瘤的强化是从肿瘤的软骨结节外周开始逐渐波及结节内部，这种表现有一定的特征性。

【诊断要点】

发生于长骨髓腔或骨旁软组织内含有环形或点状钙化的具有一定侵袭性的肿块，尤其是患者年龄在中年以上者，要首先考虑软骨肉瘤。

【鉴别诊断】

1. **骨肉瘤**　骨肉瘤常有肿瘤性软骨成分，因此也常见瘤软骨钙化的征象，而软骨肉瘤中偶可见在钙化的瘤软骨基础上由正常成骨细胞成骨而形成的骨化影，因此两者须鉴别。除发病年龄、好发部位、临床经过有所不同外，一般而言，如果肿瘤的主体部分或中心部分表现为瘤软骨钙化而边缘部分可见少量骨化时，以软骨肉瘤可能性大；反之骨肉瘤的可能性大。如果镜下见到肿瘤内有膜内成骨的证据，则肯定是骨肉瘤而不论有无软骨和软骨内成骨。另外，如软骨肉瘤内钙化多而密集，类似于硬化型骨肉瘤时也须鉴别。如仔细观察可见前者大块致密影是由密集的点状或小环形高密度影构成，密度高，边界清楚，且邻近骨膜反应较少；后者是斑片或大块状瘤骨，无结构，边界模糊，并多见各种骨膜反应。

2. **软骨瘤**　低度恶性软骨肉瘤在组织学上有时难与软骨瘤区别。肿瘤发生的部位与其生物学行为有关，位于长骨、中轴骨、肩胛骨和骨盆等处的软骨瘤尤其是较大的软骨瘤，即使影像学表现为良性都应看作是低度恶性；位于手、足短管骨的软骨瘤多为良性，极少有恶性的。

3. **骨梗死**　典型的骨梗死的影像学表现是发生于相当于干骺端部位髓腔内的花环样钙化，常会与软骨类肿瘤混淆。前者仅有髓腔内的钙化，不具瘤软骨钙化的特征，且钙化灶周围的骨小梁正常，皮质内表面无侵蚀；后者与此相反。

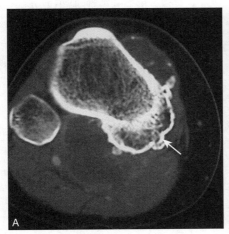 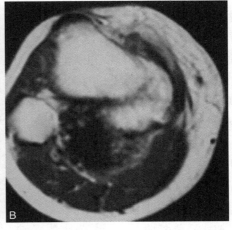

图8-3-19　外周型软骨肉瘤

A. CT示胫骨近端内侧骨软骨瘤的基底部（箭头），胫骨前后方均可见低密度的软组织肿块影，其内有少许密度不高的点状钙化影；B. MR $T_1WI$增强图像示软骨结节仍主要呈低信号，其周边有强化并见线状和点状的强化影从强化的包膜伸向结节内部（即软骨内成骨）

# 第三节 纤维源性肿瘤

## 一、非骨化性纤维瘤

### 【概述】

非骨化性纤维瘤（non-ossifying fibroma）为骨结缔组织源性的良性纤维组织类肿瘤，内无成骨活动。骨骼发育成熟时，有可能自行消失。非骨化性纤维瘤与纤维性骨皮质缺损关系密切。一般把小而无症状并仅局限于骨皮质的病变，称为纤维性骨皮质缺损，而将病灶大且膨入髓腔者，称为非骨化性纤维瘤，多为单发。

### 【病理】

肿瘤由坚韧的纤维结缔组织构成。肉眼观察为多个散在的灰黄或褐色结节，界限清楚。病灶内无成骨，周围常有薄层反应性增生骨组织包绕。肿瘤相邻骨皮质变薄。主要成分为结缔组织细胞，编织成旋涡状。细胞大小不等，细胞间有不等量的胶原纤维，可有少量出血及含铁血素沉着，偶可发生黏液变和囊变。根据病灶部位可分为皮质型和髓腔型。皮质型：病灶位于皮质内或紧邻皮质下。髓腔型：位于骨干、干骺或骨端髓腔或松质骨。

### 【临床表现】

好发于青少年，8~20 岁居多，男多于女。多位于四肢长骨，尤以胫骨、股骨和腓骨多见。长骨病灶常发生于距骺板 3~4cm 的干骺端，并随年龄增长而移向骨干。偶有发生于脊椎和颅骨者。发病缓慢，症状轻微，局部可有肿胀和酸痛，有时可引起邻近关节不适和轻度压痛。

### 【影像学表现】

1. **X 线** 分为皮质型和髓腔型。皮质型多位于一侧皮质内或皮质下，呈单房或多房的透光区，长轴平行于骨干（图 8-3-20A）。边缘有硬化，以髓腔侧明显。皮质膨胀变薄或中断，无骨膜反应及软组织肿块。髓腔型多位于长骨干骺部或骨端，呈中心性扩张的单或多囊状透光区，占据骨横径的大部或全部。密度均匀，有硬化边和轻度膨胀骨壳。

2. **CT** 病灶内密度低于肌肉组织，增强无强化，能更清楚显示病灶的位置、周围骨结构及邻近软组织改变（图 8-3-20B、C）。

3. **MRI** 多数病灶 $T_1WI$ 和 $T_2WI$ 多以类似肌肉的低信号为主，若细胞成分较多，则 $T_2WI$ 呈略低于髓腔的高信号（图 8-3-20D、E）。沉着的含铁血黄素 $T_2WI$ 呈斑点样低信号。黏液变或囊变表现为圆形、类圆形水样长 $T_1$、长 $T_2$ 信号区，多出现于较大病灶内。增强扫描呈无强化或边缘强化。

### 【诊断要点】

根据骨皮质及皮质下的发病部位及肿瘤由骨皮质向髓腔方向生长的特点，依靠 X 线及 CT 不难诊断。

### 【鉴别诊断】

1. **骨样骨瘤** 多发生于骨皮质内，瘤巢较小，长径一般小于 2cm，瘤巢周围有明显的反应性骨质增生和骨膜反应。局部常有剧烈或明显疼痛。

2. **纤维性骨皮质缺损** 多见于 6~15 岁儿童，有家族发病倾向。病变常多发、对称性，呈囊状或片状皮质缺损区，无膨胀性骨壳。

3. **骨巨细胞瘤** 多位于骨端，膨胀明显，有横向碰撞倾向，相邻骨质一般无硬化边。20~40 岁多见。

### 【拓展】

1. **X 线片** 是非骨化性纤维瘤的首选检查方法，多数病灶可清晰显示其形态、大小、部位及范围。

2. **CT** 能更清晰地显示病灶在皮质内及髓腔内的位置及病灶内部细微结构改变，同时对显示骨壳的完整性和邻近组织改变都有很大的帮助。

3. **MRI** 可显示病灶内的纤维、细胞成分含量的多少，判断周围髓腔及病灶内有无异常信号。

## 二、纤维肉瘤

### 【概述】

骨纤维肉瘤（fibrosarcoma of bone）是起源于骨纤维结缔组织的恶性肿瘤，较少见，多为原发性，少数继发于 Paget 病、骨纤维异常增殖症、损伤（放疗、外伤等）、多年不愈的慢性感染和造釉细胞瘤等，即为继发性。

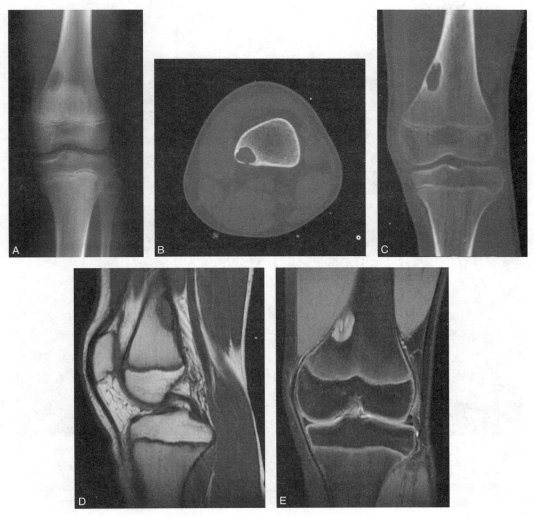

图 8-3-20　左股骨非骨化性纤维瘤

A. X 线片示左侧股骨远侧干骺端内侧皮质下区见卵圆形骨质破坏低密度区,边界清,无骨膜反应;B、C. 横轴位及冠状位 CT 重组图像示左侧股骨远侧干骺端内侧皮质下见卵圆形骨质破坏区,边缘可见轻度硬化,病变区骨皮质连续,无骨膜反应,周围软组织无肿胀;D、E. 矢状位 $T_1WI$ 及冠状位脂肪抑制 $T_2WI$ 示病灶呈不均匀长 $T_1$、长 $T_2$ 异常信号,边界清楚

【病理】

可分为中央型和周围型。中央型多见,起自骨内膜,其长轴平行于长骨纵轴,可穿破骨皮质形成软组织肿块。周围型起自骨外膜,与母骨紧密相连,多环绕骨干向外生长,亦可直接侵及骨皮质及髓腔。肉眼观察肿瘤有假纤维性包膜,切面质地和颜色与肿瘤分化程度有关,分化好者,灰白色,质地韧实;分化差者,呈鱼肉状,灰红色。内可发生出血、坏死及囊变。镜下,肿瘤主要由纤维细胞及其所产生的胶原纤维构成。

【临床表现】

多见于青年及成人,男性多于女性。好发于四肢长骨干骺端或骨干,以股骨下端、胫骨上端最多,颅骨、脊椎、骨盆等亦可发病。主要表现为局部疼痛和肿胀,可有病理性骨折。

【影像学表现】

1. X 线　表现为地图形、虫蚀样溶骨性骨质破坏,少有骨质硬化及骨膜反应。病变突破皮质后可形成局限性软组织肿块,还可发生病理性骨折(图 8-3-21A)。

2. CT　中央型骨纤维肉瘤表现为溶骨型或轻度膨胀的骨质破坏区,边缘模糊,周围伴有明显软组织肿块(图 8-3-21B、C)。瘤内少有钙化及骨化征象。一般无骨膜反应。周围型常位于

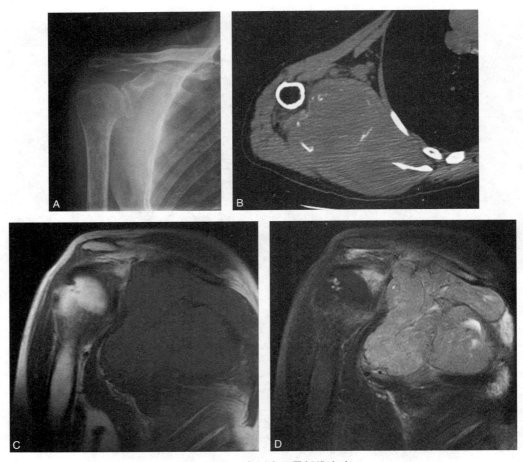

**图 8-3-21　右侧肩胛骨骨纤维肉瘤**

A. X线片示右侧肩胛骨见溶骨性骨质破坏；B. CT示右侧肩胛骨见溶骨性骨质破坏，破坏区见明显软组织肿块，其内见多发斑片样钙化；C、D. 冠状位 $T_1WI$ 及脂肪抑制 $T_2WI$ 示肩胛骨骨质破坏，软组织肿块信号不均匀，呈分叶状等 $T_1$、不均匀 $T_2$ 异常信号，内部见线样低信号分隔影

软组织内，表现为骨旁软组织肿块和邻近部位的骨皮质毛糙、压迫性缺损或虫蚀样破坏，亦可穿破骨皮质侵入髓腔。增强扫描肿块密度可有不同程度的增高，发生坏死时可出现不规则的低密度区。

3. MRI　骨纤维肉瘤在 $T_1WI$ 通常表现为低信号，$T_2WI$ 依据肿瘤分化程度不同，可以是高信号、低信号或高、低混杂信号，分化良好者往往呈短 $T_2$ 信号，而分化不良者多呈长 $T_2$ 信号（图 8-3-21D）。

【诊断要点】

骨纤维肉瘤的临床表现及影像学表现缺乏特异性，影像学明确诊断较为困难，最后诊断需依靠穿刺及病理检查结果。

【鉴别诊断】

1. 溶骨型骨肉瘤　中央型骨纤维肉瘤常易与溶骨型骨肉瘤混淆，但后者以骨质破坏为主，肿瘤内有瘤骨，多伴有巨大的软组织肿块。发病年龄也较骨纤维肉瘤年轻，二者单由影像学表现来区别，有时颇为困难。

2. 骨膜骨肉瘤　软组织肿块内多有斑片状或针状瘤骨影，后者表现为起自骨皮质表面的放射状或篝火状骨针，其近基底部浓密，周围部稀淡。

3. 骨膜软骨肉瘤　软组织肿块内多有典型的环状或半环状软骨钙化。

4. 骨恶性淋巴瘤　病变多位于长骨干骺端，可同时累及骨干。表现为进展迅速的骨质破坏和明显的软组织肿块，但患者的全身状态却良好。

## 第四节　造血系统肿瘤

### 一、骨髓瘤

【概述】

骨髓瘤（myeloma）为起源于骨髓网织细胞的恶性肿瘤，由于其高分化的瘤细胞类似浆细胞，又称为浆细胞瘤（plasmacytoma）。本病有单发和多发之分，多发者占绝大多数。单发者少见（孤立性骨髓瘤），其中约 1/3 可转变为多发性骨髓瘤。晚期可广泛转移，但很少出现肺转移。少数可原发于髓外组织，如硬脑膜、垂体、甲状腺、胸腺、皮肤、纵隔等。

【病理】

本病起于红骨髓，在髓腔内呈弥漫性浸润，也可为局限性。初期为髓腔内蔓延，骨外形正常，后期可破坏骨皮质，侵入软组织。镜下肿瘤主要由骨髓瘤细胞组成，间质甚少。瘤细胞可分为浆细胞型和网状细胞型，有时两型混杂存在。也可按免疫学方法分型，根据是否产生和分泌免疫球蛋白，分为分泌型和非分泌型两类，前者占 90% 以上，后者不到 10%。

【临床表现】

老幼均可发病，40 岁以上多见，男女之比约 2∶1。好发于高含红骨髓的部位，如颅骨、脊椎、肋骨、骨盆、胸骨、股骨和胫骨近端等。临床表现复杂，骨骼系统表现为全身性骨骼疼痛、软组织肿块及病理性骨折；泌尿系统表现为急、慢性肾衰竭（骨髓瘤肾）；神经系统表现为多发性神经炎。其他表现包括反复感染、贫血和紫癜。实验室检查可见红细胞、白细胞及血小板减少，血沉加快，高蛋白血症，高血钙，Bence-Jones 蛋白尿（约占 50%），骨髓涂片可找到骨髓瘤细胞。

【影像学表现】

1. X 线　表现错综复杂，不同类型、不同部位其表现各不相同。主要表现有：

（1）广泛性骨质疏松：以脊椎和肋骨明显。

（2）多发性骨质破坏：生长迅速者，骨质破坏区呈穿凿状、鼠咬状改变，边缘清楚或模糊，无硬化边和骨膜反应，多见于颅骨、脊椎和骨盆等，以颅骨最多见和典型（图 8-3-22A）；生长缓慢者，破坏区呈蜂窝状、皂泡状改变，伴有骨膨胀性改变，多发生于长骨、肋骨、胸骨和肩胛骨。骨质破坏区可相互融合。

（3）骨质硬化：少见，又称为硬化型骨髓瘤，可为单纯硬化或破坏与硬化并存，骨髓瘤治疗后也可出现硬化性改变。

（4）软组织肿块：位于破坏区周围，椎旁软组织肿块很少跨越椎间盘水平至邻近椎旁，肋骨破坏后可形成胸膜下结节或皮下软组织肿块。

（5）病理性骨折：常见于脊柱和肋骨，有时可因骨折来诊而发现本病。椎体后缘骨质中断或破坏，为肿瘤侵犯硬膜外的可靠征象。

（6）X 线表现正常：约占 10%，意味着骨质改变尚轻或病灶过小。

2. CT　显示多发性小圆形骨质破坏，边缘锐利，周围伴有薄层硬化，可有轻度膨胀（图 8-3-22B、C）。肿瘤突破皮质多形成软组织肿块，边界清楚。

3. MRI　骨质破坏或骨髓浸润区形态多样，可呈弥漫性、局灶性、不均匀性（颗粒状）浸润等，在 $T_1WI$ 上呈低信号，多位于中轴骨及四肢骨近端。病变呈多发、散在点状或颗粒状浸润时，在骨髓脂肪高信号的衬托下 $T_1WI$ 上呈特征性的"椒盐状"改变。$T_2WI$ 上病灶呈高信号。脂肪抑制 $T_2WI$ 或 STIR 序列上，由于骨髓脂肪信号被抑制，病灶的高信号较 $T_2WI$ 更明显（图 8-3-22D、E）。

【诊断要点】

当病变主要分布于中轴骨和四肢骨近端等红骨髓集中区，表现为弥漫性骨质疏松和多发性穿凿样骨质破坏时，要想到该瘤的可能。尽管骨髓瘤影像学表现在骨髓病变中较有特征性，但诊断主要依靠临床，确诊需骨髓穿刺活检。

【鉴别诊断】

1. 骨质疏松　X 线片及 CT 示骨皮质完整，无骨小梁缺损区，无短期内进行性加重趋势。脊柱表现明显而广泛，颅骨一般无异常改变。血、尿化验也与骨髓瘤不同。

2. 骨转移瘤　转移瘤大小不一，边缘模糊，多不伴有骨质疏松，病灶间骨质密度正常。出现阳性椎弓根征（椎体破坏而椎弓根保留）、肋骨和锁骨破坏伴有膨胀现象，骨髓瘤多于转移瘤。

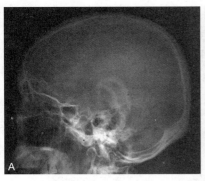
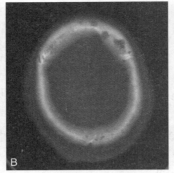
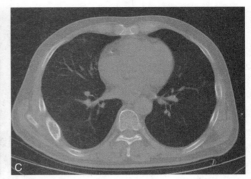
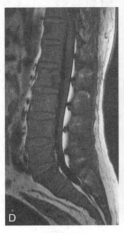
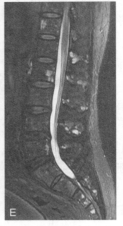

图 8-3-22　多发性骨髓瘤

A、B. 颅骨 X 线侧位片及横轴位 CT 示穹窿骨多发穿凿状骨质破坏,边缘清楚;C. 胸部 CT 示双侧肋骨多发膨胀性骨质破坏;
D、E. 腰椎 $T_1WI$ 及脂肪抑制 $T_2WI$ 示腰骶椎及骨髓附件弥漫性、灶状长 $T_1$、长 $T_2$ 异常信号病灶,以脂肪抑制 $T_2WI$ 显示清楚

3. **甲状旁腺功能亢进**　好发于青壮年,骨质疏松常伴有骨膜下骨吸收和牙槽硬板骨吸收,颅骨有颗粒状细小透光区。化验检查有高血钙和低血磷,尿中无本周蛋白(Bence-Jones protein),肾脏可多发结石。

【拓展】

1. **X 线片**　可显示病变累及多发骨及特征性影像学表现,是骨髓瘤的首选检查方法。

2. **CT**　较 X 线片能更早期显示骨质细微破坏,骨质疏松和骨外侵犯的程度,特别是脊柱、骨盆病变,以 CT 显示清楚。

3. **MRI**　显示骨髓内浸润、病变范围及骨外软组织改变,优于 X 线片和 CT。

## 二、淋巴瘤

【概述】

原发性骨恶性淋巴瘤(primary malignant lymphoma)一般指非霍奇金淋巴瘤(non-Hodgkin lymphoma,NHL),是一类罕见的结外淋巴瘤。诊断需符合:肿瘤局限于单骨,临床和影像学检查未发现其他系统病灶,病理上确诊骨病灶为淋巴瘤,就诊时只有局部侵犯,至少在六个月后才有远处骨和其他部位的侵犯。

骨 NHL 约占所有 NHL 的 1%、结外淋巴瘤的 5%、骨原发恶性肿瘤的 7%。常发生于股骨,其次为骨盆、脊椎、颌骨等。好发年龄为 40~60 岁,男多于女。主要表现有局部肿胀,可扪及肿块,虽有疼痛但多不重,邻近关节一般功能尚好。患者局部影像学改变明显而全身状态多良好为其特点。

【影像学表现】

1. **X 线和 CT**　在长骨多发生于干骺端,但有向骨干蔓延的倾向。肿瘤侵袭性较强,在肿瘤边缘或与正常骨交界部呈筛孔状或斑点状骨破坏,而在中心部分常呈大片状或融冰状骨破坏,甚至形成整段骨缺损。由于骨破坏广泛但症状较轻,易并发病理骨折。该肿瘤的瘤细胞不成骨,所引起的反应性成骨一般也少于尤因肉瘤,故骨破坏区及邻近骨中增生硬化改变较少见,骨膜新生骨也较少,但骨膜三角仍可见。肿瘤可形成较明显的软组织肿块,其内无瘤骨和钙化(图 8-3-23)。

肿瘤侵犯胸骨和肋骨时,可呈膨胀性骨破坏伴软组织或胸膜肿块;侵及脊柱时,可同时累及连续多个脊椎并侵犯附件和椎管。

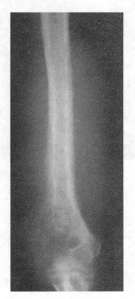

**图 8-3-23 肱骨淋巴瘤**

肱骨外髁及中下段广泛斑片状骨质破坏并见巨大软组织肿块影,未见明显骨质增生和骨膜新生骨

**2. MRI** 可很好地显示肿瘤在髓腔内侵犯和软组织肿块,肿瘤多呈长 $T_1$、略长 $T_2$ 信号,坏死灶少见。肿瘤强化多均匀但程度多不显著。(图 8-3-24)

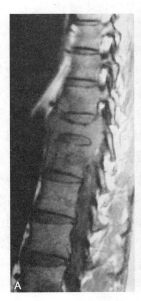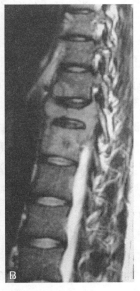

**图 8-3-24 脊椎淋巴瘤**

A. MR $T_1$WI 示第 10 胸椎椎体完全为略长 $T_1$ 的肿瘤组织占据且被压缩变扁,肿瘤信号均匀,肿瘤向后突入椎管,向上、向下侵入邻近椎体;B. MR $T_2$WI 示肿瘤呈略长 $T_2$ 信号

**【诊断要点】**

成年人多见,骨破坏广泛,软组织肿块明显,反应性成骨不明显,无瘤骨,症状相对较轻。

**【鉴别诊断】**

**1. 尤因肉瘤** 虽两者都有沿骨干长轴蔓延和形成明显软组织肿块的倾向,但大多数尤因肉瘤发生于青少年,起病较急,局部症状和体征较重且可有全身症状。一般而言,尤因肉瘤产生的反应性成骨和骨膜新生骨远较骨恶性淋巴瘤明显。

**2. 骨肉瘤** 除发病年龄、症状、体征外,瘤骨是鉴别的重要依据。

# 第五节 骨转移瘤

**【概述】**

骨转移瘤(skeletal metastases)指癌、肉瘤或其他恶性病变转移至骨骼,但原发性多发性的骨肿瘤如多发性骨髓瘤不在此列。骨转移瘤的发生率在全身居第三位,仅次于肺和肝脏。在骨转移瘤中,以转移癌最为多见,占 80% 以上。转移途径有直接侵犯、淋巴转移和血行转移,后者是主要途径。

骨转移瘤多见于中老年人,但也可见于儿童和青少年,如神经母细胞瘤骨转移多见于 5 岁以下。骨转移瘤常为多发(图 8-3-25),仅约 1/4 的病例在就诊时是单发病灶。常发生在红骨髓丰富的部位,如脊椎、骨盆、颅骨、肋骨、股骨和肱骨上段等。临床症状主要是疼痛、病理骨折和相应的压迫症状如截瘫等。发生成骨性转移的患者可有血清碱性磷酸酶增高,溶骨性转移者可有血清钙、磷增高;前列腺癌转移者常有血清酸性磷酸酶增高。

**【影像学表现】**

通常在影像学上将骨转移瘤分为三型。

**1. 溶骨型** 以骨质破坏为主,骨破坏区边界可为浸润样、虫蚀状或地图样,但少有反应性骨质增生和骨膜新生骨,有的可见软组织肿块,易合并病理骨折(图 8-3-26)。此型常见于肾、甲状腺、肺、生殖器官和胃肠道等部位的原发肿瘤骨转移,此型最常见。

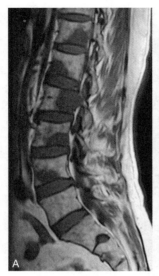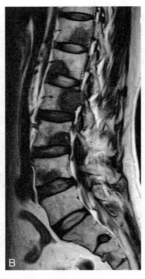

图 8-3-25　脊柱多发性转移瘤（乳癌患者）

A、B. 腰椎 $T_1WI$ 及 $T_2WI$ 示 $T_{12}\sim L_4$ 椎体内多发长 $T_1$、中短 $T_2$ 异常信号（骨髓取代灶），$L_2$ 病灶累及椎弓根。$L_2\sim L_5$ 椎间盘变性改变

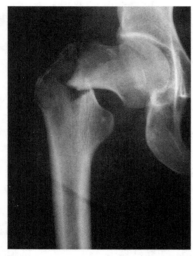

图 8-3-26　乳腺癌患者溶骨型骨转移

髋部平片示右股骨颈基底及大粗隆部骨质破坏并病理骨折，骨破坏区边缘不清楚。局部未见骨质增生，亦未见骨膜新生骨，软组织肿块也不明显

2. 成骨型　转移瘤刺激成骨细胞反应性增生、成骨，因而转移灶表现为斑点状和块状硬化，病灶可大可小，边界可清楚或模糊。骨破坏少见，骨外形大多不变，少发生病理骨折（图 8-3-27）。此型相对少见。原发灶常为前列腺癌、乳腺癌、鼻咽癌、膀胱癌、肺癌和胃癌等。

3. 混合型　既有溶骨性改变又有成骨性改变且两者所占比例近似。成骨和溶骨可见于同一病灶也可见于不同的病灶。

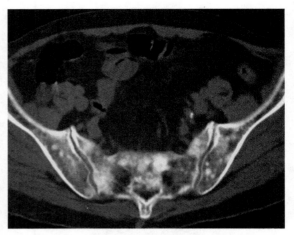

图 8-3-27　成骨型骨转移（前列腺癌患者）

骨盆 CT 片示骶骨与髂骨内多发点状和片状高密度影，骶骨并见部分骨皮质中断缺如

个别情况下骨转移瘤可表现为囊性膨胀性骨破坏。

由于骨转移瘤来源于不同胚层、不同的器官和组织，其 MRI 的信号千差万别，强化表现也各不相同。

【诊断要点】

诊断骨转移瘤的主要依据是原发瘤的病史、患者年龄和多发。如已知有其他器官原发恶性肿瘤或年龄 40 岁以上的患者发现溶骨性破坏或骨增生灶，较易引导我们考虑骨转移瘤。

【鉴别诊断】

骨转移瘤的影像学表现各不相同，就单个病灶而言并无特点。单发性转移者特别是溶骨型有时与原发性肿瘤难以区别，通常转移瘤病史短、发展快，多无骨膜新生骨，较少出现软组织肿块，骨破坏区及软组织肿块内无肿瘤骨，易发生病理骨折。年龄 40 岁以上的患者单发的发生于骨皮质的骨膜新生骨不明显的溶骨型病灶常提示为转移瘤。成骨型转移灶要与单发或多发的骨岛区别，后者是由密集的骨小梁构成，在 MRI 上骨岛周围的髓腔没有骨髓取代区。可疑骨转移瘤患者应例行做胸部 X 线摄片及超声腹部检查，了解肝、肺等脏器有无转移灶。有条件的可行 PET 检查以寻找原发瘤。

多发性溶骨型转移要与多发性骨髓瘤鉴别。后者常伴有全身性骨质疏松、骨破坏灶较少侵犯椎弓根等可作为参考，确定诊断常要依靠实验室检查和骨髓穿刺。

# 第六节 其他类型骨肿瘤

## 一、骨囊肿

### 【概述】

单纯性骨囊肿（simple bone cyst）简称为骨囊肿，是在骨内形成的一个充满棕黄色液体的囊腔，为原因不明的骨内良性、膨胀性病变。

### 【病理】

骨皮质呈壳样变薄，囊壁可有许多骨嵴伸入囊腔，内壁衬以薄层纤维组织，深层可见新生骨形成，并有散在的多核巨细胞。囊内含黄色或褐色液体，病程长者囊内液体透明，发生病理骨折时则因出血呈红色。

### 【临床表现】

本病多见于 20 岁以下的少年、儿童，男性多于女性。好发于长管状骨，尤其是肱骨和股骨上段，两处约占 70% 以上。多数患者无明显症状，或仅隐痛，或在运动劳累后酸痛。多在外伤或病理性骨折后经影像学检查发现。

### 【影像学表现】

1. **X 线** 病变好发于长管状骨干骺端的骨松质或骨干的髓腔内，不跨越骺板。病变开始靠近骺板的部位，随骨的生长而逐渐移向骨干，骺线

闭合后，即停止生长，病灶远离骺板者，常为静止期。一般为单发，很少多发。病灶呈圆形或卵圆形，其长径与骨长轴一致，均居于中心，很少偏心生长（图 8-3-28A）。囊肿向外轻度膨胀性生长，膨胀程度一般不超过干骺端的宽度，皮质变薄，边缘光滑，多有硬化边和伸入囊腔的骨嵴。位于股骨上段者，因应力作用周围可有较厚的硬化边。

2. **CT** 病灶内为均匀的液体密度影，其骨壳完整，但也可因发生骨折而失去连续性（图 8-3-28B）。增强扫描无强化。病灶内常出现病理性骨折，表现为骨皮质断裂，骨折碎片可插入囊腔内，即所谓"骨片陷落征"（fallen fragment sign）。

3. **MRI** 病灶内液体在 $T_1WI$ 呈中低信号，$T_2WI$ 呈均匀性明显高信号。如果其内出血或含胶样物质，则在 $T_1WI$ 及 $T_2WI$ 均为高信号。

### 【诊断要点】

骨囊肿多好发于长管状骨干骺端的骨松质或骨干的髓腔内，尤其是肱骨和股骨上段；其中"骨片陷落征"具有重要的诊断价值。大多数骨囊肿根据发病年龄、部位及 X 线表现即可做出诊断。

### 【鉴别诊断】

1. **骨巨细胞瘤** 发生于骨骺闭合后的骨端，偏心性生长，多呈囊状或皂泡状结构。

2. **单骨单病灶骨纤维异常增殖症** 病变范

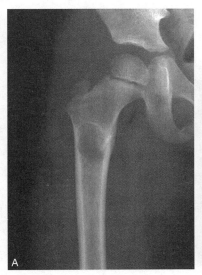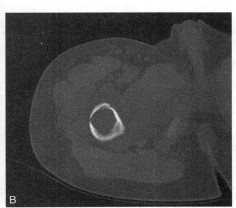

**图 8-3-28 右侧股骨骨囊肿**

A. X 线正位片示右侧股骨干上段囊状骨质破坏透亮区，局部皮质变薄，边缘光整无硬化，内缘骨皮质示线样中断；B. 横轴位 CT 示右侧股骨干囊状膨胀性改变，骨皮质变薄并见骨折线影

围大,髓腔内可呈多弧状改变,其特征性表现为病灶呈磨玻璃样改变。

**3. 动脉瘤样骨囊肿** 多呈偏心性生长,膨胀明显,常呈多房性,囊内可见液液平面。

【拓展】

**1. X线片** 可显示病变部位及特征性影像学表现,是骨囊肿的重要检查方法。

**2. CT** 较X线片能清晰显示病灶边缘、骨壳完整性及是否合并骨折。

**3. MRI** 能更清楚地显示囊内容物成分,是否伴有出血或胶样物质。

## 二、骨血管瘤

【概述】

骨血管瘤(hemangioma of bone)是一种较少见血管组织类骨肿瘤,呈瘤样增生的血管组织,掺杂于骨小梁之间,不易将其单独分离。

【病理】

病理上可分为海绵型血管瘤和毛细血管瘤。前者由大量薄壁血管及血窦构成,常发生于颅骨和脊椎。毛细血管型系极度扩张的细小增生毛细血管,以扁骨及长骨干骺端较多见。肿瘤大小不一,瘤组织内因出血可形成血凝块或囊腔。

【临床表现】

本病以中老年人居多,好发于脊椎、颅骨、长骨及其他扁骨。脊椎血管瘤较为常见,约占全部血管瘤的14%。单个或多个椎体相连或相间发病,多见于胸椎,尤以第2~7胸椎最多,其次为腰、颈和骶椎。小血管瘤多无症状,少数仅有局限性钝痛。病灶较大时,可压迫脊髓和神经根而引起相应症状。颅骨血管瘤占全部血管瘤的10%,可发生于颅骨各部位,尤以额骨最多见,其次为顶骨、枕骨和眼眶。病变进展缓慢,多表现为无痛性硬性肿块,表皮正常,无压痛。长骨血管瘤,最好发于股骨,其次为胫骨、腓骨、肱骨、桡骨和尺骨。

【影像学表现】

**1. X线** 脊椎血管瘤在髓腔内穿行,部分骨小梁被压迫吸收,其余部分则反应性增粗,病变区呈现粗网状或栅栏状。颅骨血管瘤表现为骨质破坏区内多有数量不等的钙质样高密度斑点或骨针,自病灶中心向四周放射呈橘瓣状,X线切线位呈骨针状。长管骨和扁骨血管瘤常呈中心或偏心

性生长,多伴有相邻骨皮质的膨胀变薄、高密度硬化缘和数量不等的线样骨嵴或骨性间隔,破坏区内骨嵴或骨性间隔较多时,则呈颇具诊断特征的泡沫状、网眼状、栅栏状和放射状。

**2. CT** 脊椎血管瘤多表现为椎体内局限性圆形、卵圆形低密度区,伴或无硬化边,亦可累及整个椎体和附件,边界多不清楚,内可呈脂肪密度。病变区内同时伴有粗大的网点状骨小梁断面,并可呈网眼状或蜂窝状外观(图8-3-29A)。椎体外形多正常,有时边缘略膨胀或轻度塌陷,偶可见较小的椎旁软组织密度肿块。增强扫描因大量骨纹存在强化显示不明显,延伸到椎旁软组织内的血管瘤可有明显强化。颅骨血管瘤多为海绵型,起自板障,呈现圆形或类圆形软组织密度骨质缺损区,边界清楚锐利,内多有数量不等的钙质样高密度斑点或骨针(图8-3-30A)。增强扫描病灶内无骨针的低密度区和软组织密度肿块明显强化,并有粗大扭曲的颅内血管进入肿瘤内。长管骨和扁骨血管瘤常呈中心或偏心性生长。病变进展多缓慢,示起自髓腔的囊状软组织密度骨破坏区,边界清楚,多伴有相邻骨皮质的膨胀变薄、高密度硬化边和数量不等的线样骨嵴或骨性间隔。破坏区内骨嵴或骨性间隔较多时,则呈颇具诊断特征的泡沫状、网眼状、栅栏状和放射状。病变发展迅速者,骨破坏边缘呈虫噬样,多伴有较为明显的软组织密度肿块。增强扫描多明显强化。

**3. MRI** 病变呈圆形、卵圆形或弥散分布,边界较清楚。$T_1WI$呈高信号或低信号,$T_2WI$呈等或高信号,并随回波时间延长而逐渐增高,可伴有栅栏状、放射针状或粗点状低信号(图8-3-29B、C,图8-3-30B、C)。Gd-DTPA静脉注射后扫描病灶明显强化,内含无强化的低信号斑点或线带影。

【诊断要点】

发生不同部位的骨血管瘤具有不同特征性表现,脊椎血管瘤呈栅栏样改变、颅骨血管瘤呈放射状改变、长骨和扁骨呈泡沫状改变,根据其不同部位特征性表现,不难做出影像诊断。

【鉴别诊断】

**1. 脊椎炎性病变** 椎间盘破坏、消失或信号改变,跨椎间盘软组织肿胀及软组织内脓肿,无栅栏状或网眼状改变。

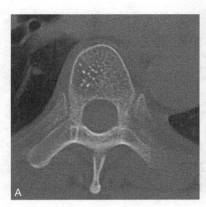
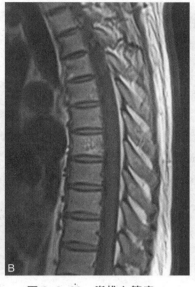
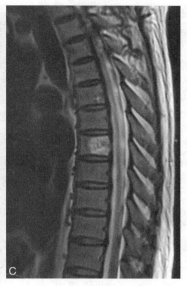

**图 8-3-29 脊椎血管瘤**

A. 胸椎横轴位 CT 示椎体内局部骨小梁不均匀稀疏、粗大,小梁间隙密度减低,椎体骨皮质完整;B、C. 胸椎矢状位 $T_1WI$ 及 $T_2WI$ 示胸椎病灶呈片状不均匀短 $T_1$、长 $T_2$ 异常信号,其内见粗大骨小梁呈垂直栅栏样低信号

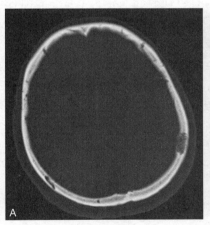
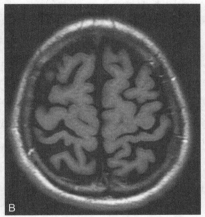
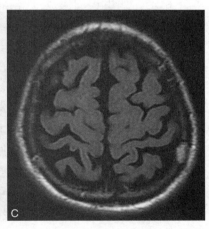

**图 8-3-30 左顶骨血管瘤**

A. 颅骨 CT 示左顶骨膨胀性骨质破坏,边界清楚锐利,病灶内见骨针样影;B、C. 横轴位 $T_1WI$ 及 FLAIR 示左顶骨病灶 $T_1WI$ 上呈低信号,FLAIR 上呈明显高信号,边界清楚

2. **不均匀脂肪沉积** 其内多无粗点状或栅栏状低信号,脂肪抑制 $T_2WI$ 信号低于正常松质。

3. **脑膜瘤** 骨质破坏呈斑点状,内板破坏重于外板,同时伴有脑膜瘤的 CT、MRI 表现。

4. **骨肉瘤** 病程短,肿块生长迅速,疼痛、压痛明显,溶骨性破坏区边缘无硬化,骨针排列不规则,软组织肿块显著。

【拓展】

1. **X 线检查** 对骨血管瘤病变及内部结构和软组织的显示有较大的局限性,有时做出确定的诊断较困难。

2. **CT** 是骨血管瘤的首选影像学检查,能清楚地显示内部增粗的骨小梁、放射状骨间隔,而且对不规则骨的病灶,CT 显示也明显优于 X 线片。

3. **MRI** 易对 X 线片或 CT 难以发现的较小脊椎血管瘤和难以鉴别的非典型血管瘤做出诊断。

## 三、骨纤维异常增殖症

【概述】

骨纤维异常增殖症(fibrous dysplasia of bone)也称为骨的纤维结构不良,是以纤维组织大量增殖,代替正常骨组织为特征的病变。有单骨型和多骨型。多骨型本病同时并发皮肤色素沉着、性早熟,则称为奥尔布赖特综合征(Albright syndrome)。多骨型本病伴软组织多发性纤维瘤和纤维黏液瘤,称之为 Mazabraud 综合征。

【病理】

本病为体细胞鸟嘌呤核苷酸结合蛋白-1(guanine nucleotide-binding protein-1, GNAS1)基因突变引起骨骼内纤维组织异常增生而致病,基因位点在 20q13.2。病变含有不同比例纤维结缔组织和新生不成熟的原始骨组织,内可继发出血、坏死、囊变及黏液变。

【临床表现】

发病隐匿、进展缓慢,病程自数年至数十年不等。本病好发年龄为 3~60 岁,以 11~30 岁的占 70%。男女性之比约 3:2。成年后进展更缓慢或基本稳定。如生长加快、疼痛剧烈,应注意恶变。早期常无任何症状,发病越早其症状越明显,可引起肢体的延长或缩短,持重骨可弯曲,出现跛行或疼痛。侵犯颅面骨表现为头颅或颜面不对称及突眼等,称骨性狮面。

【影像学表现】

1. X 线 四肢躯干骨中,以股骨发病最多,其次为胫骨、肋骨和肱骨发病多见。长骨病变易累及近端干骺区和骨干,在干骺愈合前常为骺板所限,较少累及骨骺。颅面骨以下颌骨、颞骨和枕骨多见。四肢躯干骨的病变可侵及骨髓腔,也可发生于骨皮质内。X 线片表现可分为以下四种改变,常数种并存或单独存在。

(1)囊状膨胀性改变:表现为囊状膨胀性透亮区,可为单囊,亦可多囊,边缘清晰,常有硬化边,皮质变薄,外缘光滑,内缘毛糙呈波浪状。囊内常有散在条索状骨纹和斑点状致密影。

(2)磨玻璃样改变:多见于长管状骨和肋骨,主要是指囊状膨胀性改变中的密度均匀增高如磨玻璃,病理上为编织骨,是本病特征性改变(图 8-3-31A)。

(3)丝瓜瓤状改变:常见于肋骨、股骨和肱骨。患骨膨胀增粗,皮质变薄甚至可以消失。骨小梁粗大扭曲,表现为沿纵轴方向走行的粗大骨纹,颇似丝瓜瓤(图 8-3-31B)。

(4)地图样改变:表现为单发或多发的溶骨性破坏,边缘锐利,有时酷似溶骨性转移。颅骨病变主要表现为内外板和板障的骨质膨大、增厚或/和囊状改变,最常见的为颅面骨不对称增大,呈极高密度影。

2. CT 因避免了骨性重叠,CT 能更精确显示骨病变的范围及特点(图 8-3-31C)。

3. MRI 无特征性表现。$T_1WI$ 上多为低信号,$T_2WI$ 因含骨小梁、细胞成分、胶原、囊性变及出血等成分的不同,可以是高信号,也可以是低信号或混杂信号(图 8-3-31D~F)。

【诊断要点】

临床上主要依靠平片诊断,X 线特征性征象为磨玻璃样改变,CT 和 MRI 对鉴别诊断有帮助,活检或术后病理为确诊依据。

【鉴别诊断】

1. Paget 病 受累长管骨皮质增厚,骨小梁呈粗大网眼状,有骨质软化及镶嵌状结。MRI 示病变区与正常骨皮质呈"V"形分界。颅骨病变几乎累及全部骨骼。

2. 非骨化性纤维瘤 多发生于长骨皮质内或紧邻皮质下,为多囊分叶状软组织密度区,周围有较厚的硬化边。

3. 内生软骨瘤 多见于四肢短管骨,在膨大的囊状区内常见点环状钙化,无磨玻璃样表现,MRI $T_2WI$ 多簇集的小结节状高信号。

【拓展】

1. X 线片 是骨纤维异常增殖症的首选检查方法,能够清楚地显示病变位置、受累骨形态及病灶内特征性的磨玻璃样改变。

2. CT 可以更清楚地显示病灶内部特点,是对 X 线片的有力补充,且对颅骨及不规则骨的诊断优于 X 线。

3. MRI 对骨纤维异常增殖症病理成分的显示较 X 线片和 CT 更敏感。

## 四、骨性纤维结构不良

【概述】

骨性纤维结构不良(osteofibrous dysplasia of bone, OFD)是起源于纤维组织的良性骨肿瘤。2013 年 WHO 骨肿瘤分类将其分为未明确肿瘤性质的肿瘤。既往被称为骨化性纤维瘤。发生在长管骨者,应称为骨性纤维结构不良。

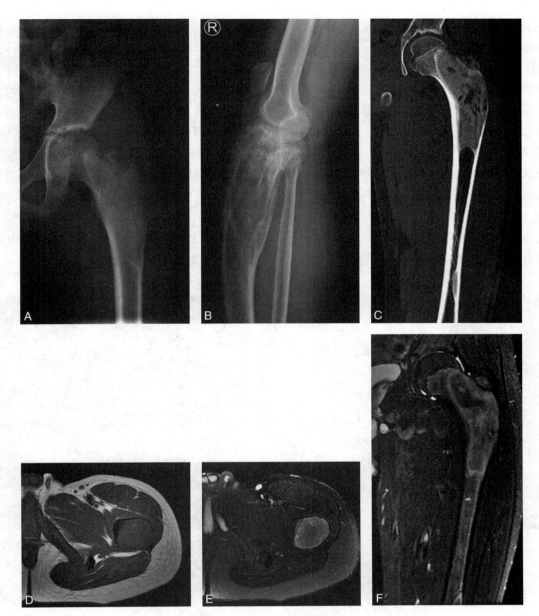

图 8-3-31　骨纤维异常增殖症

A. 左侧股骨 X 线片示左侧股骨颈、粗隆间和股骨干上段增粗,骨内见膨胀性磨玻璃样密度增高影,骨皮质、松质界限不清;B. 左侧胫骨 X 线侧位片示左侧胫骨近段膨胀性骨质破坏,破坏区呈丝瓜瓤样改变,边界不清;C. 左股骨近端 CT 冠状位重组图像示左股骨颈、粗隆间和股骨干呈膨胀性增粗,病变区呈磨玻璃密度,内见多发片状略低密度区,骨皮质变薄;另股骨干远段骨皮质亦见条片状磨玻璃样改变;D、E. 左股骨横轴位 $T_1WI$ 和脂肪抑制 $T_2WI$ 示股骨病变区不均匀等 $T_1$、等长 $T_2$ 异常信号,周围软组织未见异常;F. 左股骨冠状位脂肪抑制 $T_2WI$ 示左股骨近端病灶在呈不均匀等长 $T_2$ 信号,其内见片状短 $T_2$ 信号,边缘不清。另见股骨干远端(FOV 边缘处)骨皮质区片状异常信号,中央呈低信号,周围呈环状高信号(与冠状位 CT 重组图像所示病灶一致)

## 【病理】

　　肉眼肿瘤呈实性,切面呈灰白、灰黄,与周围正常骨有移行,骨皮质可变薄、消失,髓腔膨胀有硬化边。镜下肿瘤由纤维组织和骨小梁组成,纤维组织疏密不等,骨小梁周围有骨母细胞被覆。病变呈带状分布,中央区纤维较多,骨小梁较少,周边区骨小梁逐渐增多,形成相互吻合的板层骨。

## 【临床表现】

　　国内发病年龄 3 个月~61 岁,多见于 10 岁以下，无明显性别差别。常无症状，偶有小腿隐痛、肿块和小腿前弓畸形。病灶几乎特异性的发生于胫骨或腓骨骨干，不累及干骺端和骨骺，可双侧发病。本病10岁之前会缓慢发展，15岁左右会自行消退并康复；病灶局部切除术后复发率相当高，多主张保守治疗和严密观察。

**【影像学表现】**

**1. X线**　可见胫骨前弓畸形，病灶特征性的常沿胫骨长轴在前侧的皮质内或皮质下延伸，呈偏心性、膨胀性生长（图8-3-32A）。病灶常为低密度，也可完全呈硬化表现；病变常呈多灶性，病灶之间有厚度不等的高密度骨性间隔；邻近病灶的骨皮质明显变薄甚至缺损，但病变上下缘的骨皮质却明显增厚硬化，病变的髓腔缘常有硬化；如果胫骨的病灶较大，可累及骨干全长和骨的全周；无骨膜反应。发生腓骨的病灶，除常无偏心性外，与胫骨相似。

**2. CT**　表现与X线表现相似，能清晰地显示更多细节，如病变皮质内中心起病、有硬化边、骨包壳完整性及无软组织肿块（图8-3-32B）。

**3. MRI**　表现无特异性，$T_1WI$呈等、低信号，$T_2WI$呈高信号，信号可不均匀；病灶周围无水肿、无软组织肿块形成；增强无特异性，可中度或明显强化（图8-3-32C~E）。

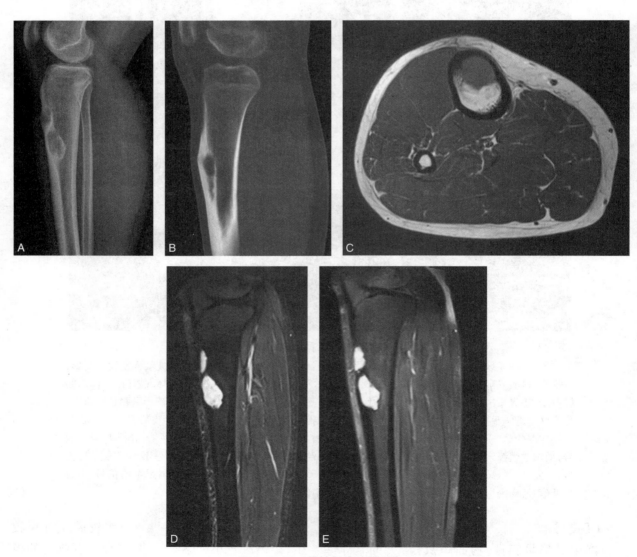

**图8-3-32　骨性纤维结构不良**

A、B. 右胫骨侧位片及矢状位CT重组图像胫骨上段前侧皮质内见膨胀性骨质破坏，局部呈磨玻璃样密度减低区，边界清晰，周围示骨质增生硬化；C、D. 横轴位$T_1WI$及矢状位脂肪抑制$T_2WI$示胫骨上段病灶呈分叶状等$T_1$、长$T_2$异常信号；E. 矢状位脂肪抑制$T_1WI$增强示胫骨上段病灶明显强化

【诊断要点】

发生于胫骨前侧皮质内或皮质下沿胫骨长轴延伸呈膨胀性骨质破坏伴胫骨前弓畸形,尤其是儿童,要首先考虑骨性纤维结构不良。

【鉴别诊断】

1. 胫骨釉质瘤　多见于成年人,病变范围广泛且髓腔多明显受累,可多灶性或多骨性改变,可出现虫蚀样边缘或边缘硬化不明显,锯齿状骨质破坏为特征性表现,可有软组织肿块及肺和淋巴结转移。

2. 骨纤维异常增殖症　发生于胫骨者病灶多以骨髓腔为中心,好发于干骺端。发生于胫骨皮质时多呈较均匀的磨玻璃密度改变,病灶上下缘骨皮质无增厚。组织学上,骨纤维异常增殖症骨小梁表面无骨母细胞瘤被覆。

3. 非骨化性纤维瘤　多发生于长骨皮质内或紧邻皮质下,为多囊分叶状软组织密度区,周围有较厚的硬化边,无胫骨前弓弯曲畸形。

【拓展】

1. X 线片是骨性纤维结构不良的首选检查方法,能够清楚地显示病变位置及范围,结合影像学表现、发病部位及年龄,可做出明确诊断。

2. CT 能清晰地显示更多细节,如病变皮质内中心起病、有硬化边、骨包壳完整性及无软组织肿块。

3. MRI 表现并无特异性,可作为 X 线片及 CT 的补充。

## 五、骨巨细胞瘤

【概述】

骨巨细胞瘤(giant cell tumor of bone)是一类侵袭性病变,占原发骨肿瘤的 5.0%~8.6%,好发年龄为 20~40 岁。好发于骨骺已闭合的四肢长骨骨端,以股骨下端、胫骨上端和肱骨上端为常见;15%~20% 的巨细胞瘤发生于非长管状骨,如肋骨、脊柱、髌骨、跟骨、钩骨、距骨等,以脊椎骨多见,下颌骨很少见。

【病理】

肉眼所见肿瘤呈棕红或暗红色,质软而脆,似肉芽组织,富含血管,易出血,常合并坏死及囊变。镜下骨巨细胞瘤特征性组织病理变化是圆形至卵圆形或短梭形单核基质细胞和多核巨细胞混合。

【临床表现】

1. 症状

(1)疼痛:骨巨细胞瘤早期疼痛一般不剧烈,多为轻微胀痛,在清晨疼痛比较明显,部分下肢病变者在久站或运动后感觉酸痛。随着肿瘤的生长,部分患者的局部疼痛可变为持续性胀痛,这可能是由于肿瘤的生长引起髓腔内压力增高所致。

(2)局部肿块或肿胀:发生于四肢的骨巨细胞瘤可出现骨性肿块。由骨壳膨胀性生长及反应性水肿所致的局部肿胀一般较轻;当病变穿透骨皮质,形成软组织内肿物时则肿胀明显。

(3)关节功能障碍:长骨骨端肿瘤的局部浸润可造成关节功能障碍。肿瘤很少穿破关节软骨,但可造成关节面的塌陷或薄弱,有时肿瘤体积较大,范围超过关节,但 X 线片显示关节软骨面尚光整,这也是该肿瘤的特点之一。

(4)压迫:如骨巨细胞瘤发生于接近神经的位置则容易产生压迫症状。

2. 体征

(1)局部皮温:局部皮温升高,静脉怒张,表示病灶局部充血;当骨皮质被破坏,形成软组织内肿块时,也可触及皮温明显增高,这与该肿瘤血供丰富有关。

(2)局部肿块:骨壳完整并且较厚时,局部可触及硬韧的肿物;骨壳较薄时触及的肿物可有弹性;骨壳不完整或无骨壳者,肿物呈囊性;有时肿瘤内充血明显可触及搏动。

【影像学表现】

1. X 线　长骨骨巨细胞瘤的表现多较典型,肿瘤多位于长骨骨端,为单发、体积较大的溶骨性破坏区,病变发展迅速,可直达骨性关节面下,肿瘤一般不穿破关节软骨,但偶可发生,甚至越过关节侵犯邻近骨端。多数病灶表现为偏心性、膨胀性骨破坏,骨破坏区与正常骨交界清楚但不锐利,一般无硬化环,肿瘤周围无骨膜反应,即使发生病理性骨折,骨膜反应也很轻微。X 线表现可有两种类型:较多的病例破坏区内可有数量不等、比较纤细的骨嵴,成为大小不一的间隔,呈多房状,甚至出现"皂泡状"外观,称为分房型(图 8-3-33A);少数病例破坏区内无骨嵴,表现为单一的骨质破坏,称为溶骨型。

2. CT　表现为位于长骨骨端的偏心性、膨胀性骨质破坏区,骨壳基本完整,但多数可有小范围的间断。骨破坏与正常骨小梁的交界部多无骨增生硬化带(图8-3-33B、C)。骨壳外缘基本光滑,内缘由于骨壳内面的骨嵴所致多呈波浪状,一般无真性骨性间隔,平片上所见的分房征象实为骨壳内面骨嵴的投影。骨破坏区内为软组织密度影,无钙化和骨化影,如肿瘤出现坏死液化则可见更低密度区。囊变区内偶尔可见液–液平面,即两种不同性质液体的水平界面,通常下部液体较上部液体密度高,并随体位而改变。其成因可能是坏死组织碎屑或血细胞的沉积。生长活跃的骨巨细胞瘤和恶性巨细胞瘤的骨壳往往不完整并常可见骨壳外的软组织肿块影。增强扫描肿瘤组织呈较明显的强化,而坏死囊变区无强化。

3. **MRI**　多数骨巨细胞瘤在MRI上表现为边界清楚的肿块影,少数病灶边缘可见低信号的环圈,相当于轻度的硬化边缘。瘤体本身的信号无明显特异性,肿瘤在$T_1WI$上多呈低或中等信号强度,如出现明显的高信号,则提示亚急性出血;在$T_2WI$上信号多不均匀,呈低、等或高信号混杂(图8-3-33D~G)。病灶穿破骨皮质在$T_2WI$上显示最好,表现为低信号的骨皮质被相对高信号的瘤体所取代,同时可侵及周围软组织形成软组织肿块。坏死囊变区在$T_1WI$上信号较低而在$T_2WI$呈高信号。肿瘤内出血在$T_1WI$和$T_2WI$上均为高信号。液–液平面在$T_1WI$上常下部信号高于上部,而在$T_2WI$上则相反。若肿瘤内有含铁血黄素沉积,则在$T_1WI$和$T_2WI$上均为低信号。由于病灶的血供情况不同,增强扫描病灶可呈轻度强化到明显不规则强化,在强化的瘤组织对比下,出血坏死区显示更清楚。

**【诊断要点】**

骨巨细胞瘤根据发病年龄、部位及X线表现多数可做出诊断。本病多发于骨骺已闭合的四肢长骨骨端,以股骨下端、胫骨上端和肱骨上端为常见;典型的X线表现为圆形、偏心性、膨胀性的骨质破坏区,呈"皂泡状"外观,一般无骨质硬化改变,无骨膜反应。

**【鉴别诊断】**

1. **动脉瘤样骨囊肿**　病灶明显膨胀,向关节骨皮质方向延伸,与骨巨细胞瘤相似,但其软组织密度病灶多呈纵向生长,并自皮质缺损区向骨外膜下延伸,常可见液–液平面。CT及MRI仅显示囊样的液–液平面征象,则诊断倾向于动脉瘤样骨囊肿;实体肿瘤内出现液–液平面,最多见于骨巨细胞瘤并发动脉瘤样骨囊肿。

2. **良性骨母细胞瘤**　发病年龄小,多发于骨骺干骺愈合之前,膨胀较轻,肿瘤内可见钙质样高密度斑点。

**【拓展】**

1. 目前X线片仍是骨巨细胞瘤常用的首选影像检查方法。X线检查不仅能显示各种基本病变的范围和程度,而且还有可能做出定性诊断。

2. CT检查可作为X线片的进一步补充,有利于估计溶骨性破坏的膨胀程度、骨皮质是否完整、骨膜反应、进行术前及术后疗效的评估。

3. 骨巨细胞瘤的MRI诊断必须结合X线片。

## 六、朗格汉斯组织细胞增生症

**【概述】**

朗格汉斯细胞组织细胞增生症(Langerhans cell histiocytosis, LCH)曾命名为组织细胞增生症X(histiocytosis X),病因不明,多认为是一组与免疫有关的反应性增殖性疾病。本病以Langerhans细胞异常增生为特点。几乎全身任何脏器均可受到累及,但性腺和肾上腺未见报道。受损害的脏器包括:骨骼、皮肤、淋巴结、胸腺、耳、骨髓和外周血、肝脏和脾、肺、内分泌系统、消化道以及中枢神经系统。

既往根据临床症状将本病分为三种类型:即勒–雪病(Letterer-Siwe disease),韩–薛–柯病(Hand-Schueller-Christian disease)和嗜酸肉芽肿(eosinophilic granuloma, EG)。勒–雪病多发生在婴幼儿时期,病情重,以内脏、皮肤、肺和骨骼等多脏器浸润为主。发病急,发展快,呈恶性过程,病死率高,临床表现形式复杂。韩–薛–柯病多见于幼儿和学龄前儿童,以膜化骨(多见于穹窿骨)的地图样溶骨性骨质破坏、突眼、尿崩三联征为常见、特征性临床表现。骨嗜酸性肉芽肿,在成年人发病多侵犯长骨,而在儿童则多侵犯颅骨、脊柱肋骨和骨盆病灶可以是单一性,也可以是多发性。

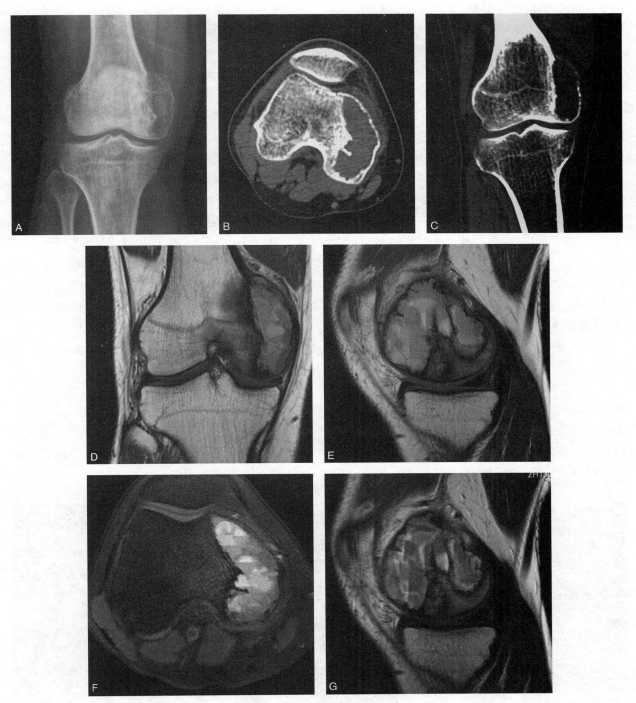

图 8-3-33　骨巨细胞瘤

A. 右膝关节 X 线正位片示右股骨远端内侧髁见偏心性、膨胀性骨质破坏,无硬化环,无骨膜反应,骨皮质变薄。B、C. 横轴位 CT 及冠状位 CT 重组图像示股骨远端内侧髁膨胀性溶骨性骨质破坏,破坏区内为均匀软组织密度,可见残留骨嵴。病变边界模糊,骨皮质变薄,部分呈虫噬样中断。无骨质硬化,无钙化,无骨膜反应。D、E. 冠状位和矢状位 T₁WI 示股骨远端内侧髁膨胀性分叶状骨质破坏,病变呈等高混杂信号,并可见液 – 液平面。F. 横轴位脂肪抑制 T₂WI 示病变呈不均匀等高混杂信号并多发短液平。G. 矢状位 T₁WI 增强扫描病变呈不均匀强化

【病理】

肿瘤呈肉芽状、胶质状的组织，呈灰红、褐色。镜下见大量朗格汉斯细胞，本病特异性朗格汉斯细胞核呈圆形、卵圆形或肾形。电镜下，病变组织细胞的胞质中有特异性 Birbeck 颗粒，也称 X 小体，见于大部分皮疹的细胞中。

【临床表现】

本病男性多于女性。发病年龄对这组疾病的鉴别非常重要。勒-雪病多在 2 岁以下，韩-薛-柯病多在 2~4 岁发病；骨嗜酸性肉芽肿好发年龄为 5~10 岁，75% 小于 20 岁。本病为全身多系统疾病，发病年龄越小，受累器官越多且病情越重，反之亦然。临床上，常以发热、皮疹、肝脾大、多饮多尿、外耳道炎伴肉芽肿和眼球突出为主要表现。临床表现和预后差异较大，影响预后的主要因素是诊断时患者的年龄和脏器受侵犯的程度。

【影像学表现】

1. X 线　颅骨穹窿部、眼眶、颞骨、下颌骨、肋骨等扁骨受累相对多见，X 线片显示溶骨性骨破坏，骨破坏区大小不一，边界比较清楚，呈穿凿样病灶（图 8-3-34A）。多发颅骨破坏呈地图样表现。病变可跨越颅缝，头皮下方可有软组织肿块。骨破坏病灶在增殖活动期边界比较模糊，病变自限或治疗后，破坏灶边缘比较清晰，甚至出现

硬化边。长管状骨病变多见于远端，不累及骨骺，病变部位皮质变薄，骨干膨胀，边缘锐利，可合并病理性骨折，常伴有骨膜反应（图 8-3-34A）。脊椎病变主要累及椎体，椎间盘无破坏，椎体破坏并致椎体变扁时呈钱币样改变。

2. CT　表现与 X 线所见基本一致（图 8-3-34B），尤其能够清晰显示 X 线片上结构显著重叠的颅骨穹窿部、颅底骨及颌面骨的病灶。CT 还可同时发现溶骨性病灶旁的软组织肿块，其平扫呈均匀软组织密度，境界不清，无包膜，无出血和坏死液化，增强后呈轻度强化。颅骨病变肿块位于硬膜外，其内可见"纽扣样"死骨（图 8-3-35）。静止消退期肿块可逐渐消失。

3. MRI　病灶在 $T_1WI$ 上呈低信号，$T_2WI$ 上为略高信号（图 8-3-34C、D）。由于病灶发生部位、病程以及病理等方面的差异较大，因此 MRI 表现不尽相同，增殖期显示溶骨性病灶伴有软组织肿块，病变自限或治疗后，软组织肿块消失，骨损害病灶局限时边缘出现低信号的硬化缘。

【诊断要点】

当儿童出现恶性骨肿瘤样骨质破坏表现时，应高度怀疑该病。好发部位的典型影像学表现结合临床和实验室检查可提示诊断。最终确诊需要组织病理学检查。

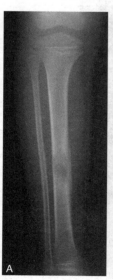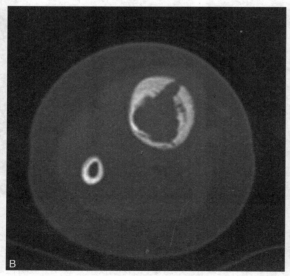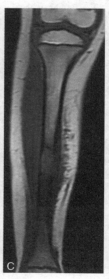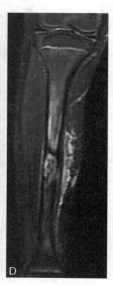

图 8-3-34　右侧胫骨朗格汉斯细胞组织细胞增多症

A. 右侧小腿 X 线正位片，胫骨中段见溶骨性骨质破坏，边界不清，周围见层状骨膜反应；B. 横轴位 CT，右胫骨中段见骨质破坏区伴硬化，骨皮质破坏、中断并部分性虫噬样破坏，周围见骨膜反应；C、D. 冠状位 $T_1WI$ 和脂肪抑制 $T_2WI$ 病灶呈不均匀长 $T_1$、长 $T_2$ 异常信号，突破骨皮质，周围髓腔及小腿内侧软组织内见弥漫性片状长 $T_1$、长 $T_2$ 异常信号

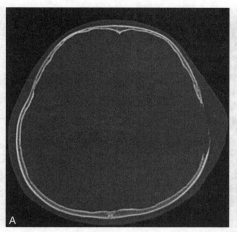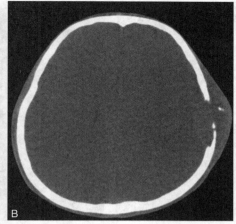

图 8-3-35　左侧顶骨朗格汉斯细胞组织细胞增多症

A、B. 颅骨横轴位 CT,左侧顶骨见溶骨性骨质破坏,以内板和板障破坏明显,边界不清,周围见软组织肿块,内部可见死骨片

【鉴别诊断】

1. **骨干结核**　好发尺骨、桡骨和胫骨,呈多个圆形骨质破坏区,常有死骨和骨膜反应,破坏区极少膨胀性改变,有肺结核病史及结核的全身中毒症状。

2. **脊柱结核**　多为相邻两椎体发病,椎间隙变窄,椎体呈溶骨性破坏,有死骨形成,椎旁有寒性脓肿,无钱币样压缩、致密样改变。

3. **慢性骨脓肿**　为相对静止的局限性低毒力感染破坏区,周围增生硬化明显,且范围大于骨破坏区,骨破坏少有膨胀改变性。

【拓展】

1. **X 线片**　仍是骨朗格汉斯细胞组织细胞增生症常用的影像检查方法。X 线检查不仅能显示各种基本病变的范围和程度,而且还有可能做出定性诊断。

2. **CT**　检查可作为 X 线片的进一步补充,能够清晰显示 X 线片上结构显著重叠区病灶,有利于显示骨质破坏形式、骨皮质完整性及周围软组织肿块。

3. **MRI**　能更清晰显示病变范围及骨外软组织改变,但诊断必须结合 X 线片、CT。

## 七、脊索瘤

【概述】

脊索瘤(chordoma)起源于胚胎残存脊索组织,为低度恶性肿瘤。好发于脊柱两端,即颅底与骶椎。骶尾部最多见,约占 55%,颅底约占 35%,其他部位脊柱约占 10%。发病年龄 7~69 岁均有报道,以 40~60 岁较常见,男性多于女性。

【病理】

肿瘤可有或无包膜,切面呈半透明、灰白胶冻样,中间有纤维组织间隔,将肿瘤分割成大小不等的分叶状。肿瘤内可见含黏液样物质的小囊肿、小灶性坏死及出血、钙化或骨化。瘤细胞为类似腺体的上皮细胞,内含黏液,呈囊泡状细胞。

【临床表现】

临床上早期症状很轻,一般不引起注意。颅底部肿瘤主要表现为头痛、头晕、复视、眼睑下垂、鼻出血、吞咽困难和言语不清。骶椎部病变多有骶尾部疼痛,可向下肢放射,亦可出现大小便次数及性状的改变。大多数直肠指诊可在直肠后方触及肿块。

【影像学表现】

1. **X 线**　主要是溶骨性改变。颅底部脊索瘤多见于斜坡、蝶鞍附近,见蝶骨体和大翼发生骨质破坏。骶尾部脊索瘤早期在侧位片上可见骶骨的膨胀,随后即发生溶骨性破坏,待生长至软组织内时可见软组织肿块,在软组织内可见钙化。

2. **CT**　颅底处病变多呈不规则分叶状骨质破坏,亦可呈圆形或椭圆形,边界不清,周围伴软组织肿块(图 8-3-36)。因囊变、坏死、出血和斑点状钙化,多呈高低混杂密度。增强扫描,病变多呈轻中度不均匀强化。骶尾部病变多位于 $S_3$~$S_5$ 脊

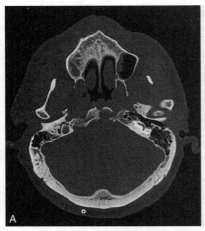
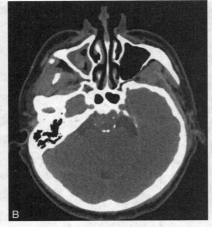
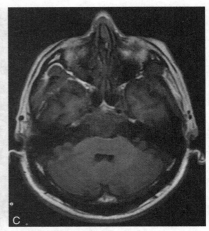
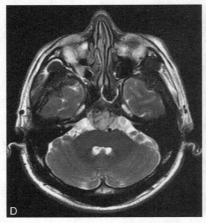
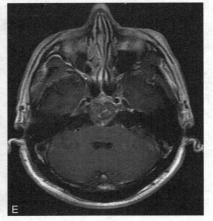

图 8-3-36 枕骨斜坡脊索瘤

A、B. 颅脑横轴位 CT 骨窗和软组织窗示枕骨斜坡膨胀性溶骨性骨质破坏,边缘见轻度硬化边,破坏区示软组织密度肿块影,边缘见散在钙质密度影;C、D. 横轴位 $T_1WI$ 和 $T_2WI$ 示斜坡病灶以长 $T_1$、不均匀长 $T_2$ 信号为主,其内掺杂条片状短 $T_2$ 信号,边界较清;脑桥受压后移;E. 横轴位 $T_1WI$ 增强扫描斜坡病灶呈蜂窝状不均匀强化

椎,病变大时可累及整个骶骨。病变呈溶骨性或膨胀性破坏,多向前突破骨皮质形成分叶状软组织肿块,边界不清,周围脏器受推压(图 8-3-37)。瘤体内可见斑点状钙化。脊索瘤亦可发生于脊柱,但较少见。表现为椎体前分叶状软组织肿块,邻近椎骨可有侵蚀性骨质破坏。

3. MRI 颅底部肿瘤呈长 $T_1$、长 $T_2$ 信号为主,其内信号不均匀,可见更长长 $T_1$、长 $T_2$ 的坏死囊变区、短 $T_1$、长 $T_2$ 的出血信号和长 $T_1$、短 $T_2$ 的钙化信号。增强呈不均匀蜂窝状强化具有一定特征,动态灌注增强呈持续缓慢强化(图 8-3-36)。肿瘤发生在骶尾部者多累及 $S_3 \sim S_5$,信号特点与颅底部类同。

【诊断要点】

大多数脊索瘤根据发病部位及 CT 及 MRI 表现即可做出诊断。好发于脊柱两端,以颅底与骶椎多见;典型的影像学表现为膨胀性骨质破坏、内部见钙化、$T_2WI$ 呈明显高信号及蜂窝状不均匀强化。

【鉴别诊断】

1. 软骨肉瘤(颅底) 蝶枕部软骨肉瘤引起的溶骨性骨破坏及软组织肿块与脊索瘤相似。瘤内钙化多呈环形或半环形,于 $T_2WI$ 可见分叶状高于脂肪信号的软骨样小叶结构。

2. 鼻咽癌 多以鼻咽部肿块为主,无钙化,常伴颈部淋巴结肿大,动态增强呈快速强化和快速消退。

3. 骨巨细胞瘤(骶骨) 以 $S_1 \sim S_3$ 受累为主,病变以多房膨胀性骨质破坏为特征,常偏离骶骨中心生长,肿瘤内无钙化。

4. 神经源性肿瘤(骶骨) 多位于骶骨上部,相应的骶管或骶孔扩大,骶前软组织肿块大而

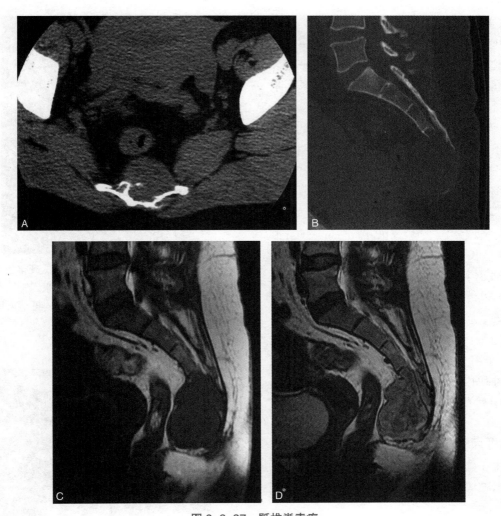

图 8-3-37 骶椎脊索瘤

A、B. 骶尾椎横轴位 CT 及矢状位重组图像示骶尾交界区溶骨性骨质破坏伴局部软组织肿块影,其内见少许斑片样钙化;C、D. 骶尾椎矢状位 $T_1WI$ 和 $T_2WI$ 骶尾交界区病灶呈不均匀长 $T_1$、长 $T_2$ 异常信号肿块,其内可见斑片样及线样低信号影

圆,边缘清晰。肿块呈长 $T_1$、长 $T_2$ 信号,其内有更长 $T_1$、长 $T_2$ 信号坏死囊变区。

【拓展】

鉴于脊索瘤发生部位,骨重叠严重,X 线片对脊索瘤的诊断价值意义不大。

CT 能够清晰地显示病变发生部位、累及范围及内部钙化,结合病变发生部位可做出定性诊断。

MRI 对脊索瘤的病理成分的显示较 X 线片和 CT 更敏感,并能清楚显示肿瘤的范围和生长方向,特别显示肿瘤向椎管内生长的情况更准确。

## 八、尤因肉瘤

【概述】

尤因肉瘤(Ewing sarcoma)又称尤因瘤(Ewing tumor),过去认为是骨髓源性肿瘤,现在认为其起源于神经外胚层细胞,同与其在形态和组织学上相似的周围型原始外胚层肿瘤统称为尤因肉瘤/神经外胚层肿瘤(Ewing sarcoma family tumors/peripheral, PNET)。在病理形态上,尤因肉瘤以小圆形细胞为主要成分,多数发生于骨,少数可发生于软组织。据刘子君统计,本病约占原发骨恶性肿瘤的5%,以四肢长骨多见,好发年龄为 10~25 岁,男多于女。除与其他骨恶性肿瘤一样有局部肿胀、疼痛和功能障碍外,部分患者有似感染的全身症状,如发热、白细胞增多等,有一定的特殊性。局部症状以疼痛和肿块为主。早期可发生骨骼、肺和其他脏器转移,是发生骨转移概率最高的原发骨恶性肿瘤。

**【影像学表现】**

尤因肉瘤的侵袭性较强,有时未见明确的骨皮质破坏就可见到软组织肿块。骨质破坏常表现为浸润性和虫蚀状,范围常较广。在长骨肿瘤多见于骨干和干骺端,有沿骨干长轴蔓延并形成明显的软组织肿块的倾向(图8-3-38)。虽肿瘤细胞不形成骨质,但是该肿瘤常引起明显的反应性成骨和骨膜新生骨,据骨破坏区内成骨与骨质破坏的多少可分为硬化型、溶骨型和混合型。骨膜新生骨具有不同的形态,在长骨,层状骨膜新生骨较为经典,常见Codman三角;在扁平骨,以呈长短较一致、排列较整齐的针状骨膜新生骨较有特征性(图8-3-39),偶见膨胀性骨破坏。在少数病例的软组织肿块表面可见壳状的骨化影,为软组织肿块表面的骨膜新生骨。MRI不但能很好地显示肿瘤在髓腔内和骨外的侵犯范围,也可以显示骨膜水肿和增厚。偶尔可见软组织肿块内低信号的细线状影,为肿瘤向外生长过程中残留在原位的已被突破的肿瘤包膜(图8-3-40)。

**【诊断要点】**

对发生于青少年的有广泛骨质破坏、伴有明显的软组织肿块且反应性成骨较明显的病变要想到该瘤的可能。

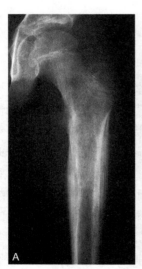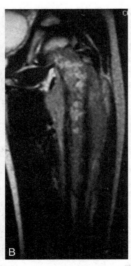

**图8-3-38 股骨上段尤因肉瘤(混合型)**

A. 左股骨X线正位片,股骨上段皮质和髓腔广泛筛孔状和斑点状骨破坏及骨质增生硬化,皮质外可见葱皮状骨膜新生骨并隐约可见软组织肿块;B. 左股骨近段MR T₂WI,股骨上段骨质破坏并髓腔广泛骨髓取代,周围软组织示大范围肿块影

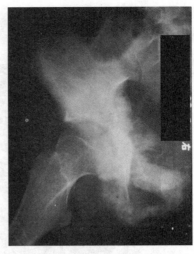

**图8-3-39 骨盆尤因肉瘤(硬化型)**

右髋关节X线片,右侧髂骨体部、尺骨及坐骨示骨内广泛骨质硬化改变,骨体积略增大。坐骨内见小斑片状骨质破坏。髂骨内侧缘见软组织肿块,其内见多发长短较一致的针状瘤骨影,均与骨皮质相连(骨膜反应)

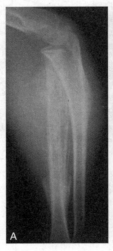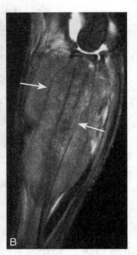

**图8-3-40 桡骨尤因肉瘤**

A. 前臂侧位片,桡骨广泛骨质破坏和硬化改变、葱皮样骨膜新生骨及Codman三角,周围软组织弥漫性肿胀;B. 矢状位T₂WI,桡骨近中段广泛骨质破坏,累及全部骨髓腔。骨外见广泛骨膜反应及巨大软组织肿块,其内见线样低信号影(箭),考虑为肿瘤向外生长、侵犯的过程中,被突破的原位肿瘤包膜的残留

**【鉴别诊断】**

1. **急性化脓性骨髓炎** 早期两者临床表现有相似之处,但骨髓炎病变区邻近软组织,呈弥漫肿胀,而尤因肉瘤为局限性软组织肿块,这在MRI上易于区分。急性化脓性骨髓炎病史短,以日或周计;尤因肉瘤病史较长,常以月计。急性化脓性骨髓炎可出现死骨。在骨破坏与骨增生的关系

上参考骨肉瘤与骨髓炎的鉴别。

**2. 骨肉瘤** 两者在骨破坏区和邻近正常骨内都可以有骨质增生硬化,虽然两者本质不同,但在影像学上鉴别几乎不可能,软组织肿块内尤其是肿块的中层部分既不贴近骨表面也远离肿块表面的地方是否有骨化影成为鉴别的焦点。尤因肉瘤的肿瘤细胞不成骨,因此在这个区域几乎是不可能产生骨化的。

**3. 骨恶性淋巴瘤** 见骨恶性淋巴瘤部分。

## 第七节 骨肿瘤影像诊断回顾与展望

恶性肿瘤的影像学诊断重点应放在判断其恶性程度及明确侵犯范围,这对于临床上确定正确的治疗方案非常重要。影像学对肿瘤组织学来源的推断也很重要,不仅使骨肿瘤的影像学诊断达到一个更高的境界,而且由于有时病理学诊断骨肿瘤的组织学来源也有一定的难度,两者结合可互相印证、相得益彰。但是在很多时候,因观察到的影像学征象有限,难于甚至不可能推断其来源,此时也不必强求。

对比剂的应用在骨肿瘤的影像学诊断中非常重要。对比剂可以增加肿瘤与周围组织、器官的对比,有助于了解肿瘤的侵犯范围及与邻近器官的关系。常规增强扫描和动态增强扫描可以了解肿瘤的血供情况,对多数肿瘤而言,血供丰富的恶性程度较高。灌注加权成像(PWI)可以了解肿瘤血管床和血流通过肿瘤血管的情况,对判定良恶性也有较好的参考价值。

弥散加权成像(DWI)可通过水分子弥散受限程度来了解肿瘤细胞的密度,对判定肿瘤的良恶性也有一定的帮助。肿瘤细胞密度大、细胞间隙小的肿瘤常常是恶性的,如尤因肉瘤、淋巴瘤等。

有学者研究了磁共振波谱在判断肿瘤良恶性中的作用,认为恶性肿瘤的波谱中 Cho 峰升高而脂峰降低并出现乳酸峰,而良性肿瘤则相反。

以上 MR 功能成像在骨肿瘤诊断方面的应用尚处于研究阶段,对其所获信息的应用要采取十分审慎的态度,尤其是与根据形态和信号(密度)判定的结论不相符合的时候。

由于影像学方法尤其是 MR 可从多个方面了解肿瘤的位置、大小、形态等,也可以了解肿瘤内的钙化、骨化、肿瘤的含水量、脂质成分、血供和血管密度及其通透性、细胞密度等,不但可以得到很多信息来判断肿瘤的良恶性,也可以判定肿瘤的组织成分从而推断其组织来源。近来有人提出"虚拟活检"的概念,就是指应用影像学手段来判定肿瘤或病变的组织学成分,值得我们重视。

自从 X 线诊断学诞生以来,影像学家就一直在探讨各种影像学征象的病理本质。即使在传统的知识领域,随着临床实践的发展也会给我们提出新的问题,如骨巨细胞瘤往往形成骨性包壳,然而骨巨细胞瘤转移到软组织或原发软组织的巨细胞瘤竟也观察到有骨性包壳,这是传统的成骨理论无法解释的,给我们提出了新的问题。CT、磁共振成像出现后,我们看到了更多的征象,同时也就给我们带来了更多的挑战。例如,有的骨肿瘤的邻近软组织和髓腔内有明显的水肿,有的则水肿很轻甚至见不到水肿,其原因何在? 能给我们什么启示? 弥散张量成像能否揭示肿瘤内部的组织结构特点从而帮助我们推断肿瘤的组织来源? 分子影像学能否为判断肿瘤良恶性、侵袭性、组织学来源和侵犯范围提供更精准的手段? 总之,在骨肿瘤影像学诊断的领域里需要探索的问题仍是层出不穷,需要我们不断地进行研究。

(徐文坚)

## 参 考 文 献

[1] 高元桂,程流泉,张爱莲.肌肉骨骼磁共振成像诊断.北京:人民军医出版社,2015.

[2] 韩萍,于春水.医学影像诊断学.北京:人民卫生出版社,2017.

[3] 梁碧玲.骨与关节疾病影像诊断学.北京:人民卫生出版社,2006.

［4］王子轩,刘吉华,曹庆选,等.骨关节解剖与疾病影像诊断.北京:人民卫生出版社,2009.

［5］GalganoMA, GoulartCR, Iwenofu H, et al. Osteoblastomas of the spine: a comprehensive review. Neurosurg Focus, 2016, 41（2）: E4.

［6］Liu XW, Zi Y, Xiang LB, et al. Periosteal osteosarcoma: a review of clinical evidence. Int J Clin Exp Med, 2015, 8（1）: 37-44.

［7］Harrington KA, Hoda S, La Rocca Vieira R. Surface-type chondromyxoid fibroma in an elderly patient: a case report and literature review. Skeletal Radiol, 2019, 48（5）: 823-830.

［8］BethapudiS, Ritchie DA, Macduff E, et al. Imaging in osteofibrous dysplasia, osteofibrous dysplasia-like adamantinoma, and classicadamantinoma. Clin Radiol, 2014, 69（2）: 200-208.

# 第四章　软组织肿瘤

软组织是指人体除了网状内皮系统、神经胶质和各种实质器官以外的非上皮性骨外组织,包括骨骼肌、脂肪组织、纤维组织、脉管、腱鞘、滑膜及间皮等组织。软组织主要由中胚层衍生而来。周围神经和副神经节源于外胚层,发生肿瘤时均表现为软组织肿块,其诊断、鉴别诊断和治疗与其他软组织肿瘤相似,故通常将源于外胚层的周围神经和副神经节归在软组织之列。

软组织肿瘤是一类具有高度异质性的肿瘤。通常根据其与成熟组织的相似性作为组织发生的基础进行分类。软组织肿瘤种类极其繁多,世界卫生组织(WHO)自 1969 年第一版至 2013 年对软组织肿瘤分类已先后更新了四个版本,每一版本的分类都代表当时软组织肿瘤分类最为权威的观点(表 8-4-1)。早期软组织肿瘤的分类是根据组织发生和临床生物学特性的不同分为良性、恶性和肿瘤样病变。但"组织发生学"的理论不能解释肿瘤分类中遇到的某些实际案例,且有些肿瘤发生类型与部位不对应。后来肿瘤干细胞发生理论的确立能合理解释肿瘤组织发生的困惑,因而肿瘤分类便依据肿瘤组织分化方向和生物学特性,分为良性、恶性和介于良恶性之间的中间性(或交界性)肿瘤。中间性肿瘤进而又分为局部侵袭性和偶有转移性两类。软组织肿瘤组织病理学分类,除了应注意形态学结构(包括组织学结构、超微结构、影像学表现)和临床生物学特性外,还要注意临床资料、免疫表型和分子遗传学的特点。

表 8-4-1　2013 年第四版 WHO 软组织肿瘤的分类一览表

| 肿瘤名称 | ICD-O 编码 | 肿瘤名称 | ICD-O 编码 |
|---|---|---|---|
| 脂肪细胞肿瘤 | | 多形性脂肪肉瘤 | 8854/3 |
| 良性 | | 脂肪肉瘤,非特殊类型 | 8850/3 |
| 　脂肪瘤 | 8850/0 | 成纤维细胞 / 肌成纤维细胞性肿瘤 | |
| 　脂肪瘤病 | 8850/0 | 良性 | |
| 　神经脂肪瘤病 | 8850/0 | 　结节性筋膜炎 | 8828/0 |
| 　脂肪母细胞瘤 / 脂肪母细胞瘤病 | 8881/0 | 　增生性筋膜炎 | 8828/0 |
| 　血管脂肪瘤 | 8861/0 | 　增生性肌炎 | 8828/0 |
| 　肌脂肪瘤 | 8890/0 | 　骨化性肌炎 | |
| 　软骨样脂肪瘤 | 8862/0 | 　指趾纤维 - 骨性假瘤 | |
| 　肾外血管平滑肌脂肪瘤 | 8860/0 | 　缺血性筋膜炎 | |
| 　肾上腺外髓脂肪瘤 | 8870/0 | 　弹力纤维瘤 | 8820/0 |
| 　梭形细胞 / 多形性脂肪瘤 | 8857/0 | 　婴儿纤维性错构瘤 | |
| 　冬眠瘤 | 8880/0 | 　颈纤维瘤病 | |
| 中间性(局部侵袭性) | | 　幼年性玻璃样变纤维瘤病 | |
| 　非典型性脂肪瘤性肿瘤 / | 8850/1 | 　包涵体纤维瘤病 | |
| 　高分化脂肪肉瘤 | 8850/3 | 　腱鞘纤维瘤 | 8813/0 |
| 恶性 | | 　促纤维组织增生性成纤维细胞瘤 | 8810/0 |
| 　去分化脂肪肉瘤 | 8858/3 | 　乳腺型肌成纤维细胞瘤 | 8825/0 |
| 　黏液样脂肪肉瘤 | 8852/3 | 　钙化性腱膜纤维瘤 | 8816/0 |

| 肿瘤名称 | ICD-O 编码 | 肿瘤名称 | ICD-O 编码 |
|---|---|---|---|
| 血管肌成纤维细胞瘤 | 8826/0 | 肌周细胞瘤 | 8824/0 |
| 富细胞性血管纤维瘤 | 9160/0 | 肌纤维瘤 | 8824/0 |
| 项型纤维瘤 | 8810/0 | 肌纤维瘤病 | 8824/1 |
| Gardner 纤维瘤 | 8810/0 | 血管平滑肌瘤 | 8894/0 |
| 钙化性纤维性肿瘤 | 8817/0 | 横纹肌肿瘤 | |
| 中间性（局部侵袭性） | | 良性 | |
| 　掌 / 跖纤维瘤病 | 8813/1 | 　横纹肌瘤 | 8900/0 |
| 　韧带样型纤维瘤病 | 8821/1 | 　　成人型 | 8904/0 |
| 　脂肪纤维瘤病 | 8851/1 | 　　胎儿型 | 8903/0 |
| 　巨细胞成纤维细胞瘤 | 8834/1 | 　　生殖道型 | 8905/0 |
| 中间性（偶有转移性） | | 恶性 | |
| 　隆突性皮肤纤维肉瘤 | 8832/1 | 　胚胎性横纹肌肉瘤 | |
| 　　纤维肉瘤性隆突性皮肤纤维肉瘤 | 8832/3 | 　（包括葡萄状和间变性） | 8910/3 |
| 　　色素性隆突性皮肤纤维肉瘤 | 8833/1 | 　腺泡状横纹肌肉瘤 | |
| 　孤立性纤维性肿瘤 | 8815/1 | 　（包括实性和间变性） | 8920/3 |
| 　　孤立性纤维性肿瘤,恶性 | 8815/3 | 　多形性横纹肌肉瘤 | 8901/3 |
| 　炎性肌成纤维细胞性肿瘤 | 8825/1 | 　梭形细胞 / 硬化性横纹肌肉瘤 | 8912/3 |
| 　低度恶性肌成纤维细胞肉瘤 | 8825/3 | 血管性肿瘤 | |
| 　黏液炎性成纤维细胞肉瘤 / | | 良性 | |
| 　非典型黏液炎性成纤维细胞肿瘤 | 8811/1 | 　血管瘤 | 9120/0 |
| 　婴儿纤维肉瘤 | 8814/3 | 　　滑膜血管瘤 | |
| 恶性 | | 　　静脉型血管瘤 | 9122/0 |
| 　成人型纤维肉瘤 | 8810/3 | 　　动静脉血管瘤 / 畸形 | 9123/0 |
| 　黏液性纤维肉瘤 | 8811/3 | 　　肌内血管瘤 | 9132/0 |
| 　低度恶性纤维黏液样肉瘤 | 8840/3 | 　上皮样血管瘤 | 9125/0 |
| 　硬化性上皮样纤维肉瘤 | 8840/3 | 　血管瘤病 | |
| 所谓的纤维组织细胞性肿瘤 | | 　淋巴管瘤 | 9170/0 |
| 良性 | | 中间性（局部侵袭性） | |
| 　腱鞘巨细胞瘤 | | 　卡波西型血管内皮瘤 | 9130/1 |
| 　　局限型 | 9252/0 | 中间性（偶有转移性） | |
| 　　弥漫型 | 9252/1 | 　网状血管内皮瘤 | 9136/1 |
| 　　恶性 | 9252/3 | 　乳头状淋巴管内血管内皮瘤 | 9135/1 |
| 　深部良性纤维组织细胞瘤 | 8831/0 | 　混合性血管内皮瘤 | 9136/1 |
| 中间性（偶有转移性） | | 　假肌源性（上皮样肉瘤样） | 9136/1 |
| 　丛状纤维组织细胞瘤 | 8835/1 | 　卡波西肉瘤 | 9140/3 |
| 　软组织巨细胞瘤 | 9251/1 | 恶性 | |
| 平滑肌肿瘤 | | 　上皮样血管内皮瘤 | 9133/3 |
| 良性 | | 　软组织血管肉瘤 | 9120/3 |
| 　深部平滑肌瘤 | 8890/0 | 软骨 – 骨性肿瘤 | |
| 恶性 | | 　软组织软骨瘤 | 9220/0 |
| 　平滑肌肉瘤（除外皮肤） | 8890/3 | 　骨外间叶性软骨肉瘤 | 9240/3 |
| 周细胞性（血管周细胞性）肿瘤 | | 　骨外骨肉瘤 | 9180/3 |
| 　血管球瘤及其变异型 | 8711/0 | 胃肠道间质瘤 | |
| 　　血管球瘤病 | 8711/1 | 　良性胃肠道间质瘤 | 8936/0 |
| 　　恶性血管球瘤 | 8711/3 | 　胃肠道间质瘤,恶性潜能未定 | 8936/1 |

续表

| 肿瘤名称 | ICD-O 编码 | 肿瘤名称 | ICD-O 编码 |
|---|---|---|---|
| 胃肠道间质瘤,恶性 | 8936/3 | 中间性（偶有转移性） | |
| 神经鞘肿瘤 | | 非典型纤维黄色瘤 | 8830/1 |
| 良性 | | 血管瘤样纤维组织细胞瘤 | 8836/1 |
| 神经鞘瘤（包括变异型） | 9560/0 | 骨化性纤维黏液样肿瘤 | 8842/0 |
| 黑色素性神经鞘瘤 | 9560/1 | 骨化性纤维黏液样肿瘤,恶性 | 8842/3 |
| 神经纤维瘤（包括变异型） | 9540/0 | 混合瘤,非特殊类型 | 8940/0 |
| 丛状神经纤维瘤 | 9550/0 | 混合瘤,非特殊类型,恶性 | 8940/3 |
| 神经束膜瘤 | 9571/0 | 肌上皮瘤 | 8982/0 |
| 恶性神经束膜瘤 | 9571/3 | 肌上皮癌 | 8982/3 |
| 颗粒细胞瘤 | 9580/0 | 磷酸盐尿性间叶性肿瘤,良性 | 8990/0 |
| 皮肤神经鞘黏液瘤 | 9562/0 | 磷酸盐尿性间叶性肿瘤,恶性 | 8990/3 |
| 孤立性局限性神经瘤 | 9570/0 | 恶性 | |
| 异位性脑膜瘤 | 9530/0 | 滑膜肉瘤,非特殊类型 | 9040/3 |
| 鼻胶质异位 | | 滑膜肉瘤,梭形细胞型 | 9041/3 |
| 良性蝾螈瘤 | | 滑膜肉瘤,双相型 | 9043/3 |
| 混杂性神经鞘肿瘤 | 9563/0 | 上皮样肉瘤 | 8804/3 |
| 恶性 | | 腺泡状软组织肉瘤 | 9581/3 |
| 恶性周围神经鞘膜瘤 | 9540/3 | 软组织透明细胞肉瘤 | 9044/3 |
| 上皮样恶性周围神经鞘膜瘤 | 9542/3 | 骨外黏液样软骨肉瘤 | 9231/3 |
| 恶性蝾螈瘤 | 9561/3 | 骨外 Ewing 肉瘤 | 9364/3 |
| 恶性颗粒细胞瘤 | 9580/3 | 促结缔组织增生性小圆细胞肿瘤 | 8806/3 |
| 恶性外胚叶间叶瘤 | 8921/3 | 肾外横纹肌样瘤 | 8963/3 |
| 未确定分化的肿瘤 | | 具有血管周上皮样细胞分化的肿瘤（PEComa） | |
| 良性 | | PEComa,非特殊类型,良性 | 8714/0 |
| 肢端纤维黏液瘤 | 8811/0 | PEComa,非特殊类型,恶性 | 8714/3 |
| 肌内黏液瘤（包括富细胞型） | 8840/0 | 内膜肉瘤 | 9137/3 |
| 关节旁黏液瘤 | 8840/0 | 未分化 / 未分类肉瘤 | |
| 深部（"侵袭性"）血管黏液瘤 | 8841/0 | 未分化梭形细胞肉瘤 | 8801/3 |
| 多形性透明变性血管扩张性肿瘤 | 8802/1 | 未分化多形性肉瘤 | 8802/3 |
| 异位错构瘤性胸腺瘤 | 8587/0 | 未分化圆形细胞肉瘤 | 8803/3 |
| 中间性（局部侵袭性） | | 未分化上皮样肉瘤 | 8804/3 |
| 含铁血黄素沉着性纤维脂肪瘤性肿瘤 | 8811/1 | 未分化肉瘤,非特殊型 | 8805/3 |

# 第一节　脂肪组织肿瘤

## 一、脂肪瘤

### 【概述】

脂肪瘤（lipoma）是由成熟脂肪组织组成的良性软组织肿瘤,占所有软组织肿瘤的近 50%。脂肪瘤可分为浅表和深层脂肪瘤。脂肪瘤通常表现为单发肿块,约 5%~15% 患者表现为多发

肿块,多发性脂肪瘤约 30% 为家族性,好发于 3~4 岁。

### 【病理】

肿瘤由成熟脂肪细胞构成,边界清楚,有完整包膜,被纤维小梁分隔成大小不等的小叶。

### 【临床表现】

浅表脂肪瘤常位于四肢、背部和颈部的浅表软组织内,临床通常无症状,大小通常小于 5cm。深层脂肪瘤可分为肌肉内和肌肉间病变,最常发生在下肢,其次是躯干、肩部和上肢,男性发病率更高。

【影像学表现】

1. CT　肿瘤密度与皮下脂肪相似,即为成熟脂肪组织特有的密度,CT值为 –120~–40HU 左右。

2. MRI　与皮下脂肪相同的信号特点,$T_1WI$ 及 $T_2WI$ 均呈均匀高信号,采用抑脂序列成像后,其高信号区明显减低。肿瘤脂肪组织间可有 1~2mm 下的薄层隔膜,增强检查其间隔膜强化不明显。(图 8-4-1)

【鉴别诊断】

脂肪瘤是成熟脂肪组织形成的良性肿瘤,具有上述独特的密度和信号特征,通过 CT 或 MRI 均可做出明确诊断。但当出现非典型征象时,应与分化良好的脂肪肉瘤相鉴别。

## 二、脂肪肉瘤

脂肪肉瘤(liposarcoma)是最常见的软组织肉瘤之一。脂肪肉瘤起源于间充质细胞而不是成熟的脂肪细胞。好发年龄为 40~60 岁,20 岁以前发病者很少。病理上,脂肪肉瘤分为非典型脂肪瘤性肿瘤/分化好的脂肪肉瘤、去分化脂肪肉瘤、黏液样脂肪肉瘤、多形性脂肪肉瘤及非特殊类型脂肪肉瘤亚型。分化好的脂肪肉瘤及黏液样脂肪肉瘤属低度恶性肿瘤,转移率低,但局部复发率高;去分化及多形性脂肪肉瘤属高度恶性,极易复发及转移。本节主要介绍非典型脂肪瘤性肿瘤/分化好的脂肪肉瘤(ALN/WDL)。

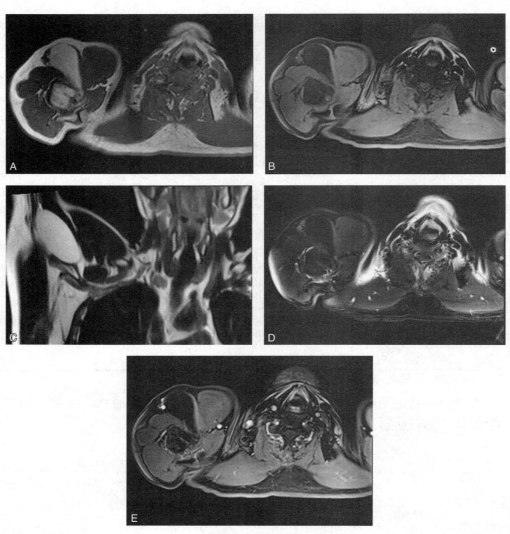

图 8-4-1　脂肪瘤

患者,男,56 岁,发现右腋下包块 1 年余。A. 轴位 $T_1WI$ 示肿瘤呈高信号,边界清楚,内部信号均匀;B. 轴位脂肪抑制 $T_1WI$(横断面)示肿瘤信号明显减低,呈低信号;C. 冠状位 $T_2WI$ 示肿瘤呈高信号;D. 轴位脂肪抑制 $T_2WI$ 示肿瘤信号减低;E. 轴位脂肪抑制 $T_1WI$ 增强示肿瘤未见强化

【概述】

非典型脂肪瘤性肿瘤/分化好的脂肪肉瘤占所有脂肪肉瘤的40%~45%,脂肪成分>75%是本型的特征性表现。该肿瘤恶性程度较低,预后较好,有局部复发和发生去分化的倾向,几乎不转移。非典型脂肪瘤性肿瘤位于适宜广泛切除的部位;分化好的脂肪肉瘤位于纵隔和腹膜后,不能进行广泛切除,可局部复发。

【病理】

主要由成熟脂肪构成,同时伴有数量不等的细胞核深染的梭形细胞和多泡状脂母细胞。

【影像学表现】

1. CT　肿瘤以脂肪密度为主,中间伴有纤维间隔,部分病例瘤灶内可见少许实性成分。增强扫描仅见间隔或实性部分强化。

2. MRI　T₁WI和T₂WI上均呈高信号,抑脂序列信号明显减低。非脂肪成分表现为厚度>2mm的隔膜和范围<2cm的局灶性结节或片状非脂肪信号区,增强检查可见强化。肿块边界清楚,可推压周围结构,无明显侵袭性。(图8-4-2)

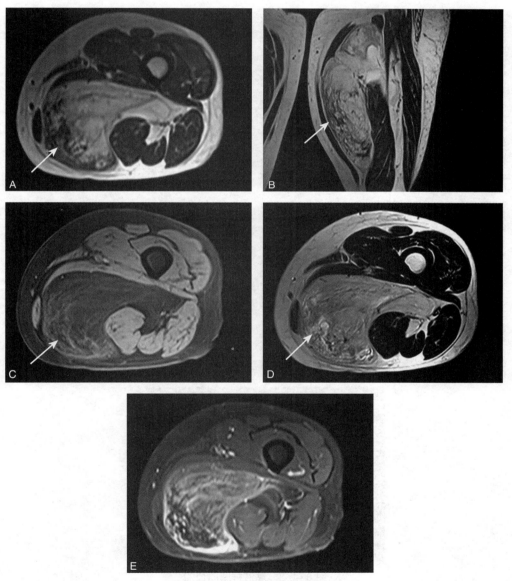

**图 8-4-2　非典型脂肪瘤性肿瘤**

患者,女,52岁,发现左大腿后侧肿物1个月。A、B. 轴位及冠状位 T₁WI 示肿瘤呈高信号伴条片状低信号(箭);C. 轴位脂肪抑制 T₁WI 示肿瘤部分区域信号减低,内可见条片状未减低区域(箭);D. 轴位 T₂WI 示肿瘤呈高信号伴条片状更高信号(箭);E. 轴位脂肪抑制 T₁WI 增强示肿瘤呈不均匀强化

### 三、黏液样脂肪肉瘤

【概述】

黏液样脂肪肉瘤好发生于 10~15 岁的患者。好发于下肢,尤其是大腿中部和腘窝,较少发生于腹膜后。

【病理】

组织病理学上主要由毛细血管丛、黏液基质和梭形脂肪母细胞三种成分构成。

【影像学表现】

1. CT 肿瘤实性成分较多者呈稍低于肌肉密度,含黏液成分较多者,密度接近于水。增强扫描强化情况与含有毛细血管网的程度相关。

2. MRI 大部分病变 $T_1WI$ 上呈等低肌肉信号,通常看不到脂肪的特征信号;但当肿瘤内含有脂肪母细胞局部团聚处,可见散在呈线样、花边形或簇状的较高信号区。$T_2WI$ 主要呈明显高信号,其信号高于正常脂肪组织的信号,病变内可有簇状的脂肪组织信号和多数纤维分隔的低信号,分隔成多小叶状。增强扫描常有显著的网状强化特点。(图 8-4-3)

图 8-4-3 为黏液样脂肪肉瘤病例。

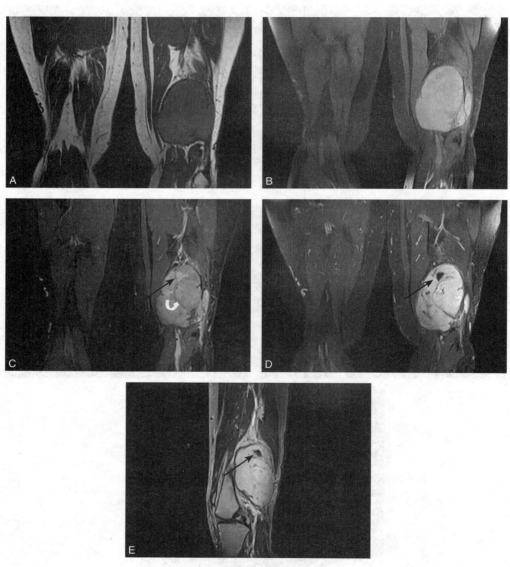

**图 8-4-3 黏液样脂肪肉瘤**

患者,女,65 岁,左大腿后侧肿物进行性增大 3 个月。A. 冠状位 $T_1WI$ 示肿瘤呈稍低信号;B. 冠状位脂肪抑制 $T_1WI$ 示肿瘤呈高信号,未见明显减低;C. 冠状位脂肪抑制 $T_2WI$ 示肿瘤呈高信号,其内可见小片状更高信号(箭)及条状分隔影(弯箭);D、E. 冠状位及矢状位脂肪抑制 $T_1WI$ 增强示肿瘤呈不均匀强化,内可见片状不强化区域(箭)

## 四、去分化脂肪肉瘤

### 【概述】

去分化脂肪肉瘤是一种从非典型脂肪瘤性肿瘤/分化好的脂肪肉瘤向不同分化程度的非脂肪性梭形细胞肉瘤（去分化成分）移行的恶性脂肪细胞性肿瘤，好发于腹膜后。

### 【病理】

病变由典型的 ALN/WDL 成分和非脂肪性（去分化）成分构成。两种成分的分界通常非常清楚，但在有些病例存在逐渐移行现象。少数情况下，两种成分混合分布，呈镶嵌形态。

### 【影像学表现】

1. **CT** 以实性肿块为主，含有或多或少量的脂肪密度，增强扫描实性成分明显强化。

2. **MRI** 脂肪性成分的表现类似分化好的脂肪肉瘤，非脂肪性成分信号略不均匀，在 $T_1WI$ 与肌肉信号相似，在 $T_2WI$ 可以高于或等于脂肪信号，病变内可以出现钙化或骨化区域呈双低信号。增强扫描病变的脂肪性成分或分化良好成分呈轻微强化，非脂肪性成分呈显著强化。

## 五、多形性脂肪肉瘤

### 【概述】

多形性脂肪肉瘤是高度恶性肿瘤，是各种脂肪肉瘤中最少见的类型。好发生于老年人，腹膜后和躯体四肢深部软组织均可发生。

### 【病理】

多形性脂肪肉瘤具有高度多形性细胞，并且较少含有脂肪组织。病理为大的（>10cm）、多结节、白色至黄色肿块，包含出血和坏死区。

### 【影像学表现】

1. **CT** CT 显示实性软组织肿块密度影，无脂肪密度特征，增强扫描明显不均匀强化。

2. **MRI** 信号倾向于不均匀性，在 $T_1WI$ 主要呈较低信号，在 $T_2WI$ 主要呈较高信号，大多数病变内只含有少许脂肪或不含脂肪，但常含有坏死区域，增强扫描呈不均匀的明显强化。

## 六、非特殊类型脂肪肉瘤

### 【概述】

非特殊类型脂肪肉瘤代表两种组织学亚型脂肪肉瘤的组合，最常见于老年患者，多位于腹膜后、腹腔和纵隔。病理和影像学表现是病变特定成分的组合表现。

### 【影像学表现】

影像学表现是病变特定成分的组合表现，表现为分化良好型、去分化型及多形性脂肪肉瘤的影像学特点，很少体现出典型的黏液样脂肪肉瘤的特点，只表现为含有少许的囊液性部分。

### 【鉴别诊断】

1. **恶性间叶瘤** 是一种多潜能间叶组织肿瘤。好发于中老年人，可发生在任何部位，以腹膜后多见。肿瘤生长较快，直径多 >10cm，界限不清，有分叶。瘤体内部成分多样，可含有骨组织、肌肉组织、脂肪组织等，可有包膜、分房、间隔等。周围软组织受压移位。增强扫描实质成分明显强化。

2. **错构瘤** 包含有 2 种以上不同的间胚叶组织成分，通常为血管、淋巴管、平滑肌和脂肪组织，增强后依组织成分不同强化方式可有差异。表现不典型时与脂肪肉瘤鉴别困难。

### 【拓展】

目前研究发现，DWI 可以用于鉴别脂肪瘤和高分化脂肪肉瘤，脂肪瘤的 $ADC_{mean}$、$ADC_{非脂肪}$ 值低于高分化脂肪肉瘤的 $ADC_{mean}$、$ADC_{非脂肪}$ 值。

# 第二节 纤维母细胞/肌纤维母细胞性肿瘤

## 一、结节性筋膜炎

### 【概述】

结节性筋膜炎（nodular fasciitis, NF）是一种以纤维母细胞和肌纤维母细胞增生为主的良性软组织肿瘤。结节性筋膜炎既往又称为浸润性筋膜炎、假肉瘤性筋膜炎或假肉瘤性纤维瘤病等。多见于 20~40 岁，无种族和性别差异，可发生于全身各处，以上肢好发，前臂、躯干多见，其次是头颈部、下肢、胸壁和背部。

### 【病理】

病理上分为黏液型、细胞型和纤维型。大体表现主要取决于黏液样间质和纤维性间质的相对含量以及病变的细胞构成。尽管有些病变似乎浸润周围组织,尤其是位于深筋膜的病变界限欠清,大多数病变无包膜,但相对界清。

【临床表现】

临床表现多为单发、实性、快速生长的结节,常伴自觉疼痛和触痛。根据发病部位可分为皮下型、肌内型和肌间(筋膜)型三种类型,以皮下型最多见。另外有分血管内型和皮内型等少见类型。对于结节性筋膜炎,临床上有人总结出"三不诊断原则",即不在好发部位不诊断、不是常见临床表现不诊断、不是常见影像表现不诊断。

【影像学表现】

1. CT 与周围软组织密度相仿,平扫略低于肌肉密度,增强扫描呈明显强化,边界清楚。

2. MRI 早期肿块内黏液成分较多,随着病变成熟,纤维成分逐渐增多,在 SE 序列中,黏液型和细胞型病变 $T_1WI$ 呈等或稍高肌肉信号,$T_2WI$ 信号显著高于肌肉信号,增强扫描呈明显不均匀强化;纤维型病变在任何序列上均低于周围肌肉信号。"反靶征"可出现在混合型(同一病灶内见不同病理类型并存)病灶内,表现为 $T_2WI$ 病灶中心高信号、周边低信号,增强扫描呈环形强化。(图 8-4-4、图 8-4-5)

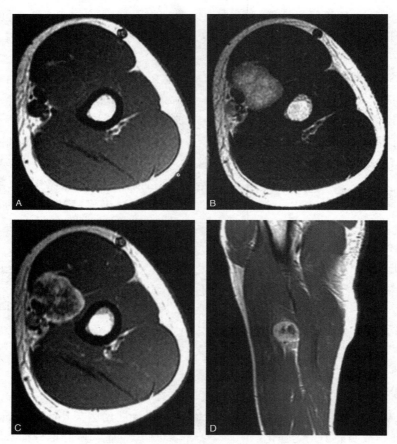

图 8-4-4 结节性筋膜炎(肌间筋膜型)

患者,男,25 岁,无意中发现左上肢内侧肿物 10 余天,肿物质地中等,约蛋黄大小,表面皮肤无异常,患肢活动度好,无触痛,远端无麻木及触电感。A. $T_1WI$ 示左臂肌前群肌间等–稍高信号;B. $T_2WI$ 示不均匀稍高–高信号;C. $T_1WI$ 增强示病灶明显不均匀强化,以边缘强化为著;D. 冠状位 $T_1WI$ 增强示病灶邻近筋膜以宽基底与病灶接触、增厚并延伸至病灶外,增强后呈线状或鼠尾状强化(筋膜征提示病变沿着筋膜向外浸润性生长的表现)

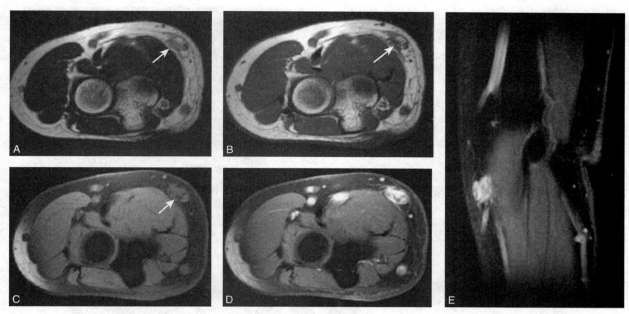

图 8-4-5　结节性筋膜炎（皮下型）

患者，男，33 岁，无意中发现右前臂近端尺侧逐渐增大的肿物一周，质韧，有压痛，周围皮肤无红肿，患肢活动、感觉及末梢血运良好。A. $T_1WI$ 示左前臂皮下脂肪层稍高－高信号（箭）；B. $T_2WI$ 示不均匀等－稍高信号（箭）；C. 脂肪抑制扰相梯度回波（FSPGR）示等稍低信号（箭）；D. FSPGR 增强示病灶明显不均匀强化，内见条形不强化区；E. 矢状位 FSPGR 增强示病灶强化明显，边缘模糊

【鉴别诊断】

1. **神经源性肿瘤**　发生于肌间的神经鞘瘤／神经纤维瘤需与结节性筋膜炎鉴别，神经源性肿瘤与邻近血管神经束关系密切，肿瘤有沿周围神经走向趋势或近、远端与神经束相连（神经源性肿瘤较特征性表现），其密度／信号多不均匀，$T_2WI$ 可表现为"靶征"。

2. **血管瘤**　肌肉内血管瘤多位于一组或一块肌肉内，除瘤血管区域外，还包含脂肪、纤维、黏液样组织、平滑肌、血栓和骨质等非血管成分。

3. **韧带样型纤维瘤病**　好发于肌肉、腱膜和深筋膜（多见于腹壁），女性多见。病理特点为基质多、细胞少、质地硬，呈浸润生长。

【拓展】

结节性筋膜炎位置与增生性筋膜炎有所差异。结节性筋膜炎：上肢＞大腿＞头／颈＞胸壁、背部（最常见于前臂掌面）；增生性筋膜炎：上肢＞下肢＞躯干（主要位于皮下）。

## 二、弹力纤维瘤

【概述】

弹力纤维瘤（elastofibroma）是一种软组织肿瘤样病变。50~70 岁好发，女性多见，好发部位为肩胛骨下部和胸壁之间的软组织，双侧多见。和长期从事一定强度的体力劳动关系密切，多认为肩胛骨与胸壁之间的机械性摩擦以及胶原变性是其产生的主要原因。

【病理】

弹力纤维瘤由少细胞的胶原纤维和大量的弹力纤维构成，伴少量的间质黏液样变和夹杂其中的脂肪组织。弹力纤维粗大、强嗜酸性、形成多个线状分布的小球似串珠状。弹力纤维染色清楚显示分支或不分支的波浪形纤维，中央为致密的核心、边缘呈不规则的虫蚀状或锯齿状。通常无炎症细胞浸润。

【临床表现】

90% 的患者没有症状，一般为偶然发现背部肿物，无疼痛及活动受限等表现。

【影像学表现】

1. US　多为回声不均匀的实质性肿物，边界不清晰，大小不等，呈条索状或不规则形，质硬，多呈高低相间回声，CDFI：肿瘤内无血流信号。（图 8-4-6）

2. CT　密度略低于周围骨骼肌、且欠均匀的软组织肿块,边界清或不清,与肌肉和胸壁粘连,邻近骨质未见破坏征象。特征表现为病变内部间有低密度脂肪成分,呈条纹状。增强扫描肿块无或轻度强化,与邻近骨骼肌不易区别,脂肪组织不强化。

**3. MRI** 信号不均匀,$T_1WI$ 和 $T_2WI$ 呈等骨骼肌信号。病变内散在脂肪组织,$T_1WI$ 和 $T_2WI$ 均呈中高信号,抑脂序列高信号可被抑制为明显低信号。增强扫描后病变呈轻度或不明显强化。(图 8-4-7)

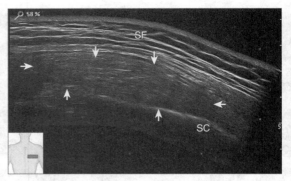

**图 8-4-6 弹力纤维瘤**

患者,女,55 岁,发现右背部肿物 1 个月余。右背部肌层与肩胛下角骨皮质之间见不均质回声,大小 6.1cm×5.7cm×1.1cm,边界不清晰,轮廓不规则,内呈高低相间回声(箭)。SC. 肩胛骨,SF. 皮下脂肪

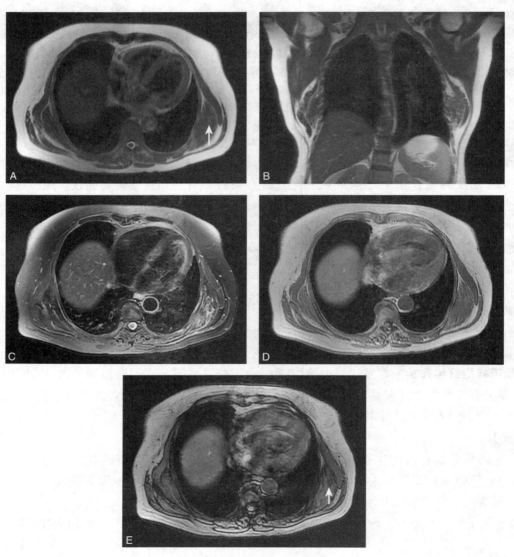

**图 8-4-7 弹力纤维瘤**

患者,女,50 岁,发现背部肿物 2 个月余。A、B. 双侧肩胛骨下角区前锯肌内侧见肿块影,左侧为著,轴位及冠状位 $T_1WI$ 示等信号,内可见条片状 $T_1WI$ 高信号(箭);C. 轴位脂肪抑制 $T_2WI$ 示肿瘤呈等、高混杂信号;D、E. 双回波序列示反相位较同相位相比,内可见条片状信号减低区(箭)

【鉴别诊断】

若病变表现不典型,如肿块内部出血、无或少有脂肪组织及边缘明显不规则等,需和背部的以下疾病鉴别:

1. **血管瘤** CT 表现为不均质中等密度软组织肿块,内可见脂肪密度影,其形态不规则,范围较大,常侵及胸壁肌层和肋间组织,典型者内可见静脉石,增强扫描明显强化;MRI 表现为以 $T_1WI$ 低、$T_2WI$ 高信号为主的混杂信号,增强扫描呈明显强化。

2. **韧带样型纤维瘤病** 一般肿瘤边界多不清晰,呈浸润性生长,MRI 表现为 $T_1WI$ 等信号,$T_2WI$ 信号复杂,以高信号为主,其内可见等、低混杂信号区,增强扫描肿瘤强化明显。病理上肿物由梭形细胞和胶原纤维束构成,两者呈波浪状交错排列。

【拓展】

弹力纤维瘤发生部位 95% 位于肩胛骨下方与胸壁之间,伸向背阔肌和菱形肌,附于第 6~8 肋骨骨膜和韧带,肘关节是第二常见部位,双侧占 10%~60%。

PET/CT 弹力纤维瘤表现为轻至中度摄取 $^{18}F$-FDG。

## 三、韧带样型纤维瘤病

【概述】

韧带样型纤维瘤病(desmoid-type fibromatoses,DF)又称硬纤维瘤(desmoid tumors,DT)、侵袭性纤维瘤病(aggressive fibromatosis),是一类发生于深部软组织的具有局部侵袭潜能的纤维母细胞/肌纤维母细胞性肿瘤。其特点为局部侵袭性生长、手术后容易复发,但缺乏远处播散的潜能,生物学行为介于纤维瘤与纤维肉瘤之间,是一种交界性的软组织肿瘤。当该病伴有骨肿瘤、结肠息肉病时,称为 Gardner 综合征。DF 病因尚不明确,目前认为是多因素致病过程,可能与创伤、手术、激素变化及遗传有关。临床上 DF 多为散发,无种族差异,最好发于 10~40 岁之间,女性多于男性。多以局部无痛性肿块就诊或因体检时而被发现。根据发病部位可分腹壁型、腹内型及腹部外型三种类型,其中腹部外型发病率最高,好发于颈肩部、胸壁、背部和大腿肌肉。

【病理】

由均一的梭形成纤维细胞和大量胶原纤维组成,这两种成分比例在不同区域有较大差异,并见纤细的薄壁血管。一些区域可见梭形细胞的胞质与胶原纤维过渡并融合,小灶出血和淋巴细胞浸润常见。梭形细胞纤细、核卵圆形,细胞无异型性,核分裂象不易见。免疫组化常强阳性表达 Vimentin,胞核/胞质阳性表达 β-catenin。

【影像学表现】

1. **CT** 相对于周围肌肉,多呈均匀等或稍低密度,无明显坏死及钙化。增强扫描可呈不同程度强化,以中等不均匀强化多见。

2. **MRI** 病灶 $T_1WI$ 呈等、低肌肉信号,$T_2WI$ 上信号复杂,多以高信号为主,内可见等、低混杂信号。信号特点与肿块内细胞密度、细胞外胶原纤维的分布以及所占比例有关,当瘤细胞较多纤维组织较少时,细胞比例及含水量较高,$T_1WI$ 呈低信号,$T_2WI$ 呈较高信号,增强检查强化较明显;当胶原成分增多时,病灶含水量减低,$T_2Wl$ 信号减低,强化不明显。(图 8-4-8)

【鉴别诊断】

1. **腹部外型** 主要需与滑膜肉瘤、纤维肉瘤和未分化多形性肉瘤等软组织肉瘤进行鉴别。

2. **腹壁型** 主要需与子宫内膜异位症、孤立性纤维瘤和肌肉淋巴瘤鉴别。

3. **腹内型** 需与淋巴瘤鉴别。淋巴瘤表现为多发淋巴结增大、融合,轻中度均匀强化,可包绕血管,呈"血管漂浮征"。

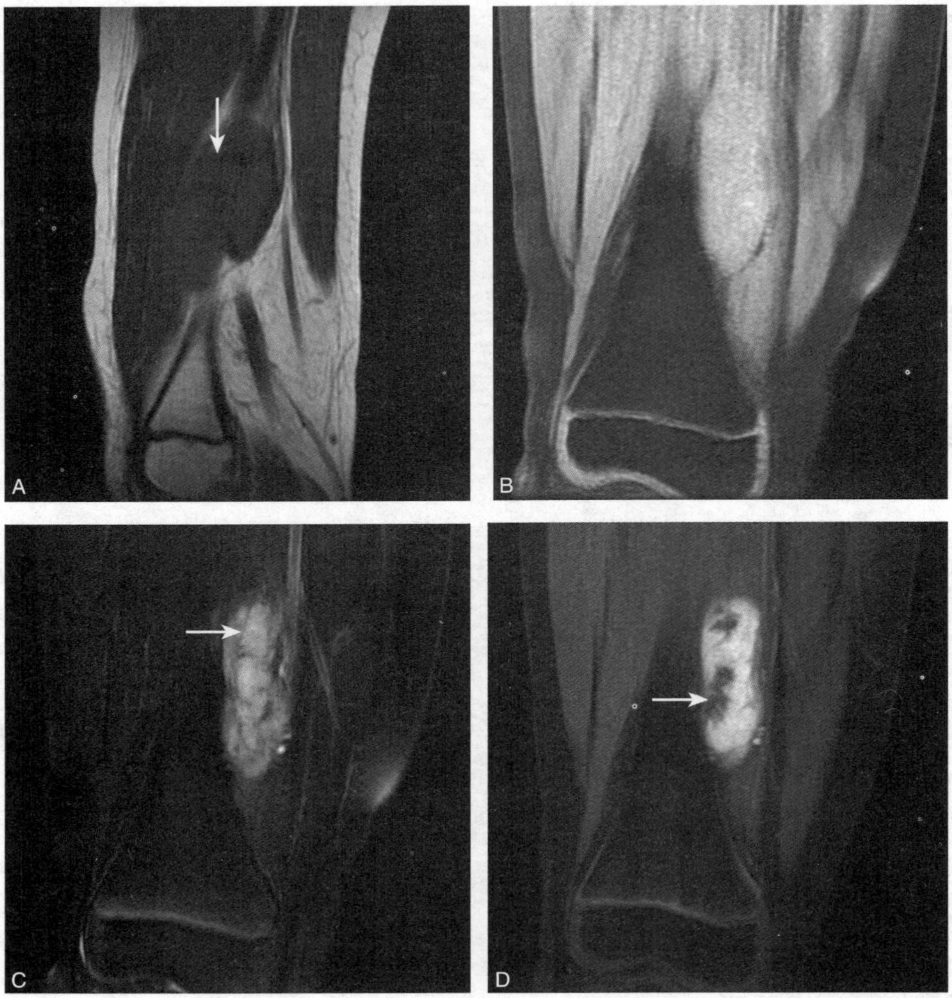

图 8-4-8 韧带样型纤维瘤病

患者,男,10 岁,右股内侧肿物,伴疼痛、肿胀 1 个月余。A. 矢状位 $T_1WI$ 示肿瘤呈等信号,其内见条状低信号(箭);B. 冠状位脂肪抑制扰相梯度回波(FSPGR)序列示肿瘤呈等肌肉信号;C. 冠状位脂肪抑制 $T_2WI$ 示肿瘤呈高信号伴条纹状低信号;D. 冠状位 FSPGR 序列增强示肿瘤呈不均匀强化,内可见明显强化区域及低信号区域(箭)

# 第三节 腱鞘巨细胞瘤

## 【概述】

腱鞘巨细胞瘤(tenosynovial giant cell tumor, TGCT)是一类少见的起源于关节滑膜、滑囊及腱鞘的软组织肿瘤。好发于青壮年女性,手足指趾关节附近,邻近或包绕肌腱生长,肌腱、韧带、关节软骨、骨质可局限性受侵。在 WHO 2013 版软组织肿瘤分类中归为"所谓的纤维组织细胞性肿瘤",根据生长方式将其分为局限型、弥漫型及恶性三种。局限型 TGCT 通常认为是良性肿瘤,弥漫型 TGCT 具有局部侵袭性,被认为是交界性或恶性肿瘤。弥漫型较局限型少见,具有侵袭性及复发性,复发率较局限型高,可出现邻近骨质破坏、肌肉浸润,预后较差。恶性 TGCT 罕见。

## 【病理】

大体病理上见滑膜增厚明显,表面显示出绒毛状结构,滑膜呈褐色,部分区域可见黄色斑点。镜下主要由滑膜样单核细胞组成,伴数量不等的破骨多核巨细胞、泡沫细胞及含铁血黄素。单核细胞核圆形或卵圆形、短梭形,大小及形态较一致,染色质淡染,可见核沟。破骨样多核巨细胞由单核细胞融合而成,核的数目不等,可见裂隙、假腺腔或假腺泡样结构,有时可伴有玻璃样变,核分裂象可见。

【影像学表现】

1. X线 关节周围见局限性或弥漫性软组织结节或肿块，密度多较均匀，一般无钙化或骨化征象，邻近关节间隙多无狭窄，邻近骨质可伴或不伴有压迫性骨质侵蚀。

2. CT 对于肿块的密度、侵袭范围及骨质受累等情况的显示均明显优于X线片，肿块呈稍高于肌肉密度，局限型边界多清晰，部分弥漫型及复发病例边界不清，邻近骨质呈受压改变，增强后可见较明显不均匀强化。

3. MRI 可更好地显示软组织肿块的形态、范围、邻近组织及关节滑膜的侵蚀破坏，具有极高的敏感性。局限型呈类圆形或梭形，弥漫型形态不规则。当肿瘤内合并出血、坏死，或由于含铁血黄素及胶原纤维含量不同，T_2WI多以混杂信号为主。当含铁血黄素含量较少，以胶原纤维为主

时，T_1WI及T_2WI可表现为等或稍高于肌肉信号；当含铁血黄素含量较多时，T_2WI低于肌肉信号。TGCT内含有丰富的毛细血管，增强扫描多呈中度或明显强化。（图8-4-9）

【鉴别诊断】

1. 色素沉着绒毛结节性滑膜炎（pigmented villonodular synovitis，PVNS）与TGCT组织学改变相似，影像学表现相近。但PVNS常伴有关节疼痛、活动受限等临床症状。病变位于关节内，滑膜广泛受累。PVNS常形成多发分叶状的绒毛结节，合并大量关节积液。

2. 滑膜肉瘤 多发生于四肢关节旁，起病隐匿，早期可表现为关节旁无痛性肿块，与TGCT有相似之处。随病情进展，可出现剧烈疼痛，夜间为著。滑膜肉瘤多发生于近干骺端位置，体积一般较大，软组织肿块内可见骨化或钙化灶，肿块与邻

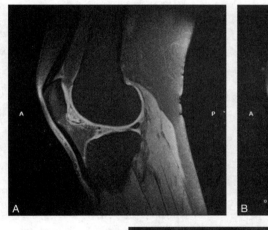
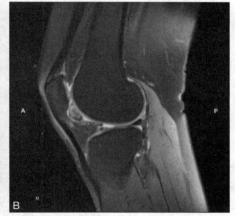
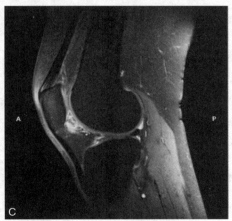

图8-4-9 腱鞘巨细胞瘤

患者，女，56岁，右膝关节疼痛伴活动受限3年。A、B. 右膝关节矢状位T_1WI及T_2WI图示髌下脂肪垫内可见结节灶，大小约为1.6cm×1.0cm，T_1WI呈不均匀等、稍高信号，T_2WI呈不均匀稍高信号，内部可见条状T_1WI低信号、T_2WI低信号区；C. 右膝关节矢状位脂肪抑制T_1WI增强扫描示结节呈不均匀明显强化，T_1WI及T_2WI条索状低信号区未见明显强化

近骨质连接紧密，邻近骨皮质可见侵袭性破坏，常伴骨膜反应。

3. 痛风　男性好发，血液及体液中尿酸增高，病变初期常累及手足小关节，以第一跖趾关节最先受累。早期表现为关节肿胀，无骨质破坏；晚期出现软骨破坏及痛风结节，骨破坏主要为关节面下囊状或穿凿样骨质缺损。痛风石表现为软组织内肿块，密度较高，可有钙化。

【拓展】

腱鞘巨细胞瘤发病部位：手 > 手腕 > 踝 / 足 > 膝 > 肘 > 髋。85% 发生于手指，最初报道病变好发于掌侧屈肌表面，其他研究报告显示，病变在掌侧及背侧分布概率相等，其他的分布部位为侧面及环周分布，通常位于靠近指间关节的表面，病变来源于肌腱（肌腱和骨之间）较少见，示指和中指最常见，右手稍多。

腱鞘巨细胞瘤超声表现为实性均匀的低回声，多普勒超声上可见病变内部血流信号。PET/CT 表现为类似于恶性肿瘤的 $^{18}$F-FDG 高浓聚。

# 第四节　血管瘤

【概述】

血管瘤（hemangioma，HA）是一种较常见的软组织良性肿瘤，约占软组织肿瘤的 7%。本病好发于婴儿和儿童，可发生于人体各个部位，以皮肤、皮下组织、肌肉最为多见，亦可发生于口腔黏膜、内脏、大脑、骨骼等器官和组织，若发生于皮肤或皮下，临床上可根据其特征性皮肤颜色改变和查体明确诊断。一般认为，血管瘤的发生可能是胚胎期的一些血管母细胞与发育中的血管网脱离，在局部增殖并形成内皮细胞条索，互相吻合并最后出现血腔，进一步分化形成了各种类型的血管瘤。血管瘤多无包膜，多呈浸润性生长，手术切除不彻底常易复发。虽然血管瘤是一种良性肿瘤，但能破坏周围组织，位于肢体、内脏的血管瘤还可引起严重的功能障碍；并且可出现溃烂、出血、感染及凝血功能障碍等并发症。

临床上，按照肿瘤发生的部位看，滑膜型血管瘤比较少见，起自滑膜表面，常发生在关节腔或关节囊，膝关节多见，男性好发，常伴软组织肿胀和关节积液，病变部位反复疼痛；肌内血管瘤是指位于骨骼肌内呈浸润性生长的血管瘤，主要由赘生血管、营养血管及脂肪、纤维和平滑肌等组成，发生在深部软组织内，以臀部多见，常伴疼痛；静脉型血管瘤由静脉组成，常常混有其他类型的血管组织，常累及皮下或较深的软组织，肿瘤生长缓慢，病灶区常可见静脉石，此型以成人多见。

【病理】

组织学上主要表现为血管数目增加及纤维结缔组织、平滑肌、炎症细胞和毛细血管、淋巴管等不同程度的浸润，并含有脂肪组织。按照血管腔的大小及血管内皮的类型可分为四型：毛细血管型、海绵型、静脉型和混合型。海绵型由形态不规则、大小不等、管壁单薄衬有内皮的扩张、迂曲的血管窦所组成，在皮肤的表浅处可呈浅蓝色，常伴有脂肪组织增生。毛细血管型由毛细血管组成，与循环系统相沟通，毛细血管间有少量间质细胞，皮肤表现为红色。静脉型血管瘤由大小不同静脉组成，血管壁常较厚。

【影像学表现】

1. US　不同病理类型的血管瘤的二维超声表现可以分为 3 种类型：以实质回声为主型、混合回声型、以无回声为主型；病灶内的静脉石呈强回声伴有后方声影。彩色多普勒超声能显示病灶内的血流方向和血流量；探头加压过程中瘤体及腔隙缩小，血液自瘤体溢出；在探头减压过程中瘤体及腔隙恢复原状，血液向瘤体内流入。（图 8-4-10）

2. X 线　X 线片难以显示血管瘤的范围，仅可显示局部软组织密度呈不均匀增高、局部隆起。当病变血管内形成血栓并发生钙化时，即出现静脉石，是其特异性征象。典型的静脉石表现为环形钙化影内伴有小圆点状钙化斑，部分为点条状、斑片状不规则钙化。深部软组织血管瘤可引起压迫性骨质破坏。（图 8-4-11）

3. CT　可显示肿瘤的范围，平扫呈低密度，可有多发、大小不等静脉石；增强扫描早期肿瘤周边强化，逐渐向中央扩散，随时间推移呈高密度。其中，海绵状血管瘤常伴有脂肪组织增生，多位于肌间或肌内，呈不均匀低密度。（图 8-4-12）

4. MRI　病灶可单发或多发，呈不规则结节状、肿块状或弥漫性生长形态，多无包膜；信号多不均匀，$T_1WI$ 上呈中高信号为主，在 $T_2WI$、STIR、FLAIR、PDWI 多呈高信号为主，常伴有脂肪信号；其中在 $T_2WI$ 呈明显高信号为血管瘤的特征性表现,且多数病灶内可见迂曲的、粗细不均的细条状高信号和低信号分隔,部分病灶内可见管状和蚯蚓状流空现象,部分病灶内可见斑块状低信号。静脉石及钙化在 $T_1WI$ 和 $T_2WI$ 上均呈低信号。亚急性出血在 $T_1WI$ 上可表现为不规则斑点、片状高信号影;慢性反复出血引起的含铁血黄素沉着在 $T_2WI$ 上表现为低信号环。增强扫描病灶早期强化不明显,延迟期呈不均匀强化,病灶内低信号间隔和斑块状血栓不强化。(图 8-4-13)

【鉴别诊断】

1. **脂肪瘤** 形态规则,边界清楚,$T_1WI$ 和 $T_2WI$ 信号与皮下脂肪信号相同,应用脂肪抑制序列可资鉴别。

2. **纤维肉瘤** 好发于中年人,肿瘤呈分叶状,有假包膜处边界清楚,而无包膜部分则与周围组织呈融合状。信号不均匀,$T_1WI$ 呈等低信号、$T_2WI$ 呈稍高信号为主,在 $T_2WI$ 上病灶内多无迂曲的、粗细不均的细条状高信号和低信号间隔。

3. **滑膜肉瘤** 好发于四肢大关节,以关节外为主,形态不规则,信号不均匀,$T_1WI$ 呈中低信号、$T_2WI$ 呈中高信号为主,瘤内有间隔,瘤周有浸润和水肿,在 $T_2WI$ 上病灶内多无迂曲的、粗细不均的细条状高信号,两者可资鉴别。

【拓展】

磁敏感加权成像(SWI)对显示肿瘤内部出血、静脉血管及血液产物等非常敏感,肿瘤内部会出现不同形态低信号的磁敏感信号强度(ITSS)特征。

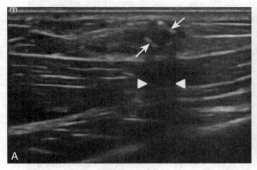
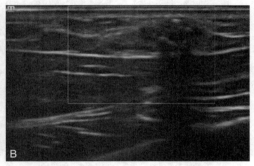

图 8-4-10 血管瘤

患者,男,54 岁,2 个月前发现左前臂结节,质韧,边界清,活动度可,无发热,无疼痛。A. 二维超声示左前臂皮下脂肪层内一混合回声结节,大小约 1.5cm×0.6cm,边界尚清,形态欠规则,内可见条状强回声(白箭)、后伴声影(白箭头),提示静脉石;B. CDFI 示探头加压后可探及红色血流信号

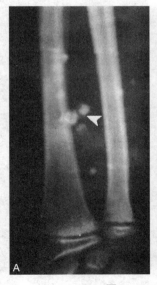
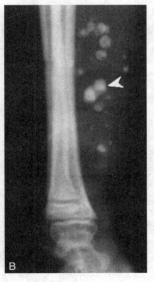

图 8-4-11 血管瘤

A、B. 前臂正侧位 X 线片示前臂软组织内多个大小不等的圆点状钙化,均为血管中的静脉石,此征为海绵状血管瘤的特异性征象(白箭)

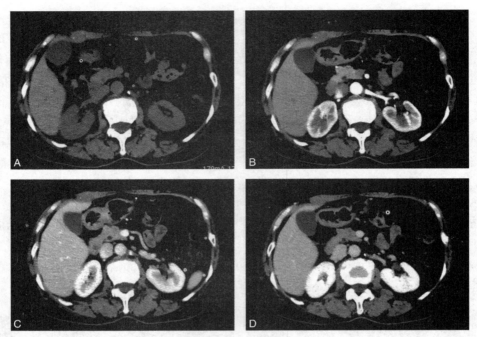

**图 8-4-12 血管瘤**

患者，女，65 岁，发现右侧腹壁肿物 3 年，逐渐增大 1 年，约鸡蛋大小，质硬，界清，活动度好。A. CT 平扫示右侧腹壁腹直肌内类圆形软组织密度影，大小约 2.3cm×1.6cm，平扫 CT 值约 40HU，其内可见斑点状高密度影；B~D. CT 增强三期 CT 值分别为 43HU、52HU、64HU，呈渐进性强化

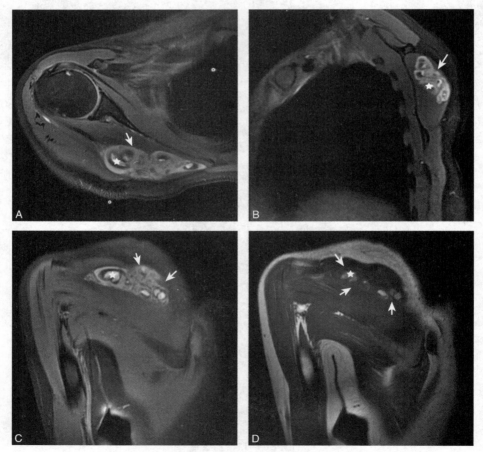

**图 8-4-13 血管瘤**

患者，女，61 岁，发现右肩部肿物 1 年余，肿物逐渐增大，局部皮肤无红肿破溃。A~C. 轴位脂肪抑制 $T_2WI$、矢状位及冠状位 PDWI 示右肩冈下肌内不规则混杂信号肿块（白箭），边界不清，大小约为 7.0cm×1.8cm，其内可见高信号（五星），局部见液平面；D. 冠状位脂肪抑制 $T_1WI$ 示肿块呈混杂等高信号，其内见高信号，局部见液平面

## 第五节　周围神经肿瘤

### 一、神经鞘瘤

【概述】

神经鞘瘤（neurilemoma）为有包膜的神经鞘良性肿瘤，又称施万细胞瘤（Schwannoma）。因施万细胞来自胚胎的神经嵴，故属于非神经胶质的神经外胚层肿瘤。神经鞘瘤可发生于各年龄段，最常见于20~40岁，无性别差异；发病部位以四肢、躯干、颈部多见，尤其是四肢屈侧、大神经干周围，如腋窝、肘、腕部及腘窝等；多为无痛性、孤立性病变，生长缓慢，确诊前常已存在数年之久，但压迫神经时可伴放射性酸胀和麻木感，并沿神经分布区出现触电感；发生于大神经干者可引起神经支配肌群萎缩。

【病理】

多数神经鞘瘤为单结节肿物，外被由神经外膜和残余神经纤维构成的纤维性包膜，直径通常小于5cm；个别情况下，神经鞘瘤可发生于皮内，或表现为与丛状神经纤维瘤相似的丛状或多结节生长方式。组织病理学上，神经鞘瘤的标志是交替出现Antoni A和Antoni B区域，两种成分的相对含量变化较大，二者可潜移默化，也可截然转化：①Antoni A区多由排列紧密的梭形细胞构成，高度分化的区域可见Verocay小体；②Antoni B区细胞成分较少，在疏松的基质中随机散布着梭形或卵圆形细胞。

【影像学表现】

1. US　神经走行区梭形、卵圆形或圆形的低回声团，边界清晰，多有包膜，内回声均匀或不均匀，发生囊性变或出血时，肿瘤内可见不规则无回声区，可有钙化，有时探头加压可有远端麻木感，仔细动态扫查有时可发现肿物与神经呈鼠尾状相连，且肿物偏于神经长轴一端，此为超声确诊肿物来源于该神经的重要依据。CDFI：肿瘤内血流信号可丰富或不丰富。（图8-4-14）

2. CT　平扫呈梭形、边界清楚、密度不均匀的软组织肿块，位于肌间隙内，沿神经方向走行；病灶内常伴有出血、囊变和钙化征象；增强扫描明显不均匀强化。

3. MRI　呈椭圆形、边界清晰的肿物，且沿神经干走行，常有以下几个特征性表现（图8-4-15）：

（1）靶征：$T_1WI$示肿瘤中心区域呈中等信号、周围低信号，$T_2WI$示肿瘤中心区域呈混杂信号，周围呈高信号，包膜呈低信号。

（2）神经出入征：病灶沿周围神经走行分布，肿瘤两极有神经相连。

（3）脂肪包绕征：瘤体周围多有脂肪包绕，在$T_1WI$上显示较好。

（4）脂肪尾征：肿瘤上下两极有彗尾状或长条状脂肪信号影。增强扫描，肿瘤呈明显不均匀强化。

【鉴别诊断】

1. 神经纤维瘤　神经纤维瘤信号比较均匀，且瘤体多包绕神经生长，与神经分界不清；而神经鞘瘤信号常不均匀，多位于神经一侧，与神经分界清晰。

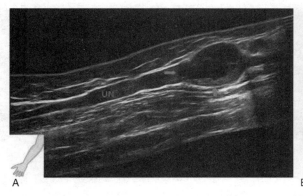
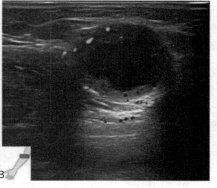

**图8-4-14　神经鞘瘤**

患者，女，59岁，无意中发现左肘部肿物4年，压迫肿物可有左手前臂、小指外侧麻木感。A. 左上臂皮下可见混合回声（箭），大小26mm×20mm×19mm，边界清晰，两端延续为增粗的尺神经（UN）；B. 肿物实性部分血流较丰富

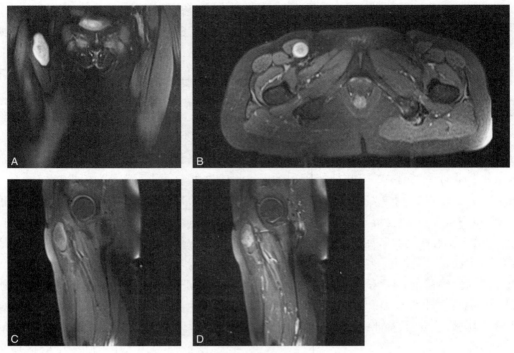

**图 8-4-15 神经鞘瘤**

患者,男,52 岁,无意间发现右大腿内侧一肿物,自觉质硬。A. 冠状位脂肪抑制 $T_2WI$ 示右大腿缝匠肌内侧椭圆形肿块影,肿块边缘呈高信号,中心呈混杂信号,肿瘤周围及肿瘤上缘可见低信号影; B. 轴位脂肪抑制 $T_2WI$ 示肿块呈"靶征"改变;C. 矢状位脂肪抑制 $T_1WI$ 示肿块周围呈低信号,中心区域呈中等信号;D. 矢状位脂肪抑制 $T_1WI$ 增强扫描示肿瘤明显不均匀强化,其内可见片状无强化区

2. **恶性外周神经鞘膜瘤** 常沿粗大神经干包绕性生长,好发生于四肢近端,MRI 呈 $T_1WI$ 等、低混杂信号,$T_2WI$ 及抑脂序列呈高、低混杂信号;增强扫描多呈明显不均匀强化,常见多发迂曲增粗肿瘤血管影,瘤灶内可见斑块状、网格状无强化区,实质部呈明显不均匀渐进性强化或延迟强化;且恶性外周神经鞘膜瘤对周围组织的侵袭能力较强,易与良性神经鞘瘤进行鉴别。

【拓展】

神经鞘瘤核医学表现:由于肿瘤与背景比例高,$^{18}F$-FDG 对于区分恶性神经鞘瘤无帮助。由于肿瘤的细胞活跃程度不同,SUV 变化很大,平均 SUV 可能 >6。$^{67}Ga$ 枸橼酸盐现象缺乏示踪剂摄取,可能与恶性周围神经鞘瘤区别,病变上下极可能存在特征性的螺旋形血管。

## 二、神经纤维瘤

【概述】

神经纤维瘤(neurofibroma,NF)是一种良性周围神经鞘膜肿瘤,可发生于全身各处的神经干或神经末梢,常分布于皮肤或皮下组织,以下肢多见;大多发生在 20~30 岁,无性别差异。临床上常表现为沿神经长轴分布的皮下软组织肿块,质地坚韧,界限清楚;肿瘤多呈结节性,可单发或多发,生长缓慢,几乎不产生症状。

【病理】

病理上 NF 由施万细胞、神经束膜样细胞、纤维母细胞以及形态介于神经束膜样细胞和其他细胞之间的移行细胞所混合组成,肿瘤内常夹杂残留的有髓和无髓神经纤维,细胞之间可见多少不等的胶原纤维,背景常呈黏液样或胶原黏液样。

【影像学表现】

1. **CT** 平扫表现为软组织内圆形等或稍低密度灶,边界清楚,可见完整的包膜。肿瘤的密度较均匀,增强扫描呈均匀强化。

2. **MRI** 病灶信号较均匀,呈 $T_1WI$ 等肌肉信号、$T_2WI$ 稍高信号,其内有时可见低信号分隔。病灶形态规则,边界清楚,部分肿瘤内可见明显增粗血管影。增强扫描呈明显不均匀强化,周围肌肉和血管受压移位。(图 8-4-16)

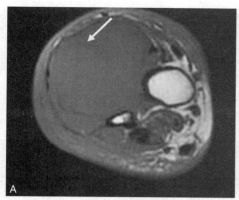
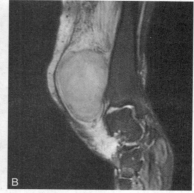
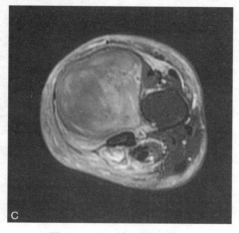

图 8-4-16　神经纤维瘤

患者,男,32 岁,发现右小腿肿物 20 余年,右踝关节活动受限 3 年。A. 轴位 $T_1WI$ 示肿块呈等信号,其内可见低信号分隔(箭),邻近软组织可见水肿、增厚;B. 矢状位脂肪抑制 $T_2WI$ 示肿块呈稍等信号;C. 周围脂肪抑制 $T_1WI$ 增强扫描示病灶明显不均匀强化

【鉴别诊断】

1. **神经鞘瘤**　神经鞘瘤大多有包膜,易发生囊变,靶征、神经出入征、脂肪包绕征为神经鞘瘤典型表现,可与神经纤维瘤进行鉴别。

2. **恶性外周神经鞘膜瘤**　常沿粗大神经干包绕性生长,好发生于四肢近端,MRI 常表现为混杂信号,且对周围组织的侵袭能力较强,易与神经纤维瘤进行鉴别。

【拓展】

神经纤维瘤一般有三种生长方式,即局限性、弥漫性和丛状。局限性神经纤维是最常见的一种神经纤维瘤。弥漫性和丛状神经纤维瘤多与 I 型神经纤维瘤病相关。

神经纤维瘤 PET/CT 使用截断点 ≤6.1 标准摄取值(最大)有助于与恶性外周神经鞘瘤鉴别。

# 第六节　滑膜肉瘤

【概述】

滑膜肉瘤(synovial sarcoma, SS)为具有不同程度上皮分化(包括腺体形成)的间叶组织肿瘤,约占软组织肉瘤的 5%~10%,属于不确定分化的肿瘤。该肿瘤可发生于任何年龄,常见于青壮年,男性略多于女性;通常发生于深部软组织,可发生于身体不同的部位,最常好发于四肢,还可发生于头颈部、腹膜后间隙、纵隔区及前列腺等部位;病程长短不一,多为 2~3 年;常表现为深在的、肌间无痛性肿块,少数有疼痛及压痛,因瘤体与关节有一定距离,一般不引起明显的关节功能障碍。

【病理】

肿瘤组织病理表现具有双向分化的组织学特点,由两种形态学类型完全不同的细胞组成,即类似于癌的上皮细胞以及纤维肉瘤样梭形细胞。根据两种细胞成分的组成比例及分化程度不同,组织学上可分为单相型、双相型、低分化型、高分化型和硬化型五个亚型;成人以单相型最多见,儿童单相型和双相型发病率没有明显差异。肿瘤常可见出血、坏死囊变及钙化等变化。

【影像学表现】

1. X线 可以发现邻近关节肿瘤及周围骨质改变(骨质破坏、骨质受压吸收等),还能发现病灶内的钙化(图8-4-17)。

2. CT 邻近关节的不规则、结节状低于肌肉密度的软组织肿块,边界清楚或不清楚,内部密度多不均匀、可见更低密度区,少数可见液-液平面;病灶常合并钙化(约占滑膜肉瘤的20%~40%),且钙化多位于肿块的周边,称为边缘性钙化。(图8-4-18)

3. MRI T₁WI上,肿瘤实性成分多呈等或等高信号,出血区可呈高低混杂信号,而坏死囊变和钙化区呈低信号;T₂WI上,肿瘤常表现为明显的高、中、低混杂信号;在T₂WI抑脂序列表现为较有特征性的"铺路石"征,即多个大小相似的卵石状高信号结节、其间有明显的低信号间隔。组织

病理学证实瘤内间隔为多个肿瘤结节间残存或增生的纤维组织。增强扫描T₁WI上肿瘤呈不均匀强化,其间隔有明显强化。总之,滑膜肉瘤的MRI表现常常是平扫T₁WI、T₂WI、STIR及增强扫描T₁WI序列上均能见到等、高、低三种混杂的信号征象,有称其为"三信号征"。(图8-4-19)

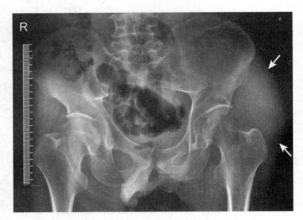

**图8-4-17 滑膜肉瘤**

患者,男,60岁,1年前无明显诱因发现左髋部肿物,近来肿物逐渐增大伴疼痛,质硬,压痛,界不清,活动度差,患肢肌肉萎缩,患侧髋关节活动受限、患肢不适。骨盆正位X线片示左髋关节外侧软组织增厚,密度增高(箭)

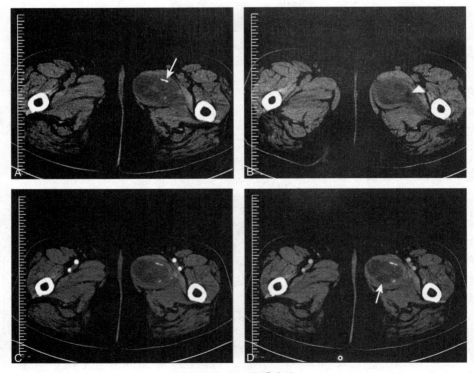

**图8-4-18 滑膜肉瘤**

患者,男,48岁,1个月前无意中发现左大腿根部肿物,伴疼痛半月余,约鸡蛋大小,质硬,轻压痛,活动度适中,患肢活动受限。A. CT平扫示左大腿内收肌内梭形软组织肿块,边界尚清晰,边缘见包膜,最大横截面大小约8.3cm×5.4cm,病灶内密度不均,见斑点状钙化(箭)及片状稍低密度;B. CT平扫示病灶内局部小斑片状脂肪密度影(箭头);C、D. CT增强示病变片絮状强化,分隔及包膜中度强化(箭)

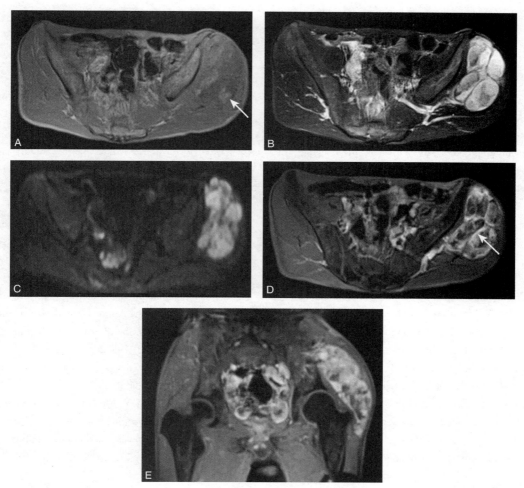

**图 8-4-19 滑膜肉瘤**

A. 脂肪抑制 $T_1WI$ 示左侧臀中肌内不规则软组织肿块,呈高中低混杂信号(箭);B. 脂肪抑制 $T_2WI$ 示病灶以结节状高信号为主、其内见等信号和明显的低信号分隔影,呈"铺路石"征,最大横截面大小约 14.0cm×4.9cm,臀小肌及臀大肌受压外移;C. DWI($b$=800s/mm²)示病灶呈高信号为主混杂信号;D、E. 轴位及冠状位脂肪抑制 $T_1WI$ 增强示病灶明显不均匀强化,其内分隔明显强化(箭)

【鉴别诊断】

1. **弥漫型腱鞘巨细胞瘤** 生长缓慢,病变边界较清晰,MRI 表现为特征性 $T_1WI$ 低、$T_2WI$ 低信号(含铁血黄素较多,产生顺磁性效应),关节内弥漫性滑膜增生,呈"海绵垫样",常伴大量关节腔积液,增强扫描呈较明显均匀强化。

2. **未分化多形性肉瘤** 多侵袭性生长,边界不清,钙化少见,增强扫描呈明显不均匀强化。

3. **纤维肉瘤** 发生于中老年人,通常瘤体较大,骨质破坏较滑膜肉瘤少见,钙化也较少见。

【拓展】

2013 年 WHO 对软组织肿瘤的分类中,将滑膜肉瘤定义为具有不同程度上皮分化(包括腺体形成)的间叶组织肿瘤,属于分化不确定的肿瘤。95% 的滑膜肉瘤具有特征性染色体易位 t(X:18)(p11;q11),并形成 *SS18-SSX* 融合基因。此种易位仅见于滑膜肉瘤。因病理上同时具有上皮组织和间叶组织成分,曾有人提议将滑膜肉瘤更名为"软组织癌肉瘤或梭形细胞癌",但滑膜肉瘤这一名称已普遍接受。

(王绍武)

# 参 考 文 献

［1］韩安家,赖日权.软组织肿瘤病理学［M］.北京:科学出版社,2015.

［2］Gupta P, Potti TA, Wuertzer SD, et al. Spectrum of Fat-containing Soft-Tissue Masses at MR Imaging: The Common, the Uncommon, the Characteristic, and the Sometimes Confusing［J］. RadioGraphics, 2016, 36（3）: 753-766.

［3］Hourani R, Taslakian B, Shabb NS, et al. Fibroblastic and myofibroblastic tumors of the head and neck: Comprehensive imaging-based review with pathologic correlation［J］. European Journal of Radiology, 2015, 84（2）: 250-260.

［4］Khuu A, Yablon CM, Jacobson JA, et al. Nodular Fasciitis: Characteristic Imaging Features on Sonography and Magnetic Resonance Imaging［J］. Journal of Ultrasound in Medicine, 2014, 33（4）: 565-573.

［5］Walker EA, Petscavage JM, Brian PL, et al. Imaging Features of Superficial and Deep Fibromatoses in the Adult Population［J］. Sarcoma, 2012, 2012（4）: 215810.

［6］Kikuta K, Kubota D, Yoshida A, et al. An analysis of factors related to the tail-like pattern of myxofibrosarcoma seen on MRI［J］. Skeletal Radiology, 2015, 44（1）: 55-62.

［7］Đaković Bacalja, I. Nikolić, et al. Solitary mediastinal angiomatosis: report of two cases and review of the literature［J］. I. J. Bacalja Neth J Med, 2017, 75（10）: 455-457.

［8］Hara T, Miyoshi A, Kamei Y, et al. Epithelioid Angiosarcoma Arising from a Huge Leiomyoma: A Case Report and a Literature Review. Case Reports in Obstetrics and Gynecology［J］, 2018, 2018: 7591769.

［9］Ahlawat S, Fayad LM. Imaging cellularity in benign and malignant peripheral nerve sheath tumors: Utility of the "target sign" by diffusion weighted imaging. Eur J Radiol, 2018, 102: 195-201.

［10］Ho M, Lutz AM. Tumors of peripheral nerves. Radiologe, 2017, 57（3）: 204-212.

［11］Polasek JB, Laviv Y, Nigim F, et al. Granular cell tumor of the infundibulum: a systematic review of MR-radiography, pathology, and clinical findings. Journal of Neuro-Oncology, 2018, 140（2）: 181-198.

# 第五章　慢性关节病

## 第一节　退行性骨关节病

【概述】

退行性骨关节病（degenerative osteoarthritis，DOA）也称骨性关节炎（osteoarthritis，OA），是以可动关节的关节软骨退变、关节面和其边缘形成新骨为特征的一组非炎症性病变。随着年龄的增长发病率增高。通常认为本病是由于正常组织的机械负荷过度和对机械力的异常反应所致。主要病变部位为软骨和骨，典型表现为关节间隙狭窄、软骨下骨硬化、骨赘形成及骨内囊肿等。

【病理生理】

一般认为本病与衰老、多次轻微外伤、关节结构失稳、内分泌失调等因素有关。组织病理变化主要见于软骨。当关节软骨受损后，表面不规则，使其下骨质受力不均匀而破坏及发生反应性硬化。关节面的边缘可形成骨赘，原因不清楚，组织学上为成熟的骨质，活动期其远端有软骨。软骨改变主要为水含量减少、表层侵蚀或磨损而引起软骨变薄，严重的可完全被破坏而剥脱。关节液通过关节软骨微小缺损，长久压迫其下方组织可引起关节软骨下滑液囊肿形成。肉眼可见受累软骨变色，呈褐灰色或黄灰色，变薄。初期尚光滑，随后软骨面变为粗糙，以后出现侵蚀、囊变和不同程度的溃疡，导致局部肿胀、龟裂、软骨大面积脱落，暴露软骨下骨。囊变周围是致密纤维组织和反应性新生骨，其内可有黏液。囊变的关节面侧常有裂隙。晚期可见关节内游离体，游离体多由软骨退行性变、碎片脱落而来，并可发生钙化及骨化。

【临床表现】

本病可分为原发性和继发性两类。原发者多见于老年人，为随年龄增长关节软骨退行性变的结果，好发于承重关节或多动关节；而继发性者则发生于原有基础病变的关节，如创伤、感染、先天畸形或局部缺血等导致关节软骨发生损伤变性。主要症状为关节疼痛及压痛、关节活动受限、关节畸形及骨摩擦音（感）等。其中，关节疼痛及压痛最为常见，在各个关节均可出现，其中以膝、髋及指间关节最为常见；疼痛常在活动后加重，休息后好转，常与天气变化有关，寒冷、潮湿环境均可加重疼痛。可出现关节晨僵，但持续时间通常不超过30分钟。

【影像学表现】

1. X线

（1）关节间隙变窄：为最常见的早期征象。

（2）软骨下骨质硬化：为关节软骨下广泛的密度增高，在邻近关节面区最为显著，向骨干侧逐渐减轻；后期软骨下囊变很常见，可以单个或数个并存，表现为圆形、类圆形透亮区，边缘清楚，常有窄硬化带（图8-5-1）。

（3）滑膜关节退行性变还可以引起滑膜增生，关节囊肥厚，韧带增生、钙化和骨化，关节盂唇骨化。

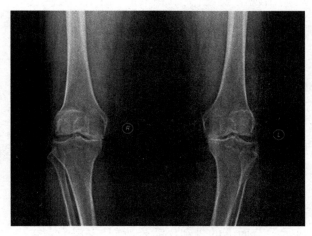

图8-5-1　双膝关节原发性退行性骨关节病

X线正位片示双膝关节面骨质硬化、不光滑，边缘骨赘形成，关节间隙不均匀变窄

（4）骨赘形成：骨赘早期可表现为关节面边缘变锐利，随后表现为关节面周缘的骨性突起，呈唇样或鸟嘴样（图8-5-2）。

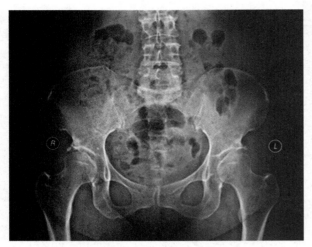

图8-5-2 双髋关节原发性退行性骨关节病

X线正位片示双髋关节面骨质增生硬化，边缘骨赘形成，可见游离体，关节间隙不均匀稍狭窄

（5）严重者晚期出现关节失稳、关节变形、游离体等。临床症状往往不与X线表现的严重程度相关。

2. CT CT常能显示常规X线检查不能显示的一些骨关节部位的重叠结构，检查复杂关节时扫描线与关节面垂直、或薄层CT扫描后冠状面和/或矢状面三维重建显示病变较好，如脊柱、髋关节等。CT显示骨性关节面、关节面下骨小梁和关节内游离体等明显好于X线，敏感性和特异性高，是检查和诊断退行性骨关节病的理想方法。后期出现滑膜炎、关节积液时，CT比X线敏感，表现为关节囊扩张，其内为均匀液体密度影。

3. MRI 采用$T_1WI$、$T_2WI$、脂肪抑制$T_2WI$及STIR序列等检查序列，可发现退行性骨关节病的早期变化，MRI是唯一可以直接清楚显示关节软骨的影像学方法，软骨的信号改变在矢状位和冠状位脂肪抑制$T_2WI$上显示最佳。早期软骨肿胀$T_2WI$上表现为高信号；随后，软骨内出现小囊、表面糜烂和小溃疡，MRI上显示关节软骨增厚或变薄，信号不均匀；后期局部纤维化在$T_2WI$上呈低信号，软骨变薄甚至剥脱。MRI同时还可显示关节面下的骨和松质骨改变，表现为囊变或水肿，脂肪抑制$T_2WI$呈高信号，$T_1WI$呈低信号（图8-5-3）。

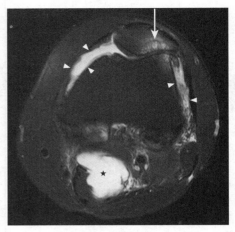

图8-5-3 髌骨软骨退行性变

MRI脂肪抑制$T_2WI$轴位示髌骨关节面局部软骨变薄、缺损，可见软骨下骨囊肿及骨髓水肿信号（箭），关节间隙变窄、边缘骨赘形成；关节积液及滑膜增厚（箭头），腘窝Baker囊肿（五星）

【诊断要点】

典型表现为关节间隙变窄，以承重区明显。骨性关节面硬化、模糊、不规则，关节边缘增生形成唇样或鸟嘴样骨赘。晚期骨性关节面下可见单发或多发圆形、类圆形囊肿，边界清晰，常伴有硬化边。关节囊、肌腱和韧带附着处可见钙化，关节内可见游离体。

【鉴别诊断】

退行性骨关节病需与类风湿关节炎和强直性脊柱炎相鉴别。

1. 类风湿关节炎 类风湿因子阳性，好发于手、足小关节，对称性受累，以近端指间关节侵蚀为主，滑膜增厚及血管翳形成显著，而非肌腱韧带附着点炎，累及中轴关节只侵犯颈椎，外周关节为对称性多关节炎。

2. 强直性脊柱炎 好发于青年男性。绝大多数患者HLA-B27阳性，最早侵犯骶髂关节，脊柱呈竹节状强直而非横行骨赘及骨桥，椎间小关节早期受累、间隙变窄或强直、周围韧带及关节囊钙化骨化，椎间隙一般无改变。主要表现为肌腱、韧带附着点炎症，骶髂关节侵蚀、缺损和关节面下硬化，脊柱呈典型竹节状改变。

【拓展】

早期关节软骨破坏较轻，X线上关节间隙可正常，MRI则能很好地观察关节软骨面的改变，以冠状和矢状位观察最佳，透明软骨在 $T_1WI$ 上呈中等信号，PDWI 呈高信号，梯度回波显示软骨最清晰。正常软骨厚度均匀、光滑，当出现破坏时表现为表面不光滑，厚度不均匀，软骨面破坏后出现关节间隙狭窄，MRI 可在关节间隙变窄前早期对软骨病变进行评价。软骨退变 MRI 分级：0 级正常；1 级关节软骨内局灶性低信号，软骨表面尚光滑；2 级软骨内低信号，伴有软骨表面不光整或变薄、溃疡形成；3 级为软骨碎裂缺损，软骨下骨质暴露。近年来，全器官磁共振评分体系（the Whole Organ Magnetic Resonance Imaging Score，WORMS）、髋关节骨关节炎 MRI 评分（the Hip Osteoarthritis MRI Score，HOAMS）等 MRI 半定量评估系统被提出且广泛应用于大样本、多中心、横向及纵向观察流行病学研究，用以全面评估整个关节退变相关的病理改变特征；借助 $T_1\rho$、$T_2$-mapping 等功能成像手段可对形态改变前的软骨生化成分进行定量评估。

## 第二节 类风湿关节炎

### 【概述】

类风湿关节炎（rheumatoid arthritis，RA）是一种常见的以关节滑膜炎为特征的慢性全身性细胞免疫异常的自身免疫性疾病，关节滑膜最先受累，继而累及关节软骨和软骨下骨，常以手足小关节起病，逐渐侵犯全身多个关节，多呈对称性分布，最终导致关节畸形和功能障碍。在大多数人群，RA 患病率为 0.5%~1.0%，我国 RA 的患病率较低（0.32%~0.36%），而北美洲的 Pima 印第安人部落的患病率较高（0.5%）。RA 可发生于任何年龄，但多见于 30 岁后，随年龄增长发病率逐渐增加，女性易患，女:男比例为 3:1~2:1。目前，RA 病因不清，许多研究提示为遗传、环境、激素、病原体等多因素综合作用所致，单独一项均不足以造成疾病发生。

### 【病理生理】

骨关节是 RA 主要累及的部位，多为手足小关节，尤其是近端指间关节、掌指关节和跖趾关节，其次为腕、肘、肩、踝、膝、髋及脊柱等关节。关节病变滑膜组织最先受累，进而侵袭关节软骨、相邻的骨质及肌腱韧带。

RA 的基本病理改变是滑膜炎。早期滑膜充血、水肿、增厚，毛细血管增生且通透性增高，关节腔出现浆液性积液。慢性期，滑膜细胞增生活跃，出现肉芽组织增生和血管翳形成，后者侵蚀和破坏关节软骨及骨组织。晚期，大量纤维组织增生和钙化形成导致关节强直、畸形和功能障碍。滑膜组织增生、血管翳和肉芽组织形成是 RA 在关节方面的特异性病理改变。

### 【临床表现】

RA 的病情和病程存在显著个体差异，55%~65% 的 RA 病例呈慢性隐匿性起病，早期会有乏力、手指肿胀和弥漫性骨骼肌肉疼痛等非特异性表现，之后累及关节，大关节在小关节后出现症状。RA 关节炎多呈对称性、非游走性，持续性肿胀和压痛，晨僵（晨醒后关节部位出现发僵和发紧感，活动后改善）至少持续 30~45 分钟。晚期出现关节畸形、强直、半脱位及关节周围肌肉萎缩、痉挛，出现功能障碍。除关节症状外，还可出现类风湿结节及心、肺、肾、周围神经及眼等关节外病变。

主要实验室检查包括：①类风湿因子（rheumatoid factor，RF）：60%~80% 的患者有高水平 RF，但 RF 阳性亦可见于慢性感染（肝炎、结核等）、其他结缔组织病和正常老年人；②抗环瓜氨酸多肽抗体（anti-cyclic citrullinated peptide antibody，anti-CCP）：敏感性约 70%，特异性接近 98%，是目前诊断早期 RA 相对特异的指标；③血沉和 C 反应蛋白：为 RA 非特异性指标，可判断 RA 活动和缓解程度，活动期血沉增快、C 反应蛋白升高。

### 【影像学表现】

1. X 线 RA 的 X 线表现与病理改变直接相关，主要 X 线征象包括关节周围软组织肿胀、骨质疏松、关节间隙及关节骨质的改变。RA 早期 X 线可无阳性发现，随着病程进展，首先出现的是关节周围软组织肿胀，密度尚均匀，肿胀软组织呈梭形、分叶状或结节状，皮下脂肪线模糊。早期由于滑膜增生、渗出及关节积液导致关节间隙增宽，在炎症、水肿的影响下骨端出现骨质疏松，此后骨端关节囊附着处出现小囊状的骨质侵蚀、缺损及凹凸不平，关节软骨及关节边缘骨质坏死、侵蚀，关节面模糊、不规则中断，关节间隙明显变窄，骨质疏松显著。晚期关节面骨质增生、硬化或融合，关节间隙严重狭窄或消失，关节呈现半脱位、脱位畸形,甚至出现骨性强直。

（1）手和腕关节：是 RA 最具特征性的表现。关节周围软组织呈对称性梭形肿胀,以第 2~5 指近端指间关节和掌腕关节常见,骨端骨质疏松,关节面边缘出现小囊状骨质侵蚀、破坏（图 8-5-4),

桡侧面较尺侧面显著,掌骨头的掌桡侧受累最重,关节间隙渐进性狭窄,手部轴线出现尺偏,可合并掌屈及掌指关节半脱位。手指的特征性畸形是"纽扣状"（boutonniere）和"天鹅颈状"（swan-neck）畸形。

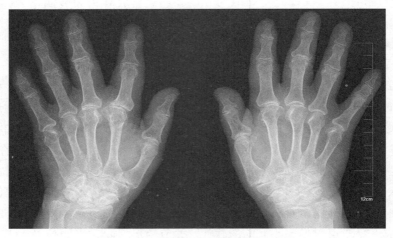

**图 8-5-4　类风湿关节炎双手正位片**
图示双手及腕骨显著骨质疏松改变,双手第 2~5 指的近端指间关节、各腕骨及桡腕关节间隙明显变窄,关节面下骨质多发侵蚀、破坏,周围软组织肿胀

腕关节可见尺骨远端软组织肿胀,逐渐向腕关节内侧蔓延,尺骨茎突出现小囊状骨质破坏,桡骨远端关节面及各腕骨亦可出现骨质侵蚀,呈虫蚀样改变,关节间隙逐渐变窄,晚期腕骨破坏、融合而导致骨性强直。

（2）肘关节：肘关节是 RA 的好发部位之一,由于关节积液、滑膜增厚导致关节周围脂肪垫被推移,在肱骨远端形成典型"八"字征,关节骨质疏松,关节间隙变窄,肱骨远端、桡骨小头及尺骨鹰嘴、冠突出现骨质侵蚀、变形,晚期可见肘关节半脱位畸形。

（3）肩关节：表现为弥漫性骨质疏松,随后出现骨质侵蚀、破坏,以肱骨大结节最显著,肩关节间隙变窄,肱骨头向上半脱位,骨质破坏可累及关节盂、胸锁关节及肩锁关节。

（4）膝关节：软组织肿胀表现为髌上囊肿胀和髌下脂肪垫模糊,随后关节边缘软骨下骨出现小囊状破坏,关节间隙变窄、消失,可继发骨关节炎改变,晚期出现膝内翻、膝外翻或半脱位畸形。

（5）踝关节及足：踝关节 RA 较少见,表现为骨质疏松、关节囊和周围软组织肿胀,胫距关节间隙狭窄,随后关节面骨及软骨囊变及继发骨关节

炎,晚期踝关节面塌陷,甚至关节强直。

足是 RA 最常侵犯的部位之一,骨质侵蚀出现较早,主要累及跖趾关节及近端趾间关节,足跗关节亦可出现骨质侵蚀、硬化改变。跟骨因跟腱炎出现反应性骨质增生。晚期足部各关节畸形及半脱位较多见。

（6）脊柱：主要累及颈椎及寰枢关节,表现为齿状突骨质侵蚀,寰枢关节半脱位,椎体骨质疏松,椎间隙变窄,椎体骨质增生及小关节硬化,晚期由于韧带及肌腱的受累,导致颈椎曲度不稳及关节强直。

（7）髋关节及骶髂关节：髋关节较常受累,关节间隙变窄,晚期股骨头塌陷、股骨头半脱位及髋臼向盆腔内突,常合并骨质退行性变。

骶髂关节主要表现为髂骨侧的关节面下骨质侵蚀、破坏,合并轻度关节间隙变窄及骨质硬化,偶有骨性融合。

**2. CT**

（1）CT 检测骨侵蚀的能力较其他技术准确,也可显示关节周围软组织肿胀、滑膜增厚、关节积液等。同时,对大关节病变及肺部疾病的检测有一定的价值。

（2）三维重建技术可显示复杂关节的脱位、畸形，如寰枢关节。

3. MRI

（1）滑膜炎：RA 早期，急性滑膜炎导致关节积液和滑膜增厚，液体呈均匀长 $T_1$、长 $T_2$ 信号改变。随着积液时间延长，纤维组织成分及大分子物质沉积，$T_1WI$ 和 $T_2WI$ 信号不均。正常的滑膜在 MRI 不显示，一旦滑膜显像则提示滑膜增厚，增厚的滑膜表面毛糙，沿关节边缘及软骨表面匍匐生长，表现为细线状 $T_1WI$ 稍低信号、$T_2WI$ 稍高信号，增强扫描增厚的滑膜强化明显，以区别关节积液（图 8-5-5）。

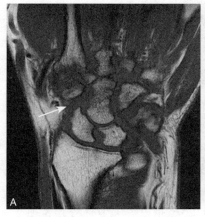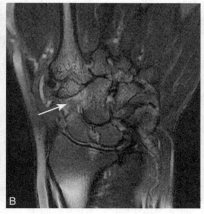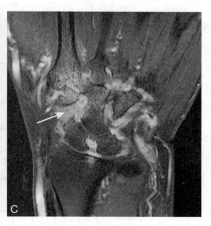

图 8-5-5　腕关节滑膜炎

A、B. MR 平扫示腕关节滑膜多发增厚（箭），呈长 $T_1$、稍长 $T_2$ 信号改变；C. MR 增强扫描示增厚的滑膜明显强化（箭）

（2）血管翳形成：血管翳多呈长条状、结节状或团块状，根据组织类型分为炎性、纤维性和混合性。炎性血管翳 $T_1WI$ 呈低信号，$T_2WI$ 呈不均匀稍高信号，增强扫描强化明显。纤维性血管翳在 $T_1WI$、$T_2WI$ 均呈低信号，增强扫描弱强化。混合性血管翳介于两者之间，$T_1WI$ 呈低信号，$T_2WI$ 呈不均匀低至高信号，增强扫描不均匀中等程度强化。一般认为，纤维性血管翳表示 RA 处于静止期，而炎性和混合性血管翳提示 RA 处于活动期或半活动期。

（3）关节软骨破坏：首先在软骨边缘部即裸区出现小囊状坏死，随着血管翳逐渐覆盖软骨表面，软骨形态变薄，表面毛糙、凹凸不平，局部出现小囊状缺损，增生的滑膜或血管翳向内侵入。晚期软骨侵蚀严重，呈现大片状不规则缺损。

（4）骨质改变：血管翳侵入骨质，MRI 显示骨皮质信号中断，骨质侵蚀破坏，关节面下呈现不规则长 $T_1$、长 $T_2$ 信号的小囊腔。骨髓水肿表现为模糊斑片状 $T_1WI$ 低信号、$T_2WI$ 稍低或稍高信号，STIR 序列呈明显高信号。

（5）关节周围软组织改变：MRI 可显示肌腱、韧带的粘连、断裂，软组织水肿，脊髓受累等。

【诊断要点】

RA 的诊断主要依靠临床表现、自身抗体及影像学改变，临床应用最多的为 1987 年美国风湿病学会分类标准（表 8-5-1），但此标准尚不能达到早期诊断 RA 的目的。随着甲氨蝶呤、生物制剂等抗风湿药的应用，早期诊断与治疗成为 RA 的重点。2010 年，美国风湿病学会与欧洲抗风湿联盟发表的 RA 分类标准（表 8-5-2）成为里程碑性的标志。类风湿关节炎常见于近端指间关节、掌指关节及腕关节，是主要的早期诊断观察点，病变很少累及远端关节而近端不受累，且为双侧对称性多关节炎，MRI 显示特征的滑膜炎和血管翳形成，更早地显示软骨破坏及关节软组织结构的受累。

表 8-5-1　美国风湿病学会类风湿关节炎分类标准
（1987 年 ACR 分类标准）

| 定义 | 注释 |
|---|---|
| 1. 晨僵 | 关节及其周围僵硬感至少持续 1 小时 |
| 2. 3 个以上区域的关节炎 | 医生观察到下列 14 个区域（左侧或右侧的近端指间关节、掌指关节、腕、肘、膝、踝及跖趾关节）中，至少有 3 个区域同时有软组织肿胀或积液（并非单纯骨质增生） |

续表

| 定义 | 注释 |
|---|---|
| 3. 手关节炎 | 腕关节、掌指关节、近端指间关节中至少有一个区域肿胀 |
| 4. 对称性关节炎 | 两侧相同区域关节同时受累（双侧近端指间关节、掌指关节或跖趾关节受累时不一定绝对对称） |
| 5. 类风湿结节 | 医生观察到骨性突起部位、伸肌表面或关节周围有皮下结节 |
| 6. 血清类风湿因子阳性 | 任何检测方法显示血清类风湿因子含量异常，而该方法在正常人群中阳性率小于 5% |
| 7. X 线改变 | 手和腕的后前位 X 线有典型的类风湿关节炎改变，包括骨质侵蚀或受累关节及其邻近部位有明确的骨质脱钙（仅有骨关节炎改变不够） |

注：以上 7 条满足 4 条或 4 条以上并排除其他关节炎即可诊断 RA，第 1~4 条病程至少 6 周。

表 8-5-2　美国风湿病学会与欧洲抗风湿联盟类风湿关节炎分类标准（2010 年 ACR/EULAR 分类标准）

| 项目 | 内容 | 得分 |
|---|---|---|
| 受累关节数 | 1 个大关节 | 0 |
| | 2~10 个大关节 | 1 |
| | 1~3 个小关节（伴或不伴大关节受累） | 2 |
| | 4~10 个小关节（伴或不伴大关节受累） | 3 |
| | >10 个关节（至少 1 个为小关节） | 5 |
| 血清学（RF 或抗 CCP 抗体） | 均阴性 | 0 |
| | 至少 1 项低滴度阳性（滴度 ≤3 倍正常高值） | 2 |
| | 至少 1 项高滴度阳性（滴度 >3 倍正常高值） | 3 |
| 滑膜炎持续时间 | ≤6 周 | 0 |
| | >6 周 | 1 |
| 急性期反应物 | CRP 和 ESR 均正常 | 0 |
| | CRP 或 ESR 增高 | 1 |

注：各项评分总和 6 分以上可以诊断 RA

适用人群：至少有 1 个关节明确表现为滑膜炎（肿胀）；滑膜炎无法用其他疾病解释。

【鉴别诊断】

1. 骨性关节炎　多发生于中老年人，累及膝、手、脊柱等负重关节。无游走性疼痛，晨僵时间较短，小于 30 分钟；大多数血沉正常，RF 阴性。影像学表现骨质破坏主要发生在软骨覆盖区而非裸区，关节间隙不均匀狭窄，关节边缘唇样增生或骨赘形成，骨质疏松较少发生。

2. 强直性脊柱炎　好发于青年男性。RF 阴性，绝大多数患者 HLA-B27 阳性。病变以中轴关节为主，骶髂关节最先受侵。影像学主要表现为肌腱、韧带附着点炎症，骶髂关节侵蚀、缺损和关节面下硬化，脊柱呈典型竹节状改变，侧副韧带及前纵韧带广泛骨化。累及四肢关节滑膜病变较轻微，很少有严重的血管翳形成。

3. 银屑病关节炎　以手指或足趾的远端关节受累为主，远端指（趾）骨骨质破坏、吸收，但 RF 阴性，并伴有皮肤、指甲等关节外特异表现。

【拓展】

1. RA 的传统影像学诊断主要依靠 X 线，但 95% 的 RA 患者于症状出现 6~12 个月后才会出现 X 线改变，这时已经很难通过药物治疗逆转疾病进展。2010 年美国风湿病学会与欧洲抗风湿联盟类风湿关节炎分类标准中，突出了关节受累数目及抗 CCP 抗体和 RF 抗体的重要性，为早期诊断明确了方向。随着 MRI 在关节炎早期诊断中作用的提高，MRI 未来将成为 RA 诊断标准的重要依据。

2. 关节肿胀、疼痛、晨僵是 RA 三个重要的临床体征，抗 CCP 抗体的诊断特异性接近 98%，是早期诊断 RA 相对特异性指标。

3. 炎性的血管翳与骨髓水肿是 RA 活动的特征，骨质侵蚀破坏首先发生于关节裸区，是 RA 致残的主要原因。

4. 检测 RA 的影像学方法敏感性为：MRI>X 线 >CT；MRI 扫描包括 $T_1WI$、脂肪抑制 $T_2WI$ 及脂肪抑制 $T_1WI$ 增强，以突出强化的滑膜，区别关节积液。

总之，RA 的诊断要依据病史、临床表现、实验室检查及影像学等做出综合诊断，X 线是首选，但 MRI 对 RA 的早期诊断及评估发挥越来越重要的作用。

## 第三节 强直性脊柱炎

### 【概述】

强直性脊柱炎（ankylosing spondylitis，AS）是一种病因不明的进行性、慢性炎症性疾病，属于血清阴性脊柱关节病（spondylarthropathy，SpA）中最常见的一种。血清阴性脊柱关节病是一类血清类风湿因子阴性而 HLA-B27 呈阳性的关节炎病变的统称，因其易并发脊柱炎，故又称血清阴性脊柱关节病，包括 AS、赖特综合征（Reiter syndrome，RS）、银屑病关节炎（psoriatic arthritis，PsA）、反应性关节炎（reactive arthritis，ReA）、炎性肠病关节炎，其临床表现及病理变化多有重叠之处。AS 主要累及骶髂关节、脊柱中轴骨及外周关节，病变特点为肌腱和韧带附着处的炎症和钙化，同时伴有软骨骨化和滑膜炎症，晚期发生畸形及关节强直。AS 好发于青年男性，男女比约为 2∶1~3∶1，发病年龄通常在 15~30 岁。因其患病率与 HLA-B27 密切相关，因此 AS 患病率存在种族差异，如美国为 0.13%~0.22%，日本为 0.05%~0.20%，我国为 0.26%。AS 的病因未明，目前认为与遗传、基因、感染、免疫环境等多因素相关。

### 【病理生理】

AS 的特征病理表现为中轴关节炎、外周大关节炎以及伴有软骨下骨髓炎的附着点炎。软骨化生，继而软骨钙化和骨化形成也是本病的特征病理表现之一。病变早期为滑膜和软骨下骨髓淋巴细胞、巨噬细胞和浆细胞浸润，相应部位的骨质受侵蚀出现骨髓炎症、水肿，后期发生活动性炎症部位软骨钙化、骨化，甚至形成骨桥。滑膜关节的病理改变类似于类风湿关节炎，可见滑膜增厚、绒毛增生，渗出较少，血管翳较轻，纤维增生后可出现软骨化生及软骨内化骨，引起关节强直和关节囊骨化。

### 【临床表现】

本病起病隐匿，进展缓慢。炎性腰背痛是最常见也是最早发生的症状，年龄多小于 45 岁，疼痛时间大于 3 个月。疼痛由单侧发展至双侧，间歇性发展至持续性，疼痛双侧交替，清晨加重，甚至于下半夜痛醒。早期可有明显的晨僵，活动后缓解，晚期疼痛消失，脊柱强直甚至畸形。病变累及肋椎关节和胸锁关节，可有明显胸痛，咳嗽或喷嚏后加重。关节外的附着点炎可导致特定部位的压痛，如棘突、胸肋关节、坐骨结节、胫骨结节、足跟等。累及下肢大关节，会出现软组织肿胀和关节积液。关节外的表现包括眼葡萄膜炎、结膜炎、肺纤维化、升主动脉炎和主动脉瓣病变，以及神经、肾脏病变等。晚期常伴有严重的骨质疏松，以致椎体骨折。

本病实验室检查无特异性指标。类风湿因子阴性，活动期可有血沉、C 反应蛋白、IgA 的升高。约 90% 的患者 HLA-B27 阳性，但其阴性也不能完全排除本病，同时正常人也有少数 HLA-B27 阳性。

### 【影像学表现】

1. X 线

（1）骶髂关节：骶髂关节炎是 AS 的特征表现。骶髂关节由骶骨与髂骨的耳状关节面构成，分为滑膜部和韧带部，骶骨关节面由透明软骨覆盖，而髂骨关节面软骨可有纤维软骨，因此骶髂关节炎首先累及髂骨面且相对较重。病变从骶髂关节的下 1/3 滑膜部开始，早期可表现为单侧或不对称炎症，后期多呈双侧对称性。早期关节周围轻度骨质疏松，髂骨侧关节面模糊，随后侵蚀破坏，关节面毛糙不平，软骨下骨见低密度骨吸收或破坏区，周围出现反应性骨质硬化，起先关节间隙可有"假性增宽"征象，随后不规则狭窄。晚期病变累及整个骶髂关节，完全骨化，关节间隙变窄、消失，可见粗糙骨小梁通过关节间隙，形成骨性强直。

按纽约的诊断标准将骶髂关节病变的 X 线表现分为五级：0 级为正常骶髂关节；Ⅰ级为可疑骶髂关节炎；Ⅱ级为轻度骶髂关节炎，可见局限性侵蚀、硬化，但关节间隙正常；Ⅲ级为中度骶髂关节炎，有明显的骨质侵蚀及增生硬化，关节间隙狭窄乃至消失或部分强直；Ⅳ级为完全性关节强直。

（2）脊柱：脊柱病变通常是由骶髂关节自下而上发展而来，逐渐累及腰椎、胸椎，甚至颈椎。椎体前缘上下角受侵，继而发生椎体骨炎（Romanus 病灶）、骨质侵蚀及增生硬化改变，致椎体前缘失去正常的凹面，形成"方椎"征象。椎间盘纤维环和前纵韧带炎症后发生钙化和骨化形成韧带性骨赘（syndesmophytes），韧带钙化沿脊柱长轴纵向生长,以脊柱前面和侧面显著,最后将相邻椎体连接起来形成典型的"竹节椎"(bamboo spine)。随着病变进展,关节囊、黄韧带、棘间和棘上韧带均可发生类似骨化改变,广泛的骨化使脊柱完全强直。其他表现包括椎体终板的侵蚀、脊柱后凸畸形、寰枢关节半脱位、肋椎关节及胸锁关节骨性强直、椎间盘的钙化等,而 AS 导致椎间盘椎体连接部的侵蚀性破坏,形成椎间盘炎,称为 Andersson 病灶。晚期椎体骨质明显疏松,易导致骨折。

(3)周围关节:髋关节最常受累,表现为股骨头及髋臼骨质侵蚀破坏,周围反应性骨质增生,关节面继发骨赘形成,关节间隙变窄,最终导致骨性强直。此外,肌腱、韧带的骨骼附着点如坐骨结节、股骨大小粗隆、耻骨联合、跟骨结节等部位可出现骨炎改变,表现为骨质增生硬化或侵蚀和絮状骨化。

2. CT　CT 对骶髂关节炎和脊柱关节炎的骨质侵蚀破坏更为敏感,能早期显示骨质改变,对骶髂关节炎的诊断最敏感和准确。根据 AS 的 X 线分级标准,CT 分级为(图 8-5-6):

(1)0 级:CT 表现正常或仅有关节面模糊。

(2)Ⅰ级:关节面模糊、局限性骨质疏松及软骨下骨轻度糜烂,但关节间隙及韧带关节正常。

(3)Ⅱ级:关节面模糊,局限性骨质疏松和硬化,软骨下骨质破坏及微小囊变,关节间隙基本正常及韧带关节局部糜烂或正常,多见于髂骨侧关节面,骨质侵蚀和囊变多见于滑膜关节中下部。

(4)Ⅲ级:软骨下骨质明显破坏和弥漫性硬化,关节边缘模糊呈现毛刷状或锯齿状,骨质疏松和囊变明显增多,关节间隙不规则狭窄,关节骨质破坏,可有部分强直。

(5)Ⅳ级:关节完全性强直和韧带部受累。

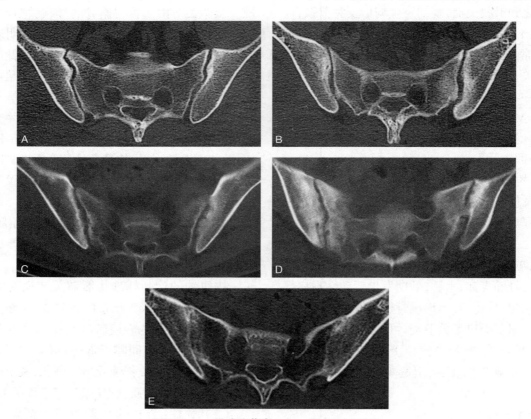

图 8-5-6　骶髂关节炎 0 级~Ⅳ级 CT 平扫

A. 0 级:双侧骶髂关节面密度增高,边缘略毛糙,骶髂关节间隙正常;B. Ⅰ级:双侧骶髂关节面模糊、不规则,局部硬化,髂骨面局部可见小囊变,关节间隙尚正常;C. Ⅱ级:骶髂关节中下部关节面模糊,骨质硬化,髂骨面软骨下骨可见骨质破坏及微小囊变,关节间隙基本正常;D. Ⅲ级:髂骨及骶骨面软骨下骨质明显破坏和弥漫性硬化,关节边缘模糊呈现毛刷状或锯齿状,关节间隙变窄;E. Ⅳ级:骶髂关节完全强直

### 3. MRI

（1）软骨改变：正常骶髂关节软骨 $T_1WI$、$T_2WI$ 呈条带状中等信号。滑膜增厚和血管翳炎性增生，导致软骨面不规则增厚、扭曲，$T_1WI$ 呈低信号，$T_2WI$ 信号增高，随着软骨被侵蚀、破坏，关节间隙狭窄，$T_1WI$、$T_2WI$ 均为低信号的纤维组织或者骨化影所替代。

（2）骨质改变：骨质侵蚀，低信号的软骨下骨表面不规整、凹凸不平，中晚期，关节面下出现带状或片状的骨质增生硬化，$T_1WI$ 及 $T_2WI$ 均呈低信号。

（3）骨髓改变：骨髓水肿表现为斑片状 $T_1WI$ 低信号，脂肪抑制 $T_2WI$ 或 STIR 序列呈模糊高信号（图 8-5-7）。

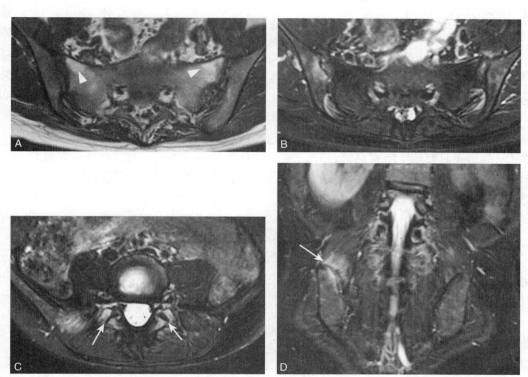

**图 8-5-7　骶髂关节炎 MR 平扫**

患者，女，38 岁，确诊强直性脊柱炎。A、B. $T_1WI$ 及脂肪抑制 $T_2WI$ 轴位图像示双侧骶髂关节炎，关节面下髂骨侧骨髓水肿，骶骨侧可见片状脂肪沉积（箭头）；C. 脂肪抑制 $T_2WI$ 轴位图像示双侧 $L_5 \sim S_1$ 椎小关节炎（箭）；D. STIR 斜冠位图像示右侧髂后上棘附着点炎（箭）

（4）骨性强直：关节间隙变窄、消失，增生的骨小梁在 $T_2WI$ 信号降低。

【诊断要点】

AS 的诊断主要依靠临床病史、体征和影像学表现。青年男性、发生慢性腰背痛疼痛伴晨僵、有 AS 家族史、HLA-B27 阳性、X 线出现对称性骶髂关节炎，应高度怀疑本病。目前，临床 AS 的诊断仍沿用 1966 年纽约标准或 1984 年修订的纽约标准，对于一些暂时不符合上述标准者，参考 2009 年欧洲脊柱关节病初步诊断标准。

**1. 纽约标准（1966 年）**　有 X 线证实的双侧或单侧骶髂关节炎（按前述 0~Ⅳ级分级），并分别附加以下临床表现的 1 条或 2 条，即：①腰椎在前屈、侧屈和后伸的三个方向运动均受限；②腰背痛史或现有症状；③胸廓扩展范围小于 2.5cm。根据以上几点，确诊 AS 要求有：X 线证实的Ⅲ~Ⅳ级双侧骶髂关节炎，并附加上述临床表现中的至少 1 条；或者 X 线证实的Ⅲ~Ⅳ级单侧骶髂关节炎或Ⅱ级双侧骶髂关节炎，并分别附加上述临床表现的 1 条或 2 条。

**2. 修订的《纽约标准》（1984 年）**　①下腰背痛的病程至少持续 3 个月，疼痛随活动改善，但休息不减轻；②腰椎在前后和侧屈方向活动受限；③胸廓扩展范围小于同年龄和性别的正常值；④双侧骶髂关节炎Ⅱ~Ⅳ级，或单侧骶髂关节炎Ⅲ~Ⅳ级。如果患者具备④并分别附加①~③条中的任何 1 条可确诊为 AS。

3. **欧洲脊柱关节病研究组标准（2009 年）** 炎性脊柱痛或非对称性以下肢关节为主的滑膜炎，并附加以下项目中的任何 1 项：①阳性家族史；②银屑病；③炎性肠病；④关节炎前 1 个月内的尿道炎、宫颈炎或急性腹泻；⑤双侧臀部交替疼痛；⑥肌腱末端病；⑦骶髂关节炎。

【鉴别诊断】

1. **致密性骨炎** 好发于青中年女性，自然分娩后，活动后加剧，休息后缓解。影像学表现为髂骨关节面下骨质硬化，与正常骨分界清楚，无骨质破坏，关节间隙未见狭窄，无软骨及韧带结构改变。

2. **类风湿关节炎** 女性多见，类风湿因子阳性，累及骶髂关节病变较少。病变特点为滑膜炎及血管翳形成，而非肌腱韧带附着点炎，累及中轴关节只侵犯颈椎，外周关节为对称性多关节炎。

3. **弥漫性特发性骨肥厚（diffuse idiopathic skeletal hyperostosis, DISH）综合征** 好发于 50 岁以上男性。临床表现与影像学表现与 AS 相似，但韧带钙化常累及颈椎和低位胸椎，而骶髂关节及椎小关节无侵蚀，血沉正常，HLA-B27 阴性。

【拓展】

1. **CT** 对骶髂关节炎的诊断最敏感和准确，对骨质的侵蚀和硬化显示优于 X 线及 MRI，亦可清晰显示脊柱骨折及椎管狭窄情况。

2. **MRI** STIR 序列对检测骨髓水肿非常敏感，可很好地用于 AS 的早期及活动期诊断。此外，MRI 对于椎体前后缘、间盘的炎症改变及关节软骨的侵蚀破坏显示均较清晰。

总之，AS 的诊断依然要依据临床病史、实验室检查及影像学检查等，X 线是骶髂关节炎的首选，但 CT 的诊断敏感性较高，而 MRI 对 AS 的早期诊断及活动性评估具有重要作用。

# 第四节 系统性红斑狼疮

【概述】

系统性红斑狼疮（systemic lupus erythematosus, SLE）是一种具有多种自身抗体和累及全身多器官、脏器的慢性结缔组织病和自身免疫性疾病，可累及皮肤、黏膜、关节、肌肉、肾脏、中枢神经系统等器官系统，骨关节受累常见。SLE 好发于育龄女性，多见于 15~55 岁，女性患病率约为男性的 9 倍。SLE 的患病率随地区、种族、性别、年龄而有差异，美国的患病率为 25.4/10 万 ~91.0/10 万人，我国为 70/10 万人，妇女则高达 115/10 万人。SLE 的病因尚不明确，通常认为是遗传、激素、感染、免疫及环境的多因素综合作用所致。

【病理生理】

SLE 累及关节的主要病理改变是坏死性血管炎，早期基质黏液样水肿，随后中、小血管壁的结缔组织发生纤维蛋白样变性，晚期出现坏死及血栓形成，导致出血和局部缺血改变，形成坏死性血管炎，由此引起关节松弛、软组织萎缩、关节挛缩畸形和骨缺血坏死，因此，SLE 关节周围病变甚于关节本身病变。关节本身的滑膜炎较类风湿关节炎轻，血管翳及骨和软骨的侵蚀极少见。滑膜炎的病理改变为局灶性纤维素样坏死伴有滑膜细胞增殖及血管周围单核细胞浸润。

【临床表现】

典型 SLE 关节病变临床表现为非侵蚀性、无畸形的关节痛和关节炎，主要累及手指小关节、腕和膝关节，呈对称性分布，关节症状出现在多系统损害之前。常见的症状和体征包括关节肿胀、游走性疼痛、局部压痛和晨僵，晚期可出现关节畸形。SLE 关节外症状较多，累及全身呼吸、神经、消化、淋巴、泌尿、眼部等多器官和系统。

实验室检查对 SLE 诊断有重要价值，特别是多种自身抗体，如抗核抗体（antinuclear antibody, ANA）、抗脱氧核糖核酸抗体、SLE 标记抗体等特异性较高；而周围血红细胞、白细胞、淋巴细胞和血小板均降低，血沉升高，是 SLE 诊断的依据之一。

【影像学表现】

SLE 累及骨关节的影像学表现较多样，表现如下：

1. **对称性多发性骨关节炎** 以手足小关节多见，也可累及膝、腕、肩等大关节。早期表现为非特异性的关节周围软组织肿胀和局限性骨质疏松，后期手部软组织出现"纺锤样"改变，近端指间关节和掌指关节出现类似类风湿关节炎的骨质破坏，但关节间隙无狭窄。

2. **畸形性非侵蚀性关节炎** 手部表现较特异，手部畸形表现为掌指关节尺侧偏斜、"天鹅颈状"和"纽扣状"畸形、拇指指间关节过伸等，称为雅库关节炎（Jaccoud 关节病），类似于类风湿关节炎，但常不伴有关节间隙狭窄及骨质侵蚀。

**3. 缺血性骨坏死**　好发于股骨头、肱骨头、手腕骨等,与非 SLE 所致的骨坏死表现基本一致,如软骨下囊变、"新月征"等,晚期可有关节面塌陷、关节间隙变窄及骨变形,病变累及范围较大,形成大片状地图样骨梗死,MRI 显示较好(图 8-5-8)。

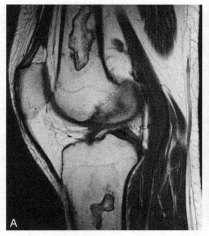
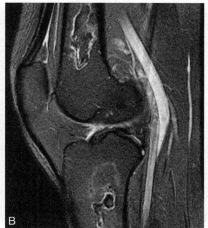

图 8-5-8　系统性红斑狼疮左膝关节 MR 平扫

患者,女,34 岁,间断发热 3 年,加重 4 个月。抗 SSA 抗体(+),抗 SM 抗体(+)。

A、B. $T_1WI$ 及 STIR 序列图像示左股骨远端、胫骨近端多发斑片状骨梗死灶

**4. 软组织钙化**　较少见,好发于下肢软组织,位于皮下或深层软组织,呈线样、斑点样或结节样钙化。

**5. 腱鞘炎和非创伤性自发性肌腱断裂**　可出现在髌韧带、跟腱、股四头肌肌腱、肱二头肌肌腱及手部伸肌腱等,影像学表现各异。

**6. 肌炎**　发生于近端肌肉,见于 5%~11% 的 SLE 患者,MRI 脂肪抑制序列呈明显高信号。

**7. 骶髂关节炎**　表现为关节间隙狭窄、骨质增生硬化、关节面下骨质破坏。

**8. 化脓性骨髓炎**、肢体末端硬化及末节指(趾)骨簇部吸收等均较少见。

【诊断要点】

SLE 的诊断同其他系统性风湿性疾病一样,需要综合患者的症状、体征、实验室检查及影像学等做出诊断。目前,多采用美国风湿病协会(1997 年)修订的诊断标准和系统性红斑狼疮国际临床协助组(Systemic Lupus International Collaborating Clinics, SLICC)(2009 年)修订的分类标准(表 8-5-3)。

表 8-5-3　SLICC 关于 SLE 分类标准(2009 年)

| 临床标准 | 免疫学标准 |
| --- | --- |
| 1. 急性或亚急性皮肤型狼疮 | 1. ANA 阳性 |
| 2. 慢性皮肤型狼疮 | 2. 抗 ds-DNA 抗体阳性:(ELISA 方法需 2 次阳性) |
| 3. 口鼻部溃疡 | 3. 抗 Sm 抗体阳性 |
| 4. 脱发 | 4. 抗磷脂抗体阳性:狼疮抗凝物阳性,或梅毒血清学实验假阳性,或中高水平阳性的抗心磷脂抗体,或 $\beta_2$- 糖蛋白 I 阳性 |
| 5. 关节炎 | |
| 6. 浆膜炎:胸膜炎和心包炎 | |
| 7. 肾脏病变:24 小时尿蛋白 >0.5g 或有红细胞管型 | 5. 补体降低:C3、C4 或 CH50 |
| 8. 神经病变:癫痫、精神病、多发性单神经炎、脊髓炎、外周或脑神经病变、急性精神混乱状态 | 6. 直接抗人球蛋白实验(Coombs)阳性(无溶血性贫血) |
| 9. 溶血性贫血 | |
| 10. 至少一次白细胞减少(<4×10⁹/L)或淋巴细胞减少(<1×10⁹/L) | |
| 11. 至少一次血小板减少(<100×10⁹/L) | |

确诊标准:满足上述 4 项标准,包括至少 1 项临床标准和 1 项免疫学标准;或肾活检证实狼疮肾炎,同时 ANA 阳性或抗 ds-DNA 抗体阳性。

美国风湿病协会 1997 年修订的 SLE 诊断标准：①颧颊部红斑；②盘状红斑；③光过敏；④口腔溃疡；⑤非侵蚀性关节炎；⑥浆膜炎（胸膜炎或心包炎）；⑦蛋白尿（>0.5g/24h）或管型尿；⑧癫痫发作或精神症状；⑨溶血性贫血或白细胞、淋巴细胞、血小板减少；⑩抗 dsDNA 抗体阳性或抗 Sm 抗体阳性或持续性梅毒反应假阳性；ANA 阳性。符合以上 4 项或 4 项以上者可确诊。

【鉴别诊断】

1. **类风湿关节炎**　滑膜增厚、血管翳形成及关节积液较重，常见软骨及骨的侵蚀破坏，为侵蚀性关节炎，晚期关节间隙狭窄较明显。

2. **多发性肌炎和皮肌炎**　表现为肌无力、关节痛及关节炎。血清肌酶活性增高，抗 Jo-1 阳性，肌电图见肌原性损害，STIR 序列肌肉弥漫性高信号。

3. **缺血性骨坏死**　好发于股骨头、肱骨头、手腕骨等，与 SLE 所致骨缺血坏死表现基本一致，但无 SLE 的关节外表现及多系统损害。

【拓展】

1. MRI 对早期骨坏死的诊断具有较高的敏感性，对肌炎和皮肌炎及肌腱的断裂显示较佳，尤其是脂肪抑制序列。

2. SLE 的多种标志性抗体对诊断具有特异性。

总之，SLE 具有多器官、多脏器损害的临床表现，很多表现并非 SLE 特有，当年轻女性存在一种或多种表现或至少两个不同脏器受累时，应考虑 SLE 的可能。影像学检查是 SLE 累及骨关节的首选检查方法，对疾病的早期诊断、疾病的侵袭程度及预后的评估起着重要作用。

# 第五节　银屑病关节炎

【概述】

银屑病关节炎（psoriatic arthritis，PsA）是一种与银屑病相关的炎性关节病，属于血清阴性脊柱关节病的一种。关节炎典型表现为指（趾）炎和附着点炎，部分患者可有骶髂关节炎和脊柱炎，病程迁延，易复发，晚期可有关节强直而致残。7%~42% 的银屑病患者可发生关节炎，15%

的关节炎发生在银屑病之前。PsA 的好发年龄为 30~50 岁，男女比例相近。银屑病于不同地区和人群中的发病率差别较大，俄罗斯和挪威约为 5%~10%，而美国和西非仅为 0.3%，我国 PsA 的患病率约为 1.23%。银屑病的病因和发病机制不明，认为其与遗传、免疫、环境、感染等多因素相互作用有关。

【病理生理】

PsA 的主要病理改变为滑膜炎、附着点炎和骨与软骨的侵蚀。受累的大关节滑膜可见绒毛增生及淋巴细胞浸润。血管损伤及为突出特点，包括内皮细胞肿胀、血管壁增厚及炎症细胞浸润。受累的指间关节早期病变为滑膜增厚及肿胀，稍后为纤维性增生、绒毛形成及炎症细胞浸润。过度的纤维组织增生引起关节融合，尤其在近端指间关节及腕关节。远端指间关节的晚期病变为关节破坏、骨吸收及在肌腱附着点的骨质增生。最终，增宽的关节间隙由纤维组织替代，不残留滑膜痕迹。

【临床表现】

PsA 起病隐匿，可出现关节炎、附着点炎和脊柱炎的症状，关节疼痛通常较类风湿关节炎轻，缓解更快、更常见，有时转化为慢性关节炎及严重的残疾。Wright 和 Moll 提出了 PsA 的五种临床类型：

1. **非对称性寡关节炎**　占 70%，以手、足指（趾）间关节为主，分布不对称，表现为关节滑膜炎和腱鞘炎，典型呈腊肠状指（趾）。

2. **对称性多关节炎**　占 15%，表现出类似类风湿关节炎的临床特点，对称性受累，可有晨僵，近端指间关节梭形肿胀。

3. **远端指间关节炎**　占 5%，表现为红肿、畸形，常伴指甲营养不良。

4. **脊柱关节炎**　占 5%，表现为韧带骨赘形成，骶髂关节模糊，关节间隙狭窄，临床特点为脊柱僵硬，多发生在静息后和早晨。

5. **损毁性关节炎**　占 5%，严重的关节破坏，多侵犯手、足多个关节和骶髂关节，特征为进行性关节旁侵蚀。此外，PsA 可有特征性的皮肤、指（趾）甲及其他系统的表现。

实验室检查并无特异性诊断指标，类风湿因子阴性，5%~16% 的患者可有低滴度类风湿因子阳性,5%的患者抗核抗体阳性。急性期血沉、C反应蛋白可升高,幅度较小。

【影像学表现】

1. X线

(1)周围关节炎:手、足小关节受累,呈骨性强直,末节指骨的骨侵蚀、吸收并存而形成"铅笔帽"畸形(图8-5-9),关节间隙狭窄或附着点受累,伴有骨赘形成和骨膜炎。

(2)中轴关节炎:单侧的骶髂关节炎,关节间隙模糊、变窄、融合。椎间隙变窄、强直,不对称性韧带骨赘形成,椎旁骨化,类似于强直性脊柱炎改变。

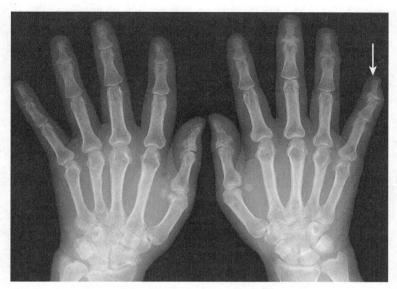

**图8-5-9　银屑病关节炎双手X线正位片**
图示右手小指远节指骨骨质吸收、变尖,呈"铅笔帽"畸形(箭),远端指间关节变窄,周围软组织略肿胀

2. MRI　MRI对于PsA中骶髂关节炎及椎体类似强直性脊柱炎改变的显示同前。对比于X线,MRI对附着点炎的显示更明确,典型表现为附着点的骨髓水肿,脂肪抑制$T_2WI$序列或STIR序列呈典型高信号(图8-5-10)。

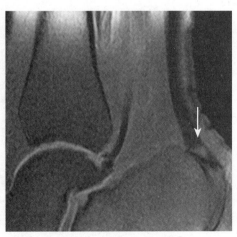

**图8-5-10　银屑病关节炎踝关节MR平扫**
STIR矢状位示跟腱附着处呈斑片状高信号,为典型附着点炎(箭)

【诊断要点】

目前,国际上多采用CASPAR分类标准(表8-5-4),诊断的特异性及敏感性均较高。部分患者可能出现典型的银屑病关节炎症状,但无皮肤、指甲病变,只能在出现银屑病后方确诊银屑病关节炎。

【鉴别诊断】

1. **类风湿关节炎**　类风湿因子阳性,好发于手、足小关节,对称性受累,以近端指间关节侵蚀为主,滑膜增厚及血管翳形成显著,少见PsA的附着点炎。

2. **强直性脊柱炎**　发病年龄较轻,脊柱及骶髂关节病变常对称性分布,椎体呈典型"竹节样"畸形,无皮肤、指甲病变。PsA单侧的骶髂关节炎和跳跃性椎体骨赘有助于鉴别诊断。

3. **反应性关节炎**　与非对称性寡关节PsA不易鉴别,前者无PsA皮损和指甲改变,也无末节指骨远端侵蚀、基底部增宽而形成的"铅笔帽"畸形,而多有前驱感染如尿道炎和腹泻史。

表 8-5-4　PsA 的 CASPAR 分类标准

炎性关节病（关节、脊柱或附着点）及以下评分至少 3 分

1. 银屑病证据（a、b、c 中任一点）
   - a. 银屑病现病史*——就诊时由风湿科或皮肤科医生证实有皮肤或头皮银屑病
   - b. 银屑病既往史——由患者本人、家庭、皮肤科、风湿科医生或其他有资质的医务人员提供的银屑病病史
   - c. 银屑病家族史——患者本人陈述其一级或二级亲属患银屑病
2. 银屑病性甲营养不良——体检发现典型银屑病性甲营养不良，包括甲剥离、点状凹陷及过度角化
3. 类风湿因子阴性——最好是 ELISA 法或比浊法检测
4. 指（趾）炎（a、b 中任一点）
   - a. 当前观察到的全指（趾）肿胀
   - b. 病史——风湿科医生记录的指（趾）炎病史
5. 影像学的关节周围新骨形成——手足 X 线显示关节边缘边界不清的骨化（而非骨赘形成）

*银屑病现病史评 2 分，其他项目 1 分

【拓展】

1. X 线目前仍为评价银屑病关节炎外周关节骨性改变的"金标准"，但由于 PsA 早期影像学进展缓慢，因此在病变早期用 X 线评估关节侵蚀比较困难。

2. MRI 的脂肪抑制 $T_2WI$ 序列或 STIR 序列对附着点炎的显示较特异，尤其是骨髓水肿，对于研究 PsA 的发病机制颇有作用。

总之，对于发生于银屑病之前的关节炎患者，诊断 PsA 较困难，当出现不对称关节炎合并指（趾）炎、附着点炎或炎性腰背痛，以及类风湿因子阴性的患者，应考虑 PsA 的可能性。MRI 对于附着点炎的诊断及 PsA 发病机制的研究具有重要作用。

（李小明）

# 参 考 文 献

[1] 王云钊,屈辉,孟悛非,等. 骨关节影像学. 北京:科学出版社,2010.

[2] 吴恩惠. 医学影像诊断学. 北京:人民卫生出版社,2001.

[3] 栗占国,唐福林. 凯利风湿病学. 第 8 版. 北京:北京大学医学出版社,2011.

[4] 刘德铭,汤美安,潘云峰. 风湿性疾病症状鉴别诊断学. 北京:科学出版社,2009.

[5] Rudwaleit M, Taylor WJ. Classification criteria for psoriatic arthritis and ankylosing spondylitis/axial spondyloarthritis. Best Pract Res Clin Rheumatol, 2010, 24（5）: 589604.

[6] 许建荣. 风湿病影像学. 上海:上海科学技术出版社,2007.

[7] Goh YP, Naidoo P, Ngian GS. Imaging of systemic lupus erythematosus. Part Ⅱ: gastrointestina, renal, and musculoskeletal manifestations. Clin Radiol, 2013, 68（2）: 192202.

[8] 刘毅. 风湿免疫系统疾病. 北京:人民卫生出版社,2012.

# 第六章　内分泌与代谢性骨疾病

## 第一节　骨 质 疏 松

### 【概述】

骨质疏松（osteoporosis）为骨的无机和有机成分等比例减少，引起骨质脆性增加和骨折危险性增大的一类病变，多见于老年人，以绝经后女性多见。

### 【骨质疏松分类与病因】

骨质疏松分类方法较多，常用以下两种分类：

**1. 按受累骨骼部位分类**

（1）全身性骨质疏松：指骨质疏松累及全身骨骼的主要部分，以中轴骨多见。主要原因有：老年及绝经后骨质疏松，药物因素（如类固醇激素等），内分泌紊乱（如甲状腺或甲状旁腺功能亢进、Cushing病、糖尿病等），营养缺乏（如营养不良等），酒精中毒，慢性肝病，先天性疾病（如性腺发育不全、黏多糖病等），肿瘤性疾病（如骨髓瘤、白血病等）。

（2）部分性骨质疏松：指骨质疏松仅累及部分骨骼。主要原因有：制动和废用性骨质疏松，反射交感性营养不良，一过性部分性骨质疏松（如髋关节一过性骨质疏松、部分性转移性骨质疏松等）。

（3）局部性骨质疏松：指单骨或多骨局部的骨质疏松，常合并有局部肿瘤、感染和关节炎等病变。

**2. 按病因分类**

（1）原发性骨质疏松：原发性骨质疏松占90%以上，包括Ⅰ型（绝经后骨质疏松）和Ⅱ型（老年性骨质疏松），原因不明的特发性骨质疏松也可归为此类。

（2）继发性骨质疏松：指继发于先天性或后天性疾病或医源性等因素所致的骨质疏松。

### 【病理生理】

骨形成和吸收是骨代谢的两个基本过程，两者保持动态平衡。当现骨吸收大于骨形成时，即表现为骨质疏松。人体的骨量在30岁左右达到峰值，45岁左右开始减少。骨质疏松的程度取决于峰值骨量的大小及失骨率。

### 【临床表现】

骨质疏松临床常表现为受累严重的部位如腰背部、四肢关节和足跟部疼痛，胸腰椎骨质疏松常合并椎体压扁骨折和驼背体征。

### 【影像学表现】

**1. 骨质疏松的形态学改变**

（1）X线：当骨量丢失大约30%时，X线片上会表现出异常征象，包括骨密度减低，骨小梁变细、减少，骨皮质变薄。早期多发生于松质骨较多的部位，包括椎体和管状骨干骺端。随病变进展，沿重力线排列的骨小梁逐渐增粗，其他骨小梁逐渐吸收，椎体内纵行应力排列的骨小梁呈栅栏状。由于骨质脆性增加，易发生骨折。椎体骨质疏松早期，由于松质骨吸收，椎体终板密度相对增高，出现"空盒"征；后期由于椎间盘压迫导致椎体上下终板双凹变形，呈现"鱼骨"征。发生骨折后，椎体呈楔形改变（图8-6-1）。

（2）CT表现：CT可早期显示骨质疏松的细微变化，如骨皮质变薄、骨小梁减少和变细。对细微骨折显示较清楚。

（3）MRI表现：常规MRI对骨皮质及骨小梁的显示不及X线和CT，但MRI对于骨髓信号的改变有绝对的优势。骨质疏松时，黄骨髓增多并延伸至骨小梁间隙内，导致骨髓$T_1$、$T_2$弛豫时间缩短，表现为$T_1WI$信号增高、$T_2WI$中等信号。

**2. 骨矿物质含量的测定**

（1）X线测定法：X线上对皮质骨进行简单的测量，常用方法包括：复合皮质厚度、皮质指数、皮质面积等。

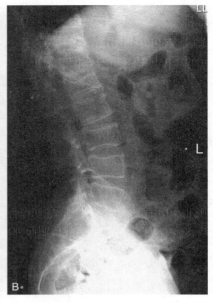

**图 8-6-1 骨质疏松**

A、B. 腰椎正侧位片,腰椎弥漫性骨质疏松及多发椎体压缩、变扁

（2）单能光子吸收法（single-energy photon absorptiometry，SPA）：SPA 最早出现于 20 世纪 60 年代，利用单能源（$^{125}$I，27.5keV 或 241Am，59.4keV）γ 射线束对骨进行横行单线性扫描，计算出骨对 $^{125}$I 射线的平均衰减，并与磷酸氢二钾（$K_2HPO_4$）参照物的标准曲线比较。同时计算出骨的面积，最终得出单位面积所含骨量（$g/cm^2$）。

（3）双能光子吸收法（dual-energy photon absorptiometry，DPA）：20 世纪 80 年代以来逐步应用，使用能发射两种不同能量射线的核素源（常用 44keV 和 100keV 能级光子的 $^{153}$Gd 发射源），利用不同组织对不同能量辐射的衰减差异，分别计算出各种成分的衰减曲线。

（4）双能 X 线吸收法（dual-energy X-ray absorptiometry，DXA）：20 世纪 80 年代后期，DXA 基本取代了 DPA，用 X 射线管代替了放射性核素源。该法精确度高，且可任意角度扫描全身各部位，是目前性能最好的装置。

（5）定量 CT 法（quantitative CT，QCT）：包括应用于中轴骨的单能定量 CT（SEQCT）及双能定量 CT（DQCT），应用于外周骨的 QCT（pQCT）以及可进行容积测量的三维 QCT（vQCT）。其优势主要在于能避免图像重叠，解剖定位准确，可直接测量松质骨和皮质骨密度。

**【影像检查方法的选择】**

骨质疏松的筛查首选 X 线，但其对早期骨质疏松的检出率较低。CT 可较早检出骨质疏松，且可清楚显示细微骨折，但辐射剂量较大，检查部位较局限。MRI 对于显示骨质疏松性骨折及良、恶性骨折的鉴别有较高价值（图 8-6-2）。

**【鉴别诊断】**

1. **骨质软化** 亦有骨密度减低、骨小梁稀疏及皮质变薄，但边缘模糊，易发生骨骼变形，有假骨折线。

2. **骨髓瘤** 最易累及中轴骨，X 线及 CT 显示虫蚀状骨质破坏，可伴软组织肿块。实验室检查尿中可有 Bence-Jones 蛋白，骨髓涂片可找到骨髓瘤细胞。

3. **转移瘤** 转移瘤导致的病理骨折需与骨质疏松压缩骨折鉴别。前者有原发病史，受累椎体后缘膨隆，MR 上正常骨髓信号消失，可伴软组织肿块。

**【拓展】**

定量 MR（quantitative MR，QMR）：骨髓和骨小梁磁化率不同导致其交界面磁场不均匀，可引起横向磁化去相位，导致 $T_2$ 值降低，以梯度回波 $T_2^*$ 值最为敏感。骨质疏松时，骨小梁含量和厚度均下降，$T_2^*$ 值的降低不如正常骨组织显著，使得骨质疏松骨组织比正常骨组织的 $T_2^*$ 值高。

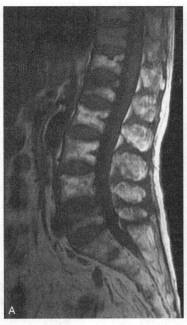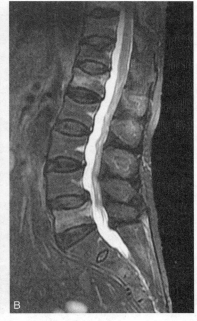

**图 8-6-2 腰椎骨质疏松**

A. 矢状位 SE $T_1WI$；B. 矢状位脂肪抑制 FSE $T_2WI$。显示 $L_1$ 和 $L_5$ 椎体变扁，椎体内呈 $T_1WI$ 低信号、$T_2WI$ 高信号（轻微压缩骨折及水肿）

# 第二节 甲状旁腺功能亢进

【概述】

甲状旁腺功能亢进（hyperparathyroidism）简称甲旁亢，是甲状旁腺分泌过多的甲状旁腺激素引起的钙、磷代谢异常性疾病。

【病理生理】

甲状旁腺激素的生理作用主要包括三方面：①促进骨吸收，释放钙、磷；②增强肾脏对钙的重吸收和磷的排泄；③促进肠道对钙的吸收。甲状旁腺功能亢进时，过量的甲状旁腺激素抑制肾小管对磷的重吸收使血磷下降，且促进破骨细胞活动，加速骨质溶解，使血钙水平升高。在骨骼系统表现为骨吸收及类骨组织钙化不足。其中骨质吸收表现为骨皮质变薄、骨小梁稀疏，骨膜下和软骨下骨质吸收。髓腔内局限性的骨吸收区可被纤维肉芽组织替代，如继发黏液变性和出血可形成囊肿，内含棕色液体，称为棕色瘤。

【临床表现】

可发生于任何年龄，但以 30~50 岁多见，女性多于男性。主要临床表现为骨关节疼痛、畸形、病理性骨折，以及泌尿系统结石导致的肾绞痛、血尿，甚至肾衰竭。高血钙可导致神经肌肉应激性降低，出现胃肠蠕动减弱、肌张力低下、食欲缺乏和便秘。实验室检查血清甲状旁腺激素、血钙、尿钙、血清碱性磷酸酶升高，血磷降低。

【分类及病因】

1. 原发性甲旁亢 原发性甲旁亢约占所有甲旁亢的 80%~90%，最常由甲状旁腺腺瘤引起（60%~90%），其次为弥漫性甲状旁腺增生（10%~40%），腺癌最少（少于 1%）。

2. 继发性甲旁亢 继发性甲旁亢为继发于持续性低血钙的甲状旁腺功能异常。常见病因为慢性肾疾病、佝偻病、消化系统钙吸收障碍等。

【影像学表现】

1. X 线

（1）全身骨骼广泛性骨质疏松：为本病的主要 X 线表现，以脊柱、扁骨、掌指骨、肋骨较显著（图 8-6-3）。颅骨改变较具特征性，表现为骨质密度减低，呈磨玻璃状，内外板边缘模糊，血管压迹边界欠清，伴颗粒状疏松区，偶可见硬化斑。

（2）骨膜下及软骨下骨吸收：见于严重的甲旁亢患者病程后期。骨膜下骨吸收最常见于中节指骨桡侧和末节指骨的甲粗隆。此外，骨膜下骨吸收也可见于长骨、肋骨、骨盆及齿槽骨（图8-6-4）。软骨下骨吸收好发于锁骨肩峰端和耻骨联合，表现为皮质不规则。

（3）棕色瘤：可发生于任何骨骼，最常见于下颌骨、骨盆、股骨。表现为大小不一、单发或多发的囊状透光区，边界清楚，呈膨胀性生长，较大者常伴病理骨折（图8-6-5）。

（4）骨软化与骨硬化：骨软化或佝偻病与甲旁亢可互为病因。甲旁亢时亦可表现为骨质硬化，颅骨呈团片状密度增高，椎体上下终板致密，呈"三明治"样。骨质硬化的原因可能与甲状旁腺激素刺激成骨细胞活性有关（图8-6-6）。

（5）关节软骨钙化及软组织钙化：关节软骨钙化主要见于原发性甲旁亢，好发于膝关节、肩关节、腕部三角软骨等处。软组织钙化多见于继发性甲旁亢，好发于关节周围，少数发生于胰腺、前列腺及血管壁等部位。

**2. CT 及 MRI** CT及MRI对于甲状旁腺腺瘤检出率较高，分别为50%~77%和71%~78%，且有助于显示异位甲状旁腺腺瘤。

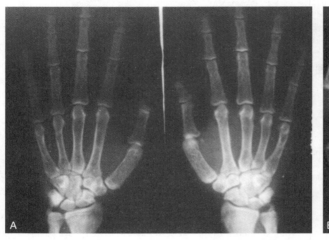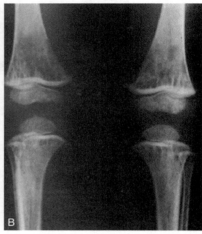

**图 8-6-3 甲状旁腺功能亢进**
A. 双手正位片，双手掌指骨明显疏松，皮质变薄，呈网状改变；B. 双膝正位片，双膝干骺端骨质疏松

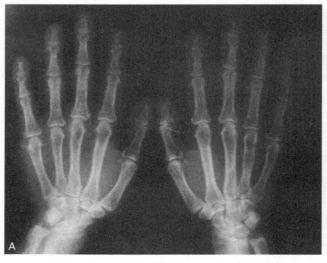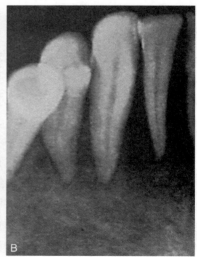

**图 8-6-4 甲状旁腺功能亢进**
A. 双手正位片，指骨骨膜下吸收，中近节指骨皮质外缘变薄；B. 牙片，齿槽硬板吸收消失

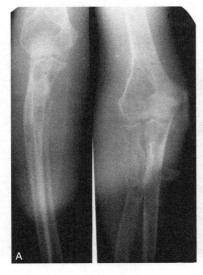
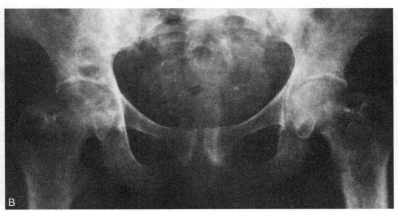

**图 8-6-5 甲状旁腺功能亢进**

A. 右前臂正侧位片,右肱骨远端及尺桡骨近端多发囊状破坏,边缘欠清晰;B. 双髋关节正位片,双股骨近侧端及坐、耻骨明显骨质疏松,股骨头、颈交界处上缘骨吸收,右股骨头及髋臼多囊状破坏

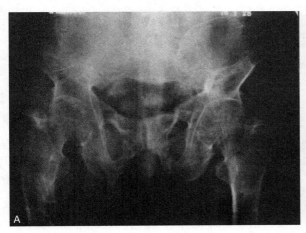
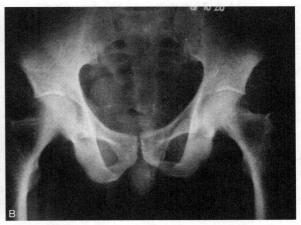

**图 8-6-6 甲状旁腺功能亢进**

A. 骨盆正位片,骨盆及股骨上段弥漫性骨质疏松及骨质软化,双股骨上段多发囊变区,耻骨支见假骨折线;B. 骨盆正位片,髋臼缘及股骨上段内侧骨皮质增厚、硬化

【影像检查方法的选择】

本病影像诊断主要依据 X 线片,CT 及 MRI 主要用于甲状旁腺腺瘤的检出。

【鉴别诊断】

1. **骨软化** 骨软化时亦有骨密度减低、骨小梁稀疏及皮质变薄,边缘模糊,易发生骨骼变形,有假骨折线,但无骨膜下骨质吸收及棕色瘤,颅骨无颗粒状稀疏区。实验室检查一般为低血钙、低血磷、低尿钙。

2. **骨纤维异常增殖症** 骨病变相对局限,呈囊状变形,未受累的骨骼可完全正常。化验正常。

3. **畸形性骨炎** 虽多骨发病,但大部分骨骼完全正常。受累骨骼增粗、变形。化验检查血、尿中钙、磷水平正常,但碱性磷酸酶明显升高。

4. **多发性骨髓瘤** 最易累及中轴骨,X 线及 CT 显示虫蚀状骨质破坏,可伴软组织肿块,无骨膜下骨吸收。实验室检查尿中可有 Bence-Jones 蛋白,骨髓涂片可找到骨髓瘤细胞。

# 第三节 巨人症与肢端肥大症

## 【概述】

巨人症（giantism）与肢端肥大症（acromegaly）均为腺垂体病变引起生长激素过度分泌所致。本病若发生于骨骺愈合之前，骨骼纵向生长过度旺盛，就发展成为巨人症；若发生于骨骺愈合之后，骨骼纵向生长已停止，而横向继续生长，则发展成肢端肥大症。

## 【病理生理】

垂体病变多为嗜酸细胞增生或垂体生长激素性腺瘤。巨人症骨骼改变为全身骨骼普遍性增大，而肢端肥大症则以骨骼横径增大为主。

巨人症与肢端肥大症病因相同，前者多自幼发病，身高臂长，肌肉发达，手足过大；后者多始于20~30岁，前额、颧部及下颌增大，舌大肥厚，语音不清，四肢粗大，身材一般不高。两者均表现有继发性内分泌症状。实验室检查血清生长激素增高。

## 【影像学表现】

1. **X线和CT** 平片检查，巨人症表现为全身骨骼均匀性增长、变粗，骨骺愈合及二次骨化中心出现延迟；肢端肥大症表现为颅骨增大，颅板增厚，尤以板障、眶嵴部和枕骨粗隆部明显。下颌骨增大，升支伸长，下颌角变钝，体部前突。鼻窦、乳突过度发育，四肢长骨及颜面骨粗厚、增大，皮质增厚，小梁增粗。末节指骨远端粗隆呈丛状增生、变宽，跟垫增厚（>23mm）。两者均有蝶鞍增大，表现为前床突上翘、后床突及鞍背后移，鞍底下陷或呈双边征。鞍区CT检查，可显示垂体瘤征象。

2. **MRI** 骨骼改变一般不用MRI检查，但可用于显示垂体异常（建议参阅神经系统有关垂体瘤一节）。

## 【诊断要点】

本病影像学诊断具有特征性，但确诊仍需结合临床及生长激素水平测定。X线片可清楚显示骨骼改变，但垂体病变的显示则需要CT或MRI。

## 【鉴别诊断】

本病需与下列疾病鉴别：

1. 家族性身材高大应与发病初期巨人症鉴别，前者全身各部发育匀称，身材高大具遗传性，无内分泌异常症状。

2. 巨脑畸形婴幼儿期生长速度超常，但5岁后即停止发展，头颅增大、手足粗大并智力低下，动作不协调，眼距增宽。血清生长激素正常。

# 第四节 痛 风

## 【概述】

痛风为嘌呤代谢障碍和/或尿酸排泄障碍所致血尿酸增高的一组异质性疾病，高尿酸血症导致尿酸盐沉积在关节囊、滑囊、软骨、骨质和其他组织中，形成痛风性关节炎（gouty arthritis）。典型发病部位是第一跖趾关节，也可累及其他大关节。痛风多见于中青年男性，男女比例高达20∶1，发病高峰年龄多在40岁以上。随着人民生活水平的提高，痛风的发病率逐渐上升，而不同人群痛风发病率存在差异，总体患病率为1.0%~15.3%，与年龄及血尿酸水平呈正相关。痛风根据病因分为原发性和继发性，原发性不到1%，主要由于相关嘌呤代谢酶的缺乏所致，继发性多因药物、血液病、肾衰竭、放化疗等抑制尿酸排泄而引起高尿酸血症。

## 【病理生理】

大体检查尿酸盐结晶沉积于滑膜、关节软骨、韧带、腱鞘等组织，关节软骨及骨组织广泛侵蚀，关节软骨边缘软骨增生和骨赘形成。在尿酸盐集中区出现组织坏死，坏死组织和尿酸盐结晶在中央形成核心，连同周围的炎性组织构成痛风石，为痛风特征性病变。镜下急性期滑膜充血、水肿，滑膜组织增生伴炎症细胞浸润。慢性期为特征性痛风肉芽肿，痛风石呈放射状、针形排列，可伴有钙化或骨化，周围可有组织细胞和巨细胞围绕。

## 【临床表现】

痛风在临床上常以急性发作的剧痛性关节炎起病，以第一跖趾关节受累多见，多在夜间突发，可因疼痛而醒并无法入睡。随后，发作可累及多个关节，并伴发热，发作时间持续不一，但均为自限性，受累关节红、肿、热、痛及活动受限。随着时间推移，发作逐渐频繁，间歇期缩短，最终转换为慢性关节炎，并逐渐致残。

实验室检查血尿酸多升高,95% 的患者尿酸在 457.5μmol/L(60mg/L)以上,24 小时尿尿酸水平与血尿酸不一定平行,血沉加快,白细胞增高。关节滑液和尿中可见尿酸结晶,在偏振光显微镜下可于白细胞内见到双折光的针状尿酸盐晶体为痛风特异性诊断依据。

【影像学表现】

1. X 线

(1)关节周围软组织肿胀:受累关节旁软组织偏心性肿胀,呈结节状,密度增高,第一跖趾关节背部软组织偏心性肿胀是其典型表现。

(2)痛风石形成:即关节周围肿胀软组织内出现不规则的钙化影,可呈斑点状或细条状。

(3)骨质破坏:骨性关节面不光整,关节面下可见穿凿状及囊状骨质破坏,破坏灶大小不等,单发或多发,多呈圆形或椭圆形,其长轴与骨结构长轴平行。骨质破坏边缘锐利并伴有硬化带,呈现"穿凿状"改变,多为偏侧性,边缘常见到特殊的"悬垂边缘"或骨皮质外翘呈鱼嘴状突向关节内的痛风结节。严重者多个骨质破坏区可以相互融合,呈蜂窝状改变(图 8-6-7)。

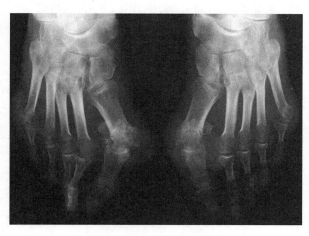

图 8-6-7 痛风性关节炎

患者,男,58 岁,双足趾疼痛十年余,行走吃力。血尿酸 473μmol/L。双足正位片示双足第一跖趾关节软组织明显肿胀,可见多发高密度痛风结节影,双足第一跖骨远端可见多发囊状骨质破坏,局部跖趾关节半脱位

(4)关节间隙改变:早期关节间隙不变窄为痛风性关节炎特征,晚期关节间隙狭窄、消失,关节软骨损伤严重,可发生关节强直及畸形。

2. CT

(1)三维 CT 可以准确分析痛风石的有无、数量、分布部位及大小,痛风石的 CT 值约为 160~170HU,CT 值的测量有助于鉴别痛风石与其他非尿酸盐结节。

(2)CT 显示骨质破坏及关节内痛风石较 X 线更具优势。

3. MRI

(1)典型痛风石在 $T_1WI$ 呈低信号,$T_2WI$ 呈低信号为主的混杂信号(图 8-6-8),与其尿酸盐含量有关;增强扫描痛风石强化方式各异,周边组织强化明显。

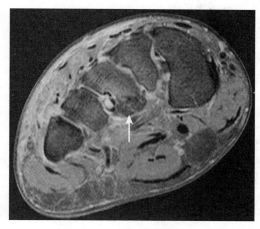

图 8-6-8 痛风性关节炎

患者,男,42 岁,右足肿胀、疼痛两年余。血尿酸 587μmol/L。右足脂肪抑制 $T_2WI$ 序列示右足第三跖骨远端模糊类圆形短 $T_2WI$ 信号影(箭),边界欠清晰,为痛风石

(2)MRI 对增厚的滑膜及关节软组织结构的评估价值高于 X 线片与 CT。

【诊断要点】

目前,国内外关于痛风的诊断多采用 1997 年美国风湿病学会制定的急性痛风性关节炎分类标准(表 8-6-1)。

【鉴别诊断】

1. 类风湿关节炎 多见于中年女性,类风湿因子阳性。常侵犯手足小关节,对称性分布,关节面下囊状骨质破坏及骨质疏松明显,软组织肿胀为以关节为中心的梭形肿胀,血管翳形成及侵蚀骨和软骨较严重。

2. 假性痛风 为二氢焦磷酸盐沉积症性关节炎,好发于老年人,血尿酸亦升高。好侵犯大关节,无痛风石,多为对称性、多发性关节钙化,无骨质破坏,常合并退行性骨关节病。

表 8-6-1　1997 年美国风湿病学会
急性痛风性关节炎分类标准

| 分类标准 |
| --- |
| 1. 关节液中有特异性尿酸盐结晶,或 |
| 2. 用化学方法或偏振光显微镜证实痛风石中含尿酸盐结晶,或 |
| 3. 具备以下 12 项(临床、实验室、X 线表现)中的 6 项<br>①急性关节炎发作 >1 次<br>②炎症反应在 1 天内达高峰<br>③单关节炎发作<br>④可见关节发红<br>⑤第一跖趾关节疼痛或肿胀<br>⑥单侧第一跖趾关节受累<br>⑦单侧跗骨关节受累<br>⑧可疑痛风石<br>⑨高尿酸血症<br>⑩不对称关节内肿胀(X 线证实)<br>⑪无骨侵蚀的骨皮质下囊肿(X 线证实)<br>⑫关节炎发作时关节液微生物培养阴性 |

**3. 银屑病关节炎**　常不对称性累及远端指间关节,指端骨质吸收、破坏,关节损毁,尿酸水平正常,有特征性的皮肤、指甲表现。

【拓展】

1. X 线片对痛风的早期变化不敏感,当 X 线出现异常时,通常关节已受到不可逆性损伤。

2. CT 对分析痛风石的有无、数量、分布部位及大小有很大价值,尤其是关节内痛风石。双能 CT(DECT)通过不同能量级射线的扫描检测结石的不同成分,利用伪彩技术标记痛风石,来鉴别尿酸与非尿酸结节沉积。

3. MRI 对痛风早期的骨质破坏及痛风石有一定作用,是观察滑膜及关节周围软组织病变的首选技术。

4. 重视无症状性高尿酸血症患者,尽早明确病因,监测诱发因素,其向痛风转变的趋势随尿酸水平的升高而增加。

总之,结合典型的临床病史及高尿酸血症,对大部分痛风的诊断并无困难,影像学可以显示特征性的痛风石,并评估关节受侵情况,对疾病的进展及预后评估具有重要作用。

# 第五节　佝偻病和骨软化症

【概述】

骨质软化是单位体积内骨组织钙质含量减少而有机成分正常,出现骨质变软。发生于骺板愈合以前者称为佝偻病(rickets),在成人则称为骨软化症(osteomalacia)。

【病理生理】

**1. 骨骺改变**　骨骺软骨矿化不良导致骨骺骨化延迟,轮廓欠清。

**2. 骺板软骨改变**　骺板软骨缺乏钙质沉着,肥大带细胞柱高度增加,细胞排列不规则,骺板厚度增宽,横径增加,超过骨端,呈杯口样改变,而软骨板的静止带和增殖带组织结构正常。

**3. 先期钙化带改变**　成熟的软骨细胞增多,堆积并向干骺端伸入,先期钙化带区骨干增宽,骨质疏松且不规则,呈毛刷状伸入骺板。

【临床表现】

**1. 症状与体征**　本病症状为易醒、易闹(患儿),烦躁不安,肌肉软弱,肌张力低。随着疾病发展,相继累及不同骨骼,出现方颅、手镯和脚镯畸形、串珠肋、鸡胸、Harrison 沟等。还可出现长骨弯曲畸形、椎体终板凹陷、脊柱后突、椎体压缩、颅底扁平、三叶草形骨盆等。

**2. 实验室检查**　血钙、血磷、尿钙减低,碱性磷酸酶升高。

【分类及病因】

佝偻病和骨软化症主要是由于不同原因引起钙、磷代谢紊乱并导致骨基质钙盐沉积障碍所致。

**1. 维生素 D 异常**　包括摄入不足、合成不足(如日照缺乏)、需求量增加(如妊娠、哺乳期等)、吸收障碍(如消化系统疾病)、代谢障碍、维生素 D 羟基化过程受阻(如药物及肝胆疾病)、维生素 D 依赖性佝偻病、肾性骨营养不良等。

**2. 肾脏病变**

(1)肾小球性骨病:包括泌尿系统先天性疾病(如多囊肾、输尿管瓣膜)及后天性疾病(如肾炎、感染性病变及尿路梗阻等)钙磷代谢障碍、酸中毒、维生素 D 代谢异常及继发性甲状旁腺功能亢进等异常,最终导致骨骼损害。

（2）肾小管性骨病：包括①抗维生素 D 型佝偻病：肾近曲小管对磷再吸收障碍；②抗维生素 D 型佝偻病伴糖尿病：肾小管对磷和葡萄糖重吸收障碍导致的低血磷和糖尿病；③Fanconi 综合征：常染色体隐性遗传，肾近曲小管对磷、葡萄糖、氨基酸再吸收障碍；④肾小管性酸中毒：肾内酸碱平衡失调。

3. **磷缺乏**　见于饮食磷含量减少或胃肠道吸收减少，或肾小管磷重吸收障碍。

4. **其他**　见于肿瘤、甲状旁腺功能异常、低碱性磷酸酶血症、镁缺乏等。

【影像学表现】

影像学诊断主要依据 X 线表现，CT 与 X 线表现类似，MRI 应用较少。佝偻病与骨软化症活动期的典型 X 线表现如下：

1. **佝偻病**

（1）长骨骨骺骨化延迟，形态较小，密度低且不规则，边缘模糊。骺板增宽膨出。先期钙化带模糊变薄。干骺端骨小梁紊乱、稀疏，干骺端加宽，展开呈杯口状，边缘毛刷状。长骨常弯曲畸形，凹面骨皮质增厚（图 8-6-9A、B）。

（2）全身骨骼普遍稀疏，骨小梁粗糙模糊，皮质变薄。

（3）胸廓呈鸡胸状，肋骨前端与肋软骨交界处膨大如串珠状。

（4）颅骨囟门闭合延迟，呈方形。

（5）经治疗后，骨骺骨化中心相继出现，干骺端边缘清楚并恢复规则形态，先期钙化带增厚（图 8-6-9C）。

2. **骨软化症**

（1）全身骨骼骨质密度减低，骨小梁稀疏，边缘模糊，骨皮质变薄。

（2）骨骼畸形显著：椎体上下缘弧形凹陷，呈"鱼嘴状"。长骨弯曲，最常见髋内翻和膝外翻。髋臼凹陷导致骨盆呈三叶草状（图 8-6-10）。

（3）假骨折线（looser bond）形成，表现为完全或部分贯穿骨质并与骨皮质垂直的透亮线，宽度约 0.5cm，好发于肩胛骨的腋窝边缘、肋骨、耻骨上下支、尺骨近端后侧缘和股骨近端内侧缘，一般双侧对称（图 8-6-11）。

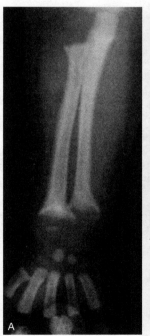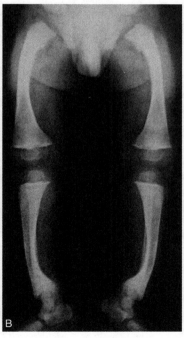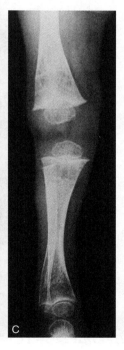

**图 8-6-9　佝偻病**

A. 上肢正位片，尺桡骨远端呈杯口状，临时钙化带几乎消失，骨骺变小，密度减低，边缘模糊，尺骨干见有正在愈合的骨折；B. 双下肢正位片，干骺端凹陷、模糊，双侧远段弯曲呈杯口状，骨骺骨化中心模糊；C. 右下肢正位片，佝偻病愈复，先期钙化带变致密

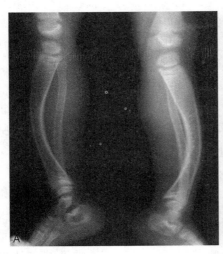
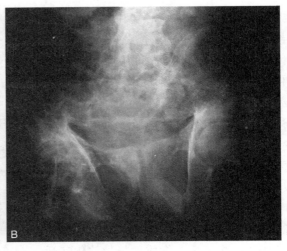

图 8-6-10　骨软化症

A. 双侧小腿 X 线片，双侧胫腓骨密度减低，胫骨弯曲畸形；B. 骨盆正位片，骨盆骨质密度减低并明显内凹变形

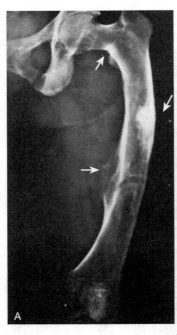
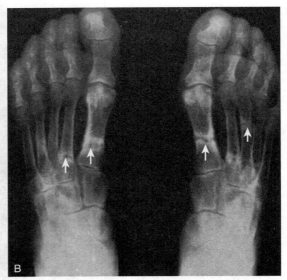

图 8-6-11　骨软化症

A. 左股骨正位片，左股骨假性骨折并骨质增生、骨膜反应（箭）；B. 双足正位片，双跖骨多发假骨折线（箭）

【影像检查方法的选择】

最佳检查方法为 X 线片。

【鉴别诊断】

佝偻病和骨软化症需要与骨质疏松鉴别。骨质疏松的骨质密度减低，骨小梁稀疏，骨皮质变薄，但边缘清楚。骨质疏松常合并骨折，但骨骼畸形少见，且无假骨折线。

（王绍武）

# 参 考 文 献

［1］Wehrili FW, Ford JC, Haddad JG, et al. Osteoporosis: clinical assessment with quantitative MR imaging in diagnosis. Radiology, 1995, 196（3）: 631-641.

［2］Resnick D, Niwayama G. Diagnosis of bone and joint disorders. 4th ed. Philadelphia: WB Saunders, 2002.

［3］曹艳梅, 刘华清, 冯亚红, 等. 2005—2012 年我国 27 省市 3 岁以内儿童佝偻病流行病学特征分析. 中国儿童保健杂志, 2012, 20（11）: 1008-1010.

［4］曹来宾. 实用骨关节影像诊断学. 济南: 山东科技出版社, 1998.

［5］Rudwaleit M, Taylor WJ. Classification criteria for psoriatic arthritis and ankylosing spondylitis/axial spondyloarthritis. Best Pract Res Clin Rheumatol, 2010, 24（5）: 589-604.

［6］McKay GM, Cox LA, Long BW. Imaging juvenile idiopathic arthritis: assessing the modalities. Radiol Technol, 2010, 81（4）: 318-327.

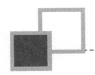

# 第七章　先天性骨与关节疾病概论

先天性骨与关节疾病是一组在骨与关节生长、发育过程中由各种原因（如胚胎期感染、辐射、药物、外伤及遗传等因素）引起的，主要以骨与关节的解剖、结构、形态、数量及动态代谢平衡紊乱为特征的原发性先天性疾病。

本组疾病按其是否有功能异常可分为先天性畸形和发育变异两大类。前者种类繁多，常常合并骨与关节功能异常或其他系统异常，如骨软骨发育异常、黏多糖病和染色体异常综合征等；后者一般不引起功能异常，如移行椎、颈肋、腰肋、横突过长等，若出现功能异常，则应归为先天性畸形。

按是否具有遗传性，可分为骨与关节先天性遗传性疾病和非遗传性疾病。前者疾病种类繁多，分类与命名各异。根据发生时间的早晚又可分为早发型（出生时即出现异常）和晚发型（生后成长过程中出现异常），如早发型脊椎骨骺发育异常、晚发型脊椎骨骺发育异常等。非遗传性骨与关节先天性疾病多为胚胎期外源性因素所引起的发育异常，如胚胎期间感染、意外辐射、药物副作用等，多为偶发，无明确家族或遗传倾向。本节主要介绍骨与关节先天性遗传性疾病。

20世纪60年代，学术界曾基于放射学、临床遗传病学和儿科学理论，根据临床表现和遗传特征对该病进行命名和分类，称之为"体质性骨病"（constitutional disorders of bone）。1977—2015年间，国际骨骼发育异常学会（International Skeletal Dysplasia Society，ISDS）曾对本类疾病的分类和命名进行过数次修订，如1999年的分类标准中曾涵盖215种疾病，其中部分疾病与单基因或多基因有关，相关基因达140个。之后，ISDS于2010和2015年根据分子生物学、生物化学和放射学的发展，将本类疾病重新进行了分类。随

着版本的修订，条件限制减少，增加了更多的相关基因。2015年修订的分类标准将本类疾病分为42大组，436种疾病，相关致病基因增加到了364种。因此，本类疾病也被称为"遗传性骨病"（genetic skeletal disorders），各种病变均少见或罕见，但总体而言并不少见，发病率约占出生人口的1/5 000。

【分类】

根据 ISDS（2015版）命名与分类标准，本系列疾病分为42组共436种疾病。

1. 与 FGFR3 基因异常相关的软骨发育异常，包括致死性侏儒（Ⅰ型、Ⅱ型）、重度软骨发育不全并发育延迟和黑棘皮病、软骨发育不全、软骨发育低下等。

2. 与Ⅱ型胶原异常相关的疾病，包括软骨发生不全（Ⅱ型）、软骨发生不良、先天性脊椎骨骺发育不良、脊椎干骺骨骺发育不良等。

3. 与Ⅱ型胶原异常相关的疾病，包括斯蒂克勒综合征（Stickler syndrome）、Marshall 综合征、纤维软骨发生不全、耳–脊柱–巨骨骺发育异常等。

4. 与硫代谢异常相关的疾病，包括软骨发生不全、骨发育不全、骨畸形性发育不良、脊椎干骺骨骺发育异常等。

5. 与基底膜蛋白多糖异常相关的疾病，包括分节异常、软骨营养不良性肌强直［又称施瓦茨–杨佩尔综合征（Schwartz–Jampel syndrome）］等。

6. 与蛋白聚糖异常相关的疾病，包括先天性脊椎骨骺发育不良（Kimberly 型）、脊椎干骺骨骺发育不良（蛋白聚糖型）、家族性剥脱性骨软骨炎。

7. 与肌丝蛋白异常相关的疾病，包括额骨干骺端结构不良、Melnick–Needles 骨发育异常、耳–腭–指综合征（Ⅰ型、Ⅱ型）、骨发生不全（Ⅰ型、

Ⅲ型），终末期骨发育不良伴色素缺陷，Frank-terHaar综合征等。

8. 与*TRPV4*基因异常相关的疾病，包括变形性骨发育不良、脊椎干骺骨骺发育不良（Maroteaux型）、脊椎干骺发育不良（Kozlowski型）、短躯干畸形、家族性短肢关节病。

9. 主要累及骨骼的纤毛病，包括软骨外胚层发育异常、短肋多指发育畸形（Ⅰ型、Ⅲ型）、口–面–指综合征（Ⅳ型）、窒息性胸廓发育不良（多种类型）等。

10. 多发骨骺发育不良与假性软骨发育不全，包括假性软骨发育不全、多发骨骺发育不良（多种类型）、斯蒂克勒综合征（Stickler syndrome）、家族性髋关节发育不良等。

11. 干骺端发育异常，包括干骺端发育不良、干骺端顶部杯状发育不全、遗传性软骨瘤病、干骺端软骨瘤病（羟基戊二酸尿症）等。

12. 脊柱干骺端发育异常，包括脊柱内生软骨发育异常、牙齿–软骨发育异常、脊柱干骺端发育不良（多种类型）、手–脊柱内生软骨瘤病等。

13. 脊柱–骨骺–干骺端发育异常，Dyggve-Melchior-Clausen发育不良、免疫性骨发育不良、脊柱干骺端发育不良、脊柱骨骺干骺端发育不良等。

14. 重型脊柱成形发育不良，包括软骨发生不全、Schneckenbecken发育异常、脊柱干骺端发育不良（多种类型）等。

15. 肢端发育异常，包括毛发–鼻–指发育异常（多种类型）、肢端–股骨头发育不良、Geleophysic发育不良（多种类型）、肢端骨发育不全等。

16. 肢端–肢中发育异常，包括肢端–肢中发育不良（多种类型）、Grebe发育异常等。

17. 肢中–肢中/肢根发育异常，包括软骨–骨生成障碍（多种类型）、omodysplasia、胎儿面容综合征（Robinow syndrome）（多种类型）、肢中发育异常（多种类型）等。

18. 弯曲性骨发育异常，包括弯肢性骨发育异常、Stüve-Wiedemann发育异常、前弯曲肢体发育异常（多种类型）等。

19. 纤细性骨发育异常，包括3-M综合征（多种类型）、Kenny-Caffey骨发育异常（多种类型）、小头–骨发育不良–先天性侏儒（多种类型）等。

20. 合并多关节脱位的骨发育异常，包括Desbuquois发育不良（多种类型）、假性骨硬化性发育不全等。

21. 斑点状软骨发育异常，包括斑点状软骨发育异常（X链显性或隐性）、CHILD综合征、肢根斑点状软骨发育异常（Ⅰ～Ⅲ型）等。

22. 新生儿骨硬化性发育异常，包括Blomstrand发育异常、链甾醇症、婴儿骨皮质增生症（多种类型）等。

23. 骨密度增高类疾病，包括石骨症（多种类型）、致密性骨发育不全、骨斑点症、蜡泪样骨病、伴颅骨硬化的纹状骨病、骨硬化性发育不全、osteomesopyknosis等。

24. 其他硬化性骨病：伴有干骺端–骨干受累骨密度增高类疾病，包括颅骨–干骺端发育不良、Camurati-Engelmann骨干发育不全、眼–牙–骨发育不良（多种类型）、骨内膜增生症等。

25. 成骨不全及骨密度减低类疾病，包括成骨不全（多种类型）、骨质疏松–假胶质瘤综合征、特发性青少年骨质疏松、Bruck综合征、埃勒斯–当洛斯综合征（Ehlers-Danlos syndrome）等。

26. 骨骼异常矿化类疾病，包括低磷酸酯酶血症（成人型、婴儿型）、低磷酸酶性佝偻病（多种类型）、新生儿甲状旁腺功能亢进症、焦磷酸盐沉积病等。

27. 累及骨骼的溶酶体贮积病，包括黏多糖病（1~4、6、7型）、甘露糖苷贮积症（α型、β型）、涎酸贮积症（多种类型）、天冬氨酰葡萄糖胺尿症、黏脂贮积症（多种类型）等。

28. 溶骨性疾病，包括家族性膨胀性骨质溶解、颌骨–肢端发育不良（二型）、伴脑白质病的脂膜性骨萎缩、Torg-Winchester综合征等。

29. 骨结构发育紊乱类疾病，包括多发性外生性骨疣（多种类型）、多骨型纤维结构不良、神经纤维瘤病（Ⅰ型）、进行性骨发育异常、Ollier病、Maffucci综合征等。

30. 累及骨骼的过度发育综合征，包括巨脑畸形综合征、马方综合征、先天性蜘蛛指、Marshall-Smith综合征等。

31. 遗传性炎症/类风湿样骨关节病，包括进行性类风湿样发育异常、婴幼儿慢性神经皮肤关节综合征、无菌性多灶性骨髓炎 – 骨膜炎 – 脓疱病、伴有先天性红细胞生成障碍性贫血的慢性复发性多灶性骨髓炎、骨肥厚 / 高磷酸盐血症、婴幼儿全身透明变性。

32. 颅 – 锁骨发育异常和孤立性颅骨缺损，包括颅 – 锁骨发育不全、CDAGS 综合征、Yunis-Varon 发育异常、顶骨孔（孤立性）等。

33. 颅骨骨性融合综合征，包括 Pfeiffer 综合征（二型）、Apert 综合征、颅骨骨性融合（三型）、Crouzon 综合征（二型）等。

34. 以颅面侵犯为主的骨发育异常，包括颌面骨发育异常（三型）、口 – 面 – 指综合征、内分泌 – 脑 – 骨发育异常、额 – 鼻发育异常（三型）等。

35. 以椎体受累为主的骨发育异常（伴或不伴肋骨受累），包括脊椎肋骨发育不全（多种类型）、脊椎胸廓发育不全、Klippel-Feil 畸形（伴咽部畸形）、脑 – 肋骨 – 颌骨综合征等。

36. 髌骨发育异常，包括小髌骨综合征、髌 – 甲综合征、Meier-Gorlin 综合征等。

37. 短指畸形（不伴骨外异常），包括 12 种短指畸形。

38. 短指畸形（伴有骨外异常），短指畸形伴智力迟钝，高磷酸酶症伴智力迟钝、远节指骨短小、特殊面容，短指畸形 – 高血压综合征，手 – 足 – 生殖器综合征等。

39. 四肢发育不全，包括尺骨 – 乳腺综合征、范科尼贫血（Fanconianemia）、肢体缺如伴血小板减少症、手足裂畸形并或不并长骨缺失、先天缺指（趾）– 外胚叶发育不良 – 唇 / 腭裂综合征（多种类型）、股骨 – 腓骨 – 尺骨综合征等。

40. 缺指畸形（伴或不伴其他临床表现），包括裂手足畸形（多种类型）、肢体乳腺综合征、Hartsfield 综合征等。

41. 多指 – 并指 – 拇指三节畸形，包括轴前多指畸形（多种类型）、并指多指畸形、并指畸形（多种类型）、泪腺 – 耳 – 齿 – 指综合征、Meckel 综合征等。

42. 关节形成与骨性融合中的骨缺失，包括多发性骨融合综合征（多种类型）、近侧指骨融合（多种类型）、无巨核细胞性血小板减少症伴

桡 – 尺骨融合，Liebenberg 综合征，先天性畸形足等。

上述分类基本依据为分子生物学、生物化学证据及放射学表现，但分类较复杂，其中部分疾病已知其基因和 / 或蛋白质组学异常，部分疾病只根据临床表现和放射学表现分类，还有部分疾病可能与多种因素相关。随着基因学、蛋白质组学及放射学的发展，可能还会有更多疾病被纳入本系列或发生类别改变。

【基本影像学检查技术】

本系列疾病影像诊断主要依据 X 线。三维 CT 对于复杂部位或结构的显示帮助较大，如脊柱畸形等。MR 虽可很好地显示软骨、骨髓及软组织异常，协助诊断和确定病变的边界，图像清晰，可重复性好，具有潜在优势，但临床应用研究报告不多。

【影像分析与诊断思路】

本系列疾病种类繁多，发病机制尚未完全明了，名称混乱（仍在不断修订中），临床及影像学表现各异，多数具有遗传或基因相关性，具有多骨发病、多病共存、多系统受累的特性。临床诊断主要依据影像学检查（以 X 线为主），但病因学诊断需进行分子生物学检查（基因及蛋白质组学检查）。影像学诊断思路一般按照下列步骤进行（ABCD 评价法）。

1. 解剖定位（anatomical localization，A） 本类疾病命名多数依据病变的解剖部位，例如：颅锁骨发育不全主要发生于颅骨和锁骨（图 8-7-1），脊柱骨骺发育不良以脊柱骨骺发育异常为主，干骺发育不良则以干骺端发育异常为主等。明确病变部位后则相对容易对其进行分类，缩小诊断与鉴别诊断的范围。

2. 骨骼改变（bone，B） 观察重点包括骨骼结构、形态、大小、数量及周围软组织改变。

（1）骨骼结构改变：评价骨结构改变以观察骨密度改变为主，如骨密度减低或增高，前者常见于成骨不全（图 8-7-2）、佝偻病、低磷酸酶血症等；后者常见疾病鉴别见表 8-7-1（图 8-7-3、图 8-7-4）。骨骺骨化延迟或骨化中心形态不规则，提示骨骺发育异常；骨干增宽、皮质增厚、髓腔增宽或狭窄，提示骨干发育异常。

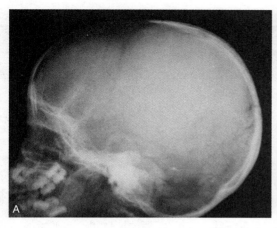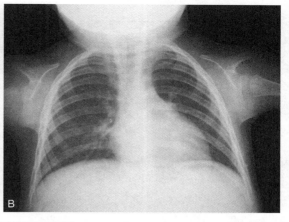

**图 8-7-1　颅锁骨发育不全**

A. 头颅 X 线侧位片，前囟未闭、颅缝增宽，众多缝间骨；B. 胸部 X 线正位片，双侧锁骨缺如

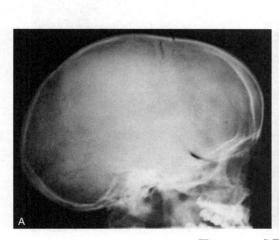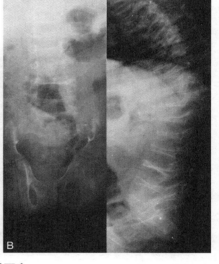

**图 8-7-2　成骨不全**

A. 头颅 X 线侧位片，患者头颅增大，额骨膨隆，部分颅板变薄，颅底较短；B. 腰椎 X 线正侧位片示脊柱骨质稀疏，椎体明显变扁，椎体上下缘骨皮质几乎融合，椎间隙变窄，骨盆三叶草状变形

表 8-7-1　骨骼发育异常所致全身骨质密度增高性疾病诊断要点

| 疾病 | 影像表现 | | | | |
|---|---|---|---|---|---|
| | 头颅 | 脊椎 | 骨盆 | 四肢 | 手足 |
| 石骨症 | 普遍密度增高，板障消失，颅底硬化明显 | 椎体上下终板明显硬化，中央密度低，呈夹心椎 | 髂骨翼可见多条致密线，骨内有一小骨，即骨中骨 | 管状骨干骺端杵状变形，可见深浅交替的横纹 | 短管状骨为不均匀硬化 |
| 致密性骨发育不全 | 颅底、颅板轻度硬化，下颌角消失 | 一致性密度增高，无中央透亮带 | 可有硬化 | 管状骨皮质向内增厚，髓腔窄，不消失 | 指骨末端细小，远端部分缺如 |
| 进行性骨干发育异常 | 颅骨弥漫性密度增高，增厚，板障消失 | 椎体后部硬化明显，椎弓硬化 | 可有硬化 | 骨皮质增生，内、外缘均不规则，髓腔变窄，甚至消失 | 短管状骨一般不受侵犯 |

续表

| 疾病 | 影像表现 | | | | |
| --- | --- | --- | --- | --- | --- |
| | 头颅 | 脊椎 | 骨盆 | 四肢 | 手足 |
| 干骺端骨发育异常 | 颅骨穹窿及眼眶骨质轻度肥厚,硬化 | 骨质密度减低,椎体变扁或双凹变形 | 骨质膨胀,坐、耻骨扩大 | 长骨干骺端扩大,骨皮质变薄,骨干中段皮质增厚,髓腔变小 | 较少受累 |
| 骨内膜增生症 | 颅骨硬化,内、外板均增厚,以颅底明显,下颌骨大 | 颅骨硬化,内、外板均增厚,以颅底明显,下颌骨大 | 可有硬化 | 骨皮质增厚,髓腔变窄但不消失,骨外形正常 | 骨内膜增厚 |
| 颅骨干骺端发育异常 | 颅底及颅板明显硬化,板障消失 | 较少受累 | 较少受累 | 干骺端扩张,皮质密度减低 | 干骺端扩张,皮质密度减低 |

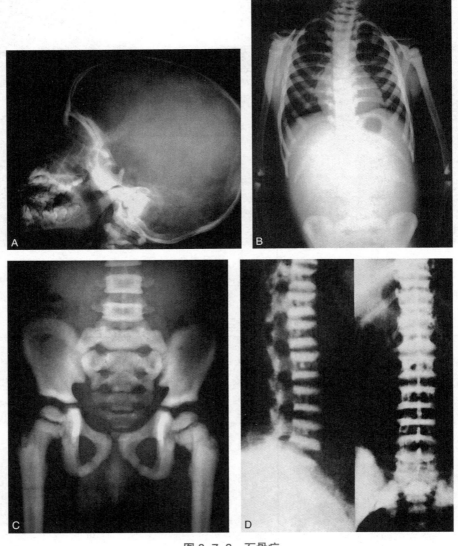

**图 8-7-3 石骨症**

A. 头颅 X 线侧位片示颅底骨致密硬化;B. 胸部 X 线正位片示肋骨、胸椎密度增高;C. 骨盆 X 线正位片示骨盆诸骨高度致密;D. 腰椎 X 线正侧位片示椎体上下缘致密硬化,中间骨密度减低,呈夹心椎表现

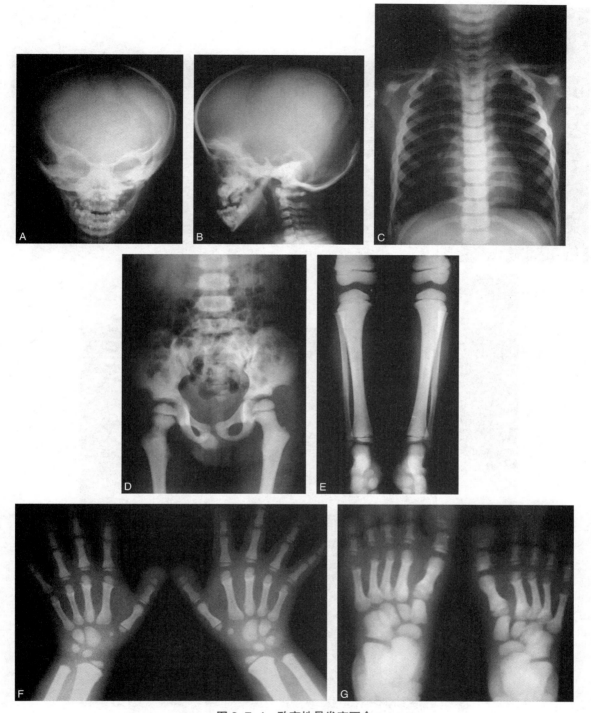

**图 8-7-4　致密性骨发育不全**

A、B. 头颅 X 线正位及侧位片示颅缝未闭,脑颅增大,面颅缩小,下颌角消失,下颌骨短小呈烟斗状;C~E. 胸部、骨盆及胫腓骨 X 线正位片示肋骨、骨盆、胫腓骨密度增高;F、G. 双手、双足 X 线正位片示双手、双足末节指(趾)骨短小,均匀性密度增高

（2）骨骼形态改变：骨的形态学异常可发生于整个骨或局限于骨的一部分,例如：干骺端增宽呈喇叭口状改变易见于软骨发育不全或干骺发育异常（图 8-7-5）,锥形骨骺多见于肢端骨发育不全（图 8-7-6）,扁平椎多见于脊柱骨骺发育不良（图 8-7-7）,鸟嘴样椎体多见于黏多糖病（图 8-7-8）,椎体后部扇贝样压迹多见于神经纤维瘤病,髋臼顶倾斜可见于黏多糖病,髋臼顶变平可见于软骨发育不全等。

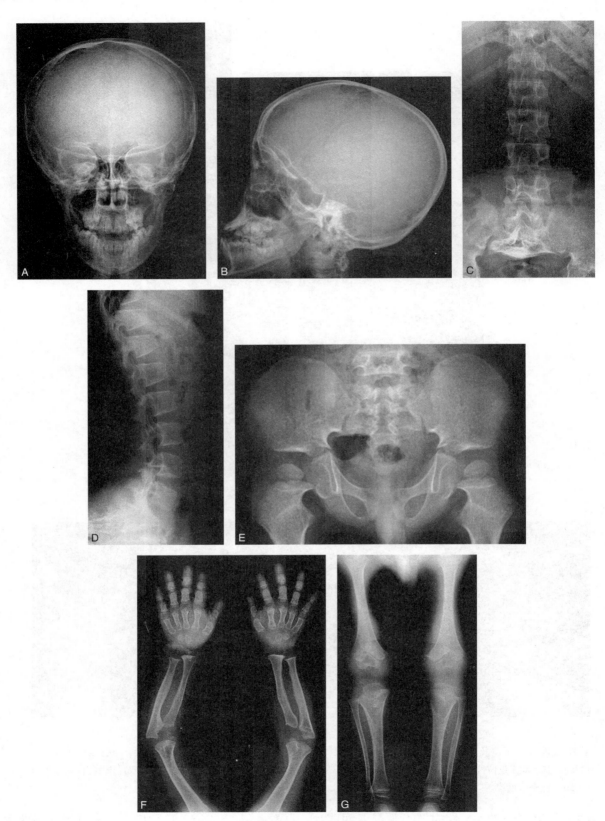

**图 8-7-5 软骨发育不全**

A、B. 头颅 X 线正位及侧位片示短颅底；C、D. 腰椎 X 线正侧位片示椎体后缘凹陷，椎体呈楔形，椎弓根间距自第 $L_1$ 至 $L_5$ 逐渐缩小，椎管狭窄；E~G. 骨盆、双上肢及下肢 X 线正位片示双髂骨体短宽，髋臼顶变平，双肱骨、尺桡骨、股骨、胫腓骨对称性粗短弯曲，骨皮质增厚，干骺端增宽呈喇叭口状

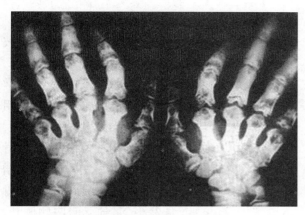

**图 8-7-6 肢端骨发育不全**

双手 X 线示诸掌指骨骨骺早期闭合,掌指骨粗短,以掌骨明显,可见锥状骨骺

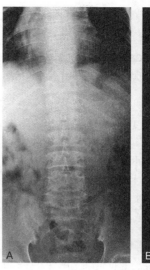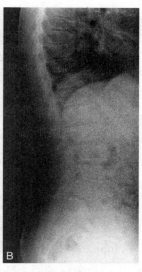

**图 8-7-7 晚发型脊椎骨骺发育不良**

A、B. 腰椎 X 线正位及侧位片示胸、腰椎椎体变扁,前缘呈阶梯状

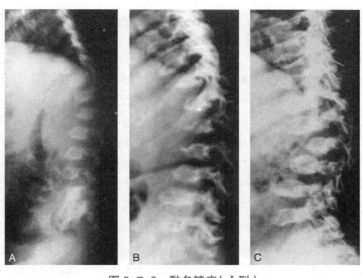

**图 8-7-8 黏多糖病(Ⅰ型)**

A~C. 脊柱 X 线侧位片示椎体前缘部分缺如,下缘变尖呈喙状突出,胸、腰椎交界处椎体小并后移,犹如被邻近椎体挤出,脊柱后突畸形

(3)骨骼大小改变:骨骼的大小改变包括高矮(椎体)、长短、增大、变宽或发育不全。单一骨骼大小改变的评价可与同一患者的其他骨骼相比较,如软骨发育低下时腓骨长于胫骨、短肢短躯干侏儒时腓骨短于胫骨、第四掌骨变短(掌骨征阳性)见于 Turner 综合征等;全身性骨骼大小改变的评价除观察其对称性并与其他骨骼比较外,还需比较骨骼与身材高矮的比例,如扁平椎与短躯干性侏儒,四肢短小与四肢、躯干的匀称性或比例等。一般肢根型四肢短小见于软骨发育不全,肢中型四肢短小见于肢中部发育不良,肢端型四肢短小见于肢端骨发育不全,肢端-肢中型四肢短小见于软骨发生不全。

(4)骨骼数量改变:骨的数量异常包括增多、减少或融合,如软骨外胚层发育不良常出现多余的牙齿,弯曲型骨发育不全时髌骨易出现多发骨骺中心,Larsen 综合征时跟骨易出现多发骨骺中心等。

(5)周围软组织改变:骨骼周围软组织异常包括萎缩、肥大和钙化等。软组织改变的观察有助于骨与关节发育异常的鉴别诊断,如多发性内生软骨瘤合并静脉石则提示为 Maffucci 综合征。

**3. 并发症(complications,C)** 发现并发症有助于本系列疾病的诊断与治疗,如成骨不全、石骨症易发生病理性骨折,黏多糖病可出现寰枢椎半脱位,神经纤维瘤病、躯干发育异常等常合并进行性脊柱侧弯,半肢骨骺发育异常、多发性内生软骨瘤病、遗传性多发性外生骨疣等常引起肢体长度不一致,Maffucci 综合征可发生恶变等。

**4. 患者存活与死亡(dead/alive,D)** 患者的存活或死亡概率与疾病类型密切相关,关系到疾病的诊断与鉴别诊断,也特别受到患者家属、临床医师甚至社会的关注。部分疾病出生时或出生后不久即可发生死亡,如致死性软骨发育异常、黏多糖病、软骨发生不全等;部分疾病可在青少年时期死亡,如窒息性胸廓发育异常、早老症、成骨不全、黏多糖病等;多数疾病若无并发症可长期存活,如四肢骨与关节发育畸形。

**【常见遗传性骨病影像学表现】**

**1. 软骨发育不全(achondroplasia)** 软骨发育不全系一种全身对称性软骨发育障碍,遗传方式是常染色体显性遗传,基因位于 4p16.3。病理基础为干骺端软骨黏液变性,软骨细胞丧失正常功能,软骨内成骨延迟或中止(影响骨的纵向生长),而骨膜下成骨不受影响(横向生长正常)。X 线表现:所有软骨内化骨的部位均出现对称性异常。

(1)管状骨:长管骨粗短、弯曲,以肱骨和股骨为著,骨皮质增厚,以弯曲的凹侧更为明显。肌肉附着的结节部常明显增大。骨骺板光滑或轻度不规则伴散在点状致密影。干骺端增宽,中央凹陷呈"杯口状"或"V"形,骨骺被其包围,以膝部为著。骨化中心出现延迟、发育小,常提前与干骺愈合,尺骨较桡骨短,近侧端增宽,远端变细,其近端通常有一向上的锐利突起。腓骨往往较胫骨长,腓骨头位置较高,远端过分伸长可引起足内翻。胫骨近侧干骺端的前缘常呈斜面。手足短管状骨粗短,诸手指近于等长。腕跗骨多不规则。

(2)躯干骨:椎体较小,后缘可轻度凹陷,前部稍呈楔形,上下缘可不规整。椎弓根间距自第 1 腰椎至第 5 腰椎逐渐变小。椎弓根前后径明显变短,有时仅及正常的一半,而致椎管狭窄,骨盆狭小,骶骨短而窄,髂骨呈方形,髂骨底部显著变短,而致坐骨大切迹变小深凹呈鱼口状,恰好位于"Y"形软骨之上。髋臼上缘变宽且呈水平状。肋骨短而宽,胸腔前后径缩小。

(3)头颅:颅底骨变短小,枕大孔变小,斜坡变深。颅盖骨相对较大。

**2. 软骨发育低下** 类似软骨发育不全,为常染色体显性遗传。X 线表现:头颅正常;四肢粗短而躯干相对增长;所有长管骨均对称性变短,与软骨发育不全以肱骨较前臂明显变短不同;骨结构正常,有时尺骨茎突和腓骨稍增长,干骺端增宽,轻度"V"形凹陷,以股骨远端明显;手短管骨亦短,但形态正常;骨盆小,髂骨翼向两侧展开,其底部稍变短,坐骨切迹减小;椎体后缘可呈杯口状凹陷;$L_1 \sim L_5$ 椎弓间距逐渐变小,但不如软骨发育不全明显。

**3. 致死性侏儒症** 严重的肢小畸形。X 线表现:四肢长管骨明显短小,近端弯曲,手足短管骨相对增大,干骺端不规则,呈杯口状变形。颅底短,额部突出,鼻根塌陷。肋骨发育差,短小,胸廓狭窄。普遍性椎体变扁,但椎间隙明显增宽,因而脊柱高度基本正常。髂骨翼变小,呈方形,坐骨切迹小,髋臼上缘水平。

**4. 多发性骨骺发育不良** 可能为常染色体显性遗传,约 50% 系家族性发病。X 线表现:在儿童时期最明显,主要侵犯骨骺,而干骺和骨干不受累,两侧骨骺对称性受累,继发骨化中心出现延迟,但愈合时间正常。骨骺发育小且变扁,可呈分节或斑点状,边缘不规则,但无硬化。下肢改变较上肢显著,胫骨远端骨骺外侧部分发育不良,致骨骺呈尖端指向外侧的楔形,踝关节倾斜,二者为典型表现。随年龄增长骨骺的分节和点状改变可逐渐消失,但常遗留有骺端变小,扁平及关节畸形,可较早引起退行性骨关节病。腕跗骨亦可发育不良,手足短管骨粗短。

**5. 脊柱骨骺发育不良** 是一组选择性累及脊柱和管状骨骨骺的软骨发育异常,主要有以下几个类型:

(1)早发型脊柱骨骺发育不良:为重型,系常染色体显性遗传。X 线表现:各年龄组均有显著改变,主要累及脊柱、骨盆和股骨头。在新生儿,表现骨化延迟,耻骨、股骨远端和肱骨近端骨髋、距骨、跟骨均未骨化。椎体变短以后缘较著，呈不规则四边形。髂骨底部变宽。胸廓呈钟形，肋骨前端呈喇叭口形张开。1岁时，耻骨仍未骨化，股骨头骨化中心未出现，膝关节骨化中心出现延迟且不规则。椎体仍扁，胸腰椎交界处有一个或几个椎体发育不良。股骨和胫骨变短，股骨远侧干骺端可不规则。儿童期间，耻骨已骨化，但软骨间隙仍宽。扁平椎体持续存在，椎隙变窄，枢椎齿状突骨化不全，下腰椎前突增加。髋臼加深，股骨头发育小且不规则，颈干角变小，呈髋内翻畸形。近侧长管骨变短，干骺可不规则，有骨赘形成和喇叭口形增宽，以股骨远侧和肱骨近侧为著，短管骨一般正常，腕跗骨成熟延迟。前颅凹向倾斜，基底角加大可达165°（正常110°~145°）。至成人，由于椎体明显变扁、椎间隙变窄、脊柱侧弯和腰前突增加，可引起明显的短躯干型侏儒，椎体不规则，枢椎齿状突仅部分骨化，一个或多个椎体前缘呈喙状。股骨头骺小而不规则，仍未愈合，髋内翻。长管骨变短，干骺张开，以股骨肱骨明显。关节面不规则，常有膝外翻和髌骨脱位。距骨和掌骨头轻度变扁，近排腕骨常不规则。

（2）晚发型脊柱骨骺发育不良：为伴性隐性遗传，男性发病。X线表现：主要改变在脊柱、骨盆和四肢大关节，脊柱改变始于5岁，表现为普遍性椎体变扁和椎间隙显著变窄，而椎弓发育正常。下胸椎和腰椎有特征性表现，椎体中后部上下缘呈驼峰状圆凸，年龄小者，圆凸的边缘光滑；年龄愈大则凸度愈趋平缓，表面不整且出现硬化，至晚期可高度硬化如象牙质样，类似椎间盘钙化，须注意区别。骨盆改变主要表现为骨盆狭小，髂骨和骶骨发育小，骶骨耳部发育不良，坐骨、耻骨相对增大呈直立状，坐骨大切迹上缘呈直角状。四肢大关节主要表现为关节发育不良及较早发生退行性改变，以髋部最显著，髋臼外上缘发育不良，髋臼角加大，关节面不规则及硬化。股骨头发育小且扁，股骨颈粗短，颈干角小，髋内翻。较早发生退行性骨关节病，股骨头关节面不规则、硬化和软骨下囊变常很明显。膝关节和肩关节亦表现发育不良，但程度较髋关节为轻，股骨和胫骨髁部、肱骨头常发育较小，关节面较平坦。

（3）假性软骨发育不全：为脊柱骨骺发育不良的肢体型，系常染色体显性或隐性遗传。X线表现：病变主要在管状骨的骨骺和干骺。骨骺出现延迟，轮廓不规则、稀疏和碎裂。干骺端增宽，边缘呈尖刺状突出，表面中央呈"蕈样"突出且不光整，以膝关节改变最明显。病变可随年龄增长而进展。长短管骨均变短，肢根较明显，亦可为肢中型或愈向远侧愈明显。掌跖骨与近排指骨近于等长。脊柱受累较轻，椎体前缘呈台阶状及变扁，骨盆类似软骨发育不全，但较轻。头颅正常。

**6. 成骨不全（osteogenesis imperfecta）** 又名脆骨症、骨膜发育不全、Lobstein病。本病可能为常染色体显性遗传，其特点是容易发生骨折、蓝色巩膜和听力障碍。X线表现：基本X线征象是多发性骨折、骨皮质菲薄和骨密度减低。

（1）长管骨：分为粗短型、细长型和囊型三种类型。粗短型一般发生在胎儿和婴幼儿。病变严重，其特点为长管骨粗短，伴多发骨折和弯曲畸形，以肱骨和股骨近侧端最为明显。细长型一般发病较迟且病变较轻但亦可见于胎儿或出生后即出现，表现为骨干明显变细，长度不变，骨骼细而长，骨皮质菲薄，骨密度减低，骨小梁结构不清。由于软骨内化骨受累不明显，故干骺端相对扩展。骨骺和干骺交界处可见致密的横行线，可能为钙化软骨的细微骨折，双侧不对称，不同于先期钙化带。囊型很少见，出生后即发病，呈进行性，骨内可见多发囊样区呈蜂窝状，以下肢明显，长管骨明显弯曲畸形。成骨不全骨折大多为多发性，但不对称。骨折愈合较迅速，伴正常骨痂或过量骨痂形成，有时可形成假关节。轻者骨皮质稍变薄，与正常骨难区分，但轻微外伤即可发生骨折。若有蓝色巩膜，则有助于确诊。

（2）颅骨：多见于婴幼儿，头颅呈短头型，两侧突出，颅板变薄，可部分未骨化，严重者颅骨似一薄膜。颅缝增宽，囟门增大，闭合延迟，常有许多缝间骨存在，以顶枕区最多。

（3）躯干：椎体密度减低，上下缘常双凹变形，亦可普遍性变扁或前部呈楔状。可有多发性许莫尔结节。肋骨变细，皮质薄，骨密度减低，常有多发性骨折。

**7. 窒息性胸廓发育不全** 又称Jeune病、胸廓-骨盆-指发育不全，有家族性，可能为常染色体隐性遗传。X线表现：锁骨位置抬高，位于第1肋骨之上，平第6颈椎，肋骨变短，水平走向，骨软骨结合处呈球形膨大,下部肋骨张开。圆形狭窄的胸廓和正常大小的心脏使肺野明显缩小。手指骨明显变短,末节指骨尤著,可有多指。可见锥形骨骺,多发生于中、末节指骨。髂骨体部可发育不良而使上下径变短且向两侧展开。坐骨和耻骨亦可变短。髂骨于坐骨大切迹处可向下伸出一钩状突起,髋臼外缘亦可有一向下的突起。这些改变随发育生长而逐渐减轻,成熟后则恢复正常。静脉肾盂造影可见肾影增大及肾乳头内线条状致密影,后者系肾小管扩张造影剂蓄积所致。这种改变尚未见于其他发育障碍,具有特征性。

【拓展】

先天性遗传性骨与关节疾病种类繁多,名称混乱(仍在不断修订中),临床及影像学表现各异,多数具有遗传或基因相关性,有多骨发病、多病共存、多系统受累的特性。临床诊断主要依据影像学检查(X线为主),病因学诊断需进行分子生物学检查,如基因检查、蛋白质组学检查等。

(李小明)

# 参 考 文 献

[1] Resnick D. Diagnosis of bone and joint disorders. 4th ed. WB Saunders: Philadelphia, 2002.

[2] Offiah AC, Hall CM. Radiological diagnosis of the constitutional disorders of bone. As easy as A, B, C. PediatrRadiol, 2003, 33(3): 153–161.

[3] Bonafe L, Cormier-Daire V, Hall C, et al. Nosology and classification of genetic skeletal disorders: 2015 revision. American Journal of Medical Genetics Part A, 2015, 167 (12): 2869–2892.

[4] Alanay Y, Lachman PS. A review of the principles of radiological assessment of skeletal dysplasias. Clin Res Pediatr Endocrinol, 2011, 3(4): 163–178.

[5] 曹庆选, 徐文坚, 刘红光, 等. 体质性骨病影像诊断图谱. 北京: 人民卫生出版社, 2012.

[6] 曹来宾. 实用骨关节影像诊断学. 济南: 山东科技出版社, 1998.

# 第九篇 儿科影像

第一章　儿科影像检查技术

第二章　神经系统

第三章　胸部

第四章　腹部

第五章　肌肉和骨骼系统

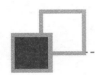

# 第一章　儿科影像检查技术

在儿科疾病影像学检查中,各种成像技术和检查方法的适用范围与成人有所不同,应用时更需注意合理选择。从安全角度考虑,对于儿科疾病选用影像检查技术和检查方法的总体原则宜为:首先选用超声或 MRI 检查;若超声或 MRI 检查对疾病的诊断价值有限,如对呼吸系统、骨关节或一些空腔脏器疾病,则可选用 X 线或 CT 检查。

## 第一节　检查前准备

对于不能配合 CT 或 MRI 检查的患儿,检查时常需要镇静。检查期间,患儿自然睡眠最为理想。药物镇静一般适用于 6 个月至 4 岁患儿。口服镇静剂最常用 10% 水合氯醛,剂量为 0.5ml/kg,加生理盐水稀释后口服,也可保留灌肠。水合氯醛吸收较快,维持时间约 4~8 小时,一般剂量不应超过 1g,否则将影响循环和抑制呼吸。用药前应详细了解病史,观察患儿一般情况和了解肝、肾功能等检查结果,用药后应密切观察。

## 第二节　X 线 检 查

儿童期的组织器官处于发育成熟过程中,对 X 线辐射损伤较成人更加敏感。因此,在儿科疾病诊断中,行影像检查时,宜尽可能选择非使用 X 线的影像检查技术。若必须行 X 线检查,也要采用尽可能低的照射剂量和次数,并注意晶状体、甲状腺和性腺等敏感组织器官的防护。

### 一、X 线片

小儿胸部、骨骼疾病目前仍以 X 线片作为首选检查方法。应用数字化 X 线成像设备如 CR 和 DR 摄片,可在一定程度上降低 X 线辐射剂量。

### 二、X 线造影检查

1. **食管和胃肠道造影**　儿童食管和胃肠道先天发育畸形的常用影像检查方法,如对于食管闭锁和先天性巨结肠的诊断具有重要价值。

2. **静脉性尿路造影**　静脉性尿路造影主要用于观察儿童泌尿系统的先天性发育异常。

## 第三节　超 声 检 查

超声检查具有实时、便捷、无辐射、安全性高等优势,宜作为儿科疾病的首选影像检查技术。然而,对于呼吸系统、骨关节系统和一些胃肠道疾病等的诊断,超声检查的应用价值有限。

## 第四节　CT 检 查

CT 检查是 X 线检查和超声检查的重要补充,而在某些小儿疾病,如肿瘤、外伤、先天性畸形等已成为首选检查方法。必须强调,儿科 CT 检查要严格掌握适应证,采用低剂量扫描,并注意检查时的辐射防护。

CT 检查时,应常规先行平扫检查,其对于病变的检出及某些疾病如先天性畸形、外伤后出血等诊断均具有重要价值。当平扫 CT 发现病变而难以确定性质时,应常规行增强 CT 检查。此外,在婴幼儿期,各脏器未发育成熟且周围脂肪量少,因而平扫时解剖对比较差,增强检查则可为疾病的检出和诊断提供更多的信息。

## 第五节 MRI 检查

MRI 检查的组织分辨力高,无电离辐射,是儿科疾病的理想影像检查技术。MRI 主要用于检查儿童颅脑疾病、腹部肿块和某些先天性发育畸形等,并可作为颅内肿瘤、炎症、发育畸形等以及肝、肾、腹膜后肿瘤、炎症和外伤等疾病的首选影像技术。但 MRI 检查时间较长,不适用于急重症患儿;此外,MRI 检查时噪音大,需佩戴耳罩等物,以免损伤听力。

(李 欣 陈 静)

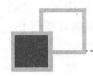

# 第二章　神经系统

## 第一节　新生儿缺氧缺血性脑损伤

新生儿缺氧缺血性脑损伤（neonatal hypoxic-ischemic injury）是指围产期窒息导致脑缺氧缺血性损伤，临床出现一系列脑病的表现。脑损伤的程度与缺氧缺血的严重程度和损伤持续的时间以及脑组织的成熟程度有关。不同胎龄脑损伤的病理机制、损伤部位、神经影像学表现以及临床预后均有所不同，因此将足月新生儿缺氧缺血性脑病与早产儿缺氧缺血性脑损伤分开描述。

### 一、足月新生儿缺氧缺血性脑病

【概述】

足月新生儿缺氧缺血性脑病（hypoxic-ischemic encephalopathy, HIE）是指各种围生期窒息导致胎儿或新生儿脑的缺氧缺血性损伤。HIE 为新生儿期常见脑损伤之一，常引起新生儿死亡和神经系统的发育障碍。HIE 多见于胎儿宫内缺氧、异常分娩、胎儿发育异常等，新生儿有严重肺部感染也可致此病。轻症患者预后良好，病情危重者，病死率高。

【病理生理】

1. 足月新生儿 HIE 的发病机制　病变发生的部位和程度与缺血持续的时间、脑成熟度有关。

（1）脑血流量调节功能降低：正常新生儿脑血管以舒张和收缩来调节进入脑组织的血流量，以此来保持进入脑组织血流量相对稳定。缺氧缺血使脑血管的调节功能降低，当血压降低、血流量减少时，脑血管未能及时舒张形成脑的低灌注，引起 HIE。待血压升高、血流量增加时，脑血管又未能及时收缩，转变成高灌注，在转变过程中最易发生脑水肿和颅内出血。

（2）脑组织代谢的异常：新生儿脑处于快速生长期并且代谢旺盛，对氧和葡萄糖的需求量很大，脑耗氧量占全身耗氧量的 50%。缺氧缺血时能量供应不足，对影响脑组织的代谢的影响最大，主要表现在：①氧自由基（$O_2{-}$）使细胞膜发生过氧化反应，导致渗透性增加，常造成脑水肿；②钠钾泵的异常引起 $K^+$、$Mg^{2+}$ 等自细胞内溢出，$Na^+$、$Ca^{2+}$ 进入细胞内，造成细胞毒性水肿；③细胞膜上钙离子通道开放，细胞外 $Ca^{2+}$ 流向细胞内，破坏细胞的生存；④缺氧缺血时脑细胞内线粒体氧化磷酸化功能障碍，只能依靠葡萄糖无氧酵解产生能量，糖酵解作用增加 3~10 倍，大量丙酮酸被还原成乳酸堆积在细胞内，易引起代谢性和呼吸性酸中毒。

（3）脑部对缺氧缺血的易感区：细胞丰富、血管多、代谢率高的区域需氧量高。足月儿大脑皮层活跃，皮层下区成为易感区。足月儿顶、颞叶是大脑前、中、后动脉末梢的边缘区，即矢状旁区，该区由于供血少、血压低，皮层及皮层下白质成为缺氧缺血的好发部位，最易发生 HIE。

2. 足月新生儿 HIE 的主要病理改变　包括矢状旁区脑损伤、基底节/丘脑区大理石纹状改变、颅内出血、脑梗死等。

（1）矢状旁区脑损伤：主要因足月新生儿部分性、长时间窒息所致，脑血管分水岭区缺血，主要发生在矢状旁区皮质及皮质下白质，呈双侧对称或不对称，发生皮质层状坏死、液化坏死和囊变。

（2）基底节/丘脑区大理石纹状改变：主要见于足月新生儿 HIE，大体病理呈大理石样纹状体，镜下见局部神经元丢失、胶质细胞增生、过度髓鞘化。

（3）颅内出血：足月儿颅内出血可发生在脑实质内，形成脑实质出血（intraparenchymal haemorrhage，IPH）；也可发生于硬膜下和蛛网膜下腔，形成硬膜下出血（subdural haemorrhage，SDH）和蛛网膜下腔出血（subarachnoid hemorrhage，SAH）。

【临床表现】

宫内、出生时或出生后有严重的窒息史，生后不久出现神经症状，复苏后仍有意识障碍、过度兴奋、肌张力异常、易激惹、嗜睡、迟钝、惊厥、惊觉等。根据病情可分为轻、中、重三度。窒息愈严重，时间愈长，脑病愈严重，后遗症发生率也愈高。常见的后遗症有脑瘫、脑积水、智能低下、癫痫等。

【影像学表现】

1. CT　表现为脑室周围白质散在分布局灶性低密度影。①轻度：脑实质低密度区分布1~2个脑叶，少数病例合并少量颅内出血。②中度：低密度区超过2个脑叶，灰白质界限模糊，部分脑沟消失，约3/5病例合并颅内出血。③重度：脑实质呈弥漫性低密度改变，灰白质界限消失，此时基底节、背侧丘脑密度正常，因而形成双圈征，即外圈（脑叶）呈低密度，内圈（基底节、背侧丘脑）为等密度。

颅内出血以蛛网膜下腔出血最多见，也可出现脑实质出血。蛛网膜下腔出血多表现为矢状窦旁、小脑幕旁高密度影。

2. MRI　常规MRI（$T_1WI$、$T_2WI$）具有多方向断层成像的优点，空间分辨力高，组织对比度较好。

（1）皮层及皮层下白质：①在$T_1WI$上沿脑回走行的点状及迂曲条状高信号；②皮层下白质在$T_1WI$上呈低信号的小囊状区，$T_2WI$上呈高信号。

（2）深部白质：①额叶深部白质相当于侧脑室前角的前外侧，在$T_1WI$上可见两侧对称的点、片状稍高信号；②沿两侧侧脑室壁边缘的条带状$T_1WI$高信号。

（3）基底节及丘脑病变：在$T_1WI$上表现为斑片状高信号（图9-2-1）。严重者，两侧基底节、丘脑腹外侧核对称性的$T_1WI$高信号，内囊后肢正常髓鞘化受到阻碍，正常的高信号消失而呈低信号。

（4）颅内出血：包括脑实质出血、脑室内积血、SAH、SDH。

【诊断要点】

诊断足月新生儿HIE应包括临床严重缺氧缺血病史和典型影像学表现。近年以MRI应用日趋成熟。MRI典型影像学表现：常规采用$T_1WI$，脑水肿时可见脑实质呈弥漫性低信号伴脑室变窄；基底核和丘脑损伤时呈双侧对称性高信

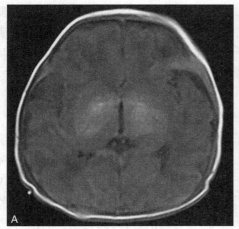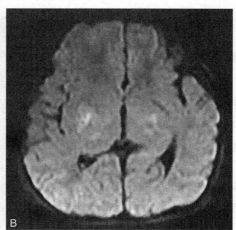

图9-2-1　足月新生儿HIE

患儿，男性，7天。足月，剖宫产，生后窒息30分钟，产前有宫内窘迫史，生后皮肤青紫，无自主呼吸，四肢松弛，无喉反射，Apgar评分第1-5-10分钟分别为3分-5分-8分。体格检查患儿反应差，呻吟。A. $T_1WI$示双侧基底节区片状高信号；B. DWI呈高信号，为典型大理石纹状改变

号;脑梗死表现为相应动脉供血区呈低信号;矢状旁区损伤时皮质呈高信号、皮质下白质呈低信号。DWI 对缺血脑组织的诊断更敏感,病灶在生后第 1 天即可显示为高信号。

【鉴别诊断】

应和产伤引起的颅内出血以及宫内感染、遗传代谢性疾病和其他先天性疾病所引起的脑损伤鉴别。

【拓展】

足月新生儿 HIE 的 MRI 典型征象包括:①矢状旁区损伤:大脑前、中、后动脉末梢边缘区在 $T_1WI$ 可见对称或非对称性点片状高信号。病变主要累及皮层及皮层下白质。②大理石纹状改变:基底节区 $T_1WI$ 示不均匀高信号,可伴有正常髓鞘化的内囊后肢高信号消失。

## 二、早产儿缺氧缺血性脑损伤

【概述】

早产儿脑损伤绝大多数发生于胎龄小于 32 周(或体质量 <1 500g)的早产儿。引起早产儿脑损伤的因素很多,急产、双胎妊娠、母孕期感染、母孕期糖尿病等宫内暴露因素、分娩过程及出生后内环境紊乱均为早产儿脑损伤的危险因素,因此早产儿脑损伤是多种因素相互作用的复杂结果。早产儿脑损伤的主要发病机制与早产儿脑血管发育成熟度、早产儿脑血流的自身调节能力以及髓鞘发育和少突胶质细胞的易损性有关。

早产儿脑损伤主要包括出血性损伤和缺血性损伤两种。生发基质 – 脑室内出血(germinal matrix hemorrhage intraventricular hemorrhage, GMH– IVH)及脑室周围出血 / 出血性梗死(periventricular hemorrhage hemorrhagic infarction, PVH–PHI)是早产儿出血性疾病的主要代表,而脑室周围白质软化(periventricular leukomalacia, PVL)则为缺血性早产儿脑损伤的代表。此外,常合并蛛网膜下腔出血及脉络丛出血等。

【病理生理】

早产儿在脑室周围室管膜下存在胚胎生发基质,该组织毛细血管丰富,缺乏胶原和弹力纤维等结缔组织支持,血流的波动异常易导致脑出血,脑压低易缺氧缺血,再灌注后易出现损伤病

灶。早产儿脑血管构筑的终末区位于脑室旁,因此,脑损伤易损区在脑室旁,胎龄越小,深穿支动脉发育越差,动脉分支越少,动脉支配边缘区或终末区范围越大,常造成脑白质弥散性损害。当胎龄大于 34 周,动脉相对较成熟,分支较多,白质损害多呈局灶性。脑深静脉分支在尾状核头部及脉络膜静脉终末的汇合区静脉发育亦不成熟,故脑出血常发生在尾状核头部与侧脑室室管膜下。此外,早产儿髓鞘尚未形成,轴突外面主要为少突胶质细胞(oligodendrocyte, OL)围绕,OL 的易损性是成熟依赖性的,OL 的损伤常造成髓鞘化异常,白质减少。早产儿胎龄不同,病理表现也不同。

【临床表现】

早期可完全无临床症状或仅有肌张力低下、自发运动减少、呼吸暂停或心跳减慢。存活者中约 25%~40% 表现为痉挛性运动障碍,智力障碍也较常见。

【影像学表现】

1. CT　轻度脑水肿表现为脑室周围白质内多发斑片状、花瓣样低密度阴影,边界欠清。但由于早产儿脑富含水分,准确判断有一定困难。

脑出血表现为高密度影。可分为原生基质出血和脑室内出血,表现为脑室周围室管膜下区新月形高密度阴影。原生基质出血穿破室管膜后,在脑室内形成高密度积血阴影,脑室内积血少者,脑室不扩大,脑室内积血多者,脑室可明显扩张,脑室扩张以侧脑室三角区较明显。脑室周围脑实质出血表现为脑室周围斑片状高密度阴影。

2. MRI　常规 $T_1WI$、$T_2WI$ 和 DWI 可以判定脑缺血性和出血性损伤。

早产儿脑白质缺血性损伤可分为局灶性损伤和弥漫性损伤。前者表现为半卵圆中心和侧脑室旁簇状、线状、大片状 $T_1WI$ 高信号,$T_2WI$ 低信号,范围易变;后者表现为脑白质病变急性期在 DWI 上表现为高信号,容易判定,而在常规 $T_1WI$、$T_2WI$ 上很难识别。

慢性期,1~2 周后脑室旁白质损伤病灶消失,DWI 上高信号亦不再显示。最终表现为脑室旁白质体积减少,脑室向外侧不规则扩张,常以枕部三角区脑室变形为多见。胼胝体萎缩,轻度仅限

于后 1/3,重度可造成弥漫性萎缩。损伤较大的病灶可出现囊性变。

早产儿脑出血性损伤包括室管膜下出血、脑室出血、脑实质出血及蛛网膜下腔出血等（图 9-2-2）。早产儿脑出血在 $T_1WI$ 上表现为高信号,在 $T_2WI$ 上常表现为低信号。

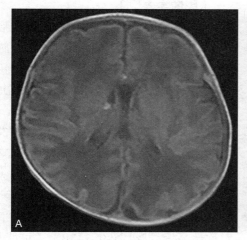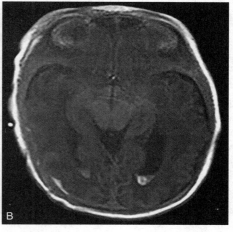

图 9-2-2 早产儿脑出血

孕 30 周出生的早产儿。A、B. MR $T_1WI$,A 为生发层基质出血,可见右侧侧脑室壁边缘小片高信号影;B 为脑室出血,可见双侧侧脑室枕角片状高信号,并见液平

【诊断要点】

①胎龄小于 37 周;②临床有相关危险因素或者有明确的缺氧缺血病史;③典型影像学表现为 CT 可见高密度影,MRI 可见 $T_1WI$ 高信号,$T_2WI$ 低信号。病变分布以围绕在室管膜旁为主。

【鉴别诊断】

早产儿脑损伤主要需与宫内感染、先天性发育异常以及足月儿 HIE 相鉴别。早产儿的年龄和妊娠史是重要诊断参考依据,结合 MRI 典型表现一般不难做出诊断。

【拓展】

早产儿脑损伤的影像学检查方法有超声、CT 及 MRI。其中超声对脑中央病变,如脑室系统出血有诊断价值;CT 检查因放射性问题,应用逐年减少;MRI 检查对早产儿脑损伤诊断具有明显优势,逐渐取代超声和 CT 检查。

通过 MRI 新技术评价早产儿脑白质损伤病变的性质是目前研究的热点之一,如 SWI 对判定是否出血有重要价值,DTI 对评价脑白质微结构改变可能有一定作用。目前早产儿脑损伤的发病机制已取得明显进展,但因早产儿脑损伤是多种因素相互作用的复杂结果,所以,还有很多问题需要进一步研究,如早产儿脑损伤的可塑性到底如何,白质损伤后髓鞘化成熟的动态变化以及与神经发育的关系等。

## 第二节 新生儿胆红素脑病

【概述】

胆红素脑病( bilirubin encephalopathy, BE )是新生儿高胆红素血症的最严重的并发症,严重威胁新生儿的生命与健康,可导致新生儿死亡或遗留神经系统不同程度后遗症。急性胆红素脑病( acute bilirubin encephalopathy, ABE )主要指生后 1 周内胆红素神经毒性引起的症状;慢性胆红素脑病指胆红素毒性引起的慢性和永久性损害。

感染、生后窒息、头颅血肿、早产、ABO 或 Rh 溶血、G6PD 缺陷疾病、遗传代谢疾病、母乳喂养因素等,是临床常见的几种原因。

【病理生理】

BE 指胆红素通过血脑屏障进入大脑,游离的未结合胆红素非常容易通过血脑屏障进入神经细胞,影响细胞的氧化作用,可抑制线粒体氧化磷酸化的耦联,因此使线粒体产生 ATP 耗竭、$Ca^{2+}$ 胞内堆积、中枢神经系统兴奋性氨基酸堆积、细胞内 $Ca^{2+}$ 超载。钙超载使脑细胞肿胀、固缩、崩解及被吞噬,细胞萎缩凋亡,神经胶质增生,临床出现胆红素脑病急性症状并留有神经系统后遗症。胆红素的神经毒性有高度的选择性,神经元比星形胶质细胞更易损伤。该病主要损害大脑基底节(特别是苍白球及丘脑下核)、小脑齿状核及后联合、中脑红核及黑质,脑干网状结构等可同时受累,是脑组织的一种不可逆损害。

【临床表现】

1. **急性胆红素脑病**

(1)初期表现:①轻度迟钝;②轻度肌张力低下,运动减少;③吸吮不好,哭声稍高尖。

(2)中期表现:①中度迟钝、激惹,肌张力变化不一、常增高;②有些出现颈后仰、角弓反张;③吃奶极少,哭声高尖。

(3)极期表现:①极度迟钝至昏迷;②肌张力常增高,有些有颈后仰、角弓反张;③不进食,哭声高尖。

2. **慢性胆红素脑病表现** ①锥体外系运动异常:特别是手足徐动症;②注视异常:斜视及凝视性瘫,特别是不能向上视;③听力障碍:特别是神经感觉性听力丧失;④智力障碍:仅少数为智力缺陷。

【影像学表现】

1. **超声和 CT** 不能诊断胆红素脑病。

2. **MRI** 对 BE 诊断有较高的敏感度和特异度。BE 常累及苍白球,主要影响背侧脑神经核,丘脑下核群、海马受损相对较少;再次是丘脑和壳核,极少数侵及脑干。

(1)急性期 MRI:一般表现为好发部位(苍白球)的 $T_1WI$ 高信号(图 9-2-3A),$T_2WI$ 等或稍高信号,其中苍白球对称性 $T_1$ 高信号为相对特征性表现。

(2)慢性期 MRI:主要表现好发部位的 $T_2WI$ 对称性高信号影(图 9-2-3B),这可能是 BE 后期的胶质增生。当急性期 $T_1WI$ 表现为高信号,而相应部位并未在慢性期出现 $T_2WI$ 高信号时,一般提示预后良好。

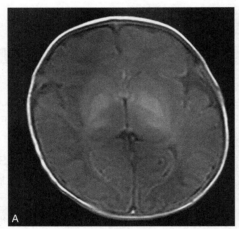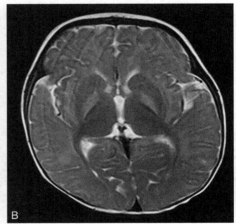

图 9-2-3 新生儿胆红素脑病
A. 急性期,双侧苍白球呈对称 $T_1WI$ 高信号;B. 慢性期,双侧苍白球呈对称 $T_2WI$ 高信号

【诊断要点】

1. **患儿临床表现** 皮肤黄染,实验室检查血清总胆红素浓度、脑脊液胆红素浓度升高。

2. **典型影像改变** 急性期 MRI 一般表现为 $T_1WI$ 苍白球区对称性高信号;慢性期主要表现为 $T_2WI$ 苍白球区对称性高信号影。

【鉴别诊断】

1. **正常新生儿脑** 正常新生儿脑髓鞘化在出生时基底节区已经部分形成,以苍白球明显,但髓鞘化高信号为均匀逐渐向周围过渡的高信号。

2. **HIE** 本病脑损伤的表现为基底节损伤部位在基底节的后外侧区。

3. **遗传代谢性脑病** 在新生儿期几乎没有异常表现,多发生在婴儿期。

【拓展】

ABE 表现为苍白球的 $T_1WI$ 高信号,可能为急性损伤时胶质细胞的饲肥星形细胞反应引起,也可能是超急性期水肿或胆红素本身引起,与疾病长期预后有无必然联系有待进一步研究。此外,由于目前 MRI 是唯一能早期诊断 ABE 的检查方法,选择适当的 $T_1WI$ 序列也是非常重要的,一般选择 SE 序列,以避免因为选择梯度回波序列出现苍白球高信号。

此外,$^1H$-MRS 可用于检查 BE 后脑组织能量代谢及物质代谢变化,谷氨酸和谷氨酰胺(glutamine and glutamate, Glx)是重点监测指标,因为胆红素能抑制胶质细胞摄取谷氨酸,可能会导致细胞外间隙 Glx 升高。肌醇(mI)是神经胶质细胞内的神经胶质标记,MRS 用于验证病灶区 $T_1$ 高信号变化是否为 BE 后的胶质增生所致,$^1H$-MRS 可见 Glx/Cr、mI/Cr 升高,提示相应病理生理变化。

# 第三节　新生儿低血糖脑病

【概述】

新生儿低血糖脑病(hypoglycemic encephalopathy, HE)是新生儿常见代谢紊乱之一,严重低血糖可导致新生儿脑病和永久脑损伤。

【病理生理】

葡萄糖是新生儿期大脑供应能量的重要物质,低血糖导致 ATP 缺乏,影响脑细胞内钠和钙正常跨膜浓度梯度转运,过度的钙内流激活细胞的磷脂酶和蛋白酶,改变线粒体的新陈代谢,自由基形成,突触传递模式改变,最终引起神经细胞的坏死,并出现点片状出血等。

【临床表现】

新生儿 HE 的临床表现多数是非特异性的,包括异常的呼吸类型(呼吸加快、呼吸暂停、呼吸窘迫)、心血管体征(心动过速或心动过缓)、神经学症状(精神萎靡、嗜睡、吸吮减弱、喂养困难、激惹、惊厥、烦躁、震颤)及皮肤苍白、大汗、反应差、反应低下、肌张力低下等全身症状,部分患儿无明显症状。

低血糖严重程度和持续时间长短决定是否引起 HE 脑损伤。部分 HE 患儿出现惊厥、生长发育落后、视觉障碍、小头畸形等后遗改变。

【影像学表现】

1. 超声　急性期表现为损伤部位的高回声,随着病情好转,高回声会慢慢恢复。较轻的 HE 脑损伤,后期超声检查中高回声可完全恢复,临床上亦无症状;严重的 HE 脑损伤患儿后期可表现

为损伤部位的低回声。

2. CT

(1)早期:CT 表现大多正常,严重者损伤部位呈低密度。

(2)后期:若有脑组织液化坏死,可表现为脑组织减少和损伤部位低密度。

3. MRI

(1)受累部位:主要位于双侧顶枕叶,严重者也可累及额叶、基底节及海马、脑室旁白质。多为双侧、对称性,单侧损伤亦可见。

(2)早期:双侧顶枕叶白质多见 $T_1WI$ 稍低信号,$T_2WI$ 信号正常或稍高,也可仅表现灰白质对比模糊或者无异常所见。DWI 可以更早地(24 小时内)发现病灶,表现为受损部位高信号(图 9-2-4)。

(3)后期:病变区 $T_1WI$ 仍呈稍低信号,$T_2WI$ 高信号,DWI 表现为低信号。最终病变区皮层萎缩、部分皮层丢失、脑室扩大,也可出现多囊状脑软化等表现。$^1H$-MRS 检查可有助于预后判断。

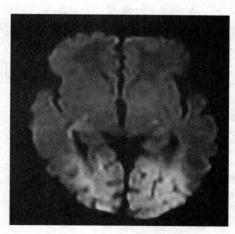

图 9-2-4　新生儿低血糖脑病

低血糖脑病患儿,生后 2 天,嗜睡,血糖值:1.3mmol/L。DWI 显示双侧枕叶对称性片状高信号灶,为 HE 特异性 MRI 征象

【诊断要点】

MRI 对低血糖脑病有一定特异性,典型征象为 DWI 上双侧枕部对称性高信号,结合临床血糖值减低即可做出诊断。常规 $T_1WI$、$T_2WI$ 诊断价值有限。其他影像学检查方法难以做出诊断。终末期病变为脑软化,CT 亦可判断病灶情况。

【鉴别诊断】

本病应与新生儿缺氧缺血性脑病、脑部感染

性疾病鉴别。前者围生期有窒息史,足月儿多为分水岭区和双侧脑室旁白质受损,而早产儿主要为双侧脑室旁白质及室管膜下,可合并蛛网膜下隙出血或硬膜下出血,重者可同时累及灰白质区、基底节区,并可引起脑实质出血。后者常有发热、呕吐等前驱症状,病变多以额、颞叶白质为主,可累及脑干、丘脑及基底节区,严重者表现为双侧大脑半球灰白质广泛信号异常,对称性顶枕叶发病者少见。二者在 MRI 上鉴别并不困难。

【拓展】

新生儿低血糖脑病的首选和最佳影像学检查方法为 MRI 检查。MRI 能清晰地显示脑内精细解剖结构,尤其应用 DWI 等技术评价组织中水分子弥散受限情况,早期显示组织内的病理状态。MRS 可充分利用化学位移中的微小变化来采集信息,以波谱曲线或数值表达某种代谢产物的浓度,是一种能够进行定量分析并使影像诊断逐步深入到细胞生化代谢水平的方法,有助于对低血糖损伤的预后评估。低血糖患儿脑内磷酸肌酸($^{31}$P-MRS)浓度降低,乳酸($^1$H-MRS)浓度无明显变化。HIE 患儿前者降低,后者升高。MRS 能更好地提示预后,目前临床常用 $^1$H-MRS 检查技术,一般 $^1$H-MRS 正常的 HE 患儿预后良好。总之,由于 MRI 检查对诊断 HE 有特异性,临床出现脑病症状且血糖值减低时应首选 MRI 检查,可早期发现脑损伤,明确诊断。

## 第四节　先天性 TORCH 感染

【概述】

目前已知的病原体经胎盘或产道途径感染胎儿,引起先天性宫内感染或围产期感染的脑部疾病,称为胚胎脑病(embryonic cerebropathy),又称先天性 TORCH 感染,"TORCH" 为各种病原体的英文首字母缩写,包括:弓形虫(toxoplasma),已知的其他感染因素如梅毒、乙型肝炎病毒、人类免疫缺陷病毒、呼吸道合胞病毒、水痘病毒等(other agents),风疹病毒(rubella virus),巨细胞病毒(cytomegalovirus)和单纯疱疹病毒(herpes simplex virus)。病原体可经胎盘、羊水、产道以及母乳等传播途径感染胎儿,以胎盘垂直感染常见。这些病原所致的宫内感染均可损害神经系统,临

床预后差,其中以巨细胞病毒和风疹病毒多见。

【病理生理】

此类病原体通常在孕期通过母亲血液或分娩时接触阴道分泌物致病。孕妇感染 TORCH 病原体后,引起胎盘绒毛膜上皮炎症或毛细血管内皮损伤,从而破坏胎盘屏障,病原体经胎盘感染胎儿。胎儿感染病原体后,受感染细胞不能参与组织的正常分化,阻碍正常发育,同时由于胎盘硬化、绒毛膜炎等导致胎儿供血不足,从而发生胎儿宫内发育迟缓。

TORCH 病原体感染易损害中枢神经系统,可造成严重的神经系统功能障碍。主要病理学改变为:室管膜下生发基质囊变坏死、神经胶质细胞增生,脑白质及基底核团小血管壁变性并钙质沉积导致营养不良性钙化;病原体抑制神经元有丝分裂,导致脑发育不良及神经元移行障碍;脑室周围白质容量减少导致继发性脑室扩张;室间孔、中脑导水管处蛛网膜下腔感染继发粘连导致梗阻性脑积水。

【临床表现】

先天性 TORCH 感染的临床症状及严重程度与发生感染时的胎龄密切相关,感染发生越早,脑破坏程度越重。早孕期感染常常导致胎儿死亡;中孕期是胎儿大脑重要结构发育的关键时期,因此这期间的感染主要导致胎儿神经系统发育畸形,如小头畸形、多微小脑回畸形、无脑畸形、前脑无裂畸形等,临床常表现为智力低下、癫痫、听力丧失和肌张力异常;而晚孕期胎儿大脑结构发育基本成型,这期间的感染则主要导致破坏性改变,如脑积水、脑软化、脑实质钙化、脑萎缩、髓鞘发育延迟或破坏和神经胶质细胞增生等改变。

【影像学表现】

1. CT　室管膜下钙化是本病较为特征性改变,表现为室管膜下及皮层下白质内多发斑点状钙化(图 9-2-5)。感染发生于胎龄小于 6 个月者,可合并脑发育不良,CT 表现为脑沟、脑池、脑池增宽。胚胎晚期感染,导致中脑导水管周围胶质细胞增生,导水管狭窄引起脑积水,CT 表现为脑室扩张,以侧脑室体部及三角区最显著。

2. MRI　对脑白质病变显示较敏感,表现为侧脑室周围白质区 $T_1$WI 低信号、$T_2$WI 呈高信号,

脑室旁白质体积减少,侧脑室不规则扩张。室管膜下小灶性凝固性坏死或小囊形成,胶质瘢痕在 $T_2WI$ 上呈高信号,并沿室管膜表面分布。室管膜下及脑实质内的钙化斑在 $T_1WI$ 和 $T_2WI$ 均呈低信号,MRI 对颅内钙化的显示不及 CT。

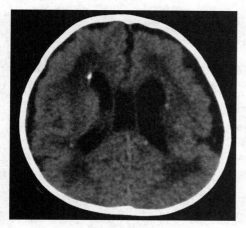

**图 9-2-5 TORCH 感染 CT 表现**
CT 平扫见室管膜下多发斑点状、结节状钙化灶,双侧脑室周围白质区片状低密度病变

【诊断要点】

先天性 TORCH 感染患儿的影像学表现具有一定特征性,在新生儿或婴幼儿时期出现脑发育不良、脑室扩张伴室管膜下或脑白质内钙化斑,应考虑先天性 TORCH 感染可能,母子两代血清学检查具有诊断意义。

【鉴别诊断】

本病需与结节性硬化症鉴别,后者为神经皮肤综合征的一种,虽然也出现室管膜下区多发钙化斑,但无脑发育不良、脑积水和其他脑畸形,其典型的临床表现可资鉴别。

【拓展】

DWI 序列对于部分 TORCH 感染导致的脑肿胀和脑细胞毒性水肿敏感性较高,可在早期发现 CT 或 MR 常规序列无法显示的脑白质异常信号。MRS 可发现某些先天性 TORCH 感染性脑病出现 NAA 峰降低,胆碱、乳酸峰升高。

（李 欣 陈 静）

# 参 考 文 献

[1] 潘恩源,陈丽英.儿科影像诊断学.北京:人民卫生出版社,2007.

[2] 李欣,邵剑波.中华影像医学·儿科影像卷.北京:人民卫生出版社,2010.

[3] 孙国强.实用儿科放射诊断学.第2版.北京:人民军医出版社,2011.

[4] 李欣,曾洪武.中华医学影像案例解析宝典·儿科分册.北京:人民卫生出版社,2017.

[5] Fung SH, Roccatagliata L, Gonzalez RG, et al. MR diffusion imaging in ischemic stroke. Neuroimaging Clin N Am, 2011, 21: 345-377.

[6] Girard N, Confort-Gouny S, Schneider J. Neuroimaging of neonatal encephalopathies. J Neuroradiol, 2007, 34: 167-182.

[7] Khong PL, Lam BC, Tung HK. MRI of neonatal encephalopathy. ClinRadiol, 2003, 58: 833-844.

[8] Triulzi F, Parazzini C, Righini A. Patterns of damage in the mature neonatal brain. PediatrRadiol, 2006, 36: 608-620.

[9] Deng W, Pleasure J, Pleasure D. Progress in periventricular leukomalacia. Arch Neurol, 2008, 65: 1291-1295.

[10] Brian D. Coley. Caffey's Pediatric Diagnostic Imaging, thirteenth edition. Philadelphia: Elsevier Inc. 2018.

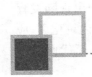

# 第三章 胸部

## 第一节 特发性呼吸困难综合征

**【概述】**

特发性呼吸困难综合征（idiopathic respiratory distress syndrome, IRDS），又称为肺透明膜病（hyaline membrane disease, HMD），是一种急危病症。多见于早产儿、剖宫产儿、双胎儿或围产期窒息儿，32周以下、出生体重<1 500g者尤为多见，偶见于足月产儿。

**【病理生理】**

目前认为本病系肺泡表面活性物质缺乏所致，肺泡表面活性物质由肺泡Ⅱ型上皮细胞分泌，由于早产等原因导致肺泡Ⅱ型上皮细胞发育不成熟，肺泡表面活性物质合成和释放不足，肺泡张力下降，导致进行性呼气性肺泡萎陷和各级支气管过度充气扩张，肺毛细血管内皮细胞和肺毛细支气管黏膜因缺氧和酸中毒受损，黏膜脱落，血浆蛋白渗出，在肺泡终末气道表面形成纤维素性透明膜，影响肺内气体交换，从而导致肺泡Ⅱ型上皮细胞分泌表面活性物质进一步下降，依次恶性循环。病理以肺泡壁上附有嗜伊红透明膜和肺不张为特征。

**【临床表现】**

特发性呼吸困难综合征临床表现为进行性加重性呼吸困难、青紫、呼气性呻吟、吸气时三凹征及胸廓塌陷等，听诊肺部可闻及湿啰音。通常症状出现于生后2~3小时，也可延迟至8~12小时，症状于18~24小时内加剧。轻者症状于第3天逐渐减轻，重症病例于3天内死亡。常并发各系统疾病，死亡原因与其严重的并发症有关，如动脉导管开放、肺出血、吸入性肺炎或继发感染、支气管肺发育不良等。缺氧缺血性脑病及颅内出血是本病致残的主要原因。

**【影像学表现】**

X线表现为两肺野透过度降低，胸廓塌陷。由于肺泡性肺不张，两肺呈广泛性纤细的网状颗粒影，其密度较淡，边缘清晰，并逐渐融合，两肺透过度降低呈磨玻璃状。广泛的肺泡萎陷，肺含气量减少，使正常充气的各级支气管在周围萎陷的肺泡衬托下显示为自肺门向外围伸展成放射状充气的支气管影，即支气管充气征。随病情进展，颗粒斑点融合成大片实变，形成"白肺"。心缘、膈角界限消失（图9-3-1）。

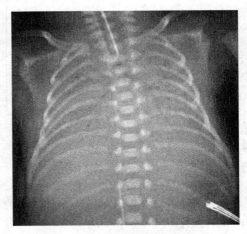

**图9-3-1 特发性呼吸困难综合征**
患儿，男性，35周+早产，胸片正位。双侧胸廓略塌陷，双肺野致密，呈"白肺"，内可见支气管充气征，心缘、膈角消失

特发性呼吸困难综合征的X线表现可分为四期：

1. Ⅰ期 双肺少许肺泡萎陷，X线缺乏特征性，表现为双肺轻度磨玻璃样透亮度减低，双肺散在肺泡萎陷形成的细颗粒影。

2. Ⅱ期 随着萎陷肺泡数量增加，细颗粒影融合呈小斑片状模糊影,表现为双肺容积小,双肺野透光度中度降低,双肺弥漫分布小斑片影,支气管充气征明显。

3. Ⅲ期 双肺大部分肺泡萎陷,表现为双肺容积进一步减小,肺野透过度明显降低,肺内呈大片状实变及不张,实变影内明显支气管充气征。

4. Ⅳ期 肺泡广泛萎陷,血浆渗出,纤维蛋白沉积,同时合并肺水肿、肺出血,双肺透过度普遍减低,双肺野致密,呈"白肺",段或叶以上支气管充气,心缘、膈角界限消失。此期是病变发展晚期,患儿病死率高。

【诊断要点】

特发性呼吸困难综合征X线胸片的表现与临床病程的进展相关,临床表现越重,X线征象出现越早。典型表现为肺野透过度降低,两肺呈广泛性纤细的网状颗粒影,出现支气管充气征,病情进展后可形成"白肺"。

【鉴别诊断】

本病需与湿肺综合征、新生儿吸入综合征相鉴别。这三种疾病是新生儿发生呼吸窘迫的常见病因,患儿均为新生儿,肺内影像学表现均有斑片影及结节影。但特发性呼吸困难综合征多发生于早产、剖宫产,双胎和围产窒息儿,X线胸片表现为双肺体积小,肺内病变为弥漫对称性,结节影非常细小,支气管充气征明显,无胸膜渗出,心影不大。湿肺综合征可发生于任何新生儿,X线胸片表现为非对称性分布小片影,有少许胸膜渗出,心影大,肺血多,无颗粒结节影。新生儿吸入综合征常发生于围产期窒息儿,X线胸片表现为肺容积大,肺气肿明显,小片影及颗粒影密度高,颗粒影大,重者可伴发泡性气肿、间质积气、纵隔积气或气胸,胸膜渗出少见。

【拓展】

X线胸片是诊断本病的首选影像学检查方法,连续摄片可了解病情变化情况。当怀疑患儿合并有气漏、肺水肿、肺出血、先天性心脏病,缺氧缺血性脑病时,考虑进行CT及MRI检查。

# 第二节 先天性气管支气管畸形

## 一、先天性支气管闭锁

【概述】

先天性支气管闭锁(congenital bronchial atresia,CBA)是一种以段或亚段支气管先天性闭锁为主的少见畸形,受累的支气管近段管腔闭塞,远段发育正常的支气管常扩张且被黏液充填,形成肺门区或外周的结节影。

【病理生理】

先天性支气管闭锁可为胚胎第5周肺段支气管发育异常引起,也可为胚胎晚期支气管动脉供血中断所致。左肺上叶尖后段支气管最容易受累,可能由于左肺上叶在胚胎时期不稳定所致,发生在其他肺段亦不少见。在患儿出生时,由于闭锁支气管所在的肺段液体清除延缓,其典型表现为受累支气管所在的肺段密度增高。随着经由肺泡间孔(Kohn's孔)及呼吸细支气管间的侧支通气形成,密度增高影逐渐被过度充气所替代,在年长儿可观察到局部肺透过度增高。受累的支气管可表现为远端扩张、充满黏液、假肿块或黏液嵌入支气管样改变。

【临床表现】

本病多数为偶然发现,患儿常无症状或仅有轻微咳嗽、咳痰、呼吸困难或咯血等。

【影像学表现】

1. X线 表现为肺门区或肺野外带指状、分支状或类圆形结节状阴影,其内可有气液平面,周边肺组织透过度增高,出现"空气潴留"现象(air trapping)。

2. CT 支气管黏液栓呈分支样或指状结构,呈上下、斜行走向或水平走向,与CT扫描层面平行时为"V"形、"Y"形或多个分支条状,与CT层面垂直时为结节状,MPR可行任意角度重建观察黏液栓的形态及其与支气管、血管的关系。黏液栓的CT值多在10~35Hu,少数也可超过

35Hu,但增强后均无强化,可看到增强的血管结构与之伴行,形成对比。病变多发生在段支气管,叶支气管或亚段支气管少见。闭锁支气管远端肺

组织由于侧支通气,肺透过度增高,密度减低,出现局部肺气肿现象。病灶中心区密度低于或等于软组织密度,边缘密度较中心区略高。(图9-3-2)

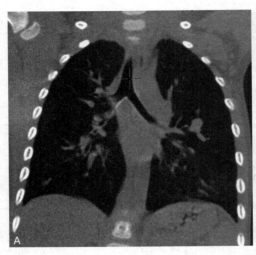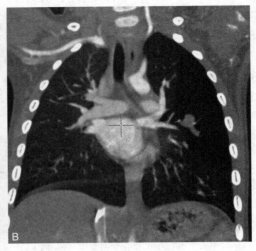

图 9-3-2　先天性支气管闭锁

患儿,男,A. 平扫 CT 冠状位图像显示左肺上叶节段性肺气肿改变,内可见条状软组织密度影;
B. 增强 CT 冠状位图像显示左肺上叶条状软组织密度影无强化

【诊断要点】

本病典型的影像学特征为支气管黏液栓和周围肺气肿,支气管闭锁的黏液栓通过 MSCT 三维重建图像均能显示,呈分支样或指状结构。

【鉴别诊断】

本病应与先天性肺气肿和支气管囊肿相鉴别,先天性肺气肿表现为肺体积增大,肺纹理稀疏完整,但其内未见指状(多分支样条柱状)软组织密度黏液栓为主要鉴别点。支气管囊肿多为规则、光滑的囊肿或空腔,与本病的黏液栓形态差别较大,且不伴有肺气肿表现。

【拓展】

胸片能显示肺门区肿块影及肺气肿改变,可作为筛选方法,MSCT 三维重组图像对本病诊断能提供最多信息。

## 二、气管性支气管

【概述】

气管性支气管(tracheal bronchus,TB)是指叶、段支气管起源位置异常,直接起源于气管隆凸上 2cm 以内的主气管管壁。通常为单侧性,多为右肺上叶的叶支气管、段支气管或额外段支气管起自气管右侧壁。左侧气管性支气管及双

侧气管性支气管罕见。气管性支气管分为异位型和额外型两种,正常的右肺上叶支气管或段支气管起源异常,称为异位型;右肺上叶支气管及尖、前、后段支气管均存在的情况下,起源于气管壁的气管性支气管为额外型。异位型较额外型多见。

【病理生理】

气管性支气管的发生机制尚不明确。目前存在三种假设性理论,即复位学说、迁移学说和选择学说。

【临床表现】

患儿通常无症状,部分可因反复性右上叶肺炎、支气管扩张或气管插管后引起肺不张而偶然发现。先天性心脏病易伴发 TB,以室间隔缺损、Fallot 四联征、动脉导管未闭、主动脉缩窄、左肺动脉吊带多见,同时此病还可伴有其他畸形,如气管食管瘘、脊柱畸形、肋骨畸形等。

【影像学表现】

1. X 线　因气管性支气管管径太细且包绕在肺组织中,胸片多数仅可见气管上段及主支气管的结构,极少能看到气管性支气管。

2. CT　表现为气管隆凸上方气管侧壁发出由内向外走行的含气管道,因气管性支气

管管径小，如果轴位扫描层厚较大，则容易漏诊，因此诊断本病最好的是 MSCT 气道三维重建，可清晰显示病变，表现为气管隆凸上方或

气管隆凸旁气管壁发出的向外走行的含气管道，可达右肺上叶、双肺上叶或仅显示为盲端（图 9-3-3）。

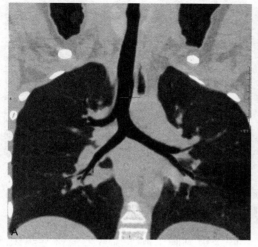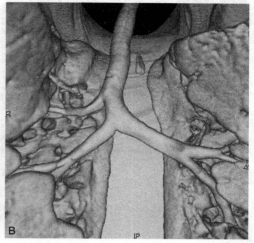

图 9-3-3　气管性支气管
患儿，女，10 岁。CT 冠状位 MIP 及大气道重建显示右肺上叶支气管起始于气管右侧壁

【诊断要点】

气管性支气管表现为气管隆凸上方气管侧壁可见异常起源的叶支气管、段支气管或额外段支气管。

【鉴别诊断】

本病需与支气管桥相鉴别，支气管桥是起源于气管隆凸以下约 $T_5$ 或 $T_6$ 水平由左主支气管发出的一支气管，跨过纵隔向右侧延伸，分布到右肺中下叶，分布到右肺上叶的右主支气管常被误认为右侧气管性支气管，而支气管桥自左主支气管中段发出的位置常被误认为气管隆凸。可根据以下两点加以鉴别：支气管桥自左主支气管发出形成分叉的位置较正常气管隆凸位置低，约平 $T_5$ 或 $T_6$ 水平，分叉的夹角比较大，左主支气管至桥支气管分出前距离较长，一般超过 2 cm，且这段支气管一般向左倾斜，并常伴气道狭窄。

【拓展】

因气管性支气管管径太细且包绕在肺组织中，X 线胸片诊断价值不大。胸部 CT 扫描是诊断此病的"金标准"，特别是 MSCT 气道三维重建，包括 MPR、MIP、VR 技术可清晰显示气管性支气管的发生位置及走行，同时 CT 还可观察到扫描范围内存在的其他畸形及肺内病变。

## 三、支气管桥

【概述】

支气管桥（bridging bronchus）是一种罕见的气管分支异常，为叶支气管起源异常，以右侧多见。起自于隆凸的右主支气管仅供右肺上叶通气，右肺中下叶气管起自于左主支气管，其位置一般位于 $T_5$~$T_6$ 水平，起自于左主支气管右肺中下叶支气管分支前的支气管称为支气管桥。

【病理生理】

支气管桥的发生机制尚不明确，且存在争议。

【临床表现】

患儿常有支气管狭窄，可引起喘息，也有部分患儿无临床症状。支气管桥 80% 伴有肺动脉吊带，还伴发肛门闭锁、胆道缺如等。

【影像学表现】

MSCT 气道三维重建可见右主支气管起自于隆凸，右主支气管仅有右肺上叶支气管分支，供右肺上叶通气。支气管桥于约 $T_5$~$T_6$ 水平起自左主支气管右壁，向右肺方向走行，远端分支形成右肺中叶及下叶支气管。支气管桥易伴完全性气管软骨环，导致气道狭窄（图 9-3-4）。

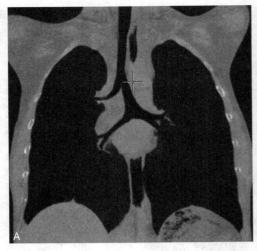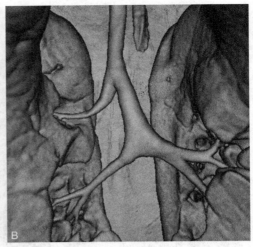

**图 9-3-4 支气管桥**

患儿,男,6 岁。A、B. CT 冠状位 MIP 及大气道重建显示右上叶支气管略细,左主支气管粗大,左主支气管中段发出一支气管(支气管桥)跨过纵隔向右侧延伸,分布到右肺中叶和下叶

【诊断要点】

支气管桥典型影像学表现为右主支气管仅有右肺上叶支气管分支,仅供应右肺上叶通气,而支气管桥在隆嵴下 $T_5 \sim T_6$ 水平,起自于左主支气管右壁,并且形成右肺中、下叶支气管。

【鉴别诊断】

支气管桥需与气管性支气管相鉴别,鉴别关键点在于观察异常支气管与隆凸的位置关系,异常支气管起源于隆凸水平以上的主气管者为气管性支气管,起源于隆凸以下左主支气管者为支气管桥,另外还可通过异常支气管分布肺段进行鉴别,气管性支气管的异常支气管供应右肺上叶或某一肺段通气,支气管桥分支形成右肺中叶及下叶支气管,供右肺中叶及下叶肺通气。

【拓展】

X 线胸片对支气管桥的诊断价值不大,确诊需要 CT 检查,特别是 MSCT 气道三维重建,可清晰显示支气管桥的走行。

# 第三节 气管支气管异物

【概述】

气管支气管异物(airway foreign body)可发生在任何年龄,特别好发于 6 个月至 3 岁的儿童。最常见的异物是食物颗粒,多为花生、瓜子、糖果、蔬菜等,此类异物由于蛋白含量高或糖含量高,可吸收呼吸道分泌物而使自身体积变大,并且刺激呼吸道黏膜引起水肿或形成肉芽组织,使呼吸道管腔进一步狭窄。另一类常见的异物为生活中使用和玩耍的非有机材料,如硬币、玩具零件、笔帽等等,此类异物无活性,对呼吸道黏膜刺激较小,除非体积较大引起呼吸道梗阻被发现,否则可长时间内不被发现。少见的异物还包括恒牙乳牙替换期儿童的牙齿、车祸或意外事故中误吸的泥沙等。误吸的异物按照 X 线透视可视性分为 X 线阳性异物(radio-opaque foreign bodies),如金属、石块、玻璃球、牙齿等,和 X 线阴性异物(radioparent foreign bodies),如食物颗粒和有机物如花生、瓜子、糖果、蔬菜等以及木质制品、塑料制品等,一般不容易发现。

【病理生理】

气管支气管内异物的存在会对气道产生不同程度、不同方式的梗阻,当异物体积小时,仅造成气道局部狭窄,吸气和呼气气流均可通过,异物体积较大时,可造成局部气道的完全性梗阻。部分异物在气道内形成类活瓣作用,其中呼气性阻塞是呼气时气流不能排出,导致阻塞性肺气肿,吸气性阻塞是吸气时气流不可进入,呼气时气流可呼出,导致阻塞性肺不张。

【临床表现】

突然发作的窒息是气管异物较为特异的临床表现,也是诊断最为重要的线索。窒息发作、咳嗽、喘息是临床常见的三联征。根据异物吸入的位置和梗阻程度,临床表现多样。中央气道如喉部及声门下异物可引起呼吸困难,位于邻近声带处可导致声嘶、失声、吸气性喘鸣或喉痉挛后继发发绀。体检发现梗阻侧的肺部呼吸音减低,偶尔可听见比较松弛的异物的拍击音。部分患儿以反复发作的肺炎或咯血就诊,对于不能解释的慢性肺部疾病患儿,也需警惕是否存在异物吸入。

【影像学表现】

1. X线 X线胸片及透视是气管支气管异物的筛检方法,对于X线阳性异物可以直接显示异物的形态及位置,对于X线阴性的异物,通常通过间接征象进行判断,间接征象包括单侧肺或单个肺叶的气肿性或含气不良性表现,但阳性率不高。对于临床高度怀疑气道异物者,需行胸部透视检查。

(1)气管内异物:多无异常发现,或表现为双肺对称性呼气性肺气肿、双侧横膈活动幅度变小、心影动态反常(吸气时较呼气时心影变大)。

(2)支气管内异物:以单侧为多,也可发生在双侧,可见支气管阻塞肺段肺气肿或肺不张,吸气时纵隔均向患侧移位,患侧横膈运动度减小,是支气管异物透视的三个重要征象。气管异物存留时间长时,可继发肺部感染、支气管扩张等。

2. CT 三维重建图像可以准确直观地显示异物的位置、形态、密度,异物在气道低密度空腔的衬托下呈高密度影,可为柱状、不规则状、扁片状等,多附于气道管腔的一侧壁,较大者可完全堵塞管腔。同时,CT还可以清晰显示肺野内继发征象如肺气肿、阻塞性肺不张、阻塞性肺炎、支气管扩张等(图9-3-5)。

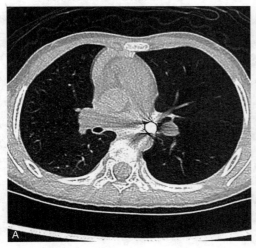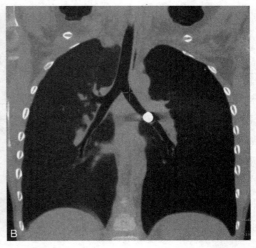

图9-3-5 支气管异物

患儿,男,7岁,吸入钢珠后呛咳。A. 平扫CT轴位像肺窗显示左肺过度充气,肺野透过度增高,左主支气管内可见圆形金属密度影;B. CT冠状位MIP显示左主支气管内圆形金属密度影

【诊断要点】

X线胸片典型表现为单侧肺及单个肺叶的气肿或含气不良,但缺乏特异性。X线胸透显示支气管阻塞肺段肺气肿或肺不张,吸气时纵隔均向患侧移位,患侧横膈运动度减小,是支气管异物透视的三个重要征象。CT可直接显示异物,还可以同时显示气管异物的诸多间接征象,如肺气肿、阻塞性肺不张、阻塞性肺炎、支气管扩张等。

【鉴别诊断】

本病需与分泌物或痰栓堵塞气道、气道外在压迫(如血管环、肺动脉吊带或纵隔肿物等)、感染性疾病(如毛细支气管炎及喘息性支气管炎)相鉴别。分泌物或痰栓堵塞气道在普通X线检查及CT上均不能与气道异物区分,需要支气管镜检确认。气道外在压迫可行CT检查,明确判断气管管腔狭窄或阻塞的原因。毛细支气管炎及喘息性支气管炎存在感染病史,透视下肺容积可随呼吸时相的变化而变化。

【拓展】

X线胸片诊断气管支气管异物的准确性较低,CT气道三维重建可以直观地显示气管支气管异物的形态,对于诊断具有很高的准确性和不可替代性。

# 第四节　肺不发育－发育不良综合征

## 【概述】

肺不发育－发育不良综合征(pulmonary agenesis-hypoplasia complex)是一种肺组织、支气管、肺血管发育异常的先天畸形。本病发生通常为单侧发生,无明显左右侧及性别差异。可分为肺未发生(pulmonary agenesis)、肺未发育(pulmonary aplasia)及肺发育不全(pulmonary hypoplasia)三型。肺未发生是肺实质、支气管和肺血管完全缺失。肺未发育是存在盲囊样残余主支气管,无肺实质和肺血管。肺发育不全是指肺的形态变化不大,支气管、肺及肺血管均存在,但气道、血管和肺泡的大小和数量均减少。

## 【病理生理】

肺未发生和肺未发育的胚胎学、临床表现及病理特征类似,故常将两种疾病联称。其病因学虽目前尚不清楚,但已有很多关于遗传因素、致畸因素以及机械因素的假说提出与本病的形成有关,本病常合并骨骼、胸壁畸形和同侧面部畸形,常伴有主动脉弓的发育异常。肺发育不全的发生机制与前两者不同,原发性肺发育不全少见,继发性肺发育不全常继发于限制肺体积发育的疾病,如先天性膈疝、胸廓畸形(成骨不全、脊柱侧弯等)。

## 【临床表现】

双侧肺未发生及未发育常是致死性的,通常为死胎。一侧肺未发生或肺未发育以及肺发育不全可有或无临床症状,体检偶然发现。最常见的临床表现为生后早期即发生呼吸窘迫和反复肺部感染等,可并发气胸和肺气肿等。

## 【影像学表现】

1. X线　肺未发生及肺未发育在胸片上难以区别,均表现为患侧胸廓塌陷、胸腔致密、无肺纹理影,健侧肺组织代偿性气肿,纵隔心影向患侧移位并同侧膈肌升高。肺发育不全患侧胸廓塌陷,肺体积小,可见含气肺组织,纵隔心影向患侧不同程度移位并同侧膈肌不同程度升高。如并发膈疝,可见膈面上升,患侧胸腔内可见含气胃肠道影。

2. CT　肺未发生表现为患侧气管及分支、肺血管、肺组织均完全缺如(图9-3-6)。肺未发育可见患侧主支气管盲端显示,但肺血管及肺组织缺如(图9-3-7)。肺发育不全可见患侧支气管及肺组织结构均存在,但患肺体积减小,支气管血管束稀疏,支气管分支变少或管径变细,患侧肺血管及分支纤细狭窄(图9-3-8)。CT还可显示伴发的其他畸形,如胸廓畸形、膈疝、先天性肺气道畸形、肺隔离症、心脏大血管畸形(如动脉导管未闭、肺静脉异位引流、房间隔缺损)等。

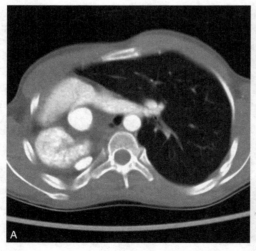
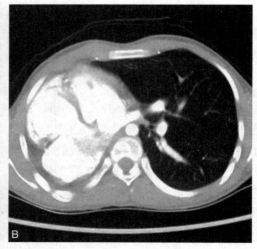

**图9-3-6　右肺未发生**

患儿,男,15岁,胸壁畸形。A、B. 增强CT轴位像右肺未见显示,右肺动、静脉未见显示;纵隔心影大血管位于右侧胸腔内。左肺容积增大,左肺动静脉显示

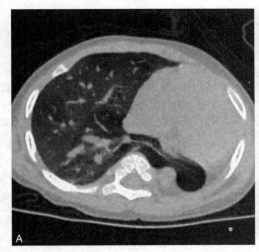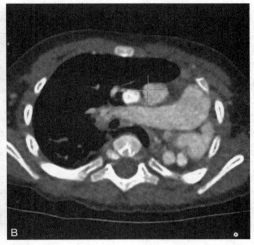

**图 9-3-7 左肺未发育**

患儿，男，7个月，发热、咳嗽。A. 平扫CT轴位像显示右肺体积增大，部分肺组织经后纵隔达左侧胸腔，右肺野透过度不均匀，左肺未见显示；B. 增强CT轴位像左肺动脉未见显示

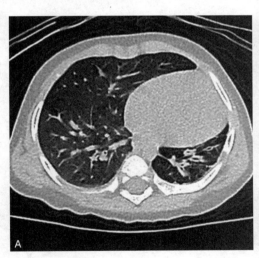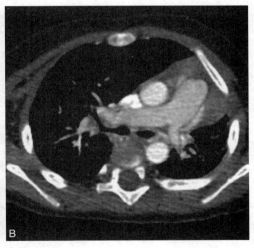

**图 9-3-8 左肺发育不全**

患儿，男，8个月，呼吸音粗，左肺湿啰音。A. 平扫CT轴位像显示左肺容积小，左肺野内散在网条影，支气管管腔稍扩张，管壁略增厚，纵隔心影左移；B. 增强CT轴位像显示肺动脉主干形态可，左肺动脉细

【诊断要点】

肺未发生时患侧支气管、肺血管、肺组织完全缺失；肺未发育时，患侧可见盲囊样主支气管影，患侧肺及肺血管完全缺如；肺发育不全时，患侧支气管血管束及肺组织结构均存在，但患肺体积小，支气管血管束纤细、稀疏。

【鉴别诊断】

本病需与单侧透明肺（Swyer-James综合征）相鉴别。单侧透明肺也表现为单侧肺体积小，支气管血管束稀疏，肺野透亮度增高。不同点为单侧透明肺继发于下呼吸道病毒感染，而肺发育不全为先天性疾病，常伴发其他畸形存在。

【拓展】

X线胸片为初步筛查方法，但对本病的诊断价值有限。临床怀疑肺不发育-发育不良综合征，首选胸部CT增强检查，可以通过三维重建技术，全面评估支气管、肺血管及肺实质情况。

（李 欣 陈 欣）

# 参 考 文 献

[1] 孙国强.实用儿科放射诊断学.第2版.北京:人民军医出版社,2011.

[2] 李欣,邵剑波.中华影像医学·儿科影像卷.北京:人民卫生出版社,2010.

[3] 韩素芳,唐文伟,高修成,等.MSCT气道重建诊断先天性气管支气管及分型.中国医学影像技术,2009,25(9),1595-1597.

[4] 曹永丽,段晓岷,彭芸,等.螺旋CT扫描在小儿气道异物诊治中的应用价值及适用范围.放射学实践,2011,26(2):186-189.

[5] 彭芸.先天性肺部疾病的影像学表现和认识.中华实用儿科临床杂志,2016,31(16):1218-1221.

[6] Frush, Donald P. Pediatric Chest Imaging. Radiologic Clinics of North America, 2005, 43(2):253-447.

[7] Goo H. State-of-the-art pediatric chest imaging. Pediatric Radiology, 2013, 43(3):261-261.

[8] 张琳,李欣,王春祥,等.儿童肺不发育–发育不全综合征的影像学诊断.临床放射学杂志,2009,28(2):238-241.

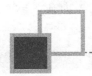

# 第四章　腹部

## 第一节　坏死性小肠结肠炎

【概述】

坏死性小肠结肠炎（necrotic enterocolicitis，NEC）是新生儿常见的外科急症，是儿童早期死亡的主要原因。多见于生后数小时至2周内的新生儿，约90%发生于早产儿，发病率与胎龄成反比，尤以接受肠道营养的低体重早产儿多见，小于1500g的极低体重儿发病率约为10%，死亡率接近50%。远期并发症包括短肠综合征、肠狭窄、生长发育迟缓等。近年随着早产儿、低体重儿的存活率升高，本病发病率呈上升趋势。

病因尚不明确，目前普遍认为NEC是由早产肠道发育不成熟、感染、缺氧缺血、喂养不当、免疫缺陷等多种因素综合作用所致。本病危险因素包括：①早产和低出生体重，是NEC发生的主要危险因素，早产儿肠道功能发育不成熟，肠蠕动弱，容易出现食物滞留，为细菌在肠道内繁殖创造条件。②感染及炎症反应，在NEC发病中具有关键作用，肠道菌群失衡，病原菌产生的内毒素可直接损伤肠黏膜。炎症反应和炎症介质信号通路被认为是NEC发生的共同通路。③缺氧缺血导致的再灌注损伤是NEC发生的重要因素，围产期窒息、低血压、贫血等可导致血液重新分布，肠道血流量减少，致使肠壁发生缺氧缺血性损伤，继而发生NEC。④喂养不当，食物渗透浓度过高或奶量增加过快可引起新生儿肠黏膜损伤，增加NEC的发生率，母乳喂养可降低风险。⑤遗传易感因素，基因突变可通过影响炎症信号传导通路增加NEC的发病风险。⑥其他危险因素：还包括先天性心脏病、母亲妊娠期高血压、妊娠期糖尿病、输注红细胞等。

【病理生理】

NEC可累及全组小肠和结肠，最常发生在回肠远端和升结肠近端，近端小肠较少受累，早期病理表现为肠黏膜及黏膜下层充血、水肿、出血和坏死。随病变进展，晚期累及肌层和浆膜层，导致肠蠕动功能障碍，腹腔渗液增多，肠壁黏膜坏死、破裂致肠腔内气体进入黏膜下层、肌层和浆膜下层。肠壁静脉破裂，肠壁积气随血流进入门静脉系统，即门静脉积气。甚至出现肠道穿孔、腹膜炎和败血症。

【临床表现】

本病起病急，主要表现为腹胀、呕吐、血便，呕吐物可呈咖啡样或含有胆汁，血便常呈洗肉水样，量较多，具有特殊的腥臭味，精神反应差、拒食，体温不稳。病情进展快，可出现酸中毒，休克和肠穿孔等严重并发症。

【影像学表现】

1. **腹部X线片**　是NEC的首选影像检查方法，由于病情进展快，及时复查、动态观察对评估病情非常重要。有学者建议对可疑NEC的患儿，可每隔6~8小时拍摄一次腹部X线片以明确诊断。此外，由于本病肠坏死容易并发穿孔，上消化道钡剂对比和钡剂灌肠属于禁忌检查。

早期腹平片表现以动力性肠梗阻为主，肠管充气减少或充气不均匀，病变肠管形态僵直，位置较固定；肠管内可有分散的中小气液平面；肠间隙增厚达3mm以上。进展期表现为肠壁积气（75%~85%）、门静脉积气和低位肠梗阻。腹平片可见肠管黏膜下积气呈囊状或小泡状透亮影，肌层或浆膜下积气显示为沿肠壁走行的线状透亮影，或表现为围绕肠管的环状、半环状透亮影。门静脉积气表现为自肝门发出的树枝状透亮影，通常在数小时后消失，但可重新出现，提示病情重且预后差。晚期出现肠穿孔、气腹、渗出性腹膜炎。

另外可见肠壁增厚、肠间隙模糊伴密度增高,两侧胁腹部向外膨隆,双侧腹脂线消失。左上腹部常见孤立的充气肠管,被称为"前哨肠袢",提示肠坏死;肠穿孔的发生率为12%~31%,立位腹平片可见双膈下新月形游离气体影,或卧位腹平片中发现肝区密度减低。值得注意的是,约1/3发生肠穿孔的病例可因穿孔较小或被包裹而在X线检查中无法被检出。(图9-4-1)

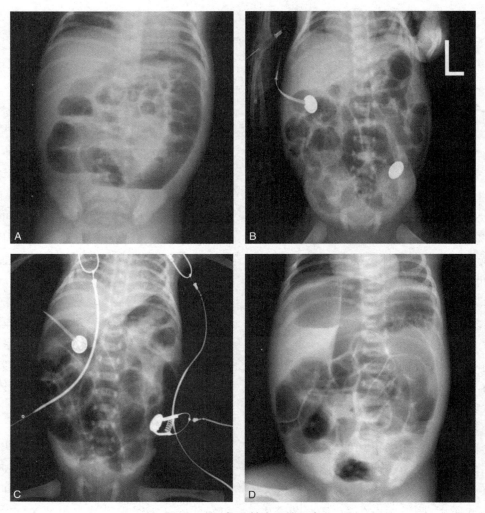

图 9-4-1　坏死性小肠结肠炎

A. 腹部平片显示,肠管充气不均匀,充气肠管失去正常多边形或蜂窝状形态,肠间隙薄厚不均匀,边缘模糊;B. 门静脉积气,肝区可见树枝状低密度影;C. 肠壁积气,框内可见线状或项链状透亮影,同时伴有肠管充气不均匀,肠管形态异常;D. 肠穿孔,腹平片显示右上腹透亮区,代表腹腔内游离气体影,肠管充气不均匀

2. **超声**　肠壁黏膜下或浆膜下见气体回声,肠管积液扩张。门静脉积气表现为肝内弥漫分布的片状、树枝状或点状强回声,达肝包膜下,边缘不清,后方无声影。动态下门静脉主干或矢状部可见随血流游动的强光点,后方无声影。彩色多普勒可评价肠壁血运,发现早期的肠壁灌注缺乏提示可能发生坏死。

3. **CT**　可明确显示肠壁肿胀、肠壁积气等特征性改变,表现为节段性肠壁增厚,肠腔不规则狭窄。可见肠壁积气及门静脉积气。同时可见腹腔渗出、积液。增强检查还可观察肠壁血运情况。

【诊断要点】

本病的主要影像学表现包括肠管充气减少或不均匀、病变肠管形态僵直、肠间隙增厚,肠壁积气及门静脉积气为特征性改变,可合并腹腔积液及气腹。

【鉴别诊断】

本病需要与胎粪性腹膜炎鉴别,胎粪性腹膜

炎是由于胎儿期胃肠道发生穿孔、胎粪溢出而引起的无菌性化学性腹膜炎,导致腹腔渗出、肠管粘连和胎粪钙化。90%以上的患儿在腹平片上可见胎粪钙化影,且临床无腹泻和血便病史。

【治疗】

以非手术治疗为主,禁食、胃肠减压、肠道外营养、加强全身支持疗法、纠正水电解质失常、解除中毒症状,积极防治中毒性休克和其他并发症。若出现肠穿孔、临床或生化状态恶化时予以外科治疗,肠穿孔是目前公认的 NEC 手术治疗的绝对指征。NEC 手术治疗方法为剖腹探查术和腹腔引流术。近年,新生儿腹腔镜技术已趋于成熟,对 NEC 患儿进行早期腹腔镜探查,可明确诊断并积极进行手术干预。

【拓展】

目前本病的影像学检查仍以腹部 X 线片为主。但是,超声特别是彩色多普勒超声在 NEC 诊断中的应用价值得到重视,由于其无辐射、操作简便、可床旁实施的技术优势,越来越多地得到临床医师的青睐;而操作者依赖性和空间分辨率稍差在一定程度中也限制了其应用。CT 可较敏感地显示门静脉积气和肠穿孔,对于平片和超声诊断模糊的病例,具有很好的补充作用。但由于其需要镇静和辐射剂量稍高,故不推荐作为常规检查手段。

# 第二节　先天性巨结肠症

【概述】

先天性巨结肠(congenital megacolon)或称"赫士篷氏病"(Hirschsprung disease, HD)、肠神经节细胞缺失症(aganglionosis),是一种小儿常见的胃肠动力障碍性疾病,发病率居先天性消化道畸形第二位,约为 1/5 000~1/2 000,男女发病率比约为 5:1。本病为病变肠壁神经节细胞缺如所致的肠道发育畸形。有关本病的病因目前尚不完全清楚,但大多数研究者认为,本病为具有多基因遗传特性的先天发育畸形,其中主要的基因可分为 RET 信号传导系统相关基因群和 EDN(内皮素)相关基因群,转录因子 SOX10、*SIP1*(*smad-interacting proteinl*)、*BCL-2*(凋亡抑制基因)以及 *HOXA*9。另外,胚胎早期阶段微环境改变及遗

传因素在巨结肠发病中起重要作用,即由遗传和环境因素共同作用所致;同时,有研究认为,病毒感染、肠壁缺血等因素也参与本病的发生。

先天性巨结肠常伴发唐氏综合征。相关的其他综合征还包括 Waardenburg 综合征、Shprintzen-Goldberg 综合征、McKusick-Kaufman 综合征、Bardet-Biedl 综合征、Currarino 综合征以及中枢性低通气综合征(Ondine 综合征)和被称为先天性巨结肠相关疾病的综合征——Haddad 综合征。长段型神经节细胞缺乏症患者比短段型更容易表现出 Haddad 综合征。5%~30% 的巨结肠患者有四肢、皮肤、中枢神经系统、肾脏、心脏和其他畸形。

【病理生理】

病变肠管肠壁肌间神经节细胞缺如,使病变肠段不能松弛,呈痉挛状态,粪便通过障碍。近段肠管逐渐扩张和肥厚。多数病例痉挛段肠管限于直肠和乙状结肠远端,少数病例痉挛段较短或较长可累及结肠更高的部位,甚至全结肠和小肠均可受累。近段肠管明显扩张,肥厚,称为扩张段。黏膜常有水肿,有时发生溃疡和坏死,肠管扩张加重可导致肠穿孔及腹膜炎。先天性肠壁肌间神经节细胞缺如,故又称肠神经节细胞缺失症。病理改变包括三个部分:痉挛段(狭窄段)神经节细胞完全缺如,移行段肠管神经节细胞稀少,移行段以上肠管神经节细胞分布正常,为扩张段。

【临床表现】

本病偶见家族史。主要症状为便秘、腹胀和呕吐,生后 1~2 日内即可发病。85%~94% 病例可见排胎便延迟(即生后 24 小时内未见胎便排出)。排便间隔长达 1~3 周。腹胀自生后逐渐加重。并发肠炎时可有腹泻或腹泻与便秘交替。体检常有生长发育延迟。腹部膨隆,可见肠型及蠕动波。肛门指诊直肠空虚,裹手感或狭窄环,肛检后常有气体和粪便排出。

【影像学表现】

1. 腹部 X 线片　可提示本病,通常表现为低位不全性肠梗阻征象,结肠与小肠均有不同程度扩张,有时可见气 - 液平面。随年龄增长,扩张肠管多限于结肠,内有大量粪便存留。

2. 钡灌肠　为本病确诊的主要方法。

(1)检查前注意事项:灌肠前应常规腹部透

视,以观察肠管扩张状态并除外气腹。清洁洗肠应用等渗生理盐水,以免水中毒。新生儿可免去洗肠,以便较好地观察结肠自然状态。钡灌肠后应拔出肛管,停留 3~5min 再摄正侧位片,便于较确切地观察痉挛段的形态和长度。多数病例不能自动排钡或排钡量少于 50%。24h 复查时,结肠仍有较多钡剂滞留。此时应清洁洗肠,避免形成钡石梗阻。

（2）钡灌肠表现:典型表现与病理表现基本一致,亦分为痉挛段、移行段与扩张段。①痉挛段,即狭窄段,肠管宽径小于正常,新生儿 0.5~1.5cm,病变长短不一,一般下端均从直肠远端开始;②移行段为痉挛段与扩张段之间的区域,多呈漏斗状,为本病特征性表现;③扩张段为肠管被动扩张部分,此段长短、管径扩张程度不一,肠壁增厚,黏膜增粗。

（3）钡灌肠分型:依据痉挛段范围可分为6 型。①超短段型:病变限于肛门括约肌部位,钡灌肠检查时肛门插管略紧,但看不到痉挛段,直肠明显扩张,因此也称巨直肠型;②短段型:痉挛段位于直肠远段;③常见型:痉挛段多位于直肠及乙状结肠远段,约 3/4 病例属此型;④长段型:痉挛段上界在乙状结肠近段至升结肠远段的任何部位;⑤全结肠型:痉挛段累及全部结肠,部分患儿还累及末段回肠;⑥全肠型:全部结肠和小肠均匀为痉挛段,此型非常罕见。

全结肠型占先天性巨结肠 10%,腹部平片可表现为小肠梗阻征象。钡灌肠典型表现为结肠管径细小,结肠框短缩,尤其乙状结肠短缩明显,肝曲、脾曲钝化,盲肠高位,直肠壶腹消失,整个结肠呈"?"状,称为问号征。钡剂易逆流入小肠,小肠扩张,痉挛段累及小肠时,可见小肠狭窄及狭窄后扩张;钡剂排空延迟,数日后仍可见钡剂滞留。

上述征象中,特别是直肠壶腹部呈痉挛状态时,与其他疾病(如小肠闭锁、胎粪性肠梗阻)鉴别有重要价值。最后诊断需靠病理证实。（图 9-4-2）

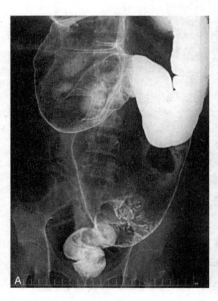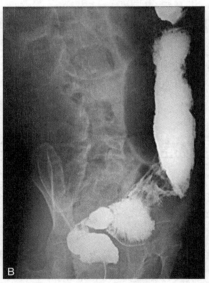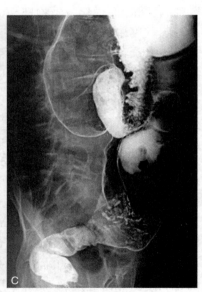

图 9-4-2 先天性巨结肠（常见型）

A~C. 腹部平片,钡灌肠示痉挛段位于直肠远段,近端结肠扩张,两者之间为移行段

【诊断要点】

先天性巨结肠通常有典型临床表现,腹平片表现为低位不全性肠梗阻,结肠与小肠具有不同程度扩张。钡灌肠分为痉挛段、移行段与扩张段三部分,移行段位于痉挛段与扩张段之间,多呈漏斗形,为其特征性表现。痉挛段肠管宽径均在正常以下,移行段以上肠管明显扩张。

【鉴别诊断】

1. **胎粪黏稠综合征** 可发生排胎便延迟、腹胀、呕吐。直肠及乙状结肠内有多量胎便。钡灌肠检查示结肠内胎粪的充盈缺损,结肠无扩张,直肠无痉挛段。经洗肠后胎便排出,症状消失。

2. **巨结肠同源病**( hischsprung's allied disease, HAD ) 是临床症状与 HSCR 相似的一组肠神经

节细胞发育异常疾病,可分为肠神经元发育不良(intestinal neuronal dysplasia, IND)、肠神经元未成熟和肠神经元减少等。本病具有与先天性巨结肠相似的临床表现,但钡灌肠检查时仅见直肠和结肠扩张,而无明确的狭窄和异性段,24小时后仍可见钡剂存留。部分病例需手术治疗,部分病例可内科保守治疗。

【治疗】

先天性巨结肠的外科手术修复术包括切除异常肠管,将正常受神经支配的肠管与直肠括约肌吻合。1995年Keith E开始了腹腔镜下先天性巨结肠根治术,具有腹部操作损伤小、术后愈合快的优点。术后并发症包括术后渗漏、狭窄以及腹泻,残余梗阻有诱发瘀滞和术后小肠结肠炎的风险。先天性巨结肠小肠结肠炎(hirschsprung-associated enterocolitis, HAEC)主要表现为发热、腹胀、腹泻和败血症等。目前认为,本病为机械性梗阻所致的结肠炎症。使用益生菌,解除梗阻和洗肠对于预防HAEC的发生具有临床意义。本病治疗方法则包括使用广谱抗生素的保守治疗、造瘘、粪便移植以及手术治疗。

# 第三节 胎粪性肠梗阻及胎粪性腹膜炎

## 一、胎粪性肠梗阻

【概述】

胎粪性肠梗阻是指极度黏稠的、富含蛋白质的胎便黏附于回肠黏膜所致的回肠末端梗阻,约占全部新生儿肠梗阻的20%。约15%~20%囊性纤维化(cystic fibrosis, CF)患儿以胎粪性肠梗阻为初始临床表现。大多数胎粪性肠梗阻的病因最终确认为CF,此外还包括胰腺功能不全和累及小肠的全肠型巨结肠。近年报道显示,相当一部分胎粪性肠梗阻并非见于CF患儿,但其根本原因尚不清楚。

【病理生理】

绝大多数胎粪性肠梗阻的病因是囊性纤维化,而后者作为一种复杂的遗传性疾病,缺陷位点位于7号染色体的q31.2基因,该基因编码CF跨膜传导调节蛋白(CTFR),导致对肺、肝、胰腺、皮肤、消化和生殖道的跨细胞膜氯离子转运控制失效。CF患儿胰腺出现囊性纤维化,胰酶缺乏限制了肠道的正常消化活动,导致胎粪处于异常电解液环境中,致蛋白质浓度增高(特别是白蛋白),可与胎粪内的其他成分(如黏多糖)相互作用,形成异常黏稠的胎粪。同时,这些物质的降解又被浓度异常的胰酶所阻碍,后者也是CTFR蛋白缺陷的结果。胎粪在远段回肠腔内浓缩,导致明显的小肠梗阻。

【临床表现】

胎粪性肠梗阻表现为远段小肠梗阻的症状和体征。如在宫内并发肠穿孔,则临床表现更复杂。单纯型胎粪性肠梗阻经产前超声检查可明确诊断,表现为胎儿腹部膨隆、肠袢扩张以及肠管回声增强。约20%病例可见妊娠期羊水过多,尤其多见于复杂性胎粪性肠梗阻。出生后则表现为腹胀、不排胎便和胆汁性呕吐。

约半数病例表现为复杂型胎粪性肠梗阻,多因宫内意外所致。黏稠的胎粪由于重力作用而导致节段性肠扭转,继而发生肠穿孔,局部出现含有胎粪的囊肿或小肠闭锁。产前穿孔既可在产前自行修复,也可持续至产后,多于半岁左右恢复至正常。

【影像学表现】

1. X线片 单纯型胎粪性肠梗阻腹部平片表现为低位小肠梗阻征象。生后24小时立位腹平片显示患儿腹部膨隆,中上腹部可见充气扩张的肠袢影像。回肠腔内充满胎粪,表现为典型的"肥皂泡"样外观。很少部分病例显示脐周或左上腹区气-液平面,盆腔内无充气肠管影。腹腔内无游离气体和钙化。复杂型胎粪肠梗阻腹部平片除显示远端肠梗阻的征象外,还可显示出胎粪性腹膜炎所致的腹腔内钙化以及肿块样的胎粪囊肿。

2. 钡灌肠 诊断性检查需要选用水溶性等渗透压对比剂。钡剂会凝结在焦油般的胎粪内,对诊断无帮助。下消化道造影检查表现为结肠普遍细小(细小结肠),与回肠闭锁所见相似,回肠远段充满了黏稠胎粪,细小结肠内可见小胎粪球。若对比剂反流至回肠末端,则胎粪球可被清晰显示;若对比剂达到扩张肠袢,则可除外回肠闭锁。但并非所有胎粪性肠梗阻患儿的灌肠检查均可见对比剂反流至扩张肠袢,这与胎粪黏稠度和对比剂的通过能力有关。

图9-4-3为胎粪性肠梗阻病例。

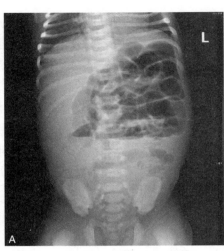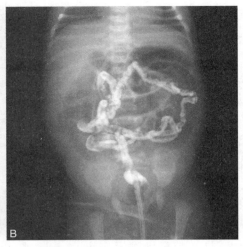

图 9-4-3　胎粪性肠梗阻

A. 立位腹平片表现为回肠远段梗阻,中上腹部充满胀气肠管,可见阶梯状气 – 液平面,盆腔内未见充气肠管影;B. 下消化道造影显示结肠细小,其中可见胎粪球,造影剂进入回肠远段

【诊断要点】

单纯型胎粪性肠梗阻腹平片表现为小肠末端梗阻,复杂型胎粪性肠梗阻除可见小肠末端梗阻征象,还可见胎粪性腹膜炎征象。影像学主要依赖于水溶性等渗对比剂灌肠检查中发现细小结肠及回肠末端小胎粪球。

【鉴别诊断】

本病需与回肠闭锁相鉴别,后者在灌肠检查中无小胎粪球及对比剂不能反流至扩张肠管。

【治疗】

对于单纯型胎粪性肠梗阻患儿而言,治疗性灌肠为首选治疗方法,但可能需要反复多次进行,以确保梗阻消失。手术则适用于治疗性灌肠不能成功缓解肠梗阻症状的患儿。复杂型胎粪性肠梗阻的治疗方法首选手术,需进行肠切开术和术中灌洗溶解、去除凝结的黏稠梗阻胎粪。

【拓展】

复杂型胎粪性肠梗阻不适于行消化道造影检查,而超声对其评估则很有帮助,可确定胎粪囊肿的位置和大小,宫内胎儿期出现肠管回声增强可持续至出生后。

## 二、胎粪性腹膜炎

【概述】

胎粪性腹膜炎(meconium peritonitis)是指胎儿在宫内或产后不久发生胃肠道穿孔,胎粪溢出引起的化学性腹膜炎。虽然发病率低,约 1/30 000,但死亡率高,可达 30%~50%。本病为新生儿期常见的急腹症。引起肠穿孔的原因约 50% 为肠道先天性畸形(如肠闭锁、肠扭转、肠旋转不良、肠系膜内疝、肠壁肌层缺损),少数由肠系膜血管梗死、胎儿坏死性肠炎所致。

【病理生理】

胎粪系妊娠第 3 个月时由脂肪、盐类和消化液等混合而成,妊娠第 4 个月时到达回盲瓣,第 5 个月时达直肠,胎儿出生后 3 天内仍为无菌物。当发生肠穿孔后,胎粪溢入腹腔引起腹腔渗出、肠粘连及胎粪钙化。如胎儿期肠道穿孔未能修复,则出生后大量气体及肠液从穿孔处进入腹腔,引起气腹和细菌性腹膜炎。病理特点主要以纤维素渗出及纤维母细胞增生为主,炎性细胞浸润少见,该特点导致腹腔内有广泛粘连,术中剥离困难。对此选择适当术式,有利于提高疗效。

【临床表现】

患儿出生后即出现呕吐和腹胀,且逐渐加重;腹壁发亮、青紫、水肿,肠鸣音消失。若胎儿期穿孔修复,则仅存留腹腔广泛性粘连,其表现与其他类型肠梗阻类似。少数病例可无临床症状,仅见胎粪钙化。根据临床表现可分为腹膜炎型和肠梗阻型,前者多为早产儿,后者则多见于穿孔已闭合的病例中。

【影像学表现】

1. 超声　可见腹腔内大量液性暗区,肠管漂浮,可见不规则团块状、斑片状强回声散布于腹腔内。腹腔积液包裹形成囊性包块,为"胎粪性假性囊肿"。

**2. X线**　腹平片显示胎粪性钙化、穿孔后腹膜炎及粘连性肠梗阻。出生时若穿孔已闭合,X线片仅见团块状或条片状胎粪钙化影、肠间距增宽、肠管粘连成团,可见腹水。出生时若穿孔未闭合,常可见大量积气、积液,胎粪钙化散落于各处,肠管粘连聚集于腹部中央。粘连较多时则形成包裹性或多房分隔性液气腹。当出现广泛粘连时,则可见阶梯状气-液平面。合并绞窄性肠梗阻时,可见特殊肠袢征象及腹水。

**3. CT**　CT表现为腹腔内斑片状或弧形高密度钙化灶,以右下腹多见。腹腔内可见大量积气、积液或形成包裹性、多房分隔性液气腹,囊壁稍厚,常有弧形钙化,囊内出现气-液平面。

图9-4-4为胎粪性腹膜炎病例。

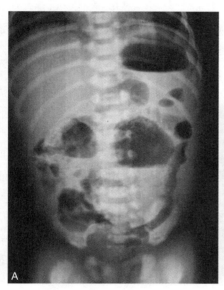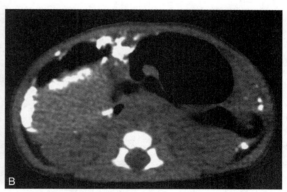

**图9-4-4　胎粪性腹膜炎**

A. 立位腹平片显示腹腔内多发斑片状高密度影,肠管分布不均,形态异常;右上腹可见占位性病灶,呈软组织密度影;B. 腹部CT平扫示腹腔内多发团块状钙化影,部分肠管扩张,右上腹可见软组织包块影,未见腹腔积液

**【诊断要点】**

典型影像学表现为胎粪性钙化、穿孔后腹膜炎及粘连性肠梗阻,结合病史,本病诊断不难。

**【鉴别诊断】**

**1. 新生儿胃穿孔**　常由先天性胃壁肌层缺损引起,穿孔多位于胃前壁大弯侧,常于生后2~3天内发病。患儿具有典型腹膜炎的症状及体征,腹平片显示腹腔内大量游离液体及气体,但无粘连、包裹,胃泡影多消失,腹腔内常无钙化影。

**2. 新生儿急性坏死性小肠结肠炎**　多见于早产儿,常见于有窒息、缺氧、休克病史的新生儿,特别是人工喂养后。多于生后7~10天发病,出现血便,呈洗肉水样,量较多,具有特殊的腥臭味。影像学特征性表现为肠壁积气、门静脉积气,具有重要诊断价值。

**【治疗】**

应按照临床类型决定治疗原则。对于腹膜炎型,需及时进行手术。对于肠梗阻型,如为不全性梗阻,先采用非手术疗法,包括禁食、胃肠减压、补液、纠正水电解质失衡、口服中药粘连松解汤或液体石蜡;如为完全性肠梗阻或绞窄性肠梗阻,应及时手术。

**【拓展】**

本病应首选立位和卧位腹部X线片,可见胎粪钙化、腹腔积气积液和肠梗阻征象。CT对于胎粪钙化的检出率明显高于腹平片,有利于明确诊断。胎粪性腹膜炎可于产前经胎儿超声和MRI检查发现,其MRI表现较具特征,可直观显示胎儿腹部情况,腹腔积液表现为游离于腹腔内的液体信号,$T_1WI$呈低信号,$T_2WI$呈高信号,信号较均匀。胎粪溢出较多者可于腹腔积液中分辨出胎粪信号,呈沉积于腹腔积液底部的半固体状短 $T_1WI$、稍短 $T_2WI$ 信号影,还可根据肠管分布及形态推断肠管闭锁和穿孔位置,为治疗提供依据。胎粪性腹膜炎产前超声常见有腹腔内钙化斑、腹水、肠管扩张、假性囊肿以及睾丸鞘膜腔积液、外阴水肿、羊水过多,其中以腹腔内钙化斑最常见。

## 第四节　儿童肠套叠

### 【概述】

肠套叠指某段肠管及其相应的肠系膜套入邻近肠腔内引起的肠梗阻,通常累及小肠和结肠。近端肠管套入远端肠管内称为套叠,包含套入部肠祥部分的肠管称为肠套叠的套鞘。套入的肠管会继发水肿,发生缺血性改变。肠套叠常见于2岁以内,尤其多见于4~10个月婴儿中,男女之比约为2~3:1。另外,有研究认为本病的发生与肠道病毒感染有关。

一般按套入部和套鞘的肠管名进行分类,将肠套叠分为六型:①小肠型(包括空-空型、回-回型和空-回型);②结肠型;③回盲型,以回盲瓣为起点;④回-结型,以回肠末端为出发点,阑尾不套入鞘内,此型最多见,约占70%~80%;⑤复杂型或复套型,常见回-回-结型,约占10%~15%;⑥多发型,在肠管不同区域内有分开的两个以上肠套叠,此型最为罕见。

### 【病理生理】

儿童回-结型肠套叠病因常不明。有学者认为,回-结型肠套叠为回肠末端淋巴组织过度增生所致,后者与病毒感染有关,其中最常见腺病毒,其他还包括肠病毒、ECHO病毒和人类疱疹病毒。婴儿肠套叠95%以上是原发性肠套叠,发生肠套叠的肠管没有明显器质性病变,与婴儿时期回盲部系膜固定差且活动度大有关。继发性肠套叠多见于梅克尔憩室、肠重复畸形、肠息肉、淋巴瘤等。在年长儿,淋巴瘤是最常见的继发原因,伯基特(Burkitt)淋巴瘤多见。

### 【临床表现】

儿童肠套叠典型的临床表现包括腹部绞痛、呕吐、血便和腹部肿块。儿童肠套叠应尽早诊断,以避免因肠缺血、坏死而进行手术。肠套叠的临床症状和体征往往不具特异性,可与胃肠炎、肠旋转不良并发;年长儿还可能伴发紫癜肾。只有少于1/4的病例会出现临床典型三联征,即腹部绞痛(58%~100%)、呕吐(85%)和血便(75%)。有报道显示,仅约50%病例可于首诊时被正确诊断。

临床上,呕吐或腹泻可导致脱水,静脉压增高导致便血,出现由粪便、血和血凝块混合而成的典型"果酱样大便",高度提示肠套叠。腹部可触及肿块,呈腊肠样光滑、实性、有弹性,右下腹部有空虚感。

### 【影像学表现】

1. **X线**　本病早期显示腹部肠管无气或充气减少,是因呕吐和肠痉挛使肠管生理积气减少所致。随病情进展,小肠充气扩张明显,结肠充气减少,继而出现气-液平面。晚期呈小肠机械性肠梗阻表现,肠管内可见阶梯状气液平面,部分患儿伴有腹水。约1/3可见腹部软组织包块影。在结肠走行区看到边缘为弧形的肿块(新月征),尤其在横结肠肝曲部位,是肠套叠相对特征性的表现。升结肠内未见粪便或气体为提示肠套叠的另一个征象。

腹部X线片对评估小肠梗阻非常重要,小肠梗阻提示肠壁水肿严重,将降低非手术复位的成功率。同时,腹部X线片也可用来发现可能出现的穿孔。

2. **超声**　典型超声表现为位于右上腹部的"同心圆征""靶征"或"假肾征",由套入肠管和肠系膜陷入套鞘所形成,在横轴位图像上表现为同心圆或靶征,纵切面图像上表现为低回声肿块且中心回声增强;强回声中心代表套入的肠系膜。

3. **CT**　无论横断面还是纵断面图像上,肠套叠征象都较易识别,表现为典型的"肠内肠"征象。应该注意是否存在继发性因素,如肠重复畸形、淋巴瘤等。

图9-4-5为肠套叠病例。

### 【诊断要点】

1. 2岁以下患儿出现哭闹、血便,甚至肠梗阻表现。

2. 腹部超声发现"同心圆征""三明治征"和"靶征";CT检查出现"肠中肠"征象;空气灌肠明确套头和套鞘。

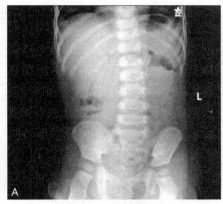
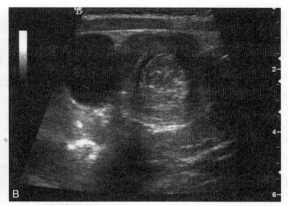

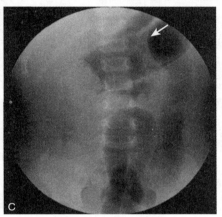

图 9-4-5 肠套叠

A. 腹平片示中上腹部套叠鞘内的套头影（箭）；B. 超声显示出"靶征"，包块外周可见明显的套鞘肠壁（箭），内部可见混杂回声套入部肠管和肠系膜（星号）；C. 空气灌肠可明确诊断肠套叠

【鉴别诊断】

本病需与其他原因导致的肠炎和肠梗阻相鉴别。腹部超声检查发现典型征象至关重要。

【治疗】

首先应对肠套叠患儿进行空气灌肠复位，应注意其绝对禁忌证是腹膜炎和肠穿孔。当肠套叠为复杂型或影像检查发现继发性肠套叠时，常需手术复位和去除继发病因。

【拓展】

1. 超声对灌肠复位成功率及肠坏死有一定的预测价值。肠套叠套鞘和套入部之间存在无回声液体时，提示灌肠复位成功率低；而彩色多普勒超声显示丰富血流时，则提示灌肠复位成功率高。

2. 首次空气灌肠前腹部立位片出现肠梗阻、套入部头端位于横结肠脾曲以远、首次灌肠未套入部头端不能退缩至回盲部、停止注气并减压时套入部回复至初始位置，以上因素均为肠套叠紧密且深入的表现。患儿如在首次灌肠中出现以上征象，应慎重进行重复灌肠治疗，推荐直接手术复位。

# 第五节　肝母细胞瘤

【概述】

儿童原发肝脏恶性肿瘤的发病率低，仅占儿童恶性肿瘤的1%，80%为肝母细胞瘤（hepatoblastoma，HB），在儿童肝脏原发恶性肿瘤中发病率最高。HB在年龄分布上具有显著特征，15岁以下儿童总体发病率为（0.05~0.15）/10万，但90%主要见于6个月至3岁幼儿，中位发病年龄为18个月。男性好发，男女比例为2：1。4%的病例为先天性。

【病理生理】

肝母细胞瘤的发病机制尚未完全阐明。有研究者认为，经典Wnt信号路径异常为HB常见的分子生物学异常，诱因包括贝-维综合征（Beckwith-Wiedemann syndrome）、家族性腺瘤息肉病、ⅠA型糖原贮积症、加德纳综合征（Gardner syndrome）、胎儿酒精综合征、肾母细胞瘤以及18三体综合征。

有报道,本病还可见于早产儿、低出生体重婴儿以及母亲服用口服避孕药的婴儿。

HB 的组织病理学类型主要分为上皮型和混合型,与预后密切相关。肝母细胞瘤通常为孤立性,60% 位于肝右叶;但也可为多灶性或弥漫浸润型。多灶性病变可由一个主要肿块与卫星结节或多个小肿块构成。分化良好的胎儿型 HB 经手术完整切除后,无需化疗也预后良好,但小细胞未分化型 HB 对化疗不敏感,预后差。

【临床表现】

肝母细胞瘤常表现为右上腹部可扪及的肿块,易与肝脏肿大相混淆。临床症状无特异性,包括肝区疼痛、体重减轻、易怒、呕吐及少见的黄疸和性早熟(与绒毛膜促性腺激素的分泌相关)等。确诊时出现远处转移的病例不足 10%,最常见的转移部位为肺,其次为淋巴结、骨骼、脑、眼及卵巢。病变可压迫或侵犯肝脏血管系统和下腔静脉。约 90% 的肝母细胞瘤患者出现血清 AFP 水平显著升高,因此可用于监测治疗和复发。

儿童肝脏肿瘤国际协作组基于增强 CT 扫描所见,并结合化验室检查结果,提出对该肿瘤的危险度划分标准(表 9-4-1)。

【影像学表现】

1. X 线片　肝脏肿大或肝脏肿块,伴或不伴有钙化。

2. 超声　常表现为肝内稍高回声肿块,边界清晰。上皮细胞型肝母细胞瘤更均匀,混合型肿瘤则不均匀,且常含有斑片状强回声伴声影,提示钙化存在。肿块内可见低回声或无回声,代表坏死和出血。肿瘤血管内血栓可见于肝静脉或门静脉。彩色多普勒超声中,血栓内出现血流有助于鉴别肿瘤性血栓和非肿瘤性血栓。浸润型肝母细胞瘤表现为回声弥漫不均匀,正常肝实质结构消失。

3. CT　CT 平扫表现为肝内边界清晰的、密度较周围肝实质减低的肿块。半数以上病例出现斑点或不规则钙化。增强检查肿瘤不均匀网状强化,有时呈橘瓣状。动脉早期肿瘤密度高于周围肝实质,延迟期病变密度等于或低于周围肝实质,偶可见边缘强化。若病变侵犯血管,CT 血管成像可予以鉴别并评估肿瘤能否切除。

表 9-4-1　儿童肝脏肿瘤国际协作组关于肝母细胞瘤危险度的划分标准

| 危险度 | 纳入标准 |
| --- | --- |
| 极低危组 | PRETEXT-Ⅰ期 HB 且能手术完整切除;<br>PRETEXT-Ⅱ期 HB,初诊年龄 <8 岁且 AFP>100ng/ml,VPEFR(-)且能手术完整切除肿瘤 |
| 低危组 | PRETEXT-Ⅰ期 HB 但未能手术完整切除<br>PRETEXT-Ⅱ期 HB,初诊年龄 <8 岁且 AFP>100ng/ml,VPEFR(-)但未能手术完整切除肿瘤<br>PRETEXT-Ⅲ期 HB,初诊年龄 <8 岁且 AFP>1 000ng/ml,且为 VPEFR(-) |
| 中危组 | PRETEXT-Ⅰ期 HB,初诊年龄 <8 岁,且为 VPEFR(+)<br>PRETEXT-Ⅰ或Ⅱ期 HB,初诊年龄 <8 岁,且 AFP>100ng/ml 和 VPEFR(+)<br>PRETEXT-Ⅳ期 HB,初诊年龄 <3 岁,且 AFP>100ng/ml |
| 高危组 | PRETEXT-Ⅰ期 HB,初诊年龄 ≥8 岁,且为 VPEFR(+)<br>PRETEXT-Ⅱ或Ⅲ期 HB,初诊年龄 ≥8 岁<br>PRETEXT-Ⅲ期 HB,初诊年龄 <8 岁,且 AFP ≤100ng/ml<br>PRETEXT-Ⅳ期 HB,初诊年龄 <3 岁,且 AFP ≤100ng/ml<br>PRETEXT-Ⅳ期 HB,初诊年龄 ≥3 岁肿瘤远处转移 |

注:PRETEXT. 术前分期;HB. 肝母细胞瘤;AFP. 甲胎蛋白;VPEFR(-)指不存在以下情况:肝静脉(V)受累、门静脉(P)受累、肿瘤侵犯肝外邻近组织器官(E)、多灶性肿瘤(F)或肿瘤自发破裂(R);VPEFR(+)指存在上述任何一种情况。

4. MRI　上皮细胞型肝母细胞瘤在 MRI 表现为 $T_1WI$ 呈均匀等信号,$T_2WI$ 较邻近肝实质呈高信号,静脉注射钆对比剂后肿瘤可见强化。混合型肝母细胞瘤在 $T_1WI$ 和 $T_2WI$ 上均信号不均,其内可见钙化、坏死、出血和分隔。出血常表现为 $T_1WI$ 高信号,纤维带或分隔表现为 $T_1WI$ 和 $T_2WI$ 低信号。血管内瘤栓于梯度回波序列呈信号缺失。增强动脉期和静脉期,瘤栓分别表现为明显强化和充盈缺损。CEMRA 有助于术前评价肿瘤与肝脏血管的关系。

图 9-4-6 和图 9-4-7 为肝母细胞瘤病例。

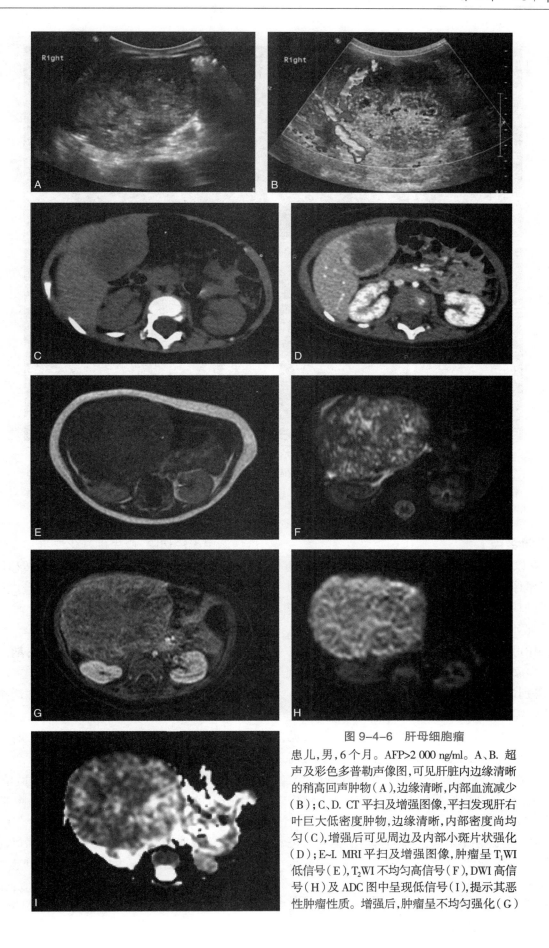

**图 9-4-6 肝母细胞瘤**

患儿,男,6个月。AFP>2 000 ng/ml。A、B. 超声及彩色多普勒声像图,可见肝脏内边缘清晰的稍高回声肿物(A),边缘清晰,内部血流减少(B);C、D. CT平扫及增强图像,平扫发现肝右叶巨大低密度肿物,边缘清晰,内部密度尚均匀(C),增强后可见周边及内部小斑片状强化(D);E~I. MRI平扫及增强图像,肿瘤呈T₁WI低信号(E),T₂WI不均匀高信号(F),DWI高信号(H)及ADC图中呈现低信号(I),提示其恶性肿瘤性质。增强后,肿瘤呈不均匀强化(G)

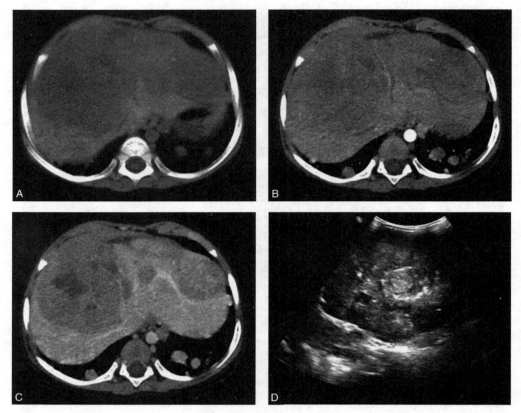

**图 9-4-7　肝母细胞瘤**

A. CT 平扫可见肝右叶巨大低密度肿块,边缘尚清晰,内部密度欠均匀;B、C. 增强动脉期可见肿瘤强化程度较周边肝组织高(B),静脉期强化程度则较低,中心可见无强化坏死区(C);D. 超声可见肿瘤呈融合结节状稍高回声影,边缘清晰

【诊断要点】

3 岁以下儿童出现肝脏肿块,且 AFP 明显增高。影像检查发现肝脏单发或多发肿块,多为非均质肿块,边缘清晰,部分病例可见假包膜,瘤内常见坏死、出血和钙化,增强后呈不均匀强化。CT 及 MRI 可清晰显示肿瘤与肝脏血管的关系以及血管内瘤栓。

【鉴别诊断】

本病需与肝血管瘤、肝间叶性错构瘤相鉴别。肝血管瘤多为肝内边界清晰的肿块,增强后可见病灶周边早期强化,随时间推移,可见肿瘤从外周向中心的渐进性强化;另外,血管瘤在 $T_2WI$ 上呈极高信号,可与肝母细胞瘤鉴别。肝间叶性错构瘤大多数为囊性病灶,囊实性肿瘤者则可见中央囊变坏死区,增强扫描可见不均匀强化,但多为斑片状强化,而非网状。

【治疗】

肝母细胞瘤需手术切除。在 40%~60% 的确诊病例中无法切除,应先进行化疗将其变为可切除肿瘤。肿瘤播散可通过化疗和切除转移灶予以治疗。射频消融治疗复发病例较有前景。对于不可切除的肿瘤,可选择肝移植。

【拓展】

1. **基于 CT 增强检查的 PRETEXT 分期**　I 期:肿瘤只累及一个区段,不累及其他相邻三个区段。II 期:肿瘤累及一个或两个区段,存在两个相邻但不受累的区段。III 期:两个或三个区段受累,不存在两个相邻但不受累的区段。IV 期:四个区段都受累。

2. **PRETEXT 分期高危因素**　①血清 AFP<100μg/ml;②PRETEXT IV 期;③肿瘤肝外腹部侵袭:肿瘤侵犯邻近器官或肿瘤侵犯邻近器官合并腹水,腹膜结节或腹膜结节合并腹水;④影像学和临床指征的腹腔内出血;⑤淋巴结转移,包括腹腔内或腹腔外淋巴结;⑥远处转移,除外③和⑤;⑦门静脉主干受累;⑧累及三支肝静脉和/或下腔静脉。

## 第六节 肾母细胞瘤

### 【概述】

肾母细胞瘤又称 Wilms 瘤,是儿童肾脏胚胎型恶性肿瘤,占全部肾脏肿瘤的 87%,高居儿童腹部肿瘤的第二位,占儿童实体肿瘤的 6%。发病高峰在 3~4 岁（80% 发生在 5 岁以下儿童）,亦可见于胎儿、新生儿、青少年和成人。肾母细胞瘤生长迅速,恶性程度高,发生转移早,可随血液转移至肺、肝脏等。

### 【病理生理】

本病病因不明,一般认为肿瘤起源于未分化的后肾胚基。某些综合征和基因异常预示着 Wilms 瘤的发生。11 号染色体的两个位点与 Wilms 瘤的起源密切相关:11p13（$WT_1$ 基因 –WAGR 或 Drash 综合征）与 11p15（$WT_2$ 基因 –Bechwith–Widemann 综合征或偏身肥大）。双侧 Wilms 瘤几乎仅见于肾母细胞瘤病患者。大多数 Wilms 瘤来源于肾实质;肾外 Wilms 瘤罕见,可位于腹部或远隔部位。

肿瘤可发生于肾脏任何部位,多为单发肿瘤,常见于上、下极,呈圆形或椭圆形。剖面呈灰白色鱼肉样改变,部分区域可见坏死灶;肿瘤可形成假包膜,也可侵犯肾包膜,在腹膜腔内种植播散或直接进入肠系膜和大网膜。此外,还可伴发肝、肺转移。对侧肾脏可见较小的 Wilms 瘤或存在肾母细胞瘤形成基质。约 10% Wilms 瘤患者可出现双肾病变。

### 【临床表现】

肾母细胞瘤发病无性别差异。最常见的临床表现为无痛性腹部包块,约 1/3 病例出现腹部疼痛、恶心和食欲不振。约 30% 病例出现血尿,其中 10%~15% 为肉眼血尿。另可见高血压（来自肿瘤肾素产物）症状。

### 【影像学表现】

影像学评估 Wilms 瘤的重点在于判断病灶累及的部位、范围并明确有无转移,以协助制订手术方案。

1. 超声 声像图中表现为回声不均匀的肾内肿瘤。某些肿瘤内可见囊性成分、出血或坏死,局部肾盂肾盏梗阻或破坏。肾静脉内可见瘤栓,还可侵及下腔静脉和右心房。

2. CT CT 平扫上常表现为肾实质内的类圆形混杂密度肿块,由于后肾胚芽细胞为多能胚胎细胞,所以肿瘤内可含有少量脂肪或细小钙化。约 9% 的 Wilms 瘤存在营养不良性钙化。肿瘤有假包膜,边界清晰。肾实质及收集系统常受压变形、分离。肿瘤易发生坏死、出血、囊变,尤其是大肿块易发生中央区坏死,放疗、化疗后瘤体易发生多房性囊变。若肿瘤突破假包膜,瘤体轮廓变得不规则或肾周脂肪模糊、肾筋膜增厚,肿瘤可侵入肾窦、肾内淋巴管和血管,侵犯肾盂、输尿管及远侧尿路。腹膜后淋巴结可肿大,肾静脉及下腔静脉受侵,形成瘤栓,表现为低密度结节灶。中心型肾母细胞瘤肿块起源于肾窦内,压迫破坏肾盂及肾实质。肾外型肾母细胞瘤 CT 表现与肾内肾母细胞瘤相似。

增强扫描,肾母细胞瘤瘤体呈不均匀强化,坏死和囊变区不强化,肿瘤包膜可强化。值得注意的是,破坏受压的残肾可明显强化,呈新月形、半环形,具有一定特征。

3. MRI Wilms 瘤在 $T_1WI$ 与肾实质相比呈等信号,在 $T_2WI$ 呈高信号。增强后肿瘤信号低于正常肾实质且信号不均匀。经过有效治疗的 Wilms 瘤在 $T_2WI$ 可为低信号。MRI 对下腔静脉、右心房瘤栓的检出率明显高于 CT。

4. FDG-PET 对于肿瘤分期,FDG-PET 较 MRI 和骨扫描更为准确。Wilms 瘤为嗜 FDG 病变,但是 FDG 在 Wilms 瘤内的作用机制尚不清楚。FDG-PET 能对 Wilms 瘤活检定位,并评估生物学侵袭性成分。对肺转移瘤的敏感性依赖于结节大小和呼吸动度。FDG-PETCT 可监测原发肿瘤的治疗反应。

图 9-4-8 和图 9-4-9 为肾母细胞瘤病例。

### 【诊断要点】

婴幼儿腹部包块,伴或不伴血尿、腹痛及高血压。影像检查最关键的表现是患肾失去正常形态、残缺不全,伴沙砾样钙化,增强后残肾呈现“新月征”,结合其临床、发病年龄及发病率,诊断一般不难。

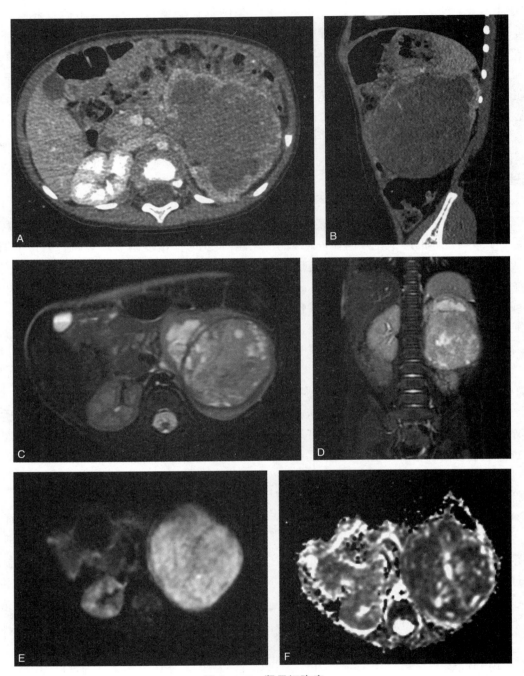

图 9-4-8 肾母细胞瘤

患儿，女，21个月。腹部无痛性包块。A、B. 轴位和矢状位增强 CT 图像可见左肾盂内巨大不均匀强化肿瘤，肾实质受侵变形；C~F. MRI 图像见肿瘤呈 $T_2WI$ 高信号（C、D），DWI 高信号（E）以及 ADC 低信号（F）特征

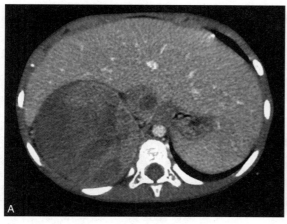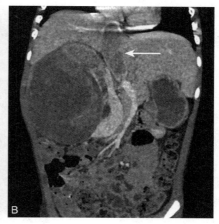

图 9-4-9　肾母细胞瘤

患儿，女，4 岁。腹部肿物伴肉眼血尿。A、B. 轴位和冠状位 CT 增强图像可见右肾上极肿物呈不均匀强化。下腔静脉膈下段扩张并可见瘤栓填充（箭）

【鉴别诊断】

本病需与腹膜后其他肿物相鉴别，主要与神经母细胞瘤、畸胎瘤相鉴别。神经母细胞瘤多为肾上腺区肿瘤，对肾脏挤压、推移，但一般不破坏肾脏；其中可见较多粗颗粒状或斑片状钙化。畸胎瘤内含多种组织成分，特别是脂肪成分，为肾母细胞瘤所罕见。

【治疗】

治疗方案取决于手术分期和组织学检查的结果。近几十年来，Wilms 瘤患者治疗得到了显著改善，90% 以上的原位肿瘤患儿在治疗后得以长期生存，70% 以上的转移瘤患儿得以生存。典型 Wilms 瘤起自肾脏实质内的中胚层前体，包含胚芽，基质细胞和上皮成分。具有良好组织学表现的肿瘤预后好，即使是较高分期的肿瘤也不例外。分期系统完全基于影像学表现。在依据影像进行分类的基础上，制订化疗方案，而后再确定手术方案。经化疗后，累及下腔静脉或侵及肾包膜的肿瘤体积缩小，利于手术切除。

【拓展】

儿童肿瘤学组 Wilms 瘤分期见表 9-4-2。

表 9-4-2　儿童肿瘤学组 Wilms 瘤分期

| Ⅰ 期 | 局限于肾脏，可完整切除肿瘤，筋膜完整 |
| --- | --- |
| | 切除前无活检或破裂 |
| | 在切除缘或以外无肿瘤 |
| | 局部淋巴结肿瘤阴性 |
| Ⅱ 期 | 完整切除肿瘤 |
| | 在切除缘或以外无肿瘤 |
| | 局部淋巴结肿瘤阴性 |
| | 一个或以上以下表现：累及肾筋膜；侵及脉管延伸到肾实质 |
| Ⅲ 期 | 术后肿瘤残留，限于腹部，具有一个或多个以下特征： |
| | 一个或多个局部淋巴结肿瘤阳性 |
| | 肿瘤种植或穿透腹膜 |
| | 现大的未切除肿瘤，或肿瘤在切除缘 |
| | 术前或术中的任何肿瘤溢出，包括活检 |
| | 肿瘤切除超过一个整体 |
| Ⅳ 期 | 出现血源性转移（如肺，肝，骨或脑） |
| | 腹部或盆腔以外出现淋巴结转移 |
| Ⅴ 期 | 双肾 Wilms 瘤 |

## 第七节 神经母细胞瘤

【概述】

神经母细胞瘤是儿童最常见的颅外实性肿瘤，占全部儿童肿瘤的 10%。2/3 的神经母细胞瘤起源于腹部，其中 2/3 位于肾上腺，其余病例见于沿交感神经链走行的任何区域。由于此肿瘤恶性度高，原发肿瘤常呈隐匿状态，往往是在出现转移症状时才诊断出来，故预后较差。大多数神经母细胞瘤发生于 1~5 岁，中位年龄在 2 岁左右。神经母细胞瘤更常见于神经纤维瘤病 I 型、Beckwith-Wiedemann 综合征、巨结肠、中枢性肺换气不足综合征和 DiGeorge 综合征患儿。

【病理生理】

神经母细胞瘤、神经节神经母细胞瘤和神经节细胞瘤属于起源于神经嵴组织的一组相关性肿瘤，三者的区别在于细胞的成熟及分化程度。其中绝大多数为神经母细胞瘤，内部含有最原始、恶性度最高的细胞。神经节细胞瘤是这组疾病中细胞分化最好的，属于良性肿瘤。神经节神经母细胞瘤是一组具有混合组织形态的中间型肿瘤。神经母细胞表面呈结节状，以大结节为多，含有丰富的血管。根据细胞成分病理学可分为四型：即未分化型、低分化型、分化型和节母细胞型。

源于肾上腺髓质的神经母细胞瘤可向周围扩散和转移，有的肿瘤可使肾脏变形，甚至移位，可包绕主动脉和下腔静脉，越过中线。

【临床表现】

神经母细胞瘤典型表现为可触及的腹部包块，以及与肿块局部浸润、肿瘤转移、激素代谢效应或自身免疫应答（斜视眼阵挛-肌阵挛综合征）相关的症状和体征。患儿就诊时已发生转移者多达 70%，最常见的转移部位包括局部及远隔淋巴结、骨骼、骨髓、肝脏和皮肤。神经母细胞瘤属于分泌性肿瘤，细胞产生多种分泌物，最常见儿茶酚胺代谢异常，其中的代谢产物三甲氧基-4-羟基杏仁酸（VMA）增高，可作为本病诊断的重要依据。但应该注意的是，少数神经母细胞瘤患儿 VMA 不增高。

【影像学表现】

发生于肾上腺和邻近腹膜后区的神经母细胞瘤常在发现时体积就已较大，可通过超声、CT 和 MRI 清晰显示。对于新生儿期后发现的病例，CT 和 MRI 优于超声检查。

**1. X线** X 线片检查的敏感度较低，有些病例可在肿瘤部位发现小片状钙化，约占肿瘤的 40%~50%。若有骨质破坏者可见骨皮质虫噬样改变。

**2. 超声** 超声表现多样，特征性表现为不均匀高回声的实性占位，其内可见钙化所致的强回声小灶，伴或不伴有声影。病灶内的囊变、出血及坏死表现为无回声区。

**3. CT 和 MRI** 最新的国际神经母细胞瘤风险分级系统要求参考 CT 和 / 或 MRI 对肿瘤进行分期。由于神经母细胞瘤多合并坏死、出血和囊变，故在 CT 增强图像中表现为不均匀强化。90% 以上的病灶中存在钙化。在 MRI 图像上，神经母细胞瘤表现为不均匀混杂信号，主要表现为 $T_1WI$ 低信号，$T_2WI$ 高信号，呈不同程度的强化。神经母细胞瘤推挤邻近器官、包绕大血管，可局部浸润邻近淋巴结，少数情况下肿瘤可直接浸润同侧肾脏或肝脏。

神经母细胞瘤可出现肝内转移，表现为单发或多发结节、肿块或弥漫浸润，尤其以新生儿期更为常见。

图 9-4-10 为神经母细胞瘤病例。

【诊断要点】

典型的肾上腺神经母细胞瘤瘤体大、易坏死、囊变，80% 以上瘤体内有钙化，跨中线生长，包埋血管生长，局部或远处淋巴结转移等特点，一般诊断不难。同时需检查尿儿茶酚胺代谢产物水平。

【鉴别诊断】

儿童肾上腺神经母细胞瘤须与肾母细胞瘤、肾上腺血肿和肾上腺皮质癌鉴别。除肿瘤本身的密度、信号特点、生长特性以外，鉴别的关键是了解肾脏的改变。前者对肾脏以推移为主，直接侵犯破坏仅在肾脏局部，而后者是原发于肾脏本身，肿瘤早期就已经发生改变。本病应与新生儿肾上腺血肿鉴别，肾上腺血肿自身的密度（信号）有其特点，追踪复查发现血肿逐渐液化，钙化出现，血肿体积缩小，肾上腺逐渐恢复三角形外观，这些对于鉴别诊断有价值。MRI 对于肾上腺血肿的亚急性和慢性期显示较有特点，不同于肾上腺神经母细胞瘤。本病还应与肾上腺皮质癌鉴别，两者不同的是前者对周围大血管呈包埋性侵犯。

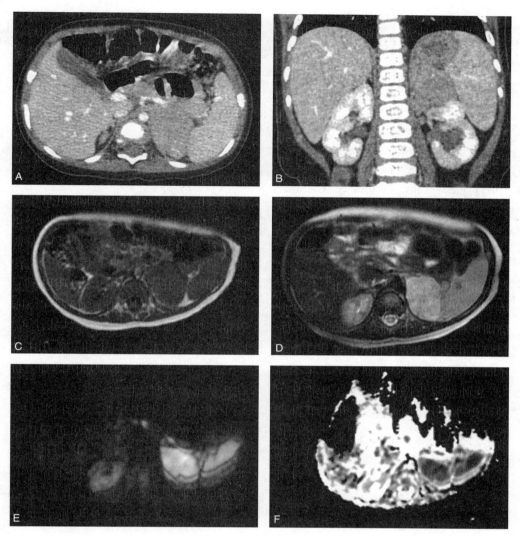

**图 9-4-10　神经母细胞瘤**

患儿，男，10 个月。A、B. 轴位和冠状位 CT 增强图像显示左肾上腺区肿块呈轻度强化，挤压左肾上极，使后者变形；C~F. MRI 平扫图像显示肿瘤呈现 $T_1/T_2$ 等信号，信号欠均匀，边缘清晰，DWI 呈高信号，ADC 呈低信号

【治疗】

传统方法采用手术、放疗和化疗等综合治疗措施，目前传统药物对神经母细胞瘤的治疗效果已越来越不理想，尤其对于高危型患儿更是疗效甚微。肿瘤的分子靶向治疗可为患者提供个性化治疗，且产生的细胞毒性更弱。

【拓展】

世界范围内应用最广泛的神经母细胞瘤分期方法是国际神经母细胞瘤分期系统，但由于这一分期系统依赖于外科切除肿瘤的范围，所以在实际应用中遇到了很多困难。鉴于这种情况，2009 年推出了一个新的分期系统 – 国际神经母细胞瘤风险分级系统，这一系统依据术前影像学表现和转移情况进行评估（表 9-4-3）。

**表 9-4-3　国际神经母细胞瘤危险人群分期系统**

L1 期：肿瘤局限于身体的一个间隔腔内，不累及体内重要结构
L2 期：限局性肿瘤至少有一项有影像清晰的风险因素
M 期：远处转移（不包括 MS 期）
MS 期：不足 18 个月婴幼儿，转移局限于皮肤、肝脏和 / 或骨髓

神经母细胞瘤的预后取决于它的分期、患儿年龄（年龄小于12~18个月的婴幼儿预后较好）、组织学分类、肿瘤分化级别、MYCN致癌基因状态、染色体11q情况以及DNA倍体的综合情况。

（袁新宇）

# 参 考 文 献

［1］陈超.新生儿坏死性小肠结肠炎的临床问题及防治策略.中华儿科杂志,2013,51（5）:321-325.

［2］Bizzarro MJ, Ehrenkranz RA, Gallagher PG. Concurrent bloodstream infections in infants with necrotizing enterocolitis. J Pediatr, 2014, 164（1）: 61-66.

［3］Basu S. Neonatal sepsis: the gut connection. Eur J Clin Microbiol Infect Dis, 2015, 34（2）: 215-222.

［4］Numanoglu A, Millar AJ. Necrotizing enterocolitis: early conventional and fluorescein laparoscopic assessment. J Pediatr Surg, 2014, 46（2）: 348-351.

［5］Short SS, Wang J, Castle SL, et al. Low doses of celecoxib attenuate gut barrier failure during experimental peritonitis. Lab Invest, 2013, 93（12）: 1265-1275.

［6］王瑞芹,郑冬凌,赵晓忠,等.新生儿坏死性小肠结肠炎危险因素研究.中国妇幼保健,2014,29（2）:225-227.

［7］陶惠康,汤琴,黑明燕,等.输血与新生儿坏死性小肠结肠炎相关性的Meta分析.中华儿科杂志,2013,51（5）:336-339.

［8］周波,唐军.新生儿坏死性小肠结肠炎相关研究现状.中华妇幼临床医学杂志（电子版）,2018,14（2）:125-132.

［9］李欣,邵剑波,吴恩惠.中华影像医学儿科影像卷.北京:人民卫生出版社,2010.

［10］Muchantef K, Epelman M, Darge K, et al. Sonographic and radiographic imaging features of the neonate with necrotizing enterocolitis: correlating findings with outcomes. Pediatr Radiol, 2013, 43（11）: 1444-1452.

［11］Numanoglu A, Millar AJ. Necrotizing enterocolitis: early conventional and fluorescein laparoscopic assessment. J Pediatr Surg, 2014, 46（2）: 348-351.

［12］Pini Prato A, Rossi V, Avanzini S, et al. Hirschsprung's disease: what about mortality?. Pediatr Surg Int, 2011, 27（5）: 473-478.

［13］未德成,王忠荣.先天性巨结肠病因学研究进展.实用医学杂志,2007,23（3）:299-300.

［14］张文,武海燕,李惠,等.先天性巨结肠病理诊断规范.中华病理学杂志,2016,45（3）:149-152.

［15］Swenson o, Fisher JH, Scott JE. Diarrhea following rectosigmoidectomy for Hirschsprung's disease. Surgery, 1960, 48: 419-421.

［16］冯杰雄,蒙信尧,朱天琦.先天性巨结肠及其同源病诊断中的若干问题.临床小儿外科杂志,2018,17（2）:81-85.

［17］朱天琦,余东海,向磊,等.钡灌肠检查在诊断先天性巨结肠及明确肠管病变范围中的应用价值.中华小儿外科杂志,2015,36（11）:810-813.

［18］Friedmacher F, Puri P. Current practice patterns of rectal suction biopsy in the diagnostic work-up of Hitschsprung's disease: results from an international survey. Pediatr Surg Int, 2016, 32（8）: 717-722.

［19］张志波,王练英,黄英.新生儿胎粪性肠梗阻诊治体会.中国当代儿科杂志,2008,10（2）:253-255.

［20］裴洪岗,李苏伊,毛建雄,等.胎粪性肠梗阻诊治经验.中华小儿外科杂志,2013,34（1）:30-33.

［21］Nagar H. Meconium ileus is a single surgical procedure adequate. Asian J Surg, 2006, 29（3）: 161-164.

［22］范京,尹传高,史自锋,等.胎粪性腹膜炎的影像诊断.安徽医学,2017,38（7）:867-869.

［23］黄轩,方群.胎粪性腹膜炎的产前诊断和处理.国外医学（妇产科学分册）,2006,33（6）:395-398.

［24］Colombani M, Ferry M, Toga C, et al. Magnetic resonance imaging in the prenatal diagnosis of congenital diarrhea. Ultrasound Obster Gynecil, 2010, 35（5）: 560-565.

［25］邵剑波,马慧静,郑楠楠.MRI在诊断胎儿肠梗阻中的临床应用.中华放射学杂志,2014,48（12）:982-986.

［26］袁新宇,白凤森.重复空气灌肠在儿童肠套叠整复中的价值及指征.实用放射学杂志,2010,26（3）:405-408.

［27］Fragsoso AC, Campos M, Tauares C, et al. Pneumatic reduction of childhood intussusceptions. Is prediction of failure important?. J Pediatr Surg, 2007, 42（9）: 1504-1508.

［28］谷奇,张晓伦,马继东,马汝柏,袁新宇.137例小儿急性肠套叠空气灌肠治疗失败的原因分析.北京医学,2006,28（8）:463.

［29］Divya S, Girish S, Romil S. Hepatoblastoma. Seminars in diagnostic pathology, 2017, 34（2）: 192-200.

［30］中华医学会病理学分会儿科病理学组,福棠儿童医学发展研究中心病理专业委员会.肝母细胞瘤病

理诊断专家共识.中华病理学杂志,2019,48(3):176-181.

[31] 孙英楠,张方石,曲实.小儿肝母细胞瘤的 CT 及 MRI 诊断.中国中西医结合影像学杂志,2018,16(3):292-294.

[32] Hajime U, Seisuke S, Kengo S, et al. Surgical treatment strate-gy for advanced hepatoblastoma: Resection versus transplantation. Pediatric blood & cancer, 2018, 65(12): e27383.

[33] 杨文萍,武海燕,张文,等.儿童肾母细胞瘤病理诊断共识.中华病理学杂志,2017,46(3):149-154.

[34] 黄霖,唐汐,郭诗武.儿童肾母细胞瘤的 CT 表现分析.中国中西医结合影像学杂志,2015,(3):321-322.

[35] Maureen D, Noorulhuda J, Kieran McH. Neuroblastoma and nephroblastoma: a radiological review. Cancer imaging: the official publication of the International Cancer Imaging Society, 2015, 15: 5.

[36] Suzanne MF, Rochelle B. Advances in neuroblastoma therapy. Current opinion in pediatrics, 2019, 31(1): 14-20.

[37] 刘丽萍,霍亚玲.彩色多普勒超声对小儿神经母细胞瘤的诊断价值.实用医学影像杂志,2019,20(1):76-77.

[38] 李勇,苏成,王红.神经母细胞瘤风险分层及诊治进展.广西医科大学学报,2018,35(5):736-740.

[39] 甘青,罗远建,金科,刘金桥.儿童神经母细胞瘤的影像学表现.临床小儿外科杂志,2007,6(2):51-53.

[40] Modified from Monclair T, Brodeur GM, Ambros PF, et al. The international neuroblastoma risk group(INRG)staging system: an INRG task force report. J Clin Oncol. 2009; 27: 298-330.

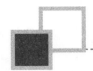

# 第五章　肌肉和骨骼系统

## 第一节　发育性髋关节发育不良

### 【概述】

发育性髋关节发育不良（developmental dysplasia of the hip，DDH），又称先天性髋关节脱位，包括从单纯韧带松弛到由原发髋臼发育不良引起的髋关节结构异常伴关节不稳的一组疾病。通常情况下，骨性结构异常和韧带松弛共同作用导致DDH。目前病因尚不明确，有学者认为宫内发育因素以及胎儿受挤压可能导致DDH，韧带松弛常与母亲的激素水平有关，尤其是女婴，导致关节囊、圆韧带和横韧带松弛，继发髋关节不稳。结构原因导致的DDH与原发髋臼发育不良继发改变影响股骨头引起关节不稳有关。髋臼与股骨头的协调发育需要关节面紧密吻合。因此，未经治疗的髋关节不稳性DDH，可导致髋臼发育不良和继发性股骨头发育不良，病变随时间逐渐加重。

DDH的发病率约为1.5/1 000~28.5/1 000，发病率差异较大可能与是否将单纯韧带松弛统计在内有关。DDH与第一胎、臀位生产、羊水过少、头形异常和阳性家族史等因素有关。DDH好发于左侧、女孩多见，可能与女孩对母体内松弛素周期变化更敏感有关。DDH可合并脊髓发育不良、关节挛缩、多种综合征（如Mobius及Poland综合征）、染色体异常、马蹄内翻足等足部畸形、斜颈和先天性膝关节脱位。

### 【病理生理】

髋关节囊及韧带松弛；髋臼缘变浅、平直，髋臼盂唇内翻，髋臼软骨不规则；股骨头发育落后，骨化延迟，失去正常球状外观；股骨前倾角增大。髋臼方向朝向前外，且随年龄增长倾斜角度逐渐增大。

### 【临床表现】

双侧大腿皮纹不对称、外展受限、双腿不等长以及单纯髋关节弹响均提示DDH可能。出生早期体格检查时部分患儿Ortolani和/或Barlow征阳性，但上述方法对双侧不可复性髋关节脱位诊断无意义。Galeazzi征有助于年长儿童DDH的诊断，仰卧位屈膝屈髋位时，双侧膝关节不等高提示DDH，但双髋关节受累时，此项检查可无异常。

DDH患儿走路时间通常晚于正常儿童，多数在1.5岁左右能独立行走，年长儿DDH可能仅表现为跛行。双侧病变者表现为"鸭步"。外观股骨大粗隆向外上突出，患侧肢体短缩。

### 【影像学表现】

1. **超声**　超声检查具有无电离辐射、应用方便、可动态检查等优势，对股骨头骨化中心的显示早于X线检查，但由于生后2周内存在正常的生理性韧带松弛，因此，超声主要用于生后6周~6至8个月婴儿的髋关节评估。Graf方法和动态超声评价技术已广泛应用于临床。

DDH的超声表现包括股骨头向外上方移位、髋臼角增大、盂唇可有增厚伴回声增高。同时可根据测量α角和β角，评价骨性髋臼和软骨性髋臼覆盖股骨头的程度。

2. **X线**　4个月到6个月以后，股骨头已经骨化，超声检查的可靠性变小，需拍片筛查。拍片时，患儿下肢应处于纵向伸直双侧对称的体位。为获得双侧对称的图像，中心线应位于耻骨联合中线上方。如存在股骨头脱位等异常情况，蛙式位片有助于评价股骨头复位情况。

DDH平片表现包括髋臼角增大、股骨头骨骺小和股骨头外上方移位，Shenton线不连续（图9-5-1A）。髋臼角随年龄发生变化：新生儿时28°，6个月时23.5°，1岁时22°，2岁时20°。

正常髋臼角 4 个月时小于 30°，2 岁时小于 25°。当发现异常时，可拍摄蛙式位以评价髋关节外展时股骨头是否复位。慢性未经治疗的 DDH 患儿，患侧股骨头骨骺不成比例变小（图 9-5-1）。

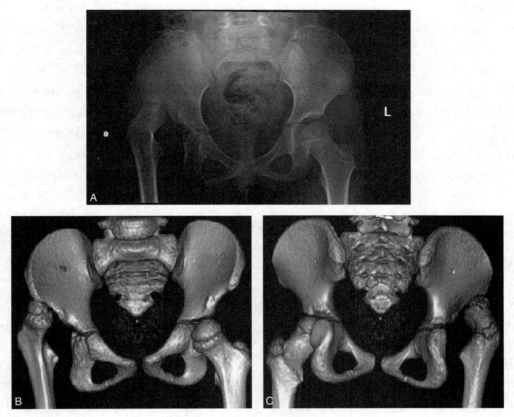

**图 9-5-1　发育性髋关节发育不良**

患儿，女孩，6 岁，右髋关节跛行。A. 骨盆正位片，显示右侧发育性髋关节发育不良，右侧髋臼缘陡直，股骨头骨骺小且向外上方移位，Shenton 线不连续。左侧髋关节正常；B~C. CT 后重建可全方位显示右髋关节发育不良并脱位的解剖结构和关节位置关系

对于学龄前儿童和年长儿，可测量中心边缘角评估髋臼覆盖股骨头的情况。测量中心边缘角时，先绘制双侧股骨头中心连线，然后，以股骨头中心点做垂线作为参考线，再以股骨头中心点做髋臼外侧缘连线作为第二条参考线。两条参考线夹角即为中心边缘角。此角度适用于 5 岁以上儿童。当 6 岁至 13 岁儿童的中心边缘角小于 19°，或 13 岁以上儿童小于 25° 时需考虑 DDH。

3. CT　CT 具有良好的空间分辨率，主要用于已接受治疗或准备接受开放性骨科支具修复术的患儿，通过冠状位与轴位观察关节脱位和半脱位情况。CT 后重建有助于显示解剖关系，对外科医生尤有帮助（图 9-5-1B、C）。冠状位重建为显示髋臼顶的最佳方位。

近年有学者建议 DDH 外科复位术后行 CT 扫描，采用低剂量和小范围扫描，明确有无手术固定物的任何异常，如钢针突入关节面、植骨移位以及任何可导致复位术失败的内在或外在原因。

4. MRI　MRI 无电离辐射，除显示股骨头与髋臼的关系外，MRI 对阻碍关节复位因素的显示优于 CT。脂肪垫、盂唇增厚或倒置、髋臼韧带水平走行、圆韧带肥厚均可阻碍关节复位。髋臼或股骨头骨骺形态异常也会影响关节复位。影响复位的外在因素包括外旋、内收肌短、髂腰肌内嵌以及关节囊与髂骨粘连。检查优势序列包括轴位及冠状位的 $T_1WI$ 和 PD 序列。

此外，增强 MRI 可发现股骨头缺血性改变，判断股骨头骨骺坏死的风险，后者为髋关节复位最常见的严重并发症。

【诊断要点】

双侧皮纹不对称、外展受限、双腿不等长、髋关节弹响提示 DDH 可能。DDH 的典型 X 线表现

为髋臼角增大、股骨头骨骺小和股骨头外上方移位,Shenton线不连续。

**【鉴别诊断】**

DDH与发育性髋内翻患儿均表现为跛行或摇摆步态,后者特征性的影像改变为股骨颈内侧三角形骨块影。此外,DDH还需与脑瘫、神经肌源性疾病等由于肌张力异常引起的髋关节脱位相鉴别,后者合并有基础病表现,且髋关节骨骼形态结构无异常。

**【治疗】**

DDH治疗需进行同心圆复位,使股骨头位于髋臼内。治疗越早,效果越好。根据患儿的年龄和病变的严重程度不同,治疗方法也不相同,新生儿期最常用Pavlik连衣挽具治疗,预后最好。半岁以上的患儿需用器械矫正,通常使用支具将髋关节屈曲外展位固定。此法有助于髋臼外缘的发育,但髋关节过度外展会增大股骨头坏死的风险。8%的DDH患儿可见复发性脱位,常见于双侧或右侧病变的患儿、石膏固定外展不足以及骨盆宽大的患儿。年长儿可行髋关节切开复位髋臼成形术。

**【拓展】**

超声用于6周~6至8个月婴儿,可动态评价股骨头位置与髋臼形态,同时还可发现影响关节复位的因素。X线片用于4个月到6个月以后的患儿,表现为髋臼角增大、股骨头骨骺小和股骨头向外上方移位,Shenton线不连续。CT主要用于需手术治疗的年长儿及术后评估。MRI的优势在于无电离辐射且能评价股骨头的灌注、坏死情况。

# 第二节　儿童肌间血管畸形

**【概述】**

血管畸形是一种良性病变,常见于儿童或年轻人。肌间血管畸形为位于横纹肌内呈浸润生长的血管畸形,常见于四肢,其次是躯干和面部。

目前认为血管畸形发生可能是胚胎期的一些血管母细胞与发育中的血管网脱离,在局部增殖形成内皮细胞条索互相吻合并最后出现血腔进一步分化而形成各种血管瘤。

**【病理生理】**

病理本质上是一种血管性错构瘤,由紊乱增生的扩张或不扩张血管及不等量的纤维、脂肪组织等非血管成分组成。增生的血窦按不同方式排列呈团块状、破絮样或多中心生长的葡萄串状外观。

**【临床表现】**

儿童肌间血管畸形常局限于四肢及躯干的一组或一块骨骼肌内呈浸润性生长,病变位于深部的肌腹中,皮肤表面没有明显的血管瘤特征性表现,比较隐蔽,进展缓慢故病史比较长。触摸时可感觉到硬的包块,大小不一常合并肿胀与压痛。血管瘤可以使肌肉变性,在肌肉运动时产生疼痛,变性的肌肉也可以纤维化而挛缩,造成关节运动障碍或肌肉废用性萎缩,如果血管瘤侵犯邻近的骨骺,甚至引起关节或肢体的畸形。少数肌间血管瘤包膜完整,多数无明显的边界,侵入到周围组织内,术后易复发。

**【影像学表现】**

1. X线　X线片对本病诊断价值有限,可表现为局部软组织肿胀或肿块样改变。静脉石是软组织血管畸形的重要诊断特征。但文献报道X线片静脉石阳性率不足50%。

2. CT　CT软组织分辨明显优于X线片,能够比平片更加准确地反映病灶的存在及显示静脉石、骨骼受累与否。表现为肌肉软组织内低密度肿块影,增强扫描呈不均匀强化,延迟扫描呈明显强化。相邻骨质可见反应性皮质增厚。CT血管成像(CTA)能够清晰显示畸形血管的供血动脉及回流静脉,三维重建技术能够全方位显示病变情况,为治疗方案的设计提供可靠信息(图9-5-2)。

3. MRI　肌间血管畸形具有不均一信号特征。在$T_1WI$多表现为等高信号为主的混杂信号,其中低信号为扩张迂曲的血管流空信号,畸形血管内流速缓慢时可有微血栓形成、表现为高信号。$T_2WI$多表现为高信号为主,伴蚓状低信号。静脉石是静脉畸形的特征性改变,典型者在全部序列中均表现为低信号。

根据病灶侵及范围及与周围组织界限清楚与否,肌间血管畸形可分为局限型、单一肌肉弥漫型和多组肌肉弥漫型,其中以多组肌肉弥漫型居多。增强扫描呈不均匀强化,延迟扫描强化明显(图9-5-3)。

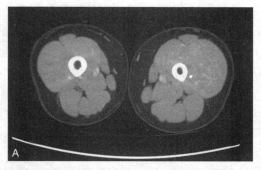

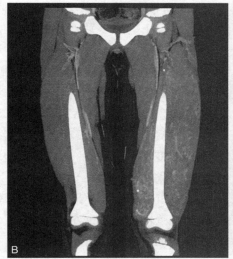
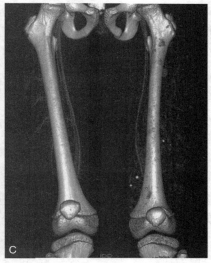

**图 9-5-2 儿童肌间血管畸形**

患儿,男,8 岁,左大腿较对侧粗、运动后疼痛。A、B. 增强 CT 横断位及冠状位,表现为左大腿前组肌群内弥漫异常强化灶,边界不清;C. CT 三维重建技术能够全方位显示病变情况及范围,静脉石显示清晰

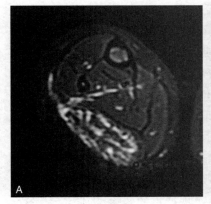
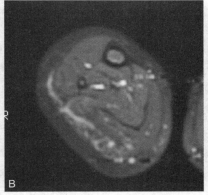
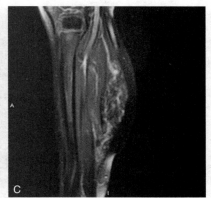

**图 9-5-3 儿童肌间血管畸形**

患儿,男,6 岁,右小腿后部触及肿物。A. MRI 横断位 STIR 序列,见小腿后部肌肉、肌间隙及皮下脂肪层内混杂信号灶;B、C. MRI 增强扫描横断位及矢状位脂肪抑制 $T_1$ 序列,病变呈明显不均匀强化

【诊断要点】

X线片对本病诊断价值有限,可表现为局部软组织肿胀及静脉石。CT软组织分辨率优于X线片,对病变显示更加清晰,增强扫描呈不均匀强化,延迟观察呈明显强化。肌间血管畸形的MRI具有不均一信号特征,表现为$T_1WI$以等高信号为主、$T_2WI$以高信号为主的混杂信号,血管因流空效应表现为蚓状低信号,微血栓及脂肪成分表现为$T_1WI$高信号。静脉石在全部序列中均表现为低信号。病变边界不清,增强扫描不均匀强化,延迟观察呈明显强化。

【鉴别诊断】

**1. 良性软组织病变(如纤维瘤、神经鞘瘤等）** 多表现为信号均一、边界清楚且无神经包埋;而肌间血管瘤的信号不均、界限不清的特点,可与绝大多数良性软组织病变鉴别。

**2. 脂肪瘤** 是由一定量的脂肪组织组成,中间以细纤维组织为间隔,被裹于一薄层包膜之中,多见于皮下组织内,肌肉内也可见;$T_1WI$、$T_2WI$均为高信号,包膜完整,其形态较规则。

**3. 恶性软组织肿瘤** 也具有信号不均、境界不清的特点,平扫鉴别较困难,但肌间血管畸形MRA图像表现为血管紊乱、增多的特点,可资鉴别。

【治疗】

由于儿童肌间血管瘤具有浸润性持续生长的特点,采用保守治疗无效,因此,彻底切除或分次介入治疗是最佳选择。

【拓展】

X线片和CT检查可以显示肌间血管畸形的软组织肿物和静脉石。MRI是本病的最佳影像检查方法,具有不均一的信号特征,可为临床手术方式的选择及术野判定提供客观依据。

# 第三节 幼年型特发性关节炎

【概述】

幼年型特发性关节炎(juvenile idiopathic arthritis,JIA),是儿童最常见的关节炎症性疾病,在欧洲和北美,发病率和患病率分别占到16岁以下儿童的5/100 000~18/100 000和30/100 000~150/100 000,男女比例1:2。

JIA的诊断标准是指发病年龄在16岁以下,单关节或多关节炎症持续6周以上,同时排除其他幼年型关节炎。幼年特发性关节炎可伴随全身系统性损伤,包括发热、红斑性皮疹、结节和白细胞增多,少数情况下还会出现虹膜睫状体炎、胸膜炎、贫血、乏力和生长障碍。所以在发病初期,需要排除引起炎症的其他原因。国际风湿病学联盟组织于2001年对命名进行了修订,以"幼年型特发性关节炎"取代了既往的"幼年慢性关节炎"和"幼年类风湿性关节炎"。进一步分为七个亚型:全身型、少关节型、类风湿因子阴性多关节型、类风湿因子阳性多关节型、银屑病型、附着点炎相关型、未分类型。

幼年特发性关节炎的早期诊断对阻碍或延迟病情进展至关重要,如果早期得不到及时的治疗,会导致关节畸形、严重的功能障碍和慢性疼痛。早期,炎症导致的乏氧和血管改变是本病的主要生理改变,但是目前的临床和实验室检查对上述生理变化的评估均缺乏特异性。因此临床和实验室检查并不是JIA早期诊断时的最优方法,而影像学正逐渐成为本病早期诊断、评估预后和随访疗效的理想的无创性检查方法。

JIA常累及大关节,以少关节型最常见,其次是多关节型。其中以膝关节最为常见,其次是踝关节。偶尔病变可累及颈椎或颞下颌关节。

【病理生理】

幼年特发性关节炎的病因尚未明确,与多因素诱发的炎症反应相关。JIA的特征性改变是急性滑膜炎导致滑膜增生、血管翳形成。血管翳侵蚀邻近的关节软骨和软骨下骨,导致向心性关节破坏;关节损伤开始于关节的外周而后向中心发展。炎症改变还可以侵及腱鞘和滑囊,引起腱鞘炎。随炎症时间延长,会出现更广泛的关节改变,包括软骨损伤、骨侵蚀甚至关节畸形。

尽管幼年特发性关节炎通常是暂时的、且具有自限性,但是儿童期无活动性的滑膜炎到成年后,高达10%会出现严重的残疾,即使给予治疗,28%~54%的患儿病情也会进展,出现软骨或骨侵蚀,X线片中发现异常的病程中位数为出现症状后的2.2~5.4年。病情进展可以导致关节不稳、半脱位和关节强直。关节发育障碍可以是疾病本身的结果,也可以是疾病治疗的结果。

【临床表现】

IA 起病隐匿或突然,常见症状为早晨或长时间不活动后关节僵硬,持续的关节痛,但由于幼儿不能恰当的表述疼痛感,可只表现为晨起走路跛行,关节活动异常。

全身性型 JIA 近年逐渐受到重视,特征性表现为弛张热,常常伴有粉红色皮疹,皮疹出现在高热时,可合并淋巴结肿大、肝脾肿大和浆膜炎等。常常伴多关节炎,关节炎可以在起病时或在起病后出现。无全身型表现者,依据在发病最初 6 个月内,受累关节数量小于 5 还是大于等于 5,分为少关节型和多关节型,其中多关节型根据血液中是否存在类风湿因子(RF),进一步分为 RF 阴性和 RF 阳性两型。银屑病型的特征是关节炎伴发于银屑病,表现为片状鳞屑。皮肤改变可能出现在关节炎之前或者关节炎之后。附着点炎相关型主要影响下肢大关节的肌腱附着点,表现为夜间或活动后疼痛,活动时腰背痛。部分患儿可并发虹膜睫状体炎。

【影像学表现】

影像学检查在判断有无关节病变、评估关节病变的严重程度和范围方面发挥着关键作用,同时还有助于鉴别诊断、监测并发症以及评估治疗效果。

1. X 线　传统 X 线检查无法对 JIA 患者软骨损伤以前的软组织异常进行评估。此外,现有的用于 JIA 的 X 线评分系统由于没有考虑到患者的性别和年龄因素,缺乏一致性,实用性较差。X 线片对软骨损伤灵敏度低,约 50%,特异性约为 85%。

早期 X 线异常表现为软组织肿胀、骨质疏松和关节积液。通常情况下,关节周围最早出现骨质疏松,随时间延长范围逐渐扩大。骨质疏松的程度有时很轻,需要与对侧肢体进行对比才能发现。关节积液很常见,膝关节积液的标志是髌上囊区饱满,侧位片显示最佳。在肘关节、膝关节和踝关节,邻近的脂肪线和脂肪垫移位。关节间隙变窄是由于软骨损伤导致的。骨侵蚀通常位于关节边缘的裸区,也可能出现在肌腱附着处。还可能出现骨化中心和骨骺的增大、形态不规则,以及骨小梁异常。

JIA 的后遗症包括骨骺畸形、腕骨角异常、膝关节髁间窝扩大和生长板的提前融合。发病越早出现生长紊乱的可能性越大。关节间隙变窄和骨侵蚀通常是晚期的表现。在髋关节,可以出现髋臼前突,过早的退行性变。关节间隙消失可以进展为关节强直,尤其是在颈椎的关节突关节和腕关节。颞下颌关节的生长障碍可能会导致小下颌畸形和颞下颌关节盘的异常。

2. MRI　MRI 组织分辨率高,可以通过多层面、多序列全面显示滑膜、关节积液、软骨、骨和腱鞘等改变,是评价 JIA 受累程度及范围的最佳影像检查方法。增强 MRI 对检测滑膜炎的增生及活动性判断、软骨损伤的早期改变、骨侵蚀非常敏感。

MRI 平扫中(图 9-5-4A、B),增生的滑膜在 $T_1WI$ 和 $T_2WI$ 中表现为增厚的中等信号,$T_1WI$ 上比邻近的液体信号稍高。血管翳在 $T_2WI$ 中表现为增厚的等或低信号,当周围被高信号的关节液包绕时显示最为清楚。静脉注射钆造影剂后增厚的滑膜显示清晰,特别是在使用脂肪抑制技术情况下。增生的滑膜表现为线性、绒毛状或结节状强化(图 9-5-4C)。由于随时间延长,造影剂会从滑膜扩散到关节液里,因此建议在注射造影剂后 5 分钟内进行扫描,以达到滑膜与积液最佳对比效果。活动期的滑膜显著强化,纤维性部分活动或非活动期的滑膜则呈轻度强化或无强化。

长期的滑膜炎症时,关节内可能出现边界清楚的游离结节,称为"米粒体"。米粒体可能是脱落的过度增生的滑膜。在 MRI 中,米粒体由于其本身的纤维组成,且周围是关节液和增生的滑膜,所以在 $T_2WI$ 中表现为高信号关节内的低信号,在增强扫描图像中滑膜强化信号升高,米粒体仍为低信号(图 9-5-5)。米粒体对 JIA 诊断不具特异性,可见于多种慢性滑膜炎性疾病。

骨髓水肿表现为 $T_1WI$ 低信号、$T_2WI$ 高信号,边缘模糊,STIR 和脂肪饱和 $T_2$ 序列对显示骨髓和软组织水肿具有明显优势(图 9-5-6)。

软骨下囊肿和骨侵蚀在 $T_1WI$ 表现为低信号,表面的关节软骨和骺软骨的缺损在水敏感序列显示最清楚(图 9-5-6)。

MRI 可以评估 JIA 患儿的软骨受累情况。正常软骨在快速自旋回波和脂肪抑制质子密度序列中均呈高信号;其中,透明软骨信号最高,可以和骺软骨和骺板软骨相区分。关节软骨的评价内容包括信号改变、变薄、侵蚀或深部软骨缺损累及软骨下骨质。

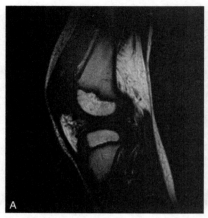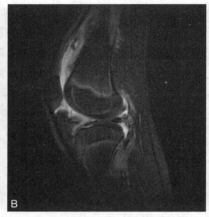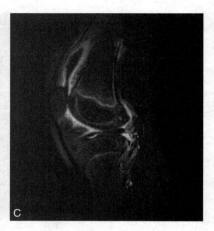

**图 9-5-4 幼年型特发性关节炎**

患儿,男,8 岁,右膝关节痛 3 个月余。A~C. 膝关节矢状位 $T_1WI$、FSPD 和脂肪抑制增强 $T_1WI$,可见膝关节滑膜明显增生,强化显著(提示活动性滑膜炎),髌上囊积液,增强扫描较平扫更清晰地区分增生滑膜和积液

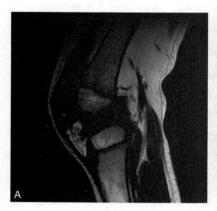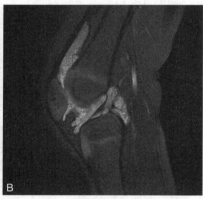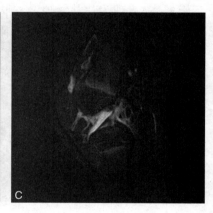

**图 9-5-5 幼年型特发性关节炎**

患儿,男,8 岁,膝关节疼痛 6 个月余,伴活动受限 1 周。A~C. 膝关节矢状位 $T_1WI$、FSPD 和脂肪抑制增强 $T_1WI$,可见关节腔内弥漫均匀点状游离体——米粒体,增强扫描见滑膜明显强化,米粒体无强化

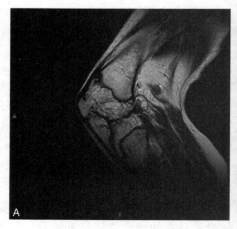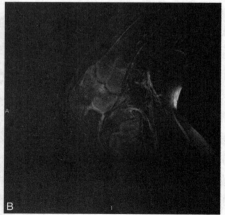

**图 9-5-6 幼年型特发性关节炎**

患儿,男,16 岁,关节炎病史 11 年,右膝关节活动受限。A. 膝关节矢状位 $T_1WI$ 序列,股骨与胫骨关节间隙消失,关节软骨缺损,关节面凹凸不平,髌股关节融合;B. 矢状位 FSPD 序列,关节面下广泛骨髓水肿,累及干骺端,骺板不规则,为 JIA 晚期改变

近年,很多新的 MRI 技术正在逐渐地应用于对滑膜、软骨或骨骼改变进行评估,如动态增强成像(DCE),造影剂增强延迟软骨成像和 $T_2$ 定量技术等。动态增强 MRI 技术通过静脉注射顺磁性造影剂评估血液流动,对典型的缺血性或充血性区域有帮助。这项技术的潜在用途包括发现骨骺的缺血和量化、监测滑膜炎的变化。滑膜的强化率取决于组织的血管化和毛细血管的通透性,这两个因素都与滑膜炎高度相关。快速的强化提示活动性滑膜炎,缓慢延迟的强化提示亚急性 / 慢性滑膜炎。

3. 超声　超声为一种安全无创检查,能够准确显示渗出液、滑膜增厚、软骨浸润和变薄。超声检查可以明确判断出渗出和滑液增多。滑膜增生表现为滑膜表面低回声、不规则增厚。软骨侵蚀表现为软骨表面模糊、毛糙、变薄甚至消失,但局限于外周关节。多普勒超声能够更加清楚地显示软骨血管翳的数量和活动性。超声还可以用来评估其他关节周围软组织的异常,同时可以引导关节穿刺或注射。

超声的不足之处包括对评估发育中的关节缺乏标准的检查规范和统一的研究数据,且对颞下颌等特殊关节显示不佳。对于 JIA 患者,超声的诊断准确率是有限的。

【诊断要点】

JIA 患儿的临床和实验室检查缺乏特异性,影像学在明确关节病变的有无、判断严重程度和了解病变范围方面发挥着关键作用,同时有助于发现并发症,排除其他疾病,并进行疗效评价。JIA 的典型影像改变是滑膜增厚,关节积液,软骨变薄、缺失,骨髓水肿,骨侵蚀,腱鞘炎等。

【鉴别诊断】

白血病和恶性病变骨转移:可以表现为关节疼痛和关节炎症状,甚至作为首发症状就诊。X 线片多无异常,MRI 表现骨骼受累范围广泛,骨骺及干骺端多发受累,实验室检查或寻找原发灶可以明确诊断。

感染性关节炎:病变周围软组织肿胀明显,全身症状重,关节液穿刺活检有助于鉴别。

【治疗】

JIA 治疗的主要目的是减轻疼痛,缓解关节肿胀,增强关节活动性和强度,预防关节破坏和其他并发症的发生。

治疗内容包括药物治疗和锻炼。常用药物包括:非甾体抗炎药(NSAID),皮质激素(关节注射),生物制剂等。

【拓展】

X 线对 JIA 中晚期改变具有特异性,且通过双侧对比有利于发现骨骼发育异常。超声无辐射、不需要镇静准备,能够显示 JIA 的滑膜增生、关节积液和外周关节的软骨损伤,并对治疗效果进行监测。MRI 是目前公认的 JIA 优势检查方法,尤其是增强 MRI 检查对早期诊断滑膜增生具有明显优势,已成为 JIA 早期诊断和进行疗效评价的重要检查方法。且 MRI 是唯一能够显示骨髓水肿的影像学检查方法。增强 MRI 有助于对滑膜炎的活动性进行判断。

# 第四节　朗格汉斯细胞组织细胞增生症

【概述】

朗格汉斯细胞组织细胞增生症(Langerhans cell histiocytosis,LCH)是由树突状细胞家族中的朗格汉斯细胞单克隆增生所致,可发生在任何年龄段,多见于儿童,男孩较女孩容易受累。儿童发病率每年约 0.2/100 万,发病年龄高峰为 1~5 岁。

LCH 曾被称为组织细胞增生症 X,1865 年首次报道,包括 Hand-Schüller-Christian 病、Letterer-Siwe 病以及嗜酸性肉芽肿,由于上述三者病理学表现相似,故均被归入组织细胞增生症 X。1973 年,Nezeloft 通过电镜观察到病变细胞中的 Birbeck 颗粒,最终确认组织细胞增生症 X 来源于朗格汉斯细胞,于是将其更名为 LCH。LCH 是朗格汉斯细胞克隆性增生形成的少见疾病,可侵犯骨骼、皮肤、淋巴结、肝脾、肺等多脏器和系统。

病因尚不明确,过去推测感染为本病病因。近年研究证实 LCH 是因细胞因子、趋化因子和炎性浸润细胞三者之间相互作用最终形成免疫耐受导致病变的无限增殖。此外,已在超过半数以上的 LCH 患者中检测出以 BRAF V 600 E 为主的致癌基因突变,故已将 LCH 定义为炎性髓系肿瘤。

## 【病理生理】

大体病理：病变常位于髓腔内，原发于皮质者罕见。长骨病变发生于骨干或干骺端，极少累及骨骺。罕见情况下，病变可穿越未闭合的生长板。

LCH 的病理特征为朗格汉斯细胞不成比例增殖。与单核细胞—巨噬细胞家系的细胞相同，朗格汉斯细胞来源于骨髓的 CD34+ 干细胞。在组织学上，肿瘤包含特征性分裂核的朗格汉斯组织细胞以及在电镜下细胞质内显示的 Birbeck 颗粒；病变同样含有普通组织细胞和嗜酸细胞。免疫组化将 S100 蛋白和 CD1a 抗原用于本病的诊断。

## 【临床表现】

局限性 LCH 为儿科较常见的骨肿瘤，可以表现为从单发的自限性骨病变到弥漫累及多种器官系统的病变。约 80% LCH 患者可见骨骼受累。过去 LCH 在病理上被分为三类：累及骨骼的嗜酸性肉芽肿，常为单发病变，约 70% 患儿为该类型；Hand-Schüller-Christian 病具有地图样骨损伤、突眼和尿崩症三联症，但罕见同时发生于同一患儿中；Letterer-Siwe 病则为一种暴发性、弥漫性且常为致命性的多系统受累，10% 以下的患儿为该型病变。目前认为 LCH 为一组疾病而非三个独立的疾病。

LCH 从新生儿至成人均可发病。绝大多数患儿在 15 岁以前出现症状。局限性病变更多见于年长儿，平均年龄为 10~12 岁。多灶性和全身性病变最常见于婴幼儿。暴发性危及生命的 LCH 见于 20 岁以下患者，但很少超过 3 岁。播散性病变可引起淋巴结肿大、肝脾增大、皮肤病变（皮疹）、尿崩症、眼球突出、血小板减少症和贫血。

单发 LCH 患儿常因局部疼痛、僵直和偶尔扪及的包块而就诊。症状与受累骨有关：乳突部病变可表现为耳部疾病，脊柱病变可表现为疼痛性脊柱后突或侧弯。另外，患儿可出现低热，红细胞沉降率和 C 反应蛋白水平升高。

颅骨为 LCH 最常见的发病部位，其次为股骨、下颌骨、盆腔、肋骨和脊柱；另外，70% 病变发生于扁骨，30% 发生于管状骨（长骨、锁骨、手足骨）。约 25% 患者可发生多骨性病变。

## 【影像学表现】

1. X 线　X 线检查是 LCH 的首选检查方法，表现取决于受累部位和疾病的分期，有一定特征性。颅骨最常受侵，颅盖骨比颅底骨常见，病灶表现为圆形或卵圆形溶骨性病灶，边界清晰、无硬化缘的穿凿状（图 9-5-7）。内板和外板不平衡破坏导致斜边或双边征；溶骨病变可能含有残余骨碎片，称为"纽扣样死骨"；病变可能会扩大，数目增多，聚合形成地图样外观，称为"地图颅"；重合的破坏表现为"套洞征"。

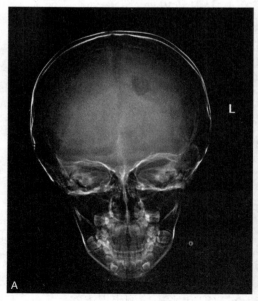
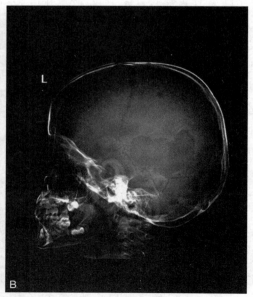

**图 9-5-7　朗格汉斯细胞组织细胞增生症**

患儿，女，2 岁。A、B. 颅骨正、侧位 X 线片显示颅骨多发溶骨性病灶，边界清晰，无硬化缘，局部可见双边征

在四肢骨,最常发生于股骨、肱骨和胫骨,绝大多数病变表现为单纯溶骨性、边缘清晰的病灶,极少出现硬化缘。病灶可见轻微膨胀。骨内膜塌陷明显并可导致骨皮质中断。有些病变具有穿透性,可见骨膜新生骨形成,使其具有侵袭性表现。骨膜新生骨可为单层或多层。有人认为同时具有侵袭性和非侵袭性特点的骨质破坏灶,应该倾向于LCH的诊断。

眼眶病变常呈溶骨性破坏,边界清楚但无硬化,可伴局限软组织肿块,通常位于上壁或外上壁,多位于肌锥外,肌锥内很少受累,累及眼球罕见。上颌骨与下颌骨的病变可导致"浮牙"征。脊柱病变可引起压缩性骨破坏,最常见于胸椎,其次为腰椎和颈椎,可表现为扁平椎(图9-5-8)。脊椎后部附件可受累但较椎体少见,椎间盘不受累。经过治疗,受累脊椎节段高度可恢复正常。

2. CT CT图像中,骨骼活动性病灶表现为边界清晰的溶骨性改变,无硬化缘,可见皮质破坏和软组织包块(图9-5-9)。对颅底、脊柱、骨盆等部位病变的检出优于X线片。

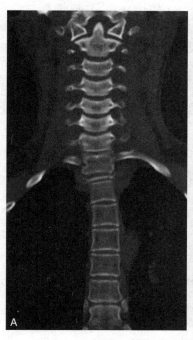
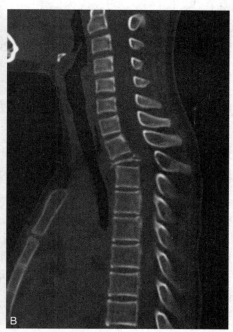

图9-5-8 朗格汉斯细胞组织细胞增生症

患儿,女,14岁。A、B. 脊柱CT三维重建冠状位及矢状位显示T$_2$椎体为扁平椎,邻近椎间隙相对正常,周围伴软组织肿块

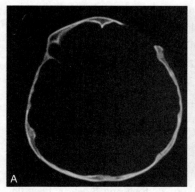
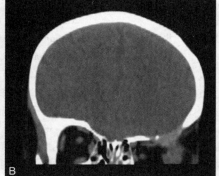
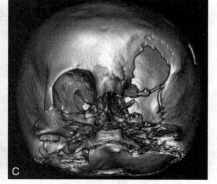

图9-5-9 朗格汉斯细胞组织细胞增生症

患儿,女,5岁。A. 横轴位骨窗见左侧眶壁骨质缺损,边界清晰,无硬化缘;B. 冠状位软组织窗见骨质缺损区软组织肿块;C. CT三维重建显示骨质破坏全貌

LCH 的影像诊断依赖于病变的病程和活动性。某些病变的自然病程可为自发性修复,甚至在明确诊断时,某些病灶已经处于修复期或静止期。修复期病灶将变得模糊,并可见边缘硬化改变。

3. MRI 活动性病灶由软组织信号构成,呈长 $T_1$、长 $T_2$ 信号,增强扫描强化较均匀。约半数病灶在 $T_1WI$ 中信号较肌肉高,广泛骨髓和软组织水肿在 $T_2WI$ 中显示为高信号并强化。骨皮质破坏的病变可伴随明显的软组织肿块,类似恶性肿瘤。陈旧性病灶在 $T_1$、$T_2$ 序列中均表现为低信号。与许多单发病变性质均一不同,病变异质性强烈提示 LCH。

在椎体受累的同时,软组织浸润可进入椎管,MRI 有助于对椎管内结构的显示。

全身 MRI 已经成为 LCH 确诊和随访多灶性病变的理想检查方法。

4. 核素扫描 由于 LCH 可同时多骨受累,可进行全身骨扫描了解受累情况,但骨扫描对病灶的检出率欠佳,可遗漏约 35% 的病灶。

PET 扫描在确定活动性病灶位置和对治疗随访方面发挥作用。

【诊断要点】

LCH 好发于红骨髓丰富的骨骼,颅骨最为多见。特征性的影像表现包括:边界清晰锐利的局限性或广泛性骨质缺损,边缘无硬化,且多无骨膜反应。发生于颅骨的典型征象为"穿凿样""地图样"改变。四肢骨受累常见于股骨、肱骨和胫骨,多表现为单纯溶骨性、边缘清晰的病灶,极少出现硬化缘,可见轻微膨胀。骨皮质中断后可见骨膜新生骨形成。脊柱病变可引起压缩性骨破坏,最常见于胸椎,可表现为扁平椎。脊椎附件受累少见,椎间盘不受累。

【鉴别诊断】

1. 急性白血病 发病年龄较大,多发溶骨性改变,但少见穿透性破坏。

2. 尤因肉瘤 穿凿样骨质破坏伴层状骨膜反应,周围软组织肿块显著,恶性度高,进展快。

【治疗】

发生于骨骼的 LCH 预后良好,少见复发。单发病灶常可自行消退。依据症状和病变特点,可对病灶进行刮除和消融疗法。对于多发灶性病变和/或合并全身疾病的患儿,可使用放疗或化疗等治疗办法。

【拓展】

X 线片是评价 LCH 骨病变最常用的方法。CT 有助于对骨病变的进一步了解,特别是在颅底、脊柱、骨盆等部位。MRI 是评价 LCH 累及中枢神经系统的最佳检查方法。

(袁新宇)

# 参 考 文 献

[1] 潘恩源,陈丽英. 儿科影像诊断学. 北京:人民卫生出版社,2007.

[2] 李欣,邵剑波. 中华影像医学·儿科影像卷. 北京:人民卫生出版社,2010.

[3] 孙国强. 实用儿科放射诊断学. 第3版. 北京:人民军医出版社,2011.

[4] 吴振华,张立军. 小儿骨关节临床影像学. 北京:人民卫生出版社,2012.

[5] Dezateux C, Rosendahl K. Developmental dysplasia of the hip. Lancet, 2007, 369: 1541-1552.

[6] Karmazyn BK, Gunderman RB, Coley BD, et al. ACR Appropriateness criteria on developmental dysplasia of the hip—child. J Am Coll Radiol, 2009, 6: 551-557.

[7] Rosenbaum DG, Servaes S, Bogner EA, et al. MR imaging in postreduction assessment of developmental dysplasia of the hip: goals and obstacles. Radiographics, 2016, 36(3): 840-854.

[8] Fishman SJ, Mulliken JB. Hemangiomas and vascular malformations of infancy and childhood. Pediatr Clin North Am, 1993, 40(6): 1177-1200.

[9] 潘诗农,吉士俊,周永德,等. 小儿肌间血管瘤 MR 检查的临床应用. 中华小儿外科杂志, 1999, 20(6): 358-360.

[10] 余希临,夏敬东. 儿童肌间血管瘤误诊原因分析及手术治疗. 中华小儿外科杂志, 2012, 33(12): 909-912.

[11] White CL, Olivieri B, Restrepo R, et al. Low-flow vascular malformation pitfalls: from clinical examination to practical imaging evaluation-part 1, lymphatic malformation mimickers. Am J Roentgenol, 2016, 206(5): 940-951.

[ 12 ] Garzon MC, Huang JT, Enjolras O, et al. Vascular malformations: Part I. J Am Acad Dermatol, 2007, 56 ( 3 ): 353-370.

[ 13 ] Sheybani EF, Khanna G, White AJ, et al. Imaging of juvenile idiopathic arthritis: a multimodality approach. Radiographics, 2013, 33 ( 5 ): 1253-1273.

[ 14 ] Azouz EM. Juvenile idiopathic arthritis: how can the radiologist help the clinician? Pediatr Radiol, 2008, 38 ( suppl 3 ): S403-S408.

[ 15 ] Southwood T. Juvenile idiopathic arthritis: clinically relevant imaging in diagnosis and monitoring. Pediatr Radiol, 2008, 38 ( suppl 3 ): S395-S402.

[ 16 ] Magni-Manzoni S. Ultrasound in juvenile idiopathic arthritis. Pediatr Rheumatol Online J, 2016, 14 ( 1 ): 33.

[ 17 ] El Miedany YM, Housny IH, Mansour HM, et al. Ultrasound versus MRI in the evaluation of juvenile idiopathic arthritis of the knee. Joint Bone Spine, 2001, 68: 222-230.

[ 18 ] 方凯弘, 徐倩玥. 儿童朗格汉斯细胞组织细胞增生症病因和治疗进展. 临床儿科杂志, 2019, 37 ( 3 ): 228-232.

[ 19 ] Egeler RM, D' Angio GJ. Langerhans cell histiocytosis. J Pediatr, 1995, 127: 1-11.

[ 20 ] Windebank K, Nanduri V. Langerhans cell histiocytosis. Arch Dis Child, 2009, 94: 904-908.

[ 21 ] 王俊, 卢环, 许红雨, 等. 小儿朗格尔汉斯细胞组织细胞增生症的影像学表现及鉴别诊断. 中国临床医学影像杂志, 2011, 22 ( 8 ): 595-597.

[ 22 ] Kilborn TN, Teh J, Goodman TR. Paediatric manifestations of Langerhans cell histiocytosis: a review of the clinical and radiologicalndings. Clin Radiol, 2003, 58: 269-278.

# 中英文名词对照索引

| β– 人绒毛膜促性腺激素 | beta–human chorionic gonadotrophin，β–HCG | 443 |
|---|---|---|
| γ– 干扰素释放试验 | interferon gamma release assay，IGRA | 363 |
| 5– 羟色胺 | 5–hydroxytryptamine，5–HT | 379 |
| Castleman 病 | Castleman disease，CD | 444 |
| CT 灌注成像 | CT perfusion imaging，CTPI | 2 |
| CT 尿路造影 | CT urography，CTU | 588 |
| CT 血管成像 | CT angiography，CTA | 4 |
| EM 位置传感器 | EM position sensor，EMPS | 43 |
| *IDH* 突变型 | *IDH*–mutant type | 108 |
| *IDH* 野生型 | *IDH*–wild type | 108 |
| ST 段抬高性心肌梗死 | ST–segment elevation myocardial infarction，STEMI | 277 |
| Takayasu 动脉炎 | Takayasu arteritis，TA | 282 |
| TruePath 的慢性完全闭塞装置 | TruePath chronic total occlusion，CTO | 46 |
| X 线阳性异物 | radio–opaque foreign bodies | 796 |
| X 线阴性异物 | radio–parent foreign bodies | 796 |

## A

| 阿尔茨海默病 | Alzheimer's disease，AD | 21，176 |
|---|---|---|
| 安全带骨折 | chance fracture | 670 |
| 鞍区肿瘤 | tumours of the sellar region | 108 |

## B

| 半月板撕裂 | meniscus tears | 673 |
|---|---|---|
| 爆裂骨折 | burst fracture | 670 |
| 背景信号抑制全身 DWI | diffusion–weighted whole–body imaging with background body signal suppression，DWIBS | 15 |
| 鼻窦骨折 | fracture of paranasal sinuses | 221 |
| 鼻窦炎 | nasal sinusitis | 222 |
| 鼻骨骨折 | nasal bone fracture | 220 |

| 鼻腔鼻窦癌 | carcinomas of the nasal cavity and paranasal sinuses | 228 |
| 鼻腔鼻窦血管瘤 | hemangioma of the paranasal sinuses | 226 |
| 鼻息肉 | nasal polyp | 225 |
| 鼻咽癌 | nasopharyngeal carcinoma, NPC | 250 |
| 壁外血管浸润 | extramural venous invasion, EMVI | 579 |
| 扁桃体脓肿 | tonsillar abscess | 248 |
| 标准摄取值 | standard uptake value, SUV | 369 |
| 表观弥散系数 | apparent diffusion coefficient, ADC | 15 |
| 表面骨肉瘤 | surface osteosarcoma | 688 |
| 波形图 | wave image, W | 23 |
| 不对称 | asymmetries | 459 |
| 不稳定心绞痛 | unstable angina, UA | 277 |
| 布加综合征 | Budd-Chiari syndrome, BCS | 500 |

## C

| 残余尿量 | residual urine volume, RUV | 59 |
| 层间编码金属伪影校正技术 | sice encoding for metal artifact correction, SEMAC | 27 |
| 长度的不均匀性 | run length nonuniformity, RLNU | 66 |
| 肠梗阻 | intestinal obstruction; ileus | 637 |
| 肠神经元发育不良 | intestinal neuronal dysplasia, IND | 805 |
| 超声 | ultrasound, US | 455 |
| 成骨不全 | osteogenesis imperfecta | 779 |
| 痴呆 | dementia | 176 |
| 出血性脑梗死 | hemorrhagic infarction | 88 |
| 川崎病 | Kawasaki disease, KD | 280 |
| 穿通性主动脉溃疡 | penetrating aortic ulcer, PAU | 316 |
| 创伤性骨折 | traumatic fracture | 667 |
| 磁共振波谱 | magnetic resonance spectroscopy, MRS | 145 |
| 磁共振弹性成像 | magnetic resonance elastography, MRE | 22 |
| 磁共振动脉造影 | magnetic resonance angiography, MRA | 12 |
| 磁共振静脉造影 | magnetic resonance venogram, MRV | 13 |
| 磁共振尿路造影 | magnetic resonance urography, MRU | 588 |
| 磁化传递 | magnetization transfer, MT | 20 |
| 磁化传递转移率 | magnetization transfer rate, MTR | 20 |
| 磁敏感加权成像 | susceptibility weighted imaging, SWI | 11 |

## D

| 大的再生结节 | large regenerative nodule, LRN | 501 |

| 大规模训练人工神经网络 | massive training artificial neural network, MTANN | 71 |
| 单纯疱疹病毒 | herpes simplex virus | 790 |
| 单纯疱疹病毒性脑炎 | herpes simplex virus encephalitis, HSVE | 145 |
| 单纯性骨囊肿 | simple bone cyst | 707 |
| 单光子发射断层成像 | single photon emission tomography imaging, SPECT | 66 |
| 单能光子吸收法 | single-energy photon absorptiometry, SPA | 760 |
| 胆道闭锁 | biliary atrisia, BA | 508 |
| 胆管癌 | cholangiocarcinoma | 524 |
| 胆红素脑病 | bilirubin encephalopathy, BE | 787 |
| 胆囊癌 | gallbladder cancer | 521 |
| 胆囊切除术后综合征 | post cholecystectomy syndrome, PCS | 529 |
| 胆囊息肉样病变 | polypoid lesions of the gallbladder | 518 |
| 胆囊腺肌增生症 | gallbladder adenomyomatosis | 518 |
| 胆囊炎 | cholecystitis | 511 |
| 胆石症 | cholelithiasis | 515 |
| 弹力纤维瘤 | elastofibroma | 731 |
| 弹性图 | elastogram, E | 23 |
| 低级别 DN | low-grade dysplastic nodule, LGDN | 501 |
| 低频振幅 | amplitude of low frequency fluctuation, ALFF | 18 |
| 碘浓度 | iodine concentration, IC | 4 |
| 电磁 | electromagnetic, EM | 43 |
| 定量 CT 法 | quantitative CT, QCT | 760 |
| 定量 MR | quantitative MR, QMR | 760 |
| 动静脉畸形 | arteriovenous malformation, AVM | 97 |
| 动力性肠梗阻 | dynamic ileus | 637 |
| 动脉导管未闭 | patent ductus arteriosus, PDA | 310 |
| 动脉通过时间 | arterial transit time, ATT | 8 |
| 动脉自旋标记 | arterial spin labeling, ASL | 8, 26 |
| 动态对比增强 MRI | dynamic contrast enhanced MRI, DCE-MRI | 26 |
| 窦口鼻道复合体 | ostiomeatalex, OMC | 219 |
| 独立成分分析 | independent component analysis, ICA | 18 |
| 短游程强调 | short run emphasis, SRE | 66 |
| 对吻死骨 | kissing sequestra | 680 |
| 多发性骨软骨瘤病 | multiple osteochondromatosis | 691 |
| 多发性肌炎 | polymyositis, PM | 415 |
| 多发性硬化 | multiple sclerosis, MS | 181 |
| 多期相 ASL | multi-TI ASL | 9 |
| 多形性黄色星形细胞瘤 | pleomorphic xanthoastrocytoma | 108 |
| 多形性腺瘤 | pleomorphic adenoma | 256 |
| 多脏器功能衰竭 | multiple organ dysfunction syndrome, MODS | 350 |
| 多中心型 CD | multicenter CD, MCD | 445 |

| | | |
|---|---|---|
| 多重耐药菌 | multidrug-resistant organism, MDRO | 347 |

## F

| | | |
|---|---|---|
| 发育性髋关节发育不良 | developmental dysplasia of the hip, DDH | 820 |
| 法洛四联症 | tetralogy of Fallot, TOF | 312 |
| 反转时间 | time of inversion, TI | 8 |
| 房间隔缺损 | atrial septal defect, ASD | 309 |
| 飞行时间技术 | flight of time, TOF | 29 |
| 非 ST 段抬高性心肌梗死 | non-ST-segment elevation myocardial infarction, NSTEMI | 277 |
| 非典型腺瘤样增生 | atypical adenomatous hyperplasia, AAH | 368 |
| 非骨化性纤维瘤 | non-ossifying fibroma | 700 |
| 非霍奇金淋巴瘤 | non-Hodgkin lymphoma, NHL | 444 |
| 非酒精性脂肪肝病 | nonalcoholic fatty liver disease, NAFLD | 497 |
| 非酒精性脂肪肝炎 | nonalcoholic steatohepatitis, NASH | 497 |
| 非脑膜来源间叶组织肿瘤 | mesenchymal, non-meningothelial tumours | 108 |
| 非特异性间质性肺炎 | nonspecific interstitial pneumonia, NSIP | 400 |
| 非酮症性高渗性高血糖综合征 | hyperosmolar hyperglycemic nonketotic syndrome, HHNKS | 201 |
| 肥厚型心肌病 | hypertrophic cardiomyopathy, HCM | 290 |
| 肺不发育－发育不良综合征 | pulmonary agenesis-hypoplasia complex | 798 |
| 肺动脉吊带 | pulmonary artery sling, PAS | 342 |
| 肺动脉高压 | pulmonary hypertension, PH | 330 |
| 肺发育不全 | pulmonary hypoplasia | 798 |
| 肺静脉回流异常 | anomalous pulmonary venous return, APVR | 341 |
| 肺泡间孔 | Kohn's 孔 | 793 |
| 肺软骨瘤型错构瘤 | pulmonary chondroid hamartomas, PCH | 388 |
| 肺透明膜病 | hyaline membrane disease, HMD | 792 |
| 肺未发生 | pulmonary agenesis | 798 |
| 肺未发育 | pulmonary aplasia | 798 |
| 肺纤维平滑肌瘤型错构瘤 | pulmonary fibroleiomyomatous hamartomas, PLH | 388 |
| 肺一氧化氮弥散量 | diffusion of lung and CO, DLCO | 412 |
| 肺硬化性肺泡细胞瘤 | pulmonary sclerosing pneumocytoma, PSP | 385 |
| 分数低频振幅 | fractional ALFF, fALFF | 19 |
| 分数各向异性 | fractional anisotropy, FA | 16 |
| 分支胰管型 | branch ductal-IPMN, BD-IPMN | 543 |
| 风疹病毒 | rubella virus | 790 |
| 峰值时间 | time to peak, TTP | 2 |
| 幅度图 | magnitude image, M | 23 |
| 附壁生长型 | lepidic adenocarcinoma, LA | 368 |
| 副神经节瘤 | paraganglioma, PGL | 619 |

# G

| 钙化 | calcification | 457 |
|---|---|---|
| 干燥综合征 | Sjögren syndrome, SS | 412 |
| 肝内胆管细胞癌 | intrahepatic cholangiocarcinoma, ICC | 493 |
| 肝细胞癌 | hepatocellular carcinoma, HCC | 490 |
| 肝腺瘤 | hepatocellular adenoma, HCA | 486 |
| 肝母细胞瘤 | hepatoblastoma, HB | 809 |
| 肝性脑病 | hepatic encephalopathy, HE | 203 |
| 肝硬化 | cirrhosis | 498 |
| 肝脏转移癌 | hepatic metastases | 495 |
| 感兴趣区 | region of interest, ROI | 2 |
| 肛周脓肿 | perianal abscess | 583 |
| 高度恶性表面骨肉瘤 | surface high grade osteosarcoma | 690 |
| 高级别 DN | high-grade dysplastic nodule, HGDN | 501 |
| 高渗性高血糖状态 | hyperosmolar hyperglycemic state, HHS | 201 |
| 弓上主动脉瘤 | supra-aortic aneurysms, SAA | 46 |
| 弓形虫 | toxoplasma | 790 |
| 佝偻病 | rickets | 766 |
| 功能磁共振成像 | functional magnetic resonance imaging, fMRI | 17, 66 |
| 谷氨酰胺 | glutamine and glutamate, Glx | 789 |
| 骨表面骨肉瘤 | surface osteosarcoma | 690 |
| 骨挫伤 | bone bruise | 669 |
| 骨关节结核 | tuberculosis of bone and joint | 676, 679 |
| 骨化性肌炎 | myositis ossificans | 691 |
| 骨巨细胞瘤 | giant cell tumor of bone | 713 |
| 骨瘤 | osteoma | 683 |
| 骨膜骨肉瘤 | periosteal osteosarcoma | 690 |
| 骨母细胞瘤 | osteoblastoma | 687 |
| 骨旁骨肉瘤 | parosteal osteosarcoma | 690 |
| 骨肉瘤 | osteosarcoma | 688 |
| 骨软骨瘤 | osteochondroma | 691 |
| 骨软骨外生骨疣 | osteocartilaginous exostosis | 691 |
| 骨软化症 | osteomalacia | 766 |
| 骨髓瘤 | myeloma | 703 |
| 骨纤维结构不良 | fibrous dysplasia | 224 |
| 骨纤维肉瘤 | fibrosarcoma of bone | 700 |
| 骨纤维异常增殖症 | fibrous dysplasia of bone | 709 |
| 骨血管瘤 | hemangioma of bone | 708 |
| 骨性关节炎 | osteoarthritis, OA | 745 |
| 骨性纤维结构不良 | osteofibrous dysplasia of bone, OFD | 710 |

| | | |
|---|---|---|
| 骨样骨瘤 | osteoid osteoma | 684 |
| 骨折 | fracture | 666 |
| 骨质疏松 | osteoporosis | 759 |
| 骨转移瘤 | skeletal metastases | 705 |
| 关节创伤 | injuries of joint | 667 |
| 关节脱位 | dislocation of joint | 667 |
| 管壁浸润型 | periductal infiltrating type | 493 |
| 冠状动脉发育异常 | congenital anomaly of coronary artery | 279 |
| 冠状动脉介入治疗 | percutaneous coronary intervention, PCI | 6 |
| 冠状动脉旁路移植术 | coronary artery bypass graft, CABG | 6 |
| 冠状动脉粥样硬化性心脏病 | coronary atherosclerotic disease, CAD | 277 |
| 灌注加权成像 | perfusion weighted imaging, PWI | 587 |
| 光学相干层析成像 | optical coherence tomography, OCT | 66 |
| 国际勃起功能评分 | international index of erectile function, IIEF | 59 |
| 国际前列腺症状评分 | international prostate symptom score, IPSS | 59 |
| 国际早期肺癌行动计划 | International Early Lung Cancer Program, I-ELCAP | 375 |
| 国家肺癌筛查试验 | National Lung Screening Trial, NLST | 375 |

## H

| | | |
|---|---|---|
| 海绵状血管瘤 | cavernous hemangioma | 98, 485 |
| 韩 – 薛 – 柯病 | Hand-Schueller-Christian disease | 714 |
| 合同研究组织 | contract research organizations, CRO | 36 |
| 荷兰 – 比利时随机对照肺癌筛查试验 | Dutch-Belgian Randomized Lung Cancer Screening Trial, NELSON | 375 |
| 黑色素细胞肿瘤 | melanocytic tumours | 108 |
| 喉癌 | laryngeal carcinoma | 254 |
| 骺离骨折 | epiphyseal injury | 668 |
| 后交叉韧带 | posterior cruciate ligament, PCL | 672 |
| 呼吸性细支气管炎 – 间质性肺病 | respiratory bronchiolitis – interstitial lung disease, RB-ILD | 395 |
| 呼吸性细支气管炎 | respiratory bronchiolitis, RB | 405 |
| 呼吸性细支气管炎并间质性肺病 | respiratory bronchiolitis-associated interstitial lung disease, RB-ILD | 405 |
| 滑膜肉瘤 | synovial sarcoma, SS | 741 |
| 化脓性骨髓炎 | purulent osteomyelitis | 676 |
| 化脓性关节炎 | pyogenic arthritis | 676, 678 |
| 化学交换饱和转移 | chemical exchange saturation transfer, CEST | 20 |
| 化学位移成像 | chemical shift imaging, CSI | 497 |
| 坏死性小肠结肠炎 | necrotic enterocolitis, NEC | 801 |
| 黄金角径向稀疏并行成像 | golden-angle radial sparse parallel, GRASP | 26 |

| 黄色肉芽肿性胆囊炎 | xanthogranulomatous cholecystitis, XGC | 513 |
| 灰度游程长度矩阵 | gray level run length matrix, GLRLM | 66 |
| 回波时间 | echo time, TE | 11 |
| 混合瘤 | mixed tumor | 256 |
| 混合性结缔组织病 | mixed connective tissue disease, MCTD | 416 |
| 混合胰管型 | mixed type IPMN, MT-IPMN | 543 |
| 获得性免疫缺陷综合征 | acquired immune deficiency syndrome, AIDS | 347 |
| 霍奇金淋巴瘤 | Hodgkin disease, HD | 444 |

## J

| 机械性肠梗阻 | mechanical ileus | 637 |
| 基于纤维束的空间统计 | tract-based spatial statistics, TBSS | 16 |
| 急腹症 | acute abdomen | 635 |
| 急性肠套叠 | acute intussusception | 644 |
| 急性肠系膜缺血 | acute mesenteric ischemia, AMI | 646 |
| 急性胆红素脑病 | acute bilirubin encephalopathy, ABE | 787 |
| 急性梗阻性化脓性胆管炎 | acute obstructive suppurative cholangitis, AOSC | 514 |
| 急性冠状动脉综合征 | acute coronary syndrome, ACS | 277 |
| 急性呼吸窘迫症 | acute respiratory distress syndrom, ARDS | 348 |
| 急性间质性肺炎 | acute interstitial pneumonia, AIP | 395, 403 |
| 急性阑尾炎 | acute appendicitis | 573, 650 |
| 急性缺血性脑卒中 | acute ischemic stroke, AIS | 84 |
| 急性胰腺炎 | acute pancreatitis, AP | 534 |
| 急性硬膜下血肿 | subdural hematoma, SDH | 79 |
| 急性主动脉综合征 | acute aortic syndrome, AAS | 316 |
| 脊索瘤 | chordoma | 717 |
| 计算机辅助检测 | computer-aided detection, CADe | 70 |
| 计算机辅助诊断 | computer-aided diagnosis, CADx | 70 |
| 继发性血色素沉着症 | secondary hemochromatosis | 499 |
| 家族性间质性肺疾病 | familial interstitial pneumonia, FIP | 397 |
| 甲胎蛋白 | alpha-fetoprotein, AFP | 443 |
| 甲状旁腺功能亢进 | hyperparathyroidism | 761 |
| 甲状舌管囊肿 | thyroglossal tract cyst | 261 |
| 间质性肺疾病 | interstitial lung disease, ILD | 395, 405 |
| 肩袖撕裂 | rotator cuff of tears | 672 |
| 腱鞘巨细胞瘤 | tenosynovial giant cell tumor, TGCT | 734 |
| 浆细胞瘤 | plasmacytoma | 703 |
| 浆细胞型 | plasma cell type, PC 型 | 446 |
| 浆液性囊腺瘤 | serous cystadenoma, SCA | 539 |
| 交界恶性黏液性囊腺瘤 | borderline mucinous cystadenoma | 539 |
| 胶原血管病 | collagen vascular disease, CVD | 395 |

| | | |
|---|---|---|
| 结肠癌 | colorectal carcinoma | 575 |
| 结缔组织病 | connective tissue disorder, CTD | 397 |
| 结构扭曲 | architectural distortion | 458 |
| 结节性甲状腺肿 | nodular goiter | 262 |
| 结节性筋膜炎 | nodular fasciitis, NF | 729 |
| 近红外波谱成像 | near infrared spectral imaging, NIRS | 66 |
| 浸润性黏液型腺癌 | invasive mucinous adenocarcinoma, IMA | 368 |
| 浸润性腺癌 | invasive adenocarcinoma, IAC | 368 |
| 经导管动脉栓塞化疗 | transcatheter arterial chemoembolization, TACE | 56 |
| 经动脉灌注术 | transcatheter arterial infusion, TAI | 56 |
| 经动脉栓塞 | transarterial embolization, TAE | 44 |
| 经皮腔内血管成形术 | percutaneous transluminal angioplasty, PTA | 59 |
| 经皮胸导管栓塞术 | percutaneous thoracic duct embolization, PTDE | 61 |
| 经直肠超声 | transrectal ultrasonography, TRUS | 599 |
| 颈动脉内膜剥脱术 | carotid artery endarterectomy, CEA | 52 |
| 颈动脉体瘤 | carotid body tumor, CBT | 267 |
| 颈动脉支架成形术 | carotid artery stenting, CAS | 52 |
| 颈静脉球瘤 | glomus jugulare tumors, GJT | 245 |
| 痉挛性肠梗阻 | spastic ileus | 637 |
| 静脉畸形 | venous malformation | 99 |
| 静脉肾盂造影 | intravenous pyelography, IVP | 587 |
| 静息态功能连接 | resting-state functional connectivity, rsFC | 18 |
| 局灶型 CD | localized CD, LCD | 445 |
| 局灶性结节增生 | focal nodular hyperplasia, FNH | 488 |
| 巨结肠同源病 | hischsprung's allied disease, HAD | 804 |
| 巨人症 | giantism | 764 |
| 巨细胞病毒 | cytomegalovirus | 790 |

## K

| | | |
|---|---|---|
| 抗核抗体 | antinuclear antibody, ANA | 400 |
| 抗核糖核蛋白 | ribonucleoprotein, RNP | 400 |
| 抗黑素瘤分化相关基因 5 | melanoma differentiation-associated gene 5, *MDA-5* | 400 |
| 抗环瓜氨酸肽抗体 | antibodies to cyclic citrullinated peptide, anti-CCP | 400 |
| 可逆性后循环脑病综合征 | posterior reversible encephalopathy syndrome, PRES | 92 |
| 克罗恩病 | Crohn disease | 569 |
| 克雅病 | Creutzfeldt-Jakob disease, CJD | 179 |
| 空间灰度共生矩阵 | gray level co-occurrence matrix, GLCM | 66 |
| 空间选择式 ASL | spatially-selective ASL | 9 |

| 快速自旋回波或梯度回波成像 | gradient and spin echo, GRASE | 9 |
| 扩张型心肌病 | dilated cardiomyopathy, DCM | 294 |

## L

| 阑尾周围脓肿 | periappendiceal abscess | 573, 651 |
| 朗格汉斯细胞组织细胞增生症 | Langerhans cell histiocytosis, LCH | 714, 827 |
| 酪氨酸 | tyrosinase, TYR | 39 |
| 酪氨酸激酶 | casein kinase, CK | 424 |
| 勒-雪病 | Letterer–Siwe disease | 714 |
| 类风湿关节炎 | rheumatoid arthritis, RA | 747 |
| 连续式动脉自旋标记 | continuous ASL, CASL | 8 |
| 良性前列腺增生 | benign prostatic hyperplasia, BPH | 59, 597 |
| 淋巴瘤 | lymphomas | 108 |
| 淋巴细胞性间质性肺炎 | lymphoid interstitial pneumonia, LIP | 407 |
| 鳞状细胞癌 | squamous cell carcinoma, SCC | 372 |
| 颅骨骨折 | skull fracture | 78 |
| 颅内动脉瘤 | intracranial aneurysm | 95 |
| 颅内动脉粥样硬化性狭窄 | intracranial atherosclerotic stenosis, ICAS | 52 |
| 颅内结核 | intracranial tuberculosis | 151 |
| 颅内肿瘤 | intracranial tumors | 106 |
| 卵巢癌 | ovarian cancer | 611 |
| 滤波反投影法 | filtered back projection, FBP | 29 |

## M

| 麻痹性肠梗阻 | paralysis ileus | 637 |
| 脉冲式动脉自旋标记 | pulsed ASL, PASL | 8 |
| 脉络丛肿瘤 | choroid plexus tumours | 108 |
| 慢性阑尾炎 | chronic appendicitis | 574 |
| 慢性血栓栓塞性肺动脉高压 | chronic thromboembolic pulmonary hypertension, CTEPH | 331 |
| 慢性胰腺炎 | chronic pancreatitis, CP | 537 |
| 毛细胞型星形细胞瘤 | pilocytic astrocytoma | 108 |
| 毛细血管表面通透性 | capillary surface permeability, PS | 2 |
| 毛细血管扩张症 | capillary telangiectasia | 100 |
| 弥漫性肺泡出血 | diffuse alveolar hemorrhage, DAH | 409 |
| 弥漫性实质性肺疾病 | diffuse parenchymal lung disease, DPLD | 395 |
| 弥漫性特发性骨肥厚 | diffuse idiopathic skeletal hyperostosis, DISH | 754 |
| 弥漫性星形细胞和少突胶质细胞肿瘤 | diffuse astrocytic and oligodendroglial tumours | 108 |
| 弥漫性轴索损伤 | diffuse axonal injury, DAI | 81 |
| 弥散峰度成像 | diffusion kurtosis imaging, DKI | 15 |

| 弥散加权成像 | diffusion weighted imaging, DWI | 15, 145, 436, 609 |
|---|---|---|
| 弥散谱成像 | diffusion spectrum imaging, DSI | 26 |
| 弥散张量成像 | diffusion tensor imaging, DTI | 15 |
| 弥散张量纤维束成像 | diffusion tensor tractography, DTT | 16 |
| 米利兹综合征 | Mirizzi syndrome | 516 |
| 面神经瘤 | facial nerve tumor | 242 |

## N

| 囊性纤维化 | cystic fibrosis, CF | 805 |
|---|---|---|
| 脑包虫病 | cerebral echinococcosis | 154 |
| 脑出血 | cerebral hemorrhage | 89 |
| 脑磁成像 | magnetoencephalography, MEG | 66 |
| 脑磁共振波谱 | magnetic resonance spectroscopy, MRS | 26 |
| 脑挫伤 | cerebral contusion | 81 |
| 脑电成像 | electroencephalography, EEG | 66 |
| 脑动静脉畸形 | brain arteriovenous malformation, bAVM | 51 |
| 脑裂伤 | cerebral laceration | 81 |
| 脑曼氏裂头蚴病 | cerabral sparganosis mansoni | 154 |
| 脑膜瘤 | tumours of the meninges | 108 |
| 脑囊虫病 | cerebral cysticercosis | 154 |
| 脑脓肿 | brain abscess | 148 |
| 脑神经和脊柱旁神经肿瘤 | tumours of cranial and paraspinal nerves | 108 |
| 脑实质出血 | intraparenchymal haemorrhage, IPH | 785 |
| 脑室周围白质软化 | periventricular leukomalacia, PVL | 786 |
| 脑室周围出血 / 出血性梗死 | periventricular hemorrhage hemorrhagic infarction, PVH-PHI | 786 |
| 脑小血管病 | cerebral small vessel disease, CSVD | 102 |
| 脑血管畸形 | cerebral vascular malformation | 97 |
| 脑血流量 | cerebral blood flow, CBF | 8 |
| 脑卒中 | stroke | 84 |
| 内耳畸形 | inner ear malformation | 235 |
| 内翻性乳头状瘤 | inverted papilloma, IP | 228 |
| 内脏动脉瘤 | visceral artery aneurysms, VAA | 46 |
| 黏膜相关淋巴组织 | mucosa-associated lymphoid tissue, MALT | 408 |
| 黏液性囊腺癌 | mucinous cystadenocarcinoma | 539 |
| 黏液性囊性肿瘤 | mucinous cystic neolasm, MCN | 539 |
| 鸟 – 胞内分枝杆菌复合群 | mycobacterium avium-intracelluare complex, MAC | 584 |
| 女性生殖道畸形 | Müllerian duct anomalies | 603 |

## P

| 帕金森病 | Parkinson disease, PD | 21, 173 |
| 膀胱癌 | bladder cancer | 595 |
| 胚胎脑病 | embryonic cerebropathy | 790 |
| 胚胎性肿瘤 | embryonal tumours | 108 |
| 盆腔炎性疾病 | pelvic inflammatory disease, PID | 613 |
| 皮肤黏膜淋巴结综合征 | mucocutaneous lymph node syndrome, MCLS | 280 |
| 皮肌炎 | dermatomyositis, DM | 415 |
| 疲劳骨折 | fatigue fracture | 668 |
| 脾梗死 | splenic infarction | 556 |
| 脾淋巴瘤 | splenic lymphoma | 555 |
| 脾先天异常 | splenic congenital abnormalities | 552 |
| 脾血管瘤 | splenic hemangioma | 553 |
| 平均弥散率 | mean diffusivity, MD | 16 |
| 平均通过时间 | mean transit time, MTT | 2 |
| 平面回波成像 | echo planar imaging, EPI | 9 |

## Q

| 气管性支气管 | tracheal bronchus, TB | 794 |
| 气管支气管异物 | airway foreign body | 796 |
| 前交叉韧带 | anterior cruciate ligament, ACL | 672 |
| 前列腺动脉栓塞术 | prostatic arterial embolization, PAE | 59 |
| 前列腺特异抗原 | prostate specific antigen, PSA | 599 |
| 前列腺体积 | prostate volume, PV | 59 |
| 腔内结节型 | intraductal growing type | 493 |
| 腔隙性脑梗死 | lacunar infarction | 87 |
| 强直性脊柱炎 | ankylosing spondylitis, AS | 751 |
| 侵袭性纤维瘤病 | aggressive fibromatosis | 733 |
| 青枝骨折 | greenstick fracture | 668 |
| 球囊血管成形术 | percutaneous transluminal balloon angioplasty, PTBA | 52 |
| 全国细菌耐药性监测网 | China Antimicrobial Resistance Surveillance System, CHINET | 347 |
| 缺氧缺血性脑病 | hypoxic-ischemic encephalopathy, HIE | 784 |

## R

| 人工智能 | artificial intelligence, AI | 68, 365 |
| 人类免疫缺陷病毒 | human immunodeficiency virus, HIV | 145 |

| 韧带样型纤维瘤病 | desmoid-type fibromatoses, DF | 733 |
|---|---|---|
| 容积重建 | volume reconstruction, VR | 6 |
| 肉芽肿性多血管炎 | granulomatosis with polyangiitis, GPA | 417 |
| 肉芽肿性淋巴细胞间质性肺病 | granulomatous lymphocytic interstitial lung disease, GLILD | 407 |
| 乳腺癌 | breast carcinoma | 454 |
| 乳腺纤维腺瘤 | fibroadenoma of breast, FA | 465 |
| 乳腺影像报告和数据系统 | breast imaging reporting and data system, BI-RADS® | 456 |
| 软骨发育不全 | achondroplasia | 778 |
| 软骨瘤 | chondroma | 692 |
| 软骨母细胞瘤 | chondroblastoma | 696 |
| 软骨黏液纤维瘤 | chondromyxoid fibroma | 694 |
| 软骨肉瘤 | chondrosarcoma | 698 |

## S

| 鳃裂囊肿 | branchiogenous cyst | 260 |
|---|---|---|
| 三维 | three-dimensional, 3D | 26 |
| 色素沉着绒毛结节性滑膜炎 | pigmented villonodular synovitis, PVNS | 735 |
| 少突胶质细胞 | oligodendrocyte, OL | 786 |
| 社区获得性肺炎 | community-acquired pneumonia, CAP | 347 |
| 射频脉冲 | radio frequency, RF | 8 |
| 射频消融 | radio frequency ablation, RFA | 43 |
| 神经内分泌肿瘤 | neuroendocrine neoplasms 或 neuroendocrine tumors, NENs 或 NETs | 547 |
| 神经鞘瘤 | neurilemoma | 739 |
| 神经退行性疾病 | neurodegenerative disease | 173 |
| 神经纤维瘤 | neurofibroma, NF | 740 |
| 神经元和混合性神经元-胶质肿瘤 | neuronal and mixed neuronal-glial tumours | 108 |
| 肾上腺结核 | adrenal tuberculosis | 620 |
| 肾上腺皮质癌 | adrenocortical carcinoma | 619 |
| 肾上腺皮质腺瘤 | adrenocortical adenoma, ACA | 618 |
| 肾上腺皮质增生 | adrenal cortical hyperplasia | 618 |
| 肾上腺意外瘤 | adrenal incidentaloma, AI | 620 |
| 肾上腺转移瘤 | adrenal metastases | 620 |
| 肾细胞癌 | renal cell carcinoma | 593 |
| 肾血管平滑肌脂肪瘤 | renal angioleiomyolipoma, AML | 592 |
| 肾盂癌 | renal pelvic carcinoma | 595 |
| 生发基质-脑室内出血 | germinal matrix hemorrhage intraventricular hemorrhage, GMH-IVH | 786 |
| 生活质量评分 | quality of life, QOL | 59 |

| 生殖细胞肿瘤 | germ cell tumours | 108 |
|---|---|---|
| 施万细胞瘤 | Schwannoma | 739 |
| 时间分辨 ASL | time-resolved ASL | 9 |
| 实体瘤反应评估标准 | response evaluation criteria in solid tumors, RECIST | 572 |
| 食管癌 | esophageal carcinoma | 561 |
| 食管超声心动图 | transesophageal echocardiography, TEE | 317 |
| 食管裂孔疝 | esophageal hiatal hernia | 563 |
| 室管膜下巨细胞型星形细胞瘤 | subependymal giant cell astrocytoma | 108 |
| 室管膜肿瘤 | ependymal tumours | 108 |
| 室间隔缺损 | ventricular septal defect, VSD | 309 |
| 视神经脊髓炎 | neuromyelitis optica, NMO | 183 |
| 嗜铬细胞瘤 | pheochromocytoma | 619 |
| 嗜酸肉芽肿 | eosinophilic granuloma, EG | 714 |
| 梳样征 | comb sign | 570 |
| 输卵管 – 卵巢脓肿 | tubo-ovarian abscess | 613 |
| 输尿管癌 | ureteral carcinoma | 595 |
| 数字放射照相术 | digital radiography, DR | 430 |
| 数字减影血管造影 | digital subtraction angiography, DSA | 13 |
| 数字乳腺断层合成技术 | digital breast synthesis, DBT | 455 |
| 双环核苷类似物 | bicyclic nucleoside analogues, BCNA | 35 |
| 双能光子吸收法 | dual-energy photon absorptiometry, DPA | 760 |
| 双能量 | dual energy, DE | 3 |
| 双能 X 线吸收法 | dual-energy X-ray absorptiometry, DXA | 760 |
| 双指数模型即体素内不相干运动 | intravoxel incoherent motion magnetic resonance imaging, IVIM | 15 |
| 水痘带状疱疹病毒胸苷激酶 | varicella-zoster virus thymidine kinase, VZV-tk | 35 |
| 瞬时弹性成像 | transient elastography, TE | 23 |
| 四维血流 | four-dimensional flow, 4D flow | 26 |
| 松果体区肿瘤 | tumours of the pineal region | 108 |
| 速度选择式 ASL | velocity-selective ASL, VSASL | 9 |
| 髓性骨肉瘤 | medullary osteosarcoma | 688 |

## T

| 胎儿先天畸形 | fetal malformation | 616 |
|---|---|---|
| 特发性非特异性间质性肺炎 | idiopathic nonspecific interstitial pneumonia, iNSIP | 395 |
| 特发性肺纤维化 | idiopathic pulmonary fibrosis, IPF | 395 |
| 特发性呼吸困难综合征 | idiopathic respiratory distress syndrome, IRDS | 792 |
| 特发性间质性肺炎 | idiopathic interstitial pneumonia, IIP | 407 |
| 特发性淋巴细胞性间质性肺炎 | idiopathic lymphoid interstitial pneumonia, iLIP | 395 |

| | | |
|---|---|---|
| 特发性胸膜肺实质弹力纤维增生 | idiopathic pleuroparenchymal fibroelastosis, iPPEE | 395 |
| 听神经瘤 | acoustic neuroma | 242 |
| 痛风性关节炎 | gouty arthritis | 764 |
| 透明血管型 | hyaline vascular type, HV 型 | 446 |
| 退行性骨关节病 | degenerative osteoarthritis, DOA | 745 |
| 脱屑性间质性肺炎 | desquamative interstitial pneumonia, DIP | 395 |

## W

| | | |
|---|---|---|
| 微浸润性腺癌 | minimally invasive adenocarcinoma, MIA | 368 |
| 微血管密度 | microvascular density, MVD | 2 |
| 韦格纳肉芽肿 | Wegener's granulomatosis, WG | 417 |
| 韦尼克脑病 | Wernicke encephalopathy, WE | 199 |
| 围产期心肌病 | peripartum cardiomyopathy, PPCM | 297 |
| 伪连续动脉自旋标记 | pseudo-continuous ASL, PCASL | 8 |
| 胃癌 | gastric carcinoma | 565 |
| 胃肠道穿孔 | perforation of gastrointestinal tract | 635 |
| 胃肠道息肉 | gastrointestinal tract polyps | 579 |
| 胃肠道腺瘤 | gastrointestinal adenoma | 580 |
| 胃肠间质瘤 | gastrointestinal stromal tumor, GIST | 571 |
| 胃十二指肠溃疡 | gastroduodenal ulcer | 564 |
| 沃勒变性 | Wallerian degeneration | 89 |
| 物质沉积图 | material depositional map, MDM | 4 |

## X

| | | |
|---|---|---|
| 系统性红斑狼疮 | systemic lupus erythematosus, SLE | 299, 408, 754 |
| 系统性红斑狼疮疾病活动指数 | systemic lupus erythematosus disease activity index, SLEDAI | 408 |
| 系统性硬化 | systemic sclerosis, SSc | 414 |
| 下咽癌 | carcinoma of hypopharynx | 253 |
| 先天性胆管扩张症 | congenital biliary dilatation, CBD | 507 |
| 先天性巨结肠小肠结肠炎 | hirschsprung-associated enterocolitis, HAEC | 805 |
| 先天性气管狭窄 | congenital tracheal stenosis, CTS | 338 |
| 先天性支气管闭锁 | congenital bronchial atresia, CBA | 793 |
| 酰胺质子转移 | amide proton transfer, APT | 20 |
| 酰胺质子转移率 | amide proton transfer rate, APTR | 20 |
| 限制型心肌病 | restrictive cardiomyopathy, RCM | 296 |
| 腺样囊性癌 | adenoid cystic carcinoma, ACC | 381 |
| 消化道出血 | gastrointestinal hemorrhage | 581 |
| 血管扩张性骨肉瘤 | telangiectatic osteosarcoma | 689 |

血管瘤　　　　　　　　　　　hemangioma, HA　　　　　　　　　　　　　　　736
血管内皮细胞生长因子　　　　　vascular endothelial cell growth factor, VEGF　　2
血管平滑肌脂肪瘤　　　　　　　angiomyolipoma, AML　　　　　　　　　　　　486
血管性痴呆　　　　　　　　　　vascular dementia, VaD　　　　　　　　　　　　176
血流量　　　　　　　　　　　　blood flow, BF　　　　　　　　　　　　　　　　2
血清阴性脊柱关节病　　　　　　spondylarthropathy, SpA　　　　　　　　　　　751
血容量　　　　　　　　　　　　blood volume, BV　　　　　　　　　　　　　　2
血色素沉着症　　　　　　　　　hemochromatosis　　　　　　　　　　　　　　499
血栓闭塞性脉管炎　　　　　　　thromboangiitis obliterans　　　　　　　　　　326
血氧水平依赖　　　　　　　　　blood-oxygen-level dependent, BOLD　　　　　17
血液透析　　　　　　　　　　　hemodialysis, HD　　　　　　　　　　　　　　59
心肌炎　　　　　　　　　　　　myocarditis　　　　　　　　　　　　　　　　301
心尖部气球样变综合征　　　　　apical ballooning syndrome, ABS　　　　　　　298
心脏淀粉样变性　　　　　　　　cardiac amyloidosis, CA　　　　　　　　　　　299
新生儿低血糖脑病　　　　　　　hypoglycemic encephalopathy, HE　　　　　　789
新生儿肺透明膜病　　　　　　　hyaline membrane disease, HMD　　　　　　　340
新生儿缺血缺氧性脑病　　　　　hypoxic-ischaemic encephalopathy, HIE　　　　14
新生儿缺氧缺血性脑损伤　　　　neonatal hypoxic-ischemic injury　　　　　　　784
新型双层微网　　　　　　　　　double-layer micromesh, DLM　　　　　　　　46
信噪比　　　　　　　　　　　　signal to noise ratio, SNR　　　　　　　　　　4
胸/腹主动脉瘤　　　　　　　　thoracic/abdominal aortic aneurysm T/AAA　　53
胸膜孤立性纤维瘤　　　　　　　solitary fibrous tumors of the pleura, SFTP　　　424
嗅神经母细胞瘤　　　　　　　　olfactory neuroblastoma, ONB　　　　　　　　230
寻常型间质性肺炎　　　　　　　usual interstitial pueumaonia, UIP　　　　　　　397

## Y

压缩感知　　　　　　　　　　　compressive sensing, CS　　　　　　　　　　　24
压缩或楔形骨折　　　　　　　　compression or wedge fracture　　　　　　　　670
烟雾病　　　　　　　　　　　　moyamoya disease　　　　　　　　　　　　　100
延迟时间　　　　　　　　　　　post labeling delay, PLD　　　　　　　　　　　8
严重急性呼吸综合征　　　　　　severe acute respiratory syndrome, SARS　　　348
炎性肌纤维母细胞瘤　　　　　　inflammatory myofibroblastic tumor, IMT　　　392
眼外伤　　　　　　　　　　　　ocular trauma　　　　　　　　　　　　　　　208
液体衰减翻转恢复序列　　　　　fluid attenuated inversion recovery, FLAIR　　　14
一秒钟用力呼气容积　　　　　　forced expiratory volume in one second, $FEV_1$　407
一氧化碳弥散量　　　　　　　　diffusing capacity for carbon monoxide, DLCO　398
胰管型　　　　　　　　　　　　main ductal-IPMN, MD-IPMN　　　　　　　　543
胰腺癌　　　　　　　　　　　　pancreatic carcinoma, PC　　　　　　　　　　544
胰腺导管内乳头状黏液性肿瘤　　intraductal papillary mucinous neoplasm, IPMN　542
胰腺导管腺癌　　　　　　　　　pancreatic ductal adenocarcinoma, PDAC　　　544
胰腺实性-假乳头状瘤　　　　　solid-pseudopapillary tumor of the pancreas, SPTP　547

| 异位妊娠 | ectopic pregnancy | 614, 657 |
|---|---|---|
| 异型增生结节 | dysplastic nodule, DN | 492, 501 |
| 银屑病关节炎 | psoriatic arthritis, PsA | 756 |
| 隐匿骨折 | occult fracture | 669 |
| 隐球菌病 | cryptococcosis | 159 |
| 隐球菌性脑膜脑炎 | cryptococcal meningoencephalitis | 159 |
| 隐球菌性脑膜炎 | cryptococcal meningitis | 159 |
| 隐源性机化性肺炎 | cryptogenic organizing pneumonia, COP | 395, 401 |
| 应激性心肌病 | stress cardiomyopathy | 298 |
| 应力骨折 | stress fracture | 668 |
| 硬膜外血肿 | epidural hematoma, EDH | 79 |
| 硬膜下出血 | subdural haemorrhage, SDH | 785 |
| 硬脑膜动静脉瘘 | dural arteriovenous fistulas, DAVF | 51 |
| 硬纤维瘤 | desmoid tumors, DT | 733 |
| 用力肺活量 | forced vital capacity, FVC | 398, 407 |
| 尤因瘤 | Ewing tumor | 719 |
| 尤因肉瘤 | Ewing sarcoma | 719 |
| 尤因肉瘤 / 神经外胚层肿瘤 | Ewing sarcoma family tumors/peripheral, PNET | 719 |
| 有孔胸主动脉血管内修复 | fenestrated thoracic endovascular aortic repair, F-TEVAR | 47 |
| 幼年型特发性关节炎 | juvenile idiopathic arthritis, JIA | 824 |
| 右室双出口 | double outlet of right ventricle, DORV | 313 |
| 原发性骨恶性淋巴瘤 | primary malignant lymphoma | 704 |
| 原发性血色素沉着症 | primary hemochromatosis | 499 |
| 原位腺癌 | adenocarcinoma in situ, AIS | 368 |
| 运动编码梯度 | motion encoding gradient, MEG | 22 |

## Z

| 再生结节 | regenerative nodule, RN | 492, 501 |
|---|---|---|
| 真菌球 | fungus ball | 223 |
| 真菌性鼻窦炎 | fungal sinusitis | 223 |
| 正电子发射断层成像 | positron emission tomography imaging, PET | 29, 66 |
| 正丁基 -2- 氰基丙烯酸酯 | N-butyl-2-cyanoacrylate, NBCA | 51 |
| 支气管桥 | bridging bronchus | 795 |
| 肢端肥大症 | acromegaly | 764 |
| 脂肪肝 | hepatic steatosis | 497 |
| 脂肪瘤 | lipoma | 725 |
| 脂肪肉瘤 | liposarcoma | 726 |
| 直肠癌 | carcinoma of rectum | 577 |
| 直肠系膜筋膜 | mesorectal fascia, MRF | 579 |

| 致心律失常性右室心肌病/发育不良 | arrhythmogenic right ventricular cardiomyopathy/dysplasia, ARVC/D | 292 |
|---|---|---|
| 中耳胆脂瘤 | middle ear cholesteatoma | 240 |
| 中心静脉狭窄 | central vein stenosis, CVS | 59 |
| 肿块 | mass | 456 |
| 肿块型 | mass-forming type | 493 |
| 蛛网膜下腔出血 | subarachnoid hemorrhage, SAH | 80, 785 |
| 主动脉壁内血肿 | intramural aortic hematoma, IMH | 316 |
| 主动脉夹层 | aortic dissection, AD | 316 |
| 主动脉缩窄 | coarctation of aorta, COA | 311 |
| 转移性肿瘤 | metastatic tumours | 108 |
| 子宫肌瘤 | myoma of uterus | 604 |
| 子宫颈癌 | cervical carcinoma | 608 |
| 子宫内膜癌 | endometrial cancer | 605 |
| 自身免疫型胰腺炎 | autoimmune pancreatitis, AIP | 539 |
| 纵隔生殖细胞瘤 | germ cell tumors, GCT | 442 |
| 阻塞性细支气管炎伴机化型肺炎 | bronchiolitis obliterans organizing pneumonia, BOOP | 415 |
| 组织细胞增生症 X | histiocytosis X | 714 |
| 组织细胞肿瘤 | histiocytic tumours | 108 |